Wo finde ich welchen Notfall?

Filmclips zu den wichtigsten Wickeltechniken und äußeren Anwendungen finden Sie unter **www.kindersprechstunde.com**.

Wolfgang Goebel / Michaela Glöckler

Kindersprechstunde

Im Gedenken an den Arzt und Waldorfpädagogen *Eugen Kolisko* (1893–1939) und den Pionier der anthroposophischen Kinderheilkunde *Wilhelm zur Linden* (1896–1972).

Wolfgang Goebel / Michaela Glöckler

KINDER-SPRECHSTUNDE

Ein medizinisch-pädagogischer Ratgeber

- Erkrankungen
- Bedingungen gesunder Entwicklung
- Erziehungsfragen aus ärztlicher Sicht

Urachhaus

Wichtiger Hinweis: Sämtliche Angaben und Empfehlungen in diesem Buch wurden sorgfältig überprüft und mit dem gegenwärtigen Wissensstand abgeglichen. Bei Heilmittel- oder Therapie-Empfehlungen handelt es sich um eine Auswahl ohne Anspruch auf Vollständigkeit, in der sich die Verordnungspraxis der Autoren spiegelt. Sie können keinesfalls verallgemeinert werden ohne ärztlichen Kontakt. Deshalb wird jeder Benutzer dringend aufgefordert, in allen Zweifelsfällen den Haus- oder Kinderarzt hinzuzuziehen.

Die Nennung von Handelsnamen oder Warenbezeichnungen geschieht im Rahmen der allgemeinen Pressefreiheit ohne Rücksicht auf Erzeugerinteressen; eine Werbeabsicht ist damit keinesfalls verbunden. Stichwörter, die zugleich eingetragene Warenzeichen sind, sind als solche nicht kenntlich gemacht. Es kann also aus der Bezeichnung der Ware mit dem für diese eingetragenen Warenzeichen nicht geschlossen werden, dass die Bezeichnung ein freier Warenname ist.

Angaben zu Medikamenten und therapeutischen Maßnahmen erfolgen mit der Einschränkung, dass Dosierungs- und Anwendungshinweise durch neue Erkenntnisse der Forschung, klinische Erfahrungen und das sich verändernde Angebot an Präparaten dem Wandel der Zeit unterworfen sein können. Für Anwendungs- und Dosierungshinweise sowie für die Wirkung der Präparate wird keine Gewähr übernommen.

Die Angaben in diesem Buch sind weder dazu bestimmt noch geeignet, einen notwendigen Arztbesuch zu ersetzen. Eine Haftung von Seiten der Autoren oder des Verlages für Personen-, Sach- und Vermögensschäden ist ausgeschlossen.

ISBN: 978-3-8251-7810-9

19., erneut überarbeitete Auflage 2013
425.–440. Tausend
Erschienen 2013 im Verlag Urachhaus
www.urachhaus.de

Layout und Satz: Janine Weikert
Umschlagbilder: © Agentur Kunterbunt, Heidi Velten, Leutkirch-Ausnang
Gesamtherstellung: DZA Druckerei zu Altenburg GmbH, Altenburg

Inhalt

Vorwort zur 19. Auflage

Die *Kindersprechstunde* möchte insbesondere jungen Eltern helfen, Sicherheit zu gewinnen im Umgang mit ihrem gesunden und kranken Kind.

Das Buch ist so aufgebaut, dass es mit Hilfe des ausführlichen Sachregisters im akuten Krankheitsfall der schnellen Information dient. Es ist aber auch zum Lesen und Nachdenken geschrieben darüber, was Kinder für ihre Entwicklung brauchen und was Eltern, Erzieher, behandelnde Ärzte und Therapeuten ihnen geben können.

Im ersten Teil des Buches werden Erkennung, Problematik und therapeutische Vorgehensweisen im Krankheitsfall geschildert. Unser Ziel ist es, die Eltern darin zu unterstützen, beim Beobachten und Begleiten ihrer kranken Kinder selbst abschätzen zu können, wann ein Arztbesuch vorsichtshalber oder unbedingt notwendig ist und was sie selber zu Hause tun können. Therapeutische Ratschläge haben wir daher überwiegend auf allgemeine Maßnahmen aus der Hausapotheke und in der häuslichen Krankenpflege beschränkt.

Im zweiten Teil werden die Stadien der kindlichen Entwicklung dargestellt und wie man sie bestmöglich mit den Mitteln der Pädagogik und Medizin begleiten kann. Dabei verdanken wir die ganzheitliche Sichtweise in der Zusammenschau körperlicher, seelischer und geistiger Vorgänge dem Studium und praktischen Umgang mit dem Menschenbild der Anthroposophie Rudolf Steiners. Insbesondere was zur Vorbeugung von Entwicklungs- und Anpassungsstörungen getan werden kann, ist uns ein großes Anliegen – angesichts der heute oft so wenig kindgerechten Lebensverhältnisse. So werden nicht nur Anregungen gegeben für altersentsprechendes Spielen, Sinnespflege, Ernährung, Bekleidung und gesunden Schlaf. Auch auf zentrale Fragen des Lebensstils – bewusster Umgang mit der Zeit, mit gesundheitsfördernden Rhythmen, mit der Pflege religiöser und spiritueller Werte sowie künstlerischer Betätigung – wird ausführlich eingegangen.

Der dritte Teil ist der Pädagogik und ihren therapeutischen Möglichkeiten gewidmet. Unsere Zeit braucht eine neue Familien- und Erziehungskultur, bei der die Förderung der individuellen Entwicklung nicht vernachlässigt wird unter dem Anpassungsdruck der herrschenden sozialen und ökonomischen Verhältnisse. Fragen nach dem Sinn des Lebens – auch in Krankheit und Behinderung – sollten dabei ebenso Berücksichtigung finden wie größere entwicklungsgeschichtliche Zusammenhänge der Menschheit.

Das Kind sucht Menschen, die es annehmen, ihm Sicherheit, Schutz und Ermutigung bieten können. Es will zunächst nichts als »Mensch werden«, so sein dürfen, wie es ist, und von da aus die nächsten Schritte tun. Es ist diese Qualität in der persönlichen Beziehung und Begegnung, die das Kind darin stärkt und »zu sich bringt«. Sie setzt Kräfte frei oder ist – im negativen Fall – Anlass zum Rückzug und Erlahmen der kindlichen Persönlichkeit. Wenn ein Kind sich auch seelisch »zu Hause« fühlt, sieht man ihm dies ebenso unmittelbar an, wie wenn es sich als Störenfried empfindet oder als Hauptbezugsperson keinen Menschen hat, sondern einen Fernseher oder Computer. Zentrale menschliche Werte wie Ehrlichkeit, sich gegenseitig ernst nehmen, verstehen wollen und Vertrauen aufbauen, bestimmt nicht nur das Familienklima oder die Qualität von Kindergarten und Schule. Diese Werte geben der Kindheit ihren Glanz und machen sie zu einer Kraftquelle für das spätere Leben.

Für die 19. Auflage haben wir wieder Aktualisierungen in den Kapiteln zur Ernährung und den Impfungen vorgenommen sowie Präzisierungen an Textstellen, zu denen uns Fragen und Anregungen unserer Leser und Fachkollegen erreichten. Auch wurden weitere Therapieempfehlungen hinzugefügt.

Auf der Internetseite *www.kindersprechstunde.com* finden Sie außerdem Filmclips zu den wichtigsten Wickeltechniken und äußeren Anwendungen, wie sie auf S. 659 ff. beschrieben werden.

Die *Kindersprechstunde* verdankt ihr Entstehen der Anfrage des Verlegers Johannes M. Mayer sowie den Eltern, die immer wieder den Wunsch äußerten, das in den Sprechstunden Beratene zu Hause nochmals nachlesen zu können. Ihnen und all denen, die uns bei der Arbeit bis heute begleitet haben und ihre persönliche und fachliche Unterstützung zukommen ließen, sei herzlichst gedankt. Es sind dies die Fachkolleginnen und -kollegen Reinhild Engelen, Nicola Fels, Karl-Reinhard Kummer, Johannes Kühl (Physiker, für das Kapitel über den Risikofaktor Elektrosmog), Petra Kühne (Ernährungswissenschaftlerin), Bartholomeus Maris (Gynäkologe) sowie Petra Lange, welche die Überarbeitung der »äußeren Anwendungen« übernommen hat. Ein besonderer Dank gilt der Kinderärztin Karin Michael aus der Kinderambulanz am Gemeinschaftskrankenhaus in Herdecke, der wir nicht nur wertvolle Hinweise für die Neuauflage verdanken, sondern auch die engagierte Mitarbeit beim Einarbeiten der vielfältigen Ergänzungen und Änderungen. Den Mitarbeitern im Verlag Urachhaus danken wir für die stets erfreuliche Zusammenarbeit.

Wir wünschen uns engagierte Leserinnen und Leser und sind gespannt auf ihre Fragen und weiterführenden Anregungen.

Michaela Glöckler
Medizinische Sektion
am Goetheanum, Dornach

Wolfgang Goebel
Gemeinschaftskrankenhaus
Herdecke

August 2012

Erkrankungen im Kindesalter und ihre Symptome

> Freuden sind Geschenke des Schicksals,
> die ihren Wert in der Gegenwart erweisen.
> Leiden dagegen sind Quellen der Erkenntnis,
> deren Bedeutung sich in der Zukunft zeigt.
>
> RUDOLF STEINER

Schmerzzustände

Je kleiner die Kinder sind, umso schwerer ist es herauszufinden, wo es ihnen wehtut. Daher wollen wir die häufig vorkommenden schmerzhaften Erkrankungen im Zusammenhang besprechen und dabei zeigen, wie weit es den Eltern möglich ist, deren Ursache zu erkennen. Zwei allgemeine Beispiele seien an den Anfang gestellt, um den Umgang mit kindlichen Schmerzzuständen zu charakterisieren.

- Ein Kind ist hingefallen und hat sich an Knien und Händen übel geschürft. Mit zusammengebissenen Zähnen wankt es von den Spielkameraden weg in Richtung Heimat und beschleunigt seinen Schritt, je näher es der Wohnung kommt. Unter den Augen der Mutter fängt es dann lauthals zu schluchzen an. Es schüttet buchstäblich seine kleine gestaute Seele aus. Die Mutter nimmt das Kind in den Arm, geht auf die Schmerzen ein, akzeptiert das Leid, summt oder singt ein »Heile-Heile-Segen«, später einen lustigen Reim o.Ä. und widmet sich, nachdem Stille eingetreten ist, der Wundversorgung (s. S. 62).
- Ein fünf Monate alter Säugling war tagsüber schon etwas unruhig, hatte schlecht getrunken und fängt nun abends beim letzten Hinlegen zu schreien an. Das hat die Mutter bisher noch nicht erlebt, der Kleine hatte sich immer ruhig hinlegen lassen. Sie nimmt ihn wieder hoch, um das Bäuerchen noch einmal zu locken – spärliches Ergebnis. Die Windel – mit normalem Stuhl – ist bereits gewechselt worden. Obwohl das Kind sich nicht heiß anfühlt, misst die Mutter vorsichtshalber noch die Temperatur im After und stellt etwas mehr als 38° Fieber fest. Hingelegt, fängt der Kleine sofort wieder lauthals zu schreien an. Nun wird die Sorge der Mutter vordergründig – vielleicht hat er noch Durst? Der angebotene süße Tee wird verweigert. Sie wiegt das Kind im Arm hin und her – auch das hilft nicht. Sie hopst ein bisschen mit ihm – das hat er doch sonst so gern gehabt, aber jetzt wird das Gebrüll unerträglich. Beunruhigt macht sich die Mutter schließlich auf den Weg zum Arzt. Zögernd gibt sie ihr schreiendes Wesen ab. An eine Untersuchung ist

im Augenblick nicht zu denken. Hier hilft nur, das Kind auf dem Arm, mit ruhigem Schritt durchs Zimmer zu gehen, fast im Rhythmus des eigenen Atems. Langsam weicht die Spannung, auch bei der Mutter. Das Geschrei verstummt. Die gestaute Luft entweicht als großes Bäuerchen. Ermattet sinkt das Köpfchen. Noch ein paar Schluchzer und ein tiefer Seufzer.

Vorsichtig kann nun der Bauch durchgetastet werden. Keine schmerzhafte Reaktion – ebenso wenig an den Ohren. Die übrigen in Frage kommenden Organe werden kurz untersucht – ohne krankhaftes Ergebnis. Erfahrene Eltern hätten wahrscheinlich gleich den Kiefer abgetastet, wo sich vorne hinter der Unterlippe am Unterkiefer eine etwas geschwollene Stelle findet.

Nachts wiederholt sich noch zweimal das Geschrei, doch bleibt die Mutter jetzt ruhig. Morgens schlafen beide ein wenig länger. Beim Wickeln ist alles wieder wie sonst – nur: Die Mutter freut sich über den eben sichtbar gewordenen ersten Zahn!

Beide Beispiele zeigen, dass Schmerzäußerungen eines Kindes auch von der Umgebung abhängig sind, in der sie sich darstellen. Als Erwachsene sind wir deshalb aufgerufen, mit Ruhe und Zuversicht dem Kind beizustehen. Können wir das Geschehen tragen, so hält das Kind die Schmerzen anders aus, als wenn wir in Panik geraten. Wortreich geäußertes Mitleid, Unruhe und Ängstlichkeit übertragen sich auf das Kind und verstärken seine Schmerzempfindung.

Kopfschmerzen

Beim Fieberanstieg

Ein häufiger Fall: Ein Kindergartenkind klagt bereits am Vormittag über Kopfschmerzen und fühlt sich nicht wohl. Am Abend hat es dann 39,5° Fieber. Hier treten Kopfschmerzen vor oder während eines Fieberanstieges als vorübergehendes Symptom auf. Das kann im Rahmen eines grippalen Infektes oder einer anderen Krankheit geschehen. Ist das Fieber auf seinem Höhepunkt angelangt, so klingen sie meist ab. Allgemeine Mattigkeit, Frösteln, Gliederschmerzen, Bauchschmerzen und Brechreiz können zusätzlich auftreten.

Bei Hirnhautreizung und -entzündung

Bleiben die Kopfschmerzen über den Fieberanstieg hinaus bestehen und treten Übelkeit oder Erbrechen hinzu, so ist Folgendes zu überprüfen:

- Kann sich das Kind im Bett mit ausgestreckten Beinen aufsetzen und dabei die Arme vor sich in die Luft strecken oder muss es sich fortwährend nach hinten abstützen? (»Dreifuß-Zeichen«, s. Abb. 1 und 2, S. 265.)
- Kann das Kind im Sitzen mit seinem Mund das angezogene Knie berühren? (»Knieküss-Zeichen«, s. Abb. 3, S. 265.)

Kann es beides, dann ist eine **Hirnhautentzündung** so gut wie ausgeschlossen. Schafft es eine der Proben nicht oder ist es zu klein für diese Untersuchungen, so rufe man den Arzt an. Fehler in der Beurteilung können auftreten, wenn die Eltern dem Kind diese Aufgaben zu ängstlich drängend oder zu wortreich stellen. In solchen Fällen kann das Kind blockieren, d.h. weinen und sich sträuben, als könne es das nicht. In Zweifelsfällen wird immer der Arzt aufgesucht, der dann feststellt, ob es sich um einen **Reizzustand der Hirnhäute** bei hohem Fieber handelt oder ob der Verdacht auf eine Hirnhautentzündung besteht. Auch eine **Entzündung der tiefen Halslymphknoten** oder ein **Muskelhartspann** können sich hinter dieser Symptomatik verbergen.

Eine von Viren[1] hervorgerufene Hirnhautentzündung (sogenannte aseptische Meningitis) wie z.B. beim Mumps ist meist harmlos, wenn auch für das Kind unangenehm. Beim Verdacht auf eine eitrige, d.h. bakterielle Hirnhautentzündung muss möglichst ohne Zeitverlust in einer Klinik Rückenmarksflüssigkeit für weitere notwendige Untersuchungen entnommen werden (Lumbalpunktion). Es kann daraufhin die rasche und gezielte antibiotische Behandlung erfolgen, die bleibende Schäden in der Regel verhütet. Auch diese Behandlung ist Sache der Klinik.

Ist eine Hirnhautentzündung ausgeschlossen, so bietet man dem Kind schluckweise Tee mit Traubenzucker an und handelt in der Folge so, wie es bei der Behandlung des Fiebers besprochen wird (s. S. 71 f.). Länger als acht Stunden anhaltende Kopfschmerzen oder Erbrechen ohne Besserungstendenz sollten in jedem Fall mit dem Arzt besprochen werden.

Beim Hinlegen des Säuglings

Schmerzäußerungen beim Hinlegen des Säuglings und allgemeine Unleidlichkeiten deuten meist auf *Zahnungsbeschwerden, Ohren-* oder *Kopfschmerzen* hin. Sie werden im Liegen durch die vermehrte Füllung der venösen Blutgefäße im Kopf ausgelöst. Die beiden ersten Diagnosen kann man durch Untersuchung bestätigen, die Kopfschmerzen nach Ausschluss anderer Ursachen nur vermuten. Fieber kann bei allen drei Ursachen bestehen und ist bei einer Mittelohrentzündung die Regel.

Beim Lesen

Jeweils wiederkehrende Kopfschmerzen beim Lesen sollten zum Augenarzt führen, da sich dahinter eine Fehlsichtigkeit verbergen kann.

Kopfschmerzen ohne Fieber

Kopfschmerzen ohne Fieber gehören zu den häufigsten Beschwerden bei Schulkindern und Jugendlichen. In den letzten Jahrzehnten haben sie insgesamt und vor allem auch bei jüngeren Kindern deutlich zugenommen.[2] Grundsätzlich sind sie vieldeutig und bedürfen ärztlicher Abklärung.

Spannungskopfschmerz und Migräne

Die meisten Fälle von »wiederkehrendem Kopfweh« sind unter den Begriffen Spannungskopfschmerz und Migräne einzuordnen. Spannungskopfschmerzen sind am häufigsten. Sie beginnen meist im Nacken oder über der Stirn und haben einen dumpf drückenden bis ziehenden Charakter.

Eine kindliche Migräne äußert sich als heftige Schmerzattacke in unregelmäßigen Abständen mit oder ohne Begleitsymptome wie Übelkeit, Erbrechen, Licht-, Lärm- sowie Geruchsempfindlichkeit. Sie verläuft ausgesprochen individuell. Ihre Behandlung sollte durch den Arzt angeleitet werden. Dabei gibt ein Kopfschmerztagebuch wichtige Hinweise, wo im Einzelfall mögliche Auslöser zu finden sind und entsprechend vermieden oder eingeschränkt werden können (s.u.).

In der häuslichen Behandlung haben sich folgende Maßnahmen bewährt:

- *Beim akuten Anfall* hilft Ausschlafen im abgedunkelten Zimmer, möglichst wenig Lärm ringsum und eventuell eine kühlende Kompresse auf Stirn und Nacken mit verdünnter Arnika-Essenz. Manche Kinder mit Spannungskopfschmerz bevorzugen im Nacken eine Einreibung mit Aconit Schmerzöl und Wärme. Ab dem Schulalter kann das Verreiben von wenigen Tropfen Pfefferminzöl an den Schläfen helfen (keinesfalls bei Kleinkindern! Gefahr von Erstickungsanfällen!). Nichts zu essen geben, allenfalls etwas trockenes Knäckebrot und Tee mit ein wenig Zitrone. Geduld und Ruhe in jeder Beziehung unterstützen das Abklingen des Schmerzanfalls. Ohne ärztliche Verordnung keinesfalls Schmerzmittel geben.
- *Zur Konstitutionsbehandlung* haben sich uns Kephalodoron 0,1 % oder 5 % Tabletten kurmäßig über mindestens drei Monate täglich morgens und mittags 2 Tabletten vor dem Essen bewährt, wenn möglich ergänzt durch eine Bewegungsbehandlung mit Heileurythmie. Dabei ist das Ziel, dass die Kopfschmerzanfälle seltener und schwächer werden. Da die Tabletten kein Schmerzmittel, sondern Quarz in homöopathischer Potenz und Eisensulfat nach einer besonderen Zubereitung enthalten, braucht eine Tablettenabhängigkeit nicht befürchtet zu werden. Beim Anfall selbst können deshalb ruhig auch häufigere Dosen, z.B. halbstündlich 2 Tabletten, ausprobiert werden. Entscheidend ist aber die regelmäßige Gabe auch an den schmerzfreien Tagen. Dasselbe gilt für die ebenfalls bewährten Kügelchen Ferrum / Sulfur comp. Glob., 3 mal täglich 5–7.

Auf regelmäßigen, nicht überlangen Schlaf und gleiche Aufstehzeiten achten, auch sonntags. Ausreichende körperliche Aktivitäten ohne Überanstrengung. Nicht zu lange sitzen. Viel frische Luft.

Jede längere Arbeit oder jedes längere Spiel am Computer kann bei empfindlicher Konstitution Kopfschmerzen auslösen (s. auch S. 611 ff.)!

Ernährung: Lieber fünf kleinere als drei große Mahlzeiten, möglichst regelmäßig. Leicht verdauliche Fette, nicht zu viel Eiweiß, reichlich Gemüse und Salat. Morgens Müsli, später Schulbrot mit Obst, eventuell auch Joghurt. Vorsicht mit Süßigkeiten, insbesondere mit Schokolade und Coca Cola. Auf regelmäßigen Stuhlgang und die Behandlung möglicher Blähungen achten (s. auch S. 110).

Anzustreben ist ein rhythmischer Tages- und Wochenablauf, auch im Hinblick auf Aktivitäts- und Ruhephasen (s. S. 223 ff.). Es ist empfehlenswert, gemeinsam mit dem Kind mindestens über 4–8 Wochen einen Beschwerdenkalender anzulegen.

Auf mögliche Schwierigkeiten im zwischenmenschlichen Bereich, zu Hause, in der Schule und bei anderen Gelegenheiten, sollte geachtet werden. Manchmal ist dann eine fachkundige familientherapeutische Beratung angezeigt.

Nicht zu unterschätzen sind Maßnahmen wie Heileurythmie oder autogenes Training.

Zahnungsschmerzen

Eine durchgehend helle Schleimhautkante an der Zahnleiste schließt Zahnungsschmerzen aus. Dagegen sprechen das Verstreichen dieser Kante, eine Anschwellung oder sogar vermehrte Rötung sowie das Durchschimmern der Zähne deutlich dafür. Das Beißenlassen auf einer sogenannten Veilchenwurzel kann hilfreich sein. Chamomilla Radix D6–D12 Kügelchen zählen zu den bewährten Medikamenten. Die Zähne kommen häufig in der Reihe des Alphabets im Schema:

G	E	F	C	B	B	C	F	E	G
G	E	F	D	A	A	D	F	E	G

Dabei bedeuten A und B die mittleren Schneidezähne, C und D die seitlichen Schneidezähne, F die Eckzähne und E und G die Mahl- oder sogenannten Backenzähne. Für den Arzt, der ein Interesse an der Gesamtentwicklung seines Patienten hat, ist es für manche Fragestellungen im späteren Leben auch wichtig zu wissen, in welchem Alter welcher Zahn gekommen ist und ob Stellungs- und Bildeanomalien bestanden.

Wir haben deshalb dem Buch einen Gesundheitspass mit Zahnschema beigefügt, der von Eltern geführt und von Zahnärzten ergänzt werden kann (s. auch S. 252 ff.).

Ohrenschmerzen

Beim Kleinkind erkennt man Ohrenschmerzen an der Abwehr beim Druck auf den vorderen Ohrknorpel (»Tragus-Schmerz«, s. auch Abb. 4, S. 266). Das häufige Wischen mit der Hand im Ohrbereich deutet dagegen eher auf Beschwerden im Mund hin. Für eine Mittelohrentzündung (Otitis media) spricht ein dabei vorangegangener Schnupfen. Besonders heftig sind die Schmerzen bei der **Grippe-Otitis**, bei der sich in kurzer Zeit Blasen auf dem Trommelfell bilden. Wenn diese aufplatzen, fließt ein Tropfen Sekret aus, oft blutig verfärbt. Die Schmerzen dauern etwa einen Tag an. Bei der **eitrigen Mittelohrentzündung** kann es zu einem Eiterdurchbruch nach außen kommen. Dies geschieht in etwa 10–20 % der Fälle. Nach dem Durchbrechen des Eiters hören die Schmerzen rasch auf. Ohne Durchbruch verschwinden sie meistens nach ein bis zwei Tagen. Halten sie länger an, so ist oft das zweite Ohr nachträglich betroffen. Eine gute Schmerzlinderung ist in allen genannten Fällen mit einem Kamillen- oder Zwiebelsäckchen zu erreichen (s. S. 661 f.).

Das Fieber sollte innerhalb von drei Tagen deutlich sinken. Hält es länger an oder treten andere Symptome hinzu, so untersucht der Arzt wieder, um Komplikationen auszuschließen. Fiebersenkende Mittel sind für die Heilung nicht sinnvoll. Mittelohreiterungen nach außen dauern meist fünf bis zehn Tage. Auch länger »laufende« Ohren brauchen keinen bleibenden Hörschaden nach sich zu ziehen. Regelmäßige ärztliche Kontrollen sind selbstverständlich notwendig. Manchmal fängt *bei einem Säugling* ein Ohr ohne Vorzeichen an zu laufen und heilt ebenso wieder ab. Auch hier sind sorgfältige Nachuntersuchungen angezeigt und warme Kleidung und Mützchen zu empfehlen, da es beim Säugling leicht zu Rückfällen mit weniger gutem Ausgang kommen kann. Eine Trommelfelldurchstechung zur Eiterentleerung (Paracentese) ist unserer Erfahrung nach nur selten notwendig. Ohren, die zu rasch trocken werden, neigen eher zu Rückfällen, und zwar dann, wenn eine Verklebung eintritt und der Eiter sich dahinter staut. In solchen Fällen steigt die Temperatur meist wieder über 38 °C an, und der Arzt sollte aufgesucht werden. Interessant ist, dass drei Monate voll gestillte Kinder seltener und Kinder, die ständig am Schnuller nuckeln, häufiger Mittelohrentzündung haben.[3]

Ein Loch im Trommelfell heilt in der Regel wieder gut zu. Bei den seltenen Ausnahmen, wenn es zu chronisch laufenden Ohren kommt, liegt meist eine angeborene Schwäche der Schleimhäute vor. Die unkomplizierte Mittelohrentzündung bedarf nur ausnahmsweise einer antibiotischen Behandlung.[4] Hilft man dem Organismus durch geeignete Mittel, sich aktiv mit der Krankheit auseinanderzusetzen, so hat dies eine allgemeine Kräftigung zur Folge. Rezidive, d.h. Krankheitswiederholungen, treten seltener auf. Zur Vorsorge von Ohrenentzündungen sind warme Füße und in der kälteren Jahreszeit eine Mütze notwendig. Wichtig: Ein Stirnband kann durch seine ungleiche Wärmeverteilung sogar leichter zu Ohrenentzündungen führen.

Therapie

Die Behandlung der Mittelohrentzündung ist immer Aufgabe des Arztes. Dabei werden die oberen Luftwege bzw. der Schnupfen oder vorhandene »Polypen« (adenoide Vegetationen, d.h. drüsenähnliche Wucherungen der Rachenmandeln) mitbehandelt. Bei gehäuften und langwierigen Mittelohr- und Tubenkatarrhen mit Schwerhörigkeit sind vom Ohrenarzt eingesetzte Paukenröhrchen oft eine gute Hilfe (die »Tube« ist der Verbindungsgang zwischen oberem Rachen und Mittelohr).

Uns haben sich für die unkomplizierte Mittelohrentzündung in den meisten Fällen Levisticum Rh D 3 stündlich 10 Tropfen sowie Erysidoron 1 (d.h. Apis D 3 und Belladonna D 3) 4–6 mal täglich je nach Alter 5–10 Tropfen verdünnt oder alternativ Apis / Levisticum D 3 / D 4 Kügelchen stündlich 5 Kügelchen bewährt. Für chronische Fälle ist Levisticum (Liebstöckel) aus der Wurzel als Kur zu empfehlen: einen Teelöffel getrocknete Wurzel (Levistici radix Droge) zerdrücken und aufbrühen, fünf Minuten ziehen lassen, eine Tasse täglich schluckweise über den Tag verteilt. *Es gibt aber auch viele andere bewährte Behandlungsweisen.* Drei bis vier Wochen nach Ende der Krankheit ist eine ärztliche Nachuntersuchung angezeigt.

Ein *harmloses »laufendes Ohr«* ergibt sich, wenn Tränen oder Waschwasser in den Gehörgang gelangen und das Ohrenschmalz so aufweichen, dass es läuft und wie Eiter aussieht. Ebenso ist ein bräunlich-»blutiger« Fleck auf dem Kopfkissen manchmal nur ein aufgeweichter Ohrschmalzpfropf.

Erbrechen, Schwellung und Schmerzen unter der Ohrmuschel gehören nicht zur einfachen Mittelohrentzündung und sind ein Grund, den Arzt aufzusuchen.

Beim *Ohrenreinigen* sollten mit dem Wattestäbchen nur die Ohrmuscheln und der sichtbare Teil des Gehörganges ausgewischt werden. Tieferes Eindringen stört den Selbstreinigungsvorgang des Gehörgangepithels (d.h. der obersten Zellschicht im Gehörgang), das vom Trommelfell weg nach außen wandernd wächst und das alte Ohrenschmalz mit befördert. Wird das Ohrenschmalz zu fest, reicht zur Auflösung meist ein Tropfen Salatöl täglich in den Gehörgang in Seitenlage.

Augenschmerzen

Die Bindehautentzündung

Wenn Augenschmerzen ein- oder beidseitig auftreten, ist in jedem Fall der Augenarzt aufzusuchen. Eine Ausnahme machen hier die Bindehautentzündungen, die zu den häufigsten Problemen im Bereich der Augen gehören. Man erkennt sie an der Rötung der Bindehaut (d.h. der über das Weiße der Augen und die Innenseite der Lider ziehenden Schleimhaut) in Verbindung mit Lichtscheu, Fremdkörpergefühl, eventuell Juckreiz. Starke Schmerzen gehören nicht zur Bindehautentzündung und sind ein Anlass, gleich zum Augenarzt zu gehen. Die Entstehungsursachen sind vielfältig: kalter Wind, Allergien, Infekte, Masern etc. Beim Neugeborenen folgt die Entzündung meist der mancherorts noch üblichen Gonorrhoe-Prophylaxe nach Credé (mit 1 Tropfen Argentum nitricum-Lösung in jedes Auge). Eine gesetzliche Pflicht zu dieser Maßnahme gibt es jedoch nicht mehr.

Für die Beurteilung zu Hause sind folgende Formen zu unterscheiden:

- *Beim Neugeborenen ein- oder beidseitige eitrige Entzündungen.*

Behandlung unter fachkundiger Anleitung und ärztlicher Kontrolle:
3–4 mal täglich Säubern der Lider von außen zum Lid-Innenwinkel mit sterilem Mulltupfer und abgekochtem, lauwarmem Wasser (besser sterile Kochsalzlösung 0,9% aus der Apotheke). Keine Kamille, da reizende Schwebestoffe im Tee vorhanden sind und Allergiegefahr besteht! Danach jeweils 1 Tropfen Calendula D4- (oder Mercurialis-) Augentropfen in jedes Auge geben.
Augentropfen im Kühlschrank aufbewahren und unbedingt auf die begrenzte Haltbarkeit nach Anbruch der Packung achten (s. Beipackzettel)!

- *Tränenfluss,* ständig über viele Wochen, stammt von Verklebungen des zur Nase ziehenden Tränenganges. Oft treten Eitertröpfchen im nasenseitigen Augenwinkel aus.

Behandlung: Gelegentlich helfen vorsichtige Druckmassagen mit dem sauberen kleinen Finger auf die Gegend des dort verlaufenden Tränennasenweges und Echinacea Quarz comp. Augentropfen. Selten sind Sondierungen dieses feinen Ganges durch den Augenarzt notwendig.

- *Beidseitige Rötung mit eitriger Absonderung* nach der Neugeborenenperiode, Verklebungsneigung der Lider, starke Rötung der Bindehaut und Lichtscheu.

Behandlung: Säubern der Lider wie oben beschrieben. Calendula D4 (oder Echinacea Quarz comp.) Augentropfen, stündlich 3–4 Tropfen in jedes Auge (Durchspüleffekt). Ohne Besserung nach zwei bis drei Tagen zum Augenarzt gehen.

- *Beidseitige Rötung und Tränenfluss ohne eitrige Absonderung:* Meist handelt es sich um Empfindlichkeiten gegen Wind, Staub oder Rauch oder eine Begleiterscheinung des Heuschnupfens.

Behandlung: Euphrasia-Augentropfen, in der gleichen Dosierung wie oben beschrieben. Bei Heuschnupfen Gencydo 0,1% – oder Euphrasia-Augentropfen, je 1 Tropfen mehrmals täglich.

- *Einseitige Rötung mit oder ohne Eiterung:* Hier ist Vorsicht geboten, da es sich um Fremdkörper oder Begleiterscheinungen einer Entzündung der Hornhaut handeln kann. Am besten geht man damit gleich zum Augenarzt.

Halsschmerzen

Entzündungen im Mund- und Rachenraum

Ein fieberndes Kleinkind liegt weinerlich im Bett. Auf die Frage, wo es wehtut, deutet es auf den Bauch. Es hat heute nichts gegessen und nur wenige Schlucke Tee getrunken.

- Bei allen Schmerzen mit Nahrungsverweigerung untersuchen die Eltern nach dem Bauch zunächst mittels Löffelstiel oder Finger den ganzen Mund und Rachen, soweit sie es sich zutrauen. (Dabei kann man den Würgereflex geschickt zum Anschauen des Rachens und der Mandeln nutzen, wenn man kurz und energisch mit dem Löffelstiel oder Holzspatel den hinteren Teil der Zunge nach abwärts drückt; s. Abb. 5,

S. 266. Man muss nur schnell wieder loslassen!) Denn Halsentzündungen sind die häufigsten Ursachen dieses Zustandes. Sie können ganz unterschiedlich aussehen und verlaufen.

- Am häufigsten ist der Befund einer **virusbedingten Mandelentzündung:** glasig rote Stippchen am Gaumenrand, mehr oder weniger gerötete Mandeln, Fieber bis über 40°C, eine belegte Zunge und Neigung zu Erbrechen. Diese Infekte sind meist harmlos.
- Findet man den hinteren Gaumen und die Mandeln hochrot, eventuell mit weißen Stippchen besetzt, so handelt es sich oft um eine **eitrige Mandelentzündung** (sogenannte Angina lacunaris oder »Stippchen«-Angina); die beteiligten Bakterien[5] sind häufig Streptokokken. Glücklicherweise hat diese Krankheit heute in der Regel einen milderen Verlauf als früher. Als Komplikationen sind Mittelohrentzündungen (s. S. 31 ff.) und Impetigo contagiosa (s. S. 132 f.) bekannt, selten gibt es eine Nierenentzündung (Glomerulonephritis), sehr selten ein akutes Gelenkrheuma mit Herzentzündung (Karditis; s. Scharlach, S. 155 ff.). Für die Mehrzahl der Ärzte sind dies die Gründe, strikt auf der Verwendung von Antibiotika zu bestehen und ihr Auslassen als Kunstfehler anzusehen. Deshalb ist es selbstverständlich, dass immer ein Arzt zugezogen wird und eine Behandlung ohne Antibiotika beidseitiges Einverständnis voraussetzt.

Zu bedenken ist, dass die Halsbeschwerden vor den genannten seltenen Komplikationen oft nur gering sind oder ganz fehlen und dass diese auch nach früher und regelrecht durchgeführter Antibiotikagabe auftreten können (so Berichte aus den USA über Rheumaerkrankungen trotz Penicillinbehandlung). Der einzige in zehn Jahren bei uns vorgestellte Patient mit einer Herzentzündung war ebenfalls antibiotisch vorbehandelt worden. Zudem konnte man feststellen, dass die Streptokokken auf den Mandeln vieler Personen im Umfeld eines Kranken gefunden wurden, ohne dass diese erkrankten oder andere ansteckten. Zum Beispiel fand man 5 bis 30% Streptokokken-positive Abstriche bei gesunden Kindergartenkindern. Rechnet man deren Geschwister- und Erwachsenenumgebung hinzu und die möglichen Neubesiedlungen der Tonsillen (Mandeln) mit Streptokokken kurz nach Ende einer antibiotischen Behandlung, dann wird klar, dass die Auslösung einer streptokokkenbedingten Komplikation durch eine noch so breit gestreute Penicillinbehandlung nicht mit Sicherheit verhindert werden kann.

Wir befürworten deshalb auch hier individuelle Entscheidungen zwischen Eltern und behandelndem Arzt und in jedem Fall eine sorgfältige und schonende Behandlung und Betreuung der Erkrankten: Bettruhe bis mindestens drei Tage über den Fieberabfall hinaus, alle zwei bis drei Tage Kontakt mit dem behandelnden Arzt bis zur Entfieberung des Kindes, Kontrolle des Ergehens zwei bis drei Wochen nach Abklingen der Krankheitserscheinungen und auf jeden Fall bei mangelhafter Erholung. Die Mehrzahl der von uns Behandelten brauchte keine Antibiose.

- Dickere Beläge auf hochroten Mandeln sollten von einem Arzt rasch abgeklärt werden. Meist steckt ein **Pfeiffer'sches Drüsenfieber** (S. 162 f.), sehr selten eine **Diphtherie** (S. 161 f.) dahinter.
- Ein **Mundpilz** (Soor) liegt mehr der Wangenschleimhaut an und verursacht keine Schmerzen und kein Fieber (s. S. 128 f.; Mundfäule s. S. 165 f.).
- Die Haustherapie der beginnenden hochfieberhaften **Mandelentzündung** besteht in kühlen Zitronenhalswickeln (s. S. 663), bei den anderen akuten Fällen nimmt man Quark (s. S. 665 f.), bei leichteren Verläufen »heiße« Zitronenwickel (s. S. 664). Als Alternative kann noch der Halswickel mit Zitronenscheiben (s. S. 665) gemacht werden. Außerdem schlückchenweise gut warmen Salbeitee mit Honig und Zitrone geben und mit starker Salbeitee-Abkochung oder Ähnlichem gurgeln. Manchmal ist eine Schwitzpackung (s. S. 684) günstig. Eine chemische Munddesinfektion ist sinnlos. Dagegen sind Echinacea comp. Mundspray oder Gurgeln mit Bolus Eucalypti comp. bewährte Anwendungen, die als hilfreich empfunden werden. Innere Medikamente sollten je nach Untersuchungsergebnis vom Arzt verordnet werden. Solange diese Möglichkeit fehlt, empfehlen wir Zinnober comp. (rezeptpflichtig) 4 mal täglich 1 Messerspitze oder Apis / Belladonna c. Mercurio 5 mal täglich 5–7 Globuli. Bei **chronischen Mandelentzündungen** oder häufigeren Erkältungen dieser Art hat sich auch eine vierzehntägige Kur mit Senfmehl-Fußbädern sehr bewährt (s. S. 679 f.).
- Der selten vorkommende **Mandelabszess**, auf oder hinter oder unter den Mandeln sitzend, kündigt sich an im Rahmen einer Angina durch

hohe, oft schwankende Temperaturen, starkes Krankheitsgefühl und Unfähigkeit, den Mund richtig zu öffnen. Er gehört rasch in ärztliche Behandlung.

- Anders ist es bei der **Halslymphknotenentzündung** (Lymphadenitis colli, im Volksmund Halsdrüsenentzündung). Hier tastet man eine knollige, druckschmerzhafte Schwellung im seitlichen Halsbereich, die mehr nach außen orientiert ist. Man hat durchaus Zeit, zunächst zu beobachten (über den Halswickel z.B. mit Eukalyptuspaste oder Archangelicasalbe s. S. 662 f.).

Es gibt *zwei Heilungsverläufe*: Oft geht die Knotenbildung langsam zurück und hinterlässt oft monatelang tastbare, etwas derbere Lymphknoten, die allmählich kleiner werden. In anderen Fällen bemerken die Eltern eine täglich zunehmende Vergrößerung und Verhärtung der schmerzhaften Knoten, schließlich auch eine Rötung der darüber liegenden Haut mit »Verbackung« der Lymphknoten. Das ist ein Anzeichen dafür, dass sich ein Lymphknotenabszess gebildet hat, der entweder spontan aufgehen wird oder aber chirurgisch eröffnet werden muss. Dabei bleibt nur eine feine kleine Narbe zurück. Bei beiden genannten Heilverläufen ist es der Organismus selbst, der aktiv die Heilung besorgt. Das hat zur Folge, dass die Kinder meist für den Rest ihrer Kindheit gegenüber eitrigen Erkrankungen eine gute Abwehrlage gewonnen haben. Daher lohnt es sich unserer Erfahrung nach, die Erkrankung ohne antibiotische Therapie zu überwinden.

- Fast bei jedem Kind sind **kleinere Halslymphknoten** tastbar, die im Rahmen von harmlosen Infekten oder auch ohne jede Krankheitssymptomatik auftreten können. Hiermit geht man nur zum Arzt, wenn eine zunehmende schmerzlose Vergrößerung über Wochen festgestellt wird.
- Schmerzen im Nacken und Halsbereich können auch von einem **Hartspann** herrühren. So nennt man eine verspannte Muskelpartie, die ähnlich schmerzhaft ist wie ein Hexenschuss. Die Beschwerden dauern einige Tage an und erfahren eine deutliche Linderung bei örtlicher Wärmeanwendung. Dazu verwendet man durchblutungsfördernde Salben oder warme Ölwickel, die noch mit einem Wolltuch abgedeckt werden. Außer einfachem Sonnenblumen- oder Olivenöl bewährt sich Lavendelöl 10 %.

Brustschmerzen

- **Schmerzen beim Atmen und Husten**, besonders bellender Husten beruhen meist auf einer Reizung der Luftröhrenschleimhaut. Behandelt werden sie mit warmen Dämpfen zum Einatmen und Hustentee mit Honig sowie Ölwickeln um die Brust (s. S. 671). Bewährt haben sich für solche Ölwickel 10%iges Lavendel- oder Eukalyptusöl. Man kann es sich selber herstellen aus dem reinen ätherischen Öl mit neun Teilen Olivenöl verdünnt.
- **Schmerzen in der Brustwand** beim Atmen können auftreten, wenn es im Rahmen besonderer grippaler Erkrankungen zu lokalisierten Muskelreizungen kommt, die an Muskelrheuma erinnern. Die Patienten können dann nicht richtig durchatmen, haben aber genug Luft und auch keinen Husten. Sind solche Orte in Herznähe, sprechen die Patienten oft von Herzschmerzen. Der Beginn ist meist plötzlich, der Schmerz stechend. Auch hier behandeln wir mit warmen Ölwickeln um die Brust.
- Eine andere Art von **linksseitigen Schmerzen** beim Durchatmen beruht auf Luftansammlung im Darm unter der linken Zwerchfellkuppe. Auch hier können die Patienten schlecht durchatmen, haben aber auch zwischendurch einen dumpfen Druck auf der linken Seite in der Herzgegend. Hier wirken Kümmeltee und andere entblähende Maßnahmen lindernd. Man kann auch vorsichtig mit warmer Hand im Uhrzeigersinn den Leib durchtasten und so versuchen, die angestaute Luft in Bewegung zu bringen. Manchmal lassen sich die Schmerzen mit Hilfe der Bauchpresse vom Patienten selbst wegdrücken.
- **Vom Herzen ausgehende Schmerzen** sind im Kindesalter äußerst selten. Eine schwere Allgemeinstörung, eine schwere Vorkrankheit, Pulsrasen oder Sich-Hinkauern sowie die Neigung, sich hinzulegen, sind Anzeichen einer ernsten Störung und immer ein Grund, den Arzt aufzusuchen.
- **Schmerzen im Brustkorb** mit hohem Fieber und *anstoßender, stufenförmiger Ausatmung* sind selten, aber deutliche Hinweise für eine *Rippenfellentzündung*. Meist geht diesem Zustand eine Lungenentzündung voran. Die Behandlung wird in der Klinik durchgeführt.

■ **Seitenstechen** kommt meist von einer Verkrampfung der seitlichen Bauchwandmuskulatur beim Gehen mit vollem Bauch. Man kann sie wegdrücken, indem man die Luft anhält, den Druck zur Bauchpresse steigert, mit den Unterarmen quer in den Oberbauch drückt und gleichzeitig in die Hocke geht.

Bauchschmerzen

Gerade im Säuglingsalter führen unterschiedlichste Beobachtungen der Eltern zu dem Verdacht auf Bauchschmerzen: »Mein Kind verkrampft sich so«, »Es schreit immer wieder, zwischendurch ist es ruhig«, »Der Bauch ist so prall und hart«, »Es sieht so blass aus«, »Im Bauch gluckst es so«, »Es hat schon zweimal erbrochen«, »Es will nichts essen«, »Es hatte seit gestern keinen Stuhlgang« usw. Fragen dieser Art führen oft in die Sprechstunde. Wenn die Eltern jedoch in aller Ruhe einige Untersuchungen durchführen, können sie oft die harmlosen Störungen von den gefährlichen unterscheiden lernen und sich in vielen Fällen selbst helfen.

Blähungen

Beispiel: Ein Säugling im Alter von wenigen Wochen schreit nach jeder Mahlzeit, seltener während des Trinkens. Wenn er nicht zu wenig oder zu viel getrunken hat, die Nahrung nicht zu kalt und nicht zu dick für den Sauger war, das Bäuerchen ausgiebig gekommen ist, dann sind meist Blähungen oder eine überstarke Darmbewegung die Ursache. Mögliche Begleitsymptome sind: etwas Spucken, ein etwas prallerer Bauch, ein angestrengtes Auspressen des festen, normalen oder spritzenden Stuhles. Oft kann ein Schnupfen die Ursache für das Luftschlucken beim Säugling sein; da bewärt sich öfteres Absetzen, beruhigen und wieder Anlegen. Die sogenannte »Schreistunde« (bitte Anmerkung 6 auf S. 707 beachten!) abends zwischen 18 und 21 Uhr hat nichts mit Blähungen zu tun. Ebenfalls nicht dazu gehören Erbrechen (d.h.

mehr als ein bis zwei Mund voll), ein blasses Gesicht, praller Bauch, Durchfall (d.h. mehrere dünne Stuhlentleerungen zwischen den einzelnen Mahlzeiten), Gedeihstörungen oder plötzlich auftretendes vernichtend-schmerzhaftes Schreien. Diese Vorkommnisse müssen in jedem Fall ärztlich abgeklärt werden.

Auch bei gestillten Kindern gibt es nicht selten Blähungen, z.B. wenn die Mutter viel Vollkornbrot, Hülsenfrüchte oder Kohl isst.

Bei nicht gestillten Kindern sollte der Versuch einer Nahrungsumstellung mit dem Arzt besprochen werden (s. auch S. 332 ff.).

Lindernd und beruhigend wirken:

- Wärme: lokal mittels angewärmtem Tuch oder feucht-warmer Bauchkompresse mit Kamillen-, Schafgarben- oder Melissentee (s. S. 674 f.). Auch haben sich Einreibungen des Bauches im Uhrzeigersinn mit Melissen-, Kamilleninfus- oder Kümmelöl 10 %, eventuell 1:2 verdünnt, bewährt, ebenso Schafwollunterhemden, die über den Bauch reichen, eine wärmere Wickeltechnik, eine Wärmflasche oder ein gewärmtes Kirschkernsäckchen. Auch die Knie müssen gut warm gehalten werden.
- Innerlich einige Teelöffel gut warmen Fencheltee direkt vor der Mahlzeit (sogenannte Carminativa als Tropfen helfen meist nicht besser).
- Nach dem Bäuerchen zehn Minuten im Tragetuch tragen. Bewährt hat sich auch folgendes Vorgehen: Man setzt das satte Kind rittlings auf den Oberschenkel, seinen Rücken an die eigene Brust gelehnt, und macht eine leichte Knet-Massage der Füße, Fersen und der Unterschenkel, indem man die Füße des Kindes mit jeweils einer Hand umfasst. Oft beruhigen sich die Kinder auch schon, wenn ihre Füße beim Strampeln in der Hand des Erwachsenen auf Widerstand treffen.
- Kontrolle der Nahrungsmenge (s. S. 324 f.).
- Wer stillt, sollte selbst mit grobem Brot, rohen Haferflocken und eventuell Kuhmilch vorsichtig sein. Sie wirken oft stärker blähend als etwas Steinobst, das durchaus erlaubt ist.
- Alltagshetze, Examensstress, eiliges Essen, ständiges Abgelenktwerden oder Unzufriedenheit der Mutter wirken sich verstärkend auf die Beschwerden des Säuglings aus.

Zum Trost sei vorausgesagt: Nach acht bis zwölf Wochen verschwinden solche Bauchschmerzen fast immer von alleine.

»Blinddarmentzündung«

Meist erst vom Kleinkindalter an sind über Stunden langsam zunehmende Dauerschmerzen, die sich immer mehr in den rechten Unterbauch des Kindes konzentrieren, typisch für eine Entzündung des Wurmfortsatzes (Appendizitis). Meist treten Unlust, Übelkeit, belegte Zunge, Abneigung gegen die angebotene Wärmflasche und Schmerzen beim Gehen und Hüpfen hinzu.

Maßnahmen

- Das Kind nüchtern halten, auch nichts zu trinken geben.
- Temperaturmessung unter der Achsel fünf Minuten (Sitz des Thermometers kontrollieren, eine Decke über die Schulter geben) und eineinhalb Minuten im After, beide Werte notieren (s. S. 70).
- Aufsuchen eines Arztes.

Blinddarmentzündungen bei Kleinkindern sind oft schwer zu beurteilen. Sie bieten gelegentlich nur geringe und uncharakteristische Krankheitszeichen oder gleich den hochdramatischen »akuten Bauch« (s. S. 45).

Auch für Ärzte ist die Diagnose oft nicht einfach, möchte man doch eine unnötige Operation vermeiden. Warnen müssen wir vor dem Rat, anstelle der Operation eine Behandlung mit kalten Abgüssen und Medikamenten durchzuführen. Dieses Vorgehen ist lebensgefährlich und kann auch bei Überleben zu schweren Schäden führen. Angebliche Erfolge einer operationsfreien Behandlung beruhen sicher überwiegend auf einer Verwechslung mit den unzähligen fraglichen oder wahrscheinlichen Reizungen des Wurmfortsatzes oder der Bauchlymphknoten.

Nabelkoliken

Bei den sogenannten Nabelkoliken handelt es sich um plötzlich auftretende starke Schmerzen in der Gegend des Nabels, bei denen sich das Kind freiwillig ins Bett legt. Meist klingen die Schmerzen in weniger als einer Stunde wieder ab und treten dann vorerst nicht wieder auf. Dabei sind die Kinder blass, haben jedoch keinen umschriebenen Druckschmerz im Bauchraum. Die Diagnose sollte jedoch vom Arzt nach Ausschluss aller anderen Ursachen festgestellt und mit den Eltern besprochen werden (s. auch S. 45 und 108 f., acetonämisches Erbrechen). Handelt es sich wirklich um diese harmlosen, aber unangenehmen Beschwerden, so hilft meist eine kurmäßige Anwendung warmer Bauchkompressen mittags und abends nach der Mahlzeit über vier bis sechs Wochen (s. S. 674 f.).

Würmer

Madenwürmer (Oxyuren) sind ca. 1–2 cm lange fadendünne, leicht zerstörbare Tierchen, die im Enddarm hausen und nachts ihre Eier vor dem After ablegen. Der verursachte Juckreiz, manchmal auch ein entstehendes Ekzem am After, führt zum Kratzen der Kinder. Dadurch wird über Fingernägel und Handtücher die Infektion auf andere Kinder übertragen. Der Nachweis der Eier gelingt leicht vom morgens noch ungewaschenen After mittels Tesafilm-Abklatsch auf Objektträgerglas und anschließender mikroskopischer Untersuchung.

Spulwürmer (Askariden) sind bei uns schon erheblich seltener. Sie sind etwa 20 cm lang (die Männchen deutlich kleiner als die Weibchen) und können Bauchschmerzen verursachen. Die Übertragung geschieht durch Salate und Rohgemüse, das mit Abortjauche gedüngt wurde. Die Larven entwickeln sich 30 bis 40 Tage im Ei, gelangen nach Aufnahme in den Darm erst einmal über Pfortader, Leber und Herz in die Lunge, wo sie nach acht Tagen durch die Lungenbläschen durchbrechen und über die Bronchien und den Rachen endgültig wieder den Darm erreichen, um dort heranzuwachsen. Bei dieser komplizierten Wanderung können vielfältige – auch allergische – Symptome entstehen. Wurmeier sind erst nach Abschluss dieses Entwicklungszyklus im Stuhl nachweisbar.

Therapie

Bei Madenwürmern hat sich uns die Einnahme von Allium / Cuprum sulfuricum compositum (Weleda), je nach Alter 3 mal täglich 5–10 Tropfen verdünnt, bewährt neben einer sorgfältigen Handwaschhygiene mit Seife, Nagelbürste und eigenen Handtüchern für jede Person.

Bei Spulwürmern kann zusätzlich Quarz 50% (3 mal täglich eine Messerspitze bis zu 1/3 Teelöffel) versucht werden. Der Erfolg ist nach etwa drei Wochen erkennbar am Fehlen von Wurmeiern in einer vom Arzt untersuchten Stuhlprobe. Die meisten Eltern bevorzugen heute eine chemische Eintagestherapie. Die genannten Maßnahmen sind aber zur Vermeidung von Rückfällen dennoch sinnvoll.

Harnwegsinfekte

Bauch- oder Rückenschmerzen mit oder ohne Fieber, Blässe und allgemeiner Schwäche und Appetitlosigkeit oder Einnässen und Brennen beim Wasserlassen können Hinweise auf einen Harnwegsinfekt sein. Dabei kann es sich entweder um eine **Blasen-** oder aber um eine **Nierenbeckenentzündung** handeln. Das Brennen ist manchmal so stark, dass die Kinder den Urin zurückhalten. Dabei ist es wichtig zu wissen, dass im Krankheitsverlauf das Brennen schneller verschwindet als die Entzündung. Bei derlei Beschwerden sollte der Urin untersucht werden. Auch leichtere Harnwegsinfekte sind aus der Urinuntersuchung zu erkennen. Allerdings täuschen manchmal Verunreinigungen oder äußere Entzündungen im Genitalbereich einen krankhaften Befund vor. Wenn Harnwegsinfekte häufiger oder chronisch auftreten, können sie schwere Folgeschäden für die Niere nach sich ziehen. Aus diesem Grunde ist die Beurteilung und Behandlung aller Harnwegsinfekte stets Sache des Arztes. Zusätzlich sind warme Blasenkompressen zu empfehlen (s. S. 676f.).

Der Leistenbruch

Der Leistenbruch wird durch Betrachten und Betasten der Leistengegend des Kindes entdeckt. Dort entsteht eine haselnuss- bis apfelsinengroße Vorwölbung (s. Abb. 6, S. 267). Sie enthält meist ein Stück Darm. Beim Mädchen handelt es sich oft um den nach vorne gerutschten Eierstock. Beim Jungen kann der Bruch bis in den Hodensack reichen.

Jede schmerzhafte Schwellung in diesem Bereich bedarf sofortiger ärztlicher Beurteilung: Neben einer *Einklemmung des Bruches* kommen auch eine *Hodendrehung* oder *-entzündung* in Frage. Das mehr oder weniger schwierige Zurückschieben eines Bruches sollte man sich vom Arzt zeigen lassen. Im Unterschied zu den *Nabelbrüchen*, die meist von alleine zurückgehen – auch ohne Pflaster –, ist bei Leistenbrüchen die Heilung ohne Operation selten (Wasserbruch s. S. 51 f.).

Die akute Erkrankung im Bauchraum

Kolikartige oder kontinuierlich heftige Bauchschmerzen mit Erbrechen, Blässe und einem Tastbefund im Bauchraum – meist einer schmerzhaften Straffung der Bauchdecken (»brettharter Bauch«) – sind Zeichen für einen »akuten Bauch«. Auch ein unvermittelt plötzlicher heftiger Schmerz mit entsprechendem Schreien und häufig auch Erbrechen ohne harten Bauch und mit scheinbarer Besserung innerhalb von Stunden gehört hierher (Invaginations-Verdacht, d.h. Darm-in-Darm-Einstülpung).

Diese Kinder bedürfen *unverzüglich* einer *qualifizierten ärztlichen Beurteilung*. Am besten steuert man gleich eine Klinik an, bei der die Möglichkeit kinderchirurgischer Eingriffe gewährleistet ist.

Die Verwechslung mit dem harmloseren **acetonämischen Erbrechen** ist möglich, solange man dieses bei einem Kind noch nicht erlebt hat (s. S. 108 f.).

Bauchschmerzen bei grippalen Infekten

Bauchschmerzen können neben Frösteln, Unlust, Kopf- und Gliederschmerzen den Beginn einer **Grippe** anzeigen. Auch Erbrechen kann in dieser Phase auftreten. Meist verschwinden die Schmerzen nach einem kräftigen Fieberanstieg. Der Unterschied zur Appendizitis (der sogenannten Blinddarmentzündung) ist folgender: Es besteht kein lokalisierter Druckschmerz im Bauchraum, der Temperaturunterschied zwischen After und Achsel beträgt nicht mehr als 0,5 °C, d.h. fünf Teilstriche. Rascher Fieberanstieg auf mehr als 38,5 °C ist untypisch für eine Blinddarmentzündung. Kühle Arme und Beine deuten darauf hin, dass der Fieberanstieg noch nicht zu Ende ist. Eine Wärmflasche auf dem Leib wird als angenehm empfunden (bei Appendizitis weder vom Kind erwünscht, noch medizinisch erlaubt; s. S. 42 f.).

Bauchschmerzen anderer Ursachen

- Muskelkater der Bauchdecken nach sportlicher oder spielerischer Überanstrengung.
- Bauchschmerzen mit Durchfällen (s. S. 103 ff.).
- Es wird über Bauchschmerzen geklagt. Ein Blick in den Mund zeigt oft eine Mandelentzündung (s. S. 36 f.). Die Kinder projizieren den Schmerz in den Bauch, oder sie sind im Fieberanstieg, oder die Lymphknoten des Bauchraumes sind auch geschwollen.
- Kolikartige Leibschmerzen können Stunden bis halbe Tage lang vor dem Ausbruch eines acetonämischen Erbrechens auftreten (s. S. 108 f.). Hier helfen warme Bauchkompressen mit Oxalis-Essenz oder Schafgarbentee, eventuell kurmäßig.
- Unbegründeter Durst und vermehrte Urinausscheidung über mehrere Tage mit und ohne Bauchschmerzen sind verdächtig auf *Zuckerkrankheit* (Diabetes mellitus).
- Bauchschmerzen vor oder in der Schule deuten auf Überanstrengung oder auf seelische Spannungen hin, die zuerst mit dem Lehrer besprochen werden sollten. Manchmal kann der Arzt zur Aufklärung des Problems beitragen oder durch harmlose Maßnahmen helfen. Chemische Beruhigungsmittel oder Schmerzmittel sind in der Regel nicht angezeigt.
- Weitere Ursachen können sein: Kindergeburtstage mit ihren Torten und Aufregungen, bakterielle Nahrungsmittelvergiftungen, Wutausbruch eines Elternteiles oder Lehrers, nervöse Ungeduld, Ehrgeiz und Eifersucht des Kindes und Ähnliches.

Auch empfiehlt es sich, den Tageslauf des Kindes daraufhin durchzugehen, wieweit man selbst in das Zustandekommen von Bauchschmerzen mit einbezogen ist.

Zwei Beispiele mögen dies illustrieren:

1) Mutter: »Ich muss jetzt den Stephan füttern.«
Kind: »Mama, darf ich einen Apfel essen?«
Mutter: »Du musst nicht immer denken, dass du etwas essen musst, wenn Stephan etwas bekommt.«
Kind: »Mama, du wolltest mir doch noch die Geschichte weiter vorlesen.«
Mutter: »Lass mich bitte in Ruhe, wir müssen jetzt erst mit dem Essen fertig werden, und dann muss der Stephan ins Bettchen.«
Kind: »Mama, ich hab Bauchweh …«
Mutter: »O Gott, schon wieder, das ist aber wirklich schlimm …«

2) Mutter: »Dieser Nimmersatt hat schon wieder Hunger, bitte, Claudia, hol dem Stephan die warmgestellte Flasche.« Claudia bringt das Fläschchen.
Mutter: »Und jetzt such mal in der Küche den geschälten Apfel. Ich bin gespannt, ob du ihn findest. Der ist für dich.« Claudia kommt fröhlich mit dem Apfel zurück.
Der Säugling trinkt seine Flasche, Claudia futtert ihren Apfel.
Mutter: »Wie schmeckt er? Darf ich mal probieren? Mm …«
Mutter: »Wenn Stephan fertig ist, gehe ich schnell einkaufen.«
Claudia: »Ich will mit.«
Mutter: »Heute nicht, weil es schon so spät ist. Aber du darfst auf Stephan aufpassen, dass ihm die Sonne nicht direkt ins Gesicht scheint. Wenn er sehr schreit, läutest du bei Frau Huber nebenan, ich sage ihr noch Bescheid. Die versprochene Geschichte gibt es dann heute Nachmittag beim Spaziergang.«
Claudia freut sich, dass sie schon so groß ist und dass Stephan ruhig ist und nicht schreit.

Im ersten Beispiel kann sich die Mutter nicht voll mit ihrem Tun identifizieren, sie läuft sozusagen ihren Pflichten hinterher und kämpft vergeblich um einen Freiraum. Wahrscheinlich ist sie übermüdet. Vielleicht steht sie auch unter der Kritik eines Angehörigen. Ihre Beziehungen zu den beiden Kindern sind wie seelische Seile, an denen die Kinder ziehen können. Ist es zur Bauchwehäußerung gekommen, so kann man wie folgt versuchen, pädagogisch wieder Herr der Lage zu werden:

> Kind: »Mama, ich hab Bauchweh.«
> Mutter: »Du hast Bauchweh? Dann füll dir geschwind die Wärmflasche mit heißem Wasser, du weißt, so mittelheiß, und leg dich in dein Bett, ich komme dann gleich und schaue nach dir.«
> Und dann weiter: Mutter: »So, jetzt bist du ganz mollig. Ist es denn schon besser? Ich sage der Frau Huber kurz Bescheid, dass sie auf euch aufpasst…«

Ohne dass die Mutter aus eigener Initiative entgegenkommt, geht es nicht. Erst dann kann sie auch wieder eine Grenze setzen. Von ihrem ursprünglichen Vorhaben sollte sie sich jedoch nicht abbringen lassen – echte Krankheitsfälle ausgenommen. Kinder sagen: »Ich hab Bauchweh«, aber ihr Inneres meint: »Du hast mich heute noch nicht richtig wahrgenommen«, oder: »Du arbeitest so hastig und lustlos«, oder: »Ich weiß nicht, was ich tun soll«, oder aber: »Du baust eine Mauer auf.« Die zweite Mutter unterscheidet sich von der ersten durch Initiative und Phantasie, sie geht auf ihr Kind zu und schafft Geborgenheit über den körperlichen Bereich hinaus. Die erste Mutter, die an den Bauchschmerzen zu lernen bereit ist, fängt noch einmal bei der körperlichen Wärme an, durchdringt diese jedoch mit seelischer Wärme und Nähe. Bald ist die Wärmflasche dann überflüssig geworden.

Die Frage, ob das Kind die Bauchschmerzen »nur vorspiegelt«, kann man mit gutem Gewissen mit Nein beantworten, außer wenn das Kind früh Vorbilder unehrlichen Verhaltens kennen gelernt hat. Die Kinder erleben ihre Umwelt so stark, dass sich seelische »Unverdaulichkeiten« direkt körperlich niederschlagen können, wenn ein gewisses Maß überschritten ist. Ob die vorhandenen Schmerzen dann mehr oder weniger bewusst benutzt werden, um etwas zu erreichen, hängt ganz von der Umgebung ab, in der die Probleme »gedeihen«. Moralisch zu werten sind sie jedenfalls nicht.

Schmerzen bei Bewegungen

Ursachen und Erscheinungsformen sind so unterschiedlich, dass wir hier nur wenig Allgemeingültiges vermitteln können. Unabhängig davon, ob ein Unfall vorgelegen hat oder die Schmerzen spontan aufgetreten sind, ist es entscheidend, dass sich die Eltern über die Vorgeschichte ein möglichst vollständiges Bild zu machen versuchen. Auch sollte die Temperatur vor dem Arztbesuch gemessen werden. Wichtig ist die Feststellung neu auftretender oder vorübergehender Schwellungen oder Überwärmungen in den schmerzhaften Bezirken. Art und Zeitpunkt des Auftretens dieser Erscheinungen können für den später untersuchenden Arzt nützliche Hinweise sein. Handelt es sich doch bei diesen Symptomen oft um schwerwiegende Grunderkrankungen wie Rheuma, Knochenmarksentzündung (Osteomyelitis) u.a. Diese Krankheiten werden hier nicht besprochen, da ohnehin eine gründliche ärztliche Untersuchung nötig ist und sie glücklicherweise nicht zu den häufigen Erkrankungen gehören.

Der Schlüsselbeinbruch des Neugeborenen

Ein Neugeborenes, das beim Umlegen oder Bewegen der Schultern schmerzhaft reagiert, hat nicht selten während der Geburt einen Bruch seines Schlüsselbeines erlitten. Der Befund kann einer ärztlichen Untersuchung anfangs entgehen, wird jedoch später durch eine Schwellung im Bereich der Heilungszone deutlich sichtbar. Der Knochen heilt fast immer von alleine wieder zusammen. Die Beschwerden sind nach wenigen Tagen vorbei. Man achtet auf Wechsellagerung, damit das Köpfchen sich nicht verformt (s. Säuglingslagerung, S. 286 f.).

Der muskuläre Schiefhals

Hält ein Säugling den Kopf immer zu einer Seite geneigt und hat sein Kinn etwas zur Gegenseite gedreht, dann liegt meist ein muskulärer Schiefhals vor. Er wird vom Arzt an einer kleinen Schwellung im Kopfnickermuskel der Neigungsseite erkannt. Es handelt sich um einen anlässlich der Geburt entstandenen kleinen Einriss im Muskel. Schmerzen treten beim stärkeren Dehnen des Muskels auf. Eine vorsichtige ärztliche oder krankengymnastisch überwachte Dehnungsbehandlung führt meist zum Ausgleich. Ohne Behandlung kommt es zur Kopfverformung (s. S. 286 f.).

Hinkende Kleinkinder

Ehe der Arzt aufgesucht wird, sollte man sich die Füße des kleinen Kindes selbst ansehen. Vielleicht findet sich eine Schwiele, Druckstelle oder eine Verletzung am Fuß, vielleicht hat sich ein Nagel durch die Sohle des Schuhs gebohrt oder Ähnliches. Möglicherweise gibt es auch ein hinkendes Beispiel in der Umgebung? Auch ein Muskelkater nach ungewohnter Belastung kann Ursache für ein Hinken sein. Schließlich kann es bei Infekten zu einer entzündlichen Reizung der Hüftgelenke kommen, die sich meist rasch von selbst wieder zurückbildet (sogenannter Hüftschnupfen). Wenn man sich nicht sicher ist, dass das Hinken eine harmlose Ursache hat, sollte das Kind immer einem Arzt vorgestellt werden.

Prellungen, Zerrungen, Verstauchungen

Bei diesen Unfällen ist der Ausschluss von Bänderrissen oder Knochenbrüchen Sache des Arztes. In den übrigen Fällen helfen die bekannten Arnika- oder Calendula-Umschläge oder Einreibungen.

Phimose – Wasserbruch – Hodenhochstand

Die folgenden Befunde am männlichen Genitale bereiten nur ausnahmsweise Schmerzen. Dennoch gewähren wir ihnen hier einen Platz, da sie zum Teil einer chirurgischen Behandlung bedürfen.

Vorhautenge (Phimose)

70 % aller Jungen haben bei der Geburt eine Vorhautenge, d.h. die Vorhaut lässt sich nicht über die Eichel zurückstreifen. Ohne Behandlung sind es nach einer dänischen Statistik in der Pubertät noch 4 %. So kann man in den allermeisten Fällen zuerst einmal abwarten. Ausnahmen sind Jungen, bei denen immer wieder eine schmerzhafte Vorhautentzündung auftritt, die dann ihrerseits zur narbigen Verengung führt. Ebenso kann durch unsachgemäßes Dehnen oder durch feine chronische Reizzustände der Vorhaut eine narbige Verengung auftreten. In diesen Fällen ist zur operativen Vorhautverkürzung in Allgemein-Narkose zu raten (Zirkumzision). Über das nähere Vorgehen ist der mit Kindern erfahrene Chirurg oder Urologe zu befragen.

Teilweise Verklebungen der Vorhaut mit der Eichel können zu Smegma-Verhaltung[7] und schließlich zu eitriger Entzündung führen. Bei diesem Befund löst sich das Vorhautblatt oft von alleine ab, oder der Arzt löst es mittels einer Knopfsonde. Solche Verklebungen können aber auch jahrelang ohne jede Störung bestehen und stellen dann keinen Grund zum Eingreifen dar. Regelmäßige Reinigung der Eichel empfehlen wir erst zur Zeit der Pubertät oder wenn sich beträchtlich Smegma bildet.

Gelegentliche Erektionen mit und ohne Phimose gibt es schon vom Säuglingsalter an. Manchmal geben die Kinder Schmerzen oder Spannungsgefühle an. Mit Onanieren (s. S. 526) haben sie primär nichts zu tun. Sie treten besonders morgens im Schlaf auf.

Wasserbruch

Darunter versteht man einen flüssigkeitsgefüllten Sack seitlich oder oberhalb des Hodens. Beim vorgeburtlichen Abstieg der Keimdrüsen aus dem Bauchraum des Kindes durch den Leistenkanal in den Hodensack nimmt der Hoden das Bauch»fell« mit, d.h. die feine Auskleidung des Bauchinnenraums. In dieser Hülle kann er auch beim sogenannten Pendelhoden auf- und niedersteigen. Bevor diese Ausstülpung ganz verwächst, können noch blasenartige Reste erhalten bleiben, die sich dann bei irgendwelchen Reizungen mit Flüssigkeit füllen.

Im Säuglingsalter verschwinden diese »Hydrozelen« meist von alleine und sollten deshalb in der Regel in Ruhe gelassen und beim Wickeln nicht gequetscht werden. Bleiben sie bestehen, werden sie im Kleinkindalter operiert, besonders wenn gleichzeitig ein Leistenbruch vorhanden ist.

Der Hodenhochstand

Wenn ein Hoden nicht im Hodensack zu tasten ist, spricht man vom Hodenhochstand. Wenn der Hoden im warmen Bad nach unten sinkt in den Hodensack und nur bei Kälte oder beim Waschen hinaufrutscht, handelt es sich um einen sogenannten **Pendelhoden**, der keiner Operation bedarf. Alle übrigen Formen bedürfen ärztlicher Beurteilung und oft der Operation.

Von vielen Kinderärzten und Chirurgen wird vor einer Operation eine Hormonbehandlung empfohlen (bei jüngeren Knaben meist mit LH-RH-Nasentropfen, bei älteren auch mit HCG-Spritzen). Diese Behandlung bewirkt eine hormonelle Anregung der Fortpflanzungsorgane, die derjenigen ähnlich ist, die vom Organismus in der Vorpubertät selber eingeleitet wird. Daher geht diese Behandlung auch mit seelischen Veränderungen einher, die bis zu aggressiven Wesensveränderungen führen können. Der Hodenabstieg ins Skrotum (Hodensack) wird zwar gefördert (wenn nicht mechanische Gründe, wie Taschenbildungen im Gewebe, ihn behindern), doch ist dieser Abstieg oft nur von kurzer Dauer. Das ganze Gewebe wird gelockert, was manche Operateure als erleichternd für eine dennoch notwendige Operation ansehen. Der Penis wird meist etwas größer und bildet sich nach der Behandlung nicht mehr auf die ursprüngliche Größe zurück. Wir empfehlen diese Behandlungsweise nicht, da es sich um einen unnötigen Eingriff in die hormonelle Regulation handelt mit Nebenwirkungen für die leibliche und seelische Verfassung des Kindes. Stattdessen kann vor einer Operation eine Konstitutionsbehandlung mit anthroposophischen bzw. homöopathischen Medikamenten versucht werden. Tritt der gewünschte Erfolg nicht ein, so steht die Frage der Operation an. Dafür gelten gegenwärtig folgende Gesichtspunkte: Aufgrund von Tierexperimenten sowie Samen- und Gewebsuntersuchungen aus menschlichen Hoden anlässlich einer Operation gilt von kinderchirurgischer Seite, dass jeder echte Hodenhochstand bis zum Alter von zwei Jahren operiert werden sollte. Sonst, so wird angenommen, besteht die Gefahr einer späteren Unterfunktion, die bei einseitigem Hodenhochstand auch den anderen bereits abgestiegenen Hoden betreffen kann. Andererseits stellt eine frühe Operation auch einen Eingriff in das leiblich-seelische Gefüge des Kindes dar, dessen Auswirkungen sehr unterschiedlich sein können. Auch lassen die genannten Untersuchungen nicht die Wirksamkeit der Operation beim einzelnen Individuum voraussagen. Mit dieser Einschränkung empfehlen wir die Operation in der Regel, wenn die Konstitutionsbehandlung im zweiten Lebensjahr erfolglos geblieben ist.

Einiges aus dem Bereich von erster Hilfe und Unfallverhütung

Allgemeines zu Unfällen

Unfälle im Kleinkindalter ereignen sich zumeist dann, wenn das Kind seiner Entdeckungsfreude nachgeht. Das oft schockierte Kind findet in Gegenwart eines die Situation sachlich überschauenden Erwachsenen am schnellsten wieder zu sich. Rasches Handeln und ruhiges Verhalten sind die wichtigsten Voraussetzungen, um wirksam helfen zu können. Vorwürfe oder übertriebene Mitleidsäußerungen erschweren dem Kind die Lage. Sie sind auch dann in der akuten Situation nicht angebracht, wenn beim älteren Kind Unachtsamkeit oder gar Vorsätzlichkeit mit im Spiel waren.

Wir empfehlen an dieser Stelle den Leserinnen und Lesern, an einem Erste-Hilfe-Kurs teilzunehmen. Die hier gegebenen Ratschläge können einen solchen keinesfalls ersetzen.

Zu weiteren Notfallsituationen siehe die Hinweise im vorderen Einbanddeckel.

Plötzliche Leblosigkeit im Säuglingsalter

(sogenannter plötzlicher Kindstod, s. auch S. 193 ff.)

Sofortmaßnahmen

- Liegt das Kind ohne sichtbare Zeichen der Atmung blass und reglos im Bett, so hält man es kurz mit dem Kopf nach unten, damit Schleim oder Erbrochenes aus dem Mund abfließen kann. Eventuell klopft man dazu zur Unterstützung vorsichtig mit den Fingern auf den Rücken.
- Suche nach restlichem Erbrochenem oder nach festerem Schleim im Mund, der die Atemwege verlegen kann. Unverzügliches Auswischen des Mund- und Rachenraumes mit dem kleinen Finger.
- So rasch wie möglich auf eine harte Unterlage (Tisch, Bank, Boden) betten.
- Sofortiger Beginn mit Herzmassage und der Beatmung von Mund zu Mund. Die Herzmassage wird folgendermaßen durchgeführt: Man gibt mit dem Handballen oder mit den beiden nebeneinander gelegten Daumen fünf kurze kräftige Druckstöße auf das Brustbein von etwa zwei Stößen pro Sekunde, die der Elastizität des Säuglingsbrustkorbes angemessen sind. Dann erfolgt die Atemspende: Den Kiefer des Kindes nach vorne oben drücken, mit den eigenen Lippen den offenen Mund des Kindes samt seiner Nase umschließen und zweimal behutsam aufblasen, sodass sich der Brustkorb unter der Beatmung zweimal leicht dehnt und wieder zusammenzieht. Unmittelbar danach erfolgen wieder fünf Druckstöße auf das Brustbein zur Herzmassage, dann wieder die zweimalige Atemspende usw.

  Erfolgreich können diese Bemühungen nur sein, wenn das Ereignis des Atemstillstands noch nicht lange zurückliegt. Sobald der Herzschlag oder der Puls tastbar werden, nur noch mit der Atemspende weitermachen, so lange, bis die Spontanatmung wieder einsetzt.
- Den Notarzt rufen lassen. Dabei sind folgende Angaben notwendig: Name und genaue Adresse mit Angabe des Stockwerkes, wo das Kind liegt.

Bemerkungen zur Durchführung der Sofortmaßnahmen

Der Wiederbelebungsversuch wird dadurch erleichtert, dass zwei Menschen sich in die Herzmassage und in die Atemspende teilen. Voraussetzung für sicheres, effektives Helfen ist jedoch, dass man die Technik der Beatmung und gegebenenfalls auch der Herzmassage in einem Erste-Hilfe-Kurs gelernt hat. Dennoch sollte auch derjenige, der es nicht gelernt hat, es sogleich versuchen, weil es das Einzige ist, das dem Kind die Chance gibt, wiederum ins Leben zurückzukehren. In Situationen äußerster Gefahr, wie der genannten, tut jeder das ihm Mögliche in eigener Verantwortung.

Eine mögliche Komplikation kann sein, dass sich der Magen mit aufbläht, weil Luft über die Speiseröhre in den Magen gelangt. In diesem Fall sollte man zwischendurch versuchen, die Luft mit der Hand aus dem Bauch wieder herauszudrücken.

Andere Komplikationen können ein Lungenriss infolge zu kräftiger Beatmung oder aber Rippenbrüche infolge zu kräftig durchgeführter Herzmassage sein. Dass solche Komplikationen auftreten können, darf jedoch nicht davon abhalten, den Wiederbelebungsversuch zu wagen, wenn keine Aussicht besteht, dass der Notarzt gleich zur Stelle sein kann.

Atmet das Kind noch schnappend oder unregelmäßig, so kann man durch Klopfen auf die Wangen und den seitlichen Brustkorb und Rücken Anregungen zur Atmung geben und sehen, ob die Situation sich bessert. In jedem Fall (auch bei rascher Besserung und Rückkehr des normalen Zustandes) sollte so bald wie möglich fachliche Beratung hinzugezogen werden.

Plötzliche Luftnot, drohendes Ersticken

Zum Beispiel:

- Wenn Erbrochenes in die Luftröhre kommt (sogenannte Aspiration). Dies tritt meist nur beim jungen Säugling oder beim bewusstseinsgetrübten Kind auf.
- Wenn Spielzeugteilchen oder Nussstückchen »verschluckt« werden,

d.h. wenn sie in die Luftröhre statt in die Speiseröhre geraten – selten auch bei Säuglingen, wenn sie von ihren Geschwistern »gefüttert« werden.

Behandlung

Wenn das Kind keine Luft hat, nicht husten kann und tiefblau wird:

- Handelte es sich um einen *runden* (nicht spitzen!) Fremdkörper, so führt man nacheinander folgende Handgriffe aus:

1

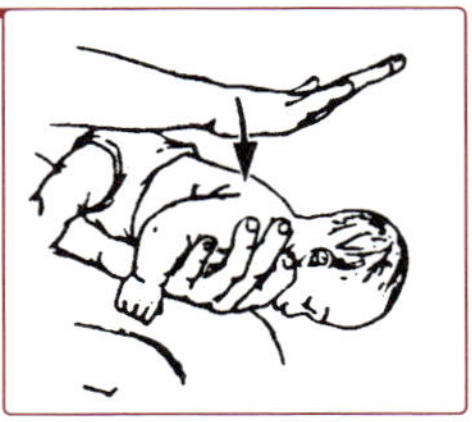

Das Kleinkind bäuchlings auf den Unterarm legen, die tragende Hand hält den Kopf (Zeichnung 1).

2

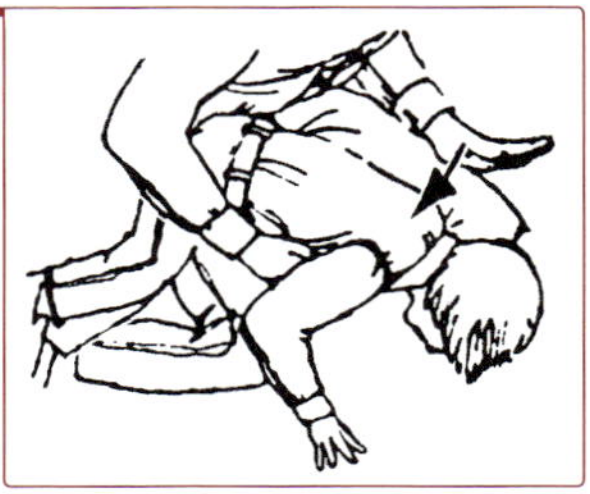

Das größere Kind bäuchlings über die Knie legen, eine Hand stützt den Kopf (Zeichnung 2).

Rumpf und Kopf sind deutlich geneigt. Mit der freien Hand werden vier flache Schläge auf den Rücken zwischen den Schulterblättern gegeben.

Wenn der Fremdkörper nicht herausfällt, vorsichtig das Kind bei gleicher Neigung auf den Rücken drehen. Wieder vier flache Schläge mit der Hand auf den vorderen Brustkorb. Anschließend im Mund vorsichtig nach dem Fremdkörper suchen, herausfallen lassen oder mit einem Löffel entfernen.

Bei größeren Kindern eventuell im Stehen den Brustkorb von hinten umgreifen und mit kräftigem Ruck zusammenpressen; oder in Bauch- oder Rückenlage den Brustkorb mit beiden Händen mehrfach ruckartig pressen.

- Wenn das Kind hustet, Luft hat, höchstens kurz etwas blau wird: beruhigen, Arme hoch, etwas den Rücken klopfen.

Bei *anhaltendem Atemnebengeräusch* oder bei *vertiefter Atmung* noch nach Stunden: Fahrt in eine Kinder- oder HNO-Klinik, wo eine Luftröhrenspiegelung (Bronchoskopie) durchgeführt werden kann. Meist findet sich dabei ein tiefsitzender Fremdkörper, der mit Spezialinstrumenten entfernt werden muss.

Vorbeugung

Kleinkindern nur *gemahlene* Nüsse zu essen geben, keine Erdnüsse bis zum Alter von fünf Jahren, nur große Murmeln zum Spielen und keine kleinen Spielsachen oder solche, von denen Stücke abgebissen werden können. Auch sollte man beim Essen nicht zu sehr albern und Witze machen. Verschlucken kann gefährlich werden.

Außerdem sollte man wissen, dass kleine Kinder sich versehentlich mittels einer Schnur oder Kette strangulieren können (z.B. Schnuller am Gummiband oder Spielzeug am quer gespannten Gummiband im Bettchen). Auch Plastiktüten sind kein Spielzeug (Erstickungsgefahr).

Wichtig: Verbote und Ermahnungen reizen nur zur Ausführung. Selbst wachsam bleiben und Umgebung sichern!

Ertrinkungsunfall

Durch Kopftieflage kurz das Wasser ablaufen lassen, jedoch, wenn die Spontanatmung nicht gleich wieder einsetzt, keine Zeit damit verlieren, sondern sogleich Mund-zu-Mund-Beatmung und so schnell wie möglich reine Sauerstoffbeatmung durchführen. Eventuell Herzmassage. Die Technik hierfür ist in einem Erste-Hilfe-Kurs sorgfältig zu lernen.

Verhalten bei Verkehrsunfällen

- Atmet der Verletzte noch, spricht oder bewegt er sich, so lege man ihn warm eingehüllt auf die Seite und bleibe bei ihm, bis Hilfe kommt. Meist bestehen *Blässe* und eventuell Erbrechen durch *Schock*.
- Ist der Verletzte bewusstlos, atmet jedoch noch, so lässt man ihn lie-

gen, wo er ist, bis geschulte Helfer zur Stelle sind. Man decke ihn an der Unfallstelle warm ab und bleibe möglichst bei ihm.

- Nicht atmende Verletzte werden sofort durch Mund-zu-Mund-Beatmung versorgt. Ist auch der Puls- oder Herzschlag nicht tastbar, wird außerdem Herzmassage durchgeführt, insoweit man die Technik beherrscht.

Spritzende oder fließende Blutungen werden mit möglichst sauberen Tüchern abgedrückt, nicht abgebunden. Kleinere Blutungen hören von alleine auf.

Stark schmerzende Körperteile: Man lässt sie in der Stellung, in der sie sind. Insbesondere bei Rückenschmerzen. Verlagerung kann schaden.

In harmloseren Fällen fordert man das Kind zur eigenen Bewegung aller Gliedmaßen auf und hilft vorsichtig dabei. So bekommt man am schnellsten heraus, wo etwas verletzt ist.

In allen geschilderten Fällen ist für raschen Transport in die nächste Unfall-Klinik zu sorgen.

Allergische Schocksymptome

Treten nach Medikamenteinnahme oder Insektenstichen plötzlich zunehmend Allgemeinanzeichen wie Blässe, Luftnot u.a. auf, ist schnellste notärztliche Behandlung angezeigt.

Kollapszustände

Bei langem Stehen, in stickiger Luft, bei grippalen Infekten, bei Schmerzen oder beim Anblick von Blut können Ohnmachtszustände auftreten. Man legt den Bewusstlosen auf den Boden, beengende Kleidung und Gürtel werden gelockert, die Beine hochgelagert. Man hält ein Riechtüchlein vor die Nase oder macht eine kühle Kopfabreibung mit Wasser.

Wegschreien / Affektkrämpfe

Es gibt Kinder, die sich bei Schmerz oder Ärger momentan »wegschreien« und bewusstlos werden. Meist hilft es hier rasch, dem Kind mit einem kalten Waschlappen über das Gesicht zu streichen. Wichtig ist, dass der Erwachsene innerlich ruhig bleibt und nicht in Panik gerät (kontrollierte »Vernachlässigung«). Je mehr er sich aufregt, umso eher wiederholt sich das Ereignis, weil das Kind instinktiv spürt, welchen Eindruck es auf den Erwachsenen macht. Eventuell ist eine kurze Mund-zu-Mund-Beatmung sinnvoll. Ein Arztbesuch ist bei mehrfacher Wiederholung angezeigt.

Vergiftungen und Verätzungen

- **Augenverätzungen** *mit Säuren oder Laugen* (z.B. Kalkspritzer): Erst unter fließendem Wasser ca. 10 Minuten spülen bei gut geöffnetem Lidspalt. Dann sofort in die Klinik.
- **Hautverätzungen:** Kleidung rasch entfernen. Gründlich unter fließendem Wasser abspülen. Anschließend ist die Behandlung dieselbe wie bei einer Verbrennung (s. S. 60 f.).
- Bei **Verschlucken von Säuren oder Laugen** darf kein Erbrechen herbeigeführt werden, da die ätzende Flüssigkeit sonst ein zweites Mal die Speiseröhre schädigt. Dies gilt auch für Polituren, Spritzmittel, Benzin und eine Reihe ätzender Putzmittel. In diesen Fällen gibt man *sofort reichlich Wasser oder Tee* zur Verdünnung zu trinken. Auf keinen Fall Milch, die durch ihren Fettgehalt viele Stoffe aufnehmen kann und schneller ins Blut treten lässt.
- Bei **Pillen** oder **Alkohol** und allen **nicht ätzenden Giften** wird so schnell wie möglich Erbrechen provoziert. Ist die nächste Klinik nicht rasch zu erreichen, so sollte man es zu Hause versuchen. Dabei empfiehlt sich die nachstehende Reihenfolge:
  - Reichlich (1/2–1 l) Wasser, zur Geschmacksverbesserung (wenn greifbar) mit Himbeer- oder Fruchtsaft vermischt, zu trinken geben.
  - Kleine Kinder zum Erbrechen über das Knie legen, größere in Seitenlage bringen.
  - Mit der einen Hand die Wange zwischen die Zähne pressen und mit dem Zeigefinger der anderen Hand den Gaumen- und Rachenring berühren, oder aber einen Löffelstiel in den Hals stecken, bis Erbrechen eintritt.

- Bei **ungewöhnlicher Schläfrigkeit oder Erregung** ist immer auch an eine Vergiftung zu denken! Bei entsprechendem Verdacht fährt man am besten so schnell wie möglich in die Klinik oder ruft zumindest den Arzt an.

! Beratungsstellen für Vergiftungserscheinungen können direkt angerufen werden (regionale Zuständigkeit):

in Deutschland: in den folgenden Städten immer Telefonnummer 19240 nach jeweiliger Vorwahl:

Berlin (030) 19240, Bonn (0228), Freiburg (0761), Göttingen (0551), Homburg/Saar (06841), Mainz (06131) und München (089)

in Österreich: Wien (01) 4064343

in der Schweiz: einheitliche Telefonnummer 145

In jedem Fall sucht man die Umgebung nach leeren oder angebrochenen Medikamentenpackungen, Flaschen mit Lösungsmitteln, unbekannten Pflanzenteilen und Ähnlichem ab. Dies sowie Erbrochenes nimmt man mit in die Klinik.

Vorbeugung

Gefährliche Flüssigkeiten, Gifte und Medikamente gut verschlossen außer Reichweite von Kindern aufbewahren!

Über Giftpflanzen und -tiere informiert Horst Altmann: *Giftpflanzen, Gifttiere.* München [4]2002.

Verbrühungen und Verbrennungen

Sofort kaltes Wasser über die betroffenen Körperpartien gießen (auch durch die Kleidung und eventuell in die Schuhe!) und immer weiter schütten oder tauchen, minutenlang, bis die Schmerzen nachlassen. Dann das Kind ausziehen und nachsehen, wo Schäden aufgetreten sind. Wenn man Glück hat und schnell handelt, können mit Hilfe des kalten Wassers die Folgen einer Verbrühung, d.h. Blasenbildung und Gewebszerstörung verhindert werden. – Bei Verbrennungsflächen von mehr als 5% der Körperoberfläche ist im Kindesalter eine klinische Behandlung erforderlich, da es im Verlauf der nächsten Tage zu Allgemeinstörungen kommen kann. (Zur Orientierung: Die Handfläche des Kindes entspricht etwa 1% seiner Körperoberfläche.) Entstandene Blasen mit sterilen oder gebügelten Tüchern abdecken und den Arzt aufsuchen. Bei kleineren Verbrennungen behandelt man zu Hause durch konstantes Feuchthalten der Wunde mit Combudoron oder Brandessenz, nach Vorschrift mit abgekochtem Wasser verdünnt. Nach ein bis zwei Tagen an der Luft trocknen lassen und trocken einbinden.

Die kleineren Verletzungen, Unfälle und Überraschungen

- **Der Sturz vom Bett oder Wickeltisch: Gehirnerschütterung?**

Was tun, wenn ein Säugling vom niederen Bett der Mutter auf den Teppichboden rollt? Er schreit sofort, erbricht nicht, beim Abtasten des Kopfes – sofort und nach 1/2 Stunde – lassen sich keine flachen, kissenartigen Schwellungen im Bereich des Schädels tasten. Nach Überwindung des Schreckens ist das Kind wieder ganz munter: Hier ist nicht unbedingt ein Arztbesuch notwendig.

Anders dagegen, wenn der Sturz vom Wickeltisch, Kinderstühlchen oder von einem Schemel mit dem Kopf auf Stein oder anderen harten Fußboden erfolgt. Diese Kinder sollte man sicherheitshalber immer dem Arzt zeigen. Tritt eine auch nur kurze Bewusstlosigkeit, Erbrechen (d.h. Gehirnerschütterung) oder gar eine flache Schwellung im Bereich des Schädels auf (d.h. Verdacht auf Schädelbruch), so sollte man gleich in die nächste Klinik fahren.

- **Schädelprellung**

Sofort den Handballen oder einen kalten Waschlappen fünf Minuten fest auf die betroffene Stelle drücken. Danach 10%ige Arnika-Salbe auftragen, wenn deutliche Schwellung auftritt.

- **Eingeklemmter Fingernagel**

Den eingeklemmten Fingernagel usw. drei bis fünf Minuten unter fließendes kaltes Wasser halten. Dann je nach Schweregrad mit Arnika-Essenz-Feuchtverband versorgen oder sogleich dem Arzt vorstellen.

- **Nasenbluten**

  Das Kind angelehnt, aber mit leicht nach vorn gebeugtem Kopf sitzen lassen und die beiden Nasenflügel mit zwei Fingern fest aufeinander pressen in dem Bereich, wo kein Knochen behindert. Nach fünf Minuten (Uhr!) loslassen, schneuzen lassen und abwarten, ob es erneut zu bluten beginnt (in diesem seltenen Fall wiederholt man den Vorgang). Ist die Blutung innerhalb von zehn Minuten nicht zum Stehen gekommen, unbedingt den Arzt aufsuchen. Ebenso wenn die Blutung durch einen Sturz auf die Nase entstanden ist, der Nasenrücken anschwillt oder eine Verformung der Nase auftritt.
- **Vollständig herausgebrochene Zähne**

  Sofort mit dem Kind *und* dem Zahn zum Zahnarzt. Der Zahn sollte mit Speichel feucht gehalten, aber nie im Mund behalten werden.
- **Bagatellverletzungen**

  Kleinere blutende Wunden lässt man zunächst etwas bluten und verbindet sie dann mit einem sterilen Pflaster oder Mull.

  Das **abgeschürfte Knie** sollte mit abgekochtem Wasser vorsichtig gereinigt werden unter Zuhilfenahme von sterilem Verbandsmaterial oder einem gebügelten Tuch. Davor sollte man selber die Hände gut waschen und mit einem frischen Handtuch abtrocknen. Man lässt die Schürfwunde möglichst an der Luft trocknen und trägt anschließend dick Wundpuder auf, z.B. Wecesin. Zum Schutz vor reibender Kleidung oder vor erneuter Verletzung wird meist ein Verband benötigt. Es reicht, wenn man ihn zwei- bis dreimal wöchentlich erneuert, sofern er nicht durchschlägt, zu riechen beginnt, scheuert oder Entzündungszeichen auftreten. In diesem Fall täglich ein- bis zweimal den Verband wechseln.

  Leicht nässende Wunden werden ebenfalls mit Puder behandelt, stark nässende Wunden vorübergehend mit einem zweimal täglich gewechselten dicken Wund-Salben-Bett, um das Kleben der Wunde am Verbandmaterial zu vermeiden.

  Splitter, **Stacheln** und **Zecken** sollten so bald wie möglich aus der Haut entfernt werden. Bei Zecken empfiehlt es sich, sie mittels einer Zecken-Pinzette (aus der Apotheke) im Gegenuhrzeigersinn herauszudrehen oder mit einem spitzen, sauberen Metallgegenstand herauszuhebeln.[8]

Gelingt eine Entfernung nicht vollständig, sucht man den Arzt auf (vgl. FSME-Impfung, S. 249, und Borreliose, S. 173 f.).

Bei **klaffenden** oder **Stichwunden** oder **Tier-** und besonders **Menschenbissen** grundsätzlich sofort den Arzt aufsuchen.

Bei **Insektenstichen** im hinteren Mund- und Rachenbereich gibt man kalte Getränke oder Eis und fährt sofort zum Arzt.

- Die **Wundstarrkrampfprophylaxe** ist bei nicht geimpften Kindern mit verschmutzten Wunden angezeigt oder aber, wenn ein Kind von einer Wespe oder einem anderen Insekt, das viel mit der Erde Kontakt hat, gestochen worden ist. Näheres dazu sollte in dem Kapitel über die Tetanusimpfung nachgelesen werden (S. 233 ff.).
- Wenn **Fremdkörper verschluckt** wurden wie z.B. Murmeln, Münzen, Nadeln u.a. sollte nach ihnen in den folgenden Tagen sorgfältig im Stuhl gefahndet werden. Dazu löst man den Stuhl im Topf mit etwas Wasser auf. Gegenstände ab der Größe einer Euromünze bleiben häufig stecken, meistens in der Speiseröhre. Hier ist unter Umständen eine Röntgenaufnahme angezeigt, ebenso bei strahlendichten Fremdkörpern, die nach 48 Stunden nicht im Stuhl erschienen sind. Verschluckte Kleinbatterien können zu starken Verätzungen des Magens führen. Sorgfältige Abklärung ist notwendig.
- Beim **Kindergarten- und Schulunfall** müssen vom behandelnden Arzt der öffentlichen Unfallversicherungen wegen bestimmte Formalitäten erfüllt werden. Der Erwachsene, der das Ganze beobachtet hat, sollte sich sachlich und ruhig verhalten – ohne Vorwürfe zu erheben – und den Hergang dokumentieren. Solch eine Selbstbeherrschung ist wohltuend und wirkt als Vorbild.

Seelische Schmerzen

Es gibt Kinder, die bitterlich weinen oder Angst haben, wenn sie merken, dass die Eltern abends noch ausgehen wollen. Andere Kinder erleben Ungerechtigkeiten und Züchtigungen oder leiden unter Konflikten zwischen den Eltern. Wieder andere sehen sich in Kindergarten oder Schule zum Außenseiter werden und in die vorhandenen Freundschaften und Gruppen nicht aufgenommen. Das kann so weit gehen, dass sie regelrechten Peinigungen und Mobbing seitens solcher Gruppen ausgesetzt sind. Auch das Gehänseltwerden wegen Kleidung, Aussehen oder Unfähigkeiten gehört hierher. Bei den älteren Kindern können Gewissensqualen, Schamgefühle, abgrundtiefe Traurigkeit, Hoffnungslosigkeit und Verzweiflungszustände auftreten. All dies sind seelische Schmerzen. Kinder aller Altersstufen erleben sie, und mit ihnen beginnt der Teil der Biografie, der sich wie ein Schatten den frohen und guten Erlebnissen zugesellt.

Schmerz deutet immer auf ein Getrenntsein von etwas hin. Die Seele wird daran gehindert, sich harmonisch in die Umwelt einzugliedern, sich freudig den ihr verbundenen Menschen gegenüber aufzuschließen. Schmerzen wirken im Kindesalter viel tiefgreifender als bei Erwachsenen, die ja zuweilen meinen, Kinder hätten gar keine wirklichen Probleme. Ist doch der Erwachsene in der Lage, sich von den Problemen auch distanzieren zu können, sie zu durchdenken, sie zu bearbeiten. Anders die Kinder! Je kleiner sie sind, umso mehr sind sie den Ereignissen unmittelbar preisgegeben. Ihr Leid ist von einer besonderen Tiefe, weil sie es nicht wirklich durchschauen und verstehen und sich nicht davon lösen können. Besonders aufmerksam muss man werden, wenn die Kinder immer stiller werden. Ihnen hilft zunächst nur das Abgelenkt-Werden und das Vergessen.

Bei älteren Kindern kann das Gespräch mit dem Erwachsenen bei der Verarbeitung helfen. Von seiner Haltung dem Ereignis gegenüber hängt dann sehr viel ab. Einseitige Mitleidsäußerungen oder Schimpfen über das Ereignis, das den Schmerz auslöste, helfen nicht, wohl aber, wenn der Erwachsene dem Kind mit oder ohne Worte zu verstehen gibt, dass er den tiefen Kummer wahrgenommen hat und ganz ernst nimmt (vgl. auch das Kapitel über den Umgang mit chronisch kranken Kindern, S. 196 ff.).

Vor dem zehnten Lebensjahr ist ein Kind zu bewusster Verarbeitung seelischer Not noch nicht in der Lage. Erlebt es aber, dass der Erwachsene mit dem Problem umgeht, es annimmt und nicht verdrängt, so hat es das unbestimmte Gefühl, dass sein Schmerz doch irgendeinen Sinn hat und gleichsam eine Aufgabe bedeutet. Es empfindet, dass solch schlimme Dinge zwar vorkommen können, dass sie aber in einem größeren Lebensatem aufgehoben sind und der Erwachsene sie kennt und damit umgehen kann. Erlebt ein angstgequältes Kind z.B. einen Erwachsenen, der sich ein tiefes Schicksalsvertrauen errungen hat, so pflanzt sich bewusst oder unbewusst in der Seele des Kindes die Sehnsucht ein, auch so zu werden. Es wird später leichter lernen, an seiner ängstlichen Einstellung zur Welt zu arbeiten. Auch hier gilt, was wir schon beim Umgang mit körperlichen Schmerzen gemerkt haben: Dem Erwachsenen fällt die Aufgabe zu, anstelle des Kindes den Teil der Last in sein Bewusstsein aufzunehmen, zu bewältigen und zu verarbeiten, den das Kind noch nicht erfassen kann. Letztlich ist das Universalheilmittel für alle seelischen Schmerzen das warme, echte Interesse für den Betroffenen, d.h. Verständnis, Liebe.

Fieber und seine Behandlung

Die Wärme des Fiebers entsteht durch erhöhte Stoffwechselaktivität in der gesamten Körpermuskulatur, die Erhöhung der Temperatur durch Drosselung der Hautdurchblutung. So ist das Kind zu Beginn eines Fieberanstieges blass und kühl und hat im Extremfall an der gesamten Muskulatur Schüttelfrost, bis das Fieber die vom Organismus angestrebte Höhe erreicht hat. Bei vielen Krankheiten, bei denen der Körper herausgefordert ist, etwas zu überwinden und zu verarbeiten, ist Fieber die entscheidende Hilfe, dieses Ziel zu erreichen. Andere Körperfunktionen wie Essen, Verdauen, Sinneswahrnehmung, Interesse für die Umwelt, Spiel usw. werden zugunsten der Fiebererzeugung herabgedämpft bzw. eingeschränkt.

Bevor weiter auf die Bedeutung des Fiebers für den kindlichen Organismus eingegangen wird, sollen typische Fieberverläufe, die häusliche Beurteilung und Behandlung des Fiebers und die sogenannten Fieberkrämpfe angeschaut und besprochen werden.

Typische Fieberverläufe

■ Den ganzen Tag war der Vierjährige noch draußen und hatte gespielt. Als die Mutter ihm abends die Jacke auszieht, bemerkt sie, dass der Kleine kühle Hände hat und etwas blass ist. Zum Abendbrot isst er wenig und geht ausnahmsweise gern ins Bett. Gegen 21 Uhr schläft er etwas unruhig und wälzt sich in den Kissen. Als die Eltern gegen 23 Uhr nochmals nachsehen, merken sie, dass er »glühend« heiß ist. Er spricht sogar im Schlaf, wird aber schnell wach und schaut etwas verwundert, als er ins große, kühle Bett der Eltern darf. Das Fieberthermometer klettert auf 40 °C. Einige Fragen der Eltern beantwortet er anders als sonst, als ob er schon ein wenig älter und reifer wäre. Die Stimme ist ganz lieb, aber dünner und etwas vibrierend. Die Eltern kennen den Zustand schon, auch, dass das Kind leicht ins Phantasieren kommt. – Es laufen die üblichen Prozeduren ab: kühle Wadenwickel, etwas Tee. Dann legen sich alle zur Ruhe. Der Junge schläft sofort ein. Im günstigsten Fall hat sich das Fieber bis zum Morgen ausgetobt und ist wieder gefallen.

- Ein anderes Kind fühlte sich schon am Tage nicht wohl, es war quengelig, fror und erbrach schließlich das Mittagessen, das es vor einigen Stunden ohne Genuss gegessen hatte. Jetzt hat es Kopf- und Leibschmerzen und verlangt selbst nach der Wärmflasche auf den Bauch. Ein solches Kind schläft dann vielleicht ein wenig und hat anschließend 38,5 ° Fieber. Jetzt friert es nicht mehr und fühlt sich etwas besser. Vom angebotenen Tee nimmt es einige Schlucke, sonst will es nichts. Am nächsten Tag steigt das Fieber auf 39 °C. Der Mutter fällt dann beim Arzt ein, dass das Kind seit drei Tagen nicht so ganz wohl ist. Es sei so weinerlich gewesen. Ein leichter entzündlicher Befund im Hals wird festgestellt, fiebersenkende Mittel und Antibiotika sind unnötig. Das Fieber dauert noch zwei Tage. In der nächsten Woche darf das Kind wieder in den Kindergarten (s. S. 84).
- Wieder ein anderes Kind hatte zwei Tage zunehmend gehustet und am dritten Tag einen steilen Fieberanstieg. Es ist kurzatmig und hat etwas bläuliche Lippen, die Nasenflügel bewegen sich mit dem Atmen. Der Arzt hört das Kind ab. Er bespricht die Krankheit mit den Eltern und macht seine Verordnungen. Er beurteilt den Ausgang der Krankheit in diesem Fall günstig und kommt vielleicht ohne Antibiotika aus. Das Fieber dauert noch zwei bis fünf Tage. Schließlich hustet das Kind viel Schleim ab. Dann erholt sich der kleine Patient zusehends. – In der Erinnerung bleibt diese Krankheit als besonderes Ereignis im Leben des Kindes stehen. Die Eltern fühlten sich ganz schön strapaziert durch die vielen Brust- und Wadenwickel, die sie neben der medikamentösen Therapie machen mussten. In der Karte des Arztes steht als Diagnose: Bronchopneumonie, d.h. bronchiennahe Lungenentzündung (s. hierzu auch S. 98 f.).
- Ein anderes Kind hat plötzlich Leibkoliken in fast regelmäßigen Abständen. Dann beginnt es zu erbrechen, und das wiederholt sich, bis

schließlich nach einem Tag hohes Fieber diesen Zustand ablöst. Jetzt behält es den angebotenen Tee mit Traubenzucker und wird etwas munterer. Es handelte sich um einen grippalen Infekt mit acetonämischem Erbrechen (s. S. 108 f.).

Die angeführten Beispiele haben uns einige typische Fieberverläufe vor Augen geführt (zwei weitere folgen noch auf S. 73 f.). Was ist zu tun? Zunächst ist Sicherheit nötig in der Beurteilung der Fieberzustände. Sie wächst mit der Erfahrung, der Einsicht und dem Vertrauen. Wenn sie fehlt, entsteht Angst, die für das Kind immer nachteilig ist. Daher sollte sich der Unsichere vom Arzt beraten lassen. Eines der befriedigendsten Erlebnisse in der kinderärztlichen Tätigkeit ist, zu sehen, wie die Sicherheit im Laufe der Zeit bei den Eltern wächst und sie den ärztlichen Rat immer seltener benötigen.

Wann tritt Fieber auf?

Am häufigsten sind es Infektionskrankheiten, die den Organismus zur Fieberbildung veranlassen. Dabei stellen die meist harmlosen grippalen, Luftwegs-, Rachen- und Ohreninfekte die große Mehrheit der Fieber erzeugenden Krankheiten im Kindesalter dar. Schwerere Infektionen zu erkennen ist Sache der Erfahrung und häufig auch der gefühlsmäßigen Einschätzung. Sie erfordern ärztliche Begleitung.

Fieber kann auch andere Ursachen haben. Es kann durch Überwärmung bzw. Hitzestau auftreten: beim Säugling z.B. durch zu warme Decken und Mützchen in geheizten Räumen, Schlaf in der Sonne oder im sonnenbeschienenen Auto. Auch im elterlichen Bett schlafend kann ein Säugling in einen Hitzestau geraten (vgl. S. 193). Austrocknung führt ebenfalls zum Anstieg der Körpertemperatur, insbesondere bei Durchfall und Erbrechen (S. 103 ff.). Bei Fieber wiederum ist der Flüssigkeitsbedarf deutlich erhöht, sodass im Krankheitsfall immer auf ausreichende Flüssigkeitszufuhr zu achten ist. Bei Kindern mit Erbrechen muss man allerdings trotz Fieber etwas vorsichtig mit Trinken sein, damit sie nicht unmittelbar nach dem Trinken erbrechen und in ein unstillbares Erbrechen Kommen (siehe unter Durchfall und Erbrechen auf Seite 104). Auch reichlich Bewegung erhöht die Körpertemperatur. In Ruhe normalisiert sie sich in 1/2 Stunde.

Fiebermessen, Beurteilung und Behandlung

Fiebermessen geschieht zweckmäßigerweise bei Kindern *im After.* Man achtet darauf, dass das Kind bequem auf der Seite liegt und die Spitze des Thermometers vollständig im After verschwindet.

Säuglinge und Kleinkinder liegen auf dem Rücken. Eine Hand hält die gebeugten Beine sanft an den rückwärtigen Oberschenkeln fest, die andere hält das Thermometer wie einen Löffel und stützt sich mit der Außenseite des kleinen Fingers am Po des Kindes ab. So kann das Thermometer bei unbedachten Bewegungen das Kind nicht verletzen (s. Abb. 21, S. 420). Als Messzeit reichen ein bis drei Minuten. Bei Verdacht auf entzündliche Erkrankungen im Bauchraum, wie z.B. eine Appendizitis (»Blinddarmentzündung«), wird außerdem noch die Temperatur *unter der Achsel* gemessen, um die Differenz festzustellen. Man achtet darauf, dass die Thermometerspitze mitten unter der Achsel ist und der Oberarm am Brustkorb anliegt. Schulter und Arm sollen zugedeckt sein. Die Messzeit beträgt hier fünf Minuten. Dennoch sind die gemessenen Werte ungenauer. Die reale Körpertemperatur beträgt in der Regel fünf Teilstriche, d.h. 0,5 °C mehr, als unter der Achsel gemessen wurde. Bei einer Appendizitis ist der Unterschied meist größer als 0,5 °C (s. S. 42 f.).

Jugendliche und Erwachsene messen gerne *im Mund.* Wir empfehlen dann ein zweites extra bezeichnetes Thermometer im Haushalt. Messzeit und Genauigkeit entsprechen der Messung im After.

Welches Thermometer? Wir empfehlen das quecksilberfreie Thermometer Geratherm, dessen Inhalt bei Bruch weniger giftig ist und einfach mit Seifenlösung aufgewischt wird. Die weit verbreiteten elektrischen Thermometer sind unzuverlässig (abnehmende Batteriespannung, zweijährige Eichung, die Batterien sind Sondermüll). Infrarot-Thermometer sind bei Kindern ebenfalls unzuverlässig, bei Ohrenerkrankungen völlig ungeeignet. Schläfen- und Stirnthermometer sind zu ungenau.

> ➤ Temperaturen bis 37,5 °C gelten als normal, darüber bis 37,9 °C als erhöht und erst ab 38 °C als Fieber.

Wie hoch darf die Temperatur sein? Das lässt sich nicht allgemein beantworten. Spezielle Ausnahmen sind: Ein Neugeborenes, das einige Stunden Fieber über 38 °C hat, muss dem Kinderarzt vorgestellt werden; wenn es nicht trinkt oder schlecht aussieht sogar ohne Verzug. Fieber, das über 40,5 °C steigt, oder Fieber, das (ohne chemische Fiebersenkung) mehr als 1,5 °C ab und auf schwankt, bedarf ebenfalls ärztlicher Beurteilung. Sonst gilt die Vorgehensregel: Was kenne ich – was nicht?

Fieberzeichen und Behandlung

Ist ein Kind anders als sonst, »gefällt es einem nicht«, so beobachtet man es genauer: seine Bewegungen, Augen, Mimik, Nasenflügel und Atmung. Ist die Zunge trocken? Haben die Augen dunkle Ränder? Man fühlt die Wärme an Stirn, Nacken, Leib und Gliedmaßen. Man betastet den Leib. Man misst das Fieber wie beschrieben. Wenn man den beobachteten Zustand nicht kennt oder Sorge hat, sucht man den Arzt auf oder fragt telefonisch um Rat.

- Fühlt sich die *Haut an den Gliedmaßen kühl* an – besonders an den Waden – und zeigt das Fieberthermometer z.B. 38,5 °C an, so kann man sicher sein, dass die Temperatur noch weiter ansteigen wird. Der Körper kann noch keine Wärme an die Peripherie abgeben. In dieser Phase darf man *auf keinen Fall* kühle Wadenwickel machen! Waden und Füße werden erst heiß, wenn der Fieberanstieg vorbei ist und der Körper von sich aus Wärme abgeben möchte. Bewährt sind »heiße« Pulswickel mit Arnika-Essenz (s. S. 677 f.). Das Kind wird außerdem warm zugedeckt und bekommt eventuell sogar etwas »heißen« Tee.

- Fühlt sich die *Haut heiß* an *bis zu den Waden*, so sind bei Temperaturen über 39 °C Waden- oder Beinwickel oder kühle Abwaschungen angezeigt. Sie unterstützen den Körper in seinem Bestreben, überschüssige Wärme über die Haut abzugeben (s. S. 678 f.). Diese Maßnahmen sollten jedoch nur angewandt werden, wenn sie dem Kind angenehm sind. Begleitend können naturheilkundliche Zäpfchen wie Fieber- und Zahnungszäpfchen, Aconitum / China comp. oder Viburcol gegeben werden. In der Regel lässt sich das Fieber so zwischen 39 und 40 °C halten, was von den meisten Kindern gut toleriert wird. Es ist besser, das Fieber auf einem gewissen Niveau zu halten, als starke Fieberschwankungen zu provozieren, die den Kreislauf des Kindes belasten. Ibuprofen- oder paracetamolhaltige fiebersenkende Zäpfchen oder Säfte sind nur dann angezeigt, wenn bei Temperaturen über 40 °C mit den oben genannten Maßnahmen keine Besserung erreicht wird.

> **!** Bei Fieber über 40 °C und immer noch kühler Haut sollte ebenso wie beim Krampfanfall stets der Arzt angerufen werden. Ist er nicht erreichbar, gibt man ein fiebersenkendes Zäpfchen (Paracetamolhaltig, in altersentsprechender Dosis) und fährt nach telefonischer Rücksprache in die Klinik.

- Bei einem **Fieberkrampf** und heißer Haut ist Abkühlung durch Einwickeln mit einem feuchten, zimmerwarmen Badetuch möglich. Im Übrigen siehe oben und S. 73 ff.
- Im **Fieberanstieg** fühlen sich die Kinder unwohl und erbrechen leicht. Sie haben oft Kopf-, Glieder- oder Leibschmerzen, die nachlassen, wenn das Fieber seinen Höhepunkt erreicht hat. Daher sollte man den Kindern nichts zu essen aufdrängen, ihnen allenfalls auf Verlangen etwas warmen Tee geben.
- **Ernährung** bei hohem Fieber ohne Durchfall: viel Flüssigkeit (Tee oder Halbmilch mit etwas Zucker, eventuell Sauerkirsch-, Schlehen- oder Zitrussaft halb verdünnt, lau oder kühl), leichte Kost ohne Kartoffeln, wenig Fett und Eiweiß. Auch keine Nüsse, Schokolade oder Ähnliches. Das Kind kann in dieser Phase nicht zunehmen. Was es abnimmt, holt es später schnell wieder auf.

- **Bekleidung** und **Zudecke** müssen der Zimmertemperatur und dem Fieber sorgfältig angepasst werden. Meist gelten die Regeln: kein Luftzug, aber frische Luft. Bei offenem Fenster gut zudecken, eventuell Mütze und Pullover anziehen. In sommerlicher Hitze wenigstens mit einem Leintuch zudecken. In jedem Fall so, dass die Gliedmaßen warm sind, kein Hitzestau auftritt und das Kind sich wohlfühlt.
- **Unruhige Kinder**, die sich trotz des Fiebers ständig aufdecken, aufstehen oder herumtoben wollen, brauchen immer wieder einen beruhigenden Erwachsenen, der singt, summt, Geschichten erzählt oder still etwas tut.
- Als hilfreich erweist sich ein *fahrbares Gitterbett*, das der Mutter bei ihren Tätigkeiten in der Wohnung folgen kann. Dem älteren Kind kann ein Tageslager auf dem Sofa im Wohnzimmer eingerichtet werden. Zum Spielen einfache Gegenstände bevorzugen, die der Phantasie Raum lassen (s. S. 307 ff.).

Wie gefährlich sind Fieberkrämpfe?

> **!** Jede anfallsartige erstmalige Bewusstlosigkeit mit oder ohne Krampf ist ein Grund, den Arzt anzurufen und bei Fortbestehen schnellstmöglich zu ihm oder in die Klinik zu fahren (s. auch »Kollapszustände« und »Wegschreien / Affektkrämpfe«, S. 58 f.).

Hier beschränken wir uns auf die infektbedingten Krämpfe:

- Ein Kind spielt wie üblich draußen. Vielleicht hat der Wind an diesem Tage gedreht. Vielleicht war es auch zu dünn angezogen. Auf dem Nachhauseweg wird es plötzlich blass, bewusstlos und steif. Die besorgte Mutter beobachtet einige Schmatzbewegungen mit dem Mund und trägt es schnell ins Haus. Da ist das Kind bereits wieder entspannt, behält aber noch die auffällige Blässe. Dann kommt es wieder zu sich. Es scheint zu frieren und schläft warm eingewickelt in seinem Bett schnell ein. Am Telefon sagt die Mutter dem Hausarzt, dass der Kleine kalt gewesen sei, also kein Fieber haben könne. Auf Anraten misst sie doch nach und wundert sich über die Temperatur von 39 °C (s. S. 70 f.). Im Auto, auf dem Weg zum Arzt, schläft es ein. Wird bei der Untersuchung nichts Ernstes gefunden, so darf das Kind erst einmal ausschlafen. Sicherheitshalber wird ein krampflösendes Medikament für den Fall einer (seltenen) Wiederholung des Krampfes verordnet. Bei einer Hirnhautentzündung hätte der Arzt die Klinikeinweisung veranlasst. So spricht er nur vom »Fieberkrampf«, will aber das Kind am nächsten Tag noch einmal sehen.

Erst etwa zwei Wochen später lässt er ein Hirnstrombild (EEG) machen (s. unten). Zum Zeitpunkt des Krampfes hatte das Kind wahrscheinlich nur eine Temperatur von 38 bis 38,5 °C.

- Ein anderes Kind hat schon mehr als 40 ° Fieber, als es plötzlich steif wird und dann anfängt, im Gesicht zu zucken. In wenigen Sekunden zuckt der ganze Körper. Das Bewusstsein erlischt. Für die Eltern ein erschreckender Anblick. Aufatmen können sie, wenn sich der Krampfanfall nach ein bis fünf Minuten von alleine löst oder wenn er mit Hilfe eines schon früher verordneten Medikamentes fünf Minuten später aufhört.

Verhalten bei einem Krampfanfall

> **!** Selbst ganz ruhig werden! Das Kind nicht gewaltsam festhalten. Nichts zwischen die Zähne schieben! Am besten ist die stabile Seitenlage für den Fall, dass es erbricht. Unter den Kopf schiebt man ein Kissen oder Ähnliches. Ist kein dem Kind schon früher vom Arzt verordnetes krampflösendes Medikament (in Form von Rectiolen) vorhanden, wird der Notarzt verständigt, der das weitere Vorgehen festlegt. Bei spontanem Krampfende fährt man nach telefonischer Rücksprache zum Kinderarzt.

Der Fieberkrampf in den ersten Lebensjahren ist kein seltenes Ereignis (2–4 % aller Kinder sind davon betroffen). Das kindliche Gehirn reagiert aufgrund seiner Unreife noch wesentlich empfindlicher auf Temperaturerhöhungen als später. Die sogenannte Krampfschwelle ist im Kindesalter niedriger. Unmittelbar nach dem Fieberkrampf kann das Hirnstrombild (EEG) leichte bis mittelschwere pathologische Veränderungen zeigen, die sich jedoch innerhalb von 14 Tagen wieder vollständig zurückbilden. Nur bei 2 von 100 Kindern, die einmal einen Fieberkrampf hatten, ist dieser ein erstes Symptom einer späteren Anfallskrankheit. *Fieberkrämpfe erzeugen keine Epilepsie!* Es ist nur so, dass bei der Anlage zu einer Anfallskrankheit diese sich bisweilen durch einen Fieberkrampf erstmals ankündigt. Fieberkrämpfe alleine, auch wiederholte, hinterlassen keine bleibenden Schäden, auch keine Verhaltens- oder Entwicklungsstörungen. Fiebersenkende Mittel können weder einen Fieberkrampf sicher verhindern noch einer Epilepsie vorbeugen.[9] Wir empfehlen daher sowohl für Kinder, die zu Fieberkrämpfen neigen, als auch für Kinder, die ein Anfallsleiden haben, eine auf die jeweilige Konstitution des Kindes abgestimmte vorbeugende Behandlung, wobei wir auch bei anfallskranken Kindern fiebersenkende Zäpfchen oder Säfte selten verwenden. Bei Kindern mit einem einfachen Fieberkrampf raten wir für den Umgang mit fieberhaften Infekten zu folgendem Vorgehen:

- aufzupassen, dass sie warm genug angezogen sind (damit die Frierphase des Fieberanstieges nicht überstürzt verläuft),
- mit einem entsprechenden Konstitutionsmittel anthroposophischer oder homöopathischer Herkunft Einseitigkeiten in der Reaktionslage des Organismus zu beeinflussen,
- bei hohem Fieber das Kind nicht durch irgendwelche Maßnahmen zu beunruhigen oder aufzuregen, aber als Erstes den heiß werdenden Kopf auf der Stirn mit einem nassen Waschlappen zu kühlen. Im Übrigen gilt das auf den Seiten 71–73 Aufgezeichnete.

Es ist schön zu sehen, wenn in einer Familie wieder Vertrauen in die Eigenkräfte eines Kindes eintritt, das nach einem ersten Fieberkrampf seinen nächsten Infekt mit Fieber bis zu 40 °C ohne zu krampfen übersteht. Es hat den Umgang mit dem Fieber »gelernt«. Wir hoffen, dass sich eine solche am einzelnen Kind orientierte, kritische Zusammenarbeit zwischen Eltern und Arzt wieder vermehrt durchsetzen wird.

Vom Sinn des Fiebers

Fieber stellt eine krisenhafte Veränderung im Wärmegefüge des Organismus dar. Hierfür gibt es ganz verschiedene Anlässe. Bei Kindern können es z.B. Geburtstagsfeste, lange Reisen, eine Wetterfront, eine vorausgegangene Unterkühlung oder ein durchbrechender Zahn sein. All dies kann den Organismus beeinträchtigen und auch die Ansiedlung und das Eindringen von Krankheitserregern begünstigen. So wurde im Tierversuch festgestellt, dass Viren und Bakterien ein Temperaturoptimum zwischen 33 und 35 °C brauchen, d.h. eine Untertemperatur, um sich gut zu vermehren und den Organismus zu schädigen. Aus diesem Grunde ist es auch berechtigt, von »Erkältungen« zu sprechen. Demgemäß gibt es für den Organismus ein Fieberoptimum (meist zwischen 39 und 40 °C), bei dem er die ihn beeinträchtigenden Viren und Bakterien am besten an ihrer Vermehrung hindern und abtöten kann.[10]

Eine Vielzahl von für die Aktivierung der körpereigenen Abwehr wichtigen Reaktionen wird erst durch das Fieber in Gang gesetzt. So regt Fieber die Aktivität der Abwehrzellen des Immunsystems an, es hemmt die Vermehrung von Krankheitserregern und schützt die eigenen Körperzellen vor den Abwehrstoffen, die die Immunzellen ausstoßen. Entsprechend schädlich ist die Senkung von Fieber. Bei Masern führt Fiebersenkung zu einem deutlichen Anstieg der Komplikationsrate.[11] Das Gleiche gilt bei einer nicht erkannten Blutvergiftung, einer Sepsis, bei der sich Bakterien im Blut ausbreiten und alle Organe des Körpers angreifen.[12] Die Senkung des Fiebers führt auch zu einer messbaren Einschränkung der Nierenfunktion. Darüber hinaus zeigt sich die segensreiche Wirkung fieberhafter Infekte noch in anderer Hinsicht. So ist eindeutig bewiesen, dass fieberhafte Infekte in der frühen Kindheit vor Allergien schützen. Je mehr solcher Infekte in der Kindheit durchgemacht wurden, umso geringer ist die Allergierate.[13] Interessanterweise sinkt auch das Krebsrisiko bei durchgemachten fieberhaften Erkrankungen in gleicher Weise.[14] In Bezug auf fieberhafte Kinderkrankheiten konnte gezeigt werden, dass insbesondere nach Masern, Röteln und Windpocken das Krebsrisiko signifikant niedriger liegt.[15]

Nicht nur die medikamentöse Fiebersenkung ist von Nachteil für den Organismus, auch die Gabe von Antibiotika kann die Eigenaktivität des Organismus beim Fieber unterbrechen. Diese sollten nur dann eingesetzt werden, wenn der Organismus der Infektion alleine nicht standhalten kann. Abgesehen davon sind Antibiotika gegen die häufiger beteiligten Viren nicht wirksam.

➤ Fieber ist eine hochwirksame Reaktion des Körpers, um Krankheiten zu überwinden und stabilere Gesundheit zu veranlagen.

Fieber und Wärmeregulation haben auch eine seelisch-geistige Seite. Wärme zeigt sich nicht nur als etwas, das mit dem Thermometer gemessen werden kann, sondern erscheint beim Menschen auch als Ausdruck seelischer und geistiger Aktivität. Es wird uns »warm«, wenn wir einen guten Freund treffen, eine vertraute Landschaft sehen, wenn wir einer Sache »entgegenfiebern«. Ebenso kann uns beim Aufblitzen einer guten Idee oder in der Begeisterung für ein Ideal die Wärme förmlich in die Glieder schießen. Im Schreck und in der Angst hingegen, ja schon im Umkreis von Hass, Neid, Unzufriedenheit oder auch bei schwerer Sorge »stockt« uns der Blutkreislauf förmlich in den Adern. Wir sprechen wohl auch von »eisiger Stimmung« oder sagen »mich friert«. So wie eine behagliche Körpertemperatur von 37 °C unsere körperliche und seelisch-geistige Leistungsfähigkeit begünstigt und unterstützt, so können auch ein freudiges Erlebnis oder starke innere Konzentration und meditative Arbeit sich harmonisierend auf die Durchwärmung des Organismus auswirken. Der Blutkreislauf und seine Organversorgung reagieren empfindlich auf das Gefühls- und Gedankenleben – nicht nur auf körperliche Bewegung und Ernährung. Und so unterscheiden wir mit Recht körperliche, seelische und auch geistige Wärme – obwohl es auf allen drei Ebenen immer dieselbe Wärme ist –, entweder mehr innerlich oder mehr äußerlich wirksam.

Die einheitliche Natur der Wärme bewirkt, dass der Mensch sich geistig-seelisch und körperlich in seiner Wärme als in sich geschlossenes Wesen fühlen kann. Daher können wir auch den Wärmeorganismus insgesamt als physischen Träger unseres Selbst, des menschlichen

»Ich« ansprechen. Da jede Krankheit auch mit einer Veränderung im Wärmeorganismus einhergeht, ist dieses Ich, unser Selbst, stets direkt mit betroffen und mit »engagiert«.

Wir verdanken es den menschenkundlichen Forschungen Rudolf Steiners, diesen Zusammenhang erkannt und für Pädagogik und Medizin fruchtbar gemacht zu haben. Es ändert sich die Einstellung zur Krankheit, wenn diese mit der Eigenaktivität und dem Eigenwollen des Kindes, d.h. seinem Ich, in Zusammenhang gesehen wird. So gibt es z.B. die Eigenarten: das eine Kind, das »nie« Fieber hat, das andere Kind mit längeren, leichten Fieberanstiegen, das Kind mit den kurzen, hochfieberhaften Attacken. Es gibt ganze Familien, deren Kinder regelmäßig als Erste »auf der Nase« liegen, während die Nachbarskinder noch in den Pfützen spielen. Dann tauschen sie die Rollen, und manchmal macht der später Erkrankte den Infekt besonders gründlich durch.

Bei den Erwachsenen gibt es noch andere Eigenheiten. So hat möglicherweise jemand, der hart, aber im Rhythmus und gern arbeitet, viel seltener einen grippalen Infekt als einer, der öfters einmal »ausspannen« muss. Starke Ich-Beteiligung und Arbeitsfreude wirken anregend auf den Wärmeorganismus und damit auch »immunisierend«. Inzwischen wurde dies auch durch die psycho-neuroimmunologische Forschung bestätigt: Positive Gefühle wie Mut, Begeisterung, Vertrauen und Liebe wirken immunstimulierend, wohingegen Stress, Ärger, Angst, Lustlosigkeit und Deprimiertheit das Immunsystem schwächen.[16] So wäre angesichts der hochfieberhaften Infekte des Kindesalters zu fragen: Kann Fieber auch der Versuch sein, das Eingreifen des Seelisch-Geistigen in den Körper vorübergehend zu stärken oder Ersatz zu schaffen für zu wenig seelische Aktivität? Diese Frage erfährt durch viele interessante Beobachtungen ihre Antwort.

Sprechend ist folgendes Beispiel: »Ganz der Großvater!« heißt es angesichts eines Neugeborenen. Später stellt man vielleicht fest, dass es »jetzt aber mehr der Mutter ähnlich sieht«. Schließlich finden die Eltern nach einer fieberhaften Krankheit einen neuen Zug an ihrem Kind, der sich nicht mehr in der Verwandtschaft wiederfinden lässt. Sie freuen sich, jetzt die Eigenpersönlichkeit ihres Kindes deutlicher zu sehen. Das Fieber hilft dem Ich des Kindes, sich selbst den ererbten Leib

»passender« zu machen, sodass es sich durch ihn besser zum Ausdruck bringen kann. Es ist auch bekannt, dass veranlagte Erkrankungen wie beispielsweise das Säuglingsekzem oder Asthma nach einer schweren fieberhaften Erkrankung besser werden können. Physiologisch mag dem unter anderem zugrunde liegen – das haben immunologische und genetische Forschungen der letzten beiden Jahrzehnte gezeigt –, dass das Erbgut in Form der Gene keine statische Größe darstellt, wie man früher noch annahm, sondern eine dynamische, die sich unter verschiedenen Umständen auch verschieden äußern kann. Inzwischen ist längst erforscht, dass das System unserer Gene und ihrer Funktionen nicht nur dem Immunsystem gegenüber offen ist und zeitlebens beeinflussbar bleibt, sondern auch seelisch-geistigen und psychosozialen Prozessen gegenüber.[17]

Rein äußerlich gesehen zeigt das rasche Wiederaufholen des fieberbedingten Gewichtsverlustes an, dass hier ein organischer Umbau des eigenen Körpers stattfand. Das Kind hat etwas von seinem vererbten Körper abgebaut und unter der Eigenregie seiner Wärmeorganisation neu wieder aufgebaut. Wir haben diese Erfahrung in der Sprechstunde ungezählte Male gemacht. Sie hat uns gezeigt, wie eine hochfieberhafte Grippe, eine sorgfältig behandelte Lungenentzündung oder gar die Masern eine neue, stabilere Phase in der kindlichen Entwicklung eingeleitet haben. In den selteneren umgekehrten Fällen einer längeren Krankheitsreihe zeigt sich, dass noch eine weitere Aufgabe zu lösen ist.

Die Wirkung des Fiebers im Körper ist mit einer guten Pädagogik vergleichbar: Das Kind hat durch eigenes Bemühen etwas gelernt. Unpädagogisch wäre es z.B., ständig zu sagen: »Tu dies, tu das – lass das sein, das darfst du nicht.« Leider wird immer noch zu häufig bei den fiebrigen Infekten eben dies getan: Kaum steigt die Temperatur über 38,5 °C, bekommt das Kind ein Zäpfchen. Und wenn ein entzündlicher Befund festgestellt wird, kommt gleich noch ein Antibiotikum dazu. Für einen eigenen Umgang mit der Krankheit bleibt dem Organismus dabei nur wenig Möglichkeit, sich frei zu engagieren. Hinzu kommt, dass einem solchen Organismus im Ernstfall die »Elastizität« und »Übung« fehlen, mit schwereren Aufgaben fertig zu werden, als es die fieberhaften Infekte des Kindesalters sind.[18]

Dass es bei Krankheiten dramatisch überschießende Reaktionen geben kann, wie die beschriebenen Fieberkrämpfe, und dass es auch Krankheitsverläufe gibt, die bleibende Schäden zurücklassen können, ist bekannt. Diesen Verläufen rechtzeitig entgegenzutreten ist das eigentliche Anliegen der Medizin. Um die – seltenen – Komplikationen rechtzeitig zu erkennen, bedarf es der Begleitung durch den Arzt.

Behinderungen der Atmung

Für die Unterscheidung und Behandlung der Atemwegserkrankungen ist der Ort der Störung entscheidend. In einer ersten Gruppe fassen wir die Erkrankungen der oberen Luftwege zwischen Nase und Rachen und die katarrhalischen Infekte zusammen. In einer zweiten Gruppe werden die Krankheiten der unteren Luftwege von Kehldeckel, Luftröhre, Bronchien bis in die Lungenbläschen, dem Ort des Gasaustausches mit dem Blut, vorgestellt. Die Erkennungszeichen dieser Krankheiten finden sich auf S. 89 ff. aufgelistet.

Schnupfen

Der *Schnupfen bei ganz jungen Säuglingen* ist nicht harmlos und wird deshalb vom Arzt kontrolliert und behandelt. Da die Kinder etwa in den ersten drei bis vier Wochen noch nicht gelernt haben, durch den Mund zu atmen, sondern bei verstopfter Nase nur im Schreien durch den Mund zu Luft kommen, kann ein Schnupfen zu schweren Atembehinderungen führen bis hin zur bläulichen Verfärbung der Haut (Zyanose). Besonders deutlich wird das beim Trinken an der Brust. Hungrig fasst der Säugling zu, saugt einige Schlucke, verschluckt sich am Nasenschleim oder macht erfolglose Atembewegungen, lässt die Warze los, schreit – wird dadurch wieder rosig, fasst erneut zu usw., bis das Kind erschöpft ist. Die Nase muss deshalb freigemacht werden.

Behandlung

- Durch *Wasserdampf* angefeuchtete frische Zimmerluft verhindert das Austrocknen der Schleimhäute, sodass der Nasenschleim besser durch Niesen und Schlucken aus den Engpässen herauskann. Bei Zentral-

und Bodenheizung benützt man am besten zusätzliche Verdampfer oder hängt feuchte Tücher im Raum auf, die oft gewechselt werden müssen.

- Bei mit Schafwolle mollig warm bekleideten und gut zugedeckten Säuglingen (eventuell auch mit Wärmflasche am Fußende) wirkt die *frische Luft des offenen Fensters* sehr beruhigend.
- An der inneren Nasenschleimhaut sind nur *wasserlösliche Medikamente* oder auch *Muttermilch* angezeigt. Die stillende Mutter kann einen Tropfen ihrer Muttermilch vom Finger in die Nase des Kindes streifen. Dabei erhält das Kind nicht nur die Flüssigkeit, sondern auch die Eiweiße und Fette der Muttermilch, die die Nasenschleimhaut pflegen und ihr einen Antikörperschutz vermitteln. Oft reicht auch eine vorsichtige, tropfenweise Nasenspülung mit 1%iger bzw. physiologischer Kochsalzlösung aus, die man selbst herstellen kann: Man nimmt einen Teelöffel Kochsalz (ca. 4,5 g) auf 1/2 l Wasser, kocht die Lösung ab und gibt davon etwas in ein sauberes Gläschen (Haltbarkeit etwa zwei Tage, Pipette täglich auskochen). In der Apotheke gibt es entsprechende fertige Lösungen. Nicht immer lassen sich abschwellende Nasentropfen vermeiden. Man sollte jedoch darauf achten, dass sie für Säuglinge bestimmt sind und kein Ephedrin enthalten. Sie sollten nicht länger als einige Tage benützt werden. Ölige Nasentropfen und Salben sollten nur für den Naseneingang benützt werden.
- *Bei älteren Kindern* ist die Verwendung von schleimhautabschwellenden Tropfen fragwürdig: Ein Schnupfen hat seine Ursache, seinen gesetzmäßigen Verlauf und sollte in Ruhe ausheilen. Das medikamentös bewirkte Zusammenziehen der Schleimhautgefäße mit anschließender Erschlaffung stört den natürlichen Verlauf der Heilung. Häufige Anwendung solcher Tropfen kann zudem zu Austrocknung und Schädigung der Nasenschleimhaut führen, was später Ursache einer sogenannten Stinknase (Ozaena) sein kann. Wir empfehlen im akuten Stadium Inhalationen (s. S. 684). Außerdem hat sich bei älteren Kindern bewährt, aus einer Tasse mit lauwarmer, etwa 2%iger Kochsalzlösung (2 g Kochsalz auf 100 ml abgekochtes Wasser) die Flüssigkeit durch die Nase aufzuziehen und durch den Mund auszuspucken. Da die Salzlösung konzentrierter ist als der Nasenschleim, werden die

Schleimhäute auf natürliche Weise zum Abschwellen gebracht und die Eingänge zu den Nasennebenhöhlen gereinigt. Es ist dies zwar nicht ganz angenehm, hat jedoch eine außerordentlich gute Wirkung. Bei trockener und wunder Schleimhaut am Naseneingang empfiehlt sich ein in der Apotheke erhältlicher Nasenbalsam.

- Manchmal bleibt nach dem ersten Schnupfen eines Säuglings ein monatelang anhaltendes *Schniefen und Schnarchen* bestehen. Wenn das Kind dadurch nicht behindert ist, kann man das auf sich beruhen lassen. Es verschwindet mit der Zeit von alleine. Viele Schnupfen-Erkrankungen würden sich vermeiden lassen, wenn die Kinder eine Mütze über Kopf und Ohren tragen würden (s. S. 285 und 690).
- Durch *Niesen* befreit sich der junge Säugling von Krümeln und Borken. Es hat im Allgemeinen nicht die Bedeutung des beginnenden Schnupfens – im Gegensatz zu später. Solch trockene Borken in der Nase rühren oft weniger von Entzündungen der Schleimhäute als von trockener Zimmerluft her.

Katarrhalische und grippale Infekte

Meist tritt Schnupfen zu Beginn oder im Rahmen eines sogenannten **katarrhalischen Infektes** auf (Katarrh heißt »Herabfluss«). Dazu können Entzündungen und Verschleimungen der Nebenhöhlen treten: Siebbeinzellen, Kieferhöhlen, Stirnhöhlen (die sich erst im Schulalter bilden), Paukenhöhlen (d.h. Mittelohr) oder gelegentlich der Felsenbeinknochen hinter den Ohren. Immer ist der Rachen mit seinem »lymphatischen Apparat« beteiligt: den Mandeln am Gaumen und oben im Rachen sowie den lymphatischen Geweben an der Rachenseiten- und -hinterwand. Diese lymphatischen Organe sind die wichtigsten Orte der Auseinandersetzung zwischen Körper und Umwelt.

Beim katarrhalischen Infekt kommt es oft auch zur Entzündung der Luftröhrenschleimhaut und der Bronchien. Ist der Eingang der Luftröhre, der Kehlkopf, beteiligt, wird man heiser; sind tiefere Abschnitte betroffen, entsteht meistens Husten. Bei diesen Infekten besteht ein bis drei Tage lang mehr oder weniger hohes Fieber. Bei quälendem Husten sollte ein Arzt aufgesucht werden. Zur Beurteilung der Hustenart s. S. 91.

Zum **grippalen Infekt** gibt es fließende Übergänge. Wir sprechen davon, wenn zu Beginn der Erkrankung zusätzlich Glieder- und Kopfschmerzen auftreten. Manchmal gehen diese Infekte auch mit dem für Viruskrankheiten typischen Fieber-Doppelgipfel einher, d.h. einem kurzen, oft noch unbemerkten Temperaturanstieg innerhalb von etwa zwei Tagen folgt nach einem Tag Pause ein erneuter, höherer Fieberanstieg über etwa drei Tage. Bei Fieber über 38,5 °C, das drei Tage oder länger anhält, muss man daran denken, dass der ursprüngliche Infekt in eine ernstere Erkrankung übergegangen ist. Jetzt sollte man den Arzt unbedingt in Anspruch nehmen.

Unter den vielen grippalen Infekten fallen in der Kindersprechstunde die **echten Influenza-Erkrankungen** kaum auf. Manchmal sind sie an ihrem etwas intensiveren Verlauf zu erkennen (s. auch Grippeschutzimpfung, S. 249, nicht zu verwechseln mit Hib-Erkrankungen, s. S. 236). Eltern sollten wissen, dass die allermeisten dieser katarrhalischen Infekte bei guter Pflege ohne jede Behandlung in wenigen Tagen komplikationslos abklingen. Alle Behandlungsarten, die während solcher Tage die Symptome nur unterdrücken, wie Fiebermittel, Hustendämpfer, Schnupfenmittel und Antibiotika gegen mögliche Keimbesiedlung, bedeuten eine unnötige, zusätzliche Belastung für den Organismus. Ein sonst gesundes Kind wird mit solchen Infekten selbst fertig und erwirbt sich für einige Zeit einen eigenen Infektionsschutz (s. auch S. 76 f.).

Geradezu typisch ist die Klage der Eltern von Kindergarten-Neulingen: »Nur ein paar Tage im Kindergarten – und schon liegt er wieder auf der Nase!« Hier sei zum Trost gesagt: Einen Winter und vielleicht auch noch den nächsten machen die Kinder das so mit, und dann *können* sie es und brauchen die Infekte nicht mehr in diesem Maße und in dieser Häufigkeit durchzumachen. Ihr Immunsystem, d.h. die Infektabwehrmöglichkeit hat sich gekräftigt. Es spielt sich also ein Lernprozess in Richtung gesundheitlicher Stabilität ab. Anzustreben ist eine ausreichend lange Erholungsphase, bis das Kind wieder in den Kindergarten gehen kann.

Aus einem solchen »Infektwald« ragen die bekannten Kinderkrankheiten wie ein paar besonders kräftige Bäume heraus. Bisweilen können sie auch eine Infektreihe zu einem Abschluss bringen. Jüngere Geschwister werden zu Hause oft mit angesteckt. Das gibt manchmal Anlass zur Sorge, weil diese Kinder noch wenig Abwehrkräfte besitzen. Tatsächlich sind sie jedoch später oft die Stabileren, Gesünderen, wenn sie sich besonders intensiv mit den Infekten auseinandergesetzt haben. Jeder, der drei oder mehr Kinder hat, kann das bestätigen. Als Infektursache müssen allerdings nicht nur Abwehrschwäche und Ansteckungsmöglichkeit gelten. Kinder erkranken oft am Tag nach einem Treppensturz, einem Kindergeburtstag, einer längeren Autofahrt oder einem Kinobesuch. Im ersten Fall fragen die Eltern oft besorgt, ob das miteinander zusammenhängen könne. (Natürlich muss ein Arzt feststellen, ob nach dem Sturz eine Kopfverletzung doch unerwartete Folgen hat.) In der Mehrzahl der Fälle handelt es sich nur um die Antwort des Organismus auf ein Erlebnis, das ihn zunächst überfordert hat. Er »ergreift« dann die Krankheit, um dies auszugleichen. Man kann daraus ein Bild entwerfen, das viele Erscheinungen im Kindesalter besser verstehen hilft. Normalerweise lebt das Kleinkind an seine Umgebung seelisch hingegeben und sich mit ihr identifizierend.

Jedes der oben genannten Erlebnisse, auch ein Zornausbruch oder eine unkontrollierte Züchtigung, stößt das Kind schmerzvoll auf sich selbst zurück. Dies strapaziert das seelische Erleben im Leib, es bedeutet eine Einengung, die zu einem seelischen Frieren führt, dem die kindliche Konstitution nicht gewachsen ist. Körperliches und seelisches Anwärmen sind für solche Situationen in gleicher Weise heilsam. Jede Maßnahme, die dem Kind zum körperlichen Wohlbehagen verhilft, unterstützt seine Sympathie zur Umwelt. So wirkt das liebevolle Zugehen auf das Kind auch körperlich erwärmend und kräftigend. Wenn wir es so sehen, können wir anders an die Behandlung der Infekte herangehen: Die Symptome werden nicht medikamentös unterdrückt, sondern der Krankheitsverlauf wird lindernd begleitet. Das Geschehen wird als Aufforderung verstanden, etwas zur Kräftigung und Harmonisierung der kindlichen Konstitution zu tun.

Hilfreiche äußere Maßnahmen und Anwendungen

- Frische, nicht zu trockene Luft im Zimmer. Eventuell Wasserverdampfer.
- Im Zimmer etwas Eukalyptusöl, Babix oder Olbas auf ein Tuch spritzen oder auf einer Untertasse auf die Heizung stellen (nicht im Bett des Säuglings oder Kleinkindes und nicht bei Asthma (s. S. 95 f.)!
- Dampf-Inhalation bei Schnupfen (s. S. 684).
- Brustwickel mit Ölen (s. S. 671).
- Rumpfeinreibungen z.B. mit 10%igem Lavendel- oder Malvenöl oder Brusteinreibungen (s. S. 672) mit oder ohne Dampfkompressen bei Husten.
- Bei Frösteln ist das Kind warmzuhalten, eventuell mit »heißem« Tee und dickem »Einmummeln« ausgiebig zum Schwitzen zu bringen. Danach kommt es ins wohltuend kühle Bett der Eltern.

Kranke Kinder dürfen viel schlafen und sollten keine Aufregungen haben. Ein Püppchen oder ein Zwerg, der unter der Decke hervorguckt oder auf der Decke Bergsteiger spielt, reicht als Spielmaterial für Stunden aus. Zur Fieberbehandlung s. S. 70 ff. In vielen Familien ist es Brauch, noch ein bewährtes Hausmittel einzusetzen. Wir empfehlen, eine der vielen Möglichkeiten in Absprache mit dem Arzt zu wählen (einige Hustensäfte s. S. 703).

»Polypen« (adenoide Vegetationen) und große Mandeln

Die chronische Luftnot im hinteren Nasenbereich ist im Vorschulalter meist Folge einer Wucherung des lymphatischen Gewebes am Rachendach. Die klinische Symptomatik ist eindeutig. In ausgeprägten Fällen sieht man den Kindern mit dem typischen, etwas verschlafenen Gesichtsausdruck, dem offenen Mund, der verstopften Nase und dem oft gestörten Gehör sofort an, dass Polypen, d.h. lymphatische Gewebsverdickungen, die Ursache für ihre Beschwerden sind.

Diese lymphatischen Wucherungen und auch die vergrößerten Gaumenmandeln haben die Neigung, später von selbst kleiner zu werden, doch bewirken sie oft, dass die erhoffte Stabilität gegenüber Infekten im Alter von fünf Jahren nicht erreicht wird. Das schlecht belüftete Gebiet und der immer offene Mund sind für weitere Infekte die besten Vorbedingungen. Mittelohr-, Nasennebenhöhlenentzündungen oder Bronchitiden treten immer wieder aufs Neue auf. Zum Teil hören die Kinder schlecht, weil die Wucherungen die Eingänge der Tuben (Verbindungsgänge zwischen oberem Rachen und Mittelohren) verlegen und damit die Belüftung der Paukenhöhle verhindern. Das kann dann auch eine Verzögerung der Sprachentwicklung zur Folge haben.

Ein konservativer Behandlungsversuch lohnt sich immer. Man kann ihn auch allein beginnen, z.B. mit zwei- bis dreimal wöchentlich durchgeführten Meersalz- oder Solebädern, zweimal täglichen Dampfinhalationen sowie dreimal täglich einer Tasse Schachtelhalmtee innerlich und Senfkompressen auf den Fußsohlen (s. S. 680). Manchmal ist es hilfreich, die Milch erst einmal ganz wegzulassen, um weniger Eiweiß zuzuführen. Das Ganze führt man vier bis sechs Wochen lang durch. Empfohlen wird auch, mit den Kindern viel zu singen und zu summen. Ist keine Besserung zu beobachten, so sollte man den Arzt hinzuziehen. Oft wirkt auch ein Ferienaufenthalt an der See heilsam.

In ausgeprägten Fällen ist die Operation der Polypen nicht zu umgehen. Sie ist immer angezeigt, wenn die Beschwerden das Kind körperlich und seelisch beeinträchtigen, vor allem wenn es Anzeichen für eine Schwerhörigkeit oder Sprachentwicklungsverzögerung gibt. Dieser Eingriff wird oft ambulant durchgeführt. Die gleichzeitige operative Einlage von Paukendrainagen (»Röhrchen«) durch das Trommelfell in das Mittelohr sollte nicht routinemäßige erfolgen, sondern im Einzelfall besprochen werden. Gelegentlich kommt es zum Nachwachsen der Wucherungen, besonders wenn die Operation vor dem dritten Geburtstag durchgeführt wird. Wichtig ist, nach der Operation mit dem Kind viel zu summen, damit der Mund geschlossen bleibt und durch die Nase geatmet wird. Die Gaumenmandeln als wichtige Organe der Abwehr sollte man nur in wirklich zwingenden Fällen mit entfernen lassen und sich nicht wegen einiger Mandelentzündungen ängstigen.

Heuschnupfen

Am häufigsten liegt bei Heuschnupfen eine Allergie gegen blühende Gräser, Bäume oder Blumen vor. Oft sind es Tierhaare oder auch nur die Ausscheidungen der Hausmilbe im Hausstaub, die eine Reizung der Schleimhäute von Augen und Nase zur Folge haben. Schließlich können Bakterien und Pilze dieselben Erscheinungen hervorrufen. Die oftmals sehr geplagten Träger dieses lästigen Schnupfenreizes sind, besonders bei zusätzlichen asthmatischen Beschwerden, bestrebt, Behandlungen mit nachhaltigem Erfolg zu erhalten. Bekannt ist die gute Wirkung der allergenarmen Seeluft. Bei wiederholten Aufenthalten am Meer wirkt sie auch allgemein kräftigend.

Drei mögliche Behandlungsweisen

- Die *Hypo- oder Desensibilisierung* besteht aus regelmäßigen Einspritzungen von speziell hergestellten Allergen-Extrakten, die in steigender Dosis in die Hautoberfläche eingebracht werden. Der Patient wird zuvor getestet, wogegen er allergisch ist. Ganz gute Wirkungen erreicht man bei definierten Pflanzenallergien, nicht so gute bei mehreren Allergenen oder dem unvermeidlichen Hausstaub. Ein Nachteil dieser mindestens über drei Jahre durchzuführenden Behandlung ist das häufige Spritzen und ein gewisses Risiko, dass der Patient darauf stark allergisch reagiert. Auch kommt es häufig vor, dass während oder nach der erfolgten Hyposensibilisierung ein sogenannter Allergenwechsel eintritt, d.h. die Erscheinungen kehren wieder, weil man gegen etwas anderes allergisch geworden ist.
- Eine andere Möglichkeit besteht in der regelmäßigen täglichen Gabe von einem Löffel Honig – möglichst Rohhonig aus natürlichen Bienenwachswaben – aus der Gegend des Wohnsitzes. Dabei muss der Honig über das ganze Jahr gegeben werden.
- Regelmäßiges Einspritzen oder Inhalieren eines Extraktes aus Zitrone und Quitte (ab dem zehnten Lebensjahr), als Gencydo 0,1 % oder andererseits Citrus e fruct. / Cydonia e fruct. D2/2 im Handel. Auch lokal

haben sich (ab dem Schulalter) Gencydo 0,1% Augentropfen bewährt, sowohl in die Augen als auch in die Nase. Meist wird dabei noch eine konstitutionelle Zusatzbehandlung durchgeführt. Viele Patienten profitieren von dieser Behandlung. Man muss sie allerdings einige Jahre durchführen, um die erlebte Besserung noch zu festigen. Diese Therapie muss wie auch die beiden anderen konsequent und regelmäßig durchgeführt werden. Es empfiehlt sich, mit der Gencydo-Behandlung schon im frühen Frühjahr zu beginnen, um dem Auftreten der Erscheinungen vorzubeugen.

Wir empfehlen die zweite und dritte Art der Behandlung.

Krankheitsbilder der unteren Luftwege

Zur besseren Verständigung seien zuerst die krankhaften Atemgeräusche und deren Herkunft erläutert.

Husten

Der Husten ist eine Abwehrreaktion des Körpers gegen Schleim, entzündliche Reizung in Luftröhre oder Bronchien und selten einmal auch gegen einen eingeatmeten Fremdkörper (s. S. 55 f. und 63).

Bellend juchzender Husten

Er kann auch – verbunden mit Luftnot und juchzender Einatmung (Stridor) infolge einer Schwellung im Stimmlippenbereich den sogenannten Pseudokrupp des Kehlkopfes anzeigen (s. S. 92).

Heiserkeit bis zur Stimmlosigkeit

Eine entzündliche Reizung der Stimmbänder entsteht auch durch Überanstrengung der Stimme, z.B. im Kindergarten.

Chronische Heiserkeit kann durch Stimmbandknötchen entstehen und wird vom HNO-Arzt diagnostiziert.

Beim Einatmen juchzendes Geräusch mit Luftnot, Einziehung der Zwischenrippenräume und des mittleren Halsgrübchens

- nach Verschlucken (s. S. 56) heißt, dass kleine Nahrungsteile die Stimmlippen zu reflektorischem Verschluss bringen: Man beruhigt, klopft auf den Rücken .
- Pseudokrupp (s. S. 92).
- Kalziummangel bei Rachitis, selten, im Alter von drei Monaten bis eineinhalb Jahren (s. S. 255 ff.; s. auch Tetanie, S. 257 f.). Arztbesuch oder Vorstellung in der Kinderklinik dringend!

»Kloßiges« Geräusch beim Ein- und Ausatmen

Tritt dieses Symptom bei luftarmer Stimme, hohem Fieberanstieg und schwerem Krankheitsgefühl auf, oft mit Halsschmerzen, Speichelfluss und Unfähigkeit zu schlucken sowie bald auftretender Blaufärbung von Lippen und Nägeln, so liegt eine *entzündliche Schwellung des Kehldeckels* vor (s. auch S. 236). Unverzüglich den Notarzt herbeirufen, ersatzweise eine sofortige Fahrt in die nächste Kinderklinik. (Das Kind darf dabei sitzen, wenn es so besser Luft bekommt!) Ein Frühzeichen kann plötzliche schmerzbedingte Nahrungsverweigerung sein.

Schnarchendes Geräusch beim Einatmen

Die erschlaffte Zunge liegt auf dem unteren Rachen, das Symptom verschwindet in Seitenlage.

Schnorchelnde, schleimige Geräusche beim Einatmen

Diese sind harmlos, wenn nicht hohes Fieber und »Nasenflügeln« (s. unten) gleichzeitig bestehen. Es hat sich irgendwo im Rachen Schleim angesammelt.

Feines, singend-fiependes Geräusch bei der Ausatmung

Wenn dies mit einer Verlängerung der Ausatmung gegenüber der Einatmung verbunden ist, handelt es sich um eine »spastische« bzw. obstruktive oder Asthma-ähnliche Bronchitis (s. S. 95 ff.).

»Nasenflügeln«

Die seitlichen Nasenbegrenzungen blähen sich beim Einatmen auf und gehen bei Ausatmung zusammen: Dies bedeutet Luftmangel, d.h. die Zufuhr von Luft ist behindert oder Teile der Lunge sind durch irgendwelche Krankheiten von der Atmung ausgeschaltet. Im Zusammenhang mit vertiefter Atmung, hohem Fieber, Husten und dunklen Lippen bei Fehlen besonderer Atemgeräusche ist das Nasenflügeln oft ein Hinweis auf eine Lungenentzündung (s. S. 98 f.).

Abgeschwächte Atembewegung des Brustkorbes mit Luftnot

Abgeschwächte Atembewegungen mit hohem Fieber und »Nasenflügeln« sprechen für eine Lungen- oder Rippenfellentzündung. Bei Letzterer fällt außerdem oft eine anstoßende Ausatmung auf.

Auch ein eingeatmeter Fremdkörper kann zur einseitigen Abschwächung der Atembewegung und Luftnot führen. Ärztliche Behandlung ist in allen Fällen angezeigt.

Erscheinungsformen des Hustens

Zur Behandlung der einfachen Bronchitis im Zusammenhang mit einem katarrhalischen oder grippalen Infekt s. S. 83 ff. Lockerer Husten, der dieses Ereignis ein bis zwei Wochen überdauert, ist in den allermeisten Fällen noch als normal zu bezeichnen und wird einfach weiterbehandelt wie bisher. Hustendämpfende Medikamente sind hier wie sonst kaum angezeigt. Zu empfehlen sind ein lindernder Hustentee und Einreibungen mit Bronchialbalsam. Husten, der *länger als zwei Wochen* besteht, bedarf der Überwachung. Es sollte während einer Woche morgens und abends die Temperatur gemessen und dann bei unverändertem Fortbestehen der Arzt zu Rate gezogen werden.

Husten, der *zunehmend anfallsartig* auftritt in einer Dauer von etwa einer halben Minute und länger als halbstündigem Abstand, ist verdächtig auf Keuchhusten (s. S. 168 ff.).

Husten, Schnupfen und etwas Temperatur zehn bis dreizehn Tage *nach Ansteckung mit Masern:* Dies spricht aller Voraussicht nach dafür, dass das Kind ebenfalls Masern bekommt. Daher sollte man es mit anderen masernempfänglichen Kindern nur dann zusammenkommen lassen, wenn es deren Eltern in eigener Verantwortung ausdrücklich wünschen (s. S. 153; Besuche beim Arzt vorher anmelden!).

Stundenlanger Husten, oft nur nachts *ohne weitere Beeinträchtigung:* Es handelt sich hierbei oft nur um leichte Reizzustände der Luftröhre. Behandlung mit Luftanfeuchtung (s. S. 82 f.), im Übrigen wie beim Katarrh (s. S. 86 f.). Die Kinder sind oft besser dran als die in ihrem Schlaf gestörten Erwachsenen.

Plötzlicher Hustenanfall, besonders tags ohne Vorboten, eventuell mit Würgereiz, Luftnot, juchzender Einatmung oder Geräusch bei Ein- und Ausatmung mit spastischem Fiepen, besonders beim Ausatmen: Dies legt den Verdacht auf eine Fremdkörper-Einatmung nahe. Das sind häufig Erdnussstückchen, Kettenperlen, Plastikteilchen von Spielsachen. Besonders gefährlich sind kleine Murmeln (Klicker), da sie die ganze Luftröhre versperren können (s. Erste-Hilfe-Behandlung, S. 55 f.). Bei dünnen und scharfen Gegenständen wie Nadeln hat das beschriebene Klopfen keinen Wert und ist nur gefährlich. Bei Nüssen und Ähnlichem lohnt sich ein Versuch immer. Bei Fremdkörperverdacht in der Lunge ruft man immer die nächste Kinderklinik an.

Der Pseudokrupp, akute Kehlkopfentzündung

Der laut bellende Husten und das »Juchzen« beim Einatmen (Stridor) sind die sicheren Zeichen einer entzündlichen Schwellung der an die Stimmlippen anschließenden Schleimhaut. Der Name Pseudokrupp sagt aus, dass es sich um einen »falschen Krupp« handelt, womit früher eine Unterscheidung zu dem gefürchteten Diphtherie-Krupp (s. S. 161) getroffen wurde. Beteiligt daran sind Grippe- oder andere Viren.

Meist beginnt dieser typische Pseudokrupp-Husten aus dem Schlaf heraus zwischen 23 und 1 Uhr nachts, seltener am Tage. Vorausgegangen sind manchmal Ostwind-Spaziergänge, Aufregungen oder ein Wetterumschwung. Im November häufen sich die Krankheitsfälle. Besonders sind Kinder zur Zeit des Sprechenlernens betroffen, was unter dem Gesichtspunkt der starken Beanspruchung ihres Sprachorganes verständlich ist.

Wegen des zuschwellenden Halses bekommt das Kind Angst. So ist die allererste Maßnahme, dass man es auf den Arm nimmt und beruhigt. Eine zweite vielfach bewährte Hilfe ist, das Kind sofort und mit einer Decke umhüllt an das Fenster oder den Balkon zu bringen und es die kalte Nachtluft einatmen zu lassen. Dadurch wird in den meisten Fällen die Atmung leichter und das Kind ruhiger.

Wenn man die Situation schon kennt, kontrolliert man die Schwere der Luftnot gleich und nach etwa zehn Minuten. Wenn man zu zweit ist, holt inzwischen der eine ein paar feuchte Tücher, die er um das Bett hängt, einen Topf heißes Wasser, den er an sicherer Stelle auf den Boden stellt, oder einen Wasserverdampfer. Auch die im Bad aufgedrehte heiße Dusche kann vorübergehend als Dampferzeuger dienen. Dann wird Fieber gemessen und es werden die vom Arzt früher eventuell als Reserve verordneten Medikamente gegeben, bei ausgeprägten Fällen, falls vom Arzt schon verordnet, eine Epinephrin-Pumpspray-Anwendung. Danach bietet man Tee oder verdünnten Saft an. Schließlich legt man das Kind wieder ins Bett. Ein Erwachsener schläft in dieser Nacht im selben oder angrenzenden Zimmer bei offener Türe.

Tritt ein solcher Pseudokrupp-Anfall zum ersten Mal auf, packt man das Kind am besten ins Auto und fährt zur nächsten Kinderklinik oder zum Arzt.

Dort lernt man dann die folgende Stadieneinteilung, die einem in der Zukunft die Beurteilung der Schwere des Zustandes erlaubt. *Stadium 1:* bellender Husten. *Stadium 2:* leichter Stridor (s. oben) in Ruhe, stärker bei Aufregung. *Stadium 3:* stärkerer Stridor in Ruhe, »Nasenflügeln« (s. S. 91), Einziehungen im mittleren Halsgrübchen und zwischen den Rippen, Anspannung der Atemhilfsmuskulatur. *Stadium 4:* Die Symptome von Stadium 1 bis 3 haben zugenommen, hinzu kommt eine starke Unruhe des Kindes, eine Blauverfärbung der Lippen und Fingernägel, ein Pulsanstieg auf 150 Schläge pro Minute oder höher, eventuell Kollaps, das Kind erscheint dann ruhiger, trotz schwerer Atemnot.

Stadium 1 und 2 können bei entsprechender Erfahrung und mit vorangehend verordneten Medikamenten unbedenklich zu Hause behandelt werden. Im fortbestehenden Stadium 3 muss unverzüglich der Notarzt gerufen und/oder eine nahe Kinderklinik angerufen und angesteuert werden. So kann dort im Stadium 4 sofort intubiert werden, d.h. in Narkose wird ein Plastikröhrchen durch Nase oder Mund in die Luftröhre gesteckt und dadurch die Enge überwunden. Bei der auf S. 90 beschriebenen Kehldeckelentzündung muss dieser Eingriff jedoch sofort durchgeführt werden, weil die Gefährdung sonst zu groß ist.

Zur Therapie

Die medikamentöse Therapie ist selbstverständlich Sache des behandelnden Arztes und seiner Erfahrung. Eine große Erleichterung bei der Notfallbehandlung ist die genannte Epinephrin-Vernebelung, weil sie in wenigen Minuten hilft. Die Gabe von Cortison-Abkömmlingen tritt dadurch in den Hintergrund. Nach unseren Erfahrungen sind sie fast immer vermeidbar. In der Hand entsprechend erfahrener Ärzte können auch homöopathisch und anthroposophisch entwickelte Arzneimittel erstaunlich Gutes leisten.

In die häusliche medikamentöse Behandlung gehören auf keinen Fall stärker wirkende Beruhigungsmittel, da sie den Zustand verschleiern können und Unruhe ein Zeichen von Stadium 4 sein kann. Wichtig ist, dass die Umgebung so ruhig und sachlich engagiert wie möglich bleibt. Dann beruhigt sich auch das Kind am ehesten.

Es ergibt sich aus der Brisanz dieser Erkrankung, dass fernmündliche Beratung und Behandlung hier noch weniger zu verantworten sind als in anderen Fällen. Der Arzt kann aber mit etwas Übung auch am Telefon aus der Atmung und dem Husten des Kindes am anderen Ende der Leitung gut erkennen, ob es sich um einen gefährlichen Zustand handelt, der klinische Behandlung erfordert. Wenn man mit Hilfe der übrigen Krankheitsschilderung durch Mutter oder Vater eine längere Autofahrt mitten in der Nacht vermeiden kann, hat sich der Anruf schon gelohnt. Wahrscheinlich werden sich aber nur erfahrene Kinderärzte bei ihnen auch sonst bekannten Patienten zu einer solchen Beratung am Telefon bereit finden. Eine Rachitis müsste mit Sicherheit ausgeschlossen sein (s. Tetanie bei Rachitis, S. 255 ff.).

Hat mein Kind Asthma oder spastische Bronchitis?

Diese berechtigte Frage begegnet einem häufig in der Sprechstunde, wenn ein Kind viel hustet oder häufig Bronchitiden hat.

Die sogenannten **spastischen** bzw. **obstruktiven Bronchitiden** treten zumeist im Säuglingsalter auf und klingen im Kleinkindalter ab. Die Kinder atmen angestrengt mit verlängerter Ausatmung bei geblähtem Brustkorb und »Nasenflügeln« (vgl. S. 91). Vor der Nase ist ein Gemisch von fiependen und feinstblasigen Geräuschen zu hören, ähnlich siedendem Wasser oder dem Asthma alter Menschen (englisch: »wheezy bronchitis«). Manche der Kinder erscheinen munter und vergnügt, obwohl sie angestrengt arbeiten, andere wirken schwerkrank. Fieber besteht häufig dabei. Meist handelt es sich um Virusinfekte. Die erschwerte Atmung wird hervorgerufen durch eine vorübergehende Schleimhautschwellung in dem noch dünnlumigen Bronchialbaum. Im gleichen Alter können dann selbst ohne besondere Infektbereitschaft des Kindes auch ein harmloser Husten, das Zahnen oder ein Wetterwechsel solche Symptome hervorrufen – ohne bleibende Folgen.

Die erste einfache obstruktive Bronchitis sollte ärztlich beurteilt und behandelt werden. Die schwerste Variante der obstruktiven Bronchitis, eine Bronchiolitis, bedarf immer und rasch klinischer Behandlung. Diese Bronchitisarten gelten nicht als Vorläufer eines Asthma, schließen es aber auch nicht aus. Meist verschwindet diese Art Bronchitis nach ein bis zwei Jahren.

Wichtigstes Hausmittel: der Ingwer- oder Senfmehl-Wickel. Wer einmal deren wohltuende Wirkung erlebt hat, scheut die Mühe nicht, sie zu machen. Sie sind eine intensiv wirkende Maßnahme, die nur angewendet werden sollte, wenn die Technik der Anwendung beherrscht wird und der behandelnde Arzt damit einverstanden ist. In Frage kommen dabei Kinder ab dem 4. Lebensmonat, deren Haut nicht zu empfindlich ist und bei denen keine Allergiebereitschaft besteht. Die Wirkung des Senf- oder Ingwermehl-Wickels beruht auf einer starken Durchblutungsanregung der Haut des Brustkorbes und einer daraus reflektorisch folgenden Atemanregung, Sekretverflüssigung (danach kann leichter abgehustet werden) und beim älteren Kind Entkrampfung der Bronchialmuskulatur. Dabei wird Ingwer milder und wärmer empfunden als Senf (Beschreibung der Wickel s. S. 666 ff. und 669). Frische Luft ist wichtig, oft auch eine Freiluftbehandlung sehr nützlich – entsprechend warm eingepackt und gut beobachtet.

Das typische Erscheinungsbild des **Asthmas** ist dem der obstruktiven Bronchitis zunächst ganz ähnlich, hat aber eine andere »Spielbreite«: Es gibt Kleinkinder, die bei genauerem Zusehen ohne erkennbaren Grund angestrengt atmen, oder Schulkinder, die sich jede Nacht in den Schlaf husten und morgens müde und zerschlagen aufwachen. Sie sind häufiger krank als »durchschnittliche« Kinder und nehmen – obwohl vielleicht sportlich – ungern am Sport teil. Besonders im Winter, z.B. beim Schlittenfahren, werden sie schnell lustlos und müde. Alle diese Kinder können als Ursache Asthma haben, d.h. es besteht eine Schwellung der Schleimhaut in den kleinen Atemwegen (Bronchiolen) auch in äußerlich »gesunden« Zeiten. Diese Schwellung ist mittels einer Lungenfunktionsprüfung nachweisbar.

Mit zunehmendem Alter spielen dabei definierte Allergien gegen Hausstaubmilben, Blütenpollen und Tierhaare eine Rolle. Verschlechterungen in der Kälte und bei körperlichen Anstrengungen sind die Regel, manchmal auch bei seelischen Konflikten. Eher selten kommt es zum typischen Atemnotanfall; meist schont sich das Kind, wenn eine entsprechende Anstrengung gefordert wird, was von den Eltern manchmal als »Faulheit« verkannt wird. Von einer Zunahme der Symptome in den frühen Morgenstunden wird öfters berichtet. Manche Patienten erleben zu Beginn ihres Anfalls ein Schweregefühl und dann die Bedrängnis, ihre Luft nicht mehr locker abgeben und annehmen zu können. Hin und wieder verschwindet Asthma in der Pubertät (vgl. auch S. 99 und S. 144).

Zur Therapie

- Die medikamentöse Akut- und Dauerbehandlung ist Sache des Arztes. Er muss entscheiden, ob er die heute in der Kinderheilkunde üblichen antiasthmatischen Medikamente (Bronchospasmolytica, Corticoid u.a.) und / oder homöopathische oder anthroposophische Arzneimittel einsetzt. Nicht selten begegnet man einer Übertherapie mit der Gefahr hormoneller Nebenwirkungen oder chronischer Herz-Kreislauf-Belastung. In anderen Fällen werden die Symptome heruntergespielt aus Angst oder Unlust gegenüber der Behandlung.

- In den letzten Jahren hat die sogenannte Asthmaschulung einen hohen Rang in der Behandlung erreicht: Kinder und Eltern lernen die Schwere der Symptomatik und die jeweils notwendigen Maßnahmen zu beurteilen. Ziel ist ein möglichst unbehindertes Zusammenleben in der Gemeinschaft mit normaler körperlicher Belastung. Im Gespräch mit dem vertrauten Kinderarzt oder in einer Schulungsgruppe ist eines der wichtigsten Elemente, mit der Angst umgehen zu lernen. Das gilt ganz besonders auch für die Umgebung des Kindes. Denn so wie eine starke seelische Erregung ebenso wie eine Erkältungskrankheit einen Asthmaanfall auslösen kann, so können Beruhigung und vom Kind selbst erlernte Atem- und Entspannungsübungen Entscheidendes zur Linderung eines Asthmaanfalls beitragen. Gelingt es ihm, im Annehmen und Umgehen mit dem Leiden diesen inneren »Sieg« über die Krankheit zu erringen, trägt dies entscheidend zur Besserung der Beschwerden bei.

Zur Kräftigung der Atmung und zur seelischen Stabilisierung dienen auch ein unter fachkundiger Anleitung ausgeführter Asthmasport in Gruppen sowie therapeutische Bewegungsübungen wie die Heileurythmie (S. 557).

- Als *Begleitbehandlung*, die oft auch bewirkt, dass Medikamente eingespart werden können, haben sich bewährt:
  - Senf- oder Ingwermehl-Wickel, besonders bei den durch Infekte ausgelösten Anfällen. Bei den anderen sind Lavendelölwickel eventuell mit Dampfkompressen oder »heiße« Schachtelhalmtee-Wickel zu versuchen (s. S. 666 ff.).
  - Reichlich Flüssigkeit in Form von Tee oder Mineralwasser bei Anfällen.
  - Massagen wie z.B. Atemabstriche, Leib- und Wadenmassagen nach Wegman sind bei gekonnter Anwendung im Anfall sehr hilfreich.
  - Kurmäßig hilft bei manchen Kindern die abendliche Auflage einer Kupfersalben-Nierenkompresse (Cuprum metallicum praep. 0,1 % Salbe oder Kupfersalbe, rot; s. S. 676).

– Ebenso haben sich über längere Zeit bewährt: morgens etwas gerbstoffhaltiger Eichenrinden- oder Salbeitee und abends etwas bitterer Veronicatee als Konstitutionshilfe für das Aufwachen bzw. Einschlafen. Wenn die Mutter mitmacht und sich lachend schüttelt, wenn sie den Tee schluckt – der am Anfang noch relativ stark verdünnt sein soll –, wollen es die Kleinen der Mutter gleichtun. Viele nehmen diese Tees ausgesprochen gerne.

Lungenentzündung (Pneumonie)

Eine Lungenentzündung unterscheidet sich von einem grippalen Infekt oder einer Bronchitis, wenn nach drei Tagen das Fieber immer noch hoch ist, das Allgemeinbefinden deutlich schlechter wird und Kurzatmigkeit, »Nasenflügeln« (s. S. 91) und dunkelrote Lippen aufgetreten sind. Aber auch ohne Vorphase kann sie gleich mit dem vollen Krankheitsbild beginnen. Diese Diagnose hat für die Eltern meist noch viel Beängstigendes an sich, obwohl die Krankheit schon im Kindergartenalter und auch später in der Mehrzahl der Fälle keineswegs besonders gefährlich verläuft. Bei Säuglingen und geschwächten Kindern ist erhöhte Vorsicht geboten.

Diagnose und Behandlung sind immer Sache des Haus- oder Kinderarztes. Bei gefährdeten Kindern oder Unsicherheiten in der Pflege wird dieser die Aufnahme in die Klinik empfehlen. Wenn der behandelnde Arzt die entsprechende Erfahrung hat, wird er in vielen Fällen ohne Antibiotika auskommen. In der Klinik und bei ambulanter Behandlung verwenden wir seit vielen Jahren Antibiotika nur bei erhöhten Risiken, sehr schweren Verläufen oder auf Wunsch der Familie. Nach unserer Erfahrung hat die Antibiotika-freie Behandlung der Pneumonie den Vorteil, dass es kaum zu Wiederholungen der Krankheit kommt. Das Ziel ist, dass der Organismus durch eine solche Krankheit eine neue Stabilität erringt und er auf Umwelteinflüsse elastischer reagieren kann als bisher. Durch das rasche Abblocken des normalen Krankheitsverlaufes mit Hilfe der antibiotischen Behandlung wird dem Organismus die intensive Auseinandersetzungsmöglichkeit mit seinen eigenen Kräften genommen, sodass dieser nach Abklingen der Krankheitserscheinungen nicht gestärkt gegenüber neuen Infekten dasteht. Manchmal versucht es der Organismus nach einiger Zeit noch einmal mit derselben Krankheit. Wer in einer Krankheit nur etwas sieht, das möglichst schnell zu beseitigen ist, der wird die antibiotische Behandlung vorziehen. Wer jedoch in einer Krankheit einen Lernvorgang des Organismus anerkennen kann, den dieser selbst herbeiführt, um seine Kräfte anzuspannen und die Auseinandersetzung zu üben, der wird zunächst eine den Krankheitsverlauf begleitende und lindernde, nicht aber eine ihn sofort unterdrückende Behandlung wählen. Solch eine begleitende Behandlung hat die Qualität der späteren Gesundheit im Auge und die Individualität des Kindes, dessen Kräfte und Möglichkeiten dann Hand in Hand mit der Behandlung gehen.

Als *Haustherapie* kommen dieselben Maßnahmen in Frage wie beim grippalen Infekt, jedoch abgestimmt auf das geschwächte Allgemeinbefinden. Wenn der Husten im Vordergrund steht, besonders bei dünnen Kindern, haben sich Öleinreibungen des Brustkorbes mit dem schon mehrfach erwähnten 10%igen Lavendelöl bewährt oder Balsame, die andere ätherische Öle wie Kampfer, Eukalyptus oder Ähnliches enthalten. Bei starker Flüssigkeitsansammlung im Lungengebiet sind feuchtwarme Wickel z.B. mit Schachtelhalmtee oder aber dicke Quarkwickel angezeigt (s. S. 672 f.). Besteht zusätzlich eine spastische Atmung im Sinne des vorangehend Geschilderten, so ist der Senfmehl- oder Ingwermehl-Brustwickel angezeigt.

Zur *Allgemeinbehandlung* bitte im Kapitel über das Fieber nachlesen (S. 70 ff.). Nach Abklingen der Akkutsymptome ist eine sorgfältige Weiterbetreuung in der bis zu 4 Wochen reichenden Erholungsphase angezeigt.

Atmung als Ausdruck seelischer Regsamkeit

Schon bei Säuglingen und Kleinkindern lassen sich im Einschlafen die weite Ausatmung und Erschlaffung und im Aufwachen die tiefe Einatmung erkennen. Im täglichen Leben der Kinder finden wir den Wechsel von verkrampfendem Schmerz, jauchzender Freude, hoffnungsvollem Aufatmen, erschlaffender Resignation, behender Lebendigkeit, plötzlichem Erstarren – alles getragen von der Atmungsschwingung mit einer sich den feinsten Seelenregungen anpassenden Dynamik. Nichts gibt uns so deutlichen Aufschluss über das augenblickliche seelische Befinden eines anderen, wie wenn wir seine Atmung beobachten. Im Wachen lebt die Seele eingezogen und eingesogen in den Körper, bereit zu Empfindung und Bewegung, Erlebnis, Tatendrang, Liebe und Hass. Im Schlafen lässt sie einen friedlich ruhenden »Rest« zurück: Erschlafft und schwer liegt der Körper da, die Atmung vollzieht sich nur noch als Teil der Lebensvorgänge in sanftem Auf und Ab. Sie trägt kein bewusstes Seelenleben mehr und vermittelt keine seelischen Äußerungen.

Betrachten wir die im Vorigen geschilderten Möglichkeiten krankhafter Veränderung der Atmung, so haben wir Luftbewegungsstörungen vor uns, die die Seele an ihrem freien Wechselspiel mit der Umgebung hindern. Am eindrucksvollsten ist dies beim Asthma gegeben (s. S. 96 ff.).

Daneben gibt es aber auch noch andere Störungen, die die Atmung beeinflussen, z.B. feine Säuerungen oder Alkalisierungen des Blutes meist im Zusammenhang mit Herz-, Lungen- oder Nierenkrankheiten. Schädigungen am Nervensystem oder auch Medikamente können den Atemtyp verändern, wie z.B. Barbiturate, die abflachend auf die Atmung wirken.

So wie wir von einem Wärmeorganismus im Zusammenhang mit der Ich-Tätigkeit sprechen konnten (vgl. S. 77), so können wir den über die Atmung regulierten *Luftorganismus* im direkten Zusammenhang mit dem Seelenleben betrachten. Er steht einerseits über den Gasaustausch und verschiedene Puffersysteme des Blutes in Verbindung mit dem gesamten Stoffwechsel. Auf der anderen Seite gibt er dem Seelenleben des Menschen die Möglichkeit, sich körperlich auszudrücken. Gehört es doch zum Wesen des seelischen Erlebens, rhythmisch hin- und herzupendeln zwischen dem Für-sich-sein-Wollen und dem Sich-wieder-Öffnen für die Belange der Umgebung. Die Gesetze seelischen Lebens und seelischer Regsamkeit im Spannungsfeld von Sympathie und Antipathie, Freude und Schmerz, Lachen und Weinen entsprechen der Dynamik und Eigengesetzlichkeit der Luft: Druck und Sog, Konzentration und Verdünnung, die Tendenz, sich allseitig auszubreiten und bei entsprechenden Druckverhältnissen auch wieder konzentrieren zu lassen. Dadurch kann die gesunde Atmung die freie seelische Äußerung unterstützen. Ebenso kann ein ruhiges Gespräch, positiver seelischer Einsatz sowie das Erleben von Ruhe und Geborgenheit eine gestörte Atmung regulieren helfen.

Auch den Pendelschlag zwischen Wachen und Schlafen finden wir im Kleinen in jedem Atemzug wieder: in der hingebenden Ausatmung das Einschlafen und in der Einatmung, die die Luft aus dem Umkreis heraus gleichsam isoliert, das Wachen. Auch den großen Wechsel zwischen Geburt und Tod sehen wir an die Atmung gebunden: Mit dem ersten Atemzug zieht das Bewusstsein tragende Seelenleben in den zuvor noch schweren, dunkleren, eben geborenen Körper des Kindes ein. Im selben Moment wird die Haut rosig, die Augen öffnen sich, der erste Schrei ertönt. In der letzten unsäglich zarten und lang auslaufenden Ausatmung des Sterbenden erleben wir dessen endgültigen Auszug aus dem unbrauchbar gewordenen Leib.

Erbrechen, Durchfall und Verstopfung

Für die häusliche Beurteilung von Störungen am Verdauungstrakt sind die Symptome Erbrechen, Durchfall und Verstopfung die wichtigsten. Überwiegend schmerzhafte Erkrankungen des Bauches wurden schon im ersten Kapitel angesprochen (s. S. 40 ff.). Einige konstitutionelle Verdauungsstörungen finden sich im Ernährungskapitel (S. 321 ff.). Meistens bedürfen diese der ärztlichen Abklärung und Beurteilung.

Von den drei hier abgehandelten Leitsymptomen können Erbrechen und Durchfall wichtige Selbstheilungsversuche sein, die den Organismus vor schädlichen Einflüssen bewahren wollen. Beide gehen aber mit Flüssigkeits- und Salzverlusten einher, sodass bald die Ursache der Störung erkannt und behandelt werden muss. Dagegen ist eine Verstopfung, ob krankhaft, organisch oder funktionell, immer belastend und steht im chronischen Fall auch in Wechselwirkung mit der seelischen Stimmungslage.

Zur besseren Verständigung zunächst die Erläuterung einiger Grundbegriffe:

Erbrechen
Von der aufgenommenen Nahrung wird mindestens ein Viertel wieder herausbefördert.

Spucken
Ein bis zwei Mundvoll laufen wieder heraus.

Durchfall
Hierbei interessiert die Häufigkeit (z.B. sechs- bis zehnmal täglich), die Menge (einige Spritzer oder eine Tasse voll), die Farbe (gelb, grau, grün, braun, schwarz, blutig etc.) und die Konsistenz (dünnflüssig, schleimig, zerfahren, breiig). So handelt es sich z.B. bei zwei weichen Stühlen am Tag nicht um einen Durchfall.

Fieber
Mit Fieber ist eine Temperatur über 38 °C, im Mund oder After gemessen, gemeint.

Erbrechen und Durchfall

Gelegentliches Erbrechen im Säuglingsalter

kommt vor bei zu viel Nahrung, zu viel Luft im Bauch, Aufregungen, Genuss zu lange gelagerter Nahrung, bei Schnupfen, Gaumen-Rachen-Reizung, Zahnen und Ähnlichem. Man versucht, jeweils die Ursache herauszubekommen, und füttert gegebenenfalls beim nicht gestillten Kind nur etwas Tee mit 5 % Traubenzucker nach. Seltener, aber besonders eindrucksvoll sind die folgenden Störungen:

Der Magenpförtnerkrampf (Pylorushypertrophie) im ersten Vierteljahr

Den Magenpförtnerkrampf erkennt man daran, dass das Kind – etwa ab der dritten Lebenswoche – in hohem Bogen im Strahl erbricht, zumal wenn die Symptomatik im Laufe der Tage zunimmt und in ausgeprägten Fällen ein Gewichtsverlust eintritt. Dabei besteht kein Durchfall und kein Fieber. Was tun? Zunächst zwei- bis dreimal wöchentlich Gewichtskontrollen durchführen, häufigere kleinere Mahlzeiten geben, der Mutter mehr Ruhe im Tagesablauf einräumen, dem Kind Zeit lassen, wenn es sein »Bäuerchen« machen soll. Bei Gewichtsstillstand bzw. -abnahme darf die Vorstellung beim Arzt nicht mehr aufgeschoben werden. Einige Kinder lassen sich durch warme Bauchwickel mit Kamillen- oder Melissentee oder Oxalis-Essenz oder Wärmfläschchen beruhigen. Andere benötigen Medikamente oder bedürfen letztlich doch der Operation, die zum Glück kein großer Eingriff ist.

Häufiges Erbrechen im Schwall (Reflux) im ersten Vierteljahr

Erbricht das Kind oft im breiten Schwall oder neigt es überhaupt zu häufigem Spucken in den ersten Lebenswochen, auch während des Trinkens, so ist dies verdächtig auf einen ungenügenden Verschluss des Mageneingangs. Dabei schwappt die Nahrung mit der Peristaltik (d.h. den Bewegungen) des Magens in die Speiseröhre zurück. Was tun? Auch bei diesen Kindern sollte man dem Kind viel Zeit beim Trinken geben, es in kleinen Abschnitten trinken lassen und zwischendurch hochnehmen. Auch nach den Mahlzeiten brauchen diese Kinder viel Zeit, wenn sie ihr »Bäuerchen« machen sollen. Den Bauch gut warmhalten (z.B. warme Kirschkernsäckchen)! Nach Anweisung des Arztes Schräglagerung, d.h. man stellt den Boden der Wiege oder die Matratze des Bettchens schräg ansteigend, sodass der Kopf erhöht wird und die Beine tiefer liegen, ohne dass das Kind unter die Decke rutschen kann. Außerdem kann die Nahrung angedickt werden, z.B. mit Nestargel. Im Erbrochenen ist auf bräunliche Blutfäden zu achten. Diese wären Ausdruck für eine entzündliche Veränderung der Speiseröhre, die vom Magensaft bereits angegriffen worden ist, und sollten sogleich dem Arzt gemeldet werden (man darf sie jedoch nicht mit Bananenfasern verwechseln). Die Funktion des Mageneingangs reift meist im Laufe einiger Wochen nach. Stärkere Medikamente, die die Produktion von Magensäure verringern, oder gar eine Operation sind nur selten notwendig.

Einfache Magen-Darm-Infekte / Durchfall

Häufig beginnt ein Magen-Darm-Infekt mit Erbrechen. Manchmal bemerkt man schon einige Stunden vorher, dass sich das Kind unwohl fühlt, etwas blasser ist. Mitunter kommen die Durchfälle erst nach ein bis zwei Tagen hinzu. Manche Kinder neigen auch zu Erbrechen ohne Durchfall (acetonämisches Erbrechen). Es können immer leichtes bis höheres Fieber sowie Bauchschmerzen hinzukommen.

Als Ursache für eine Durchfallerkrankung kommen in Frage: zu lange gestandene Milch, andere Nahrungsmittel an der Grenze ihrer

Haltbarkeit, lokale und allgemeine Unterkühlungen, Virusinfekte, bakterielle Infekte und anderes. Durch Erbrechen und Durchfall entledigt sich der Körper der fremden »Eindringlinge« meist von selbst.

Obwohl als Ursache für eine Durchfallerkrankung Viren (z.B. Rotaviren) oder Bakterien (z.B. auch besondere Coli-Keime oder Salmonellen) in Frage kommen, ist es nur in besonderen Fällen oder bei Komplikationen erforderlich, diese namentlich zu kennen, d.h. eine Stuhluntersuchung zu veranlassen. Entscheidend ist der Gesamteindruck des Kindes. Wirkt es nur irritiert oder ist es ganz verändert?

Warnsymptome, die einen sofortigen Klinikbesuch erforderlich machen:

- auffallend ruhiges oder sogar apathisches Kind, körperlicher Schwächezustand,
- dunkle Ringe um die Augen, trockene Zunge, Bauchhaut beim festen Darüberstreichen faltig, Nachlassen der Urinausscheidung,
- hohes Fieber um 40 °C,
- blutige Durchfälle,
- blutiger Urin nach Durchfall.

Je nach Zustand des Kindes entscheidet der Arzt, ob die weitere Behandlung zu Hause erfolgen kann oder für ein paar Tage eine Infusionstherapie notwendig ist.

Flüssigkeitsersatz und Ernährung bei akuten Durchfällen

Am geeignetsten ist Fencheltee, im zweiten Halbjahr auch schon dünner Tee aus Kamille, Hagebutte, Apfel (getrocknete Schalen), Heidelbeere (getrocknete Früchte) und / oder Brombeerblättern.

> 250 ml Tee (1 große Tasse oder 1 Babyfläschchen)
> + 5 g Traubenzucker (1 Teelöffel = 3–6 g)
> + 1 Prise Salz.

Gestillte Säuglinge bekommen am besten weiterhin Muttermilch, es kann zusätzlich (Fenchel-)Tee angeboten werden.

Nicht mit Muttermilch ernährte Säuglinge bekommen bei leichten Durchfällen die bisherige Nahrung in auf die halbe Konzentration verdünnter Form. Zusätzlich kann (Fenchel-) Tee angeboten werden. Bei schweren Durchfällen werden ein bis zwei Mahlzeiten durch die oben angegebene Tee-Traubenzucker-Mischung oder eine Fertiglösung (z.B. Oralpädon 240 neutral) ersetzt. Danach wird wieder die gewohnte Fertignahrung angeboten, aber zunächst auf die halbe Konzentration verdünnt.

Manche Eltern haben gute Erfahrungen damit gemacht, einige Mahlzeiten durch flaschenfähigen Reisbrei zu ersetzen (3–4 g Reispulver auf 100 ml Wasser und 1 Teelöffel Traubenzucker sowie eine kleine Prise Salz). Sogenannte Heilnahrung ist eine weitere Möglichkeit, die noch gelegentlich verabreicht wird, aber nicht mehr zum Standard gehört.

Beim über 3 Monate alten Säugling kann ab dem zweiten Erkrankungstag zusätzlich Möhrengemüse in die Flasche oder als Brei, wieder unter Zusatz von 5% Traubenzucker, gegeben werden (Zubereitung s. S. 342f. oder aus dem Gläschen).

Das Erbrechen muss am zweiten Tag aufgehört haben. Die Stühle sollten seltener geworden sein, bei Karottengaben sollten sie gebundener aussehen, wobei typischerweise die Karotten »so herauskommen, wie sie hineinkamen«. Ohne Karotten bleiben die Stühle meist zerfahren und etwas schleimig und haben wenig Substanz (sogenannte Hungerstühle).

Nahrungsaufbau im Klein- und Schulkindalter

- **Stufe 1:** Bei Erbrechen sofort nach jedem Schluck ist eine völlige Trink- und Nahrungspause von 2–4 Stunden nur dann angezeigt, wenn keines der auf S. 106 beschriebenen Warnsymptome auftritt.
- **Stufe 2:** Am ehesten toleriert und vertragen wird die genannte Tee-Traubenzucker-Salz-Mischung (S. 106).

Wichtig ist, dass die Flüssigkeit in kleinsten Portionen, d.h. teelöffelweise und später schluckweise verabreicht wird. Zu große Mengen kann der Magen oft noch nicht auf einmal annehmen. Manche Kinder mögen lieber gekühlten Tee oder stilles Wasser statt Tee.

(Gewohnte Säfte oder Milch sollten allenfalls als »optischer Anreiz« in sehr kleiner Menge beigemischt sein.)

Die optimale Zusammensetzung enthalten die in der Apotheke erhältlichen Fertiglösungen (z.B. Oralpädon 240 neutral). Sie schmecken aber süß-salzig und werden von vielen Kindern nicht toleriert.

- **Stufe 3**: Wird der Tee vertragen, können nach wenigen Stunden folgende Nahrungsmittel angeboten werden: Zwieback, Salzstangen oder leicht gesalzener, dünner Reisbrei oder Hafersuppe.
- **Stufe 4** (ab dem 2.–3. Tag): Das Erbrechen sollte bereits nachgelassen haben, wenn man Folgendes anbietet: Möhrengemüse, geriebener Apfel, zerquetschte Banane, Weißbrot, weiße Brötchen, Knäckebrot, Kartoffelbrei, Heidelbeersaft.
- **Stufe 5** (ab dem 4.–5. Tag): Auch der Durchfall sollte sich gebessert haben, wenn man unter Hinzunahme folgender Lebensmittel mit einer fettarmen Diät fortfährt: Joghurt, Quark, verdünnte Milch, dünn Butter.

Medikamentös unterstützend wirkt Geum urbanum rad. Rh D3, 3–5 mal täglich 5–10 Tropfen, Veratrum e rad. D6 Glob. WALA zunächst halbstündlich 3–5 Globuli, später 2-stündlich bis 3 mal täglich, im weiteren Verlauf eventuell auch Birkenkohle comp., 3–5 mal täglich den Inhalt einer Kapsel, mit Tee aufgeschwemmt.

Das acetonämische Erbrechen

Die Bauchdecken sind weich und nicht druckschmerzhaft, doch können vor den Erbrechensattacken starke kolikartige Bauchschmerzen auftreten, manchmal Stunden vor dem eigentlichen Erbrechen. Aus unbekannter Ursache kommt es bei dazu veranlagten Kindern im Alter von etwa 2 bis 10 Jahren zu einer vorübergehenden Störung des Fettabbaues, bei der Aceton und Ähnliches entsteht. Menschen mit feiner Nase riechen das »Apfelartige« schon, wenn sie ins Zimmer kommen.

Behandlung

Beim ersten Mal sucht man den Arzt auf. Später können die Eltern den Zustand selbst beurteilen. Wenn acetonämisches Erbrechen auftritt, brauchen die Kinder dringend Zucker und Flüssigkeit, damit der Stoffwechsel wieder ins Gleichgewicht kommt. Alle 10 Minuten schluckweise Tee mit einem Zusatz von 5% Traubenzucker (d.h. 1 Teelöffel voll auf 100 ml Tee). Der Zucker im Tee ist *das* Heilmittel für acetonämisches Erbrechen. Geeignet sind Fenchel-, Kamillen- oder dünner Apfeltee, weniger geeignet Malven- oder Pfefferminztee. Auf den Bauch kommt ein warmer Kamillen- oder Oxaliswickel (s. äußere Anwendungen, S. 674 f.).

Erbricht das Kind noch einige Male, braucht man sich deshalb keine Sorgen zu machen. Man beruhigt das Kind und sagt, es werde jetzt bald besser werden, es solle nur schon langsam den nächsten Teelöffel Tee nehmen. Etwas behält das Kind nämlich doch davon. Nach ein bis zwei Stunden kann die Trinkmenge langsam gesteigert werden, bis der Traubenzuckertee tassenweise vertragen wird. Statt des reinen Traubenzuckertees kann man stilles Wasser mit Traubenzucker verwenden oder ein entsprechendes Fertigpräparat als Tee-Salz-Zucker-Gemisch aus der Apotheke, das den Vorteil hat, den Salz- und Mineralverlust des Körpers auszugleichen. Vielfach üblich ist die Gabe von Coca Cola und Salzstangen. Wir empfehlen dies nicht. Coca Cola ist durch seinen Phosphat- und Koffeingehalt als stimulierendes Getränk für Kinder nicht geeignet, insbesondere für solche, die zum acetonämischen Erbrechen neigen und ohnehin schon vegetativ labiler sind als andere.

Immer wieder wird der Bauch vorsichtig betastet, ob er auch weiterhin weich ist. Wenn das Erbrechen aufgehört hat, gibt man zusätzlich Zwieback, sonst an diesem Tag nichts. Am folgenden Tag gibt es leichte fettfreie Kost. Auch am dritten und vierten Tag ist die Ernährung noch fettarm.

Hält das Erbrechen trotz dieser Maßnahmen länger als einige Stunden an, so ist es ratsam, den Arzt aufzusuchen, spätestens jedoch dann, wenn das Kind Ringe um die Augen und eine trockene Zunge bekommt.

- **Erbrechen nach Sturz, Kopfunfall** ist immer ein Anlass, sofort die Klinik aufzusuchen.
- **Erbrechen nach Schreck:** das Kind beruhigen und warm halten. In schweren Fällen zum Arzt gehen.

- **Gelegentliches Erbrechen**, eher zunehmend, meist zusammen mit Kopfschmerzen, macht eine neurologische Untersuchung durch den Arzt notwendig.

Chronische Verstopfung

Solange ein Kind gestillt wird, gibt es praktisch keine behandlungsbedürftige Verstopfung (s. S. 289 f.). Einer Neigung zur Verstopfung bei nicht mehr gestillten Säuglingen kann mit den auf S. 341 beschriebenen Ernährungsmaßnahmen begegnet werden. Bei mangelndem Erfolg muss ärztlicherseits nach der Ursache gesucht werden. Eine chronische Verstopfung ist auch beim Kleinkind oft die Folge von schmerzhaften Einrissen am After (Analfissuren). Konstitutionelle, selten auch organische und schließlich seelische Gründe müssen ebenfalls in Erwägung gezogen werden. Deshalb ist bei wiederholter langzeitiger Stuhlverhaltung, eventuell mit Schmierspuren in der Hose, der Besuch beim Kinderarzt notwendig.

Behandlungsrichtlinien für den Fall, dass nur eine akute, reisebedingte oder eine gewohnheitsmäßige Verstopfung vorliegt:

- Der total voll gepfropfte Dickdarm muss zuerst einmal entleert werden. Am besten und schonendsten wirken ein hoher Einlauf mit Kamillentee oder Fertigklistiere (s. S. 686 f.). Zur Not kann man auch Mikroklistiere oder Zäpfchen verwenden, doch führen sie oft nicht zu der erwünschten Stuhlerweichung. Wichtig ist, dass zunächst der ganze Dickdarm und nicht nur der Enddarm entleert wird. Durch Betasten des Bauches kann man sich selbst leicht von der Wirkung des Einlaufs überzeugen. Da jede abführende Maßnahme von unten allmählich zur Gewöhnung werden kann, ist es gut, mit dem Arzt zu verabreden, wie oft abgeführt werden darf.
- Die nächste Maßnahme liegt in einer sinnvollen Kostkombination mit genügend Getränken. Manchmal helfen ein Honigbrötchen und Pfefferminztee anstelle der gewohnten Milch. Bei schon vorhandener

schlackenreicher Kost mit Müsli und groben Vollkornbroten geht man einmal zu einer schlackenärmeren Ernährung über, besonders auch dann, wenn Blähungen und Bauchschmerzen häufig sind. Andererseits wird das »Nudel-Weißbrot-Schokoladen-Kind« zuerst einmal die Natur von ihrer kräftigeren Nahrungsseite her kennen lernen müssen. Viele Kinder brauchen auch mehr Fett in der Nahrung (s. S. 350).

Stopfende Nahrungsmittel sind Kakao, Bananen, Äpfel, Schwarztee, Heidelbeeren und Milch. *Abführend* wirken Rhabarber, eingeweichte Dörrpflaumen, Feigen, Buttermilch, Joghurt und Dickmilch, Mineralwasser und Leinsamen. Letztere sind als Universalmittel in gemahlenem Zustand bei Kindern verwendbar. Man kann davon zweimal täglich einen Teelöffel mit ein wenig Honig und drei Tropfen Zitrone anrühren oder sie in Dickmilch oder Suppe vor dem Essen reichen.

■ Ein wichtiger Teil der Behandlung liegt jedoch in der Beachtung der Familiensituation. Wo bereits aus der vorigen Generation das Problem bekannt ist, wirkt der erste ausbleibende Stuhl auf die Familie ganz anders, als wenn die Eltern dafür nicht sensibilisiert sind. In beiden Fällen gilt jedoch immer und uneingeschränkt: Nichts wirkt verstopfender auf den Darm als die Sorge um den Stuhlgang! Dagegen wirkt das lebhafte Interesse an der Umwelt abführend. Wenn also der Tag noch kein mit Spannung erwartetes Ziel verspricht, so sollte eines auftauchen, auch wenn es nur eine kleine Überraschung ist, die man jemand anderem bereiten will. Das gilt auch für den Säugling und das Kleinkind, nur sind Spannung und Überraschung hier mehr durch die Art der Zuwendung zu erreichen.

Verdauen lernen

Erde, die uns dies gebracht,
Sonne, die es reif gemacht –
liebe Sonne, liebe Erde,
euer nie vergessen werde.

CHRISTIAN MORGENSTERN

Die besondere Anfälligkeit des kindlichen Magen-Darm-Traktes gegenüber Störungen zeigt, dass die Verdauungsorgane sich ihre Funktionstüchtigkeit erst erobern müssen. Was muss dabei »gelernt« werden, was bewirkt die Verdauung? Sie muss alles vernichten können, was die Eigentümlichkeit eines Nahrungsmittels ausmacht; d.h. die Verdauung ist umso besser, je weniger dabei Fisch oder Radieschen bleiben, was sie waren. Nur nach ihrer vollständigen Zerstörung können Nahrungsmittel zum Aufbau menschlicher Substanz herangezogen werden. Sie müssen – als Produkte der Umwelt – »sterben«, um menschlicher Kraftentfaltung dienen zu können. Gelangt z.B. nur ein wenig artfremdes Eiweiß in das menschliche Blut, muss der Körper darauf hochakut mit Fieber und allergischen Symptomen reagieren. Treten Nahrungsunverträglichkeiten (wie z.B. gegen Getreide-Kleber, Milcheiweiß oder bestimmte Zucker) auf, so ist der Organismus nicht mehr ausreichend in der Lage, das entsprechende Stück »Welt« in »Mensch« umzuwandeln.

Vorbild für jede Diät ist der Weg vom am leichtesten verträglichen wieder hin zu den schwerer verdaulichen Nahrungsmitteln. Es kann nötig sein, in bestimmten Krankheitsfällen gewisse Nahrungsmittel auszuschließen. Im geeigneten Fall sollte das Ziel jedoch sein, die gemiedenen Speisen wieder verdauen zu lernen. Wir sind umso kräftiger und willensstärker, je mehr unser Stoffwechsel in der Lage ist, alle Nahrungsmittel in menschliche Substanz zu verwandeln.

Es weckt Erstaunen, dass dieser körperlichen Verdauungsarbeit die »seelische« und »geistige Verdauung« polar gegenüberstehen: Gesunde Verdauung verwandelt mineralische, pflanzliche und tierische Substanz in körpereigene um. Eine gesunde seelisch-geistige Verdauung hingegen bewirkt das Umgekehrte. Hier gelingt das Verarbeiten in Form von Verstehen und Erkennen nur in dem Maß, als ich in der Lage bin, mich an das, was ich verstehen und erkennen möchte, hinzugeben, mich in es gleichsam zu verwandeln, »in der Sache drin zu sein«: Ich werde im Verstehen und Erkennen »Welt« und muss mich selbst, d.h. meine persönlichen Gefühle, Meinungen und Vorlieben überwinden, wenn sie »nicht stimmen«, also nicht in Übereinstimmung mit der Wirklichkeit sind, die ich erkennen und verstehen möchte.

In der Verdauung kommuniziert die Welt auf körperlicher Ebene mit dem Menschen: Welt wird Mensch. Die Welt opfert sich gleichsam, damit der Mensch sein kann. In der Erkenntnisarbeit kommuniziert der Mensch seelisch-geistig mit der Umwelt und lernt diese in ihrer Existenz verstehen – so wie sie ist, indem er sich selbst überwindet und seinen persönlichen Standpunkt oder seine irrigen Meinungen »opfert«: Mensch wird im Erkennen Welt. Eins unterstützt das andere – beides zusammen macht aber erst die volle menschliche Ernährung aus. Geistige und physische Ernährung sind immer zugleich auch Verwandlung, die Entwicklung ermöglicht. Daher ist verständlich, warum in einer Religion wie der christlichen, die den Entwicklungsgedanken im Zentrum hat, zugleich auch der Ernährungsvorgang in seiner wahren – sakralen – Bedeutung erscheint: in der heiligen Kommunion.

Rudolf Steiner hat diesen Sachverhalt in einem Tischgebet formuliert, das auch Kinder gerne mitsprechen:[19]

Es keimen die Pflanzen in der Erdennacht
Es sprossen die Kräuter durch der Luft Gewalt
Es reifen die Früchte durch der Sonne Macht

So keimet die Seele in des Herzens Schrein
So sprosset des Geistes Macht im Licht der Welt
So reifet des Menschen Kraft in Gottes Schein.

Empfohlene Literatur

Needleman, Herbert L. / Landrigan, Philip J.: *Umweltgifte: So schützen Sie Ihr Kind.* Stuttgart 1996.

Eichler, Wolfdietrich: *Umweltgifte in unserer Nahrung und überall: Ein Kompendium aktueller Umweltgefahren und Umweltsünden,* Greven 1991

Hauterscheinungen und Hauterkrankungen

Was wir an der Haut sehen, ist Ausdruck der Befindlichkeit des ganzen Menschen. Ernährungszustand, Wasserhaushalt, Kreislauf, Leber, Niere, Nebenniere, Schilddrüse und Nervensystem sind an den vielfältigen Erscheinungen beteiligt. Die Tätigkeiten des lebendigen Organismus und des Seelisch-Geistigen können wir in manchen Symptomen unmittelbar erkennen, in vielen Symptomen vermuten. So ist bekannt, dass bei Stoffwechselstörungen von Niere und Leber Harnsäure und Bilirubin in der Haut abgelagert werden können und dass dies Juckreiz verursachen kann. Ebenso kennt jeder das Phänomen des Erblassens durch Schreck und bei Angst, das Auftreten der Schamröte sowie die feine Röte, die das Gesicht bei besonders freudigen Erregungen überzieht.

Im Folgenden werden Symptome und Krankheiten besprochen, bei denen eine Vorbeurteilung durch die Eltern die Entscheidung erleichtert, ob ein Arztbesuch notwendig ist oder nicht, des Weiteren solche Hauterkrankungen, bei denen Pflege- und Behandlungsratschläge im Allgemeinen gegeben werden können.

Hauterscheinungen bei *Kinderkrankheiten* siehe S. 149 ff.

Die Muttermale des Säuglings

Feuermale

Angeborene flächenhafte Rötungen im Hautniveau deuten auf harmlose Erweiterungen der feinen Hautgefäße. Sind sie mittelständig oder symmetrisch an Stirn, Augenlidern, Augenbrauen oder im Nacken (dort auch »Storchenbiss« genannt), verschwinden sie meist im Laufe des ersten Lebensjahres. Dagegen bleiben die einseitigen Feuermale zeitlebens bestehen.

Blutschwämme

Diese treten als weiche, rote, runde Gebilde über das Hautniveau hinaus. Blutschwämme entstehen und wachsen im Allgemeinen im ersten Lebensjahr und verschwinden vom zweiten Lebensjahr an langsam wieder. Sind sie im Gesicht und an anderen gut sichtbaren Hautstellen sowie über Gelenken, werden sie in den ersten Monaten mit dem Kinderarzt besprochen, da sie in Einzelfällen im ersten Lebensjahr mit Vereisung oder Lasertherapie fast ohne Narbenbildung entfernt werden können.

Milchkaffee-farbene Flecken

Meist sind diese wenig auffallenden Flecken einige Zentimeter groß, unregelmäßig begrenzt und bleiben als unveränderliche Merkmale bestehen. Beobachtet man mehr als fünf Flecken dieser Art oder bedecken sie große Anteile der Haut, so bespricht man sich mit dem Arzt.

Dunkle Pigmentflecken

Auch diese Hauterscheinungen mit oder ohne Behaarung bleiben zeitlebens bestehen. Ihre unterschiedliche Größe und Form lässt eine gemeinsame Beurteilung hier nicht zu. Pigmentflecken, die sich verändern oder wachsen, sind der Beurteilung durch einen erfahrenen Arzt zu unterziehen.

Gelbfärbung / »Gelbsucht«

Gelbfärbung der Haut ohne Beteiligung des Weißen im Auge stammt beim Säugling gewöhnlich von der Karottennahrung und ist harmlos.

Ist das Weiße des Auges mit betroffen, so handelt es sich um *Gelbsucht*. Diese kommt bei fast allen *Neugeborenen* leichter oder stärker ausgeprägt vor, da die Leber den nach der Geburt einsetzenden Abbau des fötalen Blutfarbstoffes verzögert bewältigt. Bei voll gestillten Kindern kann diese Gelbsucht einige Wochen anhalten und ist völlig harmlos. Trotz der vorhandenen Gelbsucht sollte das Kind weiter gestillt werden, zusätzliche Gaben von Tee sind unnötig.

Die Therapie besteht in ausgeprägten Fällen in *Lichtanwendung* (Neugeborene, die in Fensternähe liegen, sind weniger stark betroffen) und muss in schweren Fällen in der Klinik während der ganzen Nacht mit Speziallampen zusammen mit einer Infusion durchgeführt werden. Eine *Austauschtransfusion* ist nur bei *Blutgruppenunverträglichkeiten* zwischen Mutter und Kind mit sehr hohem Bilirubinanstieg notwendig.

Wenn beim gelben Neugeborenen die Stühle nach Abgang des schwarzen Kindspechs (Mekonium) nicht gelb, sondern grauweiß werden und der normalerweise fast farblose Urin stärker gelb wird, liegt eine Gallenstauung durch Gallengangsfehlbildung vor. Gelbsucht im späteren Alter spricht meist für eine *Lebererkrankung*. Beides bedarf sofortiger ärztlicher Abklärung.

Marmorierte Haut

Blauverfärbung der Haut an den Lippen und Fingernägeln oder an den Füßen oder eine *marmorierte Haut* (melierte Röte oder Bläue ganzer Körperregionen) kann bedeuten, dass es dem Kind zu kalt war oder ist. Auch im Fieberanstieg kann man solche Flecken beobachten. Nach einer größeren Mahlzeit sind die Kinder in dieser Hinsicht auch empfindlicher. Je nach Situation zieht man dem Kind Wollwäsche an oder packt es sonst warm ein. Im Zusammenhang mit schneller Atmung oder zu schnellem oder zu schwachem Puls und geschwächtem Allgemeinbefinden kann eine Blauverfärbung auf eine Lungen- oder Herzerkrankung hinweisen und ist dann Grund zum Besuch des Arztes.

Wenn Kleinkinder zu lange unbeweglich in der Kälte waren, können sehr schmerzhafte *Erfrierungen* ersten Grades auftreten. Das sind rötliche, teigige Schwellungen, besonders in der Umgebung der Finger- und Zehengelenke. Zu intensive Wärmeanwendung von außen ist dann genauso falsch wie das früher übliche Abreiben mit Schnee. Am besten gibt man dem Kind heißen Tee mit Honig und packt es dick ein.

Wangenrötungen

Gerötete Wangen können viele Ursachen haben: Fieber, Zahnen, Scharlach, frische Luft, Aufregung. Gelegentlich sind sie Folge einer zu langen Kälteeinwirkung bei einem Spaziergang im Wind. Besonders bei pausbäckigen, etwa halbjährigen Säuglingen kann es auch da zu wochenlang sichtbaren leichten Erfrierungen kommen. Unter der etwas dunklen Rötung der Wangenhaut tastet man derbe Gewebsverdichtungen. Die betreffende Haut ist dann noch längere Zeit überempfindlich gegen Kälte und muss besonders geschützt werden mit Fettsalbenklecksen, gegebenenfalls wird etwas Mull daraufgepackt.

Einseitige, zunehmende, schmerzhafte Schwellungen dagegen bedürfen rascher ärztlicher Behandlung.

Blässe

Sind die Schleimhäute der heruntergezogenen Augenlider, die Lippen, Ohrläppchen und Fingernägel gleich rosig wie bei anderen Kindern, besteht trotz Blässe keine Blutarmut. Sind diese jedoch auch blass oder bestehen außerdem Schlappheit und Lustlosigkeit, so ist der Arzt aufzusuchen. – Eine medikamentöse Eisengabe ist nur bei echter Eisenmangelanämie angezeigt.

Neugeborenen-Akne

Durch die hormonelle Umstellung nach der Geburt entwickeln fast alle Neugeborenen innerhalb der ersten drei bis fünf Tage einen mehr oder weniger ausgeprägten, meist am Rücken und im Gesicht beginnenden oft bläschenartigen Ausschlag, der nicht juckt. Dieser Ausschlag kann bis zu drei Monate lang andauern und sich häufig verändern. Er ist völlig harmlos und gehört zu den normalen Anpassungserscheinungen des Neugeborenen. Mit einer Allergie oder gar Neurodermitis hat er nichts zu tun. Cremes oder Ähnliches sind zu vermeiden, allenfalls kann man mögliche entzündete Stellen durch eine zinkhaltige dünn aufgetragene Windelcreme austrocknen.

Neugeborenen-Ausschlag (Ursache unbekannt)

Hiermit bezeichnet man unregelmäßig verstreute, stecknadelkopfgroße gelbliche Knötchen, die von einem kleinen, unregelmäßig begrenzten roten Hof umgeben sind. Die einzelnen Stellen wechseln innerhalb einiger Stunden, und alles verschwindet von alleine nach einigen Tagen.

Milien

Hierbei handelt es sich um stecknadelspitzgroße, weiße, derbe Knötchen bei Neugeborenen. Sie befinden sich meist in Augennähe, enthalten einen Hornbestandteil (Keratin) und verschwinden von alleine wieder. Dasselbe gilt übrigens für bis linsengroße, mehr gelbliche Einschlüsse, die im Mundbereich, auf der Zahnleiste oder an der Grenze zwischen knöchernem und weichem Gaumen von den Eltern entdeckt und manchmal mit dem Soorpilz verwechselt werden.

Wangenpickel in den ersten Lebenswochen

Wenn sich Pickel in den ersten Lebenswochen auf einer verdickten Wangenhaut derb anfühlen, sind sie wie der Gneis häufig Erscheinungen im Rahmen der sogenannten seborrhoiden Dermatitis (vgl. unten) und Ausdruck der hormonellen Umstellung ähnlich wie in der Pubertät. Man muss sie von Eiterpustelchen unterscheiden (s. S. 125 f.). Diese Pickel enthalten Talg und sind nicht eitrig oder ansteckend. Die Pflege mit einer nicht zu fetthaltigen Creme, z.B. einer nicht parfümierten Mandelölcreme (Zinc. oxydat 4,0; Paraffin subliquid. 5,0; Cera alba 20,0; Ol. amygdal. 80,0; Mandelölcreme), kann sinnvoll sein (später auftretende Pickel s. unter »Ekzem«, S. 120 ff.).

Gneis (Milchschorf)

So nennt man derbe, fettige Schuppenbildungen, die plattenförmig am Schädel und an den Augenbrauen auftreten. Er kommt in den ersten Lebensmonaten vor und kann nach Aufweichen durch Öl mit dem Staubkamm vorsichtig abgehebelt werden. Dabei braucht man keine Angst zu haben, etwa die Fontanelle zu verletzen. Später lässt diese Erscheinung nach. Gneis ist Ausdruck eines seborrhoiden Hauttyps (s. unten), und keine Allergie.

Seborrhoide Dermatitis

Für diese Hauterscheinungen gibt es keinen brauchbaren deutschen Ausdruck. Mit seborrhoider Dermatitis wird eine Hautentzündung infolge unregelmäßigen Talgflusses bezeichnet. Es handelt sich um eine zu starke Lebenstätigkeit der Haut, die sich durch eine vermehrte Fettproduktion mit heftiger Schuppenbildung auszeichnet. Bei dieser Krankheit gehen die oben beschriebenen derben Pickel (S. 119) in einen stärkeren Reizzustand über. Im Windelbereich, an Körperfalten und am Nabel können so Entzündungsherde auftreten, die sich langsam ausdehnen und unter Umständen den ganzen Körper befallen. Bei solch einer generalisierten seborrhoiden Dermatitis bedarf die Haut sehr guter Pflege, damit es nicht zu einer Vereiterung der wunden Stellen kommt. Die Kinder haben keinen Juckreiz und sind in der Regel freundlicher Stimmung. Für den Arzt ist es nicht immer leicht, die Krankheit von einem Pilzbefall zu unterscheiden. Auch können sich beide Krankheiten leicht überlagern.

Die seborrhoide Dermatitis heilt oft bis zum vierten Lebensmonat ab. Für die Behandlung eignen sich Ölbäder mit Mandelöl (z.B. 1 Teel. Mandelöl in 1 Tasse Vollmilch mit dem Badewasser verquirlen). Ölbäder mit dem häufig enthaltenen Erdnussöl sollten vermieden werden. (Schuppenbildung am Kopf s. oben unter dem Stichwort »Gneis«, S. 119.)

Chronisches endogenes Ekzem, atopische Dermatitis oder Neurodermitis

Diese drei Namen beziehen sich auf ein und dieselbe Krankheit, nämlich eine konstitutionelle Ekzembereitschaft. Bei der Hälfte der Kinder liegt eine familiäre Belastung vor und bei einigen eine Allergiebereitschaft gegen Nahrungsmittel, Milch und anderes. Achten sollte man auf unspezifische Faktoren wie z.B. Stress, Unruhe, Kälte, Hitze und Wetterwechsel etc. Es bestehen genetische Beziehungen zu Heuschnupfen und Asthma. Das Erscheinungsbild dieser Ekzemform hat in den letzten Jahrzehnten stark zugenommen, was nicht allein einzelnen Umweltbelastungen wie Giften, Reizstoffen oder einzelnen Nahrungsmitteln zuzuschreiben ist, sondern auch den veränderten Lebensbedingungen und -gewohnheiten insgesamt (vgl. S. 143 ff.) sowie erblicher Veranlagung.

Hervorstechendes Merkmal ist der starke Juckreiz, der oft bis zum Blutigkratzen führt. Bei Säuglingen sind zunächst meist mehr der Kopf und der Schulterbereich betroffen, später mehr der Stamm- und Gliedmaßenbereich. Beim Vorschulkind schließlich bevorzugt das Ekzem die Falten der großen Gelenke und die Handrücken. Die ganze Haut ist meist trocken; typisch sind die derben juckenden Knötchen, teilweise in Gruppen und dadurch fleckig erhaben erscheinend. Sie können durch Flüssigkeitsaustritt wie wunde Haut aussehen oder verkratzt und dadurch krustig belegt sein.

Neben dem starken Juckreiz ist für die Neurodermitis typisch, dass sich das Bild der Haut sehr rasch ändern kann. Morgens ist sie z.B. fast völlig wund und offen, am Abend sieht sie schon wieder viel besser aus, am nächsten Tag ist fast alles abgeheilt und schuppig, um vielleicht am übernächsten wieder offen und nässend zu sein. Den Auslöser für diese Veränderungen kann man oft nicht sicher feststellen, meist hilft nur gründliches Beobachten, am besten mit einem kleinen Tagebuch, in das man Wetter, Stressfaktoren (Reisen usw.), Essen und Ähnliches stichpunktartig notiert. Dieses Tagebuch kann man mit dem Haus- oder Kinderarzt besprechen, um dann zu entscheiden, worauf man achten sollte. Hat sich beim Kind bei Kuhmilch-haltiger Ernährung im Laufe von Tagen nur ein gering ausgeprägtes Ekzem gebildet, bleibt es eine individuelle Entscheidung, ob diese Hautsymptome tolerierbar sind und Kuhmilch, z.B. in Form von mildem Joghurt, weiter gegeben oder auf teure Stuten- oder Ziegenmilch übergegangen wird.[20] Entsprechendes gilt, wenn nur die stillende Mutter Milch trinkt und der Säugling darauf reagiert.

Abraten möchten wir von ständigem Wechseln und Ausprobieren von Grundnahrungsmitteln! Bevor man sie fälschlicherweise verdächtigt, sollte man sicher sein, dass sie nicht vertragen werden. Oft kommt eine sehr anstrengende »Vermeidungsspirale« in Gang, die ihrerseits Unruhe erzeugt und eher zu einer Verschlechterung führt. Besteht in den ersten Monaten der begründete Verdacht auf eine Unverträglichkeit für Nahrungsmittel, so sollten diese für vier Wochen gemieden, dann aber unbedingt nochmals gegeben werden. Dies gilt auch, wenn die Mutter stillt und den Eindruck hat, durch ihr Essverhalten die Neurodermitis ihres Kindes zu verschlechtern. Besteht nach diesem Vorgehen ein gesicherter Allergieverdacht, sollte dieser vom Kinderarzt auch abgeklärt werden über einen Allergietest im Blut und eventuell eine Provokation. Ist eine Allergie gegen Nahrungsmittel nachgewiesen, so wird unter ärztlicher Begleitung oder durch eine Ernährungsberatung das Nahrungsmittel für ein Jahr konsequent gemieden, danach aber versuchsweise wieder gegeben. Nahrungsmittelallergien bilden sich im Laufe von Monaten meistens wieder zurück – im Gegensatz zu Pollen-, Tierhaar- und Hausstaub-Milben-Allergien.

Von den Allergien (s. S. 143) sind sogenannte toxische (d.h. auf Kontakt mit giftigen Substanzen beruhende) Reaktionen zu unterscheiden. Das sind Zeichen einer Reizung, die bei jedem Menschen in unterschiedlichem Maße auftreten. Die empfindliche Haut der Neurodermitiker reagiert stärker auf solche Substanzen. Beispiele hierfür sind ätherische Öle (Zitrusöle, Terpene in Farben, Eukalyptusöl u.a.), Gewürze, Nahrungsmittelzusätze (Phosphate, Geschmacksverstärker etc.). Diese Substanzen sollten bei einem Neurodermitis-Kind gemieden werden. Oft ist man sich dieser Zusatzstoffe nicht bewusst, fast jede nicht biologische Schokolade enthält eine Fülle solcher Stoffe.

Meist kann im Laufe des zweiten Lebensjahres mit einer *deutlichen spontanen Besserung* der nahrungsbedingten Ekzeme gerechnet werden. Dennoch reagieren viele Ekzematiker später empfindlich auf Zitrusfrüchte und überhaupt auf Saures, häufig auch auf Nüsse und gelegentlich auf Fisch und Ei. Sauermilchprodukte werden hingegen oft schon vertragen, wenn die frische Milch noch ekzemauslösend wirkt. Zucker, Honig und Süßigkeiten können das Ekzem verschlechtern, ohne dass eine echte Allergie gegen sie bestehen muss, trotzdem ist gegen Süßigkeiten in Maßen nichts einzuwenden.

Die *Therapie* sollte – *äußerlich wie innerlich – auf das einzelne Kind abgestimmt* sein. Cortisonhaltige Salben empfehlen wir nicht. Wir verwenden sie nur, wenn die Eltern oder das Kind den zeitlichen Mehraufwand der alternativen Therapie nicht leisten können. Die nachstehenden Hinweise sind als Überbrückungshilfe gedacht.

- Bei trockener Haut:

Borretschöl	10,0
DAC-Basis-Creme	ad 200,0

Beim größeren Kind (zweites bis drittes Lebensjahr): harnstoffhaltige Cremes ohne Parfüm oder Konservierungsstoffe, z.B. Remederm Creme Widmer. Bei der Salbengrundlage sollte darauf geachtet werden, dass sie keine Wollwachse oder Erdnussöle enthält.

- Bei deutlicher Entzündung:

Imlan®-Creme	80,0
Salbengrundlage SK (Weleda Sonderanfertigung)	ad 100,0

- Bei starkem Juckreiz:

Equisetum arvense, Decoctum 10%	100,0
DAC-Basis-Creme	ad 200,0

- Bei einem Juckreizanfall empfiehlt sich ein warmes Bad mit Zusatz von Schachtelhalmtee (1 Handvoll auf 1 l Wasser, 10 Minuten kochen und dem Bad zufügen). Anschließend wird die Haut neu eingecremt.

Alternativ kann die Haut mit abgekühltem schwarzem Tee abgetupft werden: Man brüht einen einfachen Schwarztee mit Teebeuteln auf, lässt diesen mit den Beuteln abkühlen und kann dann mit den Teebeuteln oder einem Baumwolllappen, der in dem Tee getränkt wurde, die Hautstellen abtupfen.

- Bei stark nässenden Ekzemen sind nasse, kühle (!) Kompressen mit Schachtelhalm-Tee oder schwarzem Tee angebracht (s. S. 682 f.). Nässende Stellen sind Eintrittspforten für Hautinfektionen, die bei Neurodermitis einen sehr unangenehmen Verlauf haben können. Pinselungen mit gerbenden und desinfizierenden Farbstoffen (z.B. Pyoktanin 0,1%) führen zum raschen Abheilen. Weiterhin hat sich Lotio alba aquosa gut bewährt.
- Die juckenden Stellen müssen ganz mit Baumwollwäsche bedeckt werden, am besten in Form eines einteiligen Overalls, der auch die Hände mit einschließt und den die Mutter der Größe des Kindes entsprechend selbst anfertigt (s. Schnittmuster, S. 688). Dieses Kleidungsstück wird geliebt, weil es von der Mutter kommt. Wenn man es mit Sonne, Mond und Sternen bestickt (dabei wird ein weicher Baumwollfaden verwendet, um Juckreiz zu vermeiden) oder an den Handteilen freundliche

Gesichter aufmalt, freuen sich die Kinder oder spielen stundenlang mit ihren »Handpuppen«, ohne weiter zu kratzen.

- *Wichtig ist, dass es den Eltern gelingt, sachlich zu bleiben.* Oft wird der starke Juckreiz zur Belastungsprobe für die ganze Familie. Die Mutter ist am Rande der Verzweiflung und am Ende ihrer Kräfte, weil sie keine Nacht mehr zur Ruhe kommt. Das Kind merkt, dass es mit dem Kratzen schließlich alles erpressen kann: Es schläft nicht mehr in seinem Bett, will immer das Gegenteil von dem, was die anderen wollen, und wird vom Augapfel der Familie zum Tyrannen. Hier hilft nur, gerade dieses Kind so »normal« wie möglich zu behandeln. Zum Beispiel werden die oben angegebenen Maßnahmen in aller Ruhe nacheinander durchgeführt, und anschließend wendet man sich ohne weitere Sonderbeachtung dem Tagesablauf zu. Gerade in einer solchen Situation kann eine Neurodermitis-Schulung nach den Richtlinien der Westdeutschen Arbeitsgemeinschaft für Pädiatrische Allergologie (WAPA), wie sie in fast allen Kinderkliniken und von einigen Kinderärzten angeboten wird, sehr hilfreich sein.
- Eine besonders sorgfältig zu überlegende Entscheidung ist der Umgang mit der Windpockenerkrankung bei Neurodermitis: Windpocken verlaufen bei Neurodermitis oft deutlich schwerer als bei anderen Kindern; nach Abheilung der Windpocken kann sich die Neurodermitis deutlich bessern, aber leider auch deutlich verschlechtern. Eine Windpockenimpfung ist vorsorglich möglich, hat aber keinen bessernden Einfluss auf die Neurodermitis.

  Auch ein zunächst harmloser Herpes-Infekt kann beim Neurodermitiker einen schweren Verlauf nehmen.
- Seelische Aspekte: Die Haut des Ekzematikers erscheint in ihrer Trockenheit einerseits unlebendiger und abgeschlossener, andererseits aber viel empfindlicher reagierend, beim feuchten Ekzem sogar zu lebendig und offen. Gibt man diesen Kindern eine Hülle durch äußere Anwendungen, z.B. Umschläge oder Salben, und eine geeignete Kleidung und öffnet man sie seelisch, indem man ihr Interesse weckt an den Vorgängen der Außenwelt, so hilft man ihnen, sich von ihrem Leib ab- und seelisch mehr nach außen zu wenden. Lässt man sie dann auch in eindeutiger Weise »ihre Grenzen« erleben, d.h. wissen die Eltern, was sie

wollen und was in dem betreffenden Augenblick zu tun ist, dann kann sich die Persönlichkeit des Kindes daran stärken und ihr Verhältnis zur Welt neu bestimmen. Dies wirkt positiv auf den Verlauf der Krankheit und trägt deutlich zur Beruhigung der Hauterscheinungen bei.

Empfohlene Literatur

Szczepanski, Rüdiger / Schon, Marion / Lob-Corzilius, Thomas: *Neurodermitis: Das juckt uns nicht!* Stuttgart ²2001.

Soldner, Georg / Stellmann, Hermann M.: *Individuelle Pädiatrie.* Stuttgart ³2007.

Nabelentzündungen

In der dritten Woche des Neugeborenen kann der Nabel noch feucht sein oder wieder feucht werden, manchmal auch etwas bluten. Ist die Hautumgebung rot und geschwollen, geht man gleich zum Arzt. Befinden sich nur ein paar Reizpickelchen in der Umgebung, hat man noch etwas Zeit. Meist handelt es sich um ein sogenanntes Nabelgranulom, das nichts anderes ist als »wildes Fleisch«, wie man es bei langsam heilenden Wunden zu sehen bekommt. Die Wunde ist in diesem Fall die nur noch 2–3 mm große Stelle, an der die Nabelschnur hing. Zur Behandlung betupft der Arzt die Stelle mit einem Argentum-nitricum-Stift.

Eiterpusteln und Bläschen beim jungen Säugling

Im Gegensatz zu den mehr spitzen, derben, gelblichen Knötchen bei der seborrhoiden Wangenveränderung fallen die etwas flacheren, meist wenige Millimeter großen, grünlichgelb-gefüllten Bläschen in die Gruppe der eitrigen Hauterkrankungen. Wir handeln sie an dieser Stelle ab, weil sie im Säuglingsalter anders aussehen und anders behandelt werden. In dem Eiter lassen sich Staphylokokken-Bakterien nachweisen. Die Pustelchen treten einzeln oder in Grüppchen meist an der harten Kopfhaut, unter den Achseln oder im Windelbereich auf. Sie können jedoch auch an allen übrigen Körperstellen vorkommen. In den seltenen Fällen, bei denen innerhalb von Stunden zentimetergroße Eiterblasen aufschießen, muss man gleich zum Arzt fahren. Bei den kleinen Pusteln ist ärztliche Behandlung ebenfalls anzustreben, doch ist die Situation, wenn es dem Kind sonst gut geht und kein Fieber besteht, nicht so dramatisch. In der Zeit bis zum Arztbesuch kann man schon einmal die Pflege des Kindes auf mögliche Keimverschleppung hin überprüfen: täglicher, vollständiger Wäschewechsel beim Kind und seiner Umgebung, einschließlich aller Trockentücher, die die Eltern benutzen; Reinigung des Pflegeköfferchens, eventuell Wechsel der Pflegemittel, Salbenentnahme nur noch aus frischen Gefäßen mittels Holzspatel, den man anschließend wegwirft; gründliches Waschen der Hände mit Seife und Bürste vor und nach der Pflege des Kindes.

Solche Hauterscheinungen treten nicht nur bei mangelhafter Hygiene auf, sondern auch bei Familien, die unnötig von Desinfektionsmitteln Gebrauch machen. Dadurch wird die normale Hautflora zerstört und eine erhöhte Anfälligkeit für Keimbesiedlungen hervorgerufen.

Wichtig ist zu wissen, dass infolge der konstitutionellen Abwehrschwäche der Säuglinge diese Krankheit sehr leicht auf andere junge Säuglinge übertragen werden kann. Außerdem kann es zu einer Brustdrüsenentzündung bei der Mutter kommen. Deswegen sollten die Eltern in dieser Zeit bei sich auf kurz geschnittene Fingernägel achten, um eine gründliche Reinigung zu ermöglichen, und aufpassen, dass die Haare nicht über das Kind streichen und so zu »Bakteriendepots« werden. Unter Anleitung des Arztes kommt man in der Behandlung meist mit äußerlich desinfizierenden und trocknenden Maßnahmen aus.

Was tun bei Wundsein?

Im praktischen Sprachgebrauch bezeichnen wir damit alle entzündlichen Hauterscheinungen im Bereich der Windeln (s. Abb. 7, S. 267). Eine plötzliche, *flammende Rötung* (einfaches Wundsein) um den After, meist nicht über die Pofalten hinausgehend, kommt oft von einem Stuhlgang, der länger in den Windeln lag, oder von einem etwas schärferen Stuhlgang, z.B. nach Apfelsinensaft oder Äpfeln, bei leichteren Verdauungsstörungen (gehäuft in der Periode des Zahnens) oder einfach von einem beginnenden Durchfall. *Behandlung:* Erst mit Wasser, dann mit Öl reinigen, austrocknende, gut haftende, fettende Cremes verwenden (z.B. Zinkpaste mit Lebertran), häufig wickeln.

Kleine rote Pickelchen mit einem feinen weißen Schuppenkranz am Rand sind *verdächtig auf Soorpilzbefall.* Sie treten oft zuerst um den After oder das Genitale herum auf, schließen sich dann zusammen und können endlich den ganzen Windelbereich bis zum Nabel befallen. Am Ende findet sich eine derb rote Fläche, die leicht nässt (vgl. S. 128 ff.).

Auch die schon erwähnte *seborrhoide Dermatitis* kann den Windelbereich befallen. Man verwendet die erwähnte Fettsalbe und deckt anschließend noch mit Zinkpaste ab. Auch hier gilt, möglichst mit Öl zu reinigen.

Hautreizungen in den Leistenbeugen während der ersten Lebenswochen können vom ungenügenden Säubern oder auch zu grobem Reinigen dieser noch zarten Hautstellen herrühren. *Pflege:* Mit viel Öl abtupfen und mit fetten, zusatzfreien Salben behandeln. Puder krümelt und reizt!

Im selben Bereich können nach einiger Zeit derbere, gräuliche, an der Falte entlangführende Hautverdickungen auftreten. Dann hat sich die oberflächliche Hautschicht mit dem Pflegemittel inkrustiert. Durch Baden und Ölen verschwindet dieser Belag innerhalb einer Woche.

Treten *bandförmige Hautreizungen am Nabel oder an den Schenkeln* auf, liegt das an den Rändern der Plastikeinmalwindeln. Behandlung mit trocknenden Salben und Wechsel der Wickeltechnik (vgl. S. 291 f. und 698).

In den ersten Lebenswochen sieht man gelegentlich mehr oder weniger dicht *rasenförmige Pickel* oder *bläschenförmige Ausschläge* überwiegend im Windelbereich, jedoch auch am Oberkörper. Nicht immer lassen sie sich als eitrig oder pilzbedingt einordnen. Es ist erfahrungsgemäß eine rasche Rückbildung zu erleben, wenn man nur das Weichspülmittel weglässt und die gesamte Wäsche noch einmal ohne dieses spült bzw. in den letzten Spülgang etwas Tafelessig gibt.

Wir raten allen Eltern überhaupt zur konventionellen Wäsche ohne Weichspülmittel, spätestens dann, wenn Hautreizungen am Körper auftreten. (Die Ergebnisse großer Doppelblindstudien sind bekannt, dennoch bleibt aufgrund unserer nicht blind gewonnenen Erfahrung die Empfehlung bestehen, keine Weichspülmittel zu verwenden und selbst im Umgang damit Erfahrungen zu sammeln. Den Unterschied in der Trocknungseigenschaft unbehandelter und weichgespülter Frottiertücher kann man ja auch deutlich bemerken.) Darüber hinaus ist es manchmal notwendig, die Windeln von Hand nachzuspülen oder einen zusätzlichen Spülgang einzuschalten, wenn die Waschmaschine mit zu wenig Wasser arbeitet.

Pilzerkrankungen

Einige dieser Hautkrankheiten haben nach dem Siegeszug der synthetischen Kleidungsstoffe eine unglaubliche Verbreitung gefunden. Andere sind erst durch die Verdrängung bakterieller Entzündungen mit Hilfe antibiotischer Behandlung dazugekommen. Was früher als Krankheit besonderer Berufe mit Nässebelastung oder als Krankheit sozial schwacher Schichten galt oder bei besonders geschwächten Patienten auftrat, ist heute eine ganz gewöhnliche, in jeder Familie bekannte Erscheinung, auch wenn man nicht gerne darüber spricht. Dabei lässt der weltweit zunehmende Verbrauch antibiotischer Pilzmittel etwa abschätzen, wie viel diese zur Eindämmung der Pilzkrankheiten insgesamt leisten. Der Pilz ist jedenfalls, ob gefördert oder verfolgt, auf dem Vormarsch.

Soor in Mund- und Windelbereich

Im Mund sieht man feine oder gröbere, netzförmige oder krümelige weiße Beläge, besonders an den Wangeninnenseiten der Zunge. Manchmal reicht ein pelziger Belag bis an den Lippenschluss. Ein weißer Zungenbelag allein ohne befallene Wangenschleimhaut beweist jedoch nicht, dass ein Soor vorliegt.

Die Erscheinungen in der Umgebung des Afters bestehen anfangs aus mehr punktförmigen, oft nässenden Knötchen, die sich jedoch rasch ausbreiten, teils zusammenfließen und an deren Rand sich einwärts feine Schuppenkränze zeigen (s. Abb. 8, S. 267). Zuerst siedelt sich der Pilz meist im Mund an und wandert dann durch den Darmtrakt in die Analregion. Er ist dementsprechend auch im Stuhl nachzuweisen.

Bei gleichzeitiger Behandlung mit einem Breitbandantibiotikum oder bei sehr geschwächten Kindern setzt er sich hier besonders hartnäckig fest. Die Stühle riechen dann nach Hefe.

Behandlung

- Im Allgemeinen ist damit zu rechnen, dass eine *lokale Behandlung* im Mund und am Po mit etwas Geduld zum Erfolg führt. Das gilt z.B. auch für solche Fälle, die vorher nur mit vorübergehendem Erfolg antimykotisch behandelt wurden (meist mit Nystatin oder Miconazol). Das Prinzip ist einfach: im Mund schleimhautstabilisierende »Pinselungen« mittels Watteträger, getränkt mit verdünntem Weleda-Mundwasser oder WALA-Mundbalsam (s. S. 700), mit denen man gleichzeitig einen Teil der Pilzbeläge herausstreift. Dass der Pilz nicht so schnell verschwindet wie bei einem Antimykotikum, ist nicht unbedingt ein Nachteil. Rückfälle sind dafür seltener.
- Für den Pilzbefall im Windelbereich gilt: Pilze wachsen, wo es feucht und schattig ist, die einen mehr in der Wärme, die anderen mehr in der Kühle. So kann man sich selbst ausmalen, was jetzt zu tun ist. In Öl, besonders wenn es mit ätherischem Öl versetzt ist, können sie nicht wachsen. Man wird also die Haut zuerst mit Wasser, aber dann mit einem einfachen Sonnenblumenöl reinigen (Sonnenblumenöl deswegen, weil es in diesen Mengen wesentlich billiger ist als das kommerzielle Babyöl) und anschließend ein Öl auftragen, das ätherisches Öl enthält, wie z.B. 10%iges Lavendelöl, Calendulaöl oder Mischungen davon (Thymianöl und Eukalyptusöl reizen zu stark und sind deshalb nicht geeignet). Darüber kommt eine abdeckende Creme (siehe Anhang, S. 699).
- Wichtig ist, dass die Kinder jetzt *so oft wie möglich gewickelt* werden, auch nachts ein- bis zweimal. Die Feuchtigkeit des Urins und dessen Zersetzungsprodukte wirken allen Heilungsmaßnahmen entgegen. Wir empfehlen Mullwindeln und zum Aufsaugen der Feuchtigkeit Windelhosen aus grob gestrickter, wenig vorbehandelter Schafwolle (s. Strickanleitung, S. 689). Das Kind sollte in dieser Zeit nur gewaschen und allenfalls kurz gebadet werden, damit die Haut nicht aufweicht und die Pilze somit tief eindringen. Allerdings sind die heutigen Einmalwin-

deln viel effizienter für die Hautpflege als früher, sodass zusammen mit den anderen Maßnahmen ein Windelsoor gut zu beherrschen ist.

- Nach jeder Wasseranwendung muss die Haut *sorgfältig abgetrocknet* werden, eventuell mit dem Haarföhn. Anschließend wird gut eingeölt. Besserungen dürfen nach drei bis vier Tagen erwartet werden, auch wenn anfangs noch einige Herde neu aufschießen. Bis zur völligen Abheilung vergehen aber zwei bis drei Wochen.

Der Fußpilz

Fußpilze (Epidermophytien) werden an der krümeligen oder lamellenartigen Hautabschilferung zwischen den Zehen oder am ähnlich aussehenden trockenen Befall der Schwielen an den Fußsohlen erkannt.

Behandlungsprinzipien: So viel Luft und so wenig Wasser und Seife wie möglich (aber so viel wie nötig, wegen der sonst auftretenden geruchsbedingten Isolation...). Nach dem jetzt kürzeren Duschen oder dem kurzen Fußbad in Salbei- oder Eichenrindentee werden die betroffenen Stellen und ihre Umgebung sehr gut abgetrocknet, bzw. trockengeföhnt. Dann wird die Haut mit den oben genannten Ölen oder einfach einem Massageöl eingerieben, das keine Reizstoffe, sondern nur natürliche ätherische Ölzusätze enthält. So oft wie möglich barfuß oder in Strümpfen oder offenen Sandalen gehen. Synthetikstrümpfe meiden, stattdessen Socken aus Schaf- oder Baumwolle, die täglich gewechselt werden. Synthetisch gefütterte Schuhe oder Gummischuhe nur so kurz wie möglich anziehen. In hartnäckigen Fällen sollte eine konventionelle Pilzpaste (z.B. Candio-Hermal-Softpaste) benutzt werden, da sonst der Pilz auf den Fußnagel übergreifen kann.

Nagelpilz

Der Nagelpilz ist im Kleinkindalter eher selten, im Schulalter häufiger. Der oder die Fußnägel (selten auch die Fingernägel) sind verdickt und gelblich-bräunlich gefärbt, die Veränderung beginnt am äußeren Nagelrand. Ursachen sind Schäden am Nagel, z.B. durch zu enge oder zu weite Schuhe, Verletzungen usw., verbunden mit einem Pilzbefall zwischen den Zehen. Eine Nagelpilzbehandlung ist sehr langwierig (Monate bis Jahre) und sollte von einem Hautarzt durchgeführt werden.

Das Hand- und Fußekzem (dyshidrotisches Ekzem)

Hierbei entstehen erst Bläschen, dann nässende Stellen an Handinnenflächen und Fußsohlen, häufig auch mit Juckreiz. In schlimmen Fällen sind Fußsohlen und Handinnenflächen ganz offen. Eine Häufung gibt es im Winter und im Sommer. Das dyshidrotische Ekzem wird nicht von Pilzen oder Bakterien hervorgerufen, sondern gehört zu den unspezifischen Ekzemen, also zu den Erscheinungen der »empfindlichen Haut«. Häufig findet man es bei Kindern, die früher Neurodermitis hatten oder noch minimal haben. Auslöser sind Schweiß, bestimmte Ledergerbstoffe (Chromatgerbung!), Kunststoffschuhe, Salzwasser. Im akuten Stadium kann man über Nacht Hände und Füße mit einer nicht zu fetten Creme einreiben und bandagieren (z.B. Gehwol med. Lipidro-Creme). Die Salbe sollte keine Wollwachse enthalten. Sehr günstig sind Fuß- und Handbäder mit einem Aufguss aus alten Eichenblättern: Im Frühjahr werden die braunen, letzten Blätter von Eichbäumen genommen, bevor diese neu ausschlagen; diese Blätter mit kochendem Wasser übergießen, 5–10 Minuten ziehen lassen, abkühlen lassen und ca. 10 Minuten lang ein Fuß- bzw. Handbad nehmen.

Kopfschuppen

Kopfschuppen sind häufig; im Rahmen des Gneis bzw. Milchschorfs wurde eine Sonderform beschrieben (s. S. 119). Später sind sie meist harmloser Ausdruck einer empfindlichen Kopfhaut, können aber auch Folge eines Sonnenbrandes sein (deshalb Hütchen!) oder der Gras- bzw. Baummilben. Gerade bei Letzteren ist das Erkennen schwierig, wenn die übrige Haut nicht befallen ist. In all den besprochenen Fällen kann die Haarpflege z.B. mit einem Weidenteershampoo und anschließend eine Weizenkeimspülung[21] helfen, allerdings ist Geduld nötig. Kommt es zu keiner Besserung, so ist – besonders bei Schulkindern – an eine Psoriasis (Schuppenflechte) zu denken.

Psoriasis (Schuppenflechte)

Typisch sind rundliche, gut abgegrenzte, leicht erhabene, ziegelrote weiche Herde mit grober silbrig-weißer Schuppung an den Streckseiten der Gelenke, am behaarten Kopf, im Gesicht und an Brust und Rücken. Die Psoriasis juckt nicht, kann sich jedoch entzünden, wässrig ausscheiden und dann jucken. Eine Psoriasis im Vorschulalter ist eher selten, im Schulalter sicher häufiger als die klassische Neurodermitis.

Die Schuppenflechte gehört zu den exanthematischen Krankheiten mit familiärer Häufung. Früher dachte man, dass sie nichts mit der Neurodermitis zu tun habe, heute weiß man, dass es den Wechsel von typischer Neurodermitis zur Psoriasis häufiger gibt.

Bei der Psoriasis spielt die »richtige« Ernährung wahrscheinlich eine größere Rolle als bei der Neurodermitis, Allergien spielen jedoch keine Rolle. Gemieden werden sollten tierische Fette, Schweinefleisch, scharfe Gewürze und zu viel Süßigkeiten, besonders mit Farb- und Aromastoffen. Sonnenlicht trägt zur Besserung bei, auch Salzwasser ist hilfreich. Abends ab und zu ein Bad mit Meersalz ist sinnvoll, zusätzliche Pflege ist wichtig (z.B. Aloe-vera-Pflegemilch oder Malven-Pflegemilch von Weleda).

Hautentzündungen

Wundrose (Erysipel)

Eine scharf, aber unregelmäßig begrenzte, sich ausbreitende, hochrote heiße Fläche bei Fieber und Abgeschlagenheit muss sogleich dem Arzt gezeigt werden. Eine antibiotische Behandlung ist notwendig und sollte nicht verzögert werden.

Ansteckende Hautvereiterung (Impetigo contagiosa)

Hierbei zeigen sich juckende, einzelne Pusteln, die sich rasch flächig ausdehnen und meist mit dicken gelben Krusten belegt sind. Das Kratzen sorgt für Verbreitung. Meist beginnt die Erkrankung an gereizten Hautstellen, z.B. bei Schnupfen unter der Nase. Die Krankheit tritt vorwiegend bei Kleinkindern im Sommer auf, ist sehr ansteckend und ohne desinfizierende Behandlung schwer in den Griff zu bekommen. Ein lokales Desinfektionsmittel, z.B. Oktenisept, mehrmals täglich aufgetragen, hilft. Wenn möglich keine antibiotikahaltige Salbe verwenden, wegen der Resistenzentwicklung der Bakterien und der Gefahr einer Allergieentstehung. Kinder mit einer Impetigo contagiosa dürfen nach dem Infektionsschutzgesetz nicht in den Kindergarten oder in die Schule. Eine ärztliche Behandlung ist in jedem Fall erforderlich. Bei Rückfällen denke man auch einmal an den – vielleicht alten? – Sand im Sandkasten als mögliche Infektionsquelle.

Haarbalgentzündungen (Follikulitis oder auch Staphylodermie genannt)

Haarbalgentzündungen erkennt man an den kleinen Eiterpusteln, in deren Mitte manchmal ein Haar zu sehen ist. Man begegnet diesen Entzündungen häufiger bei fetter Haut, bei vermehrtem Schwitzen, bei Dreckbelastungen, bei zu viel Fett in der Nahrung (Schweinefleisch und Wurst), bei Verdauungsunregelmäßigkeiten einschließlich Verstopfung, bei unzweckmäßiger Hautpflege und in der Pubertät. Letztere gebietet abzuwarten, die anderen Einflüsse müssen entsprechend gemindert werden.

Furunkel und Karbunkel

Etwas größere, tiefer in der Haut liegende eitrige Entzündungen bezeichnet man als Furunkel, ganz große als Karbunkel. Tritt die Entzündung unter den Achseln an den Schweißdrüsen auf, so spricht man von Schweißdrüsenabszessen.

Zu behandeln sind diese Eiterungen ähnlich wie die abszedierenden Lymphknoten am Hals oder in der Leiste, die wir im Zusammenhang mit den Halsentzündungen besprochen haben (s. S. 38 f.). Wenn sich eine Eiterbildung anbahnt, werden solche Abszesse vom Arzt geschnitten. Die Vorteile dieser Behandlung ohne Antibiotika wurden schon bei der Halslymphknotenentzündung beschrieben.

Treten solche Entzündungen mehrfach auf oder kehren sie wieder, was mehr im Kleinkind- und Schulalter der Fall ist, sollte eine Konstitutionsbehandlung eingeleitet werden. Eine Zuckerkrankheit muss ausgeschlossen werden. Bei diesen Entzündungen bildet der Körper selbst einen abgrenzenden Schutzwall, in dem der Eiter eingeschlossen bleibt. Eine sich ausbreitende Gewebsentzündung ohne solche Wallbildung nennt man eine Phlegmone. Sie kommt selten vor und muss rasch in der Klinik behandelt werden.

Entzündungen an der Hand (Panaritien und Paronychien)

Durch besondere Gewebsspalten der Finger und des Handtellers ist dort leicht eine Ausbreitung einer hochakuten **eitrigen Entzündung** in die Tiefe möglich. Bei zunehmenden und klopfenden Entzündungen an der Hand möglichst sofort den Chirurgen aufsuchen! Verzögerungen am ersten Tag können schon bleibende Schäden verursachen oder gar den Finger kosten. Beim fortschreitenden sogenannten Nagelumlauf verfährt man ebenso.

Beim *jungen Säugling* treten von allein oder durch zu frühes Nägelschneiden leicht **Nagelbettentzündungen** auf. Sie heilen meist in einem Heilsalbenbett aus, doch sollte rasch auch hier der Arzt einen Blick darauf werfen, wenn die Entzündung sich auf das Endglied ausbreitet.

Der Verband sieht so aus: Auf den betroffenen Finger kommt ein Heilsalbenklecks. Dann wird über alle Finger ein sauberes Mulltüchlein geschlagen und am Handgelenk befestigt. Darüber kommt eine Art Handschuhsäckchen, das am Handgelenk locker verknotet wird. Dieser Verband wird ein- bis zweimal täglich erneuert. Heftpflaster ist in diesem Alter nicht erlaubt (es kann ein Finger abgeschnürt oder das Pflaster verschluckt werden). Auch im späteren Alter ist bei Eiterungen das Heftpflaster meist unzweckmäßig.

Die sogenannte »Blutvergiftung«

Die eitrige Lymphgefäßentzündung (Lymphangitis) ist sehr bekannt und mit Recht gefürchtet, wenn sie nicht sofort behandelt wird. Nach einer meist kleinen Verletzung, die man nicht besonders beachtet hat, oder nach Wiederaufkratzen solcher Verletzungen bilden sich plötzlich rote Streifen, z.B. an der Innenseite des Armes oder Beines. Schnell schwellen und schmerzen auch die Achsel- oder Leistenlymphknoten.

In dieser Situation ist der sofortige Arztbesuch notwendig. Meist wird die betroffene Gliedmaße durch eine Schiene ruhig gestellt und mit feuchten desinfizierenden Umschlägen versorgt. Bei dieser Gelegenheit erfolgt auch eine Überprüfung des Wundstarrkrampf-Impfschutzes. Bei Fieber ist besondere Vorsicht geboten.

Fieberbläschen (Herpes labialis)

Diese treten meist an den Lippen auf, sind nicht eitrig, sondern werden von dem gleichen Virus verursacht, das auch die sogenannte Mundfäule hervorruft (s. S. 165 f.). Man kann sie mit ganz dünn aufgetragenen austrocknenden Pasten (»so dünn, dass man das Weiße nicht mehr sieht«) behandeln (z.B. Pasta zinci, Zinkpaste). Alternativ hat sich eine entzündungshemmende Creme bewährt: 1,0 g Azetylsalizylsäure, 14,0 g Vaselinum album. Im »Notfall« hilft rasch jede Zahnpasta. Bei Ansteckungsverdacht im frühen Säuglingsalter ist ein sofortiger Arztbesuch unerlässlich, um eine Hirnentzündung auszuschließen.

Sonnenbrand

Einen Sonnenbrand kann man mit den bei der Verbrennung (s. S. 60 f.) beschriebenen verdünnten Lösungen behandeln, wenn keine Arnika-Allergie besteht. Die nassen Umschläge sollten oft gewechselt oder die betroffenen Stellen immer wieder betupft werden. Auch eine Quarkkompresse wird als angenehm empfunden und trägt sehr gut zur Heilung bei. (Nicht beim Ekzematiker verwenden, wenn er auf Kuhmilch allergisch ist.)

Es sollte aber alles getan werden, um einen Sonnenbrand und auch eine Überdosis an Licht von vornherein zu vermeiden. Die Schwellendosis für einen Sonnenbrand wird heute durch die dünnere Ozonschicht in der Stratosphäre schneller erreicht als früher, was besonders im Hochgebirge und an der See zu beachten ist. Die Sonnenempfindlichkeit der kindlichen Haut ist größer als die der Erwachsenen. So können Kinder unter Umständen schon eine Überdosis Sonne auf der Haut haben, wenn sich noch kein Sonnenbrand zeigt. Unbedingt berücksichtigen muss man, dass es Medikamente und Pflanzen gibt, die die Sonnenempfindlichkeit der Haut über Wochen erheblich verstärken können, z.B. Johanniskrautöl, Bärenklau u.a. bei der sogenannten Wiesendermatitis (s. S. 141). Auch Antibiotika und einzelne Hautcremes für Neurodermitis können ähnlich wirken (Packungsbeilage daraufhin studieren!). **Hautärzte warnen vor übermäßiger Sonnenbestrahlung im Kindes- und Jugendalter, da hierdurch die Anlage zu bösartigen Hautkrankheiten im späteren Lebensalter gefördert wird.**

Woran erkennt man die Grenze, an der das Licht zum Gift wird? Diese Grenze kann ja noch unterhalb der Sonnenbrand- oder Sonnenstichschwelle liegen, besonders, wenn man ultraviolettfilterhaltige Creme verwendet hat. Hier kann nur das eigene Körpergefühl Antwort geben, das mit Aufmerksamkeit geschult werden muss.

Manchmal zeugen die Erscheinungen eines *Sonnenstichs* von einer Überdosis an Licht und Sonne: Die Kinder bekommen am Abend oder am folgenden Tag Schüttelfrost und Fieber bis zu 40 °C, erbrechen und haben Kopfweh. Dann muss immer der Arzt aufgesucht werden, da es sich auch um eine Hirnentzündung handeln kann.

Man muss bei starker Hitze auch an einen Hitzschlag denken, wenn das Kind plötzlich müde wird, vielleicht zu wenig getrunken hat und benommen wird. Dann kann die Körpertemperatur nicht mehr durch das Schwitzen im normalen Bereich gehalten werden. Ein Kreislaufkollaps kann die Folge sein. Empfehlung: Sofort das Kind in den Schatten bringen, kühl abwaschen und ärztliche Hilfe bzw. eine Klinik aufsuchen.

Empfehlung: In der prallen Sonne dem Kind **immer** einen Sonnenhut oder ein Mützchen (Abb. 26, S. 422) und ein Hemdchen zum Schutz von Gehirn und Rückenmark anziehen. Nie in der Sonne schlafen lassen! Das Kind, wenn es ermüdet, in den Schatten bringen. Für das Kind ist es viel gesünder, über einige Wochen täglich kleinere Sonnenperioden zu erleben. Man muss immer daran denken, dass zu viel Sonne die geistige Regsamkeit mindert. Statt der bisherigen chemischen UV-Filter werden heute mineralische Mikropigmente (Titandioxid, Zinkdioxid) empfohlen, da sie rein physikalisch wirken und nicht allergen sind.

Am Meer oder im Schnee ist eine UV-Schutzkleidung sinnvoll.[22]

Insektenstiche und Hautparasiten

- **Bienen- und Wespenstiche:** Beim Bienenstich sofort den Stachel mittels Nadel oder Messerspitze aushebeln, jedoch nicht auspressen! Wenn vorhanden, eine frisch aufgeschnittene Zwiebel schnell auf den Stich drücken. Sonst feuchte Umschläge (z.B. Spitzwegerichblätter, zerquetscht), eventuell mit verdünntem Brennnessel-Arnika-Extrakt (Combudoron, s. S. 681), anwenden. Wenn das Insekt in ein Blutgefäß gestochen hat oder eine Allergie besteht, können Allgemeinreaktionen auftreten. In diesem Fall gleich zum Arzt gehen!
- **Mückenstiche** gibt es nur an unbedeckten Körperregionen. Bei Juckreiz helfen sich manche durch Abtupfen mit Spucke oder Wasser mit oder ohne Seife. Bei starker Reaktion hilft der oben genannte verdünnte Extrakt. Zur Vorbeugung von Mückenstichen mit mehrstündiger Wirkung empfehlen sich Zubereitungen aus ätherischen Ölen zur äußeren Anwendung, die in der Apotheke als Fertigpräparat in wässriger Emulsion (z.B. Zedan, Zanzarin o.Ä.) erhältlich sind. Für die Nacht empfiehlt sich in mückenreicher Umgebung ein Fliegennetz.
- **Krätze** wird von Milben verursacht und zeigt sich in entzündlich veränderten Hautstellen, von denen einige als millimeterlange Gänge erkennbar sind. Die Parasiten selbst sieht man fast nie. Meist sind auch andere Familienmitglieder von der Krankheit befallen. Durch Spuren des Milbenkotes können Ekzemherde noch wochenlang bestehen. Eine Verwechslung mit der Neurodermitis ist möglich. Die Kleidung muss gekocht, chemisch gereinigt oder vier Tage ins Freie gehängt werden. Die Behandlung erfolgt durch den Arzt.

  Stark juckender Hautausschlag nach Wasser, Wiesen- oder Waldbesuch führt zum Haus- oder Kinderarzt, der unter Umständen in Frankreich-nahen Landstrichen Grasmilben (Les Aoûtas) als Verursacher erkennt und entsprechend behandelt.
- **Flohbisse** sind heutzutage eine Rarität, da der Menschenfloh ausgestorben sein soll. Manchmal verirren sich aber Hundeflöhe oder solche von Igeln zum Menschen. Verdächtig sind kleine Stiche in Reihen, z.B. den Hosenbund entlang. Gibt es in der Wohnung Flöhe, sollte sie mit einem natürlichen Pyrethrum besprüht werden, da dieses relativ un-

schädlich ist (allerdings vereinzelt eine Allergie auslösen kann). Getragene Wäsche und Bettwäsche werden vorher über der vollen Badewanne ausgeschüttelt.

- **Kopfläuse** sind ein ganz häufiges Ungeziefer geworden. Durch den Juckreiz am behaarten Kopf wird man aufmerksam auf sie. Mit etwas Erfahrung findet man dann rasch die an den Haaren festhaftenden Nissen (das Chitingehäuse der Läuseeier) und oft auch die verschieden großen und erstaunlich behänden Tierchen.

Behandlung: Am besten die ganze Familie behandeln! Empfohlen werden jetzt ölige Substanzen: NYDA®L (Dimeticon), Aesculo Gel L (nat.), Mosquito Läuseshampoo (nat.) oder Etopril Dr. Wolf (Dimeticon). Diese Substanzen hüllen die Läuse mit Öl ein und verstopfen deren Atemwege, sodass sie absterben. Danach können die Läuse und Nissen ausgewaschen werden. Trotzdem sollte man zur Sicherheit versuchen, möglichst alle Nissen entweder mit einem Nissenkamm aus Aluminium auszukämmen (kann weh tun), oder die noch nissenbesetzten Haare einzeln auszuschneiden. Die früher empfohlenen natürlichen Pyrethrum- und Neem-Extrakte sind nach neueren Studien nicht mehr ausreichend wirksam; auch sie können Allergien auslösen. Andere chemische Mittel können wir wegen ihrer Toxizität für die Erstbehandlung nicht empfehlen. Eine Alternative stellt die 30-minütige Behandlung mit heißer Luft dar, z. B. einer Haartrockenhaube. Hierbei ist aber Vorsicht vor Verbrennungen geboten.

Entscheidend für die Erfolgssicherheit sind bei allen Behandlungsmethoden die folgenden Maßnahmen:

- Benutzte Kleidung und Wäsche müssen zwei Tage in der Kühltruhe oder im geheizten geschlossenen Raum aufbewahrt werden. Dann sind die Larven abgestorben.
- Bei allen Familienmitgliedern werden Nissen gesucht. Sie finden sich bei kürzlichem Befall etwa 1 cm über dem Haarboden. Sind sie weiter als 3 cm entfernt, kann man sicher sein, dass sie alt oder leer sind. Im Zweifelsfall erkennt man das unter dem Mikroskop.
- Gleich nach Entdeckung des Läusebefalls werden ungeniert die Eltern der Spielfreunde, der Kindergarten und der Klassenlehrer informiert mit der Bitte, dass alle nach weiteren Befallenen suchen.

Mit Unsauberkeit haben Kopfläuse nichts zu tun! Nur durch solche Öffentlichkeit können die Ausbreitungswege gestoppt und Rückansteckungen vermieden werden, denn die eigenen Kinder sind zwar nach entsprechender Behandlung nicht mehr ansteckend, aber sie können schon am nächsten Tag je nach Art der Behandlung aus Kindergarten oder Schule wieder eine Laus mit nach Hause bringen.

- Gesetzlich ist vorgeschrieben, dass niemand, der verlaust ist, Gemeinschaftseinrichtungen betreten oder an entsprechenden Gemeinschaftsveranstaltungen teilnehmen darf. Sind ganze Kindergruppen oder Schulklassen betroffen, so sind Sorgfalt, Ruhe und Humor angebracht. Selten wird man gleich am nächsten Tag das Gesundheitsamt zur Kontrolle der Klasse herbeirufen können. Besser ist, wenn schon vor einem solchen Ereignis anlässlich eines Elternabends einvernehmlich der Auftrag an einige erfahrene Eltern geht, im Falle des Läusealarms diese Kontrolle durchzuführen. Aber Vorsicht, ein vorwurfsvolles Telefongespräch kann den ganzen Klassenfrieden stören. Sind mehrere Kinder befallen, dann ist in Verbindung mit dem Gesundheitsamt auch an die vorübergehende Schließung der Klasse zu denken. Oder es gilt, wöchentlich alle Kinderköpfe zu kontrollieren, bis die Plage ausgerottet ist.
- Die Befallenen sollen erst wieder in die Schule kommen, wenn sie eine Bescheinigung über »Nissenfreiheit« haben, d.h. wenn man auf ihren Köpfen keine Nissen mehr findet. Das ist zwar keine amtliche Vorschrift, aber aus folgendem Grund zweckmäßig: Ein Kind kann frei von Läusen sein, aber noch einige leere oder abgestorbene Nissen im Haar haben. Nach zwei Wochen gibt es neuen Läusealarm in der Klasse. Dann fällt erstens der Verdacht auf den Nissenträger, dass er die Läuse wieder eingeschleppt hat, und zweitens wissen (ohne Mikroskop) auch die Eltern dieses Kindes nicht, ob es noch die alten oder schon wieder neue Nissen sind (siehe auch http://de.wikipedia.org/wiki/Kopflaus).

Zeckenbiss

siehe Borreliose, S. 173 f.

Warzen

Warzen können erhaben an den Fingern oder flach am Fuß auftreten, unscheinbarer auch an anderen Stellen. Sie sind übertragbar und werden oft im Schwimmbad erworben. Man kann sie mit Kohlensäureschnee vereisen oder vom Hautarzt entfernen lassen. Hühneraugenpflaster helfen nicht, meist aber eine scharfe Tinktur, die vom Arzt verordnet wird. Wir bevorzugen eine Salbe, die Wismut und Stibium enthält (s. S. 698). Darauf sprechen die meisten Warzen an. Diese Behandlung erfordert jedoch Geduld über ein bis drei Monate.

Dellwarzen

Dellwarzen treten meist in der Vielzahl, besonders an weichen Hautstellen auf. Sie sind etwa stecknadelkopfgroß, derb, hornartig und sitzen als Knötchen mit zentraler Delle auf der Haut. Man kann sie abtragen lassen oder ebenfalls mit der oben genannten Salbe behandeln. Alternativ kann man sie mit dem frischen Saft aus dem Stängel der Schöllkrautpflanze betupfen, was relativ schnell hilft. Die Verbreitung geschieht durch Kontakt, auch in Schwimmbädern.

Allergische und toxische Hautreaktionen

Die Vielzahl synthetischer Substanzen, die sich in Putzmitteln, Weichspülern, Handcremes, Kosmetika, Stoffimprägnierungen und anderem befinden, hat zu einer Fülle von Hautreaktionen geführt. Meist handelt es sich um direkte Reizungen am Ort der Anwendung. Allergische Reaktionen können dagegen am ganzen Körper, auf Haut und Schleimhäuten, in den Bronchien und als Kreislaufreaktionen auftreten, weil das Immunsystem überschießend reagiert. Allergien treten unabhängig von der Menge der Substanz auf und dies auch nur bei Menschen, die zu Allergien neigen. Allergien sind in ihren Erscheinungsformen so vielgestaltig, dass es fast keine Hauterkrankung gibt, die von einem allergischen Geschehen nicht nachgeahmt werden könnte. Bei entsprechendem Verdacht versucht man, ob durch das Weglassen einer bestimmten Substanz die Hauterscheinungen zurückgehen. Eine besondere Gruppe von Hautallergien sind diejenigen, die nach Einnahme bestimmter moderner Medikamente (besonders Antibiotika und sulfonamidhaltige Substanzen) eintreten.

Zur Behandlung

- Bewährt hat sich bei allen allergischen Hautausschlägen das Baden in Schachtelhalmtee (s. S. 685), zusätzlich Urtica comp. Globuli, stündlich 5, eventuell Quarz D 12 Trit., 3 mal täglich 1 Messerspitze.
- Je nach Gesamtbild können dann auch noch die Aktivität von Leber und Niere oder andere Stoffwechselfunktionen durch ein Konstitutionsmittel angeregt werden.

Wiesendermatitis

Im Sommer nach Spaziergängen oder Gartenarbeit kann nach manchmal unbemerkter Hautberührung bestimmter Doldengewächse (u.a. einheimischer Wiesenbärenklau, sehr stark Riesenbärenklau) und zusätzlicher Sonnenbestrahlung ein Krankheitsbild auftreten, das sehr an eine Verbrennung erinnert mit Hautrötung und Blasenbildung, u.U. über Wochen und Monate. Die Behandlung ist die gleiche wie beim Sonnenbrand (s. S. 135 f.). In diesem Sommer müssen diese Stellen durch Bekleidung bedeckt bleiben.

Nesselsucht (Urticaria)

Die meisten Menschen kennen von den Brennnesseln oder einem »Bremsen«-Stich solche Hauterscheinungen, die man *Quaddeln* nennt. Sie sind erhaben, blässlich auf rotem Grund oder gerötet auf normalem Grund, unregelmäßig verstreut, stark wechselnd. Es besteht ein ausgeprägter Juckreiz. Die Patienten kratzen jedoch nicht, sondern reiben nur. Die Erscheinungen können unterschiedlich lange bestehen, manchmal sind sie am nächsten Tag bereits verschwunden, in anderen Fällen bestehen sie über Wochen. Die Ursachen bleiben meist ungeklärt, Virusinfektionen mit Durchfall oder anderen Magen-Darm-Erscheinungen können dazu beitragen. Gelagerter Käse und Kakao fördern die Quaddelbildung aufgrund ihres Gehaltes an Histamin. Es liegt keine Allergie vor, sondern eine überschießende Reaktion auf das

Insektengift, Wärme, Kälte oder Druck auf die Haut. Leichtere Formen behandelt man zu Hause mit einem juckreizstillenden Puder. Bei Allgemeinsymptomen ist eine ärztliche Behandlung notwendig!

Strophulus

Wenige Millimeter große, ähnlich wie Nesselausschläge anzufühlende, rötliche oder helle Erhebungen der Haut findet man oft anstelle der Urticaria im Kleinkindalter. Die Ursachen sind ebenso unbestimmt.

Allergische Reaktionsbereitschaft – eine pädagogisch-medizinische Herausforderung

Immunreaktion als Lernprozess

Allergien oder allergische Reaktionsbereitschaft nehmen weltweit zu. Es gehört zu den gesunden Reaktionen des Körpers, sich an allen Oberflächen der Organe und insbesondere an den Kontaktflächen mit der Umwelt (Haut, Lunge, Darm) mit Abwehrfunktionen auszurüsten, die die eigene Identität verteidigen und schützen. Die Summe all dieser Schutzfunktionen nennen wir Immunsystem (s. S. 230 f.).

Gerät diese Schutzfunktion aus dem Gleichgewicht, so entsteht infolge einer »Überreaktion« auf bestimmte Stoffe die allergische Reaktion.

Ursachen für die rapide Zunahme von Allergien in den letzten Jahrzehnten:

- Gebrauch und Verbreitung vieler neuer Stoffe in Umwelt, Nahrung, Kleidung,
- zu viel Hygiene, zu wenig Gewöhnung an Allergene von Pflanzen und Tieren bei Stadtkindern,
- zu kurzes (weniger als 4 Monate) oder fehlendes Stillen (s. S. 321 ff.),
- frühe Mehrfachimpfungen und ihre Begleitstoffe (s. S. 232 ff.),
- Nahrung aus konventionellem Anbau und ihre industrielle Weiterverarbeitung,
- unsachgemäße Fieberbehandlung,
- Zunahme von Ein-Kind-Familien,
- Einsatz von Antibiotika,
- Hetze und Unruhe,
- Mangel an Identitätserleben und dem Gefühl, »angenommen« zu sein.
- Aber auch – gemäß neuer Studien – der Lebensstil. Dabei zeigt sich, dass die hier empfohlene Lebens- und Erziehungsweise der allergischen Reaktionsweise entgegenwirken kann.[22a]

Wie kann der immunologische Lernprozess unterstützt werden?

Der Begriff »Allergie« wurde zu Beginn des zwanzigsten Jahrhunderts von dem Kinderarzt Clemens von Pirquet geprägt. Die körpereigene Abwehr tritt bei Kontakt mit Allergenen (allergieauslösenden Substanzen in der Nahrung, in Medikamenten, in der Luft oder beim Berühren von Pflanzen oder Tierhaaren) überempfindlich in Kraft. Statt dass der Organismus die Verarbeitung bestimmter Stoffe »lernt«, erfolgt eine überschießende Abwehr. So kommt es zu Ausschlägen auf der Haut, Juckreiz, einer Schwellung der Schleimhäute, Durchfall u.a. Im Blut aber oder an bestimmten Gewebszellen bilden sich spezifische und oft auch unspezifische »Antikörper« (Abwehrsubstanzen) gegen diese Allergene. Da sich die Antikörper vom Blut getragen überall im Organismus verteilen, können z.B. schon bei bloßer Berührung eines allergieauslösenden Nahrungsmittels mit der Hand Schwellungen an den Lippen und Rötungen im Gesicht auftreten.

Was bei den Infektionskrankheiten erwünscht ist und sich bei der sogenannten stillen Feiung unbemerkt vollzieht – die Antikörperbildung als Grundlage der Immunität –, wird hier zum Problem.

Es kommt jedoch immer wieder vor, dass der zur Allergie neigende Organismus den Umgang mit diesen ihm unverträglich gewordenen Stoffen im Laufe der Jahre doch lernt. Anlässe hierzu können Klimawechsel sein, die vom Organismus Umstellung und Anpassung verlangen, sodass er insgesamt flexibler wird. Auch Kinderkrankheiten, die mit hohem Fieber einhergehen, können das Immunsystem stärken und funktionstüchtiger machen (s. S. 149 f.). Die sogenannte Konstitutionsbehandlung (gesunde Ernährung, Klimakuren, individuell abgestimmte Medikamente aus Homöopathie und Anthroposophie) kann in manchen Fällen dieses Ziel im Laufe der Jahre ebenfalls erreichen. Die häufigsten allergischen Erkrankungen im Kindesalter sind das chronische Ekzem (s. S. 120 ff.), das Asthma (s. S. 96 ff.) und der Heuschnupfen (s. S. 88 f.).

Es ist mehr als nur eine Analogie, wenn wir in der Medizin die immunologischen Vorgänge gewöhnlich mit Worten beschreiben, die den verschiedenen Schritten des Lernens entsprechen: »Wahrnehmen und Erkennen« von schädigenden Substanzen, »Auseinandersetzung« mit dem fremden Stoff, Unterscheiden von »Selbst« und »Nicht-Selbst«, immunologisches Gedächtnis und Ähnliches.

Längst ist bekannt, dass das genetische Potenzial eines Menschen ein offenes System ist und nicht nur lebenslang Neues lernen kann, sondern von beiden Welten her stimuliert ist: von der Umwelt und von der Gedanken- und Gefühlswelt her, der »Innenwelt«. Daher wirkt sich ein gut geführtes Zusammenspiel von Erziehen und Heilen insbesondere positiv auf die Entwicklung des Immunsystems aus.

Lernfähigkeit als Gesundheitsvorsorge

Es gehört zu den aktuellsten Forschungsergebnissen Rudolf Steiners, den Zusammenhang der immunologischen Vorgänge, der sogenannten Selbstregulierung und Selbstheilungskräfte des Organismus, mit der Gedankentätigkeit entdeckt zu haben.

Er beschreibt einen ätherischen Organismus des Menschen in seiner Wirksamkeit – gemäß diesem steinerschen Paradigma – nicht nur als Träger der Selbstregulierung und Heilung, sondern auch des Gedankenlebens (s. S. 388). So ist auch die Leistungsfähigkeit des Immunsystems nicht nur abhängig von der Vererbung, sondern auch im weitesten Sinne vom Lebensstil in Elternhaus und Schule sowie der eigenen Lernbereitschaft und Begeisterungsfähigkeit.

Inzwischen basiert auch eine gute schulmedizinische Therapie bei chronisch allergischen Krankheiten nicht mehr nur auf der Gabe von Medikamenten. Die Schulung und individuelle Begleitung bis hin zur Beratung bei Schulfragen (wie kann ein Kind mit Heuallergie an einem Landwirtschaftspraktikum teilnehmen o.Ä.) ist wesentlicher Teil geworden.

Darüber hinaus kann die Entwicklung von Immunkompetenz dadurch gefördert werden, dass das Kind von Anfang an Freude am Lernen erlebt. Freude am Lernen und die Bereitschaft, auch altvertrauten Dingen immer wieder neue Seiten abzugewinnen sowie negative Erfahrungen positiv zu verarbeiten.

Warum ist das so wichtig? Weil es identitätsstiftend wirkt, das Selbstbewusstsein des Kindes stärkt und ihm hilft zu verarbeiten, was auf es zukommt. Was Aaron Antonovsky »Kohärenzgefühl« nennt als Voraussetzung für die Gesunderhaltung bzw. Erlangung von stabiler Gesundheit, ist auch hier entscheidend: Das Kind möchte erleben, dass die Welt verstehbar, sinnhaft, handhabbar ist. Es wird dadurch seelisch »immun«, stabil und weniger verletzlich.

Die Lebensstilforschung wird auf der Basis salutogenetischer Konzepte in den kommenden Jahren noch vieles zum Verständnis von zivilisationsbedingten Krankheiten wie der allergischen Reaktionsbereitschaft beitragen. Es kann uns aber auch schon die aufmerksame Selbstbeobachtung sagen, unter welchen Umständen es uns besser geht und wodurch gesunde Sensibilität in Überempfindlichkeit und selbstzerstörerische Verwundbarkeit gesteigert wird. Gegenwärtig lebt schon die dritte Generation mit den Herausforderungen, die durch Tatsachen wie Wertezerfall, Lebensangst, Zweifel am Sinn menschlicher Existenz und Entsetzen angesichts von Massenelend und Terrorismus gegeben sind. All diese Sorgen und Fragen deprimieren zunächst und schwächen eine gesunde Immunreaktion. Gelingt jedoch das »trotzdem Ja zum Leben sagen« (Viktor Frankl), die positive Bewältigung, die Selbstannahme und das kulturell-kreative Engagement, so wirkt dies längerfristig ebenso nachhaltig der allergischen Reaktionsbereitschaft entgegen, wie der Verlust an Positivität und Sinnerleben diese gefördert hat.

Praktische Konsequenzen

- liebevolle Identifikation mit dem Kind,
- Förderung seiner Kreativität, z.B. durch wenige Spielsachen, an denen es viel erleben und »erarbeiten« kann,
- Unterstützung seiner Aufmerksamkeit durch Pflege der Sinneseindrücke (vgl. S. 309 ff.),
- Schaffung von Sicherheit und Vertrauen durch Rhythmus und Regelmäßigkeit im Tagesablauf und die Pflege religiöser Werte,
- freundlich-bestimmtes Grenzensetzen (s. S. 487 ff.),

- Klarheit in der Entscheidung bei gleichzeitiger liebevoller Bereitschaft, sich an die konkreten Situationen des Lebens anzupassen,
- gesunde, einfache Ernährung,
- konstruktive Lebenshaltung, dass das Leben zwar Gefahren birgt, man diesen jedoch mit äußeren und inneren Mitteln begegnen kann,
- das Kind »annehmen«, ihm das Gefühl geben, dass es »so recht ist, wie es ist« und dass jeder seine »Normalität« und seine speziellen Probleme hat, an denen er arbeitet.

Empfohlene Literatur

Glöckler, Michaela: *Kindsein heute. Schicksalslandschaft aktiv gestalten. Umgang mit Widerständen – ein salutogenetischer Ansatz.* Stuttgart 2003.

de Jong, Vreni / Schoorel, Edmond: *Kinderernährung – gesund und lecker.* Stuttgart 1993.

Mohr, Christian: *Neurodermitis-Kinder.* Reinbek 1996.

Needleman, Herbert L. / Landrigan, Philip J.: *Umweltgifte. So schützen Sie Ihr Kind.* Stuttgart 1996.

Neue Wege in der Allergieprävention bei Kindern. Arbeitskreis für Ernährungsforschung Info Nr. 4/2009, www.ak-ernaehrung.de

Nickel, Gisela: *Wenn mein Kind allergisch ist.* Freiburg i.Br. 1996.

Bekannte Infektionskrankheiten – Die sogenannten Kinderkrankheiten

Bei der ersten Erkrankung des ersten Kindes wird kaum ein Elternteil ganz frei von Unsicherheit und Angst gewesen sein. Das Kind ist plötzlich anders, verändert, empfindlich, reizbar, quengelig oder auch ungewöhnlich ernst und still – und es glüht im Fieber.

Von den Erfahrungen im Umgang mit den ersten Infekten hängt es dann im Weiteren ab, ob Vertrauen in die Heilungskräfte des Kindes entsteht. Jeder weiß, dass er eine Kindheit ohne solche Prüfungen – Infekte, Fieberschübe und andere Krankheiten – nicht erwarten darf. Und so sollte es, wenn Kinder krank werden, nicht nur als Problem gesehen werden, sondern auch in seinem Sinnbezug für die spätere gesundheitliche Stabilität des Kindes.

Im Gegensatz zu den vorangehend besprochenen allergischen Erkrankungen handelt es sich bei den Infektionskrankheiten um ein erstaunlich präzise aufeinander abgestimmtes Zusammenspiel von »Eindring«- und »Abwehr«-Vorgängen in zeitlich gesetzmäßiger Abfolge bis zur Heilung. Wegen dieser »Zeitgestalt« nennt man diese Krankheiten auch »selbst limitierend« oder »selbst begrenzend«. Dabei sind die sichtbaren Hauptsymptome häufig Zeichen der Eigenanstrengung des Körpers zur Überwindung der Infektion: das Fieber, die meisten Ausschläge, die Lymphknotenschwellungen oder das Erbrechen. Alle diese Erscheinungen gehören zu der körperlichen Reaktion und bereiten die Überwindung der Krankheit vor, d.h. einen neuen Gleichgewichtszustand auf einer höheren Stufe der Immunität. Dieser Gegensatz zu den Allergien macht auch verständlich, dass sich diese nach den Kinderkrankheiten gelegentlich bessern und z.B. Asthma seltener in Bevölkerungsteilen auftritt, in denen die kleinen Kinder viele Infekte durchgemacht haben.

Viele der heutigen Erwachsenen verdanken die Stärke und Flexibilität ihres Immunsystems noch der Tatsache, dass sie während ihrer Kindheit im Umgang mit Krankheitserregern lernen durften, die akuten

Krankheitserscheinungen ohne chemische Fiebersenkung, Antibiotika oder Impfungen zu überstehen. Wie es den zukünftigen Erwachsenengenerationen gehen wird, deren Kindheit nicht mehr annähernd von solchen Erfahrungen geprägt war, ist noch ungewiss. Es gibt jedenfalls zu denken, dass jetzt weltweit Schwächen und Funktionsstörungen des Immunsystems bemerkbar werden, die sich in epidemisch zunehmenden Überempfindlichkeiten der Oberflächenorgane Haut, Lunge und Darm in Form von Allergien der verschiedensten Art äußern. Auch kann man heute nicht mehr so sicher von Kinderkrankheiten sprechen, da die Möglichkeit der Impfungen, aber auch die wachsende Isolation der Menschen in der industrialisierten Welt zu einer Verlagerung der früher als typisch für die Kindheit geltenden Infektionskrankheiten führt – Masern oder Windpocken z.B. können jetzt ihren Haupterkrankungszeitpunkt auch im Jugend- und Erwachsenenalter haben.

Wir möchten unseren Lesern ein möglichst anschauliches, unnötige Ängste auflösendes Bild von Verlauf, Risiko und Komplikationen der Krankheiten vermitteln.

Im Kapitel »Krankheitsvorbeugung« sind die Basisinformationen zu finden für eine eigenverantwortliche und kritisch-abwägende Entscheidung über die möglichen Impfungen (s. S. 229 ff.).

Da es kein Zufall ist, sondern zum Schicksal des Kindes gehört, mit welchen Erkrankungen es sich in welcher Form auch immer auseinandersetzen muss, ist es unser Anliegen, die akuten Krankheitserscheinungen im Kindesalter so zu beschreiben, dass dadurch ein möglichst vertrauensvolles, unterstützendes Begleiten des Kindes möglich wird. Aus diesem Grunde wurde auch ein Abschnitt über den Sinn solcher Krankheitserscheinungen angefügt.

Empfohlene Literatur

Stellmann, Michael: *Kinderkrankheiten natürlich behandeln.* München [3]2009.

Masern

Symptome	Erst Schnupfen, Husten, gerötete Augen und mäßiges Fieber zwischen dem 10. und 13. Tag nach Ansteckung. Vom 12. bis 14. Tag weiße Pünktchen und »Spinnwebstreifen« in der Wangenschleimhaut (sogenannte Koplik-Flecken). Erneut hohes Fieber ab dem 14. Tag, feinfleckig-zusammenfließender roter Ausschlag hinter den Ohren, sich ausbreitend über Kopf, Körper und Gliedmaßen. Starkes Krankheitsgefühl. Nicht selten Durchfall. Abklingen innerhalb von 5 Tagen nach Ausschlagbeginn. Der Husten besteht noch länger.
Inkubationszeit	(d.h. Zeitraum von der Ansteckung bis zu den ersten Krankheitszeichen): 10–11 Tage.
Übertragbarkeit	Sehr hoch ab dem 9. Tag nach der Ansteckung bis zum 4. Tag nach Ausschlagbeginn. Übertragung der Viren durch Tröpfchen in der ausgeatmeten Luft über viele Meter.
Immunität	Nach Masern lebenslänglich. Wenn die Mutter Masern hatte, besteht ein Nestschutz für das Neugeborene über 4 Monate voll und noch einige Monate teilweise. Ist die Mutter nur geimpft, wird der Nestschutz unsicher (s. auch S. 244!).
Begleitkrankheiten und Komplikationen	Nicht selten Mittelohr-, Nebenhöhlen-, Lungenentzündungen, selten Hirnentzündung (Enzephalitis) und auch Todesfälle!
Behandlung	Immer ärztlich.
Pflege	Bettruhe, ruhiges, nicht zu helles Zimmer, Fieberkost (s. S. 72), vorwiegend flüssig.
Meldepflicht	Seit 2001 sind Masernverdacht und -erkrankung in Deutschland meldepflichtig.

Das volle Krankheitsbild der Masern ist eindrücklich: Mit aufgedunsenem, rotfleckigem Gesicht kann das Kind kaum aus den geröteten, schlitzförmigen Augen schauen. Matt und lichtscheu verkriecht es sich unter den Decken – statt einer Begrüßung ertönt nur ein tief verschleimter Hustenanfall. Vier Tage vorher hatte es mit einem harmlosen »Erkältungsinfekt« angefangen. Dabei trat leichtes Fieber auf und gestern beim Arzt war es eigentlich schon besser gewesen. Der Arzt hatte in den Mund des Kindes geschaut und zarte weiße Punkte und Streifen an der Wangenschleimhaut als erstes beweisendes Zeichen der Masern erkannt. Nachmittags hatte das Kind dann kalte Gliedmaßen und abends hohes Fieber. Gleichzeitig blühte ein Ausschlag auf, beginnend mit bis zu zentimetergroßen Flecken hinter den Ohren und am Kopf, die sich rasch von oben nach unten vermehrten, zusammenflossen und nun auch Arme und Beine erreichten (s. Abb. 9 und 10, S. 268). Jetzt, da das Kind schwer krank wirkt, ist es wichtig, mehrmals täglich Puls und Atmung zu zählen und nach dem »Nasenflügeln« zu schauen (s. S. 91) sowie die gemessenen Fieberwerte aufzuschreiben und mit dem Arzt täglich in Kontakt zu sein. Um den dritten Tag nach Ausschlagbeginn sollte eine deutliche Besserung des Allgemeinbefindens eintreten. Der Husten besteht noch eine Woche oder länger.

Ohrenschmerzen (s. Abb. 4, S. 266) deuten auf den Beginn einer Mittelohrentzündung, Nasenflügeln auf eine Lungenentzündung. Ein erneuter hoher Fieberanstieg mit Krampfanfällen zeigt eine Enzephalitis an. Dagegen ist ein Fieberkrampf (s. S. 73 ff.) im Beginn der Krankheit meist harmlos. Die ärztlichen Untersuchungen sollten möglichst zu Hause stattfinden. Bei unvermeidlichen Transporten – z. B. in die Klinik – sollte man streng darauf achten, dass das Kind liegend befördert wird.

Die Diagnose »Masern« sollte immer ärztlich bestätigt werden, wobei zu berücksichtigen ist, dass ein Großteil der Ärzte Masern nicht mehr kennt. Chemische Fiebersenkung empfehlen wir nicht, wohl aber die im Fieberkapitel empfohlene Begleitbehandlung (s. S. 72 ff.).

Während der gesamten Krankheitszeit hat das Kind ein starkes Ruhebedürfnis und braucht Bettruhe. Auch sollten die kleinen Patienten nicht gegen das Licht oder auf eine grell gemusterte Tapete schauen müssen und keiner Musik- oder TV-Berieselung ausgesetzt sein.

Wichtig ist: Die Abwehrkräfte sind einige Wochen geschwächt in Abhängigkeit von der Schwere der Erkrankung. Daher sind ausreichend lange Erholungszeiten einzuräumen – am besten in Absprache mit dem Arzt.

Alle Kinder und Erwachsene, die in der möglichen Übertragungszeit Kontakt hatten, gelten als angesteckt. Wer früher Masern durchgemacht oder zwei Masernschutzimpfungen bekommen hat, wird durch die Ansteckung seinen Schutz durch Anwesenheit auffrischen. Wer nur einmal geimpft wurde und wer keine Masern hatte, kann Masern entwickeln – es sei denn, er lässt sich innerhalb von drei Tagen dagegen impfen.

Ist der Verdacht auf Masern gegeben, ruft man vor dem Besuch in der Praxis an, damit nicht ungewollt andere Kinder angesteckt werden. Andererseits wünschen sich manche Eltern, dass ihre ungeimpften Kleinkinder möglichst Masern bekommen, da sie im Kindergartenalter harmloser sind als im späteren Schulalter.

Zum Impfschutz und den Erwachsenen-Masern siehe unter »Masernimpfung« (S. 242 ff. und 251).

Kinder mit den genannten Komplikationen bedürfen besonderer Ruhe und sorgfältiger Behandlung. Dann werden diese in den zivilisierten Ländern selten zum Problem. Allerdings ist Erfahrung im Umgang mit der Krankheit gut und Vorsicht angezeigt, denn eine schwere Lungenentzündung ist bei Masern eine mögliche Komplikation, die auch in unseren Ländern tödlich verlaufen kann.

In den Tropen und in Bezug auf Hygiene, Lebensstandard und Krankenversorgung in wenig entwickelten Ländern ist die Gefährlichkeit der Masern unvergleichlich höher. Dort sind hinsichtlich Vorbeugung und Behandlung die örtlichen Erfahrungen zu berücksichtigen. Bedeutsam erscheint eine Erfahrung aus Afrika, wo die Sterblichkeit bei Masern während einer Epidemie ganz zurückging, nachdem allein auf die fiebersenkenden Mittel verzichtet wurde.[23]

Die *Häufigkeit einer Enzephalitis* wird in der Literatur mit 1 : 500 bis 1 : 5 000 angegeben. Es wird jedoch diskutiert, ob diese unterschiedlichen Angaben und ihre hohe Zahl nicht auf die Routine-Gabe fiebersenkender Mittel zurückzuführen sind (s. S. 79 und Anm. 27). Nach heutiger Kenntnis muss bei etwa einem Sechstel der an Masern-Enzephalitis erkrankten Kinder mit dem Tode gerechnet werden; etwa ein Viertel der Enzephalitis-Patienten behält zum Teil bleibende neurologische Schäden.

Tritt eine Enzephalitis auf, so kann sich einerseits die kontinuierliche stützende Anwesenheit eines Elternteiles im Krankenhaus und andererseits eine medikamentöse Therapie des Hirnödems und eine komplementär-arzneiliche Behandlung auf den Verlauf positiv auswirken.[24]

Selten kann nach den Masern eine schwere degenerative Hirnentzündung auftreten, die SSPE. Diese hat ihre Hauptursache darin, dass es dem Kranken nicht gelungen ist, die Masernviren vollkommen zu beherrschen. Es verbleiben restliche nicht ausreichend abgetötete Virusbestandteile im Organismus und besonders im Gehirn, die nach relativ banalen Auslösern, auch einmal nach einer späteren Masernimpfung, zu dem schweren Krankheitsbild führen können. Besonders gefährdet sind Säuglinge, die an Masern erkranken, weil ihre geimpften Mütter keinen ausreichenden Nestschutz über die Plazenta vermitteln konnten. Daher ist es wichtig, für einen sicheren Schutz gegen Masern zu sorgen. Das neu eingerichtete ESPED-Meldesystem (Erhebung seltener pädiatrischer Erkrankungen in Deutschland) gibt derzeit das SSPE-Risiko von mindestens 5 pro 10 000 Erkrankungsfälle an, das Robert-Koch-Institut – Stand August 2006 – nennt die Häufigkeit von 1 : 10 000.

Röteln

Symptome	Feinfleckiger roter Ausschlag. Beidseits im Nackenbereich vergrößert tastbare Lymphknoten. Fieber.
Inkubationszeit	2–3 Wochen nach der Ansteckung tritt der Ausschlag auf.
Empfänglichkeit	geringer als z.B. bei Masern; Übertragung der Viren durch Tröpfchen (ausgeatmete Luft). Öfters stille

Feiung (d.h. Bildung von Antikörpern ohne sichtbare Krankheitszeichen). Übertragbar angeblich ab 1 Woche vor bis 10 Tage nach Hautausschlagbeginn (unsicher!).

Immunität Nach ausgeprägter Krankheit lebenslänglich.

Komplikationen Im Kindesalter keine. Bei Röteln im Jugend- und Erwachsenenalter kommen rheumatische Erkrankungen vor. Zum Problem in der Schwangerschaft s. unten.

Behandlung Bettruhe, solange Fieber besteht.

Diese harmlose Krankheit lässt zwei bis drei Wochen nach der Ansteckung einen Ausschlag entstehen, der auf den ersten Blick masernähnlich aussieht. Die Flecken sind jedoch regelmäßiger über den Körper ausgebreitet, bevorzugen den Stamm und fließen kaum zusammen. Das dabei bestehende Fieber kann hoch sein, ist aber unproblematisch. Charakteristisch sind die geschwollenen Lymphknoten im Hals-Nacken-Hinterkopfbereich.

Macht eine Frau in den ersten vier Monaten einer Schwangerschaft Röteln durch, kann es zu Missbildungen des Kindes oder zu einer Totgeburt kommen (etwa 25–35 %, höchstens 50 % der werdenden Kinder erkranken, obwohl alle angesteckt werden). Zur möglichen Schutzimpfung s. S. 239 f.

Scharlach

Symptome Rascher Fieberanstieg, eventuell Schüttelfrost, Kopfschmerzen und einmaliges Erbrechen. (Leichte Verläufe sind gegenwärtig häufig.) Feinstfleckiger dichter rötlicher Ausschlag wie eine rote Gänsehaut, bevorzugt in der Leisten- und Achselgegend

(s. Abb. 11, S. 269). Rote Wangen mit ausgespartem Munddreieck (s. Abb. 13). Schluckschmerzen, unterschiedlich ausgeprägte Rötung und Schwellung von hinterem Gaumenrand, Zäpfchen und Mandeln. Bildung eines weißen Zungenbelages, der sich bis zum 3. Tag pellt und eine hellrote, spitzpapelige Zungenoberfläche hinterlässt (sog. Himbeer- oder Scharlachzunge, s. Abb. 12). Halslymphknotenschwellungen. Rückgang des Fiebers bei antibiotischer Behandlung sofort, ohne diese unter Umständen erst zwischen dem 4. und 7. Tag. Dann gelegentlich eine »zweite Krankheitsphase« am Ende der 2. Woche: erneuter Fieberanstieg, stärkere Lymphknotenschwellungen. Hautschuppung ab der 2. Woche, in der 3. eventuell grobe Hautfetzen an den Handflächen und Fußsohlen.

Inkubationszeit 2–5 (bis 7) Tage.

Empfänglichkeit Sehr unterschiedlich. Nur etwa 10 % aller Menschen erkranken in ihrem Leben ein- oder mehrmals an Scharlach. Säuglinge sind nicht empfänglich, Kinder zwischen dem 3. und 8. Lebensjahr am meisten.

Übertragung Durch Sekrete, Berührung, Gegenstände und Ausatmung (sogenannte Schmier- und Tröpfcheninfektion), meist aber nur durch engere Kontakte bei gemeinsamer Wohnungs- oder Raumbenutzung. Erreger sind verschiedene Stämme von (beta-hämolysierenden) Streptokokken der Gruppe A.
Eine Ansteckung ist möglich, solange Symptome (auch geringe) bestehen.

Immunität Rückfälle gibt es innerhalb weniger Monate, oft auch nach einem Jahr, bei antibiotischer Behandlung häufiger.

Begleiterkrankungen und Komplikationen	*Mittelohrentzündung* besonders in der »zweiten Krankheitsphase«, *Impetigo contagiosa* (s. S. 132), Mundwinkelrhagade (Schrunden) oder Naseneingangs- und Nasenschleimhaut-Entzündung. Eine *Nierenentzündung* (Glomerulonephritis) tritt selten 1–3 Wochen nach Scharlach auf (auch nach Halsentzündungen durch eine gleichartige Keimgruppe, s. S. 36). *Rheumatisches Fieber:* in Europa sehr selten, mit Gefahr der Herzbeteiligung.
Behandlung / Zulassung zu Gemeinschaftseinrichtungen	Ärztliche Untersuchungen und Behandlungen sind wegen möglicher Komplikationen immer notwendig. ▪ Bei *antibiotischer Behandlung:* In der Regel dürfen symptomfreie Angehörige schon einen Tag nach Absonderung des Patienten oder einen Tag nach Beginn seiner Penicillinbehandlung Gemeinschaftseinrichtungen besuchen, der Patient nur, wenn er symptomfrei ist und nach mindestens 48-stündiger Behandlung. ▪ Bei *antibiotikafreier Behandlung* – was nur bei elterlicher und ärztlicher Übereinstimmung möglich ist – wird in Abhängigkeit vom Krankheitsverlauf mit sorgfältiger Bettruhe und anderen Medikamenten behandelt. Diese Kinder dürfen erst bei eindeutiger Symptomfreiheit Gemeinschaftseinrichtungen besuchen. Für angesteckte Geschwister gibt es keine Vorschriften. Sinnvoll ist aber, sie vom Erkrankten zu trennen und einige Tage zu warten, ob Symptome auftreten.

Hält das hohe Fieber über den vierten Tag der Krankheit hinaus an, kann es sich manchmal um ein sogenanntes Kawasaki-Syndrom handeln, das mit Scharlach nichts zu tun hat und anders behandelt werden muss.

Auch bei mildem Scharlach kann über etliche Wochen noch eine gewisse Blässe und Schwäche des Kindes auffallen, ohne dass bei gründlicher Untersuchung etwas Besonderes gefunden würde. Dies zeigt an, dass der Scharlach mit verstärkten Abbauprozessen und möglicher Organbeteiligung einhergeht.

Daraus ergibt sich die Empfehlung, nach der Krankheit eine lange Rekonvaleszenz einzuhalten (mindestens drei Wochen), während der die Kinder noch geschont werden sollen. Wir empfehlen dies auch bei antibiotisch behandelten Kindern.

Symptome einer *Nierenentzündung* sind: wenig blutiger Urin, Blässe, Ödembildung und eventuell Blutdruckanstieg.

Dieses Krankheitsbild lässt sich durch eine antibiotische Behandlung nicht verhüten und ist gegenwärtig in Mitteleuropa selten. In der Regel heilt es voll aus.

Das *rheumatische Fieber* ist eine schwere, in Mitteleuropa sehr selten gewordene Erkrankung, die vor allem wegen der häufigen Herzentzündung mit nachfolgenden Herzfehlerbildungen gefürchtet ist. In weniger wohlhabenden Verhältnissen, besonders den Ländern der Dritten Welt, ist sie weit häufiger. Die Mehrzahl der Fälle hat allerdings nicht den Scharlach als Auslöser, sondern Halsinfekte, bei denen die Beteiligung von Streptokokken nicht vermutet wurde.

Viele Eltern, die eine anthroposophische, homöopathische oder naturheilkundliche Praxis aufsuchen, wünschen eine *antibiotikafreie Behandlung* ihrer Kinder, besonders wenn diese schon mehrfach wegen Scharlach Penicillin bekommen haben. Nach unserer Erfahrung ist dies in den meisten Fällen möglich bei guter Zusammenarbeit. Und wir bieten diese Behandlungsart auch primär als Möglichkeit an. Dies gilt aber nur in Situationen, in denen die Familien auf die Krankheit ausreichend eingehen können und von sich aus motiviert sind, diesen Weg zu gehen.

Bei Ansammlung vieler Menschen in Heimen oder Lagern oder in unterentwickelten Ländern empfehlen wir diese Behandlungsart primär nicht.

Familienangehörige stecken sich in der Regel innerhalb einer Woche an. Ob sie dann Scharlach bekommen, ist eine andere Frage. Will man ein Familienmitglied vor der Ansteckung bewahren, so quartiert man es am besten aus oder versucht mit Isolierungsmaßnahmen wie Krankenzimmerschutzkittel und Händewaschen eine allerdings fragwürdige Abschirmung zu erreichen.

Kräftiges Gurgeln mit Bolus Eucalypti comp. oder Olbas ist zu empfehlen, besonders für Erwachsene, die beruflich mit Kindern zu tun haben. Bekommen solche Erwachsene Halsweh, sollten sie sich vom Arzt behandeln lassen. Wird auf Wunsch die ganze Familie vorsorglich mit Penicillin behandelt, tritt oft nach kurzer Zeit wieder Scharlach in der Familie auf.

Häufig erleben wir, dass Eltern nach erfolgter Rekonvaleszenz über eine positive Veränderung ihrer Kinder berichten: ein individueller Gesichtszug, eine neue Fähigkeit, neue Interessen, mehr gesundheitliche Stabilität. Zum Beispiel malte ein fünfjähriges Mädchen plötzlich viel differenzierter, fand sich selbst jetzt »erwachsen« und nässte nicht mehr ein.

Ein anderes mit neun Jahren rief nach ihrer zweiten Scharlacherkrankung verblüfft aus: »Die ganze Welt sieht ja wie frisch gewaschen aus.« Sie nahm mit einem Mal alle Farben viel intensiver wahr als früher. Solche Beobachtungen gehen natürlich unter, wenn nicht darauf geachtet wird. Eltern, die zu den Kinderkrankheiten positiv eingestellt sind, können sie machen und sich darüber freuen.

Dreitagefieber – Exanthema subitum – HHV6-Infektion

Symptome Plötzlicher hoher Fieberanstieg, nicht selten mit Infektkrampf. 3 Tage hohes Fieber um 40 °C ohne große Schwankungen. Rascher Fieberabfall und jetzt feinfleckiger roter Ausschlag.

Inkubationszeit 1–2 Wochen.

Empfänglichkeit	7. Monat bis 2 Jahre Amerikanische, europäische und japanische Studien der letzten Jahre haben gezeigt, dass eines der beiden verursachenden Viren HHV-6B über 90 % der Kinder bis zum 2. Jahr befallen hat, wohingegen das HHV-6A-Virus die Säuglinge bereits unmittelbar nach der Geburt infizieren kann.
Übertragung	Tröpfcheninfektion mit Viren der Herpes-Gruppe Typ 6. Ansteckungsweg fast immer unbekannt.
Komplikationen	In der Regel keine.

Im Gegensatz zu den bisher beschriebenen Kinderkrankheiten zeigt sich beim »Dreitagefieber« der Ausschlag erst am Ende der Erkrankung. Entsprechend dem plötzlichen und hohen Fieberanstieg kann es anfangs leicht zu einem Fieberkrampf kommen, der aber meist harmlos verläuft. Chemisch fiebersenkende Maßnahmen führen hier nur zu stundenweisen Erfolgen und zwingen das Kind, erneut Kraft für das Wiederherstellen der hohen Temperatur aufzubringen. – Allgemeinbehandlung s. das Kapitel »Fieber«, S. 67 ff.

Andere Infekte mit Hautausschlägen

Auch bei anderen grippeähnlich verlaufenden Krankheiten können zum Ende hin feinfleckige rötliche Ausschläge auftreten. Typisch ist der Telefonanruf beim Kinderarzt: »Vorgestern hatte mein Kind Fieber, Schnupfen usw., gestern war es etwas besser, heute hat es einen Ausschlag, aber kein Fieber mehr.« Wenn *nichts* anderes hinzukommt, und das ist hier eigentlich die Regel, muss die Mutter mit ihrem Kind nicht zum Arzt gehen. Der Ausschlag signalisiert sozusagen das Ende der Krankheit. – Bei vielen dieser Infekte sind auch Viren der Herpes-Gruppe beteiligt.

Diphtherie

Symptome	Deutliches bis schweres Krankheitsgefühl, dabei eher niedriges Fieber. Mandel- und Rachenentzündung und/oder Schnupfen und Kehlkopfbeteiligung (sogenannter Krupp). Schmutzigweiße Beläge auf den Mandeln, zunehmend auf den Gaumen übergreifend mit süßlichem Geruch – diese fehlen jedoch heutzutage oft. Halslymphknotenschwellungen.
Inkubationszeit	2–5 Tage.
Empfänglichkeit	Vor Einführung der Impfungen in der Epidemie 5–10%.
Übertragung	Bakterien durch Tröpfchen- oder Schmierinfektion (ausgeatmete Luft oder Sekrete, Berührung, Gegenstände). Übertragung auch durch gesunde Bakterienträger, auch durch geimpfte Personen möglich.
Immunität	Zweiterkrankungen sind möglich.
Komplikationen	Herz- und Nierenversagen durch das Bakteriengift. Gaumensegellähmungen vorübergehend. Diphtherischer Krupp.
Behandlung	Nur stationär. Das früher obligate Diphtherieserum ist in Deutschland seit Mai 2000 nicht mehr lieferbar (s. S. 235 f.). Penicillin ist wirksam gegen die Bakterien, nicht gegen das schon gebildete Gift und seine gefährliche Wirkung. Darüber hinaus empfehlen wir auf jeden Fall Zinnober comp. sowie Argentum met. präp. D 30.

Die Diphtherie zählte noch im ersten Drittel des vorigen Jahrhunderts zu den gefährlichsten Kinderkrankheiten mit hoher Sterblichkeit. In den letzten rund 50 Jahren wurde sie in den reichen Ländern zu einer sehr seltenen Erkrankung, sodass es kaum noch Ärzte gibt, die Erfahrung damit haben. Eine Diphtheriewelle in der ehemaligen Sowjetunion, insbesondere unter Erwachsenen, 1987 bis 1990 führte nicht zu einer Zunahme der Erkrankung in Deutschland oder anderen westlichen Ländern. Diphtherie gibt es vor allem noch in Ostafrika und einigen asiatischen Ländern wie Pakistan. So sollte vor einem Aufenthalt in der Dritten Welt ein sicherer Schutz vorliegen. Mit wenigen Ausnahmen sind die dort Erkrankten nicht vollständig gegen Diphtherie geimpft gewesen.

Der diphtherische Krupp ist die äußerst bedrohliche Variante des Pseudokrupp (s.S. 92).

Das Auffallende an der Diphtherie ist im ausgeprägten Fall die darniederliegende Eigenkraft: Die Patienten sind eher blass, erreichen kein so hohes Fieber, haben einen schnellen, weichen Puls und einen eher niedrigen Blutdruck. Das Krankheitsbild erscheint wie eine innere Vergiftung, die Kreislauf und Nervensystem besonders ergreift.

Pfeiffer'sches Drüsenfieber
(Epstein-Barr-Virus = EBV-Infektion, Mononukleose)

Symptome	Hochfieberhafte Mandelentzündung mit meist ausgedehnten weißen Belägen, nicht auf den Gaumen übergreifend. Dicke Lymphknotenschwellungen. Gelegentlich leichter Hautausschlag.
Inkubationszeit	10–14 (bis 50) Tage.
Empfänglichkeit/ Übertragung	Nur bei näherem Körperkontakt. Zimmerisolierung ist deshalb nicht notwendig.
Ansteckungsfähigkeit	Per Intimkontakt noch mehrere Monate nach Erkrankung möglich.
Immunität	In der Regel beständig, bei Immunschwäche problematisch.

Kleinkinder machen die Krankheit meist leichter durch oder unbemerkt. Jugendliche können an der Krankheit oft monatelang mit Fieber und Lymphknotenschwellung leiden. Neben den Lymphknoten schwellen auch Milz und Leber an, was neben dem Bluttest oft die Diagnose erleichtert. Im Blut finden sich bald besondere Reizformen der weißen Blutkörperchen. Komplikationen sind bei Kindern ungewöhnlich. Vorangehende und länger anhaltende Mattigkeit werden gelegentlich beobachtet. Impfungen sind für vier Monate nicht zu empfehlen, weil das Immunsystem erst dann wieder voll funktionsfähig ist.

Windpocken

Symptome	Bläschen verstreut nacheinander auftretend, verkrustend, Juckreiz. Fieber meist nur kurz. Dauer der Krankheit 5–10 Tage.
Inkubationszeit	11–21 Tage.
Empfänglichkeit	Sehr hoch. Die Ansteckung erfolgt »mit dem Wind« durch offene Türen und Fenster. Stille Feiung ist ungewöhnlich.
Übertragung	Übertragung der Viren durch Tröpfcheninfektion 1–2 Tage vor Erscheinen bis zum Eintrocknen der letzten Bläschen.
Immunität	Als Zweitkrankheit ist eine Gürtelrose möglich, da die Viren lebenslang in den Nervenganglien verbleiben. Säuglinge haben Nestschutz für einige Monate, wenn die Mutter Windpocken gehabt hat.
Komplikationen	Selten. Ausgeprägte Krankheitsbilder bei Neurodermitisanlage (vgl. S. 120 ff.). Gefahr besteht bei Immunschwäche und bei Neugeborenen, deren Mutter um den Zeitpunkt der Geburt erst Windpocken bekommt.

Dass diese an sich harmlose Krankheit in Krankenhäusern gefürchtet ist, hängt mit ihrer Verbreitung durch Luftzug und den im Krankenhaus oft stationierten immungeschwächten Patienten zusammen.

Innerhalb einiger Tage treten nacheinander ganz unregelmäßig verstreut zuerst Fleckchen auf, die sich rasch zu Bläschen mit wässrigem Inhalt umbilden, um dann mit einer Kruste abzuheilen. Infolge der verschiedenen Entwicklungsstadien der einzelnen Hauterscheinungen entsteht das Bild einer »Sternkarte« mit unterschiedlich großen »Sternen« (Abb. 14 und 15, S. 270). Die Bläschen treten auch am behaarten Kopf, an den Handflächen, im Mund und an den Genitalien auf. Manchmal deuten Leibschmerzen auf einen Befall der Darmschleimhaut hin. Eine Blinddarmentzündung ist dann nicht leicht auszuschließen. Nur wenn Fieber auftritt, ist Bettruhe angezeigt.

Die Behandlung beschränkt sich meist auf Pudern der befallenen Stellen. Wir empfehlen Weleda Wecesin Puder. Hilfreich sind auch Auftragungen von Verbrennungsgelees wie Combudoron oder Wund- und Brandgel. Juckreizstillend wirkt auch ein abendliches lauwarmes Bad mit Kamillentee oder Fichtennadelbadezusatz, nicht aber bei stärkerer Eiterung.

Die Eiterbesiedlung der Blasen lässt beim Abheilen kleine Narben entstehen, die jedoch im Laufe der Zeit meist wieder verschwinden.

Einige Menschen neigen später bei irgendeiner Schwächung zur Gürtelrose (Herpes zoster). Charakteristisch hierfür sind grübchenförmige derbe Bläschen, die nur in einem bestimmten halbgürtelförmigen Hautareal, das einem Hautnerv zugehört, auftreten. Oft bestehen Schmerzen und hohes, anhaltendes Fieber. Wenn z.B. ein anderes Familienmitglied an Herpes zoster leidet, können sich Kinder gelegentlich anstecken und Windpocken bekommen.

Mundfäule (Stomatitis herpetica)

Symptome	Auffallender übler Mundgeruch, viele schmerzhafte Aphthen (offene Schleimhautbläschen mit derbem Grund, s. Abb. 16, S. 271) im Mund, oft hohes Fieber und Lymphknotenschwellungen. Dauer 7 bis 9 Tage. Alter meist zwischen 10 Monaten und 3 Jahren.
Inkubationszeit	2–6 (bis 12) Tage.
Empfänglichkeit	Für das Krankheitsbild gering, oft stille Feiung oder nur geringe Aphthenbildung. Übertragung durch Körperkontakt oder Tröpfchen.
Immunität	Nur teilweise. Bei manchen Menschen treten lebenslänglich immer wiederkehrend »Fieberbläschen« (s. S. 135) an bestimmten Körperstellen auf, bei anderen anlässlich schwerer Erkrankungen.
Komplikationen	Sehr selten Hirnentzündung oder Lungenentzündung bei Neugeborenen oder Menschen mit Abwehrschwäche. Bei Kindern mit Neurodermitis und Abwehrschwäche kann die Erstinfektion zur schweren Hautinfektion werden (Herpetisiertes Ekzem).

Behandlung: Zum Betupfen oder Spülen verdünntes Mundwasser (Weleda) oder Mundbalsam flüssig (WALA). Dies lindert die Beschwerden, sofern das Kind schon spülen kann oder das Auspinseln zulässt. Auch reiner Honig wirkt erleichternd, sodass die Kinder nach dem Honig einige Schlucke trinken können. Da die Kinder oft jede Nahrung verweigern aufgrund der schmerzenden Aphthen, müssen sie mühsam zum Trinken angehalten werden. Auch anästhesierende Mund-Gelees bringen oft Erleichterung.

Schwere Verläufe mit Austrocknung bedürfen klinischer Behandlung. Die Gewichtsabnahme holen die Kinder später rasch wieder auf.

Zum Einnehmen Zinnober comp. 5 mal täglich 1 Messerspitze oder Apis / Belladonna cum Mercurio 5 mal täglich 5 Globuli.

Einzelne Aphthen über wenige Tage bis Wochen haben mit der Mundfäule nur den Schmerz gemeinsam. Sie treten bevorzugt bei bestimmten Empfindlichkeiten auf, z.B. nach den Weihnachtsplätzchen.

Mumps (Ziegenpeter, Parotitis epidemica)

Symptome	Schmerzhaft anschwellende Ohrspeicheldrüsen mit abstehendem Ohrläppchen. Meist hohes Fieber, Dauer bis zu einer Woche.
Inkubationszeit	2–3 Wochen.
Empfänglichkeit	Oft stille Feiung. Nestschutz besteht meist im Säuglingsalter.
Übertragung	Tröpfchen in der ausgeatmeten Luft übertragen die Viren wahrscheinlich 24 Stunden vor bis 3 Tage nach Beginn der Erkrankung, obwohl sie aus dem Speichel schon etwa eine Woche vor bis 9 Tage nach Beginn der Erkrankung isoliert werden können.
Immunität	Am sichersten nach Erkrankung; Zweiterkrankungen sind selten.
Komplikationen	Hirnhautentzündung (s. S. 27 f.), meist einseitige Hodenentzündung von der Pubertät an möglich, in ca. 10% mit nachfolgender Sterilität. Selten Hörschaden, meist einseitig, meist bleibend. Sehr selten Hirnentzündung.

Die Krankheit kann sehr unterschiedlich verlaufen. Der Volksmund spricht vom »Ziegenpeter« oder »Wochendippel« wegen des hamsterartig geschwollenen hinteren Wangen-Ohr-Bereiches (Abb. 17, S. 271).

Der Verlauf ist meist mit hohem Fieber und starkem Krankheitsgefühl verbunden. Ein anderes Kind erbricht und hat kolikartige Leibschmerzen, weil die Bauchspeicheldrüse bevorzugt befallen ist. Ein drittes hat eine kurzfristige Schwellung der einen oder beider Wangen und nach ein paar Tagen noch einmal ein erneutes Anschwellen, eventuell ohne Fieber. Ein viertes, und das zählt schon zu den Komplikationen, bekommt stark anhaltende Kopfschmerzen und will sich im Bett nicht hinsetzen. Bei ihm ist die Mitbeteiligung der Hirnhäute wahrscheinlich, die sogenannte Mumpsmeningitis. Es handelt sich dabei um eine oft auch unerkannte und glücklicherweise im Kindesalter so gut wie immer folgenlose Erscheinung. Oft kann man eine Klinikaufnahme umgehen, eine Lumbalpunktion fast immer. Eine antibiotische Behandlung ist nutzlos, da es sich um eine Viruskrankheit handelt.

Eine Hodenentzündung ist bei Kindern äußerst selten, betrifft aber 20 bis 30 % der männlichen Erkrankten nach der Pubertät. Jeder dritte entzündete Hoden schrumpft, bei 13 % der Betroffenen kommt es zu einer Einschränkung der Fruchtbarkeit. Eine beidseitige Entzündung mit nachfolgender Sterilität ist jedoch selten.* Eine ebenfalls mögliche Eierstockentzündung bleibt in der Regel ohne Folgen. Selten folgt dem Mumps eine Gehörlosigkeit (ca. 1 von 10.000 bis 15.000 Erkrankten), noch seltener eine echte Hirnentzündung (Enzephalitis). Angaben über die Häufigkeit solcher Komplikationen sind immer kritisch zu werten. Unterschiedliche Angaben können konstitutionell, landschaftlich, zivilisatorisch bedingt sein, mit dem »Genius epidemicus« oder einer unzweckmäßigen Behandlung zusammenhängen (zur Impfung s. S. 240 ff.). Komplikationen können noch zwei Wochen nach Beginn der Erkrankung auftreten. Mumps ist in den letzten Jahren vergleichsweise selten geworden.

Behandlung: Archangelica-Salben- oder warme Calendulaöl-Kompressen. Diese sollten allerdings die Wangen und nicht den Schädel wärmen. Bei Leibschmerzen sind warme, feuchte Wickel mit Kamille oder Schafgarbentee angebracht. Auf fettfreie Diät ist zu achten. Hohes Fieber nicht senken, sondern sich mit dem Hausarzt beraten. Das Fieber

* Hirte, Martin: *Impfen Pro & Contra*. München 2011, S. 284.

hat, wie schon gesagt, eine die Virusaktivität abschwächende Wirkung, weswegen es zugleich möglichen Komplikationen vorbeugt.

Immer wieder berichten Eltern, dass ihre Kinder gerade nach Mumps selbstständiger geworden sind.

Keuchhusten (Pertussis)

Symptome	Schnupfen, Husten, erhöhte Temperaturen über ca. 1–2 Wochen, dann zunehmend anfallsartiger Husten, besonders nachts, etwa stündlich eine halbe Minute, oft mit Erbrechen am Schluss. Dauer insgesamt etwa 6–10 Wochen.
Inkubationszeit	Etwa 7–14 Tage.
Empfänglichkeit	Je jünger das Kind ist, umso höher; *kein Nestschutz!* Erwachsene erkranken uncharakteristisch.
Übertragung	Etwa ab dem 7. bis 10. Tag nach Ansteckung bis 4 Wochen nach Beginn des Anfallsstadiums. Tröpfcheninfektion der Bakterien auf ca. 2 Meter auch ohne direkten Husten.
Immunität	Nach Erkrankung gut. Zweiterkrankungen kommen aber vor. Andere Erreger, die einen Keuchhusten vortäuschen, wurden in den letzten Jahren häufiger.
Komplikationen	Lungenentzündung. Bei Säuglingen in den ersten 3 Lebensmonaten sind Atemstillstand, Krämpfe und eine Art Hirnentzündung möglich.

Hört die Sprechstundenhilfe im Wartezimmer einen harten, anfallsartigen Husten, dann wundert sich die Mutter dieses Kindes, wie rasch sie mit Kind in ein Isolierzimmer geschoben wird (s. S. 237 f.).

Wie sieht ein typischer Keuchhustenanfall aus? Er bahnt sich meistens nachts in ein- bis halbstündlichen Abständen an und wird durch langsam in den Bronchien sich ansammelnden, zähen, glasigen Schleim ausgelöst, der dann durch kräftige, laute, harte, stakkatoartige Stöße ausgehustet wird. Das Kind holt zwischen den Hustenstößen keine Luft, es rutscht sozusagen mit dem Husten stoßartig in den »Keller« seiner Ausatmungsmöglichkeiten, wo es wirklich keine Luft mehr hat. Dabei wird die Zunge röhrenförmig um den Luftstrom gestreckt, das Gesicht schwillt an und verfärbt sich bläulich. Nach einigen Sekunden, die den besorgten Zuhörern immer viel zu lange werden, kommt dann eine lange, ziehend-juchzende Einatmung zwischen den verkrampften Stimmlippen zustande. Dasselbe wiederholt sich noch ein- bis zweimal, von Ärzten »Reprise« genannt. Zuletzt würgt das Kind dann den glasigen Schleim und möglicherweise auch die davor genossene Nahrung heraus und schläft ermattet rasch wieder ein. Zuvor kann man dem Kind etwas flüssige Nahrung anbieten, weil diese bis zum nächsten Anfall in frühestens einer halben Stunde bereits vom Darm aufgenommen ist. Der Anfall selbst dauert nicht länger als eine halbe Minute.

Wie geht man damit um? Alles aufgeregte Beklopfen oder Hochreißen der Kinder macht die Situation nur schlimmer und trägt nie zur Abkürzung bei. Zu Beginn des Anfalls ist die Empfindlichkeit des Kindes auf einem Maximum angelangt. Wenn man das Wiedereinatmen erleichtern möchte, wird der Kopf an der Stirn ein wenig abgestützt, der Rücken gestreichelt und das Kind mit beruhigenden Worten begleitet: »Schön aushusten – so, jetzt wieder einatmen und kräftig weiterhusten« – oder ähnlich. Das Kind spürt, dass das jetzt alles so sein muss, und gerät nicht in Panik. Oft reicht auch das ruhige Dabeisein. Kleine Kinder stützen sich unter Umständen aus der Bauchlage hoch, husten ihren Anfall durch und legen sich wieder hin. Am besten ist es, wenn die Mutter oder der Vater die eigene Schlafstatt neben der des Kindes hat, um gegebenenfalls das Erbrochene wegzunehmen und eine neue Spuckwindel unterzulegen. Fieber gehört nicht zum konvulsiven Stadium (d.h. zum Stadium der Husten-»Anfälle«). Deshalb ist in einem solchen Fall wieder ein Arzt zuzuziehen.

Vorbeugung: Bedenklich ist der Keuchhusten bei Kindern in den ersten drei Lebensmonaten, weil sie es schwer haben, den Hustenanfall richtig »zustande zu bringen«, und nicht selten eine Hirnkomplikation auftritt. Allein schon der Hustenanfall kann ja zum Atemstillstand führen, weshalb in diesem Alter nur die stationäre Aufnahme in eine Kinderklinik in Frage kommt.

Alle Eltern müssen wissen, wie sie in diesem Alter eine Ansteckung ihres neugeborenen oder jungen Säuglings vermeiden können: Hustende oder Infekte ausbrütende Erwachsene und Kinder sollten das Zimmer des jungen Säuglings meiden; die Eltern tragen dort einen Mundschutz, wenn sie selbst betroffen sind. Zu einem Neugeborenen und bis zu drei Monate alten Kind dürfen nur ganz sicher gesunde Kinder.

Beim Auftreten von Keuchhusten in Kindergärten oder der Nachbarschaft sollten Mütter mit jungen Säuglingen gewarnt werden, deren Geschwister noch keinen Keuchhusten hatten. Der Haus- oder Kinderarzt kann dann die nötigen Schritte einleiten. Bei frisch angesteckten Säuglingen kann er die Ansteckung durch die Gabe eines spezifisch wirksamen Antibiotikums abfangen.

Vorgehen nach Ansteckung des jungen Säuglings: Die Empfänglichkeit des Neugeborenen für Keuchhusten liegt fast bei 100%, auch bei gestillten Kindern. Bei Verdacht eines beginnenden Keuchhustens in diesem Alter ist eine Überwachung unter kinderärztlicher Beratung notwendig, bei Ausbruch der Krankheit eine Einweisung ins Krankenhaus. Dabei sollte die Mutter oder der Vater unbedingt mit aufgenommen werden, da dann mit einer wesentlichen Verbesserung des Verlaufs gerechnet werden darf. Säuglinge vom dritten bis sechsten Monat erkranken auch noch schwer, können aber meistens schon besser husten. Jenseits des ersten Lebensjahres sind Komplikationen bei sachgerechter Behandlung höchst selten. Dann entfallen die genannten vorsorglichen Schutzmaßnahmen, während sie im ersten Lebensjahr je nach Erfahrung und Umständen gehandhabt werden. Bei sonst gesunden Kindern haben wir sogar schon jenseits des dritten Monats oft auf die Antibiotikavorsorge verzichten können.

Bei Rachitis oder einer kalziumarmen Ernährung ist der Keuchhusten wesentlich gefährlicher. Eine ärztliche Untersuchung zu Beginn des Keuchhustens ist daher im ersten Lebensjahr immer zu empfehlen.

Noch nach Monaten kann ein Kind anlässlich eines neu erworbenen Infektes wieder keuchhustenartig husten. Es kann dann natürlich niemanden mehr mit Keuchhusten anstecken. Dass ein Keuchhusten selten einer Asthmaanlage oder einer Allergie zum Durchbruch verhelfen kann, ist lange bekannt, mit der Zunahme dieser Krankheiten hat das nichts zu tun.

Im Anschluss an einen Keuchhusten beobachtet man besonders bei Kindern, die vorher schlechte Esser waren, dass sie plötzlich einen außerordentlich guten Appetit entwickeln.

Behandlung: Durch chemische Beruhigungs- und hustenstillende Mittel steigert man die Gefährlichkeit des Keuchhustens im Säuglingsalter und auch später. Der Husten wird seltener und kraftloser, der Schleim bleibt eher in der Lunge, und es kann zu einer Lungenentzündung und Sauerstoffmangel im Gehirn kommen. Eine begleitende medikamentöse Behandlung, wie sie von homöopathisch oder anthroposophisch orientierten Ärzten angewendet wird, erscheint demgegenüber rationeller und ungefährlicher.

Eine Linderung der nächtlichen Anfälle verschafft unter Umständen ein gut warmes abendliches Bad mit anschließendem kurzem feuchtkühlem Hals- oder Brustwickel (nicht über die Wirbelsäule!).

Die Gabe von Antibiotika ist allenfalls bei geschwächten Kindern während einer zusätzlichen Lungenentzündung oder zur Verhütung der Ansteckung eines Säuglings angezeigt. Auf den Verlauf der Keuchhustenkrankheit selbst haben sie nur bei frühem Einsatz Einfluss, vermindern aber wahrscheinlich eine gute Immunisierung.

Infektiöse Gelbsucht Typ A (Hepatitis A)

Unter den verschiedenen Formen der Leberentzündung ist die Hepatitis A im Kindesalter die häufigste und harmloseste. Fachleute betonen, dass sie nie Dauerschäden (Zirrhosen) hervorrufen. Im Vorstadium der Krankheit sind die Patienten müde, appetitlos, manche haben Übelkeit oder Erbrechen, Bauchschmerzen, Durchfall und Fieber. Wenn die Gelbsucht auftritt, was nur bei etwa einem Drittel der Erkrankten zu erwarten ist, bilden sich die Beschwerden meist zurück. Mit der Gelbsucht wird der Urin abnorm dunkel und der Stuhlgang entfärbt. Die Ansteckung geschieht im Allgemeinen über die Darmausscheidungen. Durch eine gute Toilettenhygiene lässt sich die Gefahr jedoch mindern. Vom Zeitpunkt der Ansteckung bis zum Krankheitsausbruch vergehen 15 bis 50 Tage. Ein bis zwei Wochen vorher wird das Virus jedoch schon ausgeschieden, d.h. man ist dann schon ansteckend. Die Abgrenzung von anderen Formen des Gelbwerdens (Ikterus) ist Sache des Arztes. (Zur Problematik der vorbeugenden Maßnahmen s. S. 245.) Jede Virushepatitis ist meldepflichtig.

Behandelt wird mit Bettruhe, warmen Leberkompressen mit Schafgarbentee (s. S. 675) sowie leichter Kost. Wir schätzen als Begleitbehandlung die Gabe von Hepatodoron-Tabletten aus Erdbeer- und Weinblättern, um der heute so strapazierten Leber auch für später noch eine Stärkung angedeihen zu lassen, ferner Taraxacum planta tota Rh D 3, Tropfen oder Globuli, sowie Taraxacum Stanno cultum Rh D 3.

Infektiöse Gelbsucht Typ B (Hepatitis B)

Die akuten Symptome einer Hepatitis B unterscheiden sich von denen der Hepatitis A nur wenig. Die Inkubationszeit beträgt allerdings eineinhalb bis sechs Monate. Man rechnet mit etwa zwei- bis dreimal so vielen Infizierten als sichtbar erkrankten Menschen. Je jünger die Kinder sind, umso stiller aber chronischer verläuft sie, bis hin zum Leberzerfall. Die Besonderheit des Verhältnisses zwischen Mensch und Virus ist bei dieser Krankheit, dass einige Befallene das Virus nicht überwinden können und so ihr Blut unter Umständen lange Zeit für andere ansteckend bleibt. Entdeckt wurde diese Form der Leberentzündung durch Blutübertragungen; dieser Ansteckungsweg spielt heute kaum noch eine Rolle. Inzwischen weiß man, dass Sexualkontakte die häufigste Ansteckungsquelle sind. Entsprechend findet sich die höchste Erkrankungsrate in den Großstädten mit viel Promiskuität und einer hohen Rate an Drogenabhängigen. Ob die inzwischen fast weltweit empfohlene Impfung aller Säuglinge und Kinder tatsächlich dazu beiträgt, die Hepatitis B in den Risikogruppen zu vermindern, wird derzeit diskutiert (siehe unter Impfungen). Sehr selten können Ansteckungen innerhalb der Familie erfolgen, z.B. von virustragenden Adoptivkindern aus hochdurchseuchten Ländern. Ebenso ist das Ansteckungsrisiko in Kindergärten sehr gering. Die Virusträger können über viele Jahre das Virus ohne Schaden »beherbergen«, eventuell auch überwinden oder aber in Folge einer chronischen Entzündung der Leber schleichend oder rasch eine Leberzirrhose entwickeln. *Zur begleitenden Behandlung* siehe Hepatitis A. Weitere Formen von Leberentzündungen nehmen zu. 10 bis 15% der gemeldeten Erkrankungen entfallen auf die Hepatitis C. Die Hepatitis C hat in 60 bis 80% der Fälle einen chronischen Verlauf.

Borreliose

(Erythema migrans – wandernde Hautrötung, engl. Lyme-Disease)

Diese durch Zeckenstich übertragene Infektion verläuft meist stumm (bis zu 30% der Waldarbeiter in entsprechenden Gegenden haben Antikörper im Blut). Sie kann aber langwierige unterschiedlich schwere Krankheitsbilder erzeugen. Am längsten bekannt ist die für sich genommen harmlose »wandernde Hautrötung«, die sich ein bis drei Wochen nach dem Zeckenstich girlandenartig um den Stich herum ausbildet und nach einigen Wochen verschwindet. Heute ist bekannt, dass die meisten kindlichen Gesichtsnervlähmungen (meist vorübergehend) und seröse (also nicht eitrige) Hirnhautentzündungen durch Borrelien-Übertragungen beim Zeckenstich bedingt sind. Weitere schwere Erkrankungen des Nervensystems und rheumatische Beschwerden der Bewegungsorgane gehören mehr dem Erwachsenenalter an.

Eine Infektion ist in den ersten Stunden nach dem Zeckenbiss unwahrscheinlich, nach 12 Stunden (laut anderen Quellen nach 24 Stunden) wird die Gefahr deutlich größer. Deshalb ist es in zeckenreichen Umgebungen wichtig, sich selbst und die Kinder nach Wiesen- und Waldgängen von oben bis unten nach Zecken abzusuchen, spätestens am Abend, und diese mit einer Spezialpinzette oder »Zeckenkarte« zu entfernen, erhältlich in jeder Apotheke: Dabei wird das Tier mit leichtem Druck auf die Haut, sodass der Kopf gepackt wird, und mit einer Linksdrehung der Pinzette entfernt (vgl. S. 62). Bleibt ein Zeckenteil in der Haut, wird der nächste Dienst habende Arzt aufgesucht. Eine fortbestehende oder sich ausbreitende Hautrötung an der Stichstelle führt ebenfalls zum Kinder- oder Hausarzt, der in der Regel ein Antibiotikum verordnet.

Eine *Schutzimpfung* gibt es noch nicht, doch ist sie in Entwicklung. Die Erreger sprechen auf eine antibiotische Behandlung an. Da nicht vorauszusehen ist, ob die Krankheit milde oder schwer verlaufen wird, behandelt man die Betroffenen in der Regel antibiotisch. Allerdings ist bei einem Viertel der Erkrankten die typische Hautrötung nicht aufgetreten. Dann lassen sich die genannten Krankheiten als Komplikationen nur erkennen, indem man im Blut Borrelien-Antikörper nachweist. Deshalb jedoch nach jedem Zeckenstich Antibiotika zu geben ist gerade für die oft von Zecken besuchten Menschen nicht praktikabel. Georg Soldner und Hermann M. Stellmann geben in dem Buch *Individuelle Pädiatrie*[25] medikamentöse Anregungen zur Aktivierung des Immunsystems, die vom interessierten Hausarzt bei Verdacht auf oder Infektion mit Borrelien einsetzbar sind.

FSME, Frühsommer-Meningo-Enzephalitis: s. unter Impfung S. 249 f.

Vom Sinn der Krankheit

Welchen Sinn haben die »Kinderkrankheiten«?

Bisweilen tauchen in der Sprechstunde Fragen auf, zu deren Beantwortung viel Zeit nötig ist, weil sie in einem größeren Zusammenhang stehen, der dabei mit einbezogen werden muss. Hierzu gehört die Frage nach dem Sinn einzelner Krankheiten (vgl. auch das Kapitel über chronische Krankheiten, S. 196 ff.). Wir möchten auf diese Frage hier besonders im Hinblick auf die Kinderkrankheiten eingehen.

Sinnfrage und Entwicklung

Im Unterschied zum Menschen ist es dem Tier nicht möglich, durch Leid und Schmerz Erfahrungen zu sammeln, die sein Leben bereichern oder ihm eine neue Entwicklungsrichtung weisen können. Tiere sind – wenn sie ausgewachsen sind – in ihrem Verhalten nahezu »perfekt«. So ist es auch nicht möglich, dass ein Löwe infolge einer durchgemachten Krankheit oder durch das Erleiden von Schmerzen »löwiger« oder ein Hund »hundiger« wird. Der Mensch hingegen kann immer »noch menschlicher« werden und sich zeitlebens weiterentwickeln. Dabei sind ihm Schmerz und Leid weckende Begleiter. Schon von alters her hat man daher auch leidenden Tieren den Gnadentod gegeben, wenn man ihnen nicht rasch wirksam helfen konnte. Umso bedenklicher mag es stimmen, wenn gerade diese Todesart zunehmend auch für den Menschen als »humanes Sterben« propagiert wird. Sich den »sanften Tod« oder den »Gnadentod« zuzufügen oder zufügen zu lassen zeugt von einem tiefen Missverständnis bezüglich der geistigen Natur des Menschen und des Sinns von Leid und Schmerz in der menschlichen Biografie (vgl. S. 196 ff.). Auch wenn es die ärztliche Aufgabe ist, alles zu tun, um Leid zu lindern, Schmerzen erträglich zu machen und einer Heilung zuzuführen, ist doch das Durchleiden solcher Erfahrungen wesentlicher Bestandteil der menschlichen Existenz, so wie auch der immer ganz individuelle Sterbevorgang.

So können wir beim Menschen nach dem Sinn einzelner Erkrankungsformen fragen. Jede Krankheit betrifft andere Bereiche und Prozesse des menschlichen Organismus und führt zu unterschiedlichen körperlichen und seelischen Erfahrungen.

Wesensglieder und Krankheitsgeschehen

Wie kann sich das Kind, der Mensch als seelisches und geistiges Wesen durch seinen Körper ausdrücken, sich mit ihm identifizieren?

In den Wärmeprozessen fühlen wir uns am meisten als »wir selbst«. Über Atmung und Luft äußern wir unsere Gefühle, die Sprache, die seelische Befindlichkeit. In den Flüssigkeitsverhältnissen, der Blutzirkulation finden die Lebensvorgänge ihren Ausdruck, und in den festen Strukturen des Körpers erleben wir unsere Einmaligkeit und In-sich-Abgeschlossenheit als Wesen, als »Identität«. Steiner nannte diese vier Ausdrucksmöglichkeiten des Menschen in den vier Zustandsformen der Materie »Wesensglieder«, da jedes menschliche Individuum sein Wesen auf besondere Art in dieser vierfachen Weise zum Ausdruck bringen kann.

Insbesondere in der Kindheit geht es darum, wie sich das seelisch-geistige Wesen des Kindes in seinem Körper »inkarniert« und sich darin »zu Hause« fühlen lernt. Je besser dieser Körper zu ihm passt, d.h. im Laufe der Entwicklung »passend gemacht« wird, um so wohler fühlt es sich. Wie viele Menschen leben heute, die sich in ihrem Körper nicht recht wohl fühlen, sich durch ihn nicht ausdrücken können oder sich irgendwie fremd sind. Aufgabe von Medizin und Pädagogik ist es, Bedingungen zu schaffen für eine möglichst gesunde Inkarnation. Dabei spielen die sogenannten Kinderkrankheiten eine wichtige Rolle. Sie helfen, bestimmte Bereiche des Körpers physiologisch »durchzuarbeiten« und eingehender zu »individualisieren«. Damit wird das Zusammenspiel der Wesensglieder und ihrer Gesetzeszusammenhänge neu angeregt und in unterschiedlicher Weise impulsiert: Bei den *hochfieberhaften Erkrankungen* ist es vor allem die Ich-Organisation in ihrer Wärmetätigkeit, die sich in die Lebenstätigkeit einschaltet und über das normale Maß hinaus die Stoffwechselvorgänge ergreift und nachhaltig bis in die fieberbedingte Immunstimulierung hinein beeinflusst. Beim *Keuchhusten* dagegen werden in erster Linie die Atmungsorgane und deren Funktionen neu erobert und damit die astralische Organisation zum besseren Eingreifen veranlasst. Bei den Krankheiten, die mit starken *Lymph- und Drüsenschwellungen* einhergehen, wird ein neues Ergreifen der grundlegenden Funktionen der Lebenstätigkeit bewirkt, d.h. eine Aktivierung des ätherischen Organismus. Die *Windpocken* hingegen bergen in ihren wassergefüllten Bläschen körpereigene Substanz, die aus dem Lebensbereich ausgeschieden werden soll. Die physische Form wird hier von den Blasenbildungen an bis hin zu den kleinen erwähnten Narbenbildungen fein verändert. Dabei geht die Stoßrichtung der Krankheitserscheinungen entweder mehr nach außen – die Krankheit zeigt sich an der Haut – oder mehr nach innen – sie manifestiert sich im Blut bzw. in einzelnen Organstörungen.

Jede Auseinandersetzung mit einer solchen Krankheit stellt eine Einseitigkeit dar, die das *Ich* des Kindes zur Neuordnung des Zusammenspiels seiner Wesensglieder aufruft. Sieht man bloß auf die »Krankheitserreger« und hält deren Auftreten für die Ursache und deren Verschwinden für die Heilung, so bleiben wichtigste Fragen offen: Welche Beziehung hat die Krankheit zum Wesen gerade dieses Menschen? Warum wird nur er so von ihr betroffen, ein anderer nicht oder ganz anders? Welche Beziehung hat ein Krankheitserreger zur besonderen Art des Erscheinens dieser Krankheit? Wenn man die Krankheitsvorgeschichte verschiedener Menschen genauer anschaut, so findet man, dass keine der anderen gleicht. Das eine Kind hat die Masern schwer und den Scharlach leicht durchgemacht, das andere umgekehrt. Das eine bekommt keinen Keuchhusten, das andere keinen Mumps usw. Gerade in diesem individuellen Ergreifen von Erkrankungsmöglichkeiten zeigt sich etwas vom Wesen des betreffenden Menschen, auf das wir nur für gewöhnlich nicht achten. Die wesentlichste Frage ist daher, auf welchem Wege sich die spezifische Anfälligkeit für eine bestimmte Krankheit bildet. Diese Frage hat Steiner geisteswissenschaftlich erforscht. Da diese Forschungen auch das nachtodliche Leben und die Fragen nach der Wiederverkörperung und dem Schicksalsgang der Menschen mit einschließen, wird im Folgenden auch darauf Bezug genommen.

Das nachtodliche Leben

Rudolf Steiner beschreibt, wie der Mensch im Tode seinen physischen Leib ablegt, wie dann in den ersten drei Tagen und Nächten (während derer mancherorts die Totenwache gehalten wird) sich der Lebensleib langsam ablöst. Da dieser den lebendigen Zusammenhang der ganzen Entwicklung vom Mutterleib an bis zum letzten Atemzug umfasst und gedankenartiger Natur ist (vgl. S. 388), wird seine Herauslösung als ein grandioses Erinnerungstableau erlebt, als Rückblick auf das gesamte Erdenleben. Alle Einzelheiten des Lebenslaufes stehen einem nochmals vor Augen. Nach diesen drei Tagen und Nächten »verwest« der Ätherleib und fügt sich dem allgemeinen Gedankenleben der Welt in ähnlicher Weise ein, wie sich die Stoffe des physischen Organismus (Leichnam) in die Gesamtheit der materiellen Erde hinein auflösen. Aus diesem Lebensrückblick verbleibt dem Menschen nach dem Tode wie eine Art Extrakt alles, womit er sich identifizieren, d.h. sich mit seinem Wesen wirklich verbinden konnte. Alles, was in irgendeiner Weise »äußerlich« oder »unverbindlich« blieb, entschwindet.

Dann schließt sich die Herauslösung des Seelenleibes an, der während des Erdenlebens im Luftorganismus gewirkt hat. Der »Verwesungsvorgang« dieser Organisation ist ein längerer Prozess, der sich zeitlich auf etwa ein Drittel der gesamten Lebensdauer des betreffenden Menschen beläuft. Das entspricht ziemlich genau der Zeit, die er während des Lebens schlafend verbracht hat. Diese Epoche des nachtodlichen Lebens wird in verschiedenen religiösen Offenbarungen und Dichtungen als Läuterungszeit oder auch als »Fegefeuer« bezeichnet. Hier erlebt der Mensch seelisch noch einmal alles, was er im Laufe seiner Biografie durchgemacht bzw. »angerichtet« hat. Es geschieht dies jedoch jetzt so, dass er – wie es unbewusst im Leben während des Schlafes erfolgt – alles dasjenige erfahren muss, was die *anderen* an *ihm* erlebt haben. Ein Mensch, der z.B. in gerechtem Zorn einen anderen öffentlich bloßgestellt hat, wird jetzt nach dem Tode nicht seine eigene Genugtuung und die »Gerechtheit« seines Zornes wiedererleben, sondern vielmehr in allen Einzelheiten die Empfindungen kennenlernen, die während dieses Ereignisses in dem anderen gelebt haben, d.h. das, was er im anderen bewirkt hat. Die Erfahrungen der Läuterungszeit dienen nicht nur einer Objektivierung der vergangenen Seelenerlebnisse, sondern sind zugleich auch Ausgangspunkt für die Schicksalsgestaltung in einem folgenden Erdenleben: Wer z.B. jemandem Unrecht getan hat, kann sich jetzt Möglichkeiten vor das innere Auge stellen, wie er diese Tat in einem nächsten Leben ausgleichen kann. Man nimmt in seine ganze Schicksalsgestaltung die Möglichkeit auf, diesem Menschen wieder zu begegnen und ihm Gutes zu tun oder die Voraussetzung dafür zu schaffen.

Eine solche Art der Schicksalsbildung hat auch Konsequenzen für zukünftige Krankheitsanlagen. Hat ein Mensch z.B. sein Leben so verbracht, dass er überwiegend lieblos an anderen Menschen und Dingen vorbeiging, so empfindet er das nach dem Tod als einen Mangel. Er erfährt jetzt, wie dieses Verhalten auf andere Menschen gewirkt hat und welche Schmerzen es bei dem einen oder anderen ausgelöst hat. Diese Erfahrung prägt sich tief in sein Wesen ein. Auf der Erde hatte er Gründe für seine Verschlossenheit. Sie erscheinen ihm jetzt in einem anderen Licht. Er erblickt sie objektiv und sieht das Unzulängliche und Begrenzte seiner nur selbstbezogenen »irdischen« Perspektive. In religiösen Überlieferungen wird bezüglich dieses nachtodlichen Erlebens auch von »Gericht« gesprochen, das als ein »Richtig«- oder »Zurecht-Sehen« verstanden werden kann. Dieses neue Verständnis ist es, das sich einprägt und auf dem weiteren Weg zwischen dem Tod und einer neuen Geburt auch zu einer bestimmten Krankheitsveranlagung führen kann.[26]

Gesundheit und die Fähigkeit zu lieben

Als »gesund« können wir den Menschen bezeichnen, der interessevoll und offen den Erscheinungen der Welt gegenübertreten kann. Demgegenüber gibt es zwei Abirrungsmöglichkeiten: der Mensch, der sich immer mehr von der Welt zurückzieht, zu grübeln beginnt und meint, die Wahrheit, nach der die Welt verändert werden müsste, nur in sich allein finden zu können; auf der anderen Seite der Mensch, der ganz dem Sog des Alltagslebens verfällt, sich selbst zunehmend verleugnet und wie ein Blatt im Wind von den Ereignissen getrieben wird. Was als Hingabefähigkeit auf der einen Seite und innere Standhaftigkeit auf der anderen Seite zu den positiven Charaktereigenschaften des Menschen gehört, ist hier aus dem Gleichgewicht geraten. Zur Gesundheit gehört, dass man sich seiner Möglichkeiten situationsgerecht und frei bedienen kann. »Spiel« nannte Schiller dieses elastische, situative Umgehen des Menschen mit seinen Fähigkeiten.

Von Krankheit können wir erst in dem Moment sprechen, wenn der Mensch sich selbst entgleitet oder sich so in sich verkrampft, dass er aus eigener Kraft diesen Zustand nicht mehr ändern kann; wo sein Verhältnis zur Welt so gestört ist, dass er entweder sich oder die Welt nicht mehr genügend ernst nehmen und achten kann. Sowohl der sich selbst preisgebende als auch der sich egoistisch zurückziehende Mensch hat die Fähigkeit verloren, zu lieben. In der Liebefähigkeit aber liegt die innere Gesundheit des Menschen begründet: einerseits in dem Vermögen, sich mit den Belangen der Welt interessevoll zu verbinden, d.h. die Menschen und Vorgänge des Umkreises wichtig zu nehmen, und andererseits in der Fähigkeit, sich zurücknehmen, zurückziehen zu können ohne deswegen Selbstachtung und Wertschätzung zu verlieren.

Im Christentum wird die Liebe als Ziel menschlicher Entwicklung genannt und als »neues Gebot« bezeichnet (Joh. 13,34). Wie schwer dessen Erfüllung ist und wie weit der Weg dorthin, zeigen die vielen Erkrankungsmöglichkeiten, denen wir ausgesetzt sind. Die Seele pendelt unaufhörlich zwischen den Gefahren des Egoismus und der Selbstaufgabe hin und her auf der Suche nach ihrer Menschlichkeit. Man kann eine solche Tatsache als eine Art Verhängnis empfinden, dem der Mensch ausgesetzt ist, und auch die Frage haben, wie weit ein Mensch denn überhaupt für seine Entgleisungen und Verirrungen verantwortlich gemacht werden kann. – »Müssen wir denn nicht so sein und handeln, wie wir sind?« – »Wer kann denn schon aus seiner Haut?« Hier wird die Frage nach der menschlichen Freiheit wiederum sehr vordergründig. Es spricht vieles dafür, die Schuld für sein Unvermögen und seine Probleme den Verhältnissen, der körperlichen Verfassung oder den anderen Menschen – nur nicht sich selbst – zuzuschreiben.

Freiheit und Notwendigkeit im Schicksal

Freiheit als individueller Spielraum aufgefasst, etwas zu tun oder zu lassen, ist geknüpft an die Fähigkeit, auch etwas tun oder lassen zu *können*. Sie bezieht sich auf den *Umgang* mit unseren Möglichkeiten, nicht auf den mühevollen Lernprozess des Erlangens von Fähigkeiten. Wer fühlt sich nicht »unfrei« in Bezug auf die Bedingungen, unter denen er etwas lernen muss? Wie viele Unfreiheiten sind beispielsweise mit einer Examensvorbereitung verbunden? Wer hat Rechnen gelernt, ohne die mathematischen Gesetze zu achten?

Ist das Examen jedoch bestanden und das Rechnen gelernt, dann hat sich unser Spielraum vergrößert, die Handlungsfähigkeit erweitert. So ist es auch mit jeder Schicksalsnotwendigkeit. Sie stellt gleichsam nur die Bedingungen her, die zum Erwerben einer bestimmten Fähigkeit nötig sind. Ist diese jedoch erworben, so hat der Mensch sich einen neuen Freiheitsgrad errungen, der ihn reicher und vollkommener macht. Individuelle Freiheit setzt daher »individuelle Notwendigkeiten«, d.h. ein persönliches Schicksal mit seinen besonderen Bedingungen voraus. Das zu erkennen ist zentrales Anliegen des Christentums, dessen Substanz sich in den beiden Idealen *Freiheit* als Ergebnis von Lernprozessen und *Liebe* als Ergebnis von Interesse und Offensein für den anderen wie in einem Brennpunkt zusammenfassen lässt.

So gesehen ist auch mit jeder Erkrankung eine Bedingung gegeben, unter deren Einfluss etwas gelernt wird, über das man später frei verfügen kann. Krankheit kann in diesem Licht gesehen als »Privatstunde« beim Herrn und Begleiter unseres Schicksals – bei Gott selbst – aufgefasst werden. Bei der Behandlung der Krankheit gilt es, alles zu tun, dass diese Erfahrung zum Wohl des Kranken durchlebt wird und er – wenn irgend möglich – der Heilung zugeführt werden kann. Ist doch der einzige Sinn von Krankheit, wieder – mit neuem Bewusstsein und erweiterten Fähigkeiten – wenn möglich in diesem, sonst für das kommende Erdenleben gesünder zu werden als man war.

Empfohlene Literatur

Bock, Emil: *Wiederholte Erdenleben. Die Wiederverkörperungsidee in der deutschen Geistesgeschichte.* Stuttgart ⁷1996.

Glöckler, Michaela: *Die Heilkraft der Religion.* Stuttgart 1997.

Glöckler, Michaela: *Leben nach dem Tod.* Gesundheitspflege initiativ, Bd. 16, Esslingen 1998.

Glöckler, Michaela: *Leben vor der Geburt.* Gesundheitspflege initiativ, Bd. 15, Esslingen 1998.

Steiner, Rudolf: *Die Offenbarungen des Karma* (GA 120). Dornach ⁸1992.

Steiner, Rudolf: *Theosophie* (GA 9). Dornach ³²2002.

Ethische Fragen

Aus den bisherigen Betrachtungen geht hervor, dass es weder ein lebensunwertes Leben noch eine sinnlose Krankheit geben kann. Nur unsere Vorstellungen, unsere persönlichen Wünsche und Verständigungsmöglichkeiten können begrenzt sein, sodass die Frage nach dem Sinn nicht recht gestellt oder beantwortet werden kann.

Kaum eine Frage führt so tief in Schicksalszusammenhänge hinein wie die nach der »guten Handlung«. Das aus dem Griechischen kommende Wort »Ethik« steht für die Lehre vom guten Verhalten und guten Handeln. Und gerade hier ist die wissenschaftliche Diskussion insbesondere auf medizinischem Gebiet in den letzten Jahrzehnten zunehmend in Schwierigkeiten geraten. Während nach dem Zweiten Weltkrieg – vor allem in Deutschland nach den Erfahrungen des Nazi-Regimes – die Gesetzgebung in schärfster Weise darauf hinarbeitete, Euthanasie in jeder Form zu ächten, sieht dies heute weltweit und auch in Deutschland bereits sehr anders aus. Wissenschaftliche, rechtliche und wirtschaftliche Gründe werden ins Feld geführt, um den Sinn schwerer, unheilbarer Krankheitszustände und Behinderungen sowie länger dauernder Verwirrtheits- und Schwächezustände im Alter in Frage zu stellen. Auch Fragen wie: Was bedeutet ein Schwangerschaftsabbruch für das ungeborene Kind, die Mutter und den ausführenden Arzt? Was geschieht auf körperlicher, seelischer und geistiger Ebene beim Hirnversagen, bei einer eventuellen Organentnahme oder beim Empfang eines Spenderorgans? Was bedeuten die Umstände des Todes für das nachtodliche Leben? Wie stellt sich der Verwirrtheitszustand im Alter dar, wenn man ihn nicht nur vom materialistischen Standpunkt aus betrachtet? werden kaum gestellt. Denn in dem Augenblick, da sich die Perspektive auf Mensch und Leben erweitert und das Wesen des Menschen nicht nur physisch, sondern auch seelisch und geistig über Geburt und Tod hinausgehend gedacht wird (vgl. S. 178 f., 188 ff.), verwandelt sich die ethische Frage in eine Frage individueller Verantwortung dem eigenen Schicksal und dem Schicksal anderer Menschen gegenüber. Da tritt in den Vordergrund, was wir treffend als »Motiv einer Tat« umschreiben können. Ist es doch stets das Motiv, das über die Qualität der Tat entscheidet. Was sind die *tatsächlichen Gründe,* die für oder gegen eine Impfung, eine bestimmte Therapie, die Formen der sogenannten Sterbehilfe oder einen Schwangerschaftsabbruch sprechen? Welche persönlichen, gesundheitlichen oder beruflichen Motive liegen hier vor? Eine Ethik, die Seele und Geist des Menschen ernst nimmt, fragt nie nur nach der Tat als solcher, sondern immer auch nach den Motiven, die zu einer Handlung führen, und nach der Art und Weise, wie der Mensch zu den Folgen seiner Taten steht. Nicht nur Einsicht und Erkenntnis sind es, sondern auch tiefgründige Ängste, Sorgen, Argwohn, Liebe, Vertrauen oder Hoffnung, die die ethische Realität mitgestalten und die Qualität einer Handlung prägen. Die Folgen aber, die sich aus den entsprechenden Handlungen ergeben, werden zum Schicksal im weiteren Lebensverlauf der Kinder und Erwachsenen.

Wer z.B. sein Kind gegen Masern impfen lässt aus Angst vor einer Hirnentzündung, sollte wissen, dass es auch andere Krankheitserreger gibt, die dieses Krankheitsbild hervorrufen können.[27] Es kommt in erster Linie darauf an, *wie* wir das Kind mit unseren besten Kräften begleiten, *wie* wir Vertrauen in sein Schicksal entwickeln und ihm helfen wollen, den Weg in seinen Körper und in sein Leben zu finden. Die Gedanken und Gefühle, mit denen wir es umgeben, wirken sich unmittelbar stärkend auf sein Existenzerleben und seine gesundheitliche Verfassung aus. Jede Entscheidung aber, die gefällt wird, kann sowohl positive als auch negative Folgen haben. Denn es gibt so gut wie nichts, was »nur gut« ist. Habe ich z.B. Beweggründe, ein Kind gegen Masern impfen zu lassen, weil ich hoffe, dadurch möglichen Schädigungen vorzubeugen, so erscheint eine solche Motivation selbstverständlich als gut. Andererseits nehme ich dem Kind durch die Impfung die Möglichkeit, sich intensiv mit dieser Erkrankung auseinanderzusetzen und sich dadurch eine länger anhaltende Immunität zu erwerben sowie ein passenderes »Inkarniertsein« (s. S. 176). Es kommt in jedem Fall einer Entscheidung darauf an, wie wir mit deren Folgen leben, wie weit es uns gelingt, das Positive unserer Handlungsweisen in seiner Wirksamkeit zu unterstützen und den möglichen negativen Folgen entgegenzuwirken und sie auszugleichen oder mit ihnen zu leben.

Ethik – so gesehen – kann sich immer weniger an gegebenen Wertsetzungen und Normen orientieren. Sie wandelt sich vielmehr von einer »Normethik« zur »Individualethik«. Denn unabhängig vom jeweils geltenden Recht muss jede Tat immer auch individuell beurteilt, verantwortet und in ihren Konsequenzen erlebt werden. Auch wenn – wie in den Niederlanden – Euthanasie juristisch unter bestimmten Voraussetzungen erlaubt ist, leben dessen ungeachtet Arzt und Angehörige (und nachtodlich auch der Patient) mit den Folgen der jeweils getroffenen Entscheidung weiter. Ebenso gilt dies für die juristische Regelung der Organtransplantation. Auch wenn das Hirntodkriterium die juristische Möglichkeit zur Organentnahme bietet, treten doch unabhängig davon ganz objektiv der Spender, die handelnden Ärzte und der Empfänger in konkrete Schicksalsbeziehungen zueinander.

So steht uns beispielsweise ein Mädchen aus unserer Sprechstunde noch lebhaft vor Augen, welches im Alter von elf Jahren von seiner eineiigen Zwillingsschwester eine gesunde Niere verpflanzt bekam. Ohne diese Organspende hätte das an einer Zystenniere schwer leidende Kind nur noch wenige Wochen oder Monate leben können. Eine solche Lebendspende ist natürlich einfacher zu überschauen als die Organspende eines Sterbenden. Umso wichtiger ist für potenzielle Spender und Empfänger die vorherige Auseinandersetzung mit diesem Thema, damit eine möglichst freie und verantwortungsvolle Entscheidung getroffen werden kann.

Vorgeburtliche Diagnostik

Wir kennen heute eine ganze Reihe von vererbbaren Krankheiten und angeborenen Fehlbildungen, die mit Hilfe der vorgeburtlichen Diagnostik festgestellt werden können. Hierzu steht momentan neben der Fehlbildungsdiagnostik im Ultraschall die sogenannte Erst-Trimester-Diagnostik zur Verfügung (eine computergesteuerte Risiko-Berechnung aufgrund einer Kombination von bestimmten Blutwerten der Frau und der Nackenfaltenmessung beim Ungeborenen), ferner die Punktion des Plazentagewebes oder des Fruchtwassers. Nach einer Plazentapunktion in der 11. bis 12. Woche oder Fruchtwasserpunktion in der 15. Woche wird eine Chromosomen- und Genanalyse durchgeführt, um chromosomale Fehlbildungen diagnostizieren zu können, wie z.B. Trisomie 21 beim Down-Syndrom, dem Chromosom 15 assoziierten Prader-Willi-Syndrom oder Krankheiten, die in Verbindung mit speziellen Krankheitsgenen gebracht werden, wie beispielsweise Mukoviszidose.

Das Ziel der vorgeburtlichen Diagnostik ist nur selten eine Behandlung der gefundenen Erkrankung, da dies meist nicht machbar ist, sondern die Möglichkeit der Abtreibung.

Der gesetzliche Rahmen für eine Abtreibung nach vorgeburtlicher Diagnostik ist in dem 1995 in Deutschland zuletzt revidierten §218 Abs. 2 StGB geregelt. Es wird dort zwischen der Fristenlösung und der medizinischen Indikation unterschieden. Bei der Fristenlösung siegt das Selbstbestimmungsrecht der Frau über den Schutz des Ungeborenen. Eine Abtreibung ist in diesem Rahmen bis zur 12. Woche straffrei, wenn vorher eine Pflichtberatung stattgefunden hat. Bei der medizinischen Indikation gibt es weder die erwähnte gesetzliche Pflichtberatung noch eine zeitliche Begrenzung. Sie ist formal erlaubt bis zum Ende der Schwangerschaft, und außerdem zahlt die Krankenkasse (die Gesellschaft) die Kosten für Diagnostik und Abtreibung. Mit der medizinischen Indikation soll eine *»Gefahr für das Leben oder die Gefahr einer schwerwiegenden Beeinträchtigung des körperlichen oder seelischen Gesundheitszustandes der Schwangeren abgewendet«* (Zitat § 218) werden, wenn diese Gefahr *»nicht auf eine andere für sie zumutbare Weise abgewendet werden kann«*. Wenn nun die Frau meint, dass das Leben mit einem behinderten Kind eine schwerwiegende Bedrohung ihres seelischen Gesundheitszustandes bedeutet, ist damit die medizinische Indikation für eine Abtreibung gegeben. Bei einer solchen Abtreibungsindikation wird das behinderte oder kranke ungeborene Kind als Gefahr für die Gesundheit der werdenden Mutter dargestellt, die durch eine Abtreibung abgewendet werden kann. Formal gesprochen ist das Ziel der Abtreibung in diesem Fall nicht die Tötung des Kindes, sondern die »Rettung« der Mutter.

Es ist nie nachgewiesen worden, dass Mütter von behinderten oder chronisch kranken Kindern durch diesen Umstand in ihrem seelischen Gesundheitszustand schwerwiegend beeinträchtigt werden. Trotzdem wird diese medizinische Indikation in der täglichen Praxis für die Abtreibung behinderter oder kranker Kinder missbraucht.

Außerdem wird in diesem Zusammenhang kaum diskutiert, dass ein gesundes Kind durch die Fruchtwasserpunktion geschädigt oder die Schwangerschaft dadurch infolge einer Fehlgeburt beendet werden kann. Das Risiko beträgt immerhin 1%! Was sich hinter dieser Ziffer verbirgt, bleibt ohne Lobby namenlos. Ethische Fragen sind stets auch ganz individuelle Schicksalsfragen mit Vergangenheit und Konsequenzen in Gegenwart und Zukunft.

Wenn die vorgeburtliche Diagnostik empfohlen wird, um zu verhindern, dass kranke oder behinderte Kinder geboren werden, so steht dahinter die Meinung, ein solches Leben sei nicht lebens- und menschenwürdig. Erkennt man hingegen die vorgeburtliche Existenz des Menschen und den Sinn an, der im Durchleben einer Biografie auch als Schwerbehinderter oder Kranker liegt, bekommt eine solche Entscheidung eine andere Dimension (s. S. 196 ff.).

Die oft verzweifelt gestellte Frage: »Warum bekomme gerade ich ein behindertes oder missgebildetes Kind?« zieht unter dem Schicksalsaspekt andere Fragen nach sich: »Warum braucht dieses Kind gerade mich, warum bin ich ihm verbunden, was kann ich für sein weiteres Schicksal tun? Was danke ich ihm und seinem Leid für meine eigene Lebenserfahrung und meine Einsichten?«

Natürlich wünscht sich niemand eine Krankheit oder ein Kind mit einer Krankheit. Die modernen medizinischen Errungenschaften der vorgeburtlichen Diagnostik ermöglichen uns jedoch die freie Wahl für oder gegen ein solches Schicksal und die individuell »gewollte« Verantwortung mit den Konsequenzen unserer Entscheidung zu leben – so oder so. Dazu gehört auch die offene Frage, was das für das ungeborene Kind bedeutet, das gerade ein *solches* Schicksal bei *dieser* Mutter angestrebt hatte.

Überlegungen dieser Art sind nicht nur ein Problem der Eltern und Experten. Es sind allgemein gesellschaftliche Fragen. Auch wenn es bequemer ist, die Entscheidung über das Für und Wider der vorgeburtlichen Diagnostik und ihren Konsequenzen den Fachleuten aus Wissenschaft, der Kirche oder dem Staat zu überlassen, so müssen diese grundsätzlichen Welt- und Lebensfragen doch heute von jedem mündigen Bürger bearbeitet werden. Nur so kann sich ein auf persönliche Einsicht gegründetes Verantwortungsgefühl entwickeln als Grundlage einer neuen Moralität im Sinne von Individualethik oder – wie Steiner es nennt – eines ethischen Individualismus.[28]

Empfohlene Literatur

Bauer, Dietrich / Hoffmeister, Max / Görg, Hartmut: *Gespräche mit Ungeborenen. Kinder kündigen sich an.* Stuttgart [6]2006.

Bavastro, Paolo (Hrsg.): *Individualität und Ethik.* Stuttgart 1997.

Fels, Nicola / Knabe, Angelika / Maris, Bartholomeus: *Ins Leben begleiten. Schwangerschaft und erste Lebensjahre.* Stuttgart 2003.

Glöckler, Michaela: »Fragen zur Organtransplantation«, in: *Medizin an der Schwelle.* Dornach 1993.

Glöckler, Michaela / Schily, Otto / Debus, Michael: *Lebensschutz und Gewissensentscheidung. Diskussion über den §218.* Stuttgart 1992.

Hemmerich, Fritz Helmut: *In den Tod geboren. Ein Weg für Eltern und Helfer bei Fehlgeburt, Abbruch, Totgeburt.* Westheim 2000.

Hoffmeister, Max: *Die übersinnliche Vorbereitung der Inkarnation.* Dornach [2]1991.
Jonas, Hans: *Technik, Medizin und Ethik. Zur Praxis des Prinzips Verantwortung.* Frankfurt a.M. [5]2000.
Klink, Joanne: *Früher, als ich groß war. Reinkarnationserinnerungen von Kindern.* Grafing [6]2004.
Leeuwen, Christa van / Maris, Bartholomeus: *Schwangerschaftssprechstunde.* Stuttgart 2002.
Schmidt, Kurt W.: *Therapieziel und Menschenbild. Zur ethischen Problematik therapeutischer Eingriffe und deren Zielsetzungen. Eine Auseinandersetzung aus evangelischer Sicht.* Münster 1996.
Schulz, Dieter: *Besondere Wege. Welche Bedeutung haben Kinder mit Behinderung für die Biografie ihrer Eltern?* Stuttgart 1999.

Zu spät geboren? Von der Realität des vorgeburtlichen Lebens

Kinder bringen sich ihr Schicksal mit – das ist eine häufige Erfahrung. Durch das Kind werden mit einem Mal Beziehungen in der Nachbarschaft angeknüpft, die vorher so gut wie nicht vorhanden waren, man lernt Altersgenossen in der Gegend kennen und es entwickeln sich ganz unterschiedlich geartete freundschaftliche oder auch problematische Beziehungen. In der Schule geht dies dann weiter und es kommt zu den verschiedenen Konstellationen im Klassenverband, zu Einsamkeiten, Ausgrenzungen, Cliquenbildungen und intensiven Freundschaften, die den Alltag der Kinder und Jugendlichen prägen. Interessant ist dabei die Frage, was alles zusammentreffen muss, um gerade in *diesem* Jahr an *diesem* Ort *diesem* Menschen zu begegnen oder nicht.

Das reiche Angebot der Möglichkeiten zur Empfängnisregelung, die Reform des § 218 (Abtreibungsparagraph), die Möglichkeiten der extrakorporalen (außerhalb des Mutterleibes erfolgenden) Befruchtung (die sogenannte In-vitro-Fertilisation mit Embryotransfer in die leibliche Mutter oder eine Leihmutter), die Möglichkeiten der Sterilitätsbehandlung, der Frühdiagnostik angeborener Missbildungen – all dies hat die Entscheidungsmöglichkeiten und den Handlungsspielraum insbesondere der Frauen in hohem Maß erweitert. Es hat aber auch dazu beigetragen, dass es für die Ungeborenen ungleich schwerer ist als früher, sich zu einer bestimmten Zeit an einem bestimmten Ort bei einer bestimmten Mutter zu inkarnieren, wodurch es dann die Möglichkeit bekommt, den Menschen zu begegnen, die für sein Leben entscheidend sind.

Gespräche mit Ungeborenen – so lautet der Titel eines sehr lesenswerten Buches.[29] Darin sind viele Beispiele zusammengetragen, wie Kinder sich ihren Eltern oder auch Großeltern vor, während oder nach der Empfängnis ankündigen. Dieses Buch bringt etwas von dem an die Oberfläche des Bewusstseins, was viele Frauen, wenn sie darauf achten, deutlich spüren: ob ein Kind zu ihnen kommen möchte oder nicht. Dem Kinderwunsch der Eltern oder auch ihrem dezidierten Nicht-Wunsch kann ein ausgesprochener Elternwunsch oder Mutter- / Vater-Wunsch eines Ungeborenen gegenüberstehen. Manche Frauen berichten auch, wie sie mehrere Jahre ein Kind um sich gefühlt hätten und es dann verschwunden sei. Oft hinterlässt ein solches Erlebnis Traurigkeit – manchmal aber auch das gute Gefühl, dass es nun eine andere Lösung gefunden hat.

Wie schwierig und kompliziert das Zugehen auf eine neue Verkörperung von Seiten der Ungeborenen sein kann, sei an einem Beispiel aus Steiners Geistesforschung verdeutlicht: »Eine Seele, die sich anschickt, verkörpert zu werden, weiß zum Beispiel, dass sie zu ihrem nächsten Erdenleben eine gewisse Art von Erziehung braucht, eine gewisse Art von Kenntnissen, die sie aufnehmen muss schon in früher Jugend. Aber sie sieht nun: Ja, da und dort kann ich die Möglichkeit finden, solche Erkenntnisse zu gewinnen. – Aber das ist oftmals nur möglich, wenn man in der Zeit verzichtet auf ein solches Elternpaar, das einem ein glückliches Dasein in anderer Beziehung geben könnte, und wenn man seine Zuflucht nimmt zu einem Elternpaar, das einem vielleicht kein glückliches Leben gewähren kann. Würde man ein anderes Elternpaar vorziehen, so würde man sich sagen müssen: Gerade das Wichtigste kannst du nicht erreichen. – Man darf nicht alle Verhältnisse des geistigen Lebens sich so verschieden vorstellen von denen auf der Erde. So sieht man Seelen, die vor der Geburt in furchtbarstem Kampf sind, sieht zum Beispiel eine Seele, die sich sagt: Ich werde vielleicht in meiner Jugend misshandelt von einem rohen Elternpaar. – Wenn eine solche Seele in diese Lage kommt, dann gibt das furchtbare innere Kämpfe für sie. Und man sieht in der geistigen Welt vielen Seelen an, die an die Vorbereitung für die Geburt schreiten, wie sie sich diese ungeheuren Kämpfe bereiten.[30] Ein anderes Beispiel, das aus einer mündlichen Überlieferung stammt: Ein an sich gesunder Junge aus geordneten Verhältnissen bereitet in der Schule größte Verhaltensprobleme. In diesem Fall bemerkte Steiner leise: Er ist zu spät geboren ... (Er war verzweifelt, weil er »seine« Altersgenossen nicht fand.)

Wer die Realitäten des geistigen Lebens und der geistigen Welt in das tägliche Leben mit einbezieht, für den wird manches, was heute im Zusammenhang mit der Familienplanung selbstverständlich gehandhabt wird, wieder neu zur Frage. So wird er im Überdenken der eigenen Lebenssituation den Gedanken an die Ungeborenen mit einbeziehen und auf Einfälle sowie die Stimme seines Gewissens anders hören. Die eigene Lebenssituation, das, was man selbst oder der Partner braucht oder für richtig hält – es erfährt eine Veränderung, eine perspektivische Verschiebung durch die mögliche Nähe der Ungeborenen, die sich leichter bemerkbar machen können, wenn man an sie denkt, auf sie hört.

Eine hormonelle oder mechanisch betriebene Empfängnisverhütung wird das Ungeborene, das sich im Umkreis eines bestimmten Elternpaares aufhält, zunächst zum Warten veranlassen. Wenn das Ungeborene jedoch Gründe hat, einer ganz bestimmten Generation angehören zu wollen, so sieht es sich gezwungen, nach einer gewissen Zeit ein ähnlich geartetes Elternpaar auszusuchen oder ein solches, welches genau in der Gegend lebt, wo es bestimmte Eindrücke aufnehmen möchte.

Besondere Krankheitsprobleme

Das Kind im Krankenhaus

Je kleiner die Kinder sind, umso wesentlicher ist es, dass sie im Falle eines stationären Aufenthaltes von Mutter oder Vater oder einem vertrauten Menschen aus der nächsten Umgebung begleitet werden. Aus diesem Grund sind in den letzten Jahren in vielen Krankenhäusern »Mutter-Kind-Einheiten« eingerichtet worden, und wo solche noch nicht anzutreffen sind, sollten Eltern alles daransetzen, dass die Mitaufnahme eines Elternteils möglich wird. Es ist dies im Vorschulalter ein wesentlicher Teil der medizinischen Versorgung. Auch ist sehr zu hoffen, dass in Zukunft kein Kinderkrankenhaus mehr konzipiert wird, ohne solche Unterbringungsmöglichkeiten zu berücksichtigen.

Nicht nur die Krankheit reißt das Kind aus seinem gewohnten Lebensrhythmus heraus, sondern auch die Aufnahme in das Krankenhaus mit seiner für das Kind völlig fremden Umgebung. In dieser Ausnahmesituation prägen sich alle Eindrücke noch viel tiefer in die kindliche Seele ein als sonst. Größte Sorgfalt und Liebe sind also nötig, um Schäden durch die Hospitalisierung zu vermeiden. Ärzte, Pflegende und Eltern sollten gemeinsam alles versuchen, dass der Aufenthalt im Krankenhaus für die Kinder möglichst als »schöne Zeit« in Erinnerung bleibt.

Wenn die Mitaufnahme der Eltern nicht möglich ist oder – im Falle älterer Kinder – nicht notwendig, so ist es doch entscheidend, dass eine offene Besuchszeit dafür sorgt, dass die Kinder jederzeit von ihren nächsten Angehörigen besucht werden können. Bei längerem stationärem Aufenthalt ist es wichtig, Anregungen zu altersentsprechendem Spielen und Lernen zu geben. Nicht immer verfügt das Krankenhaus über Beschäftigungstherapeuten oder gar eine Spielgruppe oder Krankenhausschule. So sind auch hier die Eltern gefordert, initiativ zu werden.

Große Wachheit ist nötig, um im Falle einer schwerwiegenden oder gar lebensbedrohlichen Erkrankung zu bemerken, ob und wann ein

Kind über seinen Zustand sprechen möchte. Hier sensibel zu sein und die Signale des Kindes ernst zu nehmen erfordert eine gute Zusammenarbeit insbesondere mit den Pflegenden. Den Krankenschwestern und Krankenpflegern kommt nicht nur die pflegerische Hauptverantwortung für die Betreuung der Kinder zu, sondern sie sind es häufig selbst, die durch den engen täglichen Kontakt mit den kleinen Patienten manche Frage oder auch heruntergeschluckte Verzweiflung zu verstehen oder zu deuten in der Lage sind.

Grundsätzlich gilt gerade für die Zeit im Krankenhaus der möglichst sachliche Umgang mit der Krankheit ohne falsche Rücksichtnahme oder sentimentale Mitleidsbekundungen. Oft sind die Kinder auch dankbar, wenn man mit ihnen gerade nicht über die Krankheit spricht, sondern sie ablenkt, ihnen etwas vorliest und »so normal wie nur möglich« ist.

Wir empfehlen zur Beschäftigung im Krankenhaus alles, was Eigenaktivität und Besinnung fördert und Freude macht – nicht jedoch die Mitnahme oder den Gebrauch akustischer oder optischer Medien. Letztere unterstützen weder den Heilungsverlauf noch helfen sie dem Kind bei seiner »Selbstwerdung«. Im Gegenteil, diese wird dadurch behindert (vgl. S. 611 ff.). Hingegen wirken Interesse und menschliche Zuwendung sowie Eigenaktivität (z.B. ein Märchen oder eine Geschichte in einem schönen Heft selbst illustriert) immer aufbauend und positiv. Auch gibt es Krankenhäuser, die einen Raum zum Üben von Musikinstrumenten oder Singen und Musizieren zur Verfügung stellen können – unabhängig von der u.U. auch möglichen Musiktherapie.

Empfohlene Literatur

Dhom, Christel: *Zauberhafte Märchenwolle.* Stuttgart [3]2001.

Ellersiek, Wilma: *Die tanzende, spielende Hand. Rhythmisch-musikalische Hand- und Fingerspiele.* Stuttgart 2003.

Kischnick, Rudolf u.a.: *Dreh dich nicht um ...* Stuttgart 2008.

Werkbücher für Kinder, Eltern und Erzieher – siehe Literaturverzeichnis im Anhang.

Wolk-Gerche, Angelika: *Mach was aus Papier.* Stuttgart 2000.

Wolk-Gerche, Angelika: *Zwergenreiche.* Stuttgart 1998.

Plötzliche Leblosigkeit und plötzlicher Kindstod

(zur Akut-Behandlung s. S. 54)

Mögliche Ursachen und Bedingungen

Der plötzliche Kindstod (international: sudden infant death syndrome – SIDS) betrifft etwa ein Drittel aller Todesfälle vom Ende des ersten Lebensmonats bis zum Abschluss des ersten Lebensjahres. In der Mehrzahl der Fälle werden die Kinder leblos im Bett aufgefunden.

Neuere Untersuchungen in vielen Ländern der Welt ergaben eine Reihe statistisch erfasster Risiken in der Vorgeschichte der Kinder:

- zu enge Wohnverhältnisse
- rauchende Erwachsene in Schwangerschaft und nach der Geburt
- nicht gestillte Kinder
- Bauch- oder Seitenlage
- Schlafen im elterlichen Bett (besonders wenn sie rauchen)
- Überwärmung des Zimmers und warme Mützen im Schlaf, stark wärmestauende Decken (z.B. Daunen)
- Decken, unter die das Kind rutschen kann
- Unterkühlung.

Allein die Aufklärung der Bevölkerung über das Risiko der Bauchlage hat in Nordrhein-Westfalen bereits zu einem Rückgang der plötzlichen Todesfälle um etwa fünfzig Prozent geführt. Konsequenzen, die sich daraus für die Lagerung des Säuglings ergeben, finden sich auf S. 287. In Holland führt man die niedrige SIDS-Rate auf die dortige Gewohnheit zurück, Kinder in Rückenlage im bis unter die Achseln reichenden Schlafsack schlafen zu lassen. Außerdem gibt es statistische Untersuchungen, die auf einen Anteil von beginnendem unerkanntem Keuchhusten schließen lassen. In Einzelfällen wurde der Erreger bei den Verstorbenen auch gefunden (s. S. 168).

Wenn durch Wiederbelebungsmaßnahmen oder auch von allein ein Kind wieder anfängt zu atmen und überlebt, so spricht man nicht von SIDS, sondern von einer plötzlichen Leblosigkeit (englische Abkürzung ALTE = acute life threatening event).

Maßnahmen zur Früherkennung und Vorbeugung

In der Annahme, dass für SIDS eine besondere Veranlagung in Form von Atemregulationsstörungen oder anfallsartigen Ereignissen zugrunde liege, wurden aufwändige Speziallabors eingerichtet, in denen gleichzeitig Herz, Atmung, Hirnströme, Blutgaswerte und anderes über 24 Stunden untersucht werden (sogenannte Polysomnografie). Bei Verdacht auf gelegentliche überlange Atempausen kann in einer Klinik die Atmung elektronisch einige Tage überwacht werden, was eine gewisse Aussage ermöglicht. Solche Untersuchungen werden heute bei allen Kindern durchgeführt, die ein medizinisches Risiko tragen oder eine plötzliche Leblosigkeit überstanden haben.

Es ist aber zu bedenken, dass nur etwa 10 bis 15 % der Kinder, die am plötzlichen Kindstod verstorben sind, solche medizinischen Risiken zeigen. Das heißt, dass die Gruppe der polysomnografisch untersuchten Kinder nur zum kleinen Teil übereinstimmt mit denen, die tatsächlich Risikokinder sind. Auch kommt es vor, dass trotz unauffälliger Polysomnografie ohne und mit anschließender konsequenter Monitorüberwachung ein plötzlicher Kindstod eintreten kann.

Gedanken zum Umgang mit diesen Ereignissen

Eine Mutter, deren Sohn gerettet werden konnte, schrieb uns Folgendes: »Nachdem unser damals zwei Monate alter Sohn dieses Ereignis überlebt hatte, kamen bei uns Eltern viele Gedanken und Fragen auf, die sich auf das Schicksal und den Weg dieses Kindes bezogen. Eine befriedigende medizinische Erklärung gibt es für diese Sache ja wohl nicht. Sie ist vielmehr in anderen Bereichen zu suchen. Es wird uns immer klarer, dass die Todesnähe und das Zurückkommen in den eigenen Leib für diesen Menschen sicher von großer Bedeutung sind und sein Leben in gewisser Weise auch prägen werden. Unser Kind hat sich seitdem positiv verändert. Wachheit und Klarheit seines Gesichtsausdruckes und die große Ausstrahlung, die es seitdem verbreitet, vermittelten uns den Eindruck, als sei es ein zweites Mal geboren. Die Sorge um dieses Kind verflog langsam und wurde durch (technische) Sicherheit ersetzt.«

Die Mutter hatte dieses Kind leblos im Bett aufgefunden und die Atmung selber nicht wiederherstellen können. Diese setzte jedoch auf dem Transport zum Krankenhaus wieder ein, und das Kind konnte nach einer 14-tägigen Behandlung auf der Intensiv- und Säuglingsstation nach Hause entlassen werden. Seither hat es eine Monitorüberwachung. Es ist dies einer der leider seltenen Fälle, bei denen eine plötzliche Leblosigkeit nicht zum Tode führt, sondern wieder ins Leben zurückweist.

Wer sein Kind jedoch durch ein solches Ereignis verliert, steht vor Fragen, die nur auf geistiger Ebene weiterführend bearbeitet werden können. Warum hat das Kind seinen Leib wieder verlassen?

Wer den Lebenswillen von Säuglingen (und auch Frühgeborenen) kennt und erlebt hat, mit welchen Schwierigkeiten sie fertig werden können, steht vor einem Rätsel. War es ein bloßer Inkarnationsversuch? Zeigte sich, dass aus irgendeinem Grund die so weit aufgebaute Körperlichkeit doch nicht tauglich ist für das geplante Erdenleben, weswegen ein neuer Start notwendig ist? Es gibt Mütter, die ein Kind durch plötzlichen Kindstod verloren haben und kurz darauf wieder schwanger werden. Die einen haben das deutliche Empfinden, dass es dasselbe Kind ist, die anderen haben dies nicht. Wir sind noch sehr unwissend über das vorgeburtliche Leben (siehe auch S. 188 ff.). Wollen diese Kinder uns wachrufen, auf diese Schwelle zur geistigen Welt, wo Geburt und Tod sich die Hand reichen, mehr zu achten? Es gibt eine Vielzahl ergreifender Gedichte auf den Tod von kleinen Kindern, beispielsweise in dem Buch von Arie Boogert (s.u.). Diese Kinder hinterlassen Fragen an uns, an die Welt und insbesondere an jene Welt, in der sich die Verstorbenen und Ungeborenen begegnen. An diesen Fragen zu arbeiten vertieft und bereichert unser Leben. Dies zu empfinden ist zugleich auch ein wesentlicher Teil des Dankes für die kurze Zeit gemeinsamen Lebens, mit der uns diese Kinder beschenkt haben.

Empfohlene Literatur

Boogert, Arie: *Beim Sterben von Kindern. Erfahrungen, Gedanken und Texte zum Rätsel des frühen Todes.* Stuttgart ²1998.

Devold, Simon Flem: *Morten, 11 Jahre. Gespräche mit einem sterbenden Kind.* Stuttgart 2002.

Stellungnahme zum Thema »Vermeidbare Risikofaktoren für den plötzlichen Säuglingstod«, in: *Kinder- und Jugendarzt*, 31. Jahrg. (2000), Nr. 11, S. 987f.

Vom Umgang mit behinderten und chronisch kranken Kindern

Leben mit Behinderungen und chronischen Krankheiten

Es gibt Kinder, die kommen blind zur Welt oder verlieren durch einen Unfall ihr Augenlicht. Ihr Erfahrungsraum ist um eine Dimension eingeschränkt: Licht und Farben sind ihnen verschlossen, und das Bildvorstellen der gegenständlichen Welt ist nur über den Tastsinn möglich. Umso intensiver und feiner gestalten sich jedoch die übrigen Wahrnehmungen – Hören und Tasten sind viel genauer und wacher als das der Sehenden. Die Gefühlserlebnisse, die sich daran anschließen, geben dem Gemütsleben mehr den Charakter des Offenseins für das, was sich im Klang der Sprache, in jeder tonlichen Äußerung an Innerlichkeit mitteilt. Stimmungen und feine seelische Regungen werden vom Blinden deutlicher empfunden, vom Sehenden dagegen im wahrsten Sinne des Wortes oft übersehen.

Andere Kinder können nicht hören. Früher dachte man, dass die Taubstummen zugleich auch schwachsinnig seien. Später entdeckte man, dass die Beschränktheit im seelisch-geistigen Ausdrucksvermögen daher kommt, dass die Kinder das Denken nicht am Sprechen erlernen konnten. Seitdem es die Taubstummensprache gibt, können sie sich zu normaler Intelligenz entwickeln. Die Seelenwelt des Tauben ist von tiefem Schweigen durchzogen. Für ihn tragen die Dinge ihr Wesen an der Oberfläche, und er hat es schwer, zu einer Verinnerlichung zu kommen. Seine Gefahr ist daher, misstrauisch zu werden, weil er spürt, dass ihm eine tiefergehende Art seelischer Wahrnehmung verborgen ist. Ein vertrauensvolles Sich-Hingeben fällt ihm schwerer.

Manche Kinder können nicht riechen oder sind farbenblind. Welche

Dimension des Erlebens ist ihnen verborgen, und welche seelischen Möglichkeiten haben gerade sie besonders? Wie erlebt ein Kind die Welt, das an den Rollstuhl gefesselt ist, das hinkt, nicht laufen kann oder anstelle des Armes nur einen Stummel mit einigen Fingern trägt? Bei Kindern mit Einschränkungen der Bewegungsfähigkeit finden wir oft eine überdurchschnittliche seelische Energie. Als ob der Wille, der sich nicht in körperliche Aktivität umsetzen kann, gleichsam zurückgestaut, nun als seelisches Potenzial zur Verfügung stünde. Dieses Phänomen zeigt sich auch bei Kindern mit offenem Rachen oder der sogenannten Hasenscharte. Kräfte, die zur Ausgestaltung des Skeletts nötig sind, haben aufgrund der genetischen oder einer anderen Disposition nicht die Möglichkeit gefunden, sich körperlich zu engagieren, und bleiben daher für seelische Aktivität aufgespart. Deshalb sind solche Kinder nicht immer leicht zu erziehen. Sie neigen dazu, über die Stränge zu schlagen oder »aus allen Nähten zu platzen«, da sie noch nicht gelernt haben, mit ihren »Überschusskräften« umzugehen.

Wieder andere Kinder haben es mit angeborenen oder erworbenen Schäden der inneren Organe zu tun. Ein Kind, welches z.B. seit dem dritten Lebensjahr an einem Diabetes mellitus leidet, wird von diesem Zeitpunkt an stets sehr viel bewusster seine Bewegungen und seine Nahrungsmittel einschätzen lernen und bereits im frühen Alter verantwortungsvoller mit sich selbst umzugehen wissen. Die Familie dieses Kindes lernt durch die Handhabung von Insulingaben, Blutzuckermessungen und die richtige Einschätzung der Stoffwechselsituation die durch einen Autoimmunprozess in der Bauchspeicheldrüse zerstörte Zellfunktion (Insulinproduktion) durch bewusstes Denken und Handeln zu übernehmen.

Oder: Ein elfjähriges Mädchen kommt wegen Wachstumsstillstands, Blässe und Müdigkeit zum Arzt. Er stellt fest, dass die Nieren kaum mehr arbeiten – es handelt sich bei diesem Kind um eine angeborene Nierendegeneration, die in absehbarer Zeit zu einer völligen Funktionslosigkeit führen wird. Wie sieht ein Leben mit der künstlichen Niere aus? Was bedeutet eine Organtransplantation? Was ist der Sinn solcher Krankheiten im Schicksal einzelner Kinder und ihrer Familien – und im Sozialen?

Wie geht man mit Kindern um, die an einem Herzfehler, an kindlichem Rheuma, an Asthma, Schuppenflechte oder Krebs leiden? Bei der Bewältigung dieser schwerwiegenden Fragen kann ein Grundmotiv dieses Buches weiterhelfen: Erziehung und Krankheitsbewältigung haben etwas miteinander zu tun. So ist in jeder Krankheit eine Aufgabe verborgen, eine Entwicklungsmöglichkeit gegeben, die nur durch sie so ergriffen und gelernt werden kann. Diese Aufgabenstellung sehen zu lernen ist der erste Schritt zur Bewältigung des Problems. Da diese Aufgabenstellung jedoch stets individuell erlebt und gefunden werden muss und sich nicht verallgemeinern lässt – man kann z.B. nicht sagen, dass alle Blinden die oder die Aufgabe zu lösen hätten –, möchten wir an dieser Stelle einige Grundgedanken entwickeln, die im Einzelfall eine hilfreiche Orientierung geben können.

Praktische Hinweise

Angesichts einer Krankheit oder Behinderung müssen zunächst einmal Schreck, Angst und Sorge bis zu einem gewissen Grad verarbeitet werden. Dabei kann die Frage helfen: Was erlebt und erfährt ein krankes oder behindertes Kind gerade durch seine Einschränkung an der Welt anders und vielleicht einmalig? Wie kann ich ihm helfen, aus seinen Erfahrungen Wesentliches zu lernen? Gelingt eine solche Besinnung, so fallen einem viel eher hilfreiche Gedanken für die Bewältigung der Situation des Kindes ein.

Eine nächste wichtige Überlegung ist die, dass Kinder im Vorschulalter z.B. ihre Behinderung oder chronische Krankheit nur in dem Maße erleben, wie die Erwachsenen sie es fühlen lassen. Sie werden oft überhaupt erst durch wahrnehmbare Ängste der Eltern, unsachgemäße Schonung, Sonderbehandlung, durch Gespräche über das Krankheitsbild in ihrer Gegenwart oder durch Verwöhnen in Verbindung mit Äußerungen des Bedauerns und des Mitleids darauf aufmerksam. Gelingt der Familie jedoch sicher und selbstverständlich das, was für die Versorgung im Einzelfall notwendig ist, und behandelt sie im Übrigen das Kind genauso wie die anderen, so erlebt es sich selbst als »normal«. Es kann sich mit seiner Situation identifizieren, sich in ihr zurechtfinden und bekommt nicht das Gefühl, dass es eigentlich anders sein sollte, als es ist. So kann der Grund gelegt werden für die innere Sicherheit, die es später ganz besonders brauchen wird. Wenn es dann zu Schockerlebnissen kommt und z.B. ein schielendes oder hinkendes Kind auf der Straße gehänselt wird oder im öffentlichen Verkehrsmittel die Menschen sich wegsetzen, weil sie meinen, dass ein Ekzem ansteckend sei – so ist es ganz besonders wichtig, dass auch hier die Eltern dem Kind die Sicherheit vermitteln, dass schon alles »recht« ist: Das Zwei- bis Vierjährige kann noch abgelenkt werden durch eine Geschichte oder Tätigkeit oder indem man ihm etwas zeigt. Später kann man sagen: »Der Junge kennt dich eben gar nicht richtig – wenn der wüsste, wer du bist, würde er das nicht machen.« Oder: »Weißt du, jeder Mensch hat etwas, worüber sich andere lustig machen können und was ihnen nicht so gut gefällt – das regt uns nicht auf.« Mit älteren Kindern kann man auch davon sprechen, welche Schmerzen die Muschel hat, wenn ein Fremdkörper in sie eindringt und sie Perlmutt absondert, um ihn unschädlich und glatt zu machen. Am Ende aber, wenn diese schmerzvolle Phase überstanden ist, hat sich der Fremdkörper in eine glänzende rosa-weißliche Perle verwandelt!

Mit einem Schulkind wird man je nach Situation und Reife offen über die Behinderung oder die chronische Krankheit sprechen und zumindest im Zusammenleben immer wieder deutlich machen, dass man – z.B. im Falle eines Kindes mit Diabetes – seine im Umgang mit der Krankheit gewonnene Verantwortlichkeit für den eigenen Körper als beachtliche Fähigkeit wahrnimmt. Chronisch kranke Kinder lernen bereits früh, sich für ihre Beeinträchtigung in der Gesellschaft selbstbewusst einzusetzen und sich Helfer für diese besondere Lebensaufgabe zu suchen. In solchen Gesprächen taucht dann hin und wieder auch die Frage nach der Gerechtigkeit auf, warum es andere Kinder so viel leichter haben usw. Diese Fragen, warum einer herrlich und in Freuden lebt und ein anderer in bitterer Armut, warum ein Mensch ferne Länder bereisen und vieles lernen und erfahren darf, während bei einem anderen das alles durch äußere oder innere Umstände verhindert wird – sie fordern ja nicht nur den Kranken oder Behinderten, sondern auch den Gesunden heraus. Diese Auseinandersetzung mit den Fragen nach dem eigenen Schicksal bleibt niemandem erspart (vgl. das Kapitel »Vom Sinn der Krankheit«, S. 175 ff.).

Welche Aufgabe stellt sich der Gesellschaft durch chronische Krankheiten und Menschen mit Behinderungen? Wie lässt sich ihr Sinn erfassen?

Der gesunde Leib des Menschen ist tatsächlich – im Sinne des ersten Buches Mose – ein »Ebenbild Gottes«. Der aufgerichtete, frei beweglich über all seine körperlichen Möglichkeiten verfügende Mensch ist souverän und zeigt die umfassenden Entwicklungsmöglichkeiten und Fähigkeiten des Menschen. Krankheiten hingegen bedeuten immer eine Einschränkung dieser Vollkommenheit. So wie man sagen kann, dass der gesunde Leib ein Bild des zukünftigen, gottähnlichen Menschen ist, *so kann jede Krankheit zum Bild einer Aufgabe werden,* durch die der Organismus im Ringen um Gesundheit der Gottebenbildlichkeit aus eigener Anstrengung wieder näherkommt.

Auch der Gesunde kann bemerken, wie wenig er noch von dem aus *eigener* Anstrengung heraus erreicht hat, wovon sein Körper bereits reales Bild ist. Zum Beispiel geht er frei und aufrecht – ist er es aber auch? Wie schwer realisieren sich wirkliche innere Freiheit im Überwinden all der tausend Abhängigkeiten und echte Aufgerichtetheit, d.h. »Aufrichtigkeit«? Der Gesunde ist frei, sich seiner Unvollkommenheiten bewusst zu werden, sich Aufgaben für die eigene Entwicklung zu stellen, und es hängt von ihm ab, ob er überhaupt etwas in dieser Richtung unternehmen will. Beim Kranken ist dies anders. Hier ist die Freiheit bereits eingeschränkt und durch die Erkrankung eine klare Aufgabe gewiesen, an der zu arbeiten ist (vgl. die Ausführungen über Freiheit und Notwendigkeit im Schicksal, S. 181 f.).

Am Beispiel der Krankheit AIDS sei die schicksalsmäßige Besonderheit angesprochen, die sich durch eine chronische Krankheit oder Behinderung ergeben kann.

Als Krankheitsbild zeigt die Krankheit AIDS auf körperlicher Ebene das Schwächerwerden des Immunsystems mit allen dadurch bedingten Folgeerscheinungen. Welche Aufgabe, an der Gottebenbildlichkeit zu arbeiten und etwas von ihrer Vollkommenheit zu erringen, wird darin verwirklicht? Dort wo körperliche Abwehr, Selbstschutz, Erhaltung der biologischen Identität war, begegnet uns jetzt Schritt um Schritt das Nachlassen dieser Fähigkeiten bis hin zum Verlust der eigenen biologischen Identität. Die Krankheitserscheinungen gehen im weiteren Verlauf dahin, dass sich die Strukturen des Leibes zunehmend auflösen infolge von Entzündungen, Geschwüren, Geschwülsten und Störungen im Bereich der Nervenfunktionen. Die menschliche Persönlichkeit kann sich in diesem Leib – auch wenn das Bewusstsein noch voll erhalten ist – immer weniger ihr gemäß ausdrücken. Der Leib wird gleichsam zum Bild organischer Selbstaufgabe oder auch »Selbstlosigkeit«. Erscheint hier im Bilde der Krankheit eine Aufgabe, die sich unserer Zeit stellt wie wohl keiner anderen?

Noch nie im Laufe der Menschheitsentwicklung hat der Einzelne, aber auch die Gesellschaft, bewusst so viel Egoismus geltend gemacht wie gegenwärtig. Politik und Wirtschaft sind nicht so veranlagt, dass die Rücksicht auf den Lebensraum der Erde mit ihren Naturreichen, der Respekt vor den Lebensgewohnheiten und Kulturen der Völker im Vordergrund stehen. Und so zeigt sich im Großen, was überall auch im Kleinen bis in die persönlichen Familienzusammenhänge hinein spürbar wird: eine nur schwer beherrschbare Neigung, die egoistischen Möglichkeiten von Anspruchshaltung, Ehrgeiz und Machtbestreben auszuleben und immer mehr Geld und Zeit in immer noch raffinierteres Genießen zu investieren. Und mitten im Zuge dieser Kulmination egoistischer Neigungen im persönlichen und sozialen Leben tritt urplötzlich eine Krankheit auf, die das krasse Gegenbild davon darstellt, indem sie auf körperlicher Ebene das Bild der Offenheit und Hingabe der Persönlichkeit zeichnet. Die Krankheit bringt ins Bild, was heute weltweit zu lernen ist, wenn es einen entschiedenen Kulturfortschritt geben soll. Die von der Krankheit Betroffenen bringen körpersprachlich zum Ausdruck, was Aufgabe für uns alle ist: an der Überwindung des Egoismus zu arbeiten. So gesehen sind AIDS-Kranke »Stellvertreter« für uns alle. AIDS ist eine Stellvertreter-Krankheit. Wer sie durchleidet, erlebt auf körperlicher Ebene die Überwindung des Egoismus, d.h. das Wesen der Selbstlosigkeit. Er lernt körperlich und damit unbewusst und gleichsam gezwungenermaßen, was aus freien Stücken zu lernen eine heutige Kulturaufgabe ist. Für den AIDS-Patienten, der an dieser

Krankheit verstirbt, bedeutet dies, dass er zumindest auf biologisch-körperlicher Ebene, d.h. im unbewussten Erlebnisbereich der Seele, dem für die heutige Menschheit wichtigsten Ideal nahe gekommen ist: der Selbstlosigkeit. So wird er diese Fähigkeit im folgenden Erdenleben unbewusst-instinktiv als Veranlagung haben und damit zu einer altruistischen Lebenseinstellung und einem großen Interesse für die Weltverhältnisse disponiert sein. Die AIDS-Kranken bereiten sich durch ihr Leiden vor, im folgenden Erdenleben in der immer stärker von Egoismus geprägten materialistischen Kultur zu segensreichen Helfern zu werden.

So wie bei AIDS die Selbstlosigkeit, so ist es beim kindlichen Diabetes die Verantwortung für sich selbst und den eigenen Organismus, die in besonderer Weise ausgebildet wird – in einer Zeit, in der alle Menschen sich zunehmend um Absicherung bemühen und um möglichst wenig Verantwortung für ihr eigenes Tun. Die enorme Zahl von Versicherungen, die jeder für sich abschließt, oder die Verträge aller Art, die möglichst alle Eventualitäten abdecken sollen, sprechen eine deutliche Sprache. Durch das Leben mit Diabetes wird die Fähigkeit zu Alltagsstrukturierung und besonders bewusstem und flexiblem Handeln gelernt. Kinder mit Diabetes lernen z.B. von klein auf all ihr Essen in seiner diabetesrelevanten Wertigkeit einzuschätzen. Sie ersetzen durch Bewusstsein eine normalerweise ganz unbewusst verlaufende Organfunktion. Dadurch erfährt die Ausbildung von Verantwortungsgefühl, Zuverlässigkeit und damit Handlungsfähigkeit eine enorme Unterstützung – Kompetenzen, die in Zukunft auf unserer Erde besonders benötigt werden.

Krankheit als unbewusste spirituelle Erfahrung und Initiation

Wer der vorangehenden Betrachtung gefolgt ist, steht vor der Frage, wie nahe das Erleben von Krankheit und Schmerz mit der geistigen Entwicklung, dem geistigen Fortschritt des Menschen verbunden ist. Erziehen und Heilen erscheinen einander komplementär. Was auf der einen Ebene – der körperlichen – gelingt, ist auch für die geistige Entwicklung bedeutsam und umgekehrt. Krankheit erscheint – so gesehen – als die physische Projektion geistiger Erfahrung, oder wie es Steiner einmal formuliert hat: als *die physische Imagination* (Bild) *vom geistigen Leben.*[31]

Wie ist das zu verstehen? Was bedeutet eine derartige Überlegung für unsere Auffassung vom Entstehen einer Krankheit? Wie kommt ein Krankheits*bild* wie AIDS zustande? *Bildet* Krankheit tatsächlich etwas *ab*? Wie aber geschieht das? Woher kommen die für das Auftreten der Krankheit erforderlichen Bildekräfte? Der Schlüssel zum Verständnis dieser komplizierten Fragestellung liegt in der Eigenart der ätherischen Organisation begründet (s. S. 388) und ihrer Zusammenarbeit mit den anderen Wesensgliedern. Dies sei im folgenden Schaubild noch einmal verdeutlicht:

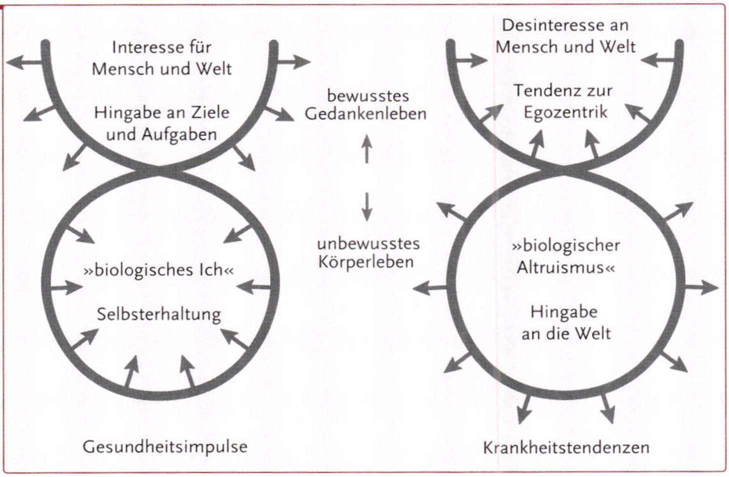

Der gesunde Leib erscheint als Ebenbild der alles verbindenden und miteinander in Einklang bringenden Gottheit. Der kranke Leib macht Aufgaben und Anforderungen der geistigen Entwicklung sichtbar, die dem einzelnen Menschen und der Menschheit gestellt sind. Krankheit erscheint so als unbewusste Initiations-(Einweihungs-)Erfahrung und zeigt damit deren Bedeutung im Gang der wiederholten Erdenleben an (s. S. 204 ff.). Denn alles, was der Mensch durchmacht und erlebt, ist unverlierbarer Bestandteil seiner weiteren Entwicklung. Was in einem Erdenleben als Krankheitserfahrung in Unfreiheit durchlitten wird, zeigt sich in einem folgenden als angeborene Begabung zu einer seelisch-geistigen Möglichkeit, die – bewusst ausgebildet – Freiheitserleben, Selbstbewusstsein und Liebefähigkeit erhöht.

Wie real ist die Idee der Wiederverkörperung?

Jedes schwer behinderte oder schwer kranke Kind stellt unausgesprochen diese Frage an uns. Wie lässt sich ein Schicksal verstehen und bejahen, in dem ein Mensch vielleicht keinen Beruf erlernen oder keine Familie gründen oder sein Leben nicht auf irgendeine Weise selbst in die Hand nehmen kann? Alles, was über das menschliche Ich und sein Schicksal vorgebracht werden kann (s. S. 177 ff.), müsste ja wieder in Frage gestellt werden, wenn hier die Antwort lautete: »Bei den schweren Behinderungen ist kein Sinn zu erkennen – hier findet ja gar keine Entwicklung statt. Kinder mit solchen Behinderungen dürften eigentlich nicht geboren werden.« Wir wollen an dieser Stelle die andere Frage aufwerfen: »Welche Gesichtspunkte können uns hier weiterführen?« Im religiösen Bereich spricht man von Gottes unergründlichem Ratschluss, von seiner Gnade, die im Jenseits ausgleichen kann, was im Diesseits versagt blieb. Beides gewinnt jedoch eine Konkretisierung durch den Gedanken individueller Entwicklung in *wiederholten Erdenleben (Wiederverkörperung)*. Wir möchten zwei Beispiele anführen, wie Kinder ganz selbstverständlich diesen Gedanken aussprechen können, auch wenn sie seitens der Erwachsenen noch nie davon gehört haben:

- Ein achtjähriges Mädchen, das schwer an Leukämie erkrankt war und von dem die Mutter wusste, dass es bald sterben würde, tröstete diese eines Tages mit den Worten: »Sei doch nicht so traurig – ich komme doch wieder!«
- Die viereinhalbjährige Cousine kommt zu Besuch. Vor acht Monaten war der zweieinhalbjährige Vetter gestorben. Über das schreckliche Unglück war in beiden Familien seither viel gesprochen worden. Nachmittags hört nun die Mutter des hinterbliebenen zweijährigen Schwesterchens, wie die Cousine begeistert zu diesem sagt: »Was bist du schon groß! Wenn Gunter« – der verstorbene Bruder – »wieder runterkommt, der freut sich aber, wie du geworden bist!«

Wie kommen Kinder dazu, so etwas zu sagen? Im erstgenannten Fall bestand nicht einmal eine religiöse Erziehung zu Hause. Solche Erfahrungen decken sich mit dem Erleben mancher Menschen, wenn ein nah vertrauter Mensch gestorben ist und sie unmittelbar wissen, dass dieser noch da ist, nur auf seelisch-geistige Weise, d.h. in »innerer Anwesenheit« erlebbar, so wie man Gedanken, Erinnerungen und Gefühle erlebt. Dazu gehört auch die Erfahrung, die Mütter und Väter haben können, wenn sie die außerordentliche Verschiedenheit ihrer Kinder sehen und darüber staunen, wie unterschiedlich die Fähigkeiten und Begabungen sind, die diese »mitbringen«, was ihnen den Gedanken an eine Wiederverkörperung nahelegt.

Natürlich erheben sich hier auch Einwände. Der eine wird vielleicht sagen: »Das klingt mir alles irgendwie zu einfach – so nach Wunschdenken.« Der andere mag einwenden: »Ich kann so etwas erst denken und ernst nehmen, wenn es bewiesen ist.« Die Frage nach dem Fortbestand des eigenen Wesens ist jedoch von solcher Art, dass sie einem nie befriedigend durch äußere Beweise oder verlockende Aussichten allein beantwortet werden kann. Entscheidend ist hier vielmehr, ob die *eigenen Lebenserfahrungen* so geartet sind, dass man diesen Gedanken *selbst* für wahr halten kann und ihn als »selbstevident« einsieht. Dass man *erlebt,* wie vieles im Leben dunkel und unverständlich bleiben muss, wenn dieser Gedanke nicht wahr wäre. Jeder kann sich die Frage stellen: *Erweist sich der Gedanke an die wiederholten Erdenleben als hilfreich, um Schicksale zu verstehen und positiv zu begleiten, wie sie die schwerstbehinderten Menschen durchleben? Wird dies bejaht, so erlebt man die Wirksamkeit und damit auch die Wirklichkeit dieses Gedankens unmittelbar.*

Zwei Beispiele mögen dies verdeutlichen:

- Stellen wir uns ein Kind vor, das weder sprechen noch laufen kann. Liegend oder im Rollstuhl sitzend ist es ganz auf die Hilfe der Umgebung angewiesen. Es empfängt ein Leben lang, bringt Laute des Behagens oder Unbehagens hervor – »tut« jedoch nichts.
- Ein Sechzehnjähriger arbeitet gerne unter Anleitung und ist geradezu unermüdlich. Sein Kopf ist ganz schmal und lang, die Gestalt massig, seine Sprache schwerfällig, der Blick gutmütig und offen. Im

Heim, wo er wohnt, tut er jeden Tag die gleichen Dinge im Haushalt und hilft im Garten mit. Dabei werden diese einfachen Tätigkeiten mit einer Freude ausgeführt, die im krassen Gegensatz steht zu der Art, wie ein »Gesunder« die alltägliche Arbeit oft verrichtet, der vielleicht lieber etwas ganz anderes machen würde.

Geht man nun mit der Frage an diese Schicksale heran: Was kann der Mensch in solch einem Leben lernen? Welche Fähigkeiten wollen sich hier für ein späteres Erdenleben vorbereiten? – so wird die Aufmerksamkeit in eine außerordentlich fruchtbare Richtung gelenkt. Im erstgenannten Fall kann uns der Gedanke kommen, dass hier eine Erfahrung das ganze Leben hindurch gemacht wird, nämlich die, dass es im Leben nicht nur das »Geben«, sondern auch das »Empfangen« gibt; dass wir alles, was wir an Möglichkeiten haben, den anderen Menschen, der Welt, in der wir lernen und tätig sind, verdanken. Dass unser Eigenes erst da beginnt, wo wir entscheiden, wofür wir das Erworbene einsetzen wollen. Wird ein Kind wiedergeboren, das im vorigen Leben gar nicht anders konnte, als nur zu empfangen und der Umgebung hingegeben zu sein, so wird es während seines jetzigen Lebens nicht in den Irrtum verfallen können, dass es die anderen Menschen vielleicht nicht nötig hätte. Es wird nicht dazu neigen, egoistisch an sich zu ziehen, was ihm nützlich ist, und fallen zu lassen, was es nicht braucht. Undankbarkeit, Überheblichkeit und Selbstüberschätzung werden sicher nicht zu seinen Charaktereigenschaften gehören.

Der andere, der ein Leben lang freudig und regelmäßig arbeitet, vollbringt dadurch eine besonders intensive Willensschulung. Denn nichts stärkt den Willen mehr als mit voller Sympathie ausgeführtes, regelmäßiges Tun. So wie der Muskel am Reck nur durch tägliches Üben erstarkt, so bedarf das gesamte Willensleben des Menschen ständiger Übung, um kräftig und zuverlässig zu werden (vgl. S. 224 und 487 ff.). Angesichts der Lustlosigkeit und Willensschwäche, die man heute an vielen Menschen bemerken kann, ist es ein Lichtblick, sich vorzustellen, wie ein Mensch im nächsten Leben zupacken kann, der eine so außergewöhnliche Willenserziehung durchgemacht hat.

Pädagogen, Heilpädagogen, Ärzte und Therapeuten, die mit einer solchen Lebenseinstellung arbeiten, haben reichere Möglichkeiten, Behinderten und chronisch kranken Kindern und ihren Eltern zur Seite zu stehen.

Der Wiederverkörperungsgedanke ist demnach alles andere als eine Art »Vergeltungsideologie«. Vielmehr gibt er einem die Möglichkeit, angesichts eigener Fehler und Irrtümer den Impuls zu fassen, diese zu korrigieren und so an der Weiterentwicklung seiner selbst und der Welt zu arbeiten. Diesen zukunftsorientierten Aspekt des Wiederverkörperungsgedankens hat der Pädagoge Michael Bauer einmal so formuliert: »Der Wiederverkörperungsgedanke ist ein Postulat der Liebe. Wer wirklich helfen will, wird nicht schon in einem Erdenleben müde.« Nicht das Verhängnisvolle steht im Vordergrund, sondern der *freie* Wille, aus der gegebenen Situation etwas Sinnvolles zu machen, was auch für die Mitwelt Bedeutung hat.

Wiederverkörperung, Gnade und Glaube

Oft wird von kirchlicher Seite eingewendet, dass Gedanken wie die hier vorgebrachten nicht vereinbar seien mit dem Erlösungsgedanken der christlichen Kirche und vor allem nicht mit dem Wesen der christlichen Gnade. Diesem Einwand gegenüber möchten wir fragen: Ist es nicht gerade der stärkste Hinweis auf die Realität der Gnade, dass wir immer und immer wieder neu die Möglichkeit bekommen, aus Ohnmacht und Versagenszuständen aufzustehen und unsere Entwicklung erneut in die Hand zu nehmen? Und ist es nicht die denkbar menschenwürdigste Form, sich das »göttliche Gericht« so zu denken, dass wir nach dem Tode in der geistigen Welt eine Beurteilung unseres Lebens in allen Einzelheiten erfahren und damit auch ein Zurechtrücken bzw. »Richten« alles dessen, was wir von unserem subjektiven Erdenstandpunkt aus *nicht richtig* gesehen oder getan haben? Ist es nicht Gnade, wenn wir die Lehren aus diesem Gericht, aus dieser Lebensbeurteilung als starke Impulse zum Weiterlernen in einem nächsten Erdenleben mitnehmen und auf Erden noch einmal *selber* wiederfinden und in freien, liebegetragenen Handlungen umsetzen dürfen? Wenn wahr ist, was im Johannes-Evangelium steht: »Ihr werdet die Wahrheit erkennen und die Wahrheit wird euch frei machen« –, so muss diese Prophetie der menschlichen Entwicklung für jeden Menschen gelten, nicht nur für ein paar Hochbegabte oder Angehörige des Priesterberufs. Wenn diese Prophetie für alle gilt, brauchen wir dafür Zeit und damit auch die neue Chance, den Entwicklungsprozess, das wiederholte Leben auf der Erde. Dass uns dies gegeben ist, kann als Inbegriff von Gottes Gnade erlebt werden; Glaube, Vertrauen und Hoffnung richten sich auf die gnädig gewährte und von Gott begleitete Entwicklungschance.

Wir möchten hier an die schöne Legende – wohl irischen Ursprungs – erinnern, die davon berichtet, wie ein verstorbener Mensch voller Engagement Gott entgegenstrebt, um ihm zu sagen, wie unzumutbar doch das Leben auf der Erde ist. Gott hört sich die Klagen und Begründungen ruhig an und fragt dann: »Sollen wir uns einmal dein Leben zusammen anschauen?« Und schon sehen sie das Leben vor sich. Gott zeigt dem erstaunten Menschen, dass neben seinen eigenen Fußspuren immer auch die seinen – Gottes Spuren – gewesen sind. Plötzlich aber ruft der Verstorbene vorwurfsvoll aus: »Siehst du denn nicht, da, als es mir am allerschlechtesten ging und ich verzweifelt nach dir rief und du mir nicht geholfen hast, da ist nur eine Fußspur.« Gütig sagt Gott daraufhin: »Ja, du hast recht, da ist nur eine Fußspur – da musste ich dich tragen.«

Wie oft sind wir – unbewusst – getragen und geschützt, ohne dass wir dafür danken? Wir haben längst aufgegeben, aber das Leben, der Alltag hält uns aufrecht, bis wir wieder Tritt fassen und froh sind, dass wir die Chance zur Weiterentwicklung noch haben und noch nicht alles »aus« ist. Letztlich wollen wir doch nur die Hilfe zur Selbsthilfe und möchten nicht, dass uns die Gnade Gottes die Arbeit der Entwicklung abnimmt. Was sollte das für einen Sinn haben? Dazu ist das Leben teilweise viel zu grauenhaft, als dass Gott das wollen könnte. Er geht mit, aber das Böse, das wir uns als Menschen gegenseitig zumuten, ist unser Werk, nicht seines.[32]

In den Kreis dieser Überlegungen gehört auch die Tatsache, dass wir nicht nur Krankheiten und Behinderungen gegenüber die Schicksalsfrage stellen müssen, sondern auch unseren Genialitäten und Begabungen gegenüber. Begabungen und Fähigkeiten nehmen wir oft sehr selbstverständlich hin. Wissen wir aber, auf welche Weise wir sie errungen haben? Könnte es nicht sein, dass gerade etwas, worauf man bei sich selbst stolz ist oder das man an anderen bewundert, auf eine Behinderung bzw. Krankheit in einem früheren Leben zurückzuführen ist?[33]

In der Regel werden Fragen dieser Art von Kranken leichter verstanden als von den sogenannten Gesunden. Eltern und Ärzte erleben es immer wieder, dass die von einer chronischen Krankheit oder Behinderung betroffenen Menschen viel nüchterner und sachlicher damit umgehen als der bemitleidende Umkreis. Sie spüren oft in ihrem Inneren, dass dieses Leiden letztlich doch zu ihnen gehört und so auch gegenwärtig legitimer Teil des Ausdrucks ihrer Persönlichkeit ist. Bisweilen geht das sogar so weit, dass sie diejenigen sind, die ihre mitleidende Umgebung noch trösten. Ein solcher »Sieg« über die Krankheit ist ein Zeichen für das instinktive Verständnis, das jeder Mensch im Unterbewusstsein seinen Schicksalsnotwendigkeiten gegenüber hat. Andererseits gibt es natürlich auch die Wut, das Sich-Auflehnen und Hadern mit der Erkrankung. Dieses kann umso schwerer bearbeitet und überwunden werden, je mehr man durch die Erziehung und das Leben zu der Auffassung gebracht wurde, dass Krankheit und Leiden sinnlose Begleiterscheinungen des Lebens sind und jeder Mensch einen »Anspruch auf Gesundheit« hat. So sehen wir es als eine wesentliche Aufgabe der Erziehung an, zu einer Lebenseinstellung beizutragen, die den Alltag in seiner Vielgestaltigkeit zu einem sinnvollen Erfahrungsfeld macht und auch problematische Ereignisse auf dasjenige hin beurteilt, was man aus ihnen lernen kann.

Empfohlene Literatur

Bock, Emil: *Wiederholte Erdenleben*. Stuttgart [7]1996.

Glöckler, Michaela: *Begabung und Behinderung*. Stuttgart [3]2004.

Glöckler, Michaela: *Wie Kinder lernen*. Hrsg. von »Gesundheit aktiv«, Unterlengenhardt, Unterlagenbericht 2003.

Holtzapfel, Walter: *Seelenpflege-bedürftige Kinder*. Dornach, Bd. I [5]1995 und Bd. II [4]2003.

Korselt, Trude: *Matthias – unser mongoloides Kind*. Stuttgart 1987.

Totzeck, Helga: *Wer ist dieser Mensch. Sozialarbeit mit Schwerstbehinderten*. Stuttgart 1993.

AIDS – Krankheit und Aufgabe unserer Zeit

Anfang der 80er Jahre des vorigen Jahrhunderts ist die erworbene Immunschwäche (Acquired Immune Deficiency Syndrome = AIDS) aufgeklärt worden. Auch wenn das Virus HIV (Human Immune Deficiency Virus) für die Infektion verantwortlich gemacht wird, gilt hier, was generell für Infektionskrankheiten gilt: dass nicht nur der Krankheitserreger, sondern die Vorschädigung bzw. Schwäche des Immunsystems den Körper für die Virulenz des Krankheitserregers empfänglich macht. So sind insbesondere die Menschen gefährdet, deren körpereigene Abwehr gemindert oder – wie beim Neugeborenen – noch nicht zureichend entwickelt ist. Dabei reagiert der Körper auf das Virus jeweils ganz individuell, und es sind immer zusätzliche Faktoren notwendig, um letztlich den Ausbruch der Krankheit zu bewirken. Eine langfristig wirksame Therapie oder gar Impfung gibt es bis heute nicht, jedoch eine Reihe von Therapiekombinationen, die den Verlauf günstig beeinflussen und die Folgeerkrankungen hinauszögern können.

An dieser Stelle möchten wir nur einen Aspekt hervorheben, der helfen kann, mit dieser Krankheit umzugehen.

Wie kann hier so weit wie möglich geholfen werden? Generell gilt für die Behandlung, was an verschiedenen Stellen dieses Buches über die Stärkung des Immunsystems ausgeführt ist. Besonders empfohlen sei jedoch der Einsatz von Heileurythmie, wie sie in den letzten zehn Jahren durch viele Behandlungen erprobt und ausgearbeitet wurde.[34] Sie kann schon vom Säuglingsalter an geübt werden und die Konstitution gegenüber der Erkrankung stärken.

Die Begleitung AIDS-kranker Kinder stellt für Eltern und Lehrer eine große Herausforderung dar. Kinder, die vom Tod gezeichnet sind, in das Leben zu begleiten, für das Leben zu erziehen erfordert eine Bewusstseinserweiterung über die Schwelle des Todes hinaus (s. S. 195). Es fordert dies aber auch einen verständnisvollen Zugang zum Sinn dieser Erkrankung, damit das Kind in einer Atmosphäre aufwachsen kann, in der es sich – gerade so, wie es ist – voll und ganz aufgenommen und verstanden fühlen kann.

Vom Umgang mit AIDS

Lebensbedingungen zu vermeiden, die zur Ansteckung führen können, stellt eine äußere Möglichkeit der Vorbeugung dar. Sie baut allein auf die Angst vor der Ansteckung und kann damit nur das Einzelindividuum schützen, der Gesellschaft jedoch nicht dazu verhelfen, an einer Änderung der egoistischen Lebenseinstellung zu arbeiten. Aus dem oben Gesagten (S. 200 ff.) geht jedoch hervor, dass unsere Gesellschaft gerade dies nötig hat: die Stärkung der körpereigenen Abwehr durch Arbeit an einer neuen Lebenseinstellung, die das Wohl unseres ganzen Erdenraumes im Auge hat und nicht nur nach dem persönlichen Vorteil und Profit schaut.

Wir hoffen, dass aus den dargestellten Gesichtspunkten eines deutlich geworden ist: AIDS ist nicht eine Erkrankung bestimmter Randgruppen unserer Gesellschaft, sondern ein Problem, mit dem wir uns alle identifizieren können. Die tatsächlich Erkrankten sind Symptomträger eines Leidens, an dem wir alle leiden. Sie stehen damit stellvertretend für alle da und es ist an uns, die Botschaft dieser Krankheit ernstzunehmen und Konsequenzen daraus zu ziehen. Dazu gehört auch, die Kranken in unserem Umkreis diese Tatsache fühlen zu lassen. Das heißt, dass betroffene Kinder besonders liebevoll in Kindergarten und Schule aufzunehmen und zu betreuen sind. Die immer wieder aufbrechende Angst von Eltern vor einer Ansteckung ihrer eigenen Kinder ist sachlich unbegründet. Hier bedarf es einer guten Zusammenarbeit von Arzt, Erziehern und Elternhaus.

Krankheitsvorbeugung und Gesundheitsförderung – Aufgaben von Präventivmedizin und Salutogenese

Unter Krankheitsvorbeugung im Kindesalter verstehen wir zunächst die Vorsorgeuntersuchungen, die öffentlich empfohlenen Impfungen, Karies- und Rachitis-Vorsorge sowie grundlegende Hinweise zur Ernährung und allgemeinen Hygiene. Gefragt wird aber auch z.B.: Wie wirkt sich die Ultraschalluntersuchung auf den wachsenden Embryo aus? Es ist diese Frage ein gutes Beispiel, um das Ineinandergreifen von Krankheitsvorbeugung und Gesundheitsförderung aufzuzeigen. Beim Ultraschall (Sonographie) werden Schallwellen mit Frequenzen oberhalb des menschlichen Hörbereichs erzeugt und impulsförmig oder als Dauerschall ausgesendet. Dabei erzeugen die beschallten Gewebe charakteristische Echowellen, die aufgefangen und durch Computertechnologie sichtbar gemacht werden, ein Ultraschallbild. Da es sich um mechanistisch erzeugte Schallwellen handelt, die auf das lebendige Körpergewebe auftreffen, kann man nicht sagen, »es sei nichts«, auch wenn in den 30 Jahren seit der Einführung dieser Untersuchung keine Schädigung je nachweisbar war.Es gibt einfach nur die gute Regel: So wenig wie möglich, so viel wie nötig. D.h. die zwei obligatorischen Untersuchungen – so spät wie möglich – genügen bei der Regelschwangerschaft vollkommen. Würde dieser Leitsatz im Umgang mit aller Technik berücksichtigt, so wäre ein wesentlicher Schritt in der allgemeinen Gesundheitsförderung getan (www.ortho-wien.at, www.ssk.de). Was kränken kann und was Gesundheit fördert ist immer und überall eine Frage des Maßes und der gegenseitigen Kompensation. Diese neue Forschungsrichtung, die sich dieser Fragestellung annimmt, hat den Namen Hygiogenese[35] bzw. Salutogenese[36] bekommen und bietet erstmals Ansätze zum Verstehen primärer Prävention im Sinne von Gesunderhaltung und Krankheitsvorbeugung von vornherein. Rudolf Steiner hat den Lehrern seiner 1919 gegründeten Waldorfschule in Stuttgart deutlich gemacht, dass alles, was in dieser Phase körperlich, seelisch und geistig an das Kind herankommt, von ihm verarbeitet werden muss, ein gesundender oder kränkender »Reiz« aus der Umgebung ist, der sein Wesensgliedergefüge und damit seine Konstitution nachhaltig beeinflussen kann[37] (s. S. 451 ff).

Interessant ist in diesem Zusammenhang auch das Ergebnis einer schwedischen Pilotstudie,[38] bei der Waldorfschüler und Kinder von öffentlichen Schulen im Hinblick auf Lebens- und Erziehungsgewohnheiten untersucht wurden. Die Waldorfschüler wiesen signifikant weniger allergische Erkrankungen auf. Dabei hatten sie nur wenige Impfungen erhalten und bedeutend weniger Antibiotika als die Vergleichsgruppe. 61% der Waldorfschüler hatten die Masern durchgemacht gegenüber 1% der zu 93% geimpften Vergleichsgruppe. Offen bleibt bei dieser Arbeit, inwieweit sich auf dieses positive Ergebnis auch der waldorfpädagogische Erziehungsstil ausgewirkt hat.

Wie entsteht und erhält sich Gesundheit?

In den letzten 200 Jahren stand die Frage im Zentrum der Medizin, wie Krankheiten entstehen. Unter Vorbeugung und Prävention verstand man das Vermeiden von schädigenden Einflüssen und Risikofaktoren. Demgegenüber fragt die noch junge Gesundheitsforschung: Wie ist es möglich, sich auch angesichts von Problemen und Belastungen gesund zu erhalten? Wenn z.B. während einer Grippe-Epidemie 15 % der Bevölkerung erkranken, interessiert die Frage: Warum haben sich 85 % nicht angesteckt? Welche körperlichen, seelischen und / oder geistigen Faktoren sind letztlich für die immunologische Stärke verantwortlich, wodurch sie widerstandsfähig (resilient) geblieben sind?

Der Medizinsoziologe Aaron Antonovsky[39] nennt drei Hauptursachen für das Entstehen und Aufrechterhalten von Gesundheit:

- Überwinden von »Heterostase«, d.h. von Ungleichgewichten im Stoffwechsel, wie sie infolge von Ernährung, Bewegung, Ruhe, Klimawechsel und anderen Störungen der Homöostase auftreten. Jeder Organismus, jedes Organ, jede einzelne Zelle befindet sich ständig in einem sogenannten Gesundheits-/Krankheitskontinuum, infolgedessen in jedem Augenblick neue Gesundheit entsteht durch Überwinden von Störfaktoren bzw. Krankheitstendenzen.

- Aufbau des sogenannten Kohärenzgefühls (sense of coherence) im Laufe von Kindheit und Jugend. Damit ist die Möglichkeit gemeint, alles, was einem begegnet, sinngebend zu verarbeiten und in das eigene Lebensgefühl und Umweltverständnis zu integrieren. Je sinnvoller sich die verschiedenen Erfahrungsebenen des menschlichen Lebens zu einem Gesamtbild ordnen lassen, das offen und evolutionär ist, indem es sich durch jede neue Erfahrung wandeln und ergänzen kann, umso gesünder ist der Mensch, umso tragfähiger und inspirierender seine »Weltanschauung«, d.h. die Art und Weise, die Welt zu sehen und lieben zu lernen.
- Erfolgreiche Auseinandersetzung mit Widrigkeiten des Lebens (»Stressoren«) aufgrund vorhandener sogenannter »Widerstandsressourcen«. Diese Widerstandsreserven bestehen aus den Kompensationsmöglichkeiten und -strategien, die ein Mensch besitzt, um größere und kleinere Probleme und Sorgen im Leben und in der Arbeit positiv zu bewältigen. Mit Hilfe solcher Verarbeitungsmöglichkeiten wird verhindert, dass ein Mensch unter Belastung erkrankt bzw. sich danach nur schwer erholt.

Im Rahmen der Heilpädagogik spricht man von Resilienzforschung[40] (von englisch »resilient«: abprallend, elastisch), d.h. man stellt die Frage, was Kinder widerstandsfähig macht und sie gesund aufwachsen lässt, obwohl ihr häusliches Milieu von Chaos, Alkoholismus, Gewalt oder anderen Stressfaktoren bzw. Schädigungen geprägt sein kann. Als entscheidende Faktoren, welche die Widerstandskraft erhalten und stützen können, werden angeführt:

- das Verstandenwerden durch einen Menschen,
- Liebe und das Erlebnis von Nähe und Geborgenheit,
- der Glaube an Gott oder eine umfassende spirituelle Lebensgrundlage,

- Vertrauen in die Entwicklung, die Zukunft,
- dem eigenen Schicksal Sinn geben können, indem Probleme und Konflikte in das eigene Leben integriert und verarbeitet werden können,
- äußere Sicherheit und Lebensqualität,
- ein stabiles soziales Netz.

Diese Faktoren werden in der Gesundheitsforschung auch Schutzfaktoren genannt. Gesundheit ist die Fähigkeit des Organismus, Belastungen auszugleichen und Krankheitstendenzen selbst zu bekämpfen. Dabei gibt es genauso viele »Gesundheiten«, wie es Krankheiten gibt. Wie der individuelle labile Gleichgewichtszustand jeweils hergestellt werden kann, ist sehr verschieden. Wärmeregulation, zureichende Sauerstoffversorgung und entsprechendes Nahrungsangebot bedürfen dabei ebenso der Pflege und Unterstützung wie das Aufbauen und Unterhalten seelischer und geistiger Verarbeitungsmöglichkeiten sowie guter menschlicher Beziehungen.

Gesundheitsförderung auf seelischer und geistiger Ebene

Motivation und Meditation

Im zweiten und dritten Teil dieses Buches findet sich eine Vielzahl praktischer Hinweise für die Gesundheitsförderung in Kindheit und Jugend. Hier möchten wir Beispiele dafür geben, was der Erwachsene für sich und durch seine Vorbildfunktion auch für Kinder tun kann.

Das wichtigste und jederzeit »greifbare« krankheitsvorbeugende Mittel ist: gerne zu arbeiten. Freude an der Arbeit lässt seelische Wärme entstehen, die den Organismus gesund erhält (s. S. 78 ff.). Es ist daher entscheidend, die tägliche Arbeit so einzurichten oder zu betrachten, dass Freude daran möglich wird.

Ärger, Hader, Nicht-überschauen-Können von Zusammenhängen, Hetze und anhaltender Stress wirken nicht nur seelisch aufreibend, sondern untergraben auch die Gesundheit. Wer Einflüsse wie diese über längere Zeit unbearbeitet mit in die Nacht nimmt, bewirkt, dass der Schlaf seine erquickende Wirkung verliert. Man fühlt sich morgens weniger erholt und wird anfälliger gegen Infektionskrankheiten.

Fast jeder kennt diese Art »seelischer Pathologie« aus eigener Beobachtung. »Psychosozialer Stress« – d.h. die Kombination persönlicher und sozialer Probleme – lässt sich nur wirksam bearbeiten, wenn man sich entschließt, einen Weg zur Selbstentwicklung zu gehen, Methoden zur Konfliktlösung zu verfolgen. Hierzu gibt es im Rahmen von Psychotherapie, Biografiearbeit, kirchlich-religiösen Empfehlungen u.a. vielseitige Angebote.

Im Kontext dieser Techniken zur Entspannung, Konzentration und Meditation möchten wir auch auf den meditativen Entwicklungsweg der Anthroposophie hinweisen. Er verfolgt zwar nicht primär die Gesunderhaltung, sondern die Suche nach Selbsterkenntnis und einem geistigen Verständnis der Welt. Dennoch hat diese Wegsuche – wie alles ehrliche geistige Bemühen – direkte gesundheitsfördernde Wirkung. So kann man z.B. beim Lesen von Wortmeditationen Steiners unmittelbar deren ordnende und wohltuende Wirkung erleben. Es ist hilfreich, sich hin und wieder im Laufe des Tages oder vor wichtigen oder schwierigen Ereignissen an Motive und Worte dieser Art zu erinnern bzw. sie in Ruhe durch die Seele ziehen zu lassen.[41]

Es ist berechtigt, nicht nur von körperlicher Hygiene im Sinne regelmäßigen Waschens, sauberer Kleidung und entsprechender Wohnverhältnisse zu sprechen, sondern auch von seelischer und geistiger Hygiene. Pflegen wir unser Seelen- und Geistesleben genauso sorgfältig, wie wir unseren Körper pflegen? Könnte nicht eine morgendliche und abendliche kurze Meditation oder die Schulung von Konzentration und Aufmerksamkeit durch entsprechende Übungen einem genauso zum Bedürfnis werden wie das Zähneputzen?

In den Ausführungen Steiners zum Thema Nervosität und Ichheit oder zur praktischen Ausbildung des Denkens[42] werden eine Reihe sehr wirksamer Übungen zur Schulung von Aufmerksamkeit, Gedächtnis, Wahrnehmung und Konzentrationsfähigkeit gegeben. Auch gehört es zu den zentralen seelenhygienischen Fragen, wie wir über andere Menschen denken und fühlen und ob wir realisieren, dass auch der Umgang mit Gedanken und Gefühlen für uns selbst und andere destruktiv oder konstruktiv-förderlich sein kann. Je nachdem, wie wir denken und fühlen, wird das »Klima« in dem Haus, in der Wohnung, in der wir leben, mitgestaltet und von Kindern und Jugendlichen erlebt und beurteilt.

Empfohlene Literatur

Bühler, Walther: *Meditation als Heilkraft der Seele.* Bad Liebenzell [8]1995.

Covey, Stephen R.: *Die sieben Wege zur Effektivität.* Frankfurt a.M. / New York 1996.

Glöckler, Michaela / Denger, Johannes / Schmidt-Brabant, Manfred: *Sind wir überfordert? Schulungswege in Heilpädagogik und Sozialtherapie zwischen Selbstfindung und Dienst am anderen.* Dornach 1993.

Glöckler, Michaela: *Kindsein heute. Schicksalslandschaft aktiv gestalten. Umgang mit Widerständen – ein salutogenetischer Ansatz.* Stuttgart 2003.

Opp, Günther / Fingerle, Michael / Freytag, Andreas: *Was Kinder stärkt. Erziehung zwischen Risiko und Resilienz.* München 1999.

Steiner, Rudolf: *Wie erlangt man Erkenntnisse der höheren Welten?* (GA 10). Dornach [24]1993.

Frankl, Viktor: *Trotzdem Ja zum Leben sagen*, München 2003

Wirkung der Kunst

Ein sehr erfreuliches Gebiet zur Gesundheitsförderung ist die künstlerische Tätigkeit. Wie weitreichend gerade sie – auch im Kindes- und Jugendalter – zur gesundheitlichen Stabilisierung beiträgt, wird im dritten Teil dieses Buches dargestellt. Wir möchten hier nur das Prinzipielle andeuten und im Übrigen auf die Literatur am Ende dieses Kapitels verweisen. Wir verdanken es den Forschungen Steiners, auch für dieses Gebiet genaue menschenkundliche Ansätze zu haben. So entspricht die schöpferische Tätigkeit des Modellierens, Plastizierens, Schnitzens und Bildhauens der plastisch-bildsamen Funktionsweise des ätherischen Organismus und wirkt sich auch unmittelbar anregend und regulierend auf diesen aus.

Die musikalischen Gesetze und ihre Beziehung zur Luft als Laut- und Schallvermittler entsprechen den Gesetzmäßigkeiten des Astralleibes. Ist doch der menschliche Organismus bis ins Kleinste geordnet nach bestimmten Zahlenverhältnissen und Proportionen, nicht nur mit Bezug auf seine Gestalt, sondern auch mit Bezug auf die Rhythmen seiner physiologischen Funktionen und deren Maßverhältnisse. Armin Husemann hat in seinem Buch *Der musikalische Bau des Menschen* einen Ansatz zur umfassenden Erarbeitung dieser musikalischen Gesetze des menschlichen Körpers gemacht. Jede gesangliche und musikalische Betätigung (aber auch das Umgehen mit Farbklängen und Stimmungen in der Malerei) wirkt sich harmonisierend auf die Tätigkeit des Astralleibes aus. Der Erfolg ist ein seelisches Mit-sich-in-Übereinstimmung-Kommen und ein Zurückwirken dieser harmonisierten seelischen Stimmungslage auf die körperlichen Funktionen.

In der sprachlichen und sprachtherapeutischen Tätigkeit wird die Ich-Organisation unmittelbar aktiviert. Spricht doch der Mensch im wahrsten Sinne des Wortes sich selber aus, wenn er über sich oder über die Art, wie er die Welt versteht, etwas sagt.

In der Eurythmie und Heileurythmie haben wir eine Integrationskunst vor uns, die plastische, musikalische und sprachliche Gesetzmäßigkeiten auf die Körperbewegung überträgt. Daher kann diese Kunst in umfassender Weise ordnend auf die körperlichen Funktionen wirken und auch das Zusammenspiel der Wesensglieder untereinander regulieren helfen (vgl. hierzu auch das Kapitel über Heileurythmie, S. 557 f.).

Empfohlene Literatur

Heide, Paul von der: *Therapie mit seelisch-geistigen Mitteln. Kunsttherapie – Psychotherapie – Psychosomatik.* Dornach ^{2}2001.

Husemann, Armin J.: *Der musikalische Bau des Menschen. Entwurf einer plastisch-musikalischen Menschenkunde.* Stuttgart ^{4}2003.

Treichler, Markus: *Mensch – Kunst – Therapie. Anthropologische, medizinische und therapeutische Grundlagen der Kunsttherapien.* Stuttgart 1996.

Anthroposophische Kunsttherapie. Wissenschaftliche Grundlagen – Arbeitsansätze – Therapeutische Möglichkeiten. Stuttgart ²2003. Bd. 1: Golombek, Evelyne: *Plastisch-therapeutisches Gestalten.* Bd. 2: Mees-Christeller, Eva u.a.: *Therapeutisches Zeichnen und Malen.* Bd. 3: Felber, Rosemarie u.a.: *Musiktherapie und Gesangstherapie.* Bd. 4: Denjean-van Stryk, Barbara u.a.: *Therapeutische Sprachgestaltung.*

Hygienische Maßnahmen

Hygiene im bakteriologischen Sinne umfasst die Isolierung von Patienten, die Krankheitskeime ausscheiden, das Desinfizieren von Räumen und Gegenständen, das Tragen von Schutzkleidung – gegebenenfalls von Handschuhen, Mundschutz und Brille – sowie Wasser- und Nahrungsmittel-Vorschriften und -Kontrollen. Ohne konsequenten Einsatz dieser Art Hygiene wären die Erfolge heutiger Chirurgie und Seuchenbekämpfung nicht möglich gewesen, und auch die Mütter- und Kindersterblichkeit in den Krankenhäusern hätte gegenüber den hohen Prozentzahlen des 19. Jahrhunderts nicht reduziert werden können. Dennoch weiß jede Mutter, dass eines Tages der Übergang von dem wohlbehüteten, auf dem Wickeltisch möglichst sauber behandelten Säugling zu dem Kind stattfindet, das auf dem Boden rutscht, über den andere mit Straßenschuhen laufen.

Was wirkt auf die Dauer prophylaktisch? Dass das Kind vor den Keimen behütet wird oder dass es mit ihnen umgehen lernt? Das Problem setzt sich ja nahtlos fort in die Frage, ob jede bakterielle Krankheit antibiotisch zu behandeln ist oder nur die, bei der man befürchten muss, dass das Kind die Auseinandersetzung alleine nicht schafft. Hier kann folgende Erfahrung helfen, eine beruhigende Antwort zu finden: Das erste Kind einer Familie ist in der Regel nicht oft krank, da es allein aufwächst. Allenfalls dann, wenn die Eltern selbst Infekte durchmachen, hat es auch seinen Schnupfen. Dann kommt es in den Kindergarten, und wir können erleben, dass für das Kind mindestens zwei infektreiche Winter hintereinander hereinbrechen. Es bringt sozusagen »jeden« Infekt heim und ist im Winter mehr zu Hause als im Kindergarten.

Beim zweiten Kind geht es noch ähnlich zu, aber beim dritten wird es anders: Es wird schon als Säugling von seinen Geschwistern laufend angesteckt und macht tatsächlich die Infekte sehr früh durch, unter Umständen bekommt es auch die klassischen Kinderkrankheiten früher, oft unangenehm schwer und für die Eltern belastend. Manchmal wird dann aber dieses dritte Kind später das gesündeste und kräftigste von allen.

Zur häuslichen Hygiene gehört auch die Pflege der Böden, Möbel und Fenster mit umweltfreundlichen Reinigungsmitteln. Es ist gut, wenn Kinder schon früh lernen, dass es nicht gleichgültig ist, welche Wasch- und Pflegemittel verwendet werden und wie mit Abfällen umzugehen ist.

Abhärtung, Klimawechsel, Sauna

Eine vom Erwachsenen freiwillig vorgenommene Abhärtungsmaßnahme ist zumeist wohlüberlegt und sinnvoll. Anders ist das im Kindesalter.

Zweifellos kann eine allgemeine Neigung zu Infekten dadurch gemindert werden, dass man z.B. jeden Morgen kalte Abwaschungen durchführt. Auch ist ein Teil der Wirkung von Klimakuren so zu verstehen, dass eine gewisse Robustheit gegenüber rauen Witterungsverhältnissen ausgebildet wird. Bei solchen Maßnahmen kann man unterscheiden zwischen dem, was sie direkt bewirken sollen, und dem, was sie sonst an Folgen nach sich ziehen. Was z.B. die Kälteanwendungen betrifft, so würde man diese sicher unterlassen, wenn bekannt wäre, dass dadurch im späteren Leben die Anlage zur Arteriosklerose oder zum Rheuma gefördert wird. Die früher vorbildliche Gesundheit von Landkindern ist jedenfalls nicht dadurch entstanden, dass sie kalt geduscht wurden, sondern dass sie – warm angezogen – Kältebelastungen ausgesetzt waren.

So empfehlen wir systematisch betriebene Abhärtungen im Kindesalter nicht. Gerade im Wachstumsalter bedeutet »Abhärtung um jeden Preis« eine gezielt in das organische Gefüge des Kindes eingreifende Maßnahme. Es bedarf der gründlichen Berücksichtigung individueller Gegebenheiten und der Antwort auf die für unser Verständnis noch zu wenig geklärte Frage, wie sich Abhärtungen im Kindesalter auf die Gesundheit im Alter auswirken.

Wendet man statt einer kalten morgendlichen Dusche z.B. eine Abwaschung mit einer verdünnten Rosmarin-Emulsion an, die gerade so kühl sein darf, wie das Kind es noch gern hat, so hat dies im Laufe der Zeit auch eine kräftigende und stabilisierende Wirkung. Auf jeden Fall ist hier eine dem Erleben des Kindes angepasste Erfrischung und Pflege geschehen.

Anders sind Klimakuren zu beurteilen. Im Allgemeinen sind sie mehr Therapie als Prophylaxe. Im privaten Improvisieren solcher Kuren werden heutzutage viele Fehler gemacht. Eine Klimakur muss folgende Kriterien erfüllen: Beim ersten Aufenthalt in einem starken Reizklima wie z.B. der Nordsee sollte eine Dauer von vier bis sechs Wochen angestrebt werden. Das Kind sollte schrittweise unter zunehmender Luftbelastung an das Klima gewöhnt werden. Bis zur vollständigen Akklimatisation vergehen drei bis vier Wochen. Der Rest der Zeit dient der Stabilisierung. Kürzere Kuren führen eher zur Schwächung und zum sogenannten »Rückkehr-Infekt«.

Zur richtigen Klimakur gehört eine der Jahreszeit gemäße temperaturausgleichende Schafwollkleidung. Gesicht, Hände und Füße können zuerst belastet werden. Das Kaltwerden der Hände und Füße zeigt an, dass die Grenze der gegenwärtigen Belastbarkeit erreicht ist. Mindestens bis zum Schulalter sollten die Kinder nicht ohne eine vertraute Person zur Kur fahren. In Einzelfällen gilt das auch noch für wesentlich ältere Kinder. Im Übrigen können sich die Eltern, wenn sie nicht mitfahren, vorher vergewissern, ob das andere Milieu im Kurheim der Entwicklung des Kindes förderlich ist.

Was einmalige Mutproben anbelangt, wie z.B. barfuß durch den Schnee zu gehen, so ist dies ganz sicher eine feine Sache, solange bei den Eltern keine Erwartungen dahinter stehen oder Enttäuschungen wegen »Feigheit« geäußert werden. Solche einfach aus Spaß oder Freude durchgeführten Belastungsproben haben jedoch mit Abhärtung nichts zu tun.

Der vielerorts üblich gewordene Besuch der Sauna ein- bis zweimal wöchentlich ist eine nützliche Maßnahme, um einen bewegungsarmen und an vollklimatisierte Räume angepassten Organismus wieder zu kräftigen.

Beachtung und Pflege der Rhythmen

In der frühen Kindheit ist die Pflege der Rhythmen besonders wichtig, weil die rhythmische Funktionsordnung des Säuglings noch unausgebildet ist und der Prägung und Anregung bedarf.

Aufgrund der modernen Lebens- und Arbeitsverhältnisse werden notwendige Rhythmen oft missachtet. Dadurch wird eine Vielzahl von Krankheits- und Kraftlosigkeitszuständen gefördert, und es kann nach jahre- oder jahrzehntelangem Verstoß zum Erschöpfungszusammenbruch kommen. Hingegen kann die bewusste Pflege der wichtigsten Rhythmen die Belastungsfähigkeit des Organismus vorbereiten und aufbauen.

Was ist Rhythmus?

- Rhythmus wiederholt ähnliche Vorgänge in vergleichbar ähnlichen Verhältnissen. Bestes Beispiel ist die Atmung: Kein Atemzug gleicht dem anderen mit Bezug auf Tiefe und Länge, wenn man ihn ganz genau misst. Dennoch ist jeder Atemzug dem vorangegangenen ähnlich.
- Jeder Rhythmus gleicht Polaritäten aus. Überall, wo in der Natur Gegensätze aufeinanderstoßen, können Rhythmen regulierend auftreten. So zeigen sich z.B. rhythmisch gegliederte »Lämmerwölkchen« am Himmel, wenn ein Hoch- und Tiefdruckgebiet aneinandergrenzen. Wir sehen die rhythmisch geordneten Wellenlinien am Strand, dort wo das bewegliche Wasser auf das feste Land auftrifft. Entsprechend kommen

beim oben genannten Atmungsvorgang die Polaritäten Ruhe und Bewegung rhythmisch zum Ausgleich.

- Rhythmen sind die Grundlage für jeden Anpassungsvorgang. Dadurch dass jede rhythmische Wiederholung nie exakt der ersten gleicht, sondern immer ein feines Spiel um ein Mittelmaß darstellt, haben rhythmische Vorgänge die Eigenschaft zur elastischen Anpassung, wohingegen ein starrer Takt ganz unflexibel wäre, ohne jede Kapazität, etwas auszugleichen, zu integrieren.
- Rhythmus ersetzt Kraft. Alles, was regelmäßig geschieht, braucht einen geringeren Kraftaufwand, als wenn es sich außerhalb der gewohnten Zeit oder der gewohnten Umstände als einmalige Aktion ereignen würde.
- Regelmäßig und rhythmisch durchgeführte Tätigkeiten führen zu Gewohnheitsbildung. Gewohnheiten aber sind das Grundgerüst jeder Persönlichkeits- und Charakterbildung. Wer sich daran gewöhnt hat, für regelmäßige Essens- und Schlafenszeiten zu sorgen, wer gewöhnt ist, den Tag sinnvoll zu gliedern, sodass Arbeit und Erholung, Anspannung und Entspannung in einem sinnvollen Verhältnis zueinander stehen, steht zuverlässig und leistungsfähig in den Belastungen des täglichen Lebens. Solange wir ohne eigenes Zeitmaß stark von den äußeren Verhältnissen oder unseren momentanen Neigungen abhängig sind, kommen wir leicht in die Gefahr, uns im Falle von Anforderungen zu überschätzen und zu erschöpfen. Es fehlen die nötige Elastizität zur Anpassung, die nötige Kraft zum Durchhalten und der Sinn für gesunde Lebensmaßstäbe.
- Jede bewusst vorgenommene Wiederholung stärkt den Willen und damit auch die Leistungsbereitschaft.
- Rhythmen sind es, durch die Natur, Mensch und Weltall in geregelter Beziehung stehen. Der Wechsel der Jahreszeiten, die Abfolge von Tag und Nacht sowie die Bewegungsabläufe der Planeten vor dem Fixsternhintergrund zeigen dies an.

Die Erforschung der biologischen Rhythmen und Zeitstrukturen ist erst im 20. Jahrhundert zu einem eigenen Wissenschaftszweig geworden: der Chronobiologie, gefolgt von Chronomedizin und Chronopharmakologie. Die folgenden Abschnitte geben eine Übersicht über die wesentlichen Rhythmen, die den Lebensvorgängen zugrunde liegen und diese »tragen«.

Dabei möchten wir mit konkreten Hinweisen zur Pflege dieser Rhythmen Mut machen zum Aufbau einer neuen Familienkultur. Eine stabilere Gesundheit der Kinder sowie eine bessere Anpassungsfähigkeit bei Belastungen ist der Dank für diese Mühe.[43]

Pflege des Tagesrhythmus

Beim Neugeborenen ist der durch den Zeitgeber Sonne synchronisierte 24-Stunden-Rhythmus noch nicht ausgebildet. Der Aufbau typischer Maxima und Minima im Wechsel von Tag und Nacht muss erst erlernt werden als Grundlage für die tagesrhythmischen Schwankungen der Temperaturkurve (morgens 0,5 °C weniger als abends), des Blutzuckerspiegels, der verschiedenen Hormone, Blutsalze und anderer Stoffwechselvorgänge.

Die Art und Weise, wie dieses noch so offene und lernbereite »rhythmische System« des Säuglings durch die vielen kleinen Handlungen im Zusammenhang mit Essen, Pflegen, Spielen und Schlafen geprägt wird, bestimmt dessen Aufbau, Elastizität und Anpassungsbereitschaft für das spätere Leben. Alle Organe, insbesondere die großen Stoffwechsel- und Verdauungsorgane, müssen sich in ihren Funktionen aufeinander abstimmen und die optimale Zusammenarbeit erst lernen. Dafür ist der möglichst regelmäßige Wechsel von Essenszeiten und Essenspausen, von Aktivität und Schlaf entscheidend. Daher ist es für die Ausbildung des 24-Stunden-Rhythmus hilfreich, wenn das Aufnehmen am Morgen und das Zu-Bett-Bringen am Abend – möglichst zu ähnlichen Zeiten – eine besondere Pflege erfahren. Es kann dies mit einem Morgenlied geschehen und einem gemeinsamen Hinausschauen aus dem Fenster, wohingegen am Abend schon von Anfang an begonnen werden kann, eine Kerze anzuzünden und einige Töne zu singen, eventuell mit Begleitung auf einer einfachen Kinderharfe oder Leier – möglichst in pentatonischer Stimmung[44] –, und mit einem kurzen Abendgebet das Gute-Nacht-Sagen abzuschließen.

Je klarer sich dann im Laufe von Wochen und Monaten auch eine bestimmte Tagesgestalt herausbildet – morgens in der Wohnung und bei der Hausarbeit dabei sein, nachmittags draußen im Tragetuch getragen werden –, umso deutlicher erlebt das Kind den Tageslauf und den Unterschied von Tag und Nacht mit und kann mit seinem ganzen Organismus darauf reagieren (s. S. 323).

Der Wochenrhythmus

Die Namen der Wochentage weisen noch auf den in früheren Zeiten gepflegten Zusammenhang mit den am Himmel sichtbaren Wandelsternen hin – einschließlich des die Erde umkreisenden Mondes:

Sonntag	–	Sonne
Montag	–	Mond
Dienstag	–	Mars (französisch »Mardi«)
Mittwoch	–	Merkur (französisch »Mercredi«)
Donnerstag	–	Jupiter (französisch »Jeudi«)
Freitag	–	Venus (französisch »Vendredi«)
Samstag	–	Saturn (englisch »Saturday«).

So verschieden wie die Erscheinungsformen dieser Wandelsterne am Himmel – der ferne, unscheinbare Planet Saturn, der leuchtend helle Jupiter, der rötlich flackernde Mars, die warm am Abend- oder Morgenhimmel erstrahlende Venus, der zart und kurz nur in der Morgen- oder Abenddämmerung erscheinende Merkur, der ständig seine Lichtgestalt wechselnde Mond und die alles überragende und überleuchtende Sonne –, so unterschiedlich kann man auch die Qualität der Wochentage erleben und pflegen. Den Sieben-Tage-Rhythmus hat die Chronobiologie und Rhythmusforschung als *den reaktiven und damit für Anpassungs- und Heilungsvorgänge entscheidenden Rhythmus entdeckt.*[45] So empfehlen wir, dem Gang der Woche ein bestimmtes rhythmisches Gepräge zu geben, sodass auch der Sieben-Tage-Rhythmus eine Unterstützung und Stabilisierung erfährt als Grundlage für ein elastisches Reagieren auf Belastungen und Verletzungen aller Art.

So kann beispielsweise der Sonntag einen mehr festlichen Charakter haben: Das Frühstück ist gemütlicher, wobei davor oder im Anschluss noch etwas gesungen oder vorgelesen werden kann. Jeder andere Wochentag kann dann auch sein besonderes Morgenlied haben oder durch bestimmte Vorhaben oder Tätigkeiten sein Gepräge bekommen. Die wöchentlichen Verpflichtungen können so verteilt werden, dass sie mit kleinen »Kulturgewohnheiten« – Besuche machen oder empfangen, vorlesen, Bilder anschauen oder Musizieren – freudig erwartet werden und dem Tag eine besondere Note geben.

In den letzten Jahrhunderten haben sich die Menschen immer mehr von den Wochen-, Monats- und Jahreszeitenrhythmen emanzipiert und erleben nun an der zunehmenden Irritierbarkeit und Kraftlosigkeit (Burn-out-Symptome) das die Gesundheit Untergrabende der Rhythmus- und Zeitlosigkeit. Das »Zeithaben« beginnt mit einer bewussten Pflege der Zeit, d.h. mit einer Rhythmisierung und Gestaltung ihrer Abläufe und Intervalle durch den Wechsel verschiedener Tätigkeiten und Pausen (vgl. S. 454 ff.). Für die Pflege des religiösen und meditativen Lebens gilt dasselbe: In der Regelmäßigkeit des täglichen oder in größeren Rhythmen verteilten inneren Arbeitens liegt das Geheimnis für ein Veranlagen und Ausbilden innerer Kräfte und Fähigkeiten.[46] Nicht unerwähnt soll bleiben, dass unter chronobiologischen Gesichtspunkten die Umstellung von der Sechs-Tage-Woche auf die Fünf-Tage-Woche auch für Schulkinder eine fragwürdige Maßnahme ist, deren Gesundheitskonsequenzen erforscht werden sollten.

Der Monatsrhythmus

Aus der Bäder- und Klimaheilkunde (Kurmedizin) ist bekannt, dass der Erholungswert eines vierwöchigen Kuraufenthaltes bedeutend höher ist als der eines zwei- oder dreiwöchigen (vgl. auch S. 221 f.). Auch zeigt es sich, dass, wenn ein Mensch wirklich erschöpft ist, er eine zwei- bis dreimonatige Rekonvaleszenz braucht und es in der Regel nicht mit einem Urlaub von vier Wochen getan ist. Der Monatsrhythmus erweist sich als Rhythmus der tiefgreifenden Erholung, aber auch der Gewohnheitsbildung und Stabilisierung. Es braucht mindestens vier Wochen, bis eine neue Gewohnheit »sitzt«. In der Waldorfschule macht man sich diese Tatsache zunutze, indem man die Kernfächer wenn möglich in vierwöchigen Epochen erteilt.[47] Zur Pflege des Monatsrhythmus kommen in Frage: Anschauen von Kalenderbildern, Singen von Monatsliedern, Beobachten der Lebensvorgänge im Wechsel der Jahreszeiten und der damit verbundenen Tätigkeiten in der Landwirtschaft und im Garten. Auch die Art der Kleidung ändert sich im Laufe der Monate.

Bei der Feriengestaltung empfehlen wir, wenn irgend möglich den Vier-Wochen-Rhythmus zu berücksichtigen, und raten von Kurzurlauben im Kindesalter ab, wenn es um Erholung gehen soll. Diese können den Erwachsenen zwar anregen und »auf andere Gedanken« bringen. Für Kinder bedeuten sie jedoch eher eine Strapaze. Nicht selten bringen sie sich dann auch einen Infekt von der Reise mit oder erkranken am Urlaubsort.

Der Jahresrhythmus

Es braucht neun Monate und das erste Trimenon (die ersten drei Monate nach der Geburt), bis der physische Körper des Säuglings so weit ausgereift ist, dass das Kind mit dem Blick fixieren und mit den Händen greifen kann, so braucht es ein Jahr, bis es gehen, und ein weiteres, bis es sprechen lernt, und wiederum ein Jahr, bis die bewusste Gedankentätigkeit einsetzt. Der physische Leib folgt in seiner Entwicklung dem Jahresrhythmus. Jahreszeitliche Klimaschwankungen und Lichtverhältnisse sind stimulierende Einflüsse für seine Veränderungen. Auch gibt es eine jahresrhythmische Langzeitanpassung: Ist man länger als ein Jahr an einem Ort, d.h. erlebt man eine Jahreszeit zum zweiten Mal, fühlt man sich hier erst richtig »zu Hause«. Ist man länger als sieben Jahre da, beginnt das Heimatgefühl. So entspricht es auch einer guten Tradition, historische Ereignisse in Form von Gedenktagen zu feiern, ebenso wie Geburtstage und die sogenannten Jahresfeste (vgl. S. 573 ff.).

Empfohlene Literatur

Glöckler, Michaela: »Das Problem Stundenplan und die Ergebnisse der Rhythmusforschung«, in: dies.: *Gesundheit und Schule*. Dornach 1998.

Hildebrandt, Gunther / Moser, Maximilian / Lehofer, Michael: *Chronobiologie und Chronomedizin. Biologische Rhythmen, medizinische Konsequenzen*. Stuttgart 1998.

Schultz, Joachim: *Rhythmen der Sterne*. Dornach ^{3}1985.

Bub-Jachens, Christa Johanna: *Das Geheimnis der Zeit. Kosmische Rhythmen und ihre Bedeutung für die Gesundheit des Menschen*. Bonn 2002.

Die Impfungen

Warum werden Impfungen empfohlen oder – in bestimmten Ländern – vom Gesetzgeber vorgeschrieben?

1. Weil sich die Menschheit durch seuchenartige Infektionskrankheiten bedroht fühlt.
2. Weil der einzelne Mensch vor Gefahren durch bestimmte Infektionskrankheiten geschützt werden soll.
3. Um bestimmte Krankheiten möglichst ganz auszurotten, so nach den Pocken die Kinderlähmung (Polio) und die Masern.

Nahezu weltweit wird heute empfohlen – oder ist es Pflicht –, alle Kinder während der ersten beiden Lebensjahre gegen Tetanus, Diphtherie, Keuchhusten, Poliomyelitis, HIB, Hepatitis B, Pneumokokken, Masern, Mumps, Röteln, Windpocken und Meningokokken zu impfen. In einigen Ländern kommt noch die Schutzimpfung gegen Tuberkulose hinzu. Eine allgemeine gesetzliche Impf*pflicht* gibt es zwar in Deutschland nicht, jedoch Empfehlungen der ständigen Impfkommision am Robert Koch Institut; STIKO. Daher ist es nicht immer leicht, dass Thema Impfen sachlich zu bedenken und eigenverantwortlich mitzuentscheiden. Nutzen und Risiken der gegenwärtig empfohlenen Impfungen müssen jedoch – gerade auch in Bezug auf mögliche indirekte Wirkungen auf die Entwicklung der Immunität – offen diskutiert werden. Eltern und Ärzte sollten gemeinsam ohne Druck entscheiden dürfen, ob und welche Impfungen ihr Kind wann erhalten soll.

Wir möchten den Lesern Entscheidungshilfen und Urteilsgrundlagen für diese verantwortungsvollen Fragen geben. Wer den Abschnitt über den Sinn der (Kinder-)Krankheiten (S. 175 f.)und über ethische Aspekte (S. 182 f.)gelesen hat, wird nicht erstaunt sein, an dieser Stelle die Impfungen in anderer Weise abgehandelt zu finden, als es sonst für die Beratungsliteratur typisch ist. Wir hoffen, dass dadurch Entscheidungen zustande kommen, die der individuellen Situation des Kindes und seiner Gesundheit, auf lange Sicht aber auch der Gesellschaft gerecht werden. Allerdings setzen wir voraus, dass Eltern, die mit den Impfungen zurückhaltend sind, ihren Kindern während der eventuell dann auftretenden Krankheit auch die nötige Ruhe, Behandlung und Erholung angedeihen lassen. Dazu gehört es z.B., Reisen während einer Krankheit zu unterlassen und eine ausreichende Erholungszeit einzuhalten. Auch möchten wir auf weiterführende Fachliteratur, insbesondere von Martin Hirte und Wolfgang Goebel, hinweisen (S. 251 f.) und auf die Arbeitsgemeinschaft der Ärzte für individuelle Impfentscheidung: www.individuelle-impfentscheidung.de

Empfohlene Literatur

Hirte, Martin: *Impfen Pro & Contra*. München 2011.

Die aktuellen Empfehlungen können jeweils auf der Internetseite des Robert-Koch-Instituts (RKI) unter dem Stichwort »Infektionsschutz« nachgelesen werden (rki.de) oder auf folgenden Internetseiten:

Ärzte für individuelle Impfentscheidung: www.individuelle-impfentscheidung.de bzw. der Internetseite www.impf-info.de

Was geschieht durch eine Impfung?

Impfungen sollen bestimmten Infektionskrankheiten vorbeugen. Durch Spritzen oder Schlucken von Impfstoffen wird der Organismus angeregt, Schutzstoffe zu bilden. Diese sind denjenigen ähnlich oder gleich, die durch das Überstehen einer Infektionskrankheit als sogenannte Antikörper im Organismus gebildet werden. Die Impfungen bewirken so einen mehr oder weniger starken Schutz vor der Erkrankung für eine im individuellen Fall unbekannt lange Zeit. Es ist also ein Vorgang künstlicher aktiver Immunisierung.

Impfstoffe aus vermehrungsfähigen, aber abgeschwächten Erregern bezeichnet man als »Lebendimpfstoffe«, solche aus Spalt- oder Stoffwechselprodukten der Erreger als »Totimpfstoffe«. Daneben gibt es die Gabe von gegen Krankheit schützenden Antikörpern und anderen Bestandteilen aus dem Blutserum, die auch als Serumgabe oder passive Impfung bezeichnet wird. Bei ihr werden Schutzstoffe anderer Menschen oder Tiere einem Krankheitsgefährdeten eingespritzt. (In diesem Buch bezeichnen wir beide Methoden kurz als Impfung.) Diese fremden Schutzstoffe werden im Organismus bald abgebaut, sodass höchstens zwei Monate lang ein nennenswerter Schutz besteht. Bei den aktiven Impfungen sollte dagegen der Schutz über Jahre anhalten.

Die meisten Impfempfehlungen gelten für das erste Lebensjahr, damit fallen sie in den Zeitraum der stärksten Entwicklung des Immunsystems, aber auch des Nervensystems.

Die Beeinflussung des Immunsystems durch Impfungen in Richtung auf die Entwicklung von Allergien oder Autoimmunerkrankungen lässt sich schwer nachweisen oder widerlegen, keinesfalls aber im Rahmen der obligatorisch durchgeführten Einführungsstudien erkennen. Ein Beispiel für diese fragliche Beeinflussung ist die noch unbekannte Ursache für die Zunahme des Diabetes mellitus bei Kindern in den industrialisierten Ländern.

Da Allergien und Autoimmunerkrankungen erst viel später auftreten und Studien selten für einen längeren Zeitraum als drei Jahre angelegt sind, gibt es bisher zu diesem Thema wenig aussagekräftige Ergebnisse. Doch alle Studien, die bisher diesen Zusammenhang zwischen Impfungen und Allergien explizit untersuchten, tendierten dazu, mehr allergische Probleme zu finden (z.B. die Arbeit von K. Dharmage SC et all: *Is childhood immunization associated with atopic disease froom age 7 to 32 years?* in: Thorax 2007, 62(3): 270-5 und die PARSIFAL-Studie[22a]).

So ist die Frage nach einer möglichen Überforderung des Immunsystems durch die immer größer werdende Zahl der Komponenten eines Mehrfachimpfstoffes eine durchaus ernstzunehmende Frage, die durch die Aussage, dass alle diese Impfungen sicher und wirksam seien, nicht entkräftet wird.

Im Folgenden zeigen wir das Wichtigste über *Herstellung, Zusammensetzung* und *Zusatzstoffe* der häufigsten Impfstoffe auf.

Tetanus- und Diphtherie-Impfstoffe enthalten die jeweilig krankmachenden Bakteriengifte (Toxine) in entgifteter Form als Toxoide, die den menschlichen Organismus zur Antikörperbildung anregen sollen.

Bei der ersten Impfspritze gilt diese Anregung noch als schwach, bei der zweiten soll sie deutlicher sein. Die Fähigkeit zu rascher Neubildung von Antikörpern wird in der Regel mit der dritten Impfung oder mit einem Erreger-Kontakt einige Wochen nach der zweiten Impfung erreicht. Man nennt diesen Effekt »boostern«. Begegnet der Geimpfte einige Wochen nach der zweiten oder dritten Impfung den Krankheitserregern und treten diese in den Organismus ein, so werden ihre Toxine von den vorhandenen oder sofort in großer Menge nachgebildeten Antikörpern meist unschädlich gemacht.

Beim **Keuchhusten-Impfstoff** werden gegenwärtig in Mitteleuropa die azellulären Impfstoffe verwendet (abgekürzt aP oder ap) in Kombination mit 2 bis 5 anderen Impffaktoren. Der Ganzkeim-Impfstoff (P oder Pw = whole Pert) war mit zu vielen Nebenwirkungen belastet. Den Fachinformationen zufolge kommt es jedoch auch bei den azellulären Impfstoffen zu Nebenwirkungen wie »hypoton-hyporesponsiven Episoden«.

Die Wirkstoffe der genannten Impfungen (auch der gegen Haemophilus influenzae B, s. S. 236) werden an Aluminiumhydroxid oder -phosphat angelagert, weil sie damit besser die Immunität anregen. Die Aluminium-Dosis pro Ampulle beträgt zwischen ca. 0,1 und 0,7 mg Aluminium. Auch wenn an der Reduzierung dieser Zusatzstoffe intensiv gearbeitet wird, konnten bisher keine geeigneteren Substanzen gefunden werden.

Die spritzbaren **Masern-, Mumps- und Röteln-Impfstoffe** (MMR) bestehen aus vermehrungsfähigen abgeschwächten Viren. Sie werden in Zellkulturen aus Affennieren, Hühnerembryonen oder menschlichem

Gewebe gezüchtet. Abgesehen von Spuren eines Antibiotikums (aus den behandelten Gewebe- und Zellkulturen) enthalten sie als Nebenbestandteile hydrolysierte Gelatine, etwas Human-Albumin (nicht-allergenes menschliches Eiweiß) und verschiedene andere Substanzen in Spuren.

Die Aufzählung seltener und fraglicher, eventuell auch schwerer Nebenwirkungen wie schrilles Schreien, Krampfanfälle oder andere neurologische Komplikationen steht vollständig in den Fachinformationen, die dem Impfstoff vom Hersteller beigegeben werden. In der Regel dürfen die Eltern davon ausgehen, dass ihr Arzt bei den Impfungen, die er selbst durchgeführt hat, noch keine schweren Nebenwirkungen erlebt hat, deshalb über deren Art und Auftreten aber auch nicht mehr sagen kann, als in der Fachinformation steht. In jedem Fall empfiehlt es sich, bei beginnenden oder akuten Infekten die Impfungen zu verschieben. Über Impfabstände, Kombinationen und Gegenanzeigen bespricht man sich am besten mit dem Arzt, der die Impfung durchführt.

Pflichtimpfungen gibt es in Deutschland nicht. Nur bei schweren Krankheitsverläufen und drohender Ausbreitung können sie für die Gefährdeten angeordnet werden. Auch beim Auftreten z.B. von Hepatitis A oder B in einer Schule besteht keine Pflicht zu impfen. Es ist bei Masernerkrankungen demnächst damit zu rechnen, dass das Gesundheitsamt verpflichtende Impfungen anordnen wird, bevor Kinder, die keine sichere Masernimmunität haben, wieder die Schule oder den Kindergarten besuchen dürfen.

Wundstarrkrampf-(Tetanus-)Impfung

Der Wundstarrkrampf (Tetanus) ist zwar in den reichen Ländern selten, er stellt jedoch eine der schwersten Krankheiten dar, die wir kennen. Im Falle einer Infektion sterben 30 bis 50% der erkrankten Erwachsenen. In den Tropen erliegen der Krankheit viele Neugeborene, wenn ihre Mütter nicht geimpft sind.

Nach einer verschmutzten Verletzung werden weltweit diejenigen Patienten, die noch nicht aktiv geimpft sind, vorsorglich passiv immunisiert. Das heißt, es wird ein Abwehrstoffkonzentrat gespritzt, das von hochimmunisierten menschlichen Spendern gewonnen wird.

Zur *Vorbeugung* geeigneter ist die aktive Immunisierung, bei der der Organismus zur eigenen Antikörperbildung angeregt wird. Für einen Impfschutz von etwa zehn Jahren reichen zwei Injektionen im Abstand von etwa einem Monat und eine dritte nach einem halben bis einem Jahr aus, weitere Auffrischungen im Abstand von zehn Jahren (zur Antikörperentstehung s. S. 232).

Bei Verletzungen, die einige Jahre nach der letzten Impfung eintreten, wird schon früher »aufgefrischt«, insbesondere auch bei stark verschmutzten Wunden oder schwerverletzten Patienten (siehe die Tabelle). Diese zusätzlichen Auffrischungen entsprechen einem Sicherungsbedürfnis; ob sie notwendig sind, ist ungewiss. Häufigeres Nachimpfen kann jedoch zu Komplikationen führen. Dennoch zählt die Impfung zu den besser verträglichen.

Tetanus-Immunprophylaxe bei Verletzungen

Vorgeschichte der Tetanus-Immunisierung (Anzahl der Impfungen)	**saubere, geringfügige Wunden**		**alle anderen Wunden**	
	Tetanus / Diphtherie / Pertussis	TIG[1]	Tetanus / Diphtherie / Pertussis	TIG[1]
unbekannt	ja	nein	ja	ja
0 bis 1	ja	nein	ja	ja
2	ja	nein	ja	nein[2]
3 oder mehr	nein[3]	nein	nein[4]	nein

1 TIG = Tetanus-Immunglobulin / 2 Ja, wenn die Verletzung länger als 24 Stunden zurückliegt / 3 Ja (1 Dosis), wenn seit der letzten Impfung mehr als 10 Jahre vergangen sind / 4 Ja (1 Dosis), wenn seit der letzten Impfung mehr als 5 Jahre vergangen sind.

Quelle: *Epidemiologisches Bulletin* Nr. 30/2011, S. 292, Robert-Koch-Institut.

Da der Wundstarrkrampf in reicheren Ländern eine seltene Krankheit ist, müssten sehr viele Menschen geimpft werden, um mit statistischer Wahrscheinlichkeit einen einzigen Tetanusfall zu verhindern. Merkwürdigerweise hinterlässt ein durchgemachter Wundstarrkrampf keine Immunität. In Mitteleuropa ist das Risiko, im ersten Lebensjahr an Wundstarrkrampf zu erkranken, außerordentlich gering. Frauen, die gegen Tetanus immun sind, übertragen während der Schwangerschaft Antikörper, die dem Säugling über Monate einen Schutz verleihen. Aus diesem Grund empfehlen wir die Impfung erst mit einem Jahr, beginnend mit der sechsten Vorsorgeuntersuchung, und nicht, wie sonst üblich, im dritten Monat. Wir tun dies, weil die Kinder mit einem Jahr körperlich wesentlich stabiler sind. Außerdem sind Impfreaktionen beim Säugling schwerer zu erkennen.

Diphtherie-Impfung

Die in den Ländern der ehemaligen Sowjetunion berichtete zu 80% Erwachsene betreffende Diphtherie-Epidemie konnte gebannt werden. In Deutschland stieg die Anzahl der gemeldeten Diphtherie-Erkrankungen so gut wie nicht an. Es ist aber eindeutig, dass nur wenige Erwachsene hier einen messbaren Diphtherie-Impfschutz haben.

Diese Impfung besteht, wie die gegen Wundstarrkrampf, aus zwei Injektionen im Abstand von ein bis zwei (bis vier) Monaten und einer Auffrischung ein halbes bis ein Jahr später. Im Zusammenhang mit der Empfehlung der Anfangsimpfungen im Säuglingsalter mit den 6- bzw. 7-fach Impfungen wurden drei Impftermine im ersten Lebensjahr und ein weiterer im 2. Lebensjahr eingeführt. Ab der zweiten und dritten Impfung gibt es öfters einmal Fieber, und es kann eine entzündliche Schwellung an der Impfstelle auftreten, besonders dann, wenn etwas Impfstoff vom Muskel zurück unter die Haut fließt. Komplikationen treten selten auf. Der Impfschutz wird für etwa fünf Jahre als befriedigend angesehen. Dann wird einmal aufgefrischt durch eine Injektion und später bei Reisen in Epidemie-Gebiete im Abstand von zehn Jahren. In Österreich ist die Impfung für Säuglinge mit 2, 4 und 11 Monaten vorgesehen. Auffrischungen sollen im Alter von 6 bis 8 Jahren und 18 Jahren und danach in zehnjährigen Abständen erfolgen. Ab dem sechsten Lebensjahr wird die Impfdosis wegen schlechterer Verträglichkeit auf ca. $^1/_{10}$ der Kleinkinddosis verringert.

Aus dem gleichen Grund wie bei der Wundstarrkrampfimpfung empfehlen wir in epidemiefreier Zeit bei den Kindern, deren Eltern die Diphtherie-Impfung wünschen, diese erst mit einem Jahr durchzuführen.

Die Impfung gegen Haemophilus-influenzae-Typ-b-Bakterien

Haemophilus-influenzae-Typ-b-Bakterien (HIB) sind beteiligt bei der bedrohlichen akuten Kehldeckelentzündung (s. S. 90), oft auch bei einer eitrigen Hirnhautentzündung, nicht selten bei Mittelohrentzündungen im Kindesalter. Auch bei etwa 5% der gesunden Kinder finden sich diese Keime. Etwa jeder 500. Säugling machte vor Einführung dieser Impfung einmal eine schwere HIB-bedingte Erkrankung durch. Das heißt, die übrigen Kinder immunisierten sich unbemerkt. Angeblich starben vor Einführung der Impfung in der ganzen Bundesrepublik jährlich etwa 10 bis 30 Kinder an einer der schweren Formen dieser Erkrankungen, ebenso viele behielten vielleicht einen bleibenden Schaden. – Das Risiko wird bei niedrigem Sozialstatus höher eingeschätzt, am höchsten bei angeboren oder durch schwere Krankheit immunschwachen Kindern.

Entgegen einigen Informationen schützt die HIB-Impfung nicht vor der Krankheit Meningitis (Hirnhautentzündung), sondern nur vor *einem* von mehreren Meningitis-Erregern. Die Erkrankungszahlen sind seit Einführung der Impfung stark zurückgegangen, mit ihnen die anfangs noch beobachteten gelegentlichen Impfversager und die Erkrankungen der Ungeimpften. Das bedeutet, dass die Keimzirkulation durch die Impfaktion gebremst wurde.

Da Kinder unter 18 Monaten als am meisten gefährdet gelten, ist eigentlich nur eine Frühimpfung sinnvoll. Heute wird diese in Form der Sechsfachimpfung (HIB, Pertussis, Polio, Diphtherie, Tetanus und Hepatitis B) empfohlen im 3., 4. und 5. Monat sowie einer Wiederauffrischung im 11. bis 14. Monat. Es gibt den zugelassenen Einzelimpfstoff Act-HIB. Er muss zweimal – bei Impfbeginn nach dem 6. Lebensmonat nur einmal – im Abstand von ein bis zwei Monaten und ein letztes Mal im 2. Lebensjahr aufgefrischt werden. Bei Impfbeginn nach dem 1. Geburtstag reicht eine einzige Impfung mit dem Einzelimpfstoff.

Keuchhusten-Impfung

Die heutigen »azellulären« Impfstoffe enthalten zwei bis vier Antigene des Keimes. Es gibt keinen Einzelimpfstoff mehr, sondern nur noch die Kombination mit anderen Impfstoffen.

Im Säuglingsalter sollen vom dritten Lebensmonat an in Abständen von vier bis sechs Wochen drei Injektionen gegeben werden. Die vierte Injektion nach einem halben bis einem Jahr soll dann zur sogenannten Boosterung führen, die einen vieljährigen Schutz bieten soll. Es gibt aber genügend Beispiele, dass solche dreimal oder auch viermal geimpften Kinder mit fünf Jahren ihren Keuchhusten regulär durchgemacht haben.[48]

Die eigentlich zu schützende Gruppe sind die Frühgeborenen und Säuglinge bis zum Alter von drei bis fünf Monaten. Wie schon erläutert, können diese durch die Impfung in den ersten Monaten nicht erreicht werden. Die Empfehlungsstrategie zielt eher auf die Verminderung der Ansteckungsmöglichkeiten durch ältere Geschwister. Tatsächlich nehmen Keuchhustenerkrankungen im Kindesalter in hoch durchgeimpften Bevölkerungen deutlich ab. Die Strategie hat jedoch Löcher, weil – wie schon gezeigt – der Keuchhusten dadurch nicht ausgerottet werden kann.

Je mehr geimpft wird, umso eher werden Erwachsene zur Ansteckungsquelle für kleine Säuglinge. Meist haben sie nur einen lästigen, über mehrere Wochen anhaltenden Husten und stecken an, ohne sich des Keuchhustens bewusst zu sein.

Für eine Gesamtbeurteilung ist noch die folgende Gegenüberstellung aufschlussreich. In Großbritannien wurde nach weitgehender Durchimpfung der Bevölkerung und Verhinderung der Zirkulation des Keuchhustens über etliche Jahre die Impfung wegen Bedenken ihrer Schädlichkeit zurückgezogen. Nach einigen Jahren trat eine große Epidemie auf mit vielen schweren Verläufen. In Deutschland war die Durchimpfung nie so hoch, der Wiederanstieg von Erkrankungen nach Rücknahme der Impfempfehlung nicht so deutlich und nicht zu einer höheren Sterblichkeit führend als in den Jahren davor (fast immer unter zehn pro Jahr für die alte Bundesrepublik). Die noch in den dreißiger

Jahren viel höhere Sterblichkeit an Keuchhusten und ihr Abfall nach dem Zweiten Weltkrieg hatten also andere Gründe als die fehlende oder konsequent durchgeführte Impfung.

Nach unserer Erfahrung spielt gerade bei den früh Befallenen die Präsenz der Mutter eine entscheidende positive Rolle. Ihre Anwesenheit lindert am besten die Erstickungsangst als wesentlichen Verstärker der Anfälle.

Die Impfung kann bei bestimmten Lungen- und Herzkrankheiten als sinnvoll angesehen werden – oder auch aus sozialer Indikation in Kinderkrippen und engen Wohnverhältnissen mit vielen Kindern (zur Gefährlichkeit von Säuglingskeuchhusten s. S. 169).

Poliomyelitis-(Kinderlähmungs-)Impfung

Die epidemische Kinderlähmung ist in den zivilisierten Ländern so gut wie ausgestorben infolge der zwischen 1955 und 1960 eingeführten Impfungen.

Mit zunehmender Zivilisation und Hygiene waren die Epidemien gefährlicher und größer geworden, z.B. weil die Kinder nicht mehr im Säuglingsalter still gefeit wurden. In den USA beispielsweise musste man in Epidemiejahren mit mehr als 25.000 Lähmungsfällen rechnen. Das Heimtückische der Krankheit mit ihren plötzlichen Lähmungen und teilweise lebensgefährlichen Verläufen war der Grund für die Entwicklung der Impfungen.

Seit 1998 gilt in Deutschland die Empfehlung der Impfkommission STIKO, nur noch den spritzbaren Totimpfstoff (IPV nach Salk) anzuwenden. Er ist in fast allen üblichen Vielfachimpfstoffen enthalten und wird planmäßig dreimal (als Einzelimpfstoff zweimal) und zwischen 11 und 14 Monaten noch einmal eingesetzt. Auffrischimpfungen werden ab dem zehnten Lebensjahr alle zehn Jahre empfohlen.

Europa ist seit einigen Jahren frei von Wild-Polio-Infektionen, weltweit gibt es noch einige hundert Fälle pro Jahr. Damit ist das Risiko für den Einzelnen gering geworden, und das Ziel der WHO, Polio in wenigen Jahren weltweit auszurotten, erschien realisierbar. Neuere Erfahrungen mit der Zirkulation rückmutierender Schluckimpfviren in den armen Ländern schränken diese Hoffnung jedoch ein. Jugendlichen und Erwachsenen wird nur vor Reisen in Länder mit Poliogefahr eine Auffrischung empfohlen.

Windpocken-Impfung

Seit Herbst 2004 gibt es eine öffentliche allgemeine Windpocken-(=Varizellen-)Impfempfehlung der Impfkommission STIKO (Näheres unter www.rki.de). Bisher galt sie nur für Patienten mit bestimmten Immunschwächen oder schwerer Ekzemneigung. Der Impfstoff wird jetzt zeitgleich mit der Masern-Mumps-Röteln-Impfung (MMR) angeboten (s. die folgenden Seiten).

Mit der Empfehlung dieser Impfung regte sich auch Kritik in den ärztlichen Fachgesellschaften, da Windpockenkomplikationen als Begründung für eine Impfung mehr als fragwürdig erscheinen. Daher ist interessant, dass jüngst von der STIKO auch wirtschaftliche Gesichtspunkte ins Feld geführt wurden: Wären alle Kinder geimpft, so würden die Mütter pro Jahr im Durchschnitt einen Tag mehr arbeiten. Wir halten an der bisherigen Risikoindikation fest (siehe oben). Zudem wird die Krankheit bei lückenhafter Immunität ins Erwachsenenalter verschoben. Die Impfung aller Kinder vergrößert auch das Risiko der Erwachsenen, Gürtelrose zu bekommen, da sie keine Gelegenheit zur Boosterung mehr haben.

Röteln-Impfung

Seit 1973 ist eine spritzbare Lebendimpfung gegen Röteln öffentlich empfohlen. Sie hat ausschließlich den Sinn, Mädchen im Hinblick auf eine zukünftige Schwangerschaft zu immunisieren, damit ihre Kinder durch eine Rötelnerkrankung in den ersten Schwangerschaftsmonaten nicht geschädigt werden können. Für Schwangere bedeutet es eine große seelische Belastung, wenn sie mit Röteln angesteckt werden und erfahren, dass sie keine Antikörper besitzen. Das Risiko für eine Embryopathie beträgt bei Röteln in den ersten elf Schwangerschaftswochen bis zu 90 %. Bei einer Erkrankung nach der 16. Schwangerschaftswoche ist noch bei maximal 5 % der Kinder mit Defekten vor allem am Innenohr zu rechnen. Mögliche Spätfolgen sind Diabetes und die Entwicklung eines Autismus.

Die Impfung wird ab dem 12. Lebensmonat empfohlen, eine Wiederholung ab dem 16. Lebensmonat. Die Impfungen erfolgen meist in Kombination mit der Masern-, Mumps- und Windpocken-Impfung. Die früher empfohlene erneute Impfung für Mädchen im Alter von zehn bis fünfzehn Jahren nach bereits erfolgter zweimaliger Impfung wird derzeit diskutiert.

Diese Empfehlungen sind nicht optimal. Vom epidemiologischen Gesichtspunkt aus sollte die Impfung nur bei Mädchen in der Pubertät durchgeführt werden, damit die natürliche Durchseuchung nicht gestört wird. Es ist inzwischen bekannt, dass durch die bisherigen Massenimpfungen die Geimpften im gebärfähigen Alter im Durchschnitt *niedrigere* Antikörper-Titer haben als die Ungeimpften – sofern diese Gelegenheit zur Ansteckung hatten und durch diesen Wildviruskontakt jetzt geschützt sind. Auch neigt die Gruppe der Geimpften viel eher zur Wiederinfektion in der Schwangerschaft als die genannte zweite Gruppe (wobei die Gefahr einer Fruchtschädigung offenbar gering ist). Die zweite Gruppe ist selbst bei niedrigeren Antikörper-Titern besser geschützt als die geimpfte erste. Eine Wiederimpfung nützt auch weniger als eine Wildvirusansteckung. Dem Argument, dass durch die Massenimpfung die Anzahl der zur Welt kommenden durch das Virus geschädigten Kinder erheblich zurückgegangen sei, muss entgegengehalten werden, dass eine unbekannte Anzahl davon auf Verdacht einer Schädigung hin abgetrieben wurde. – Sowohl die Rötelnimpfung wie auch die Röteln selbst können gelegentlich rheumatische Gelenkerscheinungen – meist vorübergehender Art – hervorrufen, im Erwachsenenalter und bei Wiederimpfung häufiger als bei Kindern.

Mumps-Impfung

Die Mumps-Impfung ist nur in der Kombination mit Masern und Röteln möglich. Sie wird ab dem 12. Lebensmonat empfohlen. Die Hirnhautentzündung bei Mumps kann nach dem gegenwärtigen Krankheitsverlauf nicht zum führenden Argument für die Impfung gemacht werden, da sie im Kindesalter in den allermeisten Fällen folgenlos abheilt (vgl. die Darstellung der Mumpserkrankung, S. 166 ff.). Motive für die Impfung können nur die bleibenden Schäden einer seltenen Hörstörung sein, die allerdings nach der Impfung auch vorkommt. Die Mumpshodenentzündung tritt fast nur nach der Pubertät auf (wenn mal vorher, dann immer ohne bleibende Schäden). Sie ist äußerst schmerzhaft, führt aber nur in seltensten Fällen zur Unfruchtbarkeit. Allerdings ist es schwierig, das tatsächliche Risiko einer Hodenentzündung ohne und mit Impfung abzuschätzen. Abgesehen von Epidemieunterschieden in Schwere der Erkrankungen und Empfänglichkeit müsste nach dem gegenwärtig Bekannten folgende Überlegung angestellt werden: Nehmen wir an, für ein eineinhalbjähriges Kind tritt die Frage der Mumps-Impfung auf. In den meisten Fällen durfte bis zur Einführung der Impfung mit einer Ansteckung in den Kindheitsjahren bis zum fünfzehnten Lebensjahr gerechnet werden. 70 bis 90 % der Erwachsenen haben Antikörper und waren vor der Impfära gefeit. Nehmen wir an, das Kind gehöre nicht zu diesen und würde seine Mumpsempfänglichkeit als Erwachsener beibehalten, so tritt wieder die Frage auf, ob dieser bei einer Wildvirusansteckung tatsächlich erkranken oder die Krankheit »still« durchmachen würde. Im Fall einer Erkrankung wäre bei 10 bis 14 % der Fälle mit einer einseitigen Hodenentzündung zu rechnen (s. auch S. 167). Genaueres kann auch der Mediziner gegenwärtig nicht sagen. Der Laie sollte dies für die Impfentscheidung wissen, weil die einfache Aussage: »Der Mumps kann eine Hodenentzündung mit bleibender Unfruchtbarkeit verursachen« das tatsächliche Risiko nicht zutreffend charakterisiert.

Eine bleibende Innenohrschädigung ist ebenfalls meist nur einseitig und wird häufig erst spät diagnostiziert. Deshalb sind die Häufigkeitsangaben auch unsicher. Man rechnet mit einem schweren Hörschaden auf 15.000 unkomplizierte Mumpsfälle. Uns ist während mehr als dreißigjähriger kinderärztlicher Tätigkeit erst ein solches Kind begegnet. Weil jetzt vermehrt geimpft wird, verschiebt sich der Erkrankungsgipfel bei den Ungeimpften mehr zum Erwachsenenalter hin, in dem solche Komplikationen häufiger sind. Auch die Impfung kann in sehr seltenen Fällen Hörstörungen verursachen.

Eine seltene (über die Häufigkeit gibt es unterschiedliche Angaben) Hirnentzündung (d.h. Enzephalitis – hier nicht zu verwechseln mit der häufigen und meist folgenlosen Hirnhautentzündung) kann mit Spätschäden einhergehen in Form von bleibenden Nerven- und Hirnschäden. Der Verlauf soll günstiger sein als der bei den Masern. Uns ist ein solcher Patient noch nicht zur Beobachtung gekommen.

Die Dauer des Impfschutzes ist unbekannt, vermutlich aber etwa 10 bis 15 Jahre, entsprechend der Empfehlungen für Röteln und Masern soll eine zweimalige Impfung erfolgen. Bei der gegenwärtigen Impfstrategie wird mit Sicherheit der früher hohe Immunisierungsgrad im Erwachsenenalter nicht mehr erreicht. Daher halten wir die allgemeine Empfehlung der Impfung für verfehlt. Für männliche Jugendliche ist allerdings die Immunität gegen Mumps wünschenswert – entweder durch eine durchgemachte Erkrankung oder eine Impfung.

Masern-Impfung

Die Masern-Impfung ist seit 1973 als spritzbare Lebendimpfung zusammen mit der Mumps- und Rötelnimpfung in Deutschland öffentlich empfohlen. Sie ist Teil einer weltweiten stufenweisen Strategie der Weltgesundheitsorganisation und ihrer Regionalgruppen, die bis 2010 die Masern ausrotten soll. Die Impfung wird heute ab dem 12. Lebensmonat empfohlen, mit Auffrischung nach frühestens 4 Wochen, Letzteres um die erfolglos Geimpften und Ungeimpften oder die Menschen mit schwacher Reaktion noch zu erfassen.

Gründe für die Masern-Impfung sind in den Tropen und Ländern mit niedrigem Lebensstandard die hohe Sterblichkeit insbesondere durch die Lungenkomplikationen. In den reichen Ländern der gemäßigten Zonen sind es die seltenen Lungenkomplikationen, noch seltener die Enzephalitis (zu deren Häufigkeit s. S. 153).[49] Durch das Infektionsschutzgesetz verbunden mit der namentlichen Meldepflicht bei einer Masernerkrankung können ungeimpfte Kinder während einer Masernwelle durch das Gesundheitsamt über Wochen vom Schulunterricht ferngehalten werden. Kinder, die Masern durchgemacht haben, werden nur bei serologischem Nachweis (d.h. Feststellung von Antikörpern gegen Masern im Blut) als geschützt anerkannt und dürfen nur dann weiter zur Schule gehen. Das Gesundheitsamt kann sogenannte Abriegelungsimpfungen in der Umgebung erkrankter Kinder anordnen.

Bekannt ist, dass in freiheitlich-demokratischen Ländern eine auf die Spitze getriebene Impfpropaganda die Impfbereitschaft der Bevölkerung verringern kann. Allen Verantwortlichen muss deshalb klar sein, dass die geplante Ausrottung der Masern letztlich nur durch Zwangsmaßnahmen zu erreichen ist, nämlich gesetzliche Pflichtimpfungen und Isolierungen. *Bleibt das Verhältnis der Ungeimpften zu den Geimpften jedoch ähnlich wie in Deutschland, so können sich bei möglichst geringer Isolierung der Angesteckten die Geimpften einen zusätzlichen Schutz immer wieder erwerben und die Freiheit der Impfentscheidung bleibt dennoch gewahrt. Zu bedenken ist jedoch, dass bei jeder Masernepidemie immer auch Todesfälle vorkommen können.*

Die Masernwelle vor allem im Ruhrgebiet im Frühjahr 2006 war keine Epidemie, sondern entsprach der jahreszeitlichen natürlichen Masernausbreitung alle paar Jahre wie vor der Impfeinführung – nur mit dem Unterschied, dass wegen mangelnder Ansteckungsmöglichkeit jetzt mehr Jugendliche betroffen waren. Geimpfte könnten sich bei ihnen einen dauerhaften Schutz erwerben, solange jene ansteckend sind. Über schwere Verläufe ist damals nicht berichtet worden.

Im seelischen Bereich ist zu bedenken, dass Eltern, die ihre Kinder viel und auch gegen Masern impfen, mehr Angst vor dieser und anderen Krankheiten haben. Es kam vor, dass im Kindergartenalter die Ungeimpften nicht mehr im selben Auto fahren durften wie die Geimpften. Dabei wäre es für die Geimpften sinnvoll, ihren durch die Impfung nur beschränkten Schutz durch einen Wildviruskontakt zu verbessern. Sollte aber die Impfung nicht wirksam gewesen sein, so wäre ein Masernausbruch beim Geimpften in diesem Alter weniger gefährlich als später.

Nach gründlicher Information (s. auch die Buchempfehlungen auf S. 252) bleibt die Entscheidung für oder gegen die Impfung immer bei den Eltern und sollte ärztlicherseits mitgetragen werden.

Wir empfehlen im Schulalter zwischen neun und zwölf Jahren die Frage der Impfung beim nicht geimpften und bisher nicht erkrankten Kind noch mal zu erwägen, da die Risiken bei der Erkrankung im späteren Alter zunehmen.

Nicht im Rahmen der allgemeinen Empfehlungen, aber als Indikationsimpfung bei besonderen Situationen kann bei bekanntem Masernkontakt innerhalb von 3 Tagen eine Masernschutzimpfung noch mit Erfolg durchgeführt werden, da die Immunität nach Impfung rascher eintritt als die Entwicklung des Krankheitsbildes (s. auch S. 153).

Ein ganz neues Problem ist die Masernerkrankung im ersten Lebensjahr. Durch die Impfung der Mütter im Kindesalter hatten diese keine Masern und können dem Kind auch nur einen schlechten Nestschutz geben. Neue Beobachtungen zeigen, dass nach Masern im Säuglingsalter die gefürchtete Panencephalitis SSPE mit einer Häufigkeit von 1:5000 viel öfter auftritt als bei einer späteren Masernerkrankung, d.h. auch aus diesem Grund ist die Masernimpfung zu überlegen, denn mein Kind könnte einen Säugling anstecken und gefährden.[50]

Tuberkulose-Impfung (BCG-Impfung)

Die Tuberkulose-Impfung bietet keinen sicheren Schutz vor Ansteckung und Erkrankung, auch nicht, wie immer wieder zitiert wurde, vor den schweren Verläufen. Wichtiger sind in dieser Hinsicht:

- die Erkennung, Behandlung und Überwachung offen-tuberkulöser Patienten,
- deren Isolierung von kleinen Kindern,
- die Impfungen der Kühe und die Pasteurisierung der Milch, wenn sie aus Ställen stammt, die nicht mit Sicherheit tuberkulosefrei sind.

Ein Tuberkulose-Erkennungstest (Tuberkulintest) fällt bei Geimpften und Erkrankten positiv aus, sodass es bei Geimpften schwerer ist, eine »Dennoch-Infektion«, d.h. einen »Impfdurchbruch« festzustellen. Wenn in der Umgebung eines Neugeborenen ein Offen-Tuberkulöser vermutet wird, so müssen in erster Linie Isolierungsmaßnahmen durchgeführt werden. Seit 1998 hat die STIKO die Impfempfehlung einerseits wegen mangelnder Wirksamkeit des Impfstoffs und Todesfällen bei immunschwachen Säuglingen andererseits ganz zurückgezogen.

Hepatitis A-Vorbeugung

Treten in Kindergärten oder Schulen heutzutage Fälle von Gelbsucht auf, so wird für die noch nicht Erkrankten eine Riegelungsimpfung mit dem aktiven Hepatitis A-Impfstoff empfohlen.

Wir empfehlen eine sorgfältige Toilettenhygiene und eine individuelle Entscheidung. Eine aktive Hepatitis A-Impfung ist ansonsten in Deutschland für Kinder vor Reisen in Länder mit hoher Gelegenheit zur Hepatitis A-Ansteckung von der Impfkommission STIKO empfohlen (keine Leistung der Krankenkassen). Zur Grundimmunisierung gehören zwei Injektionen im Abstand von sechs Monaten. Eine Auffrischimpfung ist frühestens nach zehn Jahren notwendig.

Hepatitis B-Impfung

Seit 1996 ist die Hepatitis B-Impfung, die bis dahin nur für besonders ansteckungsgefährdete Personen gedacht war, von der STIKO ab Beginn des dritten Lebensmonats und besonders für Jugendliche allgemein empfohlen. Die Gründe sind die Verbreitung der Krankheit im Jugend- und Erwachsenenalter und die chronisch Kranken und Ansteckenden (s. S. 172 f.).

Der Impfstoff enthält ein nicht vermehrungsfähiges Oberflächenantigen des Hepatitis B-Virus und regt dadurch zur Antikörperbildung an. Drei Impfungen werden für erforderlich gehalten. Nach verschiedenen Angaben sprechen etwa 95% der Geimpften auf die Impfungen an. In Deutschland wird eine Auffrischungsimpfung im Schulalter nicht mehr empfohlen. Der Impfstoff wird in den Muskel injiziert. Sechsfach-Kombinationsimpfstoffe sind für Säuglinge entwickelt worden. Nebenwirkungen können in den Beipackzetteln zum Impfstoff nachgelesen werden (zu möglichen Komplikationen und Todesfällen siehe Anmerkung 51).

Die STIKO erhofft sich durch die erweiterte Impfempfehlung auf lange Sicht die Ausrottung der Hepatitis B. Dazu müssten allerdings über 90% der Bevölkerung geimpft werden, was kaum realistisch ist. Auch sind die zwar seltenen, aber schweren Nebenwirkungen zu bedenken.

Für die ganz Kleinen ist es ein Impffaktor mehr, und das in einem Alter, in dem sie ihr Immunsystem normalerweise gegenüber der Außenwelt aufbauen und nicht gegenüber Substanzen, die plötzlich – als Inhalt der Impfampulle – in ihren Muskeln auftauchen. Außerdem ist das Risiko, im Kleinkindalter zu erkranken, in Mitteleuropa extrem gering. Selbstverständlich versuchen wir ein Neugeborenes, dessen Mutter Hepatitis B-ansteckend ist, vor dieser Krankheit durch passive und aktive Impfung zu schützen. Ansonsten sind wir mit dieser Impfung im Säuglings- und Kindesalter zurückhaltend, wenn kein besonderes Risiko vorliegt.

Pneumokokken-Impfung

Seit einigen Jahren ist in Deutschland ein Impfstoff im Handel gegen Pneumokokken, die, ähnlich wie Haemophilus influenzae b (HIB), in seltenen Fällen eine eitrige Hirnhautentzündung hervorrufen können. Wie bei HIB tritt diese Hirnhautentzündung am häufigsten in den ersten Lebensmonaten auf und kommt nach dem vierten Geburtstag so gut wie nicht mehr vor. Die Pneumokokken verursachen darüber hinaus vor allem Mittelohr- und Lungenentzündungen. Sie sind eine sehr große Gruppe eng verwandter Bakterien (Serogruppen), d.h. ein Impfstoff muss Antigene von verschiedenen Serogruppen enthalten. Dabei ist zu berücksichtigen, dass die verschiedenen Pneumokokkenstämme in den einzelnen Ländern unterschiedlich häufig vorkommen. Die zurzeit in Deutschland zugelassenen Impfstoffe erfassen dreizehn Serogruppeneigenschaften (von insgesamt ca. neunzig möglichen). Das führt dazu, dass sie nicht sicher vor einer eitrigen Hirnhautentzündung durch Pneumokokken schützen. Die Höhe der Schutzquote ist noch unbekannt. Von der STIKO ist die Impfung für alle Kinder ab dem dritten Lebensmonat empfohlen, parallel zu den »üblichen« Kombinationsimpfungen dreimal im Abstand von vier Wochen, beginnend mit dem dritten Lebensmonat, und einmal mit 15 Monaten. Ein anderer seit langem erhältlicher Impfstoff wird nur für spezielle Grunderkrankungen (z.B. nach Milzentfernung) verabreicht. Er enthält 23 der in unseren Breiten üblichen Pneumokokken-Antigene und soll bei diesen Patienten schwer verlaufende Infektionen verhindern.

Meningokokken-Impfung

Meningokokken (Neisseria meningitidis) sind Bakterien die verschiedene Krankheitsbilder auslösen können. Etwa zehn Prozent der Bevölkerung tragen diese Bakterien im Nasenraum, ohne dabei krank zu sein. Die Infektion wird durch Tröpfcheninfektion von Mensch zu Mensch beim Anhusten, Niesen oder Küssen übertragen. Bei Schwächen des Immunsystems kann es zu Hirnhautentzündungen (Meningitis) und Blutvergiftungen (Sepsis) mit inneren Blutungen kommen, zum Teil innerhalb von Stunden lebensbedrohlich.

Wie bei den Pneumokokken gibt es unterschiedliche Meningokokken-Typen. Bis 2006 hatte die STIKO die Impfung nur für bestimmte Menschen empfohlen: bei Erkrankungen des Immunsystems, für Reisende in Länder mit hohem Risiko, vor allem die Länder der Sahelzone in Afrika. So verlangt Saudi-Arabien z.B. bei der Einreise ein Impfzeugnis über zwei Impfungen.

Seit Juli 2006 empfielt die STIKO eine Meningokokken-Impfung für alle Kinder ab dem 13. Lebensmonat. Die derzeit erhältliche Impfung ab dem 13.Lebensmonat schützt nur gegen die Unterart C. Gegen die viel häufigere Unterart B ist eine Impfung bis jetzt nicht möglich, damit schütz die Impfung nur etwa gegen 25% der möglichen Erkrankungen. Der Totimpfstoff besteht aus Bestandteilen der Meningokokkenhülle und wird einmal ab dem 13. Lebensmonat verabreicht. Die Dauer des Impfschutzes ist kurz: Kleinkinder sind nur ein Jahr, ältere Kinder und Jugendliche bis zu fünf Jahre ausreichend geschützt. Somit erscheint eine gezielte Impfung bei bestimmten möglichen Risiken (Immunschwäche) oder bei Aufenthalt in bestimmten Ländern nach individueller Abwägung mit den Eltern sinnvoll, eine generelle Impfung für alle Kinder ab 2. Lebensjahr nicht.

HPV-Impfung (Humanes Papilloma Virus)

Die Deutsche Ständige Impfkommission empfiehlt seit Juli 2007 die Impfung gegen humane Papillomaviren (HPV) für alle Mädchen im Alter von 12 bis 17 Jahren vor dem ersten Geschlechtsverkehr. Das humane

Papilloma-Virus (HPV) ist das weltweit häufigste durch Geschlechtsverkehr übertragbare Virus. Es gibt mehr als 100 verschiedene HPV-Typen, von denen mehr als 30 den weiblichen Genitaltrakt befallen und derzeit 19 als krebserregend angesehen werden. Innerhalb von 24 Monaten nach dem ersten Sexualkontakt lässt sich bei jeder dritten Frau HPV nachweisen. Im Laufe ihres Lebens infizierten sich über 70% aller Frauen mit einem der verschiedenen HPV-Typen. Die HPV-Infektion verläuft meist symptomlos und klingt in über 90% der Fälle spontan innerhalb von ein bis zwei Jahren ab. Je jünger die Frau bei der Infektion ist, umso wahrscheinlicher ist diese natürliche Ausheilung. Nach einem Jahr ist HPV bei 80% der Betroffenen nicht mehr nachweisbar. Wurde einmal eine HPV-Infektion durchgemacht, ist eine erneute Infektion unwahrscheinlich.

Da bei Frauen mit Gebärmutterhalskrebs Erbmaterial von HPV-Viren nachweisbar ist, wird eine ursächliche Beziehung vermutet. Das ist vor allem von der individuellen Disposition der Frau abhängig, weniger von der Infektion. Von der dauerhaften Einnistung des Virus bis zu Veränderungen der Schleimhautzellen vergehen Jahre bis Jahrzehnte. Der Gebärmutterhalskrebs ist im Rahmen der Früherkennungsuntersuchung beim Gynäkologen, mit Hilfe des sogenannten Pap-Abstrichs, schon sehr früh erkennbar. Somit ist der allergrößte Wert auf regelmäßige Vorsorgeuntersuchung der erwachsenen Frauen zu legen.

Es wird diskutiert, ob die harmlosen HPV-Typen 6 und 11, gegen die der Impfstoff Gardasil® unter anderem gerichtet ist, vielleicht vor Krebs schützen. Zudem ist es bekannt, dass das Virus die Eigenschaft hat, sich zu verändern. Daher sehen erste medizinische Studien die Impfung kritisch. Auch ist die Impfung ausgesprochen teuer, Geld, das in anderen Bereichen des Gesundheitswesens fehlen wird. In Österreich steht die HPV-Impfung zwar im Impfplan, wird aber nicht vom staatlichen Gesundheitssystem bezahlt. Die Impfung ersetzt keinesfalls die regelmäßigen Früherkennungsuntersuchungen!

Empfohlene Literatur

Zur Impfung liegt ein Merkblatt der Gesellschaft Anthroposophischer Ärzte vor: www.anthroposophischeaerzte.de

Grippe-(Influenza-)Impfung

Jedes Jahr treten – meist von China ausgehend – Grippeepidemien auf. Die schwerste war 1918, die letzte große im Jahr 1977. Ausgelöst werden diese Epidemien durch eine sehr variationsfähige Virusgruppe. So müssen die Impfstoffe – aus abgespaltenem Antigen – jährlich neu nach dem jeweils auftretenden Virustyp zusammengestellt werden. Dabei bleibt immer eine Unsicherheit bestehen, ob die sich durchsetzenden Antigene in dem jeweiligen Impfstoff mit enthalten sind. Empfohlen wird die Grippeschutzimpfung für besonders gefährdete Patienten-, Alters- und Berufsgruppen.

Das unabhängige Cochrane-Institut bewertet die bisher veröffentlichten Wirksamkeitsstudien als qualitativ schlecht und die Wirksamkeit der Impfung als nicht belegt.

Zecken-Enzephalitis-Impfung

Bei der Frühsommer-Meningo-Enzephalitis (FSME), einer Hirnhaut- und Hirnentzündung, handelt es sich um eine durch Zecken übertragene Viruskrankheit (nicht zu verwechseln mit der Borreliose, vgl. S. 173 f.). Sie kommt in einem breiten Gürtel von Mitteleuropa bis in den Osten Asiens vor, der auf speziellen Landkarten veröffentlicht wird, die bei Gesundheitsämtern und im Internet eingesehen werden können.

Die Impfung wird für Land- und Forstarbeiter sowie Urlauber und Freizeitaktive in den bekannten Risikogebieten empfohlen. Die Häufigkeit, in einem deutschen Hochrisikogebiet zu erkranken, wurde 1999 mit 1 : 1000 bis 1 : 2000 Zeckenstichen angegeben.

Da bei Kindern die Krankheit im Allgemeinen leichter verläuft und nur selten bleibende Schäden zurückbleiben, andererseits bei Kleinkindern nach Impfung häufiger Fieberreaktionen beobachtet wurden, wird für Kinder unter drei Jahren eher davon abgeraten. Ein Impfstoff musste wegen der Fieberreaktion kurz nach Einführung für Kinder wieder zurückgenommen werden. Eine mögliche Passivimpfung nach Zeckenstich darf wegen schwerer FSME-Erkrankungen bei Kindern nicht mehr angewendet werden.

Für einen ausreichenden Impfschutz bedarf es dreier Impfungen im Abstand von einem halben bis drei Monaten und neun bis zwölf Monaten oder im Schnellverfahren am 1., 7. und 21. Tag mit einer Auffrischung ein Jahr später. Bei ständigem Aufenthalt in den Risikogebieten sollte die Impfung alle drei bis fünf Jahre aufgefrischt werden. Dabei ist jedoch das Auftreten von hohem Fieber nach der Impfung nicht selten.

Der Zeckenbefall kann weitgehend verhindert werden durch körperbedeckende Kleidung und zeckenabweisende Mittel (z.B. Nelkenöl/ Aetheroleum caryophylli). Hiermit kann gleichzeitig gegen die ebenfalls durch Zecken übertragene und häufig schwerwiegender verlaufende und nicht impfbare Borreliose (s. S. 173 f.) vorgebeugt werden.

Impfempfehlung und individuelle Impfentscheidung

Eltern haben einen Entscheidungsfreiraum für oder gegen eine Impfung und tragen damit auch Verantwortung. Da der Staat bzw. das Expertengremium in Deutschland nur öffentliche *Empfehlungen* ausspricht, liegt letztlich die Verantwortung bei den Eltern und dem impfenden Arzt, denen die Kinderschicksale anvertraut sind. Dabei gilt es, seine individuelle Situation und die soziale Eingebundenheit zu berücksichtigen. Eltern, die gegenüber Impfungen zurückhaltend sind, suchen meist das Gespräch mit Ärzten homöopathischer, naturheilkundlicher und anthroposophischer Orientierung oder auch in den Kinderabteilungen der Gemeinschaftskrankenhäuser Herdecke, Filderklinik oder Berlin-Havelhöhe.

Im Folgenden fassen wir zusammen, wie die Kinderärzte dieser Abteilungen vorgehen und was auch wir vertreten bzw. empfehlen:

- In den ärztlichen Aufklärungsgesprächen wird zunächst versucht, auf die Vorstellungen der Eltern einzugehen, Vorurteile und Fehlinformationen beiseite zu räumen, grundsätzliche, den Gesichtskreis erweiternde Aspekte einzubringen und keinen moralischen Druck auszuüben. Dann geht es darum, zu einem dem individuellen Einzelfall gemäßen Impfentscheid zu kommen.

- Werden wir von den Eltern um Entscheidungshilfe gebeten, so raten wir ihnen zur vorsorglichen Wundstarrkrampf- und Diphtherie-Impfung etwa ab dem 12., manchmal auch ab dem 9. Lebensmonat, zur Kinderlähmungsimpfung nur bei Reisen in eine entsprechende Region.
- Bei der Keuchhustenimpfung wird klar gesagt, dass diese in den ersten drei Lebensmonaten – dann, wenn der Keuchhusten die größte Gefährdung für das Kind darstellt – gerade keinen Schutz bietet. Auf Wunsch wird geimpft.
- Bei der HIB-Impfung wird auf die Besonderheit schwerer HIB-Erkrankungen aufmerksam gemacht und ebenfalls auf Wunsch geimpft.
- Die Rötelnimpfung wird bei allen Mädchen in der Pubertät empfohlen, teilweise aber erst nach negativ ausfallender Antikörperbestimmung.
- Die Masernimpfung bedarf eingehender Besprechung: Mit dem fehlenden oder abnehmenden Nestschutz nicht erkrankter oder nur geimpfter Mütter kommt es jetzt bei angesteckten Säuglingen und Kleinkindern vermehrt zur schleichenden, tödlichen Hirnentzündung SSPE (s. S. 154).
- Die Hepatitis A-Impfung wird – abgesehen von seltenen Reise-Indikationen – nicht empfohlen, weil die Krankheit im Kindesalter so gut wie immer gutartig verläuft.
- Das Neugeborene einer an Hepatitis B erkrankten Mutter wird unmittelbar nach der Geburt aktiv und passiv gegen Hepatitis B geimpft, da nur so bei den meisten die Ansteckung abgefangen wird. Die vorsorgliche Hepatitis B-Impfung wird bei besonderer Gefährdung empfohlen, die notwendige Aufklärung über die Ansteckungsrisiken wird in der Pubertät durchgeführt.
- Liegen schwere angeborene oder erworbene Herz-, Lungen- oder andere Erkrankungen und Syndrome vor, werden die Eltern auf die hier wichtigen und möglichen Impfungen hingewiesen.

Empfohlene Literatur

Goebel, Wolfgang: *Schutzimpfungen selbst verantwortet. Grundlagen für eigene Entscheidungen.* Stuttgart [4]2009.

Hirte, Martin: *Impfen – Pro & Contra. Das Handbuch für die individuelle Impfentscheidung.* München 2011.

Ratgeber Impfungen der Arbeitsgruppe für differenzierte Impfungen. Stiftung für Konsumentenschutz, Postfach CH-3000 Bern 23, Tel. ++41-31-370 24 24, Fax 372 00 27

Kummer, Karl-Reinhard: *Impfungen im Kindesalter – Hilfen zur individuellen Entscheidung*, gesundheit aktiv: Bad Liebenzell [6]2007, Aktuelle Themen Heft 2/2 2007.

Internetseite der Ärzte für individuelle Impfentscheidung: www.individuelle-impfentscheidung.de, www.impf-info.de

Zahnkaries-Vorbeugung

Die Entstehung der Zahnkaries ist vielschichtig. Alles, was die Entwicklung der Zähne in ihrer Bildezeit fördert, macht sie auch widerstandsfähig gegen Karies. Dazu gehört insbesondere eine »gesunde« Ernährung, ferner ausgiebige natürliche Bewegungsmöglichkeiten, weil diese für einen ausgeglichenen Stoffwechsel sorgen. Aufbaustörungen der Zähne und Neigung zu Karies entstehen durch schwere Erkrankungen, vererbte Anlagen, gewisse Medikamente oder Fluoridmangel. Aber auch ein Fluoridüberschuss kann schaden.

Eine gute Karies-Prophylaxe beginnt schon im Säuglings- und Kleinkindalter, während des noch unsichtbaren Aufbaus der Zähne. Dies macht eine gute Zusammenarbeit von Eltern, Kindern und Zahnarzt oder -ärztin wünschenswert.

Deshalb ist diesem Buch ein Zahnpass eingefügt mit Platz für wichtige Informationen zum Gesundheits- und Zahnstatus.

Die Zahnkaries trat in den zivilisierten Ländern erst mit erhöhtem Konsum von raffiniertem Zucker auf. Besonders kariesfördernd bei Kleinkindern sind zuckerhaltige Bonbons, Limonaden, selbstlösliche Zuckertees und das gewohnheitsmäßige Nuckeln aus der Flasche mit gesüßten Getränken, insbesondere aber Zahnbeläge, in denen durch bakterielle Zuckerzersetzung Säuren entstehen.

In vulkanischen Gebieten mit ihrem fluoridreicheren Trinkwasser gibt es keine Karies. Bei hoher Fluoridkonzentration und starkem Wasserkonsum treten dort aber Zahnschmelzbildungsstörungen auf, die bis zu Zahndeformierungen führen können.

Die seit Jahrzehnten eingeführte Empfehlung von zusätzlichen Fluoridgaben im Kindesalter entsprach der Vorstellung, dass dies zu einer widerstandsfähigeren Struktur im inneren Aufbau der Zähne beitragen würde.

Dies wurde in den letzten Jahren widerlegt.[52] Man weiß heute, dass die zahnhärtende Hauptwirkung der Fluoride erst mit dem Durchbruch des Zahnes in die speichelhaltige Mundhöhle beginnt. Die Speicheldrüsen scheiden in den Mund Fluoride aus. Sie bewirken, an der äußersten Schicht des Zahnschmelzes eingebaut, eine Härtung des Zahnes gegenüber saurer und zuckerhaltiger Nahrung.

Die Gesellschaft der Zahnärzte (DGZMK) empfiehlt deshalb seit einigen Jahren in erster Linie das Zähneputzen vom Durchtritt des ersten Milchzahnes an: einmal täglich mit erbsgroßer fluoridhaltiger Kinderzahnpasta, nach dem ersten Geburtstag zweimal täglich. Bei richtiger Anwendung werde weniger Fluorid verschluckt als mit einer Tablette Fluorid 0,25 mg täglich.

Von den Kinderärzten (Deutsche Akademie für Kinderheilkunde und Jugendmedizin) wird empfohlen:

- die Verwendung von fluoridhaltigem Speisesalz,
- in den ersten drei Lebensjahren zusätzlich 0,25 mg Fluorid pro Tag in Tablettenform, dies aber nur, wenn keine andere ausreichende Fluoridaufnahme stattfindet. Hierzu zählen fluoridhaltige Trink- oder Mineralwässer, fluoridierte Nahrung und Zahnpasta. Letztere wird (im Gegensatz zu Empfehlungen von Zahnärzten) als Fluoridangebot in den ersten drei Lebensjahren abgelehnt wegen möglichen Missbrauchs durch die Kinder (wenn Zahnpasta oder Spülwasser verschluckt wird).

Der Fluoridgehalt des Leitungswassers kann beim Wasserwerk erfragt werden. (Die Amerikanische Akademie für Kinderheilkunde empfiehlt die Fluoridtabletten nur bei Werten unter 0,3 ppm, was etwa 0,3 mg pro Liter entspricht, und erst ab 6 Monaten.)

Interessant ist, dass die Natur beim gestillten Kind sehr sparsam mit den Fluoriden umgeht. Die Muttermilch enthält außerordentlich wenig davon (bei 0,2 mg Fluorid pro Liter Trinkwasser nur 0,1 mg pro Liter Muttermilch). Der mütterliche Organismus schirmt also das Kind vor einer höheren Fluoridaufnahme ab. Da sich bisher die Muttermilch immer als Leitbild für die beste Säuglingsernährung erwiesen hat, messen wir auch diesen Mengenverhältnissen in Bezug auf die Fluoridaufnahme eine hohe Aussagekraft zu und sehen darin eine Art Naturvorbild für die Behandlung des Kindes im ersten Lebensjahr.

Hier sollte dringend die Frage gestellt werden, ob es richtig ist, kleinen Kindern auf der ganzen Welt Fluoride zuzuführen wie in vulkanischen Landstrichen, unter Umständen in Verbindungen, die so in der Natur nicht vorkommen (Aminfluorid). Die Fluoridwirksamkeit aus dem Speichelbereich steht außer Zweifel. Unbeachtet bleibt weitgehend, was erhöhte Fluoridgaben für den wachsenden Organismus des Kindes insgesamt bedeuten.

Weiß gesprenkelte Zähne werden heute vermehrt beobachtet, was für längerfristige Fluoridüberdosierung spricht.

Für interessierte Eltern, Zahn- und Kinderärzte gibt es deshalb eine dritte Möglichkeit: bei gestillten und weiter gesund ernährten Kindern unter zahnärztlicher Begleitung auf die standardisierte Fluoridgabe per Tablette oder Zahncreme zu verzichten. Natürlich sollte dazu auch der lokale Fluoridgehalt im Trinkwasser beim Wasserwerk erfragt werden; auf den Fluoridgehalt in Nahrungsmitteln[53] (Salz, Mineralwasser) sollte ebenfalls geachtet werden, weil diese Daten unter Umständen für den »Erfolg« oder »Misserfolg« entscheidend sind. (Der sogenannte Aufbaukalk 1 und 2 ist für unterernährte kränkelnde Kinder gedacht und hat keinen direkten Bezug zum Knochen- und Zahnaufbau.)

Wir empfehlen eine ausgewogene Ernährung bei weitgehendem Verzicht auf raffinierte Nahrungsmittel wie Fabrikzucker und Weißmehlprodukte und eine gute Zahnpflege. Das Zähneputzen empfiehlt sich so früh wie möglich, aber ohne Zwang und spielerisch ausgeführt, mit guter, weicher Kurzkopfzahnbürste »für Erwachsene« (auch bei Kleinkindern! »Kinderzahnbürsten« haben oft zu spärliche Borsten und reinigen schlechter).

Zum Beispiel liegen ungeduldige Kinder auf einmal interessiert still im Arm der Mutter, wenn sie »Hüpfkrümelchen« (oder Ähnliches) im

Mund entdeckt, die von einem Zahn zum anderen springen, bis sie endlich alle gefunden hat und es auf diese Weise gelungen ist, das ganze Gebiss spielerisch zu säubern. Da die Zahnbürste des Kindes schnell und gerne zerkaut wird, ist es gut, wenn die Eltern eine zweite Zahnbürste haben, mit der sie die eigentliche Reinigung durchführen. Das kleine Kind kann seine Zähne noch nicht selbst reinigen, da es noch kein räumliches Empfinden für seinen Mund hat. Es geht hier darum, mit dem Kind zusammen gute Gewohnheiten anzulegen. Aus diesem Grund ist es auch wichtig, in Kindergärten und Schulen die Gelegenheit zum Zähneputzen zu geben. Bis zum Alter von acht Jahren geschieht die eigentliche Reinigung abends durch die Eltern:

- Dabei werden die Zähne in leicht kreisender Bewegung um die Zahnfleisch-Zahn-Grenze herum sanft, aber intensiv gebürstet, außerdem entlang der Kauflächen. Das Zahnfleisch wird dadurch gründlich mitbehandelt.
- Nach nicht süßen Zwischenmahlzeiten empfiehlt sich wenigstens eine Mundspülung.

Zahnpasten sollten frei von Schaumbildnern sein (sie lockern den Verbund der Schleimhautzellen). Wer fluoridhaltige Zahnpasta benutzt, sollte sie nur zweimal täglich verwenden und erst ab dem Zeitpunkt, wenn das Kind in der Lage ist, die Paste vollständig auszuspülen, und sie nicht mehr verschluckt. Kleine Kinder essen die wohlschmeckenden Pasten gerne und nehmen auf diesem Wege leicht unerwünschte Fluoridmengen auf.

Rachitis-Vorbeugung

Rachitis ist eine Lichtmangelkrankheit. Da sie überwiegend in den Industriezentren der gemäßigten Zonen auftritt, ist sie zugleich eine Zivilisationskrankheit. Als Folge des Lichtmangels treten Störungen des Kalzium- und Phosphatstoffwechsels auf, die bei Nichtbehandlung zu schweren Knochenverbiegungen, Mineralisierungsstörungen der Zähne, Wachstumsstörungen und Infektions-Abwehrschwäche führen. Schwere Formen werden heute nur noch in Fällen starker Vernachlässigung, einseitig kuhmilchfreier oder -armer Ernährung (z.B. Erwachsenen-Diäten mit überwiegender Rohkost) sowie angeborener Stoffwechselstörungen gesehen. Von einer Rachitis können jedoch alle Kinder befallen werden, wenn sie lange vom Licht abgesondert sind und nichts zum Ausgleich getan wird.

Gefährdet und betroffen sind überwiegend Säuglinge im ersten Winter. In der industriellen Frühzeit des 19. Jahrhunderts waren Licht- und Lebensverhältnisse auch für Ältere noch so katastrophal, dass sie ebenfalls rachitisgefährdet waren. (»Rachitis« bedeutet eigentlich »Rückgratentzündung« und beruht auf einer Verwechslung verschiedener Krankheitsbilder. Der Name wurde jedoch beibehalten). Im Zusammenhang mit der Rachitis treten Kalziummangelzustände im Blut auf, die so zunehmen können, dass sich Krämpfe zeigen (rachitogene Tetanie). Diese Komplikation steht heute im Mittelpunkt des Interesses neben den nur noch selten vorkommenden schweren knöchernen Deformationen.

Erkennung: Der Verdacht auf eine beginnende Rachitis ergibt sich zumeist aus einem *zunehmenden Schwitzen des Kindes über Wochen ohne erkennbaren anderen Grund* wie Fieber, Trinken oder zu warme Kleidung. Typisch ist das Feuchtwerden an Hinterkopf, Händen und Fußsohlen. Ein beginnender *Kalziummangel* kündigt sich meist durch *zunehmende unerklärliche Unruhe* tags und nachts bis hin zu Zeichen von Schreckhaftigkeit schon bei leisen Geräuschen an. Diese Vorzeichen einer Tetanie bedürfen rascher ärztlicher Abklärung. Mit Hilfe einer gründlichen ärztlichen Untersuchung lässt sich die Situation sofort klären.

Vorsorgemaßnahmen

- Die in der Anwendung einfachste Methode besteht in der routinemäßigen Gabe von 500 Einheiten Vitamin D3 an 4 Tagen in der Woche, d.h. 2000 Einheiten pro Woche, und zwar für alle Säuglinge vom Neugeborenenalter bis über den zweiten Winter. Diese gegenüber langjährigen

Gewohnheiten in Mitteleuropa noch verminderte Dosis wird in vielen anderen Ländern schon lange eingehalten. Pulvermilchernährte Kinder brauchen in der Regel überhaupt keine zusätzlichen Vitamin D-Gaben, da in einem Liter trinkfertiger Nahrung etwa 400 Einheiten Vitamin D3 enthalten sind.

Diese Dosierung reicht, wenn Regelmäßigkeit gewährleistet ist und nicht schon eine beginnende Rachitis oder ein Kalziummangel bestehen. Verwendet man die Tabletten mit 500 Einheiten, so werden sie unmittelbar oder auf einem Teelöffel Wasser gelöst in den Mund gegeben. (Gibt man die Tablette in die Flasche, so wird die Aufnahme des Präparates unsicher.)

■ Wer auf die Vitamin-D-Gabe verzichten will, kann dies unter folgenden Bedingungen unternehmen:

- Vierwöchige Kontrollen bei einem Arzt, der mit diesem Vorgehen Erfahrung hat.
- So oft wie möglich das Gesicht dem blauen Himmelslicht aussetzen (s. S. 283 f.). Man beginnt ab der dritten Woche mit zehn bis fünfzehn Minuten und steigert auf bis zu zwei Stunden täglich und länger. Ist der Stadtdunst nicht zu dicht, so reicht diese Zeit bei gutem Wetter aus, um eine Rachitis sicher zu verhüten. Man muss nur darauf achten, dass die Stirn frei und möglichst dem blauen, Zenit-nahen Himmel zugewandt ist (der dunstige Horizont-Himmel lässt kein Ultraviolett-Licht durch) und sich zwischen Gesicht und Himmel weder Federbett, Verdeck noch Schleier, Fensterscheiben oder Balkonüberdachungen befinden. Direkte Sonnenstrahlung ist nur zu empfehlen, solange man das Kind auf dem Arm hat. Nur so hat man ein Gefühl dafür, wann es zu viel wird. Ein Zuviel an UV-Licht im Hinblick auf die schwindende Ozonschicht ist bei diesem Vorgehen in Industriebezirken noch nicht zu befürchten. Im Gebirge und an der See war schon immer Vorsicht geboten vor zu viel Sonne bzw. UV-Licht.
- Mindestens ein halbes Jahr lang stillen, wenn möglich länger (s. S. 321 ff.). Denn gestillte Kinder bekommen während dieser Zeit selten eine Rachitis und nie eine schwere. Eine Tetanie (Krampfanfälle wegen Kalziummangels im Blut) haben wir während der

Voll-Stillperiode noch nicht gesehen. Beides kann die Kinder aber treffen, wenn sie abgestillt werden.

- Bei künstlich, nicht mit Pulvermilch ernährten Kindern sorgfältig auf Über- oder Unterernährung achten. Überernährte Kinder neigen vermehrt zur Rachitis, da mit der Körperfülle auch der Vitamin D-Bedarf steigt. Unterernährte sind dagegen mehr für die Tetanie disponiert. Deshalb mache man keine Experimente mit milchfreier oder kalziumarmer Nahrung! Bei mehr als einem halben Liter Milchverbrauch über längere Zeit oder deutlich weniger als 350 ml Kuhmilch raten wir zur Korrektur in den Bereich von 400 bis 500 ml pro Tag (s. S. 337 ff.). Bei rein pflanzlicher Kost ist dringend regelmäßig auf einen Kalkmangel zu achten (auch bei Verwendung von Butter).
- Mütterliche Zuwendung: Nehmen Sie sich die Zeit, das Kind öfter »anzustrahlen« und mit ihm zu spielen. Liebevolle Zuwendung spendet ebenfalls Licht, wenn auch »inneres«. Wir sahen eine beginnende Rachitis viel öfter bei Kindern berufstätiger Mütter oder wenn kein Elternteil zu Hause ist. Allerdings können sich hinter der beruhigenden Angabe »Ich gehe jeden Tag mit ihm spazieren« erstaunliche Fehler verbergen hinsichtlich des Umgangs mit Wärme, Wind und Licht: Zum Beispiel gleißende Mittagshitze auf der Terrasse oder schneidender Ostwind im Januar oder Spaziergänge im Kinderwagen mit hochgezogenem Verdeck und Ähnliches.
- Eventuell ärztliche Behandlung mit einem den Lichtstoffwechsel anregenden Konstitutionsmittel. Dabei werden häufig auch äußere Anwendungen wie Bäder und innerliche Medikamente als Vorsorge verordnet. Hat man Erfahrung damit, so sind Versager selten.
- Vorsicht ist geboten, wenn es sich um Kinder handelt, bei denen man nicht alle genannten Bedingungen einhalten kann. Hier ist das Risiko einer Rachitis größer. Man muss besonders wachsam sein und gegebenenfalls auf Vitamin D ausweichen. Diese Entscheidung sollte dann zwischen Eltern und Arzt je nach Situation gefällt werden.

Probleme der Rachitis-Vorsorge

Mit der Entdeckung und Synthese des sogenannten Vitamin D aus bestrahltem Ergosterin war Ende der zwanziger Jahre des letzten Jahrhunderts eine hochwirksame Therapie für rachitische Kinder gefunden worden. Damals wurde es zur Gewohnheit, allen Säuglingen im ersten Lebensjahr dreimal 5 bis 15 mg Vitamin D in der sogenannten Stoßform zu verabfolgen (1 mg entspricht 40.000 Einheiten). Obwohl der anthroposophische Kinderarzt Dr. Wilhelm zur Linden[54] schon früh davor warnte, solche sklerosefördernden Maßnahmen im Kindesalter durchzuführen, wurden die Vitamin D-Stöße über zwanzig Jahre lang weiter gegeben. Dann war in den sechziger Jahren der Vitamin D-Stoß plötzlich vom Tisch wegen jetzt anerkannter Gefäßschäden. Als offizielle Empfehlung galten jetzt 1000 Einheiten täglich über zwei Jahre. Es dauerte nochmals dreißig Jahre, bis sich auch bei uns die Meinung durchsetzte, dass *wöchentlich 2000 Einheiten bei Lichtmangel ausreichen*. Dennoch können wir auch jetzt noch voll diejenigen unterstützen, die ihren Säuglingen nur den natürlichen Vorbeugungsweg wünschen. Es müssen dann allerdings die beschriebenen Umgebungsbedingungen stimmen und die Eltern müssen wissen, dass es ganz selten Säuglinge gibt, die keinerlei Rachitis- oder Tetanievorzeichen hatten und doch plötzlich krampfen. Eine Schnäuzchenstellung der Lippen und Pfötchenstellung der Hände gibt dann zuweilen den Hinweis auf Kalziummangel. In jedem Fall müssen solche Zustände sofort klinisch abgeklärt und einer Behandlung zugeführt werden.

Zu beachten ist auch, dass durch Phytin, einen Stoff, der in allen Getreidearten vorhanden ist, besonders reichlich aber im Hafer, das Kalzium der Nahrung zum Teil unlöslich gemacht wird und mit dem Stuhl wieder abgeht. Das ist bei der Rachitis-Vorsorge zu berücksichtigen. In Fertigmilch fehlt das Phytin, und außerdem sind noch etwa 400 bis 600 Einheiten Vitamin D_3 pro Liter zugesetzt. 40 IE (»internationale Einheiten«) entsprechen 1 µg. Hat der Körper genügend Licht oder Vitamin D erhalten, so schadet ihm das Phytin nicht, weil die Kuhmilch noch genügend Kalzium enthält, das aufgenommen wird. Bei mangelhaften Lichtverhältnissen verschlechtert sich jedoch die Situation.

Vorbeugung schwerer Gerinnungsstörungen im frühen Säuglingsalter (Vitamin K-Prophylaxe)

Bei Neugeborenen, Frühgeborenen und bei Säuglingen in den ersten zwei bis höchstens drei Lebensmonaten kann es – obschon sehr selten – zu schweren Hirnblutungen kommen. Manchmal sind angeborene Defekte in der Fettverdauung und -aufnahme im Darm die Ursachen. In vielen Fällen ließ sich aber eine Ursache nicht feststellen. Meist handelte es sich um voll gestillte Kinder. Da Vitamin K die Blutgerinnung fördert, nahm man an, dass es sich in erster Linie um einen Vitamin K-Mangel handele. Dieses Vitamin ist notwendig zur Bildung von Gerinnungsfaktoren in der Leber. Es kommt in der Muttermilch nur in geringer Menge vor, die jedoch für die allermeisten Kinder ausreicht. Das Problem wurde international auf Kongressen diskutiert, und man konnte feststellen, dass in Ländern, in denen eine prophylaktische hohe Vitamin K-Dosis an alle Neugeborenen und Säuglinge verabfolgt wurde, die Anzahl der Hirnblutungen wesentlich zurückging.

In Deutschland wird gegenwärtig empfohlen, allen Säuglingen am ersten und etwa fünften Lebenstag und bei der dritten Vorsorgeuntersuchung nach vier Wochen einen Vitamin K-Stoß von je 2 mg, das sind 2 Tropfen des Fertigpräparates oder eine neue vorportionierte Zubereitung (s.u.), zu geben. In den Niederlanden werden nach der Geburt sofort 1 mg gegeben und ab der zweiten Woche für drei Monate täglich 25 µg Vitamin K empfohlen, was sich dort auch bewährt hat (Rezept s. S. 703 f.). Diese Dosis kommt dem physiologischen Bedarf an Vitamin K wesentlich näher (1000 µg = 1 mg). In Deutschland ist eine solche verdünnte Vitamin K-Lösung nicht im Handel, da Hersteller und Experten Vitamin K als nicht toxisch ansehen und deshalb kein verdünntes Präparat entwickeln. Offenbar war die Wirkung der Vitamin K-Stöße noch immer nicht ausreichend, sodass der Hersteller inzwischen ein »mizelliertes« Präparat herausgebracht hat. Hier ist der Wirkstoff in die Form von kleinsten, durch die Darmwand auch ohne Gallensäuren einschleusbaren Tröpfchen gebracht worden. Dadurch steigt der Blutspiegel an Vitamin K praktisch genauso stark an, als würde das Präparat gespritzt. Aber selbst unter diesem Präparat konnte eine Hirnblutung nicht mit letzter Sicherheit verhindert werden. Dagegen gab es in Holland mit dem einmaligen Stoß und darauf folgender täglicher Gabe keine Versager.

Eltern, die die unphysiologisch hohen Dosen an Vitamin K meiden wollen, können sich vom Apotheker Vitamin K-Tropfen herstellen lassen (Rezept s. S. 703 f., erste Dosis am ersten Lebenstag!). Wir müssen aber betonen, dass diese Anwendungen nicht in Studien geprüft sind und nur von den Eltern verantwortet werden können.

Schließlich gibt es stillende Mütter, die auch diese Tropfen ablehnen. Sie können dann durch eigenen Genuss von Gemüse, insbesondere Blattgemüse, den Vitamin K1-Gehalt ihrer Milch deutlich anheben (während starke Abführmittel das Gegenteil bewirken würden).

In jedem Fall sollten Eltern mit ihrem jungen Säugling bei Blutungen aus Nabel oder Nase, Blutbeimengungen im Stuhl oder im Gespuckten und Blutungsflecken in der Haut gleich zum Arzt gehen.

Bei einer Gallenabflussstauung kann es zu einer verlängerten, eher grünlichen Neugeborenengelbsucht kommen. Diese Störung ist mit demselben Risiko einer Blutungsbereitschaft verbunden und bedarf rascher Abklärung.

Bildteil

Erkrankungen im Kindesalter und ihre Symptome

- Schmerzzustände
- Infektionskrankheiten

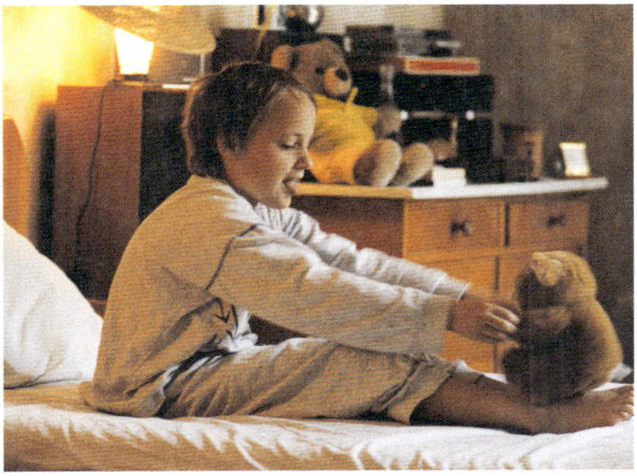

Abb. 1: Dieses Kind hat wohl kaum eine Hirnhautentzündung: Es kann mit gestreckten Knien, gebeugten Hüften und nach vorne gekrümmtem Rücken die Arme ohne Schmerzen vorstrecken (s. S. 27).

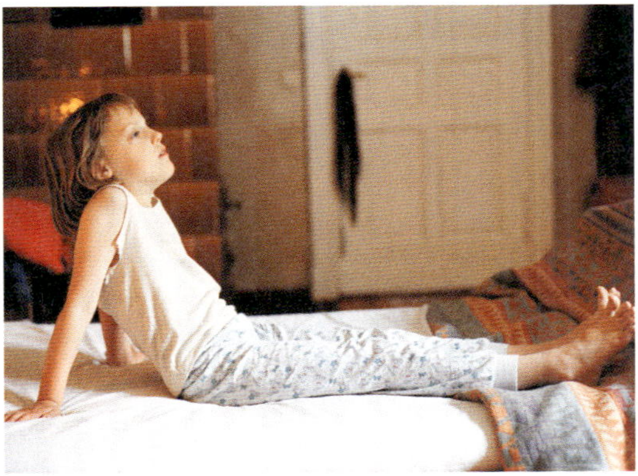

Abb. 2: Nach der Aufforderung, sich hinzusetzen, stützt sich das Kind bei gestreckten Knien hinten ab und behält den Kopf etwas nach hinten gestreckt. Es gelingt ihm auch nicht ohne Rücken- und Kopfschmerzen, die Arme nach vorn zu bringen. Hier ist eine Hirnhautentzündung wahrscheinlich (s. S. 27).

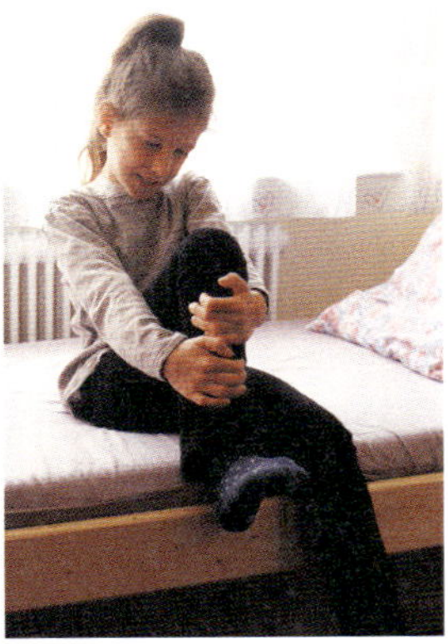

Abb. 3: Nach der zusätzlichen Aufforderung, ein Knie an das Kinn zu bringen oder das Knie zu küssen, gelingt dies trotz Armhilfe nicht wegen der auftretenden Rücken- und Kopfschmerzen. Die Hirnhautentzündung oder wenigstens -reizung ist noch wahrscheinlicher und eine ärztliche Untersuchung rasch angezeigt (s. S. 27).

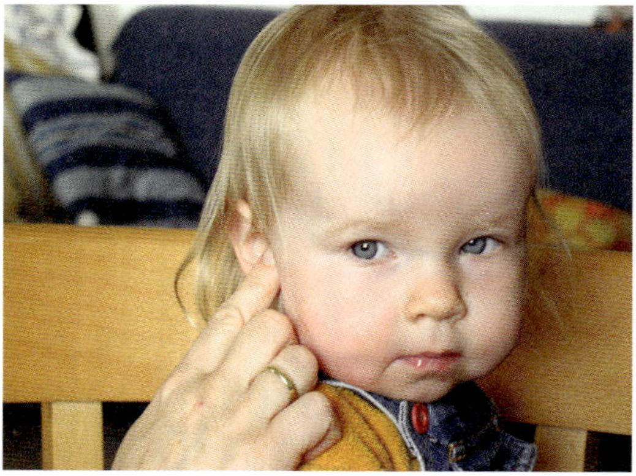

Abb. 4: Der Druck auf den vorderen Ohrknorpel erzeugt keinen Schmerz: Eine Mittelohrentzündung ist höchst unwahrscheinlich (s. S. 31).

Halsentzündung

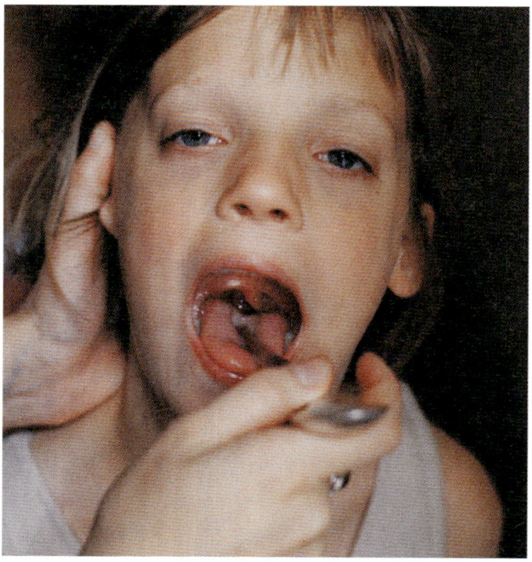

Abb. 5: Einblick in den Rachen: Bei fiebernden Kindern können die Eltern vor dem Anruf beim Arzt in den Mund schauen. Ist die Zunge belegt, sind auf den Schleimhäuten Fleckchen, Bläschen oder Beläge sichtbar? Schließlich lässt man »A« sagen oder drückt mit einem Löffelstiel etwa zwei Drittel der Zunge kurz und kräftig nach unten. Durch den momentanen Würgereiz werden die Mandeln und die Rachenhinterwand kurz sichtbar. Sind sie gerötet oder belegt oder nur verschleimt? Bei fehlender Stimme oder Luftnot und bei schwer kranken Kindern überlässt man diese Untersuchung dem Arzt (s. S. 35).

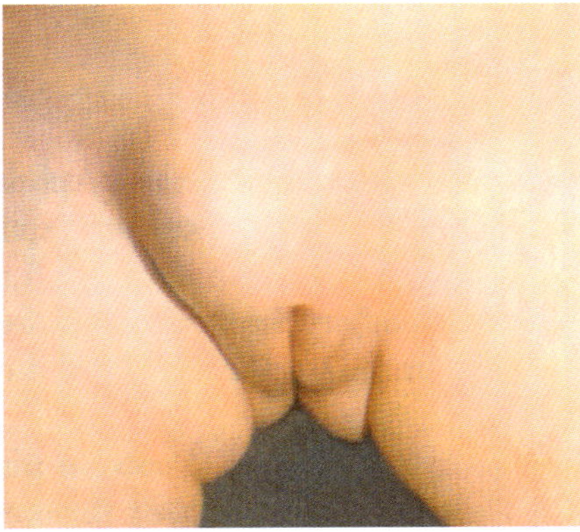

Abb. 6: Man sieht die leichte Vorwölbung über der rechten Leistenbeuge des Kindes. Beim Mädchen schlüpft oft ein Eierstock in den Bruchsack. Deshalb ist die Operation auch ohne Beschwerden hier bald angezeigt (s. auch S. 44).

Hautkrankheiten

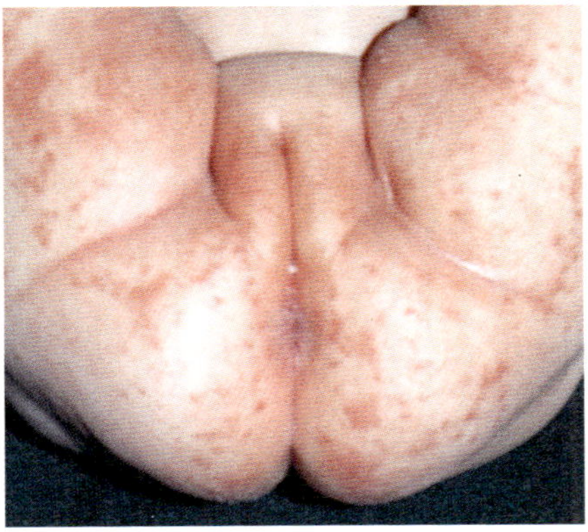

Abb. 7: Wundsein im Windelbereich, schon länger bestehend (s. S. 126).

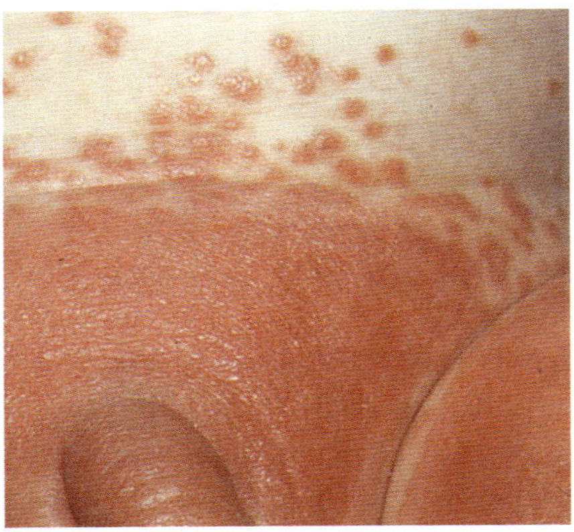

Abb. 8: Windelwundsein mit Schüppchen spricht für Soorpilzbefall (s. S. 126 f. und 128 ff.). Meist wachsen die Herdchen in die Breite.

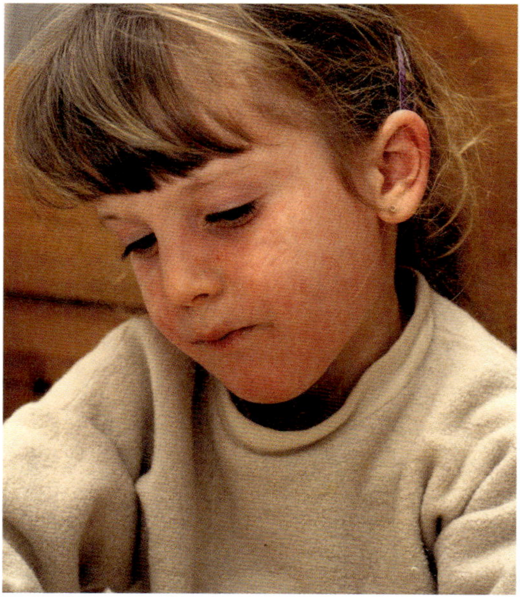

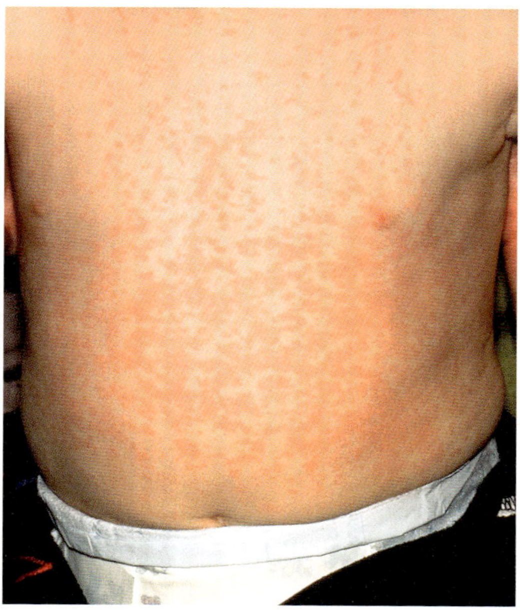

Abb. 9 und 10: Typisch für den Masernausschlag sind die unregelmäßigen, schnell vom Kopf nach unten sich ausbreitenden Flecken, die leicht zusammenfließen. Immer bestehen davor schon Bindehautentzündung, Schnupfen und Husten. Das Fieber hat nach einer kurzen Pause jetzt seinen Höhepunkt erreicht (s. S. 151 ff.).

Abb. 11: Typisch für Scharlach ist ein feinfleckiger Ausschlag, der wie eine rote »Gänsehaut« aussieht, bevorzugt um die Leistengegend, oft nur sehr flüchtig (s. S. 155 ff.).

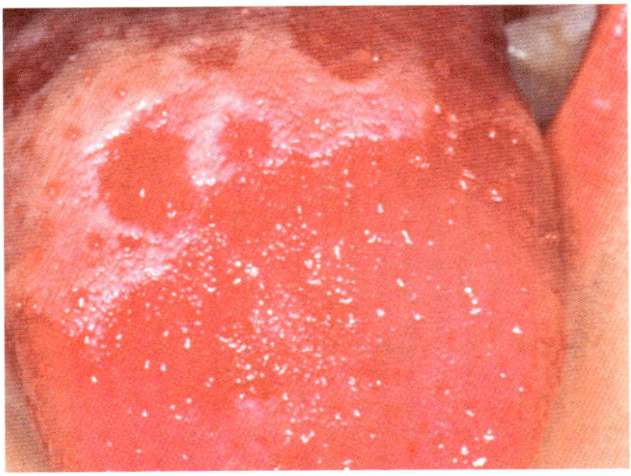

Abb. 12: Erst bildet sich ein dicker weißer Belag auf der Zunge, nach zwei Tagen weicht er einer himbeerroten, mit feinen »Beerchen« übersäten Zungenoberfläche. Gaumen und Mandeln sind oft flammend rot entzündet, nicht selten finden sich weiße Stippchen und Beläge auf den Mandeln (s. S. 155 ff.).

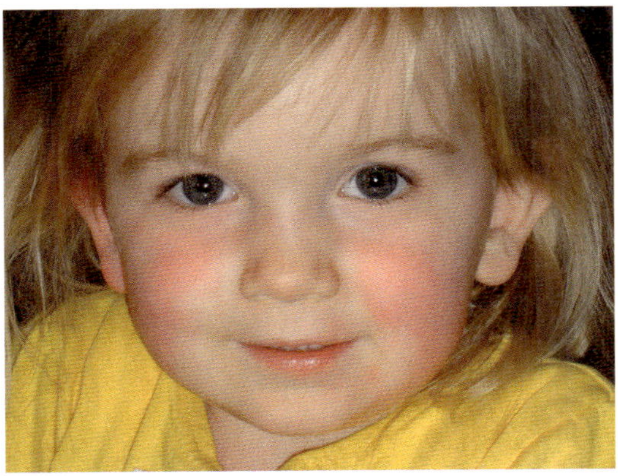

Abb. 13: Beim Scharlach sind die Wangen gerötet, um den Mund bleibt ein blasses Dreieck (s. S. 155 ff.).

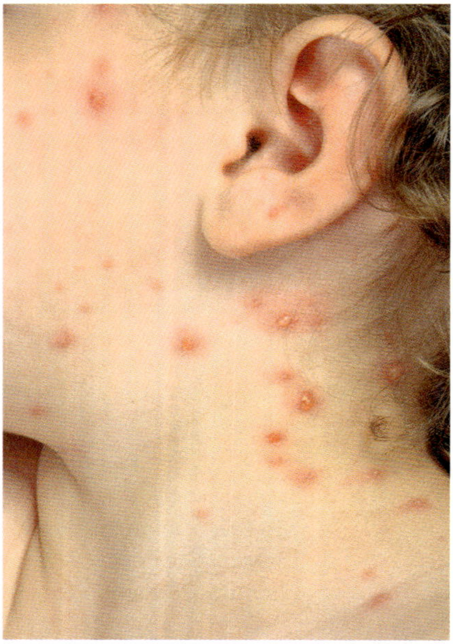

Abb. 14: Innerhalb von zwei bis drei Tagen entsteht bei den Windpocken das Bild einer »Sternkarte« auf der Haut. Eben beginnende rote Knötchen stehen neben frischen Bläschen und älteren Krusten. Betroffen sind auch die Kopfhaut und oft die Schleimhäute von Mund, Darmbereich und Genitale (s. S. 163 f.).

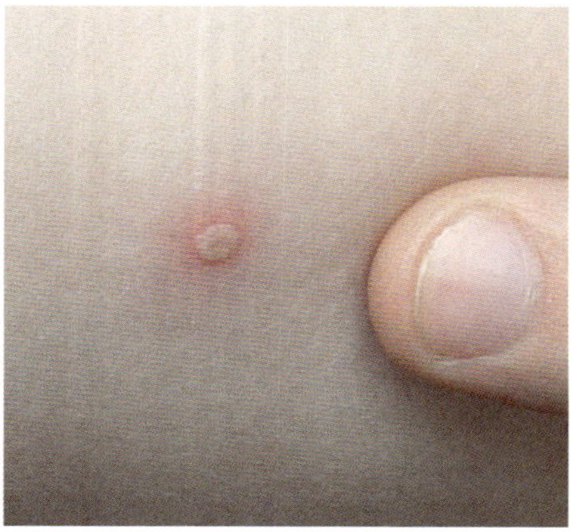

Abb. 15: Aus den anfänglichen Fleckchen bilden sich rasch Bläschen mit wässrigem Inhalt, die dann mit einer Kruste abheilen (s. auch S. 163 f.).

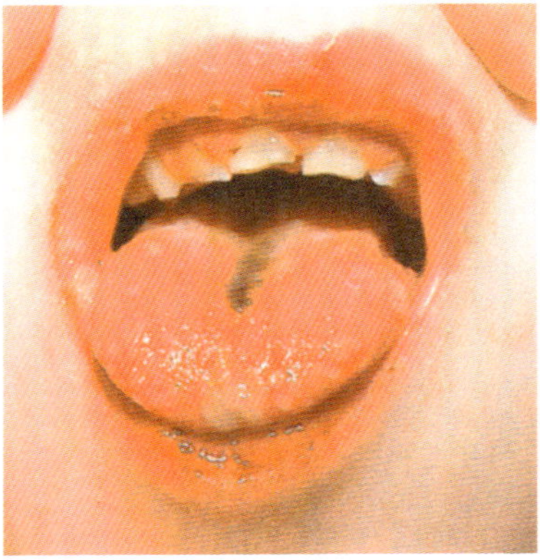

Abb. 16: Bei der sogenannten Mundfäule treten viele schmerzhafte Aphthen im Mund auf mit Rötung der Schleimhaut (s. S. 165 f.).

Mumps

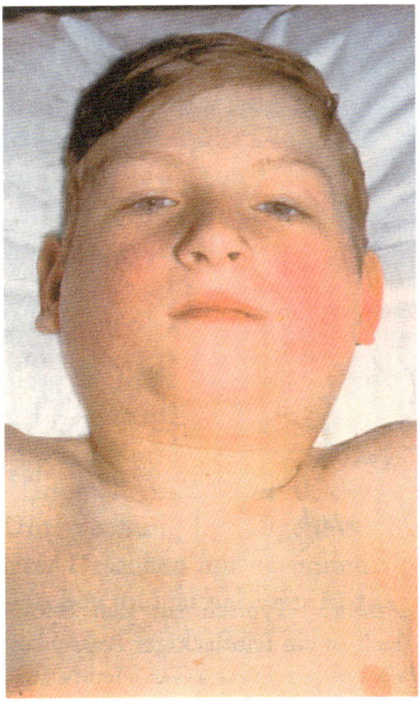

Abb. 17: Die druckschmerzhafte Schwellung beim Mumps betrifft die hinteren Wangenteile bis unter die Ohren, sodass die Ohrläppchen abstehen (s. S. 166 ff.).

Grundbedingungen einer gesunden Entwicklung

> Jede Erziehung ist Selbsterziehung, und wir sind eigentlich als Lehrer und Erzieher nur die Umgebung des sich selbst erziehenden Kindes. Wir müssen die günstigste Umgebung abgeben, damit an uns das Kind sich so erzieht, wie es sich durch sein inneres Schicksal erziehen muss.
>
> Rudolf Steiner

Die ersten Lebensmonate

Zur Vorbereitung

Wo soll entbunden werden?

Die Möglichkeiten für den Ort der Entbindung reichen heute von der Geburt zu Hause über die ambulante oder stationäre Entbindung in einer geburtshilflichen Abteilung mit oder ohne angeschlossene Kinderklinik bis zum hochspezialisierten perinatalen Zentrum für sogenannte Hochrisikogeburten.

Gibt es medizinische Gründe oder fühlen Sie sich wohler und sicherer in einer Klinik, ist es sinnvoll, sich vorher zu erkundigen, ob ein 24-stündiges Rooming-in angeboten wird (s. Abb. 18, S. 419). Die Nähe von Mutter und Kind von dem Moment der Geburt an sollte in den ersten Tagen so viel wie möglich gepflegt werden, um eine Beziehung zwischen Mutter und Kind aufzubauen.

In den meisten Kliniken werden die Väter heute weitgehend in die Versorgung des Kindes integriert. Sie dürfen der Mutter Hilfestellung vor und bei der Geburt geben und werden auf Wunsch in der Pflege des Neugeborenen mit angeleitet.

Gibt es aus der Schwangerschaft Hinweise, dass das Neugeborene möglicherweise zeitweilig in einer Kinderklinik betreut werden muss, weil es z.B. zu klein ist oder sich eine Frühgeburt ankündigt, so ist es sinnvoll, in einer Klinik zu entbinden, in der neben der geburtshilflichen Abteilung auch eine Kinderklinik zur Verfügung steht, um eine unnötig weite Trennung von Mutter und Kind in den ersten Tagen zu vermeiden.

Unmittelbar nach der Geburt wird das Kind auf den Bauch der Mutter gelegt und mit warmen Tüchern zugedeckt. Kind, Mutter und Vater dürfen sich jetzt einfach gegenseitig wahrnehmen. Geht es Mutter und Kind gut, erfolgt bald ein erstes Anlegen, da die Kinder kurz nach der Geburt meist kräftig saugen und so wertvolle Vormilch erhalten.

Für die Haut des Neugeborenen bedeutet Käseschmiere einen guten Schutz, deshalb ist Baden unmittelbar nach der Geburt nicht notwendig, Blutspuren können mit Tüchern abgetupft werden.

Es werden immer mehr Anstrengungen unternommen, die Geburt in der Klinik so menschlich wie möglich zu gestalten. Der dort vorhandene technische Apparat muss nicht so in den Vordergrund treten, dass dadurch die Stimmung kalt und unpersönlich wird. Das erfahrene Team der Klinik kann das Geschehen zurückhaltend begleiten und hat im Hintergrund für den Notfall die Operationsgruppe und den Kinderarzt bereit. Alle Beteiligten können, wenn sie das Bewusstsein von der Bedeutung einer Geburt wachhalten, die Ankunft des Kindes mitfeiern.

Prophylaktische Maßnahmen: Von nahezu allen Hebammen und in allen Entbindungskliniken wird unmittelbar nach der Geburt die sogenannte *Vitamin K-Blutungsprophylaxe* durchgeführt (s. S. 260 f.). Aus juristischen Gründen können sich die verantwortlichen Betreuer der Geburt dieser Maßnahme nicht entziehen, es sei denn, die Eltern lehnen sie selbst verantwortet ab.

Wenn man die auf Seite 261 beschriebene verdünnte Lösung anwenden möchte, sollte man diese bereits vor der Geburt herstellen lassen und zu Hause im Kühlschrank aufbewahren, damit sie am ersten Lebenstag zur Verfügung steht.

Zu früh Geborene und kranke Neugeborene

Frühgeborene, die vor der 35. Schwangerschaftswoche zur Welt gekommen sind, sowie manchmal auch reife Neugeborene bedürfen nach der Geburt oder in den ersten Lebenstagen einer intensiveren klinischen Betreuung. Dabei ist eine kurzfristige Trennung von Mutter und Kind nicht immer zu vermeiden. Es empfiehlt sich, nach den Möglichkeiten der Mitaufnahme der Mutter auf die Neugeborenenstation zu fragen bzw. ob es ein Zimmer für die Mutter in der Nähe der Station gibt. Die Besuchszeiten sind heute meist nicht mehr strikt festgelegt oder erstrecken sich über viele Stunden am Tag. Die Eltern dürfen das Kind unmittelbar am Bett kennenlernen und es selbst versorgen.

Fast alle Intensivstationen bieten den Eltern frühzeitig ein sogenanntes »Kängurucare« an, dabei werden die Kinder nackt für mehrere Stunden der Mutter oder dem Vater direkt auf die Brust gelegt. Die Kinder spüren dabei Herzschlag und Atmung der Eltern, was sich meist zum einen beruhigend, zum anderen als sehr schön stimulierend auf die kindliche Atmung auswirkt, viele Kinder brauchen dann z.B. weniger zusätzlichen Sauerstoff.

Stillen ist bei Kindern in der akuten Phase einer Erkrankung meist nicht möglich. Sobald es ihnen besser geht, bekommen sie jedoch die erste abgepumpte Muttermilch oder werden direkt angelegt, da die wertvolle Vormilch insbesondere für diese Kinder wichtig ist. Zunehmend lässt man auch kleine Frühgeborene erste Trinkversuche an der Brust unternehmen.

Bei allem medizinischen Fortschritt, insbesondere im Bereich der Früh- und Neugeborenen, wird heute verbreitet versucht, den Kindern durch die Lagerung in sogenannten Nestchen auch im Brutkasten eine spürbare Begrenzung zu geben und durch Abdecken der Brutkästen mit Tüchern zum Schutz vor zu grellem Licht die Reizüberflutung, der die Kinder hilflos ausgeliefert sind, zu mindern.

In dem empfehlenswerten Buch *Frühgeborene brauchen Liebe. Was Eltern für ihr ›Frühchen‹ tun können* schildert die Autorin Kornelia Strobel anhand eigener Erfahrungen den Umgang mit Frühgeborenen in der Klinik und zu Hause. Sie gibt Hilfestellungen, wie man mit den vielen Fragen, Ängsten und Sorgen umgehen lernt, sodass das ›Frühchen‹ so unbehelligt und natürlich wie möglich gedeihen und *seinen* Entwicklungsweg gehen kann.

Empfohlene Literatur

Strobel, Kornelia: *Frühgeborene brauchen Liebe. Was Eltern für ihr ›Frühchen‹ tun können*. München [5]2001.

Daub, Eveline: *Vorzeitige Wehentätigkeit. Ihre Behandlung mit pflanzlichen Substanzen*. Stuttgart 1989.

Eindrücke nach der Entbindung

Der suchende Blick des Neugeborenen begegnet dem glücklichen und auch fragenden Blick der Mutter, die es immer wieder bei sich liegen hat. So klein und unerfahren es leiblich ist, so groß und offen scheint das Neugeborene seelisch zu sein. In den folgenden Tagen wird jede seiner kleinen Regungen besorgt und beglückt wahrgenommen: die Saugbewegungen im Schlaf, das Gähnen, das zarte Fingerspiel. Die Atmung, bisweilen kaum hörbar, wird ab und zu unterbrochen durch eine etwas tiefere Atemwellengruppe oder ein »Knorzen« beim Räkeln. Wenn die Mutter sich nah zum Kind neigt, treten einige tiefere oder beschleunigte Atemzüge auf, weil es ihre Nähe spürt und diese freudig erwidert. Hat sie es bei sich, während es schläft, so kann sie durch die geschlossenen Augenlider manchmal das »Schwimmen« der Augäpfel beobachten (dies ist bei Frühgeborenen auch bei offenen Augen sichtbar). Die Übergänge zwischen Schlafen und Wachen sind noch fließend in dieser Zeit.

Der Blick des Kindes ruht noch nicht auf den Dingen, sondern zeigt ein seelisches Erleben an, dem sich jetzt erstmals sinnliche Lichteindrücke zugesellen. Unwillkürlich suchen wir als Erwachsene im Blick den Ausdruck der Persönlichkeit. Diese spricht sich beim Neugeborenen anders aus als später. Sind die Augen geöffnet, so suchen sie etwas im Umkreis der Mutter auf, an dem der Blick für Momente verweilt, bevor er sich wieder ermüdet verschließt. Nach kurzer Zeit gehen die Augen dann wieder auf und suchen das Etwas noch einmal zu fassen. Der Rhythmus des Sehens und Nichtsehens ist wesentlicher Anteil der ersten Selbsterfahrung. Das Kind erlebt die Gewissheit seiner irdischen Existenz durch die wiederkehrenden Sinneswahrnehmungen. Es findet sich selbst im Laufe der folgenden Monate immer deutlicher durch die Aktivität, die es im Zusammenführen der Wahrnehmungen aufwendet. Später, im Alter zwischen zwei und drei Jahren, fasst es dann dieses Erlebnis eigener Aktivität zusammen mit dem Wort »Ich«.

Das Begehren, sich durch die Sinne an der Umwelt zu erleben, durchzieht alle Regungen des Neugeborenen: Es genießt das Sattsein, verlangt im Hunger gierig nach der Brust und kann meisterhaft saugen. Es schläft hingegeben oder nimmt auf, was an Licht, Tönen, Geräuschen, Kälte und Wärme um es herum ist. Sein seelisches Erlebnis ist ganz an diesen Rhythmus des sich Öffnens und Verschließens, des Begehrens und Zufriedenseins gebunden. Dabei entsteht »seine Zeit«, lange bevor es ein Bewusstsein von ihr hat.

Eltern, die sich an den ersten Lebenstag ihres ersten Kindes zurückerinnern, sagen oft: Damals wussten wir, von jetzt an ist alles anders. Keine noch so gute Vorbereitung auf die Geburt eines Kindes kann das Erlebnis annähernd vermitteln, wenn dieses kleine Wesen in all seiner Hilflosigkeit weitgehend die Gefühle, Gedanken und Handlungsabläufe im Umkreis bewegt und bestimmt.

Zu den Vorsorgeuntersuchungen

Von der Mutter meist unbemerkt wird das Neugeborene sofort nach der Geburt auf seine Lebensfunktionen hin untersucht. Die Ergebnisse werden als Vorsorgeuntersuchung U1 dokumentiert. Um einer Hirnblutung vorzubeugen, erhält es außerdem Vitamin K1 gleich nach der Geburt und bei der zweiten Vorsorgeuntersuchung, die zwischen den dritten und zehnten Lebenstag fällt (Informationen zum Vitamin K s. S. 260 f.).

Diese Untersuchungen setzen sich bis zur neunten Vorsorgeuntersuchung im sechsten Lebensjahr fort (s. Tabelle S. 280). Sie wurden eingerichtet mit dem Ziel, krankhafte Störungen oder Entwicklungshemmungen körperlicher und seelischer Art rechtzeitig zu entdecken, einer Behandlung zuzuführen und zu kontrollieren. Ihre Durchführung wird in ein gelbes Heft eingetragen, das die Eltern bei der Geburt erhalten. Diese Vorsorgeuntersuchungen sind eine gute Möglichkeit für den behandelnden Haus- bzw. Kinderarzt, die gesunde Entwicklung eines Kindes verantwortlich mit zu begleiten. Denn sonst geht man ja nur zum Arzt, wenn das Kind krank ist. Hauptthemen sind die *Früherkennung von Herzfehlern und Hüftdysplasien, Entwicklungs-, Sinnes-, Ernährungs- oder Stoffwechselstörungen,* die ganzen Möglichkeiten der *Krankheitsvor-*

sorge inklusive Schutzimpfungen, Rachitis- und Karies-Vorsorge, ferner *Kommunikationsstörungen,* ihre Ursachen und viele *pädagogische Fragen.* Die Untersuchungen und die damit verbundenen Gespräche mit den Eltern können Sicherheit und Vertrauen in die individuelle Entwicklung eines Kindes fördern.

Die Zeiten, zu denen die Vorsorgeuntersuchungen durchgeführt werden, markieren wichtige Etappen in der Entwicklung des Kindes, in denen Fortschritte und Fähigkeiten erkennbar werden, deren Ausbleiben auf Störungen oder Krankheiten hindeuten kann. Da die Untersuchungen auch mit den öffentlich empfohlenen, aber derzeit freiwilligen Impfungen verbunden sind, empfiehlt es sich schon vorher nachzudenken und eventuell nachzulesen, welche Impfungen das Kind haben soll und welche nicht (vgl. S. 229 ff.). Auch Laboruntersuchungen sind angezeigt, wenn sich der Verdacht auf eine krankhafte Abweichung aus der Untersuchung ergibt. Bei den beiden letzten Vorsorgeterminen wird der Urin mit untersucht.

Auch die in den letzten Jahren hinzugekommenen Kinder- und Jugenduntersuchungen (U10–J2) werden in Deutschland zunehmend von den Krankenkassen übernommen. Bei ihr wird neben gesundheitlichen Fragen nach Erbkrankheiten, Impfungen (Röteln!), der Überprüfung von Blutwerten und Blutdruck auch ein Gespräch mit dem Jugendlichen allein geführt.

U1	unmittelbar nach der Geburt	U7a	34.–36. Lebensmonat
U2	3.–10. Lebenstag	U8	43.–48. Lebensmonat, 4 Jahre
U3	4.–6. Lebenswoche	U9	60.–64. Lebensmonat, 5–6 Jahre
U4	3.–4. Lebensmonat	U10	7–8 Jahre
U5	6.–7. Lebensmonat	U11	9–10 Jahre
U6	10.–12. Lebensmonat	J1	12–14 Jahre
U7	21.–24. Lebensmonat	J2	16–17 Jahre

Zur Pflege der ersten Sinneswahrnehmungen

Geräusche und Töne

Betreten wir einen Raum, in dem sich ein Säugling befindet, ändern wir unvermittelt unser Verhalten. Ohne dass das Kind auch nur einen Mucks macht, werden sich sogar sonst lebhafte und gern tobende Wildfänge leise und auf Zehenspitzen der Wiege nähern. Umgekehrt bringt ein schreiender Säugling mit unwiderstehlicher Gewalt seine ganze Umgebung schnell auf Trab. Zwischen diesen beiden Extremen entfaltet sich der Lebensbereich des Säuglings, in dem die Mutter in der Regel die Hauptrolle spielt. Worte und Töne der Wärme, Freude und die seelische Zuwendung der Eltern stehen in feinem Wechselspiel mit all den Tönen, durch die das Kind sich ihnen gegenüber bemerkbar macht.

Auch der noch ungeborene Organismus des Kindes lebt in dem Stimmklang und Geräuschraum der Eltern und wird durch seinen schon funktionierenden Gehörsinn tief geprägt. Wir empfehlen, das ungeborene und neugeborene Kind von allen vermeidbaren technischen Musik- und Geräuschquellen fern zu halten. Denn alles, was wir in den ersten Jahren mit dem Kind vornehmen, hat einen besonders tief prägenden Einfluss und veranlagt unter Umständen Gewohnheiten für das ganze Leben.

Wir müssen Töne und Geräusche in der Umgebung des Kindes daran messen, ob sie diesem Lebensalter gemäß sind. Im akustischen Bereich entwickelt sich das menschliche Leben zwischen absoluter Ruhe und der ganzen Fülle menschlicher, instrumentaler und technischer Laute. Das Kind wird später umso feiner in seiner Tonwahrnehmung differenzieren können, je sensibler und behutsamer seine Umgebung mit der akustischen Welt umgegangen ist.

Hat man als Kinderarzt eine Mutter am Telefon zu beraten, deren Säugling fiebert, so hat man manchmal zuerst das Bedürfnis, sie zu bitten, das laut im Hintergrund laufende Radio abzuschalten. In der Lebensepoche, bevor das Kind sprechen und denken lernt, hat es keinerlei Distanz zu den Eindrücken seiner Umgebung und insbesondere nicht zu den Klangwahrnehmungen. Diese Distanzierungsmöglichkeit kann sich erst langsam entwickeln als Folge des Benennens und Bedenkens.

Das Kind ist insbesondere im ersten Lebensjahr ganz unfähig, innerlich »abzuschalten«, sodass es mit seinem ganzen überaus sensiblen Körper alles mitmachen muss, was an Eindrücken auf es einwirkt. Die feinen oder gröberen Änderungen im Rhythmus von Puls und Atmung sind ein empfindlicher Indikator für dieses Miterleben.

Welch intensive Wirkung Geräusche und Töne auf Säuglinge haben, kann auch beobachtet werden, wenn man ihnen beim Spielen zuschaut: Gibt man ihnen eine Rassel in die Hand oder befestigt man an einem gespannten Gummi in der Wiege etwas, das Geräusche erzeugt, so ist der Erfolg an den Bewegungen des Kindes abzulesen: Seine Strampelbewegungen bekommen die Tendenz, »mehr nach innen zu fahren«, sie nehmen eher einen »schüttelnden« Charakter an. Ganz anders, wenn die Kinder einfache Holzklappern zum Spielen bekommen. Dann passen sich ihre Bewegungen der Klangwahrnehmung an und werden auffallend geführter und geordneter. In beiden Fällen wirken die Kinder jedoch freudig erregt beim Hören des Geräusches. Nur hat man bei dem letzteren den Eindruck, dass sie dabei stärker in sich ruhen und die Sinneseindrücke innerlich bewältigen.

Wieder anders ist die Wirkung einer einfachen Tonfolge, von Mutter oder Vater an der Wiege gesungen oder gesummt. Das Kind verharrt in Verwunderung, seine Bewegungen werden gelöster, und wenn es müde ist, schläft es bald ein; das Kind öffnet sich den Tönen und kann so auch seine Seele leichter und entspannter in den Schlaf entlassen.

Atemluft, Luftfeuchtigkeit und Gerüche

Einigkeit besteht darüber, dass die Luft »gut« sein soll. Doch wenn wir in der Großstadt das Fenster öffnen, müssen wir nehmen, was kommt. Die Luft darf kühl sein, es soll aber nicht ziehen. Auch aus diesem Grund ist ein Schleier über dem Schlafplatz des Kindes zweckmäßig.

Ob und wie lange das Fenster geöffnet wird, hängt nicht nur von der Wärme, sondern auch von der Feuchtigkeit oder Trockenheit drinnen oder von den Geräuschen draußen ab. Es ist eine gute Lösung, mehrfach am Tag, wenn das Kind gerade nicht im Zimmer ist, die Fenster weit zu öffnen und anschließend wieder ganz zu schließen.

Auf jeden Fall sollte vermieden werden, dass das Kind fortwährend Küchengerüche oder Zigarettenrauch einatmen muss. Zur Luftfeuchtigkeit ist zu sagen, dass die meisten Heizungstypen moderner Wohnungen wegen der mangelnden Feuchtigkeit für Kinder ungeeignet sind. Durch Wasserverdunster, die an der Heizung aufgehängt werden, lässt sich das Problem teilweise lösen – eigentlich müssten einige Liter pro Tag verdampft werden. Das ist nur mit elektrischen Geräten zu erreichen, die man jedoch aus anderen Gründen nicht so gern benützt (Geräuschentwicklung, bakterielle Besiedlung u.a.). Ist es jedoch aus gesundheitlichen Gründen (z.B. wegen häufig vorkommender Katarrhe in der Familie) nötig, solch ein Gerät anzuschaffen, so sollte man darauf achten, dass es sich dabei um ein geräuscharmes, d.h. motorfreies handelt, welches mit normalem Leitungswasser und ohne Filterpapier arbeitet. Das sind die Geräte, die durch zwei Elektrodenplatten das Wasser zum Kochen bringen.

Andernfalls ist häufiges kurzes Lüften des Zimmers die beste Lösung oder aber eine außer Reichweite des Kindes aufgestellte kleine Kochplatte, auf der Wasser bei kleinster Hitze am Verdampfen gehalten wird. Bei Infekten der Luftwege kann man die Feuchtigkeit noch qualitativ verbessern, indem man einige Tropfen Eukalyptusöl in dieses Wasser gibt. Auch die Wirkung von Reizstoffen wie Ozon und Stickoxide auf die Atemwege wird so gelindert.

Sonnenlicht

Schon das Neugeborene öffnet im Halbdunkel seine Augen und scheint etwas zu suchen. Lässt man aber Licht in die Wiege fallen, so gehen die Augen gleich wieder zu. Nach wenigen Wochen ändert sich dieser Zustand: Das Kind schaut auch im helleren Zimmer in verschiedene Richtungen, wenn es wach ist. Jetzt ist es auch an der Zeit, es am offenen Fenster oder draußen schlafen zu lassen, von Wind und direkter Sonneneinstrahlung abgeschirmt. Wichtig dabei ist, dass das blaue Himmelslicht das Gesicht des Kindes bescheint (s. Rachitis-Vorbeugung, S. 255 ff.). Man beginnt mit fünfzehn bis dreißig Minuten täglich, je nach Witterung, und steigert langsam auf bis zu zwei Stunden und länger. Natürlich schaut man gelegentlich nach dem Kind, auch wenn es schläft.

Der Gedanke, das Kind mit drei bis vier Wochen schon unter blaues Himmelslicht zu legen, ist manchen Menschen unsympathisch, auch wenn die Kinder dabei warm zugedeckt sind und ein Mützchen auf dem Kopf haben. Diese Maßnahme ist jedoch in unseren Breitengraden eine der wichtigsten im Säuglingsalter. Dank seiner besonderen Struktur wirkt das blaue Himmelslicht gestaltend. Neben der Muttermilch ist es der wichtigste Anreger einer gesunden Knochenbildung.[55] *Ein Säugling sollte zur Rachitis-Vorbeugung zwei Stunden täglich sein Gesicht mit freier Stirn unter dem blauen Himmel haben.* Dass dies in Industriestädten oder z.B. im Klima Nordrhein-Westfalens oft über Monate nicht eingehalten werden kann, ist der Grund, warum man weitere Maßnahmen zur Rachitis-Verhütung ergreifen muss. In den meisten Gegenden Süddeutschlands, im Bergland und in Küstennähe sind Letztere häufig nicht nötig, weil dort mehr Licht einfällt. Von zu viel Licht in der ersten Lebenszeit und von Ganzkörper-Sonnenbädern im frühen Kindesalter ist dagegen dringend abzuraten. *Ein Zuviel an Licht bewirkt verfrühte Verhärtungstendenzen im Organismus und überfordert das Nervensystem.* Das kann jeder nachvollziehen, der seine Hautbeschaffenheit und sein geistiges Leistungsvermögen nach einem unvernünftigen Sonnenbad testet. Auch hier kommt es darauf an, jeweils das rechte Maß herauszufinden.

Wärme und Kälte

Die Wärmeregulation des Neugeborenen ist störanfällig und unreif (s. das Kapitel über Rhythmus, S. 225 ff.). Bei Neugeborenen, die in eine zu kalte Umgebung hereingeboren werden, zeigt sich noch nach Stunden die Tendenz zur Untertemperatur, auch wenn sie gleich anschließend an die Geburt warm eingepackt worden sind. In der ersten Lebenszeit kann daher nicht zu viel getan werden, um das Kind gleichmäßig warm zu halten. Was natürlich nicht bedeutet, das Kind zu überwärmen (s. S. 193)! Beispiel: Ein Wärmeventilator im Bad ist ungünstiger als ein Wärmestrahler. Dieser sollte aber nicht direkt über dem Kopf des Kindes angebracht sein. Eine marmorierte Haut des Kindes oder ein roter heißer

Kopf zeigen die Fehler an. Dagegen sind im Freien kühle Wangen und kühle Hände auch beim warm angezogenen Säugling normal. Unter der Decke dagegen sollten Hände und Füße warm sein. Der Kopf strahlt unbedeckt viel Wärme ab und sollte deshalb draußen ein dickes Mützchen aus Wolle, drinnen ein dünnes z.B. aus Seide bekommen – ausgenommen heiße Tage und Zonen, dort aber einen Sonnenhut (Abb. 25 und 26, S. 422).

In den ersten Lebenswochen kann es notwendig sein, ein im Backofen oder auf der Heizung vorsichtig angewärmtes Kirschkernsäckchen ins Bettchen zu legen (wegen der Gefahr des Auslaufens bzw. Verbrühens keine Wärmflasche!). Aber Vorsicht vor zu großer Hitze! Schon 40 °C an der Haut des Kindes werden nach einiger Zeit zu viel und führen zu »Verbrennungen«.

Wenn ein Kind ohne besonderen Grund häufig kühle Hände hat, hilft in den meisten Fällen schon ein schafwollenes Unterhemdchen mit langen Ärmeln.

Wir empfehlen schafwollene Wäsche, wenn diese in genügend feiner Qualität hergestellt werden kann, sonst aber schafwollene Pullunder, Pullover, Jäckchen und Decken sowie Windelhosen und Strampelhosen. Dies aus dem Grunde, weil die Schafwolle eine einzigartige Eigenschaft besitzt: Sie kann bis zu 30 % ihres Eigengewichtes an Feuchtigkeit aufnehmen, ohne sich feucht anzufühlen. Die Feuchtigkeit kann durch die Wolle abdampfen, ohne dass die Verdunstungskälte sich auf der Haut bemerkbar macht. Das heißt, die Wärmeisolierung bleibt erhalten. Dadurch wird auch der aus der Haut austretende Schweiß besser aufgenommen und nach außen abgegeben und die Hitze weniger gestaut, als dies bei allen Synthetikgeweben der Fall ist. Auch die Beduinen in der Wüste tragen aus diesem Grund Woll- oder Schaffellkleidung.

Eine Abneigung gegen Schafwolle besteht bei den Menschen, die sie auf der eigenen Haut als kratzig empfinden. Es kommt deshalb darauf an, genügend weiche Qualitäten ausfindig zu machen oder aber ein dünnes Baumwollhemdchen unterzuziehen. Die meiste Wollwäsche lässt sich schonend in der Maschine waschen (Wollwaschgang). Bewährt haben sich bei sehr empfindlicher Haut auch Hemdchen und Mützchen aus Rohseide.

Für allergische Kinder, die weder Wolle noch Seide vertragen, empfehlen wir eine gute, naturbelassene Baumwolle, da sie deutlich besser wärmt und den Schweiß besser aufsaugt als billige Ware. Synthetik ist immer ungünstig, da es keine Feuchtigkeit bindet und die Wärme staut.

Wir haben das Thema Wolle deswegen so ausführlich behandelt, weil wir bei der kinderärztlichen Untersuchung allzu oft mit zu kühl angezogenen Säuglingen zu tun haben. Selten gibt es jedoch auch das andere Extrem des überwärmten Säuglings, dessen Mütze noch bis zu den Augenbrauen reicht ... Zu viel Wärme verwöhnt den Organismus und verhindert die Ausbildung einer guten Eigenregulation. Zu wenig Wärme oder gar Kaltmaßnahmen in dieser Zeit schleifen Reflexe und Regulationsformen ein, die nicht den normalen Verhältnissen entsprechen, sondern überschießende Reaktionen provozieren. In beiden Fällen wird die Ausbildung elastischer, sensibler Reaktionsweisen auf Wärme- und Kältereize verhindert (s. auch S. 221 f.).

Schwerkraft: Zur Lagerung des Säuglings

Wir wissen aus der Art, wie wir ein Neugeborenes tragen, dass es seinen Kopf und Rumpf noch nicht entgegen der Schwerkraft halten kann (nur in Bauchlage vermag der Säugling seinen Kopf kurzfristig anzuheben, s. Abb. 30, S. 424). Weniger bekannt ist die Tatsache, dass in den ersten drei Monaten die Schwerkraft auch direkt *deformierend* auf den Körper des Kindes wirken kann. Ein Kind, das stets zur selben Seite den Kopf wendet, weil von dorther Licht und Menschen an sein Bettchen herankommen, wird an dieser Seite eine Abflachung des Schädels entwickeln. Diese Deformierung kann sich auch über den Rumpf bis hinunter zum Becken ausprägen. Wird das nicht rechtzeitig erkannt, bedarf der Lagerungsschaden nach dem dritten Monat der therapeutischen Korrektur.

In einigen Fällen kann ein *Schlüsselbeinbruch* während der Geburt, ein *muskulärer Schiefhals* (s. S. 49 f.) oder eine *Kopfgeschwulst*[56] der Grund für die Bevorzugung der einseitigen Lage sein. Deshalb lagert man vorbeugend den Kopf abwechselnd zur einen und zur anderen Seite hin. Bei schon eingetretener Kopfdeformierung wird unter fachkundiger Anleitung vorübergehend nur zur vernachlässigten Seite gelagert.

Kann das Kind sich schon drehen und bevorzugt es vielleicht die Lichtseite, so muss man kurzerhand das Kopfende zum Fußende machen, damit das Licht jetzt von der anderen Seite einfällt. Bei Schiefhals und Kopfgeschwulst bedarf es einer Unterstützung durch zusammengerollte Windeln, um das Zurückgleiten zur »verbotenen Seite« wenigstens vorübergehend zu vermeiden. Natürlich wird in diesen Fällen auch Rücksprache mit dem Arzt nötig sein. Therapeutisch haben sich hier auch manuelle Behandlungen wie Osteopathie und Craniosakraltherapie bewährt.

Zur Rücken-, Seiten- und Bauchlage

Die unter amerikanischem Einfluss vor etwa dreißig Jahren für den Säugling angepriesene Bauchlage ist nach neueren Untersuchungen ein wesentlicher Grund für die Zunahme des plötzlichen Kindstodes (s. S. 193). So gilt jetzt die allgemeine Empfehlung zur Schlaflagerung: In den ersten Monaten weder Bauch- noch Seitenlagerung, sondern Rückenlage. Kein Kopfkissen. Bei Neigung zur Abflachung des Hinterkopfes oder weichem Schädel kann ein selbst gemachtes oder gekauftes 20x20 cm großes, mit Hirse oder Dinkel locker gefülltes Kissen das Schädelgewicht auf eine größere Fläche verteilen.

Im *Wachen* liegt das Kind entweder auf dem Rücken, beschaut sich Gesichter, Gegenstände und spielt mit seinen Händen. So wundert es nicht, dass auf dem Rücken liegende Säuglinge zwar in ihrer Bewegungsentwicklung oft ein wenig später, jedoch weiter in der Feinmotorik sind. Ausgeprägte Rückenlieger sollten Gelegenheit bekommen, sich mehrfach am Tag mit den Eltern in Bauchlage »zu unterhalten«. Säuglingen, die sich mit dem Einschlafen auf dem Rücken schwertun, hilft, wenn man ihnen tagsüber im Tragetuch genügend Körperkontakt gibt und/oder ihnen eine zusammengewickelte Strickjacke oder Ähnliches von der Mutter ins Bettchen legt. Zudecken sind immer so zu sichern, dass in keinem Fall das Köpfchen unter sie rutschen kann.

Empfohlene Literatur

Frymann, Viola: »Das osteopathische Erbe für Kinder«. In: *Die gesammelten Schriften von Viola Frymann*. Pähl 2007.

Spontane Bewegungsentwicklung des Kindes

Das Motto »Jede Erziehung ist Selbsterziehung« gilt auch für die Bewegungsentwicklung. Dass Kinder von sich aus nachahmen und entdecken wollen, muss von uns Erwachsenen oft erst gelernt werden. Es bedarf vieler Geduld und Beobachtungsbereitschaft, um das Kind die vielen neuen Schritte und Variationsmöglichkeiten der menschlichen Bewegung selber entdecken zu lassen. Es gilt, die Umgebung des Kindes so zu gestalten, dass diese entdeckt werden kann und sich immer wieder neue Möglichkeiten ergeben, die Gesetzmäßigkeiten von Bewegung und Statik kennen zu lernen und einzuüben. Eine solche eigenständige Bewegungsentwicklung schafft nicht nur körperlich eine ausgewogene und dauerhafte Stabilität. Sie gibt den Kindern Vertrauen in die eigenen Möglichkeiten und verhilft ihnen zum Gefühl der Selbstständigkeit und »Freiheit« (vgl. S. 309 bzw. 307 ff.).

Dass jedes Kind in seiner motorischen Entwicklung einen eigenen Fahrplan hat, muss wohl kaum weiter erläutert werden. Gerade in dem geduldigen Erwarten der neuen Bewegungsmöglichkeit des Kindes (Drehen, Robben, Krabbeln, Hochziehen, Hangeln, Laufen etc.), ohne ihm dabei permanent mit Hilfsmitteln oder unterstützenden Handreichungen zu helfen, liegt das Wertvolle, das dem Kind lebenslang Grundlage für andere Entwicklungsbereiche sein wird.

Empfohlene Literatur

Largo, Remo H.: *Babyjahre. Entwicklung und Erziehung in den ersten 4 Jahren*. München 2010.

Largo, Remo H.: *Kinderjahre. Die Individualität des Kindes als erzieherische Herausforderung*. München 2009.

Pikler, Emmi: *Friedliche Babys, zufriedene Mütter. Pädagogische Ratschläge einer Kinderärztin*. Freiburg i.Br. [20]2006.

Pikler, Emmi: *Lasst mir Zeit. Die selbstständige Bewegungsentwicklung des Kindes bis zum freien Gehen*. München [3]2001.

Pikler, Emmi: *Miteinander vertraut werden. Erfahrungen und Gedanken zur Pflege von Säuglingen und Kleinkindern*. Freiburg i.Br. [4]2005.

Beobachtung der Ausscheidungen und anderer Funktionen des jungen Säuglings

Das Aufstoßen nach dem Trinken (»Bäuerchen«)

Da jeder Säugling besonders an der Flasche mehr oder weniger Luft schluckt beim Trinken, soll er, um anschließend nicht zu spucken und möglichst beschwerdefrei schlafen zu können, seine Luftblase im Magen nach oben entleeren können. Das Kind wird dafür auf den Arm genommen, das Kinn auf der Schulter des Erwachsenen unterlegt mit einer Spuckwindel. Leider wird dann oft in schneller Frequenz unermüdlich auf den Rücken geklopft. Bequemer und für das Kind angenehmer ist es, sich entspannt angelehnt hinzusetzen und ihm mit den flachen Fingern und sanftem Druck über das Köpfchen im Bereich der Fontanelle zu streichen.

Der Schluckauf (»Hicks«)

Er besteht aus ruckartigen Zusammenziehungen des Zwerchfells in rhythmischen Abständen. Beim jungen Säugling ist er leicht auslösbar, sei es durch kalte Luft am Bauch, ein zu rasches Hinlegen oder Umdrehen oder durch ein starkes Bäuerchen. Manchmal tritt er auch ohne erkennbaren Grund auf. Beim jungen Säugling hat er durchaus eine Bedeutung: Die Eltern werden jetzt vergeblich auf das Bäuerchen warten, können aber auch sicher sein, dass ihr Kind jetzt nicht spucken wird, weil der Mageneingang durch diese Zwerchfellzusammenziehungen zunächst einmal dicht ist. Durch ein warmes Tuch auf dem Bauch kann man dem Schluckauf etwas vorbeugen.

Beschaffenheit und Frequenz des Stuhlgangs

Wenn sich das schwarze bis dunkelgrünliche, schmierige Mekonium, das in den letzten Schwangerschaftswochen im Darm entstanden ist, entleert hat, stellen sich beim gestillten Kind die typischen aromatisch riechenden gelben oder auch einmal hellgrünen Stühle ein. Gelegentlich sind sie sehr flüssig, dunkelgelb und enthalten nur linsenförmige, quarkähnliche Einschlüsse. Die Häufigkeit liegt meist zwischen zwei- und sechsmal pro Tag, doch darf ein voll gestilltes Kind auch zehnmal am Tag entleeren oder nur einmal in zehn Tagen, wenn es sonst beschwerdefrei ist und gedeiht. Beim Zufüttern ändert sich der Stuhlgang regelmäßig, er riecht jetzt weniger angenehm, sollte gelb bis bräunlich sein, eine breiige bis pastige Konsistenz haben, in der Regel zwei- bis viermal täglich kommen, spätestens aber einmal in zwei Tagen. Jetzt deuten ein Geruch nach Backstube auf Hefebesiedelungen, eine grüne Farbe bei zerfahrenem Stuhl auf eine leichte Fehlverdauung (Dyspepsie genannt). Blutspuren, auch in Form schwärzlicher Fäden (durch die Magensäure geschwärzt, Hämatin genannt; nicht zu verwechseln mit ähnlich aussehenden Bananenfasern!), oder entfärbte, grau-weißliche Stühle bei deutlicher Gelbsucht sollten schnell zur ärztlichen Beratung führen.

Die Urinausscheidung

In den ersten Monaten ist der Urin fast farblos und nur bei stärkerer Gelbsucht auch etwas gelber. Bleibt er länger in der Windel, so kann man besonders bei künstlich ernährten Kindern einen beißenden Ammoniakgeruch bemerken. Dies führt dann leicht zu Wundsein und sollte zu häufigerem Wickeln anregen bei guter Hautpflege nach Reinigung mit Wasser. Eine ziegelartige Farbe kann leicht einmal bei heißer Witterung auftreten, wenn das Kind nicht viel getrunken hat. Es handelt sich dabei um harmlose Phosphatsalz-Ausfällungen. Scheint das Kind beim Urinlassen Schmerzen zu haben, so deutet das oft auf einen Harnwegsinfekt (im Volksmund »Blasenentzündung«) hin. Meist riecht dann auch der Urin auffallend anders als sonst und jedenfalls schlecht. Die Diagnose und Behandlung sollte vom Arzt durchgeführt werden. Ist die Windel einmal über zwei Mahlzeiten trocken geblieben, so muss man sich fragen, ob das Kind Fieber oder Durst hat, im Übrigen sich nach dem Ergehen des Kindes richten, ob man schon fremden Rat braucht.

Schwitzen

Es ist in den ersten Monaten selten, tritt bei Überwärmung, größeren Trinkmengen, Fieber oder meist nicht näher definierbaren vegetativen Störungen auf. Bei zunehmendem Schwitzen etwa ab der sechsten Woche ohne Grund muss die Rachitis-Vorsorge überprüft werden, denn es kann auf eine beginnende Rachitis hindeuten.

Rund um den Wickeltisch

Wickeltechniken

In den ersten Wochen wird das Kind mit Stoffwindeln und schafwollenen Windelhosen oder Ähnlichem (s. Anhang S. 689) gewickelt. Darüber kommt noch ein großes Moltontuch, das – eingeschlagen um die Füße – die Strampelhose ersetzt. Das ganze wird als *Puck* bezeichnet. Sehr praktisch ist statt des großen Moltontuches auch eines aus Wolle. Je nach Jahreszeit kommt noch eine locker gestrickte Schafwolldecke darüber. Bei Kindern, die aus *Beckenendlage* auf die Welt gekommen sind, ist von Anfang an das breite Wickeln empfehlenswert, weil sie zur Hüftunreife neigen. Ein zusätzliches bindenartig gefaltetes Moltontuch zwischen den Beinen reicht meist aus. Nach einigen Wochen beginnt das Kind dann von selbst sich aus diesem Puck freizustrampeln, sodass ein zwischen den Beinen zuknöpfbares Unterhemd, der sogenannte Body, zweckmäßig wird. Dann ist eine Dreieck- und eine Viereckmullwindel zu empfehlen, etwas später eventuell mit einem Windelpapier, und darüber eine Windelhose aus ungebleichter Schafwolle. Darüber kommt tags die schafwollene und nachts die eventuell baumwollene Strampelhose. Letztere wird dann noch mit der erwähnten schafwollgestrickten Decke umwickelt, sodass das Kind beim Strampeln noch etwas Widerstand erlebt und sich selber spürt.

Wer früh das *Tragetuch* benutzt, kann das Kind diagonal auf eine Schafwolldecke legen und zuerst die untere Ecke über die Beine, dann die seitlichen um den Körper schlagen. So liegt das ganze Kind dann weich und bis zu den Füßen warm im Tragetuch.

Die frühe dauernde Strampelfreiheit (durch Bekleidung mit der Strampelhose ohne Puck) befürworten wir nicht. Denn schaut man auf die Fülle unwillkürlicher und reflektorischer Bewegungsabläufe in den ersten Lebensmonaten und nimmt dabei wahr, wie der Blick des Kindes dadurch gestört wird, so liegt es nahe, *das Kind bei der Tätigkeit des ruhigen Schauens zu unterstützen.* Dazu ist es nötig, eine Wickeltechnik zu wählen, die die ausfahrenden Strampelbewegungen der Beine bremst und dem Kind da Halt gibt, wo es noch keine Kontrolle hat. Umso ruhiger und wacher wird sein Blick, und umso ungestörter lernt es mit den Händen umzugehen.

Das Kind sollte nur so fest gewickelt werden, dass noch etwas *Bewegungsfreiheit für die Hüftgelenke* bleibt. Denn eine zu straffe Wickeltechnik kann sich auf die Ausbildung der Hüftgelenkspfannen negativ auswirken. Eine angeborene **Hüftdysplasie** wird vom Kinderarzt mittels Ultraschalluntersuchung (s.S. 213) so früh wie möglich festgestellt und behandelt. Würde sie übersehen und wird die inzwischen entstandene Hüftluxation erst beim Laufenlernen an dem watschelnden Gang erkannt, so wäre eine operative Korrektur nötig, der meist noch weitere Eingriffe folgen müssen.

Waschen, Baden, Pflegemittel

Die Haut des Säuglings hat wie auch unsere eigene einen feinen Fettfilm, der in seiner Qualität durch nichts zu ersetzen ist. Es ist ganz unsinnig, diesen jeden Tag abzubaden und durch andere Fette zu ersetzen. In den meisten Fällen reicht einmaliges Baden in der Woche aus (s. Abb. 20, S. 420). Dafür wird das Kind bei Bedarf mit einem weichen Waschlappen und angenehm warmem Wasser ohne Seife im Gesicht, in den Hautfalten und im Windelbereich gewaschen. Überall, wo Gespucktes, Urin und Stuhl hingekommen sind, reicht meist auch die Reinigung mit klarem Wasser ohne Seifenzusatz oder stärkeres Reiben. Die noch verbliebenen fettlöslichen Reste von Cremes oder Stuhl können mit Sonnenblumenöl entfernt werden, das für Reinigungszwecke billiger ist. Von den Kinderölen zur Hautpflege eignen sich am besten diejenigen mit Calendula- oder Kamillenölzusätzen. Auch die Hautfalten an Hals, Achseln, hinter den Ohren und im Windelbereich sollten dünn mit Öl eingerieben werden. Puder an diesen Stellen wird bei hinzutretender Feuchtigkeit leicht krümelig und reizt dann. Er ist nur angezeigt bei leicht gereizten Hautflächen wie Hitzepickeln am Rücken oder am Brustkorb. »Puderwolken« können das Kind zum Husten bringen und sind für die Lunge gefährlich.

Das Baden im Freien ist für Säuglinge mit wenigen Ausnahmen nicht zu empfehlen. Meist stellen die damit verbundenen Kälte- und Wärmeschwankungen, der Chlorgehalt oder die Verunreinigung des Wassers und das oft vorhandene Geschrei anderer Kinder eine Überforderung des noch so sensiblen Organismus dar (zum Säuglingsschwimmen s. S. 296).

Spaß auf dem Wickeltisch

Im Säuglingsalter vollzieht sich jede Eltern-Kind-Beziehung zu einem beträchtlichen Teil auf dem Wickeltisch. Da sind die Säuglinge satt, gut gelaunt und bewegungs- und kontaktfreudig. Diese Minuten während und nach dem Säubern, Waschen und Einölen sind Spiel und Zweck zugleich. Man summt, singt und spricht mit dem Kind, spielt mit den Händchen und Füßchen und darf nach einigen Wochen auf die ersten Kontakt suchenden Laute des Kindes warten (s. S. 377). Mit den Monaten wird das Spiel auf dem Wickeltisch immer lebhafter, weil das Kind hochgezogen werden will, sich dreht und schließlich anfängt zu krabbeln. Dann hat man seine liebe Not, dem Kind etwas Interessantes in die Hand zu geben, damit es einem nicht vom Wickeltisch fällt. Bei lebhaften Kindern ist es unter Umständen dann besser, sich mit dem Wildfang auf dem Boden weiterzubetätigen.

Von regelmäßigen, systematisch durchgeführten *Massagen* raten wir ab, auch wenn sie derzeit begeistert empfohlen werden. Ausnahme sind natürlich Massagen aus medizinischen Gründen. Die körperliche Zuwendung entspricht am besten der spontanen Begegnung mit ihren natürlichen Erfordernissen, sie sollte nichts Programmmäßiges an sich haben. Ein auf dem Arm oder im Tragetuch getragener Säugling hat schon eine Fülle von rhythmischen Tiefendruckwahrnehmungen am ganzen Körper, die er braucht, um sich in seiner Umgebung wohlzufühlen (s. auch S. 312). Alles andere besorgt das Kind durch seinen Bewegungs- und Entdeckungsdrang selbst.

Dabei erkennen wir einen Doppelaspekt: Bei jedem Blick, bei jeder Handberührung und Aufrichtebewegung und beim Krabbeln ergreift und »begreift« das Kind die Umwelt und sich selbst. In dem, was Erwachsene am Kind tun, wirkt die Gesinnung mit, in der es geschieht. Ängstliche Zurückhaltung, überschwängliches Übertreiben, hektische Anregungsaktivitäten, bewusste oder unbewusste Erziehungsprinzipien, Angst vor Verweichlichung, Ehrgeiz zur Körperertüchtigung – all das sind Schatten, die jeder von uns ablegen muss, um dem gerecht zu werden, was vom Kind auf uns zukommt. Nicht Ängste oder bestimmte Vorstellungen, sondern eine freudig liebevolle Stimmung und Geduld führen uns dazu, dem Kind phantasievolle und hilfreiche Anregungen zu geben – eben das, wonach das Kind individuell und gerade jetzt verlangt (weitere Informationen unter www.zwergperten.com).

Warum Wiege mit Schleier?

Wir empfehlen rundum einfarbig gefütterte Körbchen oder Wiegen mit einem zartrosa-violetten Schleier. Dieser schirmt irritierende Luftbewegungen ab und lässt ein angenehmes gedämpftes Licht hereinscheinen, bei dem die Kinder ruhig schlafen können. Er schützt vor direkter Sonneneinstrahlung am offenen Fenster und lässt natürlich auch keine Ultraviolettstrahlung durch. Das muss bedacht werden, wenn man das Licht zur Rachitis-Vorsorge braucht. In diesem Fall streift man den Schleier so zurück, dass die Sonne abgeschirmt bleibt, das blaue Himmelslicht jedoch das Köpfchen bescheinen kann. Ob man einen Wäschekorb auf einem wiegenden, selbst gemachten Gestell oder auf vier Rädern anbringt, ob man sich eine Bauernwiege zulegt, sich sonst irgendein Schiebe- oder Wiegegerät besorgt, entscheidend ist: Es muss neben das Bett der Mutter passen. Daran wird oft nicht gedacht, mit der Folge, dass die Mutter unzählige Male nachts aufstehen muss.

Die Matratze für das Kinderbettchen ist am besten einteilig, flach und gut gefüllt. Rosshaar, Kapok und Seegras wären zu bevorzugen. Kein Kopfkissen, allenfalls ein flaches, mit Hirse oder Reis gefülltes Kissen, das man selbst machen kann (s. S. 287). Es passt sich der Rundung des Kopfes an und kann die Atemwege nicht verlegen wie etwa ein flauschiges Federkissen.

Geeignete Transportmittel

Zum Tragen des Kindes hat sich das Tragetuch (s. Abb. 22, S. 421) von Anfang an als bestes Mittel bewährt – wenn es richtig gebunden wird und das Kind im Winter hierfür warm genug angezogen ist. Was dem Tragetuch und allen später in Frage kommenden Tragegeräten (s. Abb. 23, S. 421) gemeinsam ist, ist, dass die Eltern ihre Kinder schon früh tragen können, wohin sie wollen. Das macht besonders die Mutter viel beweglicher, und das Kind kann etwas mehr von ihrem Tun miterleben. Allerdings ist dabei auf solche Sinneseindrücke zu achten, die für die erste Lebenszeit noch nicht wirksam werden sollten (vgl. S. 281 f.).

Indem das Kind mit dem gehenden Erwachsenen die rhythmischen Druck- und Tastwahrnehmungen in seiner Muskulatur und Haut erfährt, werden sein Selbst- und Geborgenheitsgefühl, aber auch die tätige Nachahmung für das spätere Gehen angeregt. Ein Kinderwagen dagegen bereitet mehr das spätere Autofahren vor!

Entscheidet man sich für einen Kinderwagen, so ist auf ein hohes Fahrgestell und gute Federung zu achten (s. Abb. 24, S. 421), damit das Kind weniger den bodennahen Autoabgasen ausgesetzt ist und auch auf Feld- und Waldwegen gefahren werden kann. Wichtig ist für das Kind, den schiebenden Erwachsenen zu sehen.

Zu den Kompromissen in der ersten Lebenszeit gehört das Auto. Ein sicherer Kindersitz ist hier Standard. Leider sind jedoch gerade die sicheren Sitzschalen für Säuglinge so konzipiert, dass sie zum einen viel zu früh das Kind aufrichten, zum anderen den Bauch durch die »Astronautenhaltung« einklemmen. Schon allein wegen der Bewegungseinschränkung sollte man einen Säugling oder ein Kleinkind nur so kurz wie unbedingt notwendig in einem Kindersitz unterbringen.

Zum Säuglingsschwimmen

Wir empfehlen es für den gesunden Säugling nicht. Seine Bereitschaft, sich spontan zu bewegen, die Spielchen, die der Erwachsene mit ihm macht, der Stolz über jede neue Bewegung, die das Kind lernt, und die Freude an der Wiederholung sind genug Anreiz für die Bewegungsentwicklung. Wichtig ist allerdings, dass die Zeiten für solche Spiele und Beschäftigungen täglich gefunden werden und die Erwachsenen sich nicht mit dem Säugling auf dem Arm vor den Fernsehapparat setzen.

Beim Schwimmen kommt hinzu, dass das Baden in gechlortem Wasser nicht ideal ist, schon gar nicht für die zarte Haut des Säuglings. Außerdem möchte er sich jetzt erst einmal mit der Schwerkraft auseinander setzen, was mit dem Erwerb des aufrechten Ganges einen gewissen Abschluss findet.

Vom Säugling zum Kleinkind

Zum Tagesablauf

Mit dem Laufenlernen vollzieht sich der Übergang vom Säugling zum Kleinkind. Es hat nun die Möglichkeit, auf die Dinge zuzugehen. Seine Hände sind vom Vierfüßlergang befreit und können alles Mögliche anpacken, herunterziehen und begutachten. Nun bekommt auch der Tagesablauf ein ganz anderes Gesicht. Das Kind läuft von einem Zimmer ins andere, kann der Mutter aus der Küche ins Wohnzimmer folgen und seinen Platz am Esstisch der Familie einnehmen.

Dabei erwächst auch der übrigen Familie eine Aufgabe. Sie muss nämlich lernen, das Kleine nicht ständig in den Mittelpunkt zu rücken, sondern es kindgemäß teilnehmen zu lassen. Denn in diesem Alter wird vieles veranlagt für den späteren Umgang miteinander. *Ein Glück für jedes Kind, wenn es erlebt, dass die Eltern seine tatsächlichen Bedürfnisse empfinden und ernst nehmen, seinen Launen mit Humor und Geduld begegnen, seinen manchmal chaotischen Ansprüchen ruhig Grenzen setzen und außer ihm auch noch anderes wichtig nehmen und in Betracht ziehen.*

Ebenso wandeln sich die Schlafgewohnheiten. Im ersten Lebensjahr schlafen die Kinder vormittags und nachmittags – auch draußen oder am offenen Fenster, im zweiten nur noch am Nachmittag. Da wird dann wichtig, dass sie vor oder nach dem Mittagsschlaf an die Sonne kommen und nicht gerade die allerschönste Zeit verschlafen. Am offenen Fenster oder unter blauem Himmel finden die Kinder jetzt oft keine Ruhe mehr. Abends schlafen sie natürlich umso besser ein, je früher der Mittagsschlaf gehalten wurde. Je pünktlicher und selbstverständlicher man die Essens- und Schlafenszeiten einhält, umso weniger wird das Kind mit Launen, Quengeligkeit und Leerlauf reagieren. *Kleine Kinder lieben nichts mehr als feste Gewohnheiten.* Das Erleben einer regelmäßig wiederkehrenden Abfolge von Tätigkeiten schafft Sicherheit und Vertrauen und gibt dem Kind inneren Halt. Es stärkt auch die Selbsterfahrung im

Wiedererkennen (vgl. S. 305f.) und ist die beste Grundlage für die Willenserziehung (s. S. 487ff.).

Ausscheidungen und Sauberkeitserziehung

Im zweiten Lebensjahr ist die Verdauung des Kindes hohen Belastungen ausgesetzt, da es jetzt alles Essbare versucht und noch schlecht kaut. So sind die Stühle meist »chaotisch«, reichen nicht selten bis zu den Schulterblättern mehrfach am Tag, sehen unverdaut aus und riechen meist sauer. Wenn dabei Wohlbefinden besteht und keine Gewichtsabnahme auftritt, spricht der Arzt nur von »irritablem Colon«. Etwas steuern lässt sich die Verdauung durch Regelmäßigkeit der Nahrungsaufnahme und Einschränkung von blähend-treibenden Nahrungsmitteln wie z.B. groben Haferflocken, Körnern und Rohkost. Die Urinentleerungen werden seltener, ausgiebiger und riechen jetzt auch stärker (im Übrigen s. S. 290).

Sobald sich das Kind frei im Raum bewegt, gehen die meisten Eltern heute zu Einmalwindeln über, weil sie einfacher zu handhaben sind. Es gibt aber auch erfahrene Mütter, die den dadurch entstehenden Müllberg sehen und mit Erfolg weiter Stoffwindeln und Wollhosen verwenden. Selbst wenn die Kinder toben, hält das »Paket« im Body gut genug, das »Duftsignal« zeigt den fälligen Windelwechsel an, und die Haut bleibt frisch. Da die Kinder nicht mehr so oft, dafür aber kräftig die Windeln nass machen, sorgen sie durch entsprechende Signale selbst dafür, dass sie nicht zu lange im Nassen bleiben. Die Probleme der Unterkühlung einerseits und Hautreizung andererseits stehen nicht mehr im Vordergrund. Außerdem kennt man jetzt oft schon die »kritischen Zeiten« im Voraus und kann das Kind gleich im Anschluss wieder frisch wickeln.

Die Sauberkeitserziehung sollte in dieser Zeit noch keine Rolle spielen. Je nach Anregung durch Geschwister oder Spielgefährten wird das Interesse am Töpfchen spätestens im 3. Jahr ganz von selber geweckt. Für manche Kinder ist es besonders verlockend, mit einer Toilettensitzverkleinerung »wie die Großen« auf die Toilette gehen zu dürfen. Unterstützt durch Regelmäßigkeit und günstige Zeitpunkte (nach bzw. vor dem Schlafen oder Ausgehen für die Blasenentleerung; nach dem Frühstück ist der Darm am regelhaftesten zur Entleerung angeregt) werden die Versuche oft schnell von Erfolg gekrönt. Jedoch sollte man von diesem Erfolg ebenso wenig Aufhebens vor dem Kind machen, wie wenn der Stuhl im Windelpaket landet. Je natürlicher und gewohnheitsmäßiger dieser Vorgang gehandhabt wird, umso besser – ganz gleich, wann das Kind letztlich »sauber« ist. Dieser Zeitpunkt stellt sich umso selbstverständlicher ein, je weniger er »ersehnt« oder durch bestimmte »Maßnahmen« herbeizudressieren versucht wird.

Empfohlene Literatur

Haug-Schnabel, Gabriele: *Wie Kinder sauber werden können.* Düsseldorf 2002.

Kleidung und erste Schuhe

> Schuhe sind dazu da, den Fuß vor ungünstigen Umgebungseinflüssen zu schützen. Die gesunde Form und Funktion entwickelt der Fuß nicht durch den Schuh, sondern durch seine eigene Aktivität.

Schuhe haben für Kleinkinder eine große Anziehungskraft. Sie ziehen sie gerne an und aus. Später identifizieren sie mit den Schuhen die zugehörigen Menschen und versuchen mit großer Freude, in deren »Rolle« zu schlüpfen. Sie probieren nacheinander verschiedene Schuhe aus. Natürlich muss der Papa dann erkennen, dass jetzt die »Mama« oder die »Schwester« kommt. Anfangs jedoch fällt das Anziehen der Schuhe schwer. Die Kinder verkrallen ihre Zehen sohlenwärts, anstatt sie in den Schuh hineinzustrecken. Deshalb sind die Schuhe für »Anfänger« beim Hineinschlüpfen bis weit nach vorne zu öffnen.

Schuhe sind nicht zum Laufenlernen da. Am besten entwickeln sich die Füße, wenn barfuß, in Strümpfen oder in Hüttenschuhen gegangen wird, die einzig die Funktion des Kälteschutzes haben. Günstig wirken draußen grasbedeckter Boden und drinnen ein Teppichbelag aus Sisal, Bast, Wolle oder Schweineborsten, weil hier die Fußsohle etwas zum Tasten hat. Schuhe dagegen verwöhnen den Fuß und machen ihn passiv. Plattfüße sind in der Kleinkindzeit normal. Die Fußwölbung entwickelt sich erst mit dem fünften Lebensjahr als Ergebnis der stattgefundenen Auseinandersetzung mit der Schwerkraft. Wer aber nicht geht, entwickelt auch kein Fußgewölbe. Bei späteren echten Plattfüßen infolge Bindegewebsschwäche sind sich die Orthopäden heute eigentlich einig, dass Einlagen nur da angebracht sind, wo man durch extreme Fehlstellung eine Störung in der gesamten Haltung des Skeletts befürchten muss. In den übrigen Fällen sind die oben erwähnte Anregung zur Eigenaktivität und das Üben des Zehengangs am besten. Eine Hilfe ist, diesen als »Vogelflug« zu bezeichnen und *selbst* mit hoch erhobenen, schwirrenden Händen zu einem kleinen Lied oder Vers – natürlich ganz unwillkürlich – auf den Zehen durch die Wohnung zu laufen. Das ist besser als die bewusste Aufforderung, bei der die Kinder bald die Lust verlieren.

Vom *Material* her gesehen sind ungefütterte Lederschuhe mit flachem Absatz am gesündesten. Synthetik- oder Lammfellfütterung kleidet meist nur die oberen und hinteren Teile des Schuhes aus und wärmt längst nicht so gut wie Wollstrümpfe, die den Fuß allseitig umgeben. Bei der Synthetikauskleidung können die Füße ihre Feuchtigkeit nicht abgeben, sodass die Neigung zu Schweißfüßen und Pilzbefall entsteht. Natürlich müssen die Schuhe groß genug gekauft werden, damit im Winter die dicken Wollsocken auch bequem darin Platz haben. Hinsichtlich Größe und Weite wird man in den Geschäften mit WM-Maßsystem gut beraten.

Ein Schuh ist dazu da, dass der Bewegungsradius auf ungünstigen Böden und bei schlechter Witterung vergrößert werden kann. In Pfützen, auf Schnee, nassem Waldboden und im Geröll sind derbe Sohlen und Absätze am besten. Auf Asphaltboden wird eine weiche Sohle als angenehm empfunden. Das heutige Schuhangebot erfüllt all diese Forderungen ganz gut.

In Bezug auf die *Bekleidung* wird man sich die Erfahrungen der ersten Lebensjahre zunutze machen. Wer bis jetzt die Vorzüge der Schafwolle erkannt hat, wird dem Kind auch in diesem Alter sein Wollhemd gönnen und auf Synthetik verzichten. Für die Nacht empfiehlt sich ein gestrickter wollener Schlafsack, wiederum aus ungebleichter Schafwolle (Bezugsnachweise S. 691), der das Kind vom ersten bis zum vierten, manchmal auch bis zum sechsten Jahr begleitet. Ist es doch die Zeit, in der sich die Kinder nachts aufdecken und sich noch nicht selbst wieder zudecken können. In diesem Schlafsack können sie ihre Schlafstellung verändern, wie sie wollen, und bleiben dennoch immer gleichmäßig warm.

Tageskleidung kauft man nach Zweckmäßigkeit, d.h. nach Bewegungsfreiheit, Strapazierfähigkeit, Wärme- und Feuchtigkeits-Eigenschaften. Darüber hinaus kann die Sympathie des Kindes zu einem schönen Kleidungsstück mithelfen, die richtige Sonntags-Stimmung hervorzulocken.

Was die *Farbgebung der Kleidung* betrifft, so machte Steiner auf die psychologische Wirkung der »Nachbilder« aufmerksam.[57] Der Blick auf eine rote Fläche erzeugt in uns eine grüne »Gegenfarbe«. Hat nun ein überaktives Kind die Neigung, »mit dem Kopf durch die Wand« zu wollen, so kann eine mehr in Rot gehaltene Kleidung harmonisierend wirken, weil es in sich ständig das beruhigende Grün erzeugt. Umgekehrt kann ein Kind, das stärker in sich zurückgezogen lebt, sei es aus Trägheit oder nur zu stiller Abgeschiedenheit, durch überwiegendes Blau in der Kleidung angeregt werden. Es erzeugt in sich das aktive Gelb/Orange als Gegenfarbe, das die Regsamkeit fördert.

Aufgrund der besonders innigen Verbindung, die im Kleinkindalter zwischen seelischem und körperlichem Leben besteht, ist auch dieses Erzeugen der Gegenfarbe ein Vorgang von stärkerer Intensität als im Erwachsenenalter. Er wirkt als solcher ebenso am Aufbau der körperlichen Verfassung mit wie die anderen Einflüsse in diesem Alter.

Laufstall und Gitterbett

Der Laufstall als Aufenthaltsbereich steht zwischen der für den Säugling vertrauten Umgebung seines Bettchens und dem noch zu großen Zimmer (Abb. 27 und 28, S. 423). Am besten sind die hölzernen Laufställe mit höhenverstellbarem Boden, der mit dem Wachsen des Kindes stufenweise abgesenkt wird. Beim einfachen Gittergestell wird der untere Teil der Stäbe noch mit einer niedrigen Bespannung versehen, damit der Luftzug vom Boden her abgehalten wird. Die Gelenke an der Umrandung werden mit Binden umwickelt, damit sich das Kind nicht klemmen kann.

Am besten steht das Ställchen so in der Wohnung, dass die wesentlichen Arbeits- und Ruheplätze der Eltern gesehen werden können. Später sind unter Umständen Systeme praktisch, die ganze Zimmerteile abtrennen, in denen das Kind seine Bewegungsmöglichkeiten erkunden kann.

Mit etwa einem halben Jahr kann man das gewickelte Kind bereits in den Laufstall legen, solange es wach ist, spielt und gelegentlich die Mutter sehen will. Diese geht dabei ganz einfach ihrer Hausarbeit nach oder setzt sich mit kleineren Tätigkeiten in seine Nähe. Auf diese Weise schleicht sich auch nicht die ungünstige Gewohnheit ein, dass die Mutter immer dann nach dem Kind sieht, wenn es etwas quengelt. Das Kind nimmt so am Leben der Eltern teil und nicht umgekehrt. Dabei kann es sich ganz seinem Nachahmungsbedürfnis hingeben, weil die Mutter immer etwas zu tun hat und weiß, was jeweils »dran« ist. Es kann sich an ihrem aufrechten Gang orientieren und seine ersten Aufstehversuche an den griffigen Gitterstäben des Ställchens vollziehen.

Die meisten Kinder sind in den wachen Morgenstunden im Ställchen zufrieden.

Wird das Kind müde, so wird es zugedeckt oder ins Bettchen gebracht. Da es seine Eltern viel gesehen hat, ist es in dieser Hinsicht auch »satt« und lässt sich das ohne großen Protest gefallen. Nachmittags dagegen ist es gerne draußen. So ergibt sich von selbst, dass dann Spaziergänge und ähnliche Unternehmungen fällig sind.

Hat das Kind seine erste Fortbewegungsform gefunden, kommt natürlich eines Tages der entsprechende Moment, in dem es das Ställchen als Grenze empfindet. Jetzt ist die Haltung der Eltern entscheidend. Wenn es zur Strafe wird, ins Ställchen zu müssen, dann ist es zum »Gefängnis« geworden. Wenn es aber als momentan notwendiger sicherer Aufenthaltsort angesehen wird, weil sie sonst ihre Arbeit nicht erledigen kann, so stellt es eine Grenze dar, die sich aus einer Lebensnotwendigkeit heraus ergibt. Ohne Ställchen hat das Kind zwar Bewegungsfreiheit, zwingt aber die Eltern immer wieder, ihre Arbeit zu unterbrechen und das behände auf dem Boden herumkrabbelnde Kind von diesem und jenem Gegenstand wegzuziehen und wieder in Sicherheit zu bringen.

Wer sich nicht für ein Ställchen entschließen kann, könnte wenigstens ein fahrbares Gitterbett (am besten mit festem Kopf- und Fußteil) wählen, über dessen Rand das Kind im zweiten Lebensjahr noch nicht steigen kann. Das ist auch im Fall von Schlafstörungen wichtig (s. dort S. 503) und im Krankheitsfall, damit das Kind samt Bett in die Nähe der Eltern gefahren werden kann. Es ist noch nicht möglich, von einem Kleinkind zu verlangen, dass es allein in seinem Bett im Zimmer bleibt, während die Eltern sich in der übrigen Wohnung zu schaffen machen. Dabei kann es sich sogar noch etwas frei bewegen und ist nicht wie auf dem Boden Zugluft und Schmutz ausgesetzt. Werden die Kinder dann im Bettchen müde, so legen sie sich von alleine hin.

Zur Gestaltung des Kinderzimmers

Nicht jedes Kind hat die Möglichkeit, ein eigenes Zimmer zu haben. Kann jedoch ein »Kinderzimmer« eingerichtet werden, so können entwicklungsfördernde Gesichtspunkte berücksichtigt werden.

Für das spätere Leben ist es von Bedeutung, ob sich das Kind in den ersten Jahren in Räumen aufhält, die ihm gemäß eingerichtet sind. Wer in der Auswahl von Farbe und Mobiliar unsicher ist, kann sich Folgendes zur Richtschnur machen. Er frage sich bei allem, ob denn die

Gegenstände auch äußerlich ausdrücken, was sie innerlich sind. Ein unlackierter Holztisch entspricht in der Dicke der Platten und Stützen, in der Maserung und Verleimung und den Proportionen haargenau dem, was er an innerer Qualität hat und welchem äußeren Zweck er dienen soll. Dagegen verbirgt ein mit Holzdekor beschichteter Tisch die brüchige Spanplattenqualität und spiegelt etwas an der Oberfläche vor, was er im Innern nicht besitzt.

Und die Tapete? Die üblichen Bildmuster wollen »lustig« und »kindlich« sein. Wenn wir sie ernst nehmen, was bleibt dann übrig von ihnen? Wo auf der Welt gibt es denn im Gegenständlichen die unendliche gleichförmige Wiederholung, noch dazu unwahrer Bilder? Wo schweben zahllose Kätzchen, Bällchen und Rotkäppchen herum, ganz abgesehen von der karikatur- oder fratzenhaften Darstellungsweise (s. hierzu S. 307 zum Puppengesicht)? Eine einheitlich farbgebende Wand dagegen schließt den Raum zu einem Ganzen zusammen. Ein Muster drückt dieser Raumgrenze ein Element auf, das nichts mit ihr zu tun hat. Grelle Farbzusammenstellungen stumpfen das Gefühl für die Qualität einzelner Farben ab. Das kann man sich verdeutlichen, wenn man einmal die Eindrücke auf einer Autobahnraststätte vergleicht mit denen bei einem Spaziergang im Wald, wo sich feine Farbschattierungen zwischen Grün, Lila und Braun zeigen. Im ersten Fall wollen die Farben einem etwas aufdrängen, im anderen Fall locken sie die Seele nach draußen, sodass sie sich im Wahrnehmen aktiv entfalten kann. *Es ist ein großer Unterschied, ob ein Kind in dem Alter, wenn die Sinnesempfindungen noch eine so starke Wirkung auf die Organbildung haben, ständig Karikaturen, grelle, aufdringliche Farben und glatte Oberflächen wahrnehmen muss oder ob es sorgfältig aufeinander abgestimmte, zarte Farbtöne erleben darf, die es seelisch atmen lassen.* Es kann auch zur lieben Gewohnheit werden, abends vor dem Schlafengehen noch einmal das Bild mit dem Engel anzuschauen.

Nicht zuletzt ist es für das Kind in seinem Zimmer wichtig, ob die Mutter sich auch gern darin aufhält oder nicht. Denn der Raum wird so lange nur Schlafzimmer bleiben, wie die Mutter stets anderswo ihre interessanten Tätigkeiten entfaltet und nicht Näharbeiten oder dergleichen auch einmal in das Kinderzimmer verlegt. Kleinkinder wollen und müssen in der Nähe der Mutter spielen dürfen. Für das Ordnung-Halten ist wichtig, dass nicht etwa Truhen und Reisekörbe das Spielzeug-Chaos aufnehmen. Wenn die Eltern sich angewöhnen, in den ersten Jahren täglich einmal mit Freude die Spielsachen wieder an ihren Platz ins Regal zu stellen – ohne jede Aufforderung an das Kind –, so wird es rein aus der Nachahmung heraus später am Aufräumen Freude haben.

Wohin in den Ferien?

Vielfach haben junge Eltern den Wunsch, so bald wie möglich wieder ihre früher gepflegten Urlaubsgewohnheiten aufzugreifen. Doch jetzt ist das Kind da und hat recht andere Bedürfnisse als der Erwachsene. Bedeutet doch für das Kind jeder Umgebungswechsel nicht nur ein Herausreißen aus seinem Lebensraum, sondern auch eine Krise für sein Selbstbewusstsein. Denn das kindliche Selbstbewusstsein bzw. Selbstgefühl stützt sich auf das Wahrnehmen vertrauter Gesichter und Gegenstände. Etwas *wieder*zusehen, was es schon gesehen hat, ist für das kleine Kind das Gleiche, was für den Erwachsenen das Wiedererinnern eines bereits Gedachten ist. So wie der Erwachsene sich die Vorstellung seiner Seele in der Erinnerung bewahren kann und daher ein ununterbrochenes Selbstbewusstsein hat, so gelingt dies dem Kind nur auf dem Wege über die Sinneserfahrung, weil das Denken und die damit verbundene Abstraktionsfähigkeit noch nicht entwickelt sind. Zwingen deshalb gesundheitliche Gründe oder das schlechte Klima des Wohnorts die Eltern dazu, öfters einen Ortswechsel anzustreben, so empfiehlt es sich, möglichst immer wieder denselben Ort aufzusuchen. Dasselbe gilt auch für die Wahl des Ferienortes. Wird mehrere Jahre hintereinander dieselbe Gegend besucht und kennt das Kind bereits das Haus und die dortigen Lebensverhältnisse, so wird es sich viel schneller akklimatisieren und eine unbändige Freude am Wiedererleben und Wiedererkennen der bereits vertraut gewordenen Ferienwelt haben können. Das stärkt das kindliche Selbsterleben und

Selbstbewusstsein und entspannt die Situation so, dass auch die Eltern Zeit für sich bekommen.

Ist eine Reise der Eltern oder ein Kuraufenthalt der Mutter nötig, so sollte das Kind entweder in seinem vertrauten Milieu von einer ihm bekannten Person zu Hause versorgt werden oder aber mit auf die Reise dürfen. Die gleichzeitige Trennung von der »Bezugsperson« und dem Milieu sollte dem Kind nur im äußersten Notfall zugemutet werden (s. auch S. 383 und S. 412).

Zum Thema Sonnenbrille

Wenn nicht medizinische Gründe (Entzündungen oder Pigmentstörungen am Auge etc.) das Tragen einer Sonnenbrille nötig machen, empfehlen wir Sonnenbrillen für das Kleinkind- und Kindergartenalter nicht. In dieser Altersgruppe sollte schon aus gesundheitlichen Gründen das Kind keinen extremen Sonnenbelastungen ausgesetzt sein. Mit einem guten Sonnenschutz auf dem Kopf (Hut mit Schirm oder Krempe) ist es für Spiel und Bewegung im Freien genügend ausgerüstet. Zum Sitzen sollte ohnehin ein schattiger Platz aufgesucht werden. Die Seh- und Funktionstüchtigkeit des Auges entwickelt sich am besten im freien Wechselspiel zwischen Auge und Umwelt mit ihren natürlichen Farben. Auch verfügen die Augen schon im Kleinkindalter über eine ausgezeichnete Anpassungsfähigkeit an unterschiedliche Helligkeiten zwischen Dämmerung und extremer Sonneneinstrahlung in der Mittagszeit.

Im Schulalter oder während des Urlaubs, wenn ausgedehnte Schnee- oder Gebirgswanderungen oder auch Spaziergänge anstehen oder auch stundenlanges Spielen am Strand, empfiehlt es sich, eine Sonnenbrille mitzunehmen. Diese sollte dann aber eine wirkliche Lichtschutzbrille sein, die auch vor seitlichem Lichteinfall schützt und neben der UVB-Strahlung auch nachweislich 99 bis 100 % des schädlichen UVA-Lichtes der Wellenlänge 400 nm (bzw. UV 400 – 400 nm ist die Wellenlänge des Ultraviolettanteils der Sonnenstrahlung) absorbieren. Gläser, die dies nicht leisten, gefährden mehr als sie nützen, da die Pupillen sich unter dem dunklen Glas weiten und mehr UVA-Lichteinfall zulassen (www.optikinfo.at/contenu.php?id=133).

Altersentsprechendes Spiel und Spielzeug

Am Anfang ist das Spiel vor allem Übung der Sinne und Nachahmung. Angebot und Auswahl geeigneten Spielzeugs stellen sich deshalb als besondere Aufgabe dar. Kinder werden mit ausgeklügelten Industrieprodukten überschüttet, die als besonders kindgemäß gepriesen werden. Wer jedoch ein ins Spiel versunkenes Kind beobachtet, erlebt, wie wenig seine Tätigkeit mit dem zu tun hat, was von den meisten Spielangeboten ausgeht.

Spiel ist die Neigung des Kindes, in seinem Umkreis tätig zu werden. Es tut, was es die anderen tun sieht. Mit Begeisterung rührt ein Zweijähriges mit einem Stöckchen auf dem Boden und kocht eine Suppe wie die Mutter. Es will an den »Knöpfen« drehen wie sie, wenn Küchengeräte zu bedienen sind. Es will auch »klick« machen, wenn der Vater in seiner Gegenwart fotografiert hat. Es will die Teller untersuchen, die vor dem Essen immer so munter klappernd aus dem Schrank genommen werden.

In seiner Aktivität erlebt es die Erfüllung, nicht im Anschauen einer perfekten Plastikpuppe oder eines fratzenhaften Tieres. Bei einer Puppe ohne Gesicht oder wenn nur drei Punkte das Gesicht andeuten, schafft sich die kindliche Phantasie das Fehlende hinzu (s. Abb. 66–70, S. 438 f.). Die Puppe lacht, weint, ist böse oder müde. Ewig lächelnde oder gar »sprechende« Puppengesichter erzeugen dagegen unwahre Nachbilder, die die Phantasie fixieren.

Was ist also ein geeignetes Spielzeug? Im ersten Jahr z.B. eine Puppe in einfachster Machart: ein kleines Seidentuch, dessen Mitte mit Schafwolle ausgebeult und abgeschnürt den Kopf ergibt, während die geschnürten Tuchzipfel zu Händen werden. Später kann die Puppe aus Holz bestehen, das man stellen und legen kann, wiederum später aus einem weichen Flanelltuch usw. (siehe unter »Arbeitsmaterial« und »Werkbücher« im Literaturverzeichnis). Geeignetes Spielzeug ist jeder Gegenstand, der das Kind zu reger Aktivität aufruft und der selber so wenig darstellt, dass ihn das Kind in seiner Phantasie in immer neuer Weise ausstatten und bestimmen kann. Spielzeug kann ein Finger sein, an dem man beobachtet, wie er sich bewegt und was er alles kann. Ebenso eine Kissenecke, die man umknicken und einstülpen kann. Spielzeug ist eine Dose, die man auf- und zumacht und in die Dinge hineingelegt und wieder herausgenommen werden können. Spielzeug ist auch ein Holzstückchen, mit dem man auf den Tisch klopfen und das Geräusch studieren kann. Später ist es ein Wasserhahn oder ein Flaschendeckel, mit dem Wasser geschöpft und ein See angelegt werden kann; auch ein Kochtopf, der mit einem Löffel beklopft wird, ist interessant, ein bunt gestrickter Ball, mit Schafwolle gefüllt, den man rollt, wirft, schiebt und umwickelt; kleine farbige Läppchen, mit denen alles Mögliche zu- und wieder aufgedeckt werden kann.

Warum ist es so wichtig, dass Vater, Mutter, Onkel und Tanten gute Spielzeuge schenken (Bezugsquelle s. S. 692)? Weil die gängigen für Kinder ausgedachten, perfekten Spielsachen der kindlichen Phantasie keinen Spielraum lassen. Material, Farbe und Form verstoßen zudem meist gegen den Wirklichkeitssinn und das ästhetische Empfinden. Auch faszinieren die raffinierten Bewegungsmöglichkeiten und Leuchteffekte technischer Spielsachen und machen das Kind zum Beobachter, anstatt es selbst in Tätigkeit zu versetzen. Es geht beim Spiel darum, dem Kind die Möglichkeit zu geben, sich körperlich durch Eigenaktivität und freie schöpferische Phantasietätigkeit gesund zu entwickeln. In seiner Schrift *Die Erziehung des Kindes vom Gesichtspunkte der Geisteswissenschaft* führt Steiner Folgendes aus: »*Das Kind lernt eben nicht durch Belehrung, sondern durch Nachahmung. Seine physischen Organe bilden sich ihre Formen durch die Einwirkung der physischen Umgebung. Es bildet sich ein gesundes Sehen aus, wenn man die richtigen Farben und Lichtverhältnisse in des Kindes Umgebung bringt, und es bilden sich im Gehirn und Blutumlauf die physischen Anlagen für einen gesunden moralischen Sinn, wenn das Kind Moralisches in seiner Umgebung sieht. Wenn vor dem siebten Jahre das Kind nur törichte Handlungen in seiner Umgebung sieht, so nimmt das Gehirn solche Formen an, die es im späteren Leben auch nur zu Torheiten geeignet machen. Könnten die Menschen hineinschauen in das sich in seinen Formen aufbauende Gehirn, sie würden sicher ihren Kindern nur solche Spielzeuge geben, welche geeignet sind, die Bildungstätigkeit des Gehirns lebendig anzuregen. Alle Spielzeuge, welche nur aus toten, mathematischen Formen bestehen, wirken verödend und tötend auf die Bildungskräfte des Kindes, dagegen wirkt in der richtigen Art alles, was die Vorstellung des Lebendigen erregt.«*[58]

Der Zusammenhang zwischen sinnvoller körperlicher Aktivität und Geschicklichkeit und der Ausbildung der Gehirnstrukturen ist schon lange bekannt. Sprachstörungen und Legasthenie behandelt man am besten durch Geschicklichkeits-, Gleichgewichts- und Orientierungsübungen sowie insgesamt durch die Schulung der Sinnestätigkeiten mit geeigneten Materialien.

Entwicklungsfördernde Gesichtspunkte dieser Art stehen oft im Gegensatz zu wirtschaftlichen Erwägungen und dem Aufspüren neuer Absatzmärkte im Umfeld des Kindes. Wenn hier Familien von sich aus zu der Einsicht kommen, was Kinder stärkt, kann Phantasielosigkeit, mangelnder seelisch-geistiger Frische und innerer Leere vorgebeugt werden. Manche Eltern fragen heute schon, ob nicht die derzeit so um sich greifende Drogenabhängigkeit eine wesentliche Ursache darin hat, dass man von klein auf zur Abhängigkeit von interessanten Apparaten und »Unterhaltern« erzogen wurde und der befriedigenden Eigentätigkeit und Beschäftigung mit der Umwelt kaum Raum gegeben war (Anregungen zur Unterstützung der Eigenaktivität finden sich z.B. in den *Arbeitsmaterialien aus den Waldorfkindergärten,* siehe Literaturverzeichnis, S. 719 f.).

Sinneserfahrung – Selbsterleben – Selbstbewusstsein

Sinnesentwicklung und Leiberfahrung heißt das grundlegende Buch von Karl König, das er aus seiner therapeutischen Erfahrung als Arzt in der Heilpädagogik schon in der Mitte des vorigen Jahrhunderts geschrieben hat.[59] Es hängt weitgehend von dem Gebrauch der Sinne ab, zu welcher Art von Selbsterleben im Leib das Kind von allem Anfang seiner körperlichen Entwicklung an angeregt wird.

Gegenwärtig wird der Sinnespflege wachsende Aufmerksamkeit geschenkt, da inzwischen allgemein bekannt ist, in welch hohem Maß nicht nur Selbsterfahrung und Selbstbewusstsein, sondern vor allem auch bestimmte Intelligenzleistungen auf einer gut aufeinander abgestimmten Sinnestätigkeit beruhen (vgl. die Kapitel über Legasthenie, S. 552 ff., über das Fernsehen, S. 611 ff. und über Bewegungsentwicklung, S. 372 ff.). Darauf basieren auch neue Therapieverfahren wie beispielsweise die sensomotorische Integrationstherapie, durch die versucht wird, Mangel in Entwicklung und Pflege der Sinnesfunktionen durch intensives Training auszugleichen. Zu diesen Gesichtspunkten über die Bedeutung der Sinnespflege – insbesondere in der frühen Kindheit – tritt jedoch noch ein weiterer hinzu, den wir insbesondere den Forschungen Steiners verdanken: Es bilden sich nicht nur die Sinnesorgane mehr oder weniger gut aus, je nachdem, wie das Kind lernt, sie anhand der ihm gegebenen Vorbilder und Anregungen zu gebrauchen, *sondern es reagiert der Organismus als ganzer auf alles, was geschieht. Wenn ein Kind sieht, hört, schmeckt oder riecht – so tut es dies mit seinem ganzen Leib.* Beispielsweise hüpft das ganze Kind vor Freude, wenn es etwas Schönes entdeckt oder bekommt. Nicht nur die Sinnesorgane, der Körper insgesamt reagiert in der Kindheit sensitiv wie ein großes Sinnesorgan. Der Körper, in seinem Entwicklungs- und Wachstumsprozess, empfängt die wesentlichen stimulierenden Anregungen über die Sinne und reagiert darauf spezifisch und ganzheitlich. Damit kommt der Pflege dieses Bereiches im wahrsten Sinne des Wortes konstituierende Bedeutung zu – nicht nur für die seelische und geistige, sondern vor allem auch für die körperliche Entwicklung. Selbsterfahrung und Selbstbewusstsein bilden sich insbesondere aufgrund der frühkindlichen Sinneserlebnisse aus, gestützt auf die damit verbundenen Körperfunktionen. Daher möchten wir hier einige wesentliche Gesichtspunkte zur Sinnespflege und den durch sie vermittelten Erfahrungen zusammenstellen. Wir legen dabei die umfassende Sinneslehre Rudolf Steiners zugrunde, der zu den bereits bekannten Sinnen noch den Lebenssinn, den Wortsinn, den Gedankensinn und den Ich-Sinn erforscht und beschrieben hat (s. Abb. 81–99, S. 642 ff.).[60]

Was wir als Selbstbewusstsein erleben, baut sich einerseits aus den integrierten Sinneserfahrungen auf. Andererseits stützt es sich auf die Denktätigkeit, die die Sinneserfahrungen ordnet und deutet: An Licht-

und Farbeindrücken erleben wir unser eigenes Wesen als lichthaft und begabt mit den Erlebnisqualitäten der Farben. Wer kennt nicht die Vielfalt seelischer Stimmungen, die wir gerne auch durch Vergleiche mit Farben ausdrücken. An der äußeren Wärme und Kälte erleben wir unsere eigene Wesenskälte oder ausstrahlende Wärme. Wir schmecken und riechen nicht nur, sondern finden auch etwas »geschmackvoll« oder sind angewidert, wenn wir »jemanden nicht riechen« können. Interessant ist dabei, dass die leiborientierten Sinne Tastsinn, Lebenssinn, Bewegungssinn, Gleichgewichtssinn weckend auf unsere tiefsten Wesenserfahrungen wirken und uns die Selbsterfahrung, die Eigenschaften des Existenzvertrauens (durch den Tastsinn), der Toleranz und Harmoniefähigkeit (durch den Lebenssinn), das Freiheitsgefühl (durch den Bewegungssinn) und die Fähigkeit der Ruhe als ein inneres Gleichgewichtserleben (durch den Gleichgewichtssinn) bewusst machen.

Im Folgenden haben wir tabellarisch die zwölf Sinnestätigkeiten und Formen der Selbsterfahrung und die wichtigsten Fördermöglichkeiten bzw. schädigenden Einflüsse zusammengestellt. Ein gesundes Selbstbewusstsein strahlt aus von den zwölf Qualitäten, die durch die genannten Sinne vermittelt werden.

Der Tastsinn	
vermittelt	– Selbsterleben an der Körpergrenze durch Berührung – Geborgenheit durch Körperkontakt – Existenzvertrauen
Organ	– Tastkörperchen und freie Nervenendigungen
Hinweise zur Pflege, insbesondere im Säuglings- und Kleinkindalter	– Wechsel zwischen Alleinsein und Geborgenheit, zärtlicher Körperkontakt und ruhiges sich selbst Überlassen-Sein; Loslassen-Können ist genauso wichtig wie auf den Arm nehmen. Spielräume schaffen, wo das Kind tasten, untersuchen, entdecken kann – Sinneserfahrung: vielfältige schöne Materialien ertasten
Schädigende Einflüsse	– Äußere Versorgung ohne wirkliches inneres Annehmen des Kindes – Zu viel Geborgenheit oder zu viel Alleingelassensein – Berühren als Übergriff ohne Respekt vor der leiblich-seelischen Integrität des Kindes – Künstliche, glatte, starre Tasterlebnisse

Der Lebenssinn	
vermittelt	– Behaglichkeit, Harmonie-Erleben – Empfinden, dass die Vorgänge zusammenstimmen
Organ	– Vegetatives Nervensystem
Hinweise zur Pflege	– Rhythmischer Tagesablauf – Zuversichtliche Lebensstimmung – Erleben von richtigem Maß und richtigem Zeitpunkt, d.h. von Ordnungen, die zusammenstimmen – Freudige Stimmung beim Essen

Schädigende Einflüsse	– Streit, Gewalt, Ängstigung – Hetze, Schreck, Wechselhaftigkeit – Unzufriedenheit, Unsicherheit – Maßlosigkeit – Nervosität – Beziehungslosigkeit der Handlungsabläufe zueinander

Der Eigenbewegungssinn

vermittelt	– Wahrnehmung der eigenen Bewegung – Freiheitserlebnis und Gefühl der Selbstbeherrschung infolge der Beherrschung des Bewegungsspiels
Organ	– Die Muskelspindeln
Hinweise zur Pflege	– Kinder selber tätig werden lassen – Das Kinderzimmer so einrichten, dass alles angefasst werden kann und freies Spiel möglich ist – Sinnvolle Bewegungsabläufe
Schädigende Einflüsse	– Kinder auf Schritt und Tritt mit bestimmten Regeln oder Verboten verfolgen – Fehlende Anregung zum Tätigwerden durch Passivität oder Abwesenheit von Vorbildern – Bewegungsstau vor dem Bildschirm – Umgang mit automatischem Spielzeug, das die Kinder zu Zuschauern macht oder ihren realen Bewegungen nur eine virtuelle Konsequenz folgen lässt (z.B. Wii-Spiele)

Der Gleichgewichtssinn	
vermittelt	– Erleben von Gleichgewicht, Ausgleich, Ruhepunkte, Selbstvertrauen
Organ	– Bogengangsystem in der Nähe des Innenohres
Hinweise zur Pflege	– Bewegungsspiele, Wippen, Stelzenlaufen, Balancieren, Springen, Laufen etc. – Ruhe und Sicherheit im Umgang mit dem Kind – Streben nach innerem Gleichgewicht seitens des Erwachsenen
Schädigende Einflüsse	– Bewegungsarmut – Innere Unruhe – Depression, Resignation – Lebensüberdruss – Ruhelosigkeit – Innere Zerrissenheit

Der Geruchssinn	
vermittelt	– Verbundenheit mit dem Duftstoff
Organ	– Riechschleimhaut in der Nasenwurzel
Hinweise zur Pflege	– Differenzierte Geruchserlebnisse aufsuchen an Pflanzen, Nahrungsmitteln, in Stadt und Land
Schädigende Einflüsse	– Schlecht belüftete Räume – Geruchsbelästigungen, Reizstoffe – Ekel erregende Eindrücke und Verhaltensweisen

Der Geschmackssinn	
vermittelt	– Süß, sauer, salzig, bitter – Zusammen mit dem Geruchssinn differenzierte Geschmackskompositionen
Organ	– Geschmacksknospen in der Zungenschleimhaut
Hinweise zur Pflege	– Eigengeschmack der Nahrungsmittel durch Art der Zubereitung hervortreten lassen – »Geschmackvolle« Beurteilung von Menschen und Dingen – Ästhetische Gestaltung der Umgebung
Schädigende Einflüsse	– Geschmacksverstärker, künstliche Aromen, »Ketchup-Missbrauch« – Geschmacklose Bemerkungen – Taktlosigkeit – Unästhetische Umgebung

Der Sehsinn	
vermittelt	– Licht- und Farberleben
Organ	– Augen
Hinweise zur Pflege	– Aufmerksam machen auf die feinen Farbunterschiede in der Natur durch das Vorbild des eigenen Interesses daran – Harmonische Farbzusammenstellung bei der Bekleidung und Wohnungseinrichtung – Schöne und gute Beleuchtung
Schädigende Einflüsse	– Fixierung durch destruktive oder »dumme« Bilder – Grelle Farben – Fernseh-Abusus – Düstere Stimmung – Interesselosigkeit – Farblos-triste Umgebung

Der Wärmesinn	
vermittelt	– Wärme- und Kälte-Erleben
Organ	– Wärme- und Kälte-Rezeptoren
Hinweise zur Pflege	– Pflege des Wärmeorganismus durch altersentsprechende Bekleidung – Verbreiten seelischer und geistiger Wärme
Schädigende Einflüsse	– Übertriebene Abhärtungsmaßnahmen – Überheizte Räume – Unzureichende Bekleidung – Kalte, unpersönliche Atmosphäre – Übertriebene oder unechte »Herzlichkeit«

Der Hörsinn	
vermittelt	– Tonerlebnisse – Erschließen des seelischen Innenraumes
Organ	– Ohren
Hinweise zur Pflege	– Singen – Klassische Musik hören, spielen, insbesondere Bach, Haydn, Mozart (live – wenn irgend möglich) – Beim Erzählen und Vorlesen von Geschichten die Geschwindigkeit des Sprechens der Aufnahmefähigkeit der Kinder anpassen – Warten, damit innere Bilder, Tongedächtnis und Wortklänge entstehen können
Schädigende Einflüsse	– Akustische Überforderung insbesondere durch Medien (zu laut, zu schnell, zu lang, nicht persönlich-menschlich) – Oberflächliches Daherreden – Unmenschlicher Tonfall

Der Wortsinn

vermittelt	– Gestalt- und Physiognomie-Erleben (Gestaltsinn) bis hin zum Erfassen der Lautgestaltung eines Wortes
Organ	– Bildet sich infolge der Wahrnehmung von Bewegungsabläufen und Sprachwahrnehmungs-Prozessen als Sinn für Wahrnehmung von Ganzheiten
Hinweise zur Pflege	– Warmer, herzlicher Tonfall – Äußeres Verhalten in Gesten und Körpersprache – Inneres Erleben in Übereinstimmung bringen mit den Äußerungen, da sonst unwahre Eindrücke entstehen – Sinn für individuellen Ausdruck haben – Lebendige, bildhafte, ausdrucksstarke Sprache
Schädigende Einflüsse	– Abweisende Gesten – Kühles, neutrales Verhalten, bei dem das Kind nie recht weiß, ob die Eltern nun fröhlich, traurig, zugewandt oder in Wirklichkeit abwesend sind – Doppelbödiges Reden, bei dem Inneres und Äußeres nicht zur Deckung kommen – Leere, abstrakte Begriffe

Der Gedankensinn

vermittelt	– Unmittelbares Sinnerfassen eines Gedankenzusammenhangs
Organ	– Bildet sich infolge der komplexen Wahrnehmung der Lebensvorgänge, der »Stimmigkeiten« und »Unstimmigkeiten« in der Umgebung
Hinweise zur Pflege	– Pflege der Wahrhaftigkeit und Stimmigkeit – Bezug der Dinge und Vorgänge zueinander – Erleben von Sinnzusammenhängen in der Umgebung – Sprechen in ganzen Sätzen
Schädigende Einflüsse	– Sinnlose Handlungen – Verworrenes, unkoordiniertes Denken – Stimmungsabhängiges Verdrehen von Sinnzusammenhängen

Der Ich-Sinn

vermittelt	– Wesenserfahrung, unmittelbares Erleben und Erkennen des anderen Menschen als Ich
Organ	– Bildet sich infolge der Tast- und Berührungswahrnehmung an der eigenen Körpergrenze als Organ zur Gesamtwahrnehmung der Kraftgestalt des anderen
Hinweise zur Pflege	– Frühes Ertasten und Erleben der liebevollen Bezugsperson – Liebe der Erwachsenen untereinander und zum Kind – Begegnungs- und Besuchskultur – Den anderen wirklich wahrnehmen (das »Du« Martin Bubers[61]) – Achtung der Individualität und individuellen Entwicklung

Schädigende Einflüsse	– Desinteresse, Nichtachtung, in Abwesenheit schlecht über andere reden – Medienkonsum und Umgang mit virtuellen Realitäten, bei denen keine reale Wesenserfahrung gemacht werden kann – Materialistische Vorstellungen vom Menschen

Wenn hier anhand der zwölf sinnlichen Erfahrungsbereiche das Erwachen eines gesunden Selbstbewusstseins geschildert wird, so ist damit nicht gesagt, dass dieses Selbstbewusstsein aus der Sinnestätigkeit *hervorgeht,* sondern dass es durch diese *bewusst wird*. Es gibt ein aus der mittelalterlichen Mystik bekanntes Wort: »Wär' ich ein König und wüsste es nicht, so wär' ich kein König.« Dementsprechend können wir fragen: Wäre ich ein von Gott geschaffenes gutwilliges Menschenwesen und wüsste es nicht ... Was wäre ich dann? D.h. ich wäre es – ohne davon zu wissen, sodass es für mich keine Bedeutung hätte. Das geistige Wesen des Menschen – sein Ich – ist ewiger Natur, »weiß« aber nur so viel von sich, als es sich seiner selbst durch das Leben im individuellen, sinnesbegabten Körper auf der Erde bewusst geworden ist.

Weil nun dieses geistige Wesen des Menschen, sein »Ich bin ich«, hell *ist* und warm, sympathie- und antipathiefähig, begabt mit innerer Ruhe, Freiheitsfähigkeit, Harmonie und Vertrauen, kann es durch die Sinneserfahrungen an der Welt »zu sich« kommen und sich im Leib in seiner Einmaligkeit und Geschlossenheit erleben. Denkend können wir das sinnlich Erlebte nicht nur voll bewusst machen, sondern auch »verewigen«. Denn alles, womit wir uns geistig-gedanklich identifizieren, macht den bewussten Teil unseres ewigen Wesens aus. Diese Erfahrung, den Grad des im und durch den Leib errungenen Selbstbewusstseins, kann der Mensch daher auch im Sterben als wesentliche Erdenerfahrung mit in die geistige Welt nehmen. Damit ist auch an den »Sinn« der Verkörperung bzw. des Lebens auf der Erde gerührt: nicht im geistigen Dasein nur aufzugehen, sondern das auf der Erde erarbeitete Bewusstsein von sich selbst beim Eintritt in die geistige Welt zu bewahren und dadurch immer mehr zu wissen, wer man eigentlich ist.

Empfohlene Literatur

Ayres, Anna J.: *Bausteine der kindlichen Entwicklung.* Berlin [4]2002.

Brand, Ingelid/Breitenbach, Erwin/Maisel, Vera: *Integrationsstörungen. Diagnose und Therapie im Erstunterricht.* Würzburg [6]1997.

König, Karl: *Sinnesentwicklung und Leiberfahrung.* Stuttgart [4]1995.

Schuh, Ursula: *Die Sinne trügen nicht. Goethes Kritik der Wahrnehmung als Antwort auf virtuelle Welten.* Stuttgart 2000.

Steiner, Rudolf: *Zur Sinneslehre.* Ausgewählt und hrsg. von Christoph Lindenberg. Themen aus dem Gesamtwerk Bd. 3. Stuttgart [5]2004.

Steiner, Rudolf: »Die Erziehung des Kindes vom Gesichtspunkte der Geisteswissenschaft«, in: *Lucifer – Gnosis* (GA 34). Dornach [2]1987; Einzelausgabe Dornach 1992.

Ernährung im Säuglings- und Kindesalter

Ernährungsfragen durchziehen das ganze Kindesalter, haben aber ihre Hauptkonzentration im Säuglingsalter. Insbesondere das Stillen kann in seiner Bedeutung für die Gesundheit und für die Beziehung zwischen Mutter und Kind nicht hoch genug geschätzt werden. Für den Übergang zu einer kindgerechten Familienkost gibt es heute auch ganz neue Möglichkeiten. Diesen Themen sind die beiden ersten Teile des Kapitels gewidmet. Ein dritter Teil ist für Mütter gedacht, die aus welchen Gründen auch immer nicht stillen wollen oder können. Wenn sie anstelle industriell vorgefertigter pulverisierter Nahrung bewährte altersgerechte Rezepte für die Zubereitung von Flaschennahrung verwenden möchten, finden sie hier alle notwendigen Hinweise und Erklärungen, worauf zu achten ist. Anschließend besprechen wir die einzelnen Nahrungsmittel und ihre Bedeutung für die kindliche Ernährung (s. auch die Tabellen S. 444 ff.).

Ernährung ist nicht nur Energie- und Vitalitätszufuhr. Von der jeweiligen Einstellung zum Essen und zu den Entstehungsbedingungen der Nahrungsmittel hängt nicht nur für die Gesundheit der Menschen, sondern auch der Natur viel ab. Wir thematisieren daher auch Gedanken über den Verdauungsvorgang selbst, die Industrialisierung der Nahrung, den Einsatz von Gentechnik in der Landwirtschaft und über das Verhältnis von Ernährung und Bewusstsein.

Stillen

Noch zu Beginn der siebziger Jahre des 20. Jahrhunderts war Stillen in Deutschland so ungewöhnlich geworden, dass z.B. das Institut für Kinderernährung in Dortmund sich an die im neu eröffneten Gemeinschaftskrankenhaus Herdecke entbindenden und stillenden Mütter wandte, um für seine Ernährungsstudien über »künstliche Ernährung« Kontrollkinder zu bekommen, die »natürlich« ernährt, d.h. gestillt wurden. Inzwischen hat sich viel verändert. Eine neue Stillkultur ist entstanden mit umfassenden Beratungsmöglichkeiten durch Hebammen oder Stillberaterinnen. Diese verfügen über einen reichen Erfahrungsschatz und Literatur über alle Detailfragen. Dennoch wird auch heute insgesamt immer noch zu wenig gestillt, besonders in der sozial schwach gestellten Bevölkerung vieler Länder. In Deutschland haben Verbände der Hebammen und Stillberaterinnen (s. S. 329) 1997 erreicht, dass dem Mutterpass Stillempfehlungen als Merkblatt beigefügt werden.

Warum ist das Stillen so gut?

- Stillen schafft eine innige Beziehung zwischen Mutter und Kind und lässt auf natürlichste Weise erleben, dass wir Menschen einander brauchen und füreinander da sind.
- Muttermilch ist immer verfügbar, hygienisch einwandfrei und hat die richtige Temperatur.
- Muttermilch ist nach dem aktuellen Bedürfnis des Kindes zusammengesetzt.
- Stillen ist einfach, zeitsparend und billig.
- Stillen fördert die Rückbildung der Gebärmutter.
- Gestillte Kinder haben weniger Infekte und überstehen sie leichter.
- Gestillte Kinder sind gegen gefährliche Verdauungsstörungen mit Darmentzündungen weitgehend und gegen Sepsis und Hirnhautentzündungen bedingt geschützt.
- Ausschließliches Stillen in den ersten sechs Monaten kann das Kind vor Allergien schützen.[62]

Praktische Fragen

Wie lernt man das Stillen? Vom Kind! Abgesehen von den Handgriffen und Stillpositionen, die die Hebamme oder eine Stillberaterin zeigen (s. S. 329). Auch stillerfahrene Mütter können oft gut beraten. Wenn es Probleme beim Stillen geben sollte, ist die praktische Beratung vor Ort, z.B. durch die erfahrene Hebamme, die wichtigste Hilfe.

Stillzeiten

In den ersten Tagen werden Mutter und Kind möglichst nicht getrennt. Das Kind wird am besten schon im Kreißsaal angelegt, es darf trinken, so oft es sich meldet, auch in der Nacht. Auf diese Weise erhält es die wertvollen Tropfen der Vormilch, und die Milchbildung kommt am besten in Gang.

Die Mutter kann sich von kompetenter Seite helfen lassen und lernen, sich zu entspannen und zwischendurch genügend zu schlafen. Dabei sind Stillpausen von zwei Stunden sinnvoll. Legt man von Anfang an nur alle vier Stunden an und aus Angst vor Schrunden jeweils nur an einer Seite, so kommt die Milchbildung unter Umständen nicht genügend in Gang. Das Kind hat seinen Platz in diesen Tagen eigentlich an der Brust, wo es warm ist und die vertrauten Herzschläge der Mutter zu hören sind. Das gilt ganz besonders für Frühgeborene. Es geht ihnen dort sichtbar besser, als wenn sie allein liegen müssen. Inzwischen ist auch bekannt, dass die mütterliche und kindliche Herzfrequenz sich dabei aufeinander abstimmen und synchronisieren.

Mit zunehmender Trinkmenge macht das Kind von sich aus größere Pausen.

Jetzt erst kann man allmählich von Mahlzeiten sprechen. Da ist es wichtig, dass die Mutter das Verhalten des Kindes richtig zu deuten lernt. Nicht jedes Räkeln oder jede Missbefindlichkeit ist ein Zeichen für Hunger. Wird es dabei jedes Mal angelegt, wird daraus oft eine Gewohnheit, die verhindert, dass sich der gesunde Rhythmus für die Mahlzeiten einstellt. Deshalb ist es sinnvoll, von der erwähnten Mindestpause von zwei Stunden auszugehen und gemeinsam mit dem Kind einen Rhythmus von drei bis vier Stunden anzusteuern. Etwa ab der siebten Woche ist dann auch eine längere Nachtpause bis zu etwa acht Stunden möglich.

Dauer der Stillmahlzeit

Solange Kind und Mutter wollen. Beim kräftig trinkenden Kind bemisst sich die Dauer der Stillmahlzeit nach einigen Wochen auf etwa sieben bis zehn Minuten pro Brust, d.h. insgesamt fünfzehn bis zwanzig Minuten. Wenigstens eine Seite sollte ganz ausgetrunken, die andere mindestens entlastet sein.

Noch nicht genug Milch?

Bei frühem Stillbeginn und einer Entlastung im Haushalt treten Probleme des Milchmangels kaum mehr auf. Die Mutter achtet darauf, dass sie ausreichend trinkt, sich gut ernährt, Ruhe hat und Oberkörper und Arme bis über die Ellenbogen gut warm hält. Bevor man mit Zufüttern von Tee oder Nahrung beginnt, ist es besser, die Hebamme oder Stillberaterin hinzuzuziehen. Bei fehlendem Erfolg s. S. 332 ff.

Falsch sind kuhmilchhaltige Zubereitungen in den ersten Lebenstagen, wenn voll gestillt werden soll. Denn dadurch wird das Kind, wenn es die Anlage zu Allergien hat, möglicherweise gegen Kuhmilch sensibilisiert. Bekommt es dann nach längerer Pause, in der es nur Muttermilch erhielt, zum zweiten Mal kuhmilchhaltige Nahrung, so kann es zu starken allergischen Symptomen kommen.

Vitamin K-Vorsorge

Auf diese Vorsorge wird die entbindende Mutter von der Hebamme oder dem entbindenden Arzt aufmerksam gemacht. Wir behandelten diese Frage auf S. 260 f.

Zunehmendes Gelbwerden

Die Mehrzahl der Neugeborenen wird einige Tage bis Wochen etwas gelb, insbesondere die gestillten Kinder, was in der Regel harmlos ist. Bei starker Gelbsucht s. S. 116 f.

Mangelndes Gedeihen?

Der erfahrene Blick einer Hebamme oder Kinderkrankenschwester ersetzt eigentlich die Waage. Wenn aber der Verdacht auf eine mangelnde Gewichtszunahme besteht, sollte wenigstens einmal vor dem Stillen exakt nackt gewogen werden – auf einer aus der Apotheke geliehenen oder von der Hebamme mitgebrachten Säuglingswaage. Denn erst die zweite Wägung nach einigen Tagen zeigt dann, ob das Kind genügend zunimmt. Es ist im Interesse des Kindes, wenn nicht erst nach vielen Wochen der Kinderarzt in die Ursachensuche einer Gedeihstörung einbezogen wird. Muss einmal die Tagestrinkmenge bestimmt werden, so wird das Kind in gewickeltem Zustand über einen Zeitraum von 24 Stunden vor und nach jedem Anlegen gewogen, z.B. von der ersten Morgenmahlzeit bis zur letzten Nachtmahlzeit. Die Differenzen der einzelnen Wägungen zusammengezählt ergeben die Tagestrinkmenge. Die Angabe: »Ich habe nach dem Stillen immer noch Milch in der Brust« sagt allein noch nicht aus, dass das Kind genügend getrunken hat.

Wie viele Monate stillen?
Öffentlich empfohlen werden vier bis sechs Monate für das volle Stillen. Schön ist, wenn noch drei bis sechs Monate weiter gestillt werden kann. Es gibt Hinweise, dass das Einführen neuer Nahrungsmittel während noch gestillt wird ihre Verträglichkeit erhöht. Die meisten Kinder stillen sich im zweiten Halbjahr selber langsam ab. Bei gutem Körperkontakt in den ersten Lebensmonaten sind Abstillprobleme selten.

Schadstoffe in der Muttermilch?
Sie stammen sowohl aus der Nahrung, die die Mutter im Laufe ihres Lebens gegessen hat (sie wurden in ihrem Körperfett gespeichert), als auch aus dem, was sie aktuell zu sich nimmt oder einatmet. Ein Großteil dieser Stoffe geht unvermeidlich schon in das noch ungeborene Kind über. In den letzten zwanzig Jahren haben die in Mitteleuropa in der Muttermilch gemessenen Schadstoffkonzentrationen im Durchschnitt deutlich abgenommen, sodass es deswegen derzeit keine öffentlich empfohlene Stillbeschränkung mehr gibt.

Alles spricht dafür, dass den Heranwachsenden von Kindheit an möglichst schadstoffarme Nahrungsmittel geboten werden, damit später auch die Muttermilch eine optimale Qualität hat.

Gründe gegen das Stillen
sind manchmal ein fortgeschrittener Brustdrüsenabszess, immer eine offene Tuberkulose oder je nach Stadium eine HIV-Infektion der Mutter; hierzu sollte in jedem Fall der HIV-Spezialist befragt werden (s. S. 244, 200 f. und 210 f.).

Bei Infekten oder Verdauungsstörungen
des Kindes oder der Mutter mit und ohne Fieber gilt: immer weiterstil-

len. Die Milch enthält dann rasch die Antikörper der Mutter. Blähungen und Bauchschmerzen sind heutzutage leider auch bei gestillten Kindern nicht selten (s. S. 40 f.).

Wie oft Stuhlgang beim voll gestillten Kind?

Die Windel darf einmal in zehn Tagen oder zehnmal an einem Tag »vergoldet« werden. Das Wohlergehen der Brustkinder ist von der Häufigkeit und Beschaffenheit des Stuhlganges normalerweise unabhängig. Auch darf er gelegentlich grün aussehen, ohne dass dies etwas zu bedeuten hat.

Was darf die Mutter essen und trinken?

Eine normale, möglichst »gesund gewachsene« Kost, die nicht stopft und keine besonders blähenden Nahrungsmittel enthält. Als Getränke kommen in Frage: Kräutertee, natriumarmes Mineralwasser, Kuhmilch, Buttermilch oder milder Naturjoghurt, eventuell eine 7%ige Mandelmusverdünnung. Bei Symptomen zu niedrigen Blutdrucks trinkt man viel und gönnt sich gelegentlich eine Tasse milden Kaffee nach dem Stillen. Selbst bei genügend Muttermilch kann der sogenannte Milchbildungstee, eine Mischung aus Anis, Fenchel und Kümmel – etwa drei Tassen pro Tag – getrunken werden, da er auch bei Blähungen der Mutter hilft und so indirekt dem Kind gut tut. Auch Obst darf die Mutter essen oder Press-Säfte trinken, jedoch anfangs nicht zu viel auf einmal. Scheint das Kind mit vermehrten Blähungen oder Wundsein darauf zu reagieren, probiert man anderes und nach einigen Wochen dasselbe in kleinerer Menge noch einmal.

Nikotin bzw. Rauchen

hemmt schon in der Schwangerschaft das Gedeihen erheblich. Später schädigt es das Kind über die Muttermilch und die Atemluft. Rauchen ist ein Risikofaktor für den plötzlichen Kindstod (s. S. 193).

Alkohol

führt in der Schwangerschaft, in größerer Menge getrunken, zu körperlichen Bildungsstörungen mit geistiger Entwicklungshemmung und fördert in der Stillzeit und danach Abhängigkeiten. Wir empfehlen für Alkohol und Nikotin in der Schwangerschaft und Stillzeit vollständige Enthaltung.

Schrunden der Brustwarze

können durch korrekte Anlegetechnik in verschiedenen Stillpositionen – die von den erfahrenen Hebammen gezeigt werden – meist verhindert werden. Zur Pflege der Brustwarzen lässt man etwas Muttermilch antrocknen. Bewährt hat sich auch Johanniskrautöl. Salben und Brusthütchen sollten besonderen Situationen vorbehalten bleiben.

Milchstau

Bei Milchstau, auch leicht fieberhaftem, behandelt man unter kundiger Beratung, z.B. der Hebamme, mit »heißen« Kompressen (feucht, nicht nass!) oder einer Wärmflasche, die man zwanzig Minuten vor dem Anlegen auf die gestaute Brust legt. Während das Kind trinkt, massiert man die Brust noch zusätzlich aus. Danach bietet man nach Wahl der Mutter weiter Wärme oder eine kühle Quarkpackung an. Bei tiefen Stauungen hat sich im Wasserbad erhitzte Eukalyptuspaste (S. 662 und 698) bewährt, die mittels eines Tupfers auf die Brust gebracht wird.

Brustdrüsenentzündung

Bei Brustdrüsenentzündung, auch wenn sie hochfieberhaft verläuft (Mastitis), kann oft weiter gestillt werden. Hier ist jedoch ärztliche Behandlung notwendig.

Zahnbehandlung der Mutter

mit örtlicher Betäubungsspritze: Einmal oder zweimal nach der Behandlung die Milch abpumpen und verwerfen. Hat man viel Milch, so kann vorher auf Vorrat abgepumpt werden (in eine ausgekochte Flasche, gut gekühlt).

Medikamente der Mutter

Bei jeder medikamentösen Behandlung der Mutter fragt sie den verordnenden Arzt, ob eines der Medikamente in die Muttermilch übergehen kann. Im Zweifelsfall ist ein Anruf beim Institut für Vergiftungserscheinungen und Embryonaltoxikologie in Berlin (s. S. 60) zu empfehlen.

Zu viel Milch?

Jede gesunde Frau, die zu viel Milch hat, sollte versuchen, diese einem bedürftigen Kind zu schenken. Viele Frühgeborene oder kranke Säuglinge haben solcher Hilfe ihr Leben zu verdanken. Heute ist durch die AIDS-Gefahr eine große Unsicherheit entstanden, ob man dies dürfe. Dennoch gibt es einen Weg, um mit diesem neuen Problem fertig zu werden, indem die Empfängereltern die Spenderin kennenlernen und diese sich einem Bluttest auf HIV-Infektion unterzieht.

Wie die Milch im Einzelfall zum bedürftigen Kind kommt, hängt von den lokalen Gegebenheiten ab. In der Regel wird sie von den Eltern zweimal täglich abgeholt werden müssen. Eine gute hygienische Beratung ist unerlässlich, damit die Milch nicht verunreinigt zum Kind gelangt.

Doch nicht genug Milch – zufüttern?

Ist trotz aller Bemühungen von Mutter, Kind und Hebamme oder Stillberaterin nicht genug Muttermilch vorhanden oder ist die Mutter aus anderen Gründen zum Beifüttern gezwungen und lehnt sie eine industrielle Fertig-Säuglingsnahrung ab, so kann sie das Rezept 1 auf S. 338 verwenden. Dabei ist zu hoffen, dass sich unter den Ärzten, Hebammen oder Stillberaterinnen auch solche finden, die Erfahrungen mit natürlichen Ernährungsformen auf Kuhmilchbasis haben und nicht nur industriell hergestellte Pulvernahrung anbieten.

Je weniger eigene Milch zur Verfügung steht, umso mehr nähert sich der Nahrungsaufbau dem des nicht gestillten Kindes. Zu der oft empfohlenen hypoallergenen Pulvernahrung s. S. 333.

Empfohlene Literatur

La Leche Liga International: *Das Handbuch für die stillende Mutter.* Zürich ³2001.

Lothrop, Hannah: *Das Stillbuch.* München ³³2009.

Siebert, Wolfgang u.a. (Hrsg.): *Stillen, einst und heute.* München 1997.

Stillberatungen vermittelt

Arbeitsgemeinschaft freier Stillgruppen, Hotline: 0180-5-STILLEN (7845536), www.afs-stillen.de

La Leche Liga Deutschland e.V., Postfach 650096, 81214 München, Fax (+49) 0571/4049480, www.lalecheliga.de

Beikost des gestillten Kindes

Dank des längeren Stillens gibt es neue Erfahrungen und Ratschläge zum Zeitpunkt und zur Art der Beikost. Dabei gilt als Basis aus ernährungsphysiologischer und allergologischer Sicht:

- das berechtigte Vertrauen in die Muttermilch als alleiniger optimaler Nahrung im ersten Halbjahr,
- die Verzögerung des Einsatzes von Kuhmilch und ihren Produkten mindestens in den ersten vier Monaten,
- Aufbau einer vielseitigen Beikost aus Milch, Gemüse, Obst und Getreide ab dem zweiten Halbjahr.

Gemäß diesen Grundsätzen wird beim voll gestillten Kind auf jegliche Beikost auch in Form von Obst- und Gemüsesäften im ersten Halbjahr verzichtet, auch auf das früher empfohlene teelöffelweise Füttern von Orangen- oder Möhrensaft. Ab dem siebten Monat wird bei gleichbleibendem Stillangebot anschließend an die Brustmahlzeit etwas Gemüse, Obst, Getreide oder getreideähnliche Nahrung langsam steigernd angeboten. Allerdings sollte *pro Woche nur eine Neuigkeit* eingeführt werden. Äpfel können roh gerieben oder gekocht, Birnen und Steinobst gekocht, Beeren pur oder durchgepresst und auch als Zusatz zum Getreidebrei angeboten werden. Sobald eine Obst- oder Gemüsesorte gedünstet vertragen wird, kann man dem Kind ein Stück davon roh in die Hand geben. Dadurch entstehen neue Erfahrungen im Tasten, Beißen, Schmecken und Schlucken, die das Kind in seiner Initiative und Selbstständigkeit beim Essen fördern. Gemüse werden gedünstet und mit einem Teelöffel guten

Speiseöls angereichert. Nitratreiche Sorten (s. S. 354) wird man nicht zu oft und möglichst frisch, aber keinesfalls wieder aufgewärmt anbieten. Für Breie eignen sich in diesem Alter die glutenfreien aus Reis, Buchweizen, Mais oder Hirse, wenn sie mit kochendem Wasser erst überbrüht und abgetropft wurden, sowie ab dem zweiten Lebensjahr Quinoa, das ebenfalls gewaschen, eventuell auch mit kochendem Wasser überbrüht wird, um einen bitteren Geschmack zu beseitigen. Bei glutenhaltigem, d.h. backfähigem Getreide (Weizen, Dinkel, Hafer und Gerste, später auch Roggen) kann es in seltenen Fällen zu einer Unverträglichkeit kommen, der Zöliakie (s. S. 335 f.). Breie können bei gestillten Kindern mit Wasser zubereitet werden, oder wie bei Flaschenkindern als Halbmilch- und auch als Vollmilchbrei (vgl. S. 343), ohne Salz und Zucker. Ihren natürlichen Geschmack variiert man mit Obst- oder Gemüsezusätzen. Etwas Fruchtsaft zum Hirsebrei soll helfen, dessen Eisengehalt besser auszunutzen. In allen Fällen raten wir, die Nahrungsmittel so weit wie möglich aus *biologisch-dynamischem Anbau* zu beziehen (»Demeter-Qualität«, s. S. 347 und Literatur S. 352 f.). Wo das nicht möglich ist, sollte man ökologischen Anbau bevorzugen.

Bei zunehmendem Interesse des Kindes an diesen Nahrungsproben können einzelne davon am Anfang der Mahlzeit angeboten werden und die Brust nur noch als »Nachtisch« oder umgekehrt. Auf diese Weise hat das Kind bis zum Alter von acht Monaten bereits einige neue Nahrungsmittel kennengelernt. Die Mutter weiß, was es gerne isst und gut verträgt, und beginnt bei abnehmender Muttermilchmenge Kuhmilchprodukte anzubieten. Zunächst wird etwas milder Naturjoghurt in den Getreidebrei gemischt, wenn das vertragen wird, auch Vollmilch. Ist die Muttermilch etwa auf die Hälfte zurückgegangen, so müsste ein Kuhmilchangebot von täglich 200 ml ausreichen, um einen Eiweiß- oder Kalziummangel zu verhindern. Neigt sich das Stillen dem Ende zu, so ist ein Kuhmilchangebot von 400 ml pro Tag ausreichend, auch in den folgenden Jahren.

Ganz von selbst hat das Kind inzwischen auch schon manche Brotkante, Karotten und andere Gemüsestückchen und Äpfel mit seinen ersten Schneidezähnen angeknabbert. Bevor jedoch die Milchzähne durchgebrochen sind, sollten Mahlzeiten aus eingeweichten ganzen

Körnern, auch gekocht, nicht angeboten werden. Grützen aus geschroteten oder gemahlenen Körnern eignen sich hingegen gut.

Bei der hier empfohlenen Ernährung aus mehreren Obst-, Gemüse- und Getreidesorten ist ein Vitaminmangel in keiner Weise zu erwarten, auch wenn man zeitenweise industriell zubereitete Karotten und andere Gemüse verwendet. Eine EG-Beikostverordnung fordert seit einigen Jahren von den Kindernahrungsherstellern eine zusätzliche Vitaminierung der Getreide-Beikost für Kinder im Alter von fünf Monaten bis drei Jahren.[63] Zum Beispiel werden alle Getreide für diese Altersgruppe von den Herstellern mit Vitamin B1 angereichert (z.B. Reispulver, Dinkelbrei, Kinderkekse usw.). Diese in den USA und anderen Ländern schon lange üblichen künstlichen Vitaminierungen sind nur bei drohendem Vitaminmangel wegen einseitiger Ernährung angezeigt. Für die mitteleuropäischen Verhältnisse sind sie unsinnig. Sie erschweren nur den Herstellern, die sich auf naturbelassene Produkte eingestellt haben, den Marktzugang. Wer für diese Altersgruppe künstlich vitaminierte Nahrung vermeiden will, kann sie aus unbehandelten Rohstoffen selbst herstellen oder auf nicht speziell für Kleinkinder ausgewiesene Produkte ausweichen.

Bei *allergiegefährdeten Kindern* wird heute im ersten Lebensjahr nach neuesten Erkenntnissen nicht mehr Abstand genommen von Kuhmilch, Ei, Fisch und Nüssen: Wenn Mütter diese Nahrungsmittel schon während der Schwangerschaft essen, dient dies der Allergieprävention. Wichtig ist eine frühe stetige Zufuhr kleinster Mengen – spätestens ab dem 6. Monat (S 3 Leitlinie Allergieprävention. DGE Info 4/2009).

Das empfohlene längere Stillen ist für die *Kieferausformung* gut und beugt auch der Essfaulheit vor, da die Kinder ihre Nahrung nur mit weit größerer Anstrengung erreichen, als wenn sie die Flasche bekämen. Die Mehrzahl der gestillten Kinder lernt so die Flasche gar nicht kennen, sondern übt gleich das Trinken aus der Tasse am Tisch.

Probleme: Argumente wie z.B. »ohne Fleisch gibt es einen Eisenmangel, ohne Kuhmilch einen Eiweißmangel« treffen nach unserer Erfahrung bei den vielseitig ernährten Kindern sehr selten zu. *Ein echter Engpass kann aber im Kalziumangebot entstehen, wenn die Muttermilch zurückgeht und die kalziumreiche Kuhmilch noch gemieden wird.* Problemverstärkend wirkt dann unter Umständen das Phytin im backfähigen Getreide, insbesondere im Hafer, das das Kalzium der Nahrung unlöslich macht, ferner ein Rachitis auslösender lichtarmer Winter (s. S. 255 ff.). Wachsamkeit ist daher immer angezeigt. Den Stillberaterinnen wächst hier eine verantwortungsvolle Aufgabe zu, da es sich um eine Altersgruppe handelt, in der Beratungen seltener in Anspruch genommen werden und viele Familien den Arzt nur im Ernstfall aufsuchen.

Ernährung nicht gestillter Kinder

Jede andere Ernährung als Muttermilch gilt im Säuglingsalter als »künstlich«. Sie ist ein Kompromiss und unter primitiven Lebensverhältnissen (z.B. mangelnde Wasserqualität) gefährlich. Weltweit hat sich industriell hergestellte Pulvermilch eingebürgert, die einfach zu handhaben ist und meist gut vertragen wird, wenngleich es historisch interessant ist, dass die meisten Nahrungsmittelallergien etwa parallel zur Erfindung des Milchpulvers aufgetreten sind.

Ein Blick auf die Zusammensetzung der Pulver-»Milch« zeigt, wie sorgfältig versucht wurde, deren einzelne Bestandteile der Muttermilch anzugleichen (sogenanntes Adaptieren). Dies betrifft auch die Menge der Inhaltsstoffe der zugelassenen Lebensmittel. Dazu müssen gesetzlicherseits alle erdenklichen Spurenelemente, Vitamine und Mineralien in festgelegter Menge zugesetzt werden. Das Problem ist, dass diese vielen Bestandteile nicht in einem inneren Lebenszusammenhang stehen. Für viele Eltern ist dies ein Grund, eine natürlichere Nahrung selbst herzustellen. Diese Intention möchten wir unterstützen, denn auch die heute erhältlichen Bio-Säuglingsnahrungen müssen ebenfalls diesen Vorgaben genügen und die Zusätze zufügen, verwenden jedoch für Milch, Zucker und Öle biologische Ware. Auch dürfen sie keine gentechnisch hergestellten Vitamine verwenden. Die Fertigmilch gibt es als Anfangsnahrung (bis 4. Monat) und als etwas gehaltvollere Folgemilch (ab 5. Monat). Ab dem 5. Monat sollte man frühestens mit Beikost beginnen.

In den letzten Jahren reagierten Forschung und Hersteller auf die vielen Unverträglichkeiten mit teilweiser (hypoallergen) oder vollständiger (semielementar) Aufspaltung der Eiweißbestandteile ihrer Pulvernahrungsprodukte (Proteinhydrolyse). Diese Produkte sind manchmal besser verträglich – aber sehr auf Kosten des Geschmacks! (Alternativen S. 334.)

Bestandteile der selbst zubereiteten Flaschennahrung

Die Basis der hier empfohlenen selbst zubereiteten Flaschennahrungen ist ab der 2. bis 3. Lebenswoche die verdünnte Kuhmilch – ausgenommen bei Kindern in ausgesprochenen Allergiker-Familien. Besser ist es jedoch, die Kuhmilch erst nach einer möglichst sechsmonatigen Stillperiode einzusetzen. Dann *muss* sie wegen ihres hohen Eiweißgehaltes in den ersten neun Monaten verdünnt, der Milchzucker- und Fettgehalt dagegen durch Zusätze erhöht werden. An Mineralen enthält die Kuhmilch fast viermal mehr als Muttermilch, darunter relativ große Mengen an Kalzium und Phosphor. – *Stutenmilch* ist der menschlichen Milch am ähnlichsten (hoher Milchzuckergehalt, wenig Kasein), bedarf aber als alleinige Dauernahrung eines Ölzusatzes von ca. 2,5 g/100 ml. Sie ist nur von einigen spezialisierten Stutenhöfen tiefgekühlt zu erhalten (s. Anmerkung 20 und S. 693). Wegen ihres hohen Preises kommt sie als Hauptnahrung kaum in Frage, wohl aber als Überbrückungshilfe bei Muttermilchmangel, bei Frühgeborenen und bei Ekzematikern.

Milchzusammensetzung

Nahrungs-Substanzen (Mittelwerte)

g / 100 ml	reife Frauenmilch	Kuhmilch	Stutenmilch	Ziegenmilch
Milchzucker	7,0	4,8	6,2	4,2
Fett	4,0	3,7	1,5	3,9
Eiweiß ges.	1,0	3,3	2,2	3,7
Kasein	0,25	2,7	1,2	2,9
Minerale	0,21	0,74	0,36	0,8

Sichtbar wird im Vergleich der Milchen bei der Kuhmilch ein zu hoher Eiweiß- und Mineralgehalt; bei Verdünnung resultiert ein zu niedriger Milchzuckergehalt. Die Stutenmilch ist der Frauenmilch ähnlicher, hat auch einen geringen Mineralgehalt, benötigt aber einen Fettzusatz. Die Ziegenmilch kommt der Kuhmilch nahe.

Immunglobuline (Ig, Mittelwerte)

mg / 100 ml	Blut des Neugeborenen	Vormilch	reife Frauenmilch	Kuhmilch
Ig A	2	620	100	3
Ig G	1030	30	11	60
Ig M	11	38	4	3

Erkennbar ist, dass die Muttermilch diejenigen Immunglobuline enthält, die dem Neugeborenen noch fehlen.

Milchqualität

Wir empfehlen eine Vorzugsmilch oder pasteurisierte Frischmilch mit 3,8 % Fett, wenn möglich Demeter-Qualität oder Bio und nicht homogenisiert. Uperisierte H-Milch oder hocherhitzte Milch sind nicht zu empfehlen. Nicht pasteurisierte Kuhmilch muss möglichst gleich abgekocht und dann gekühlt werden. Besonders im Sommer gibt das den nötigen Schutz vor bakterieller Zersetzung.

Neurodermitisreaktionen auf Kuhmilch

Sie sind nicht mehr so häufig, weil jetzt öfter und länger gestillt wird. Meist handelt es sich nur um vorübergehende Reaktionen. Vor Nahrungsumstellungen sollte eine allergologisch kompetente ärztliche Konsultation stattfinden (s. S. 120 ff., Neurodermitis). Für die wirklich von Kuhmilchunverträglichkeit betroffenen Kinder kommen Ziegen- und Stutenmilch (s. S. 330 ff., Anm. 20 und S. 693) oder schließlich semielementare stark hydrolisierte Spezialnahrung (s. S. 331) in Betracht. Mehrfachallergien müssen mit dem Arzt besprochen werden. Unter Umständen kann dann eine Nahrung mit Stutenmilchmischungen Hilfe bringen.

Das prophylaktische Meiden der Kuhmilch über den 4. Lebensmonat hinaus hat sich nicht als wirkungsvoll zur Allergieprävention erwiesen.

Fettzusätze

Hier hat sich Mandelmus bewährt, da in ihm das Fett schon in einer Emulsion enthalten ist. Beim weißen Mandelmus der Firmen Granovita und Rapunzel handelt es sich um kalifornische Bittermandel-freie Sorten, die hinsichtlich möglicher Schadstoffe geprüft und unbedenklich sind. Rapunzel stellt weißes Mandelmus in Demeter-Qualität her. Mandeln sind keine Nüsse, sondern Rosengewächse.

Getreidezusätze für die Flasche

Die früher üblichen Getreidezusätze für die Flasche werden heute aus Gründen der Verträglichkeit bis Ende des 4. Monats nicht empfohlen. Ab dem 5. Monat kann man aber mit *Reisschleim* als Zusatz zur Flaschennahrung beginnen. Reisschleim ist sehr leicht verdaulich, die Stühle werden etwas fester. Bei Durchfällen ist er ausschließlich zu empfehlen. *Hirseflöckchen* werden wegen ihres Eisengehaltes empfohlen und zum Teil auch schon ab dem 5. Monat eingesetzt. Die übrigen Getreide sollten erst allmählich im 2. Lebenshalbjahr eingesetzt werden. *Hafermehlzusatz* in der Flasche macht etwas dünnere Stühle. *Gersten- und Dinkelmehl* sind gut verträglich. Vom *Weizen* wird meistens Grieß genommen. Wir empfehlen wiederum Produkte aus biologisch-dynamischem Anbau (Demeter, s. S. 347 und Literatur S. 352). Instantprodukte haben zunehmend den selbst zubereiteten flaschenfähigen Getreidebrei verdrängt, was weder geschmacklich noch von der Konsistenz her von Vorteil ist.

Getreideunverträglichkeit (Zöliakie)

Bei einigen Kindern (und manchmal auch erst im Erwachsenenalter) entsteht nach dem Genuss von gluten- bzw. kleberhaltigem Getreide (Weizen, Gerste, Hafer, Dinkel und Roggen) innerhalb einiger Wochen ein Krankheitsbild mit schlechtem Gedeihen bei aufgetriebenem Bauch, massigen Stühlen – mehr als eine große Tasse voll pro Tag –, Blutarmut und Misslaunigkeit. Mit einer längeren Stilldauer und späterem

Getreideeinsatz (6. bis 9. Lebensmonat) tritt dieses Krankheitsbild seltener auf oder verläuft weniger typisch. Dennoch steigt die Häufigkeit aus bisher ungeklärten Gründen insgesamt noch an. Mittels Antikörperbestimmung und Biopsie der Dünndarmschleimhaut kann Zöliakie auch bei untypischem Verlauf erkannt werden. Diese Kinder sind empfindlich gegenüber dem Gluten im Getreide, welches ihnen die Darmschleimhaut zerstört. Deshalb wird vorsorglich in den ersten drei bis sechs Monaten kein glutenhaltiges Getreide empfohlen. Bei reiner Weizen-Kleber-Unverträglichkeit können Dinkel und die anderen glutenhaltigen Getreide gegeben werden. Bei Verdacht auf Getreideunverträglichkeit sollte immer der Kinderarzt gefragt werden, da zum sicheren Erkennen die sorgfältige Diagnostik notwendig ist.

Nahrungsmengen (s. auch nachfolgende Tabellen)
In den ersten zwei Lebenswochen gewöhnt man das Kind mit langsam ansteigenden Mengen an die gewählte Nahrung. Anschließend wird nach Bedarf oder mit Tagesmengen von etwa 1/7 bis 1/6 des jeweiligen Körpergewichtes so lange gefüttert, bis das Kind ein Gewicht von 6 kg erreicht hat. Dann bleibt man etwa bei dieser Tagesmenge meistens bis zum Ende des ersten Lebensjahres stehen, d.h. es gibt zwischen 800 und 1000 g bzw. ml Nahrung pro Tag. Der Kuhmilchanteil beträgt dann maximal 400 (bis 500) ml (s. Tabellen und Rezepte S. 338 ff.). Zusätzliche Getränke sind nicht nötig. Wenn sie gereicht werden, sollte es in der Regel zu den Mahlzeiten sein.

Beikost vor dem 5. Monat
Wie aus unserem graphischen Beispiel ersichtlich ist (s. S. 445), kann man bei selbst zubereiteter oder Fertig-Flaschennahrung früher als bei gestillten Kindern mit Obst- und Gemüsesäften in einer Menge von 1 bis 4 (bis 10) Teelöffeln täglich anfangen und ab dem 5. Monat, langsam steigernd, eine Gemüse- bzw. Obstmahlzeit einführen.

Zur Flaschen- und Saugerpflege
Flaschen und Sauger sollten in den ersten Lebensmonaten täglich einmal ausgekocht werden. Man stellt sie zum Trocknen auf ein sauberes

Küchentuch. Im Übrigen lässt man nach jedem Gebrauch eine gründliche Reinigung mit Flaschenbürste und fließend heißem Wasser folgen. Wenn Spülmittel notwendig ist, muss es durch fließend heißes Wasser entfernt werden. Ebenso ist die Flaschenbürste zu reinigen. Sie sollte danach rasch trocknen können. Den Sauger kann man zwischendurch kurz auskochen. Desinfektionsmittel sind nicht zu empfehlen.

Wissenswertes zur Milch

- *Bakterielle Zersetzung:* Fäulnisbakterien wachsen bei Temperaturen über 5 °C. Damit die Milchflaschen im Kühlschrank nicht zu lange in lauwarmem Zustand stehen, ist die Vorkühlung zubereiteter Nahrung, die im Kühlschrank aufbewahrt werden soll, im Wasserbad wichtig. Die Aufbewahrung geschieht bei Temperaturen knapp über dem Gefrierpunkt. Jedes Einbringen von größeren Mengen ungekühlter Nahrungsmittel kann den Kühlschrank für Stunden über den gewünschten Kältepunkt anwärmen.
- *Pasteurisieren oder Abkochen:* Dabei gehen die meisten Bakterien zugrunde, unter anderem auch die Tuberkulose-Bakterien. Die Milch ist dann zwar nicht mehr so wertvoll, dafür jedoch sicher hinsichtlich infektiöser Durchfälle, besonders im Sommer. Schnelles Anwärmen und Abkühlen ist schonender. Für den Hausgebrauch reicht es aus, wenn die Milch nur auf 75 °C gebracht wird.
- *Uperisieren und Hocherhitzen:* Uperisieren erfolgt durch Erhitzung für 2 bis 3 Sekunden auf 140 °C. Die Milch ist keimfrei und dadurch lange haltbar, jedoch auch unlebendig. Deshalb ist sie nicht zu empfehlen. Beim Hocherhitzen wird die Milch für 10 bis 15 Sekunden auf 125 °C erhitzt. Dadurch werden mehr Bakterien als beim Pasteurisieren – auch die positiven Milchsäurebakterien – weitgehend abgetötet. Diese hocherhitzte Milch hält 3 Wochen im Kühlregal, sie liegt bei den Vitaminverlusten zwischen H-Milch und pasteurisierter Frischmilch.

Milchzubereitungen

Zum Schutz vor Fehlernährung darf laut EG-Richtlinien für Kinder bis zum vollendeten 4. Lebensmonat nur zugelassene Anfangsnahrung (d.h. Fertignahrung) in Verkehr gebracht werden. Die Verwendung der hier aufgeführten Nahrungsmittel für selbst zubereitete Flaschennahrung und die Rezeptzusammensetzung beruhen auf über zwanzigjährigen guten Erfahrungen und entsprechen im Eiweiß-, Fett- und Kohlenhydratgehalt etwa den sonst üblichen Nahrungsrezepturen, allerdings ohne Vitamin- und Mineralzusätze. Wegen des fehlenden Vitamin D ist parallel zu dieser Ernährung eine Rachitis-Vorsorge nach Rücksprache mit dem Arzt durchzuführen. Vitamin C sollte spätestens ab der 6. Lebenswoche in Form von Obstsäften zugesetzt werden (s. S. 342).

Rezept 1

Diese Zubereitung eignet sich für Säuglinge bis zum Alter von etwa drei Monaten.

1/3-Milch mit Mandelmus und Milchzucker

Tagesmenge	600 ml	750 ml	900 ml
1 Teil Kuhmilch	200 ml	250 ml	300 ml
2 Teile Wasser	400 ml	500 ml	600 ml
4 % Mandelmus	24 g**	30 g	36 g
6 % Milchzucker*	36 g**	45 g	54 g
	Auf 6–4 Fl. verteilen	Auf 5–4 Fl. verteilen	Auf 5 Fl. verteilen

Herstellung: Mandelmus mit wenig warmem Wasser anrühren, Restwasser, Milch und Milchzucker hinzufügen und zusammen kurz aufkochen (mindestens 80 °C). Durch ein Sieb auf die Flaschen verteilen. Die für den Vorrat bestimmten Flaschen kommen nach Vorkühlung im Wasserbad verschlossen in den Kühlschrank. Wo dieser nicht vorhanden ist, muss jede Mahlzeit einzeln zubereitet werden. Die Flaschen sollen nicht mehr Nahrung enthalten, als dem Kind zusteht: Das sind, wie schon erwähnt, als gesamte Tagestrinkmenge nicht mehr als 1/7 bis 1/6 des Körpergewichtes.

Mandelmus der Firmen Granovita und Rapunzel sind auf Bittermandeln und Schadstoffe hin geprüft.

* Entspricht dem Gehalt in der Muttermilch und ist nicht durch andere Zucker ersetzbar. Einen Milchzucker aus Molke, der noch Vitamin B2 enthält, gibt es im Reformhaus.

** Einmal mit der Briefwaage abwiegen und ausprobieren, wie viele Teelöffel gewohnter Füllung diese Menge ergeben.

Variation von Rezept 1

1/2-Milch mit Mandelmus und Milchzucker

Ab dem Alter von drei bis vier Monaten kann das Rezept 1 auch als 1/2-Milch gereicht werden, d.h. Milch und Wasser im Verhältnis 1 : 1, dafür das Mandelmus auf 3 % herabgesetzt.

Rezept 2

Wenn das Kind von Rezept 1 nicht mehr genügend satt wird und mengenmäßig schon genug bekommt, empfiehlt sich ein Getreidezusatz. Nach den heutigen Empfehlungen beginnt man damit nicht mehr vor Vollendung des vierten Monats, obwohl Reispulver so gut wie immer vertragen wird.

1/2-Milch mit Mandelmus, Milchzucker und Getreidepulver*

Tagesmenge	600 ml	800 ml
1 Teil Kuhmilch	300 ml	400 ml
1 Teil Wasser	300 ml**	400 ml
2 % Getreidepulver	12 g***	16 g
3 % Mandelmus	18 g***	24 g
4 % Milchzucker	24 g***	32 g
	Auf 4–3 Flaschen verteilen	Auf 5–4 Flaschen verteilen

Herstellung: Der Wasseranteil wird mit Reispulver (z.B. Holle) kurz aufgekocht – oder nach Packungsanweisung. Dann werden Milch, Mandelmus und Milchzucker wie auf S. 338 beschrieben dazugegeben und noch einmal kurz auf 80 °C gebracht.

* oder Instantpulver (ohne Milchpulver)

** Am Ende des Kochvorgangs müsste bei genauer Beachtung der Konzentrationen der verkochte Wasseranteil ersetzt werden (ca. 10 %).

*** Siehe Anmerkung ** von Rezept 1.

Mit fünf bis sechs Monaten gehen wir auf eine 2/3-Milch über (Rezept 3), bei mangelndem Gedeihen oder ungenügender Sättigung eventuell schon etwas früher.

Diese 2/3-Milch wird bis zum Ende des ersten Lebensjahres verwendet und dann erst durch Vollmilch ersetzt. Bei dieser können dann Getreidepulver und Zucker ganz weggelassen werden. Spätestens im zweiten Lebensjahr wird die Flasche durch Milch aus der Tasse und Brotstückchen ersetzt.

Rezept 3

2/3-Milch mit Getreidepulver* und Zucker, eventuell noch Mandelmus

Tagesmenge	750 ml	500 ml	250 ml
2 Teile Kuhmilch	500 ml	330 ml	165 ml
1 Teil Wasser	250 ml**	170 ml	85 ml
2,5 % Getreidepulver	19 g	12 g	6 g
3 % Zucker	22 g	15 g	7,5 g
(1 % Mandelmus)	(8,5 g)	(5 g)	(2,5 g)
	Auf 4–3 Fl. verteilen	Auf 3–2 Fl. verteilen	1 Flasche

Herstellung: entsprechend Rezept 2.

* und ** siehe Anmerkungen von Rezept 2.

Das Getreidepulver kann bis auf 2,5 % gesteigert werden. Bei selbst gemahlenem (und fein gesiebtem) Getreide oder anderen nicht vorbehandelten Zusätzen muss es 3 bis 5 Minuten gekocht und zum Quellen eventuell noch stehen gelassen werden. Das Mandelmus kann auch entfallen. Der Zucker kann als Vollrohrzucker (s. S. 357) oder bei älteren Säuglingen als Malzextrakt oder Honig (ab dem 1. Lebensjahr) dazugegeben werden.

Das Eiweißangebot liegt in der linken und mittleren Spalte des Rezeptes 3 im empfohlenen Bereich von 2,5 bis 4,5 g/100 kcal (EG VO). Die rechte Spalte zeigt die Mengen für eine Flasche, die gerne morgens noch gereicht wird.

Treten einmal unter der Nahrung nach Rezept 3 Beschwerden auf, so sind folgende Änderungen möglich:

Bei *Verstopfung* kann ein Teil der Zuckermenge durch Milchzucker oder Malzextrakt ersetzt werden. Auch etwas Orangensaft kann hilfreich sein. Wahrscheinlich am besten ist aber der Ersatz eines Anteils der Kuhmilch durch einen milden Joghurt aus pasteurisierter oder selbst erhitzter Milch.

Bei *zu dünnen Stühlen* wird der Milchzucker von 3 % Demeter- oder Bio-Rohrohrzucker bzw. Vollrohrzucker ersetzt und der Mandelmusanteil *vorübergehend* reduziert.

Bei *Spucken und Blähungen* handelt es sich nicht immer um eine Unverträglichkeit der Nahrungsbestandteile, sondern oft auch um andere Faktoren (s. S. 40 ff. und 103 ff.). Bei *Blähungen* infolge zu starker Gärung des Milchzuckers kann dieser durch Rohrohrzucker oder Vollrohrzucker mit 3–5 % ersetzt werden. Bei Verdacht auf *Unverträglichkeit des Mandelmuses* kann stattdessen Raps- oder Sonnenblumenöl in gleicher Teelöffelanzahl verwendet werden (gründlich einrühren bzw. gut schütteln, unmittelbar vor dem Verfüttern!). Bei *Kuhmilch- oder Getreideunverträglichkeit* siehe S. 121, 334 f. Im Allgemeinen sollte ein erfahrener Arzt bei Änderungen beraten.

Zufüttern von Gemüse, Obst und Brei

Bei den sehr seltenen nicht gestillten Säuglingen, denen die Flaschennahrung selbst zubereitet wird, muss an eine Vitaminzufuhr gedacht werden: Man gibt etwa von der sechsten Lebenswoche an täglich teelöffelweise Obst- und Gemüsesaft. Im Allgemeinen werden gegeben: 1 bis 3 Teelöffel reiner schwarzer Johannisbeersaft oder andere Beerensäfte und 1 bis 4 Teelöffel Karottensaft (roh gerieben, eventuell mit einer Prise Zucker zum Entsaften gebracht und durchs Sieb gedrückt). Diese Gewohnheit behält man mindestens bis zum Einführen der Gemüse- bzw. Obstmahlzeit bei.

Wichtig ist es, Karotten aus biologisch-dynamischem Anbau (s. S. 347) oder in Bio-Qualität zu verwenden. Auch Beerensäfte und andere ungesüßte Muttersäfte gibt es im heutigen Bio-Saftangebot (z.B. bei Voelkel). Von gesüßten Elixieren raten wir ab. Reagiert das Kind auf Fruchtsäfte mit Wundsein, so hört man einige Tage auf und beginnt mit kleineren Mengen von neuem. Beim voll gestillten Kind verschieben sich diese Zeitangaben in das zweite Halbjahr (s. Tabelle 1, S. 444).

Bereitung der Gemüsemahlzeit

Das Gemüse wird weich gekocht und passiert, ab dem 8./9. Monat gedünstet und zerdrückt, zunächst Karotten (wenn sie keine Allergie verursachen, ansonsten Kürbis oder Pastinake), später einmal pro Woche auch Zucchini, junge Kohlrabi, Blumenkohl, Brokkoli, Süßkartoffeln (Bataten), Fenchel oder Spinat. Die zwei Letzteren gelten als Nitratspeicherpflanzen und sollen nicht zu häufig und nicht aufgewärmt angeboten werden.

Karotten, Kürbis und Pastinaken müssen und können anfangs lange gekocht werden, ohne Schaden zu nehmen. Bald empfiehlt sich aber für die entsprechenden Gemüse nur noch kurzes Dünsten. Das Flaschenkind erhält sie löffelweise vor der Milchmahlzeit, eventuell mit etwas Flaschennahrung gemischt oder auch in der Flasche. Das gestillte Kind bekommt die ersten Gemüseangebote nach dem Stillen. Reif zum Gefüttertwerden mit dem Löffel ist das Kind erst im zweiten Halbjahr. Manchmal muss etwas Banane, Apfel, Agavendicksaft oder Zucker vorübergehend helfen, den neuen Geschmack zu tolerieren. Langsam wird auf eine halbe bis volle Gemüsemahlzeit ohne Salz (aber mit etwas Butter, Raps- oder Sonnenblumenöl) gesteigert. Alle Kinder dürfen im zweiten Halbjahr bei vorhandenen Zähnen auch an geeigneten rohen Stückchen der ihnen bekannten Gemüsesorten nagen. Fleisch und andere Zusätze empfehlen wir nicht (vgl. S. 358 ff.). Demeter-Produkte sind zu bevorzugen. Die Verwendung von Gläschen stellt oft einen Kompromiss dar, am ehesten zu empfehlen sind Kürbis, Karotten oder andere Einfachgemüse im Gläschen aus biologisch-dynamischem Anbau.

Die Bereitung der Obstmahlzeit

Ein bis zwei Scheiben Zwieback (wegen Weizen erst ab dem 6. Lebensmonat), möglichst Demeter-Qualität, werden in abgekochtem Wasser oder mildem Joghurt eingeweicht und ein auf einer Glasreibe geriebener Apfel (gewaschen, geschält und entkernt) daruntergemischt. Neben Äpfeln kommen je nach Jahreszeit Himbeeren, schwarze Johannisbeeren (Letztere durch ein Sieb gedrückt), Pfirsiche, weiche Birnen, weiche Aprikosen, Bananen und auch Fruchtsäfte in Frage (alles möglichst in Demeter-Qualität). Man fängt immer mit kleinen Mengen an und steigert langsam auf eine volle Mahlzeit. Auch hier empfiehlt sich im zweiten Halbjahr für alle Kinder das Nagen an geeigneten Obststückchen.

Milchbrei-Zubereitung

Der Milchbrei kann bei Flaschenkindern etwa mit fünf Monaten die Abendflasche ablösen. Bei gestillten Kindern kann er nach dem Abstillen die Flasche überhaupt ersetzen. Man verwendet die gleichen Milchverdünnungen, die man auch in der Flasche genommen hätte, und kocht im Wasseranteil bis zum 6. Lebensmonat Hirse- oder Reisbrei, später auch Brei aus Dinkel, Grieß, Hafer, Gerste oder andere Getreidezubereitungen (keine Kleie!), dazu etwas frisches Obst. Die in den Breien verwendeten Milchmengen müssen natürlich in die Berechnung des Tagesverbrauches mit einbezogen werden. Manche Eltern fügen der Breimahlzeit schon im 5. Monat etwas Apfelkompott oder geriebenen Apfel zu.

Zusätzliche Getränke im Säuglingsalter?

Wollte ein Erwachsener im Verhältnis zur übrigen Nahrung genauso viel Flüssigkeit zu sich nehmen wie ein halbjähriger Säugling pro Tag, so müsste er zehn Liter mit der Nahrung aufnehmen. Der Säugling erhält also in seiner normalen Kost schon erheblich mehr Flüssigkeit als ältere Menschen. Die immer wieder zu vernehmenden Ratschläge, dass man Kindern und besonders Säuglingen viel zu trinken geben müsse, weil diese einen »hohen Bedarf« hätten, schießen meist über das Ziel hinaus. Sie verleiten zu ungünstigen Trinkgewohnheiten und verursachen besonders bei süßen Getränken frühzeitigen Zahnverfall und in der Folge Zahnstellungsschäden. Zusätzliche Flüssigkeit ist allenfalls bei heißem und trockenem Wetter oder Fieber angezeigt und natürlich bei Durchfall und Erbrechen (vgl. auch S. 103 ff. und 347 ff.).

Übergang zum 2. Lebensjahr

Zum Ende des 1. Lebensjahres vollzieht sich langsam der Übergang von der Säuglingsnahrung auf die Kleinkindkost. Diese besteht anfangs noch aus den gewohnten Nahrungsmitteln, die aber nun auf dem Hochstühlchen am Tisch mit den Erwachsenen zusammen eingenommen werden. Sehr bald bemerkt man, wie die Kinder nicht mehr nur aus Hunger, sondern auch aus Nachahmung essen. Dann schiebt man ihnen schon einmal ein Brotstückchen zu oder einen Brotkanten zum Einspeicheln. Irgendwann wollen sie dann auch einen eigenen Löffel haben, und so vollzieht sich langsam über manche Schmiererei und Pantscherei der Übergang zum selbstständigen Essen. Dabei sollte der Übergang zur Vielfalt der Erwachsenenkost nicht zu rasch vollzogen werden.

Empfohlene Literatur

Kühne, Petra: *Säuglingsernährung*. Bad Vilbel [10]2010.

Qualitätsfragen

Mit Qualität ist stets das *Wie* einer Sache charakterisiert, ihre ganz spezifische Eigenart im Naturzusammenhang. Es ist nicht die Nährstoffanalyse gemeint, die besagt, *wie viel* Eiweiß, Fett, Kohlenhydrate, Vitamine und Spurenelemente z.B. im Weizenmehl sind, sondern vielmehr, wie die Besonderheiten und Unterschiede ihres Vorkommens in der Kartoffel, im Reis und in den Hülsenfrüchten zu sehen sind. Auch steht die Frage nach dem Wie von Anbau, Lagerung und Zubereitung im Vordergrund, also die Entstehungsprozesse, eine Art Biografie. Die unterschiedliche Qualität von Stärke im Getreidekorn und in der Kartoffel beispielsweise ergibt sich schon aus deren unterschiedlichen Lebens- und Wachstumsbedingungen sowie der Gesamtheit aller sich daran anschließenden Verarbeitungsprozesse. Die Gesamtqualität der Ernährung ist das wechselnde Zusammenspiel der einzelnen Qualitäten verschiedener Nahrungsmittel untereinander und der Reaktion des Menschen darauf. So ist es sinnvoll, Nahrungsmittel verschiedener Pflanzenbestandteile zu kombinieren, d.h. die Organe Wurzel, Stängel, Blatt, Blüte und Frucht. In jedem dieser Pflanzenteile findet während des Wachstums und der Entwicklung eine andere Wechselwirkung der Pflanze mit den Kräften ihrer Umgebung statt. Erde, Wasser, Luft, Licht und Wärme wirken in Wurzel, Blatt und Blüte unterschiedlich zusammen. Ob Stärke in der Wurzel, im Blatt oder in der Frucht abgelagert wird, ist qualitativ ein großer Unterschied, auch wenn die quantitative Analyse dies nicht erfassen kann. Dem menschlichen Organismus werden unterschiedliche Kraftwirkungen angeboten, je nachdem, ob eine Substanz in Wärme, Luft und Licht oder z.B. unter der Erde im Wurzelbereich gebildet wurde. Denn die Kraft, die wir einsetzen müssen, um die besondere Eigenart eines Nahrungsmittels zu »vernichten« und es zu verdauen, steht uns, indem wir sie aufbringen, zugleich auch zur Verfügung. Je abwechslungsreicher eine Kost ist, desto differenzierter sind die Kräfte, die bei der Verdauung aufgebracht werden müssen. Sie regen dann in entsprechender Weise alle Funktionen des Organismus an: Muskelkraft ebenso wie Vorstellungsvermögen, Phantasie, Instinkte und Triebe mit den sich daran anschließenden Sympathien und Antipathien. In welcher Art diese unterschiedlichen Anregungen zu denken sind, geht aus einer menschenkundlichen Betrachtung Steiners hervor, bei der er Mensch und Pflanze miteinander vergleicht und die polare Entsprechung ihrer Organsysteme beschreibt.

Dabei entsprechen die Nerven-Sinnes-Prozesse der Aktivität einer Pflanzenwurzel, die die Stoffe und Salze des Bodens wahrnimmt und aufsaugt. Die Stoffwechselfunktionen und das Fortpflanzungsgeschehen dagegen haben ihre Entsprechung in der Region von Blüten- und Fruchtbildung. Die vermittelnden rhythmischen Funktionen (Kreislauf und Atmung) korrespondieren hingegen mit den atmungsaktiven Blattorganen der Pflanze. Dieser Zusammenhang macht verständlich, warum z.B. der Genuss von Wurzelgemüse oder Säften und Tee aus Wurzeln vorzugsweise die Tätigkeit des Nerven-Sinnes-Systems unterstützt. Wer dagegen mehr die Stoffwechselfunktionen anregen möchte, greift schon von alters her zu Blütentees, Äpfeln und anderen Früchten.

Es sollte daher jede Einseitigkeit in der Ernährung vermieden werden, damit dies nicht auf Dauer zu Defiziten und funktionellen Schwächen in den mit zu wenig Anregung versorgten Organsystemen führt.

Eine andere Qualitätsfrage ist die nach den Bedingungen, unter denen eine Pflanze oder ein Tier gedeiht. Ein Schwein z.B., das artgemäß leben darf und nicht medikamentös stimuliert und künstlich bewegungsarm aufgezogen wird, gibt dem Kotelett oder der Wurst andere Kräfte mit als eines, das einseitig gemästet wurde, ohne Berücksichtigung der anderen Lebensbedürfnisse dieses Tieres. Ähnlich ist es bei den Pflanzen. Durch Stickstoffdüngung getriebene Radieschen oder Spinat haben einen hohen Wassergehalt, schmecken dementsprechend etwas fader als ihre ökologisch angebauten Genossen, zeichnen sich durch schlechtere Haltbarkeit, höheren Nitratgehalt (Spinat) und atypische Wachstumstendenzen aus (dies lässt sich besonders gut an den Radieschen sehen, die einen anderen Wurzeltyp zeigen als die nicht gedüngt gewachsenen). Außerdem hat sich gezeigt, dass gedüngte Pflanzen verspätet zum Blühen und zur Fruchtbildung kommen, wenn nicht außer dem Stickstoffdünger auch noch Kalium und Phosphor in Salzform in den Boden gegeben werden.

Aus diesem Grund empfehlen wir pflanzliche und tierische Produkte, die einem Anbau entstammen, der die *Gesundheit von Boden, Pflanze und Tier* unterstützt. Eine Anbauweise, die den Boden immer mehr an Mineralien verarmen lässt, jedes Jahr mehr anorganischen Dünger für die Bodenbearbeitung braucht und außerdem durch einseitige Fruchtfolgen zusätzlichen Raubbau treibt, trägt nichts Zukunftsweisendes in sich. Ebenso wenig eine Aufzucht von Pflanze und Tier, bei der quantitative Gesichtspunkte im Vordergrund stehen und alles darauf abzielt, eine materielle Gewinnmaximierung zu erreichen. Eine derartige Einstellung der Natur gegenüber muss auf die Dauer für alle Beteiligten schädlich sein. Die *biologisch-dynamische Wirtschaftsweise* verfolgt am konsequentesten das Ziel einer Gesunderhaltung von Boden, Pflanze, Tier und Mensch durch das Einbeziehen der Lebenszusammenhänge. Ihre zum Teil ganz neuartigen biologischen Düngemethoden, ihre Erfahrungen mit optimaler Fruchtfolge, Schädlingsbekämpfung, Pflanzenzucht und Tierhaltung sind in der auf S. 352 f. angeführten Literatur beschrieben. Das Zukunftsweisende dieser landwirtschaftlichen Methode liegt darin, dass sie auch bei armen Böden angewendet werden kann und bei solchen, die jahrelangem Raubbau ausgesetzt waren. Sie bewirkt bei diesen Böden nach einigen Jahren eine zunehmende Regeneration und eine Neubesiedelung mit hilfreichen Bodenbakterien und Kleintieren. Auch möchten wir in diesem Zusammenhang auf Saatzuchtexperimente hinweisen, die eine heilsame Alternative zum gentechnisch manipulierten Saatgut darstellen (vgl. S. 364 ff.).

Einzelne Nahrungsmittel ab dem Kleinkindalter

Geeignete Tees

Im Säuglings- und Kleinkindalter und auch später bei Magen-Darm-Verstimmungen sind Fenchel- und Kamillentee allgemein üblich. *Fencheltee* wird durch Zermörsern der Samen ergiebiger. Er wird nur kurz aufgegossen und bei schwach gelber Farbe durchgesiebt. *Kamillentee* sollte nicht aus Beuteln, sondern aus selbst getrockneten oder gekauften Blüten bereitet werden. Weniger bekannt, aber auch sehr gut verträglich sind *Apfelschalen-* und *Hagebuttentee.* Letzterer wird aus den von Härchen befreiten Hagebuttenkernen hergestellt (im Schwäbischen auch »Kernlestee« genannt). Man kocht die Hagebuttenkerne etwa zehn Minuten oder lässt sie über Nacht einweichen und kocht dann noch drei bis fünf Minuten. Die Hagebutten-Beuteltees enthalten zusätzlich Hibiskus-, d.h. Malvenanteil und geben einen roten säuerlichen Tee. Der reine Kernlestee hingegen ist ein angenehm mildes, erfrischendes Getränk.

Gerne wird von Kindern auch *Pfefferminz-* oder *Melissentee* getrunken (bei Erkrankungen mit Erbrechen ist der Erstere jedoch nicht geeignet). *Lindenblütentee* hat einen etwas süßlichen Geschmack, der nicht von allen geliebt wird. Mit einigen Tropfen Zitrone und Honig (ab dem 11. Monat, zuvor Agavendicksaft) wird er jedoch von fast jedem Kind gern genommen. Er eignet sich besonders gut als Schwitztee und kann bei Erkältungen und beim Fieberanstieg gute Dienste tun. Ein guter Hustensaftersatz ist ein Tee aus je einem Drittel *Lindenblüten, Spitzwegerich* und *Salbei* mit Honig und Zitrone versetzt. Viele Kräuterbücher enthalten weitere brauchbare Vorschläge.

Vom Kindergartenalter an kann man im warmen Sommer morgens eine große Kanne ungesüßten Tees hinstellen, den man vielleicht mit etwas Obstsaft geschmacklich aufbessert. Von diesem Tee dürfen die Kinder dann trinken, wenn sie durstig sind, und man läuft nicht Gefahr, dass sie dadurch den Appetit zum Essen verlieren. Auch reines Wasser ist geeignet. Dagegen sollten Getränke aus dem Kühlschrank und alle Limonaden verschwinden. In den übrigen Jahreszeiten ist es besser, das Trinken auf die Mahlzeiten zu beschränken. Eine vor vierzig Jahren sich ausbreitende Trinkpropaganda, gern unterstützt von Getränkeherstellern, stützte sich auf das Argument »Kinder brauchen mehr Flüssigkeit« und die Erziehungstendenz »Lass sie doch gewähren«. Unzählige bleibend zerstörte Gebisse waren die Folge. Nachdem der Zucker aus den Getränken entfernt war, blieb immer noch die Störung des Ernährungsrhythmus, und diese bereitet unter vielen anderen Reiz- und Abstumpf-Einflüssen ein leises Abhängigkeitsverhältnis vor, das dann später über Limonaden hinaus noch andere Anregungsquellen sucht. Kinder, die von früh an ihre Trink- und Essbedürfnisse in gewohnten Abständen zusammen mit Erwachsenen befriedigen dürfen, sind beim Essen interessierter und wenden sich zwischen den Mahlzeiten mit ungestörter Intensität anderen Dingen zu.

Da alle Lebensfunktionen des Organismus rhythmisch veranlagt sind, werden sie durch eine Rhythmisierung des Alltags in ihren Reifungs- und Entwicklungsvorgängen positiv unterstützt (s. auch S. 512 f.).

Milch

Kuhmilch ist eines der wichtigsten Nahrungsmittel unserer Kultur geworden. Stutenmilch ist zwar der menschlichen Milch ähnlicher, jedoch nur von Spezialhöfen zu bekommen und sehr teuer.[64]

Neben der Kuhmilch hat noch *Ziegenmilch* eine Bedeutung für Allergiker-Familien. Geeignet ist sie nur, wenn gute Fütterung und Auslaufmöglichkeiten vorhanden sind. Die Verarbeitung entspricht der von Kuhmilch einschließlich Erhitzung. Bei längerem ausschließlichem Gebrauch kann es zu einer Blutarmut kommen (Folsäuremangel).

Was die *Milchmenge für Säuglinge* betrifft, so sollte man diese bis auf etwa 400 ml Vollmilch pro Tag in den vorgeschriebenen Verdünnungen steigern, vorübergehend höchstens auf 500 ml. Bei der Ausweitung der Ernährung auf andere Milchprodukte wie Quark, Joghurt, Kefir und später Käse gibt es keine Mindestmenge mehr. Zu viel Milch verdirbt den Appetit und fördert Infekte.

Nicht ganz selten kann etwa vom 2. bis 3. Lebensjahr an eine Verdauungsstörung bei Kuhmilchnahrung auftreten, die auf einem erworbenen Mangel an milchzuckerabbauendem Enzym (Lactasemangel) beruht. Menschen mit Abneigung gegen Kuhmilch, aber Verträglichkeit von Joghurt mangelt es oft an diesem Enzym. Eine Abklärung beim Kinderarzt ist zu empfehlen.

Gelegentlich sind sogenannte *Kalkseifenstühle* (pastige, graue Stühle) Ausdruck einer zu milcheiweißreichen Ernährung (z.B. bei viel Quark).

Unsere Vorstellung von Milch orientiert sich überwiegend an der weißen Kuhmilchflasche. Dies verdeckt die Tatsache, dass Milch in der Natur eigentlich unsichtbar bleibt. Was wir am Saugen der Kälber und am

Stillen des Säuglings wahrnehmen, ist intensive Tätigkeit, Begegnung, Befriedigung und Gedeihen. Steiner nennt dieses Geben und Nehmen eine »leibliche Erziehung«, denn der sich entwickelnde kindliche Organismus lernt im Verdauen der warmen lebendigen Muttermilch, mit den menschlichen Wachstums- und Bildekräften umzugehen. Diese Anregung der Lebenstätigkeit des Säuglings, die die Leibbildung für das ganze Leben veranlagt, ist durch kein anderes Nahrungsmittel der Welt zu ersetzen. Wenn möglich sollte sie keinem Kind vorenthalten werden. Eine Tiermilch enthält diese positiven Eigenschaften der Muttermilch immer nur teilweise. Am besten ist die Kuh mit ihrem ruhigen Wesen und intensiver Stoffwechseltätigkeit als Lieferant geeignet.

Kuhmilch für den Menschen bedarf einer gekonnten und liebevollen Zubereitung und Ergänzung durch andere Nahrungsmittel, ist aber ein weitaus passenderes Angebot als einerseits größere Mengen Soja und Getreide, andererseits frühe Fleisch- und Eigaben (zu den sogenannten hypoallergenen Nahrungsmitteln aus hydrolysierten Kuhmilchbestandteilen sowie Stutenmilch s. S. 333 f.). Quark wird aufgrund des hohen Eiweißgehalts erst ab dem 10. bis 12. Monat empfohlen.

Fette

Im Säuglings- und Kleinkindalter haben Öle eine besondere Bedeutung als Zusatz zu Gemüsemahlzeiten – zum besseren Aufschließen der fettlöslichen Vitamine und zum Sättigen. Unter den Ölen sind die kalt gepressten Bioöle zu bevorzugen. In Frage kommen hier vor allem Sonnenblumen-, Oliven- Raps- und Keimöl. Raffinierte Öle sind durch die Verarbeitung oftmals in wichtigen Inhaltsstoffen wie den fettlöslichen Vitaminen gemindert. Diese Verarbeitung ist für Bioöle nicht zulässig.

Das hauptsächlich im Kindesalter verwendete Streichfett ist die Butter. In seltenen Fällen nur muss man aus gesundheitlicher Rücksicht auf bestimmte Diätmargarinen übergehen. Von Hartfetten wie Palmkern- oder Kokosfett ist abzuraten, weil sie keine stoffwechselaktiven ungesättigten Fettsäuren enthalten. Diese Fette finden sich aber in vielen Süßigkeiten, die man auch aus diesem Grund wo immer möglich vermeiden sollte.

Getreide

Die ersten Getreide sind in der altpersischen Kultur um 5000 v. Chr. durch Auslese von Gräsern gezüchtet worden. Sie bilden seither zusammen mit dem Reis im Fernen Osten und dem Mais in Amerika die Grundlage für den Ackerbau und die sich darauf stützende Kulturentwicklung. Qualitativ zeichnen sich die Getreidearten dadurch aus, dass sie besonders stark der direkten Sonneneinwirkung ausgesetzt sind. Wird das Korn zu Brot verarbeitet, werden beim Backen auch die Elemente Wasser, Luft und Wärme mitbeteiligt. Dabei ist der Backvorgang auch eine Art Vorverdauungsprozess, der hilft, das Getreide aufzuschließen und gut verdaulich zu machen. Brot genießt in allen Kulturen, die es einführten, eine große Wertschätzung. Naturprozess und menschliche Arbeit ergänzen sich in besonderer Weise, was im christlichen Kulturkreis in der sakramentalen Weihe des Brotes gipfelt.

Zwar war der *Getreideverbrauch* in den letzten 200 Jahren stark rückläufig (durch Zunahme des Fett- und Eiweiß- und Kartoffelverbrauches), seit den letzten 40 Jahren hat sich dies jedoch geändert. Zuerst wurde das Selberbacken von Brot mit anderen Getreidearten neben Roggen und Weizen sowie mit neuen Triebmitteln wie z.B. dem Honig-Salz-Ferment wiederentdeckt. Heute kann man solche Brote nicht nur in den Bio-Bäckereien sondern sogar in Supermärkten kaufen. Die verschiedensten Getreidegerichte von Hirse über Couscous oder Dinkelgerichte sind in den Speiseplan integriert, führend dabei waren Udo Renzenbrink und seine Mitarbeiter. Vollkorn wird heute von führenden Ernährungsorganisationen empfohlen. Mit der Beliebtheit der Mittelmeerküche fanden die Teigwaren eine große Verbreitung und verdrängen inzwischen immer mehr die Kartoffel.

Vollkornbrot muss dabei kein grobes Brot sein, für Kinder wird ein Brot aus fein gemahlenen Vollkornmehl empfohlen, das im Backverfahren aufgeschlossen wird und so leicht verdaulich ist.

Grobes Brot dagegen ist mehr ein Diätmittel für Erwachsene, die an chronischer Verstopfung leiden.

Das Getreide sollte bei der Nahrungsauswahl Grundnahrungsmittel sein, da es als Samen den Organismus vielseitig anregt, denn im Samen sind alle Impulse enthalten, um der Pflanze wieder ein Wachstum von Wurzel, Blatt und Blüte (vgl. S. 345 f.) zu ermöglichen, sodass das harmonische Zusammenwirken der Körperfunktionen unterstützt wird. Ein bis zwei Monate nach der Kostumstellung auf vollwertige Getreidegerichte und Brot wird man eine Zunahme gedanklicher Frische und Beweglichkeit sowie eine größere Wachheit beobachten können.

Empfohlene Literatur

Koepf, Herbert H.: *Was ist biologisch-dynamischer Landbau?* Dornach [4]1985.

Koepf, Herbert H.: *Biologisch-dynamische Forschung. Methoden und Ergebnisse.* Stuttgart 1997.

Pokorny, Ada: *Backen von Brot und Gebäck aus allen sieben Getreidearten mit dem Spezial-Backferment.* Arbeitskreis für Ernährungsforschung, Bad Liebenzell [6]2010.

Die Kartoffel

Schon vor 2000 Jahren wurde die Kartoffel im Hochland der Anden angebaut und verbreitete sich seit dem 18. Jahrhundert in Europa.

Qualitativ gesehen ist von Bedeutung, dass sie zu den Nachtschattengewächsen gehört. Die meisten dieser in Mitteleuropa heimischen Gewächse sind Giftpflanzen. Auch die Kartoffel selbst enthält etwas vom Gift Solanin, dessen Konzentration durch Bakterienbefall, Belichtung oder Vergrünung zunimmt, sodass es früher zu Vergiftungen gekommen ist. Alle Nachtschattengewächse zeichnen sich durch große Vitalität aus, was u.a. an der Erntemenge abzulesen ist. Auch deshalb hat sich die Kartoffel in Zeiten der Nahrungsknappheit durchgesetzt.

Vergleicht man die Kartoffel mit Getreide, zeigen sich viele Gegensätze. Während Kartoffeln als Sprossknollen unter der Erde wachsen, reifen Getreidekörner an Licht und Luft. Unter qualitativen Gesichtspunkten ist dies nicht gleichgültig. Wurzeln und andere Nahrung unter der Erdoberfläche entsprechen dem Nerven- und Sinnes-System, während Früchte mehr das Stoffwechsel-System und Samen harmonisch alle Organsysteme anregen. Als Sprossknolle (keine Wurzel!) verlegt die Kartoffelpflanze das Sprossprinzip der Pflanze unter die Erde, weswegen sie weder das Nervensystem noch das rhythmische System spezifisch anregen kann. Im Zusammenhang mit der Tendenz zur Giftbildung hebt sie sich deshalb sehr deutlich ab als Ausnahme unter den Knollen, die in der Erde wachsen. Steiner bemerkte hierzu, dass durch überwiegenden Kartoffelgenuss die hirnorganische Grundlage für das aktiv-meditative Denken geschwächt werde zugunsten eines mehr rational-reflektierenden. Damit werde ein auf das Materialistische reduziertes Vorstellungsleben gefördert. So gesehen ist es nicht verwunderlich, dass unsere gegenwärtige materialistisch-rationale Denkweise auch zusammenfällt mit der Verbreitung der Kartoffel als einem Hauptnahrungsmittel.

Welche Konsequenzen kann man daraus ziehen? Man kann versuchen, Schritt für Schritt den Kartoffelgenuss zugunsten von Getreide, Wurzeln und Gemüse einzuschränken. Die Kartoffeln selbst kann man abwechslungsreicher zu schmackhaften Salaten, Klößen, Puffer oder selbst gemachten Frites verarbeiten, damit sie durch Wärme und Zubereitung positiv verändert werden. Beim Kauf von Kartoffeln sollte auf Demeter- oder Bio-Qualität geachtet werden, damit die Vorteile dieses Nahrungsmittels (Eiweiß- und Vitamin C-Gehalt) zum Tragen kommen und nicht zusätzliche Nachteile entstehen. In der Schwangerschaft und im ersten Lebensjahr, wenn das Großhirn die entscheidenden Schritte seiner Ausreifung noch vor sich hat, raten wir von regelmäßigem Kartoffelgenuss ganz ab. Ebenso bei Nerven- und krebsartigen Erkrankungen.[65]

Gemüse und Salate

Jeder weiß und sagt es den Kindern, dass Gemüse und Salate gesund sind, aber sie lehnen manche Gemüsesorten wegen des herben Geschmacks und manche Früchte wegen der Säure ab. Ihr Wert liegt nicht nur in den Inhaltsstoffen allein, sondern in der Verbindung mit den verschiedensten Kräften der lebendigen Natur. (Und erst in Zeiten einseitiger Ernährung, wie bei bestimmten Diäten oder in Notlagen, bekommen ihre Spurenelemente und Vitamine eine wesentliche Bedeutung.)

Karottenmus war für Flaschenkinder vom 4. Monat an – ausreichend lange gekocht – die erste Gemüsenahrung und gut verträglich. Der rohe Saft wird für sie schon früher, meist ab der 6. Woche empfohlen. Lediglich bei Neurodermitis-Kindern treten neben anderen Unverträglichkeiten und Allergien auch solche auf die sonst so verträgliche Karotte auf. Allerdings gibt es große Qualitätsunterschiede in der Art des Anbaus und der Sorte. Wir empfehlen daher immer Demeter- oder zumindest Bio-Anbau und wenn möglich auch sogenannte samenfeste Sorten, die aus einem ganzheitlichen Ansatz heraus gezüchtet wurden. Säuglingen mit Neurodermitis, die nicht gestillt werden, gibt man Karotten vorsichtshalber versuchsweise erst im zweiten Halbjahr.

Der gelbe Farbstoff der Karotte wird teilweise im Körper abgelagert (s. S. 116) oder zu Vitamin A umgebaut. Das Karottengemüse hat die Eigenschaft, den Stuhlgang gut zu formen. So bietet es einen guten Schutz vor Durchfällen. Rohe geriebene Karotten kommen im Wesentlichen erst im 2. und 3. Lebensjahr und nicht als Durchfalldiät in Frage. Im 2. Halbjahr wird empfohlen, einige Gemüse erst einmal zum Probieren zu geben, noch ohne die Forderung, eine volle Gemüsemahlzeit zu essen. Das entspricht ihrem Entdeckungsdrang und fördert ihr Kauinteresse. Allerdings sollte man die Kinder dabei wegen der Gefahr des Verschluckens von Stückchen nicht unbeaufsichtigt lassen.

Zu unterscheiden sind nitratarme Gemüse, wie z.B. Blumenkohl, Kohlrabi, Zucchini, Auberginen, Kürbis, und nitratreiche, wie z.B. Spinat, Fenchel, rote Bete und Blattsalat. Die Letzteren sollten nicht zu oft gegeben werden und keinesfalls wieder aufgewärmt zubereitet werden. Spinat ist entgegen früheren Vermutungen nicht besonders eisenreich und bindet durch seine Oxalsäure außerdem das Nahrungskalzium unlöslich, weswegen er nicht zusammen mit Milchprodukten gegeben werden sollte.

Fast alle Gemüse lassen sich auch als rohe Salate interessant und schmackhaft zubereiten, z.B. auch einmal mit Joghurt, süßsauer mit Zitrone, Rosinen oder – für ältere Kinder – mit Mandarinenstückchen. Die Salate haben – abhängig von der Anbauweise – auch die Vorteile geringeren Mengenbedarfs, besseren Geschmacks und intensiverer Kauleistung.

Obst

Die meisten Kinder essen gern Obst. Wenn es nicht geliebt wird, so versteckt man es geraspelt oder als frisch gepressten Saft im Quark oder Müsli. Es muss gar nicht viel sein, was das Kind zu sich nimmt. Ein halber Apfel und etwas Zitronensaft am Tag reichen für Obstverächter aus. Wenn möglich sollten die Kinder Bio-Obst bekommen, sodass sie es mit der Schale essen können. Wenn wir Kinder fragen hören: »Darf ich den Apfel mit der Schale essen, oder ist er gespritzt?« sollten wir aufhorchen. Was für ein Lebensgefühl ist es, wenn Nahrungsmittel als etwas Gefährliches, Vergiftetes angesehen werden müssen und an Firmenetiketten abgelesen wird, ob man Vertrauen in das Produkt haben kann oder nicht. Gut ist es, wenn von den Erwachsenen ein überlegter, vertrauensvoller Umgang mit den Nahrungsmitteln vorgelebt wird – und Dankbarkeit dafür, dass wir nicht hungern müssen.

Bananen sind Früchte, die von vielen Kindern gern gegessen werden. Es ist jedoch darauf zu achten, dass nicht zu viel davon gegessen wird. Sie enthalten zwar gute Nährstoffe, aber wenig belebende Kräfte. Sie sättigen vorzüglich, machen aber etwas träge und stopfen ein wenig. Außerdem ist der Nachreifungsvorgang der »grünreif« gepflückten Bananen nicht unproblematisch. Ganz anders Zitrusfrüchte, die von sich aus recht haltbar sind und eine erfrischende und belebende Wirkung haben. Auch hiervon müssen nicht große Mengen genossen werden. Wir empfehlen für die Kinder Bio-Zitrusfrüchte und Beeren und davon einige Schnitze oder Teelöffel am Tag. Ebenso günstig sind reife Pfirsiche, Nektarinen, Aprikosen, Melonen oder Birnen.

Zucker, Honig und andere Süßungsmittel

Zucker ist insofern ein besonderes Nahrungsmittel, als er leicht Kristalleigenschaften annimmt, ohne ein Salz zu sein. Im Vergleich zu den bisher besprochenen Nahrungsmitteln neigt er den unlebendig-mineralischen Substanzen zu. Als Industriezucker ist er unbegrenzt haltbar. Er wird in den grünen Pflanzenteilen gebildet und als Energiereserve in Wurzel, Blatt, Stängel, Blüte oder Frucht als Stärke oder Fruchtzucker gelagert. Auch für den Menschen stellt er eine Energiereserve dar, die dieser verwenden kann, ohne Verdauungsarbeit leisten zu müssen. Zucker regt also nicht die Lebenstätigkeit der Organe an wie die frischen Pflanzenteile, sondern ersetzt dem Körper einen Stoff, den sich dieser bei voller Gesundheit in ausreichendem Maße selbst bilden kann. Ist der Organismus jedoch erkrankt, übermüdet oder erschöpft, so wirkt der Zuckergenuss als Energiespender und Ersatz für eigene Verdauungsarbeit. Das kann man besonders deutlich sehen, wenn ein schlaffes, schwaches Frühgeborenes von 800 g, von dem man noch nicht weiß, ob es überleben kann, im Brutkasten einen Tropfen Zuckerwasser auf die Lippen bekommt. Indem es den Süßgeschmack wahrnimmt, kommt Leben und Bewegung hinein, es scheint bis zu den Zehenspitzen »berührt« zu sein und streckt die Lippen vor, um noch mehr zu bekommen. Der Tropfen wird zum begehrten Wasser des Lebens.

Auch wenn für uns das Schmecken nicht mehr eine solche den Leib ergreifende Tätigkeit ist, kennen wir doch auch das unmittelbare sympathische Berührtsein vom süßen Geschmack. Die Qualitäten sauer, salzig und bitter haben alle eine mehr weckende, aggressive Richtung. Das Süße dagegen tröstet, hüllt ein, beruhigt und unterstützt. Es stärkt auch unser Selbstgefühl unmittelbar, wir fühlen uns im Körper kräftiger und wohler. Diese Wirkung ruft die Neigung zu häufiger Wiederholung der Zuckeraufnahme hervor. Man genießt den momentanen Kraftzuwachs und bemerkt nicht die Verwöhnung, d.h. den später nachfolgenden Kraftzerfall, der durch neuen Zuckergenuss auszugleichen versucht wird.

Zucker-»süchtige« Kinder zeichnen sich durch Umtriebigkeit und einen Mangel an Ausdauer und Konzentration aus. Da wir seit der Einführung des Zuckers seit dem frühen 19. Jahrhundert alle an zunehmender Überzuckerung leiden, haben sich im Zuge dieser Entwicklung auch entsprechende Zivilisationskrankheiten ausgebreitet. Es sind dies insbesondere der kariöse Zahnzerfall (s. S. 252 ff.) und die Zunahme der Zuckerkrankheit, des Diabetes mellitus.

Man kann auch bemerken, dass anhaltende seelische oder intellektuelle Überforderung in Kindheit und Jugend sich häufig in der Vorgeschichte von älteren Diabetikern findet. Auch die Vererbung spielt eine Rolle. Alles, was die leibliche und seelische Tätigkeit schwächt und daran hindert, dass man im eigenen Hause »Herr« ist, fördert die Entgleisung des Zuckerstoffwechsels. Er ist Ausdruck der Ich-Tätigkeit im Blut und kann daher, wie oben beschrieben, dieses Ich bei Erschöpfungsneigung doch noch zu Höchstleistungen aufputschen.

Wird das Ich jedoch durch zu häufigen Zuckergenuss daran gewöhnt, sich seinen Zucker nicht in eigener Verdauungstätigkeit aus Stärke selbst aufzubauen, und treten noch andere schwächende Faktoren aus Umwelt und Vererbung hinzu, so ist nicht nur die Disposition für Diabetes und andere Stoffwechselstörungen gefördert, sondern auch für späteres Suchtverhalten.

Der hieraus zu ziehende Schluss ist ganz sicher nicht, den Zucker aus der Nahrung zu verbannen. Mancher zuckerlos ernährte Säugling, der nicht recht gedeihen wollte und ein blasses Hautkolorit hatte, konnte innerhalb weniger Wochen durch einen dreiprozentigen Zuckerzusatz zur Nahrung in ein frisches rosiges Kind verwandelt werden. Zucker ist eine hochwirksame Substanz, die je nach Temperament und Konstitution des Kindes bewusst eingesetzt werden sollte.

Welcher Zucker ist nun im Kindesalter zu bevorzugen? *Weißer Zucker* ist sparsam zu verwenden. Bei seiner Herstellung wird durch mehrfaches Umkristallisieren erreicht, dass alle Begleitstoffe ausgeschieden werden. Er ist also chemisch rein. Folglich fehlen ihm alle im Zuckerrohr- und Rübensaft noch enthaltenen Mineralien und Vitamine. In Naturprodukten sind in der Regel alle die Stoffe enthalten, die bei seiner Verwertung im Organismus von Mensch und Tier als Begleitstoffe benötigt werden. Auch Zucker im Presssaft von Zuckerrüben oder -rohr sowie im Obstsaft bringt ausreichend Spurenelemente mit, die die Zuckerverarbeitung im Organismus unterstützen.

Vollrohrzucker ist in Reformhäusern und Naturkostläden erhältlich (z.B. Demeter-Rohrzucker von Naturata). Der einfache braune Zucker ist nicht geeignet. Bei ihm werden nur die letzten Schritte der Reinigung (Raffinierung) weggelassen. Dadurch behält er unkontrollierbare Rückstände aus dem gesamten Herstellungsverfahren. *Milchzucker* ist nur im Säuglingsalter bewährt, weil er schwächer süßt. Fruchtzucker bietet normalerweise keine Vorteile. »Trauben«-Zucker (Glukose) führt zu raschem Blutzuckeranstieg, was nur bei Unterzuckerung sinnvoll ist. Ist ein Vollrohrzuckerprodukt nicht zugänglich, so hilft man sich mit weißem Zucker in Kombination mit anderen Nahrungsmitteln. Gerne wird heute als Ersatz auch Agavendicksaft, Vollrübenzucker oder Ahornsirup eingesetzt. Ferner kommen bei Süßigkeitsbedarf Trockenfrüchte wie z.B. unbehandelte Aprikosen, Datteln, Feigen und Rosinen in Frage.

Honig sollte nicht einfach als Zuckerersatz genommen werden. Er entstammt einem komplizierten Prozess, der zum einen in den Pflanzenblüten bei der Nektarbildung und zum anderen durch die verarbeitende Tätigkeit der Bienen zustandekommt. Da er der Pflanzenblüte entstammt und durch die Stoffwechselleistung der Biene vollendet wird, steht er dem physischen Leib des Menschen nicht so neutral zur Verfügung wie der Zucker. Vielmehr ist er eine hochwirksame, den Stoffwechsel vielfältig anregende Substanz, die im ersten Lebensjahr beim Säugling leicht zu Durchfällen führen kann. Rudolf Steiner empfiehlt ihn in größeren Mengen erst beim alternden, zur Sklerose neigenden Menschen und in kleinen Mengen zur Vorbeugung und Therapie der Rachitis sowie bei allergischen Erkrankungen. Wir empfehlen Honig frühestens ab dem 12. Lebensmonat in Mengen von bis zu einem Teelöffel pro Tag in der Nahrung gelöst.

Den Gebrauch von *Süßstoffen* empfehlen wir nicht. Einerseits ist ihre Wirkung im menschlichen Organismus nicht unproblematisch und andererseits sollte nicht ein Genuss angestrebt werden, den man nur um des Genusses willen (süßer Geschmack) und nicht der damit verbundenen Arbeit wegen (Verdauung) haben will.

Eier, Fleisch und Fisch

Der menschliche Organismus ist durch die Zufuhr von Eiweiß durch die Nahrung aufgebaut, da er nicht alle Eiweißbestandteile wie die essentiellen, d.h. lebensnotwendigen Aminosäuren selbst aufbauen kann. Diese Eiweißbausteine sind reichlich in tierischen Fleischprodukten vorhanden, auch in der Milch, weniger in Hülsenfrüchten (z.B. in Sojabohnen, Erbsen, Linsen), Mandeln, Nüssen und Getreide. Daher besteht kein Grund, unbedingt Fleisch, Fisch und ganze Eier zu essen, denn die Kombination pflanzlicher Eiweiße versorgt den Organismus ebenso damit. Auch haben sich die Nahrungsgewohnheiten der Menschen über die Erde hin so entwickelt, dass die östlichen Völker mehr vegetarische Kost bevorzugen, wohingegen die Völker Nord- und vor allem Südamerikas den höchsten Fleischkonsum zu verzeichnen haben. Die Europäer liegen mit ihren Nahrungsgewohnheiten und -bedürfnissen etwa dazwischen.

Zur Entscheidung, wann mit Ei, Fisch und Fleisch in der Kinderernährung begonnen werden soll, mag folgender Gesichtspunkt beitragen: Zweifellos ist die Muttermilch mit ihrem niedrigen Eiweißgehalt (etwa die Hälfte von dem der Kuhmilch) die beste Ernährung für die erste Lebenszeit. In dieser Zeit und der darauf folgenden bis etwa zum 3. Lebensjahr vollzieht sich die Reifung des Gehirns so weit, dass es Grundlage für die Denktätigkeit sein kann. (Im Gegensatz dazu steht zur Zeit des pubertären Wachstumsschubes die Entwicklung der Muskelmasse und Körperkraft im Vordergrund, die Entwicklung des Nervensystems und der Sinnesorgane ist längst abgeschlossen.) Wir empfinden es daher als folgerichtig, das durch die Natur angebotene Nahrungsmodell der Muttermilch mit sogenannter lactovegetabiler Kost, nämlich Milchprodukten, Getreide, Gemüse und Obst, bis zum Ende des 3. Lebensjahres fortzusetzen.

Beginnt zusammen mit dem ersten Ich-Sagen das Selbstbewusstsein aufzuleuchten, so regt sich jetzt auch der individuelle Instinkt für dieses oder jenes Nahrungsmittel stärker als bisher. In diesem Alter zeigt es sich bereits, ob ein Kind Vegetarier werden möchte oder nicht. Denn einige Kinder lehnen das ihnen jetzt angebotene Fleisch oder auch das Ei ab, während andere es sofort und spontan zu ihrem »Lieblingsessen« erheben.

In einer Familie mit fünf Kindern sah dies z.B. so aus: Das erste Kind aß seit seinem dritten Geburtstag bei den Fleisch-, Fisch- und Eimahlzeiten gerne mit. Das Zweite entwickelte eine besondere Gier nach diesen Produkten und bettelte den anderen Tischgenossen die Gulaschstücke vom Teller. Es ließ für ein Stück Wurst, Fisch oder Ei alles andere liegen. Das Dritte hatte sich an dieser älteren Schwester orientiert und wünschte sich zum dritten Geburtstag Fisch. Groß war die Enttäuschung: Es mochte ihn nicht. Auch Fleisch und Ei waren keine besonderen Attraktionen, obwohl es hin und wieder davon aß. Das Vierte war ein ausgesprochener Vegetarier, dem schon der Geruch von Fleisch unangenehm war; es wünschte sich gar kein solches Essen zum Geburtstag. Das Fünfte verhielt sich wie das Erste. Man sieht an diesem Beispiel, dass nicht die Nachahmung, sondern wirklich der eigene Nahrungsinstinkt die Entscheidung herbeiführte.

Ein anderer Grund, Ei und Fleisch in den ersten Lebensjahren eher zu meiden, ist deren akzelerierende (beschleunigende) Wirkung auf Körperwachstum und Gewichtszunahme. Das Charakteristische der menschlichen Entwicklung ist aber gerade die gegenüber Tieren extreme Verlangsamung der körperlichen Entwicklung, um eine seelisch-geistige Entwicklung zu ermöglichen.

Zusammenfassend raten wir: In der Kleinkinderzeit eine lactovegetabile Kost, im übrigen Kindesalter eine den individuellen Bedürfnissen angepasste, abwechslungsreiche, qualitativ einwandfreie Kost – in Bezug auf die Eiweißarten nie zu reichlich. Bei einseitigem Appetit immer wieder versuchen, notfalls mit List untermischend, etwas anderes zusätzlich anzubieten.

Salz und Mineralwasser

Grundsätzlich erhalten Säuglinge ungesalzene Nahrung. Auch Kleinkinder sollten noch wenig gesalzene Nahrung zu sich nehmen. In Brot und Milch ist genug Salz enthalten. Zu empfehlen ist später Meersalz ohne Zusätze wie im Naturkostladen erhältlich. Gelegentlich neigt aber ein Kind zu ausgesprochenem Salzgenuss. Das kann für den Arzt ein wichtiger konstitutioneller Hinweis sein.

Für Säuglinge und Kleinkinder wird gelegentlich auf Reisen nach geeigneten Mineralwässern gefragt zur Zubereitung von Nahrung oder zur Verwendung bei Durchfällen. Französische Wasser (Volvic, Vittel, Evian) eignen sich in der Regel gut und sind dort auch im Gebrauch für Säuglinge. Deutsche Wasser sind hierfür mit der Angabe »geeignet für die Zubereitung von Säuglingsnahrung« gekennzeichnet. Sie müssen besondere Anforderungen einhalten wie niedrigen Natriumgehalt. Mineralwasser mit zu hohem Mineralgehalt würden bei Säuglingen nach einiger Zeit zu Fieber und Ödemen führen, wenn die Pulvermilch mit ihnen angerührt würde, weil sie von Kindern dieses Alters noch nicht ausreichend verarbeitet werden können. Meist ist aber das Leitungswasser geeignet, da es immer mineralarm sein muss. Nur in einigen Gegenden kann es bei hohem Nitratgehalt nicht empfehlenswert sein. Auskünfte geben die Wasserwerke.

Ernährung und Denktätigkeit

Einem Gespräch zwischen Rudolf Steiner und dem Chemiker Ehrenfried Pfeiffer verdanken wir die wegweisende Äußerung Steiners auf die Frage hin, warum es dem Menschen so schwerfällt, denkend zu einem spirituellen Erfassen der Weltverhältnisse zu kommen: »Das ist ein Ernährungsproblem.« Wie lässt sich ein solcher Zusammenhang verstehen?

Der menschliche Organismus muss Kraft aufwänden, um die zugeführten Nahrungsmittel zu verarbeiten. Je naturbelassener, d.h. je »lebendiger« und im Falle tierischer Produkte »durchseelter« die Nahrungsmittel aufgebaut werden, umso mehr Kraft muss der Organismus aufwänden, diese wieder abzubauen und in menschliche Substanz umzuwandeln. So wie man auf der einen Seite den Organismus zu stark belasten kann dadurch, dass man alles möglichst roh verabreicht, so kann man ihn auf der anderen Seite auch zu wenig beanspruchen, indem die Nahrungsmittel schon so hoch verarbeitet und im wahrsten Sinne des Wortes vorverdaut sind, dass der Organismus nur noch wenig eigene Arbeit leisten muss, um die Nahrungsmittel selbst zu denaturieren (verdauen) und zu verarbeiten. In diese Richtung geht aber die gesamte moderne Nahrungsmittelzubereitung, wie sie in Fast-Food-Ketten und konservierter Kost der verschiedensten Art angeboten wird.[66] So wie bei einseitiger Rohkostdiät die Gefahr besteht, dass der

Ätherleib zu stark in der Verdauung engagiert ist und zu wenig Kraft für die Gedankentätigkeit übrig bleibt – hier gibt es natürlich große individuelle Unterschiede und jeder muss das für sich richtige Maß herausfinden –, so wird umgekehrt beim Verzehr stark denaturierter und mit Nahrungsmittelzusätzen ergänzter Nahrung der Ätherleib zu wenig beansprucht. Dadurch wird er »bequem«, was sich dann in Form des wenig eigenständigen Denkens bemerkbar macht, welches nur das reflektieren kann, was die Sinne abbilden. Ein solches Denken hat es schwer, zum »Selberdenken« zu kommen und sich seiner eigenen Natur als schöpferisch-geistige Kraft bewusst zu werden (s. S. 388).

Ein *meditatives Denken,* das sich vom Vorstellen des sinnlich Gegebenen lösen und in die ätherisch-geistige Natur des Denkens als des inneren evolutiven Zusammenhanges der Welterscheinungen eindringen kann, wird unterstützt von einem durch die Verdauungsarbeit aktivierten ätherischen Organismus. Das heißt nicht, dass nicht auch ein mit denaturierter Kost aufgewachsener Mensch zur geistigen Aktivität hingelangen kann. Es heißt dies nur, dass es für ihn mehr Anstrengung erfordert und folglich eher Ausnahme als Regel ist. Unter diesem Aspekt kommt der Ernährung im Kindesalter die größte Bedeutung zu. Denn die Verdauungsorgane und mit ihnen die höheren Wesensglieder des Menschen (Ätherleib, Astralleib, Ich-Organisation, s. S. 176) müssen im Laufe von Wachstum und Entwicklung ihre Arbeit erst lernen. Werden sie in diesem Sinne in den ersten Lebensjahren »gut erzogen«, durch geeignete Nahrung angeregt und herausgefordert, so erfährt auch das Denkvermögen – wenn eine entsprechende Erziehung der Seelen- und Geisteskräfte damit parallel geht – die notwendige »natürliche« Unterstützung. Auch Bewusstseinsinhalte müssen »verdaut« und »verarbeitet« werden. In der Kindheit gilt, dass eine an Lebenskräften reiche, d.h. vitale Nahrung nicht nur die Verdauungsprozesse unterstützt, sondern zugleich auch das sich entwickelnde Gedankenleben aktiviert. Im Erwachsenenleben zeigt sich demgegenüber, dass rege geistige Tätigkeit und »meditatives« Verarbeiten von Fragestellungen und Gedanken oft wichtiger sind als das Essen. Hier gilt: »Der Mensch lebt nicht vom Brot allein.« Daher ist es – um diesen Zusammenhang von Ernährung und Bewusstsein schon für das kleine Kind erlebbar zu machen – eine nicht nur schöne, sondern auch heilsame Gewohnheit, vor dem Essen zu singen oder zu beten, insbesondere aber für anregende Tischgespräche und Fröhlichkeit beim Essen zu sorgen (vgl. das Kapitel über religiöse Erziehung, S. 569 ff.).

Der ätherische Organismus als Träger der Lebens- und Denktätigkeit kann so von zwei Seiten her die notwendige Stärkung und Anregung erfahren. Nachstehende Skizze möchte diesen Tatbestand anschaulich machen. Der ätherische Organismus wird in Form einer Lemniskate dargestellt, der Urform des Blutkreislaufes.

Ätherischer Organismus in der Kindheit

Die Metamorphose der Wachstumskräfte in Gedankenkräfte steht noch am Anfang.

Der Anteil ätherischer Kräfte, der Wachstum und Regeneration besorgt, überwiegt.

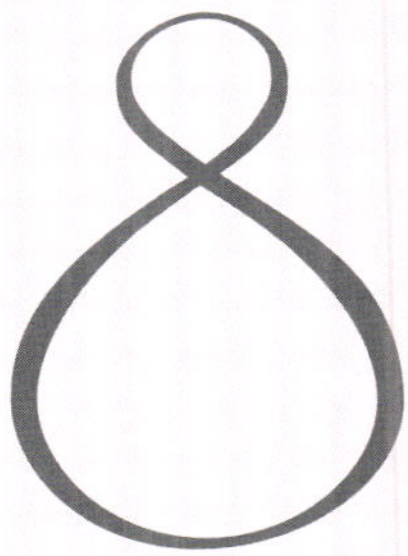

bewusstes Gedankenleben

unbewusstes Körperleben

Ätherischer Organismus des alten Menschen

Der Anteil ätherischer Kräfte, die leibfrei der Gedankentätigkeit zur Verfügung stehen, überwiegt.

Der kleinere Rest steht zur Regeneration noch zur Verfügung.

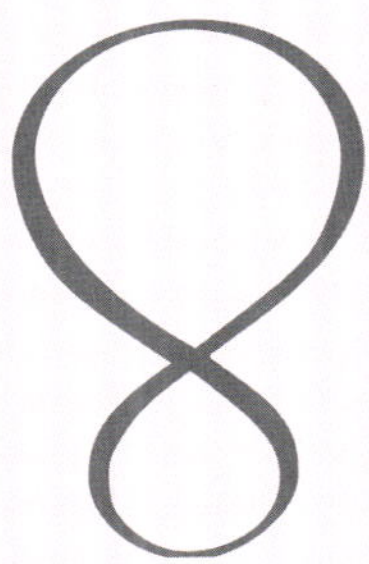

bewusstes Gedankenleben

unbewusstes Körperleben

Zum Problem gentechnisch veränderter Nahrung

Es ist hier nicht der Ort, die Bedeutung der biologischen und insbesondere der *biologisch-dynamischen Landwirtschaft* gebührend zu würdigen. Es soll jedoch auf die unschätzbare Leistung hingewiesen werden, die diese Gruppe von Agrarpionieren weltweit vollbringt, indem sie der sich von der Natur immer mehr emanzipierenden Agrarchemie und -technik ganz bewusst den Gedanken eines naturgemäßen, auf Bodenregeneration und Heilung hinorientierten Landbaus an die Seite stellt. Auch wenn immer wieder behauptet wird, dass ohne den Einsatz der genetisch und chemisch manipulierten Monokulturen das Welternährungsproblem nicht zu lösen sei, muss dem doch entgegengehalten werden, dass trotz dieser nun schon seit Jahrzehnten regelmäßig wiederholten Propaganda die Wirklichkeit die ist, dass immer noch etwa drei Viertel der gesamten Weltbevölkerung ernährungsmäßig am und unter dem Existenzminimum leben. Hinzu kommt, dass durch die Art der heutigen Entwicklungshilfe vielfach die Bauern vor Ort ihr Land verlassen und es an Großgrundbesitzer abgeben oder aber ihre Anbauflächen für solche Pflanzen nutzen, die ihnen mehr Gewinn bringen, nicht aber den Bedarf an Grundnahrungsmitteln in der Bevölkerung decken helfen. Das Welternährungsproblem ist ohne eine grundlegende soziale und spirituelle Neuorientierung nicht zu lösen.

Unser Anliegen ist es, darauf aufmerksam zu machen, dass Kinder Nahrungsmittel brauchen, die aus einem ökologisch wertvollen Anbau stammen und so über ätherische Kräfte verfügen und im Falle artgerechter Tierhaltung auch über eine Eiweißqualität, die einem mit der Natur in Einklang lebenden Tier gedient hat. So relativ unproblematisch es ist, wenn ein Erwachsener mit gut ausgebildetem Stoffwechsel sich weitgehend unabhängig von der Art seiner Ernährung fühlt und tatsächlich »alles verdauen kann«, so gilt doch für Kinder, deren Organismus noch in Bildung begriffen ist und die den Verdauungsvorgang an dem, was sie essen, erst lernen und daran auch ihre Organfunktionen ausbilden, dass hier eine größtmögliche Sorgfalt bezüglich der Auswahl und Zubereitung der Nahrungsmittel vonnöten ist, auch wenn dies zeitlich und finanziell mit einem größeren Aufwand verbunden ist. Er zahlt sich in Form von Gesundheit für das spätere Leben des Kindes aus und auch in Form von mehr Bewusstheit (vgl. S. 361 ff.).

In diesem Zusammenhang sei auch auf die seit Ende der siebziger Jahre in Kultur genommenen gentechnisch veränderten Nahrungsmittel eingegangen. Es sind dies neben den mit gentechnisch manipulierten Mikroorganismen versetzten Milch- und Gärprodukten insbesondere Mais, Soja, Reis und einige Getreidesorten, die jedoch zur Zeit noch nicht – bzw. erst anfänglich – in Europa angeboten werden. Auf der quantitativen Ebene wird das Für und Wider gentechnischer Nahrungsmittel sicher nicht befriedigend entschieden werden können. Denn hier kann man mit Hilfe genetischer Manipulation sogar höhere Konzentrationen bestimmter Aromen oder Eiweißstoffe nachweisen, als dies bei natürlich gezogenen Pflanzen der Fall ist. Schaut man jedoch darauf hin, was es für den ätherischen Organismus der Pflanzen bedeutet, wenn ihr Erbgut, als Träger der ätherischen Kräfte, künstlich manipuliert wird, so ergeben sich andere Kriterien für die Beurteilung. Vieles ist hier noch nicht erforscht. Enthaltene fremde Gene müssen für Allergiker deklariert werden. Terminator-Gene verhindern bei manchen Sorten die Fortpflanzungsfähigkeit. Genetisch manipulierte Nahrung wird zwar dem gesunden Erwachsenen – hoffentlich – nicht merklich schaden, er wird sie genauso verdauen können, wie er vieles verdauen kann. Für Kinder empfehlen wir jedoch, *keine* genetisch manipulierte Nahrung zu verwenden.

Auch Hybridzüchtungen, die in ihren Eigenschaften nicht mehr stabil und samenfest sind, sollten unter diesem Aspekt kritisch betrachtet werden. Besonders empfehlenswert sind samenfeste biologisch-dynamische Züchtungen.

Je intensiver die Nachfrage nach artgerecht gezogenen Nahrungsmitteln ist, umso mehr wird auch eine Landwirtschaft und Bodenpflege unterstützt, die zukunftsorientiert und heilsam ist – für Mensch *und* Natur. Dies gilt nicht nur für pflanzliche Nahrungsmittel, sondern insbesondere für solche tierischer Herkunft. Auch hier hat der Verbraucher das letzte Wort. Es ist zu hoffen, dass die BSE-Krise nicht vergessen wird und mithilft, eine Wende in der Agrarpolitik anzustoßen.[67]

Kindliche Entwicklung und soziales Umfeld

Das Sehenlernen

In dem Kapitel »Eindrücke nach der Entbindung« (S. 278 f.) haben wir bereits den suchenden Blick des Neugeborenen geschildert, der kaum eine Richtung halten und nicht fixieren kann. Im Laufe der folgenden Wochen werden die Zeiten des Augenöffnens immer länger. Meistens bei und nach dem Stillen folgt das Kind mit seinem Schauen dem Kopf der Mutter. Es ist aber auch zu beobachten, dass die Augen wiederholt eine Richtung aufsuchen, ohne dass dort etwas Bestimmtes zu sehen wäre. Im Gegenteil, meist ist es ein Stück Wand oder Tuch in weitem Abstand, das keine Auffälligkeiten bietet. Versucht man das Köpfchen abzuwenden, bleiben die Augenachsen so lange wie irgend möglich in der eingeschlagenen Richtung.

An diesem angeborenen Reflex, den man das »Puppenaugen-Phänomen« nennt, wird deutlich, wie der Säugling das Richtungssehen erlernt. Es ist ein Übergang von der ganz ungerichteten schwimmenden Bewegung der Augäpfel beim Schlafenden oder Frühgeborenen hin zur Bindung der Sehachsen an die Umgebung.

Schiebt man seinen eigenen Kopf in die Blickrichtung, so schaut das Kind zunächst durch einen hindurch, vom Gegenständlichen noch unbeeindruckt. Dann erst wird es auf diesen Kopf aufmerksam und reagiert mit Blick, Atmungsbeschleunigung und äußerer Bewegung. Die Augen beginnen den Kopf »festzuhalten«, und wenn man ihn jetzt langsam bewegt, so folgt ihm das Kind mit seinen Augen. Verharrt man jedoch in Ruhe, wie das die Mutter zu tun pflegt (weil sie fühlt, dass das Kind ihren Anblick gleichsam mit den Augen »trinkt«), so kann man sein eigenes Spiegelbild in den Pupillen des Kindes ein wenig nach unten gerückt wahrnehmen. Das heißt, das Kind schaut nicht scharf begrenzt Kopf, Auge, Nase oder Mund an, sondern nach oben oder seitlich ein wenig an den Grenzen des Kopfes vorbei.

Erstaunlich ist, wie es bereits seelisch Anteil nimmt an dem, was es sieht. Bei der Mutter reagiert es ruhig und freudig aufmerksam. Bei unsicheren, übermüdeten oder gehetzten Menschen wird es unruhig, oder es huscht ein verunsichertes Zucken über seine Mundpartie. Obwohl das Kind noch keine deutlich bestimmte Sinneswahrnehmung hat, »sieht« es doch: Es nimmt den Seelenzustand des Erwachsenen wahr. Das lässt sich auch beobachten, wenn man an die Wiege des schlafenden Kindes tritt und plötzlich bemerkt, wie ein (meist einseitiges) feines Lächeln über das Gesicht des Kindes huscht. Da kann man sich dann des Eindrucks nicht erwehren, dass das Kind auch noch im Schlaf bei geschlossenen Augen etwas wahrnimmt.

Richtungssehen und *Wahrnehmen des Seelenzustandes* treten also zur gleichen Zeit auf, bevor eine echte gegenständliche Wahrnehmung möglich ist. So kann man sich auch fragen, ob das Kind nicht auch etwas rein Seelisch-Geistiges wahrnehmen kann, was unserem bereits auf das Gegenständliche völlig fixierten Blick verborgen ist. Durch diesen Gedanken kann verständlich werden, warum noch die Maler des Mittelalters edle Wesenszüge ins Bild gebracht haben, indem sie um den Kopf von Engeln, Madonnen und Heiligen einen Heiligenschein malten. Als in der Sprechstunde einmal eine Mutter fragte: »Warum schaut er denn immer an meinen Augen vorbei über den Kopf?«, da überraschte und befriedigte die Antwort: »Er interessiert sich zurzeit dafür, wie Ihr Heiligenschein aussieht.«

In dem angedeuteten Zusammenhang wird auch nachvollziehbar, warum Kinder dieses Alters sich für Glitzerndes, Helles und Rotleuchtendes besonders interessieren. Diese Gegenstände strahlen farblich etwas aus, das dem Eindruck ähnlich ist, den das Kind hat, wenn es einen hell gestimmten Menschen wahrnimmt.

Nach einigen Wochen, meist in der fünften, tritt das erwartete erste bewusste Lächeln auf. Es ist das strahlende Lächeln des Kindes, das die Augen der Mutter gefunden hat. Vom Umkreis-Schauen hat sich der Übergang vollzogen zum Blick in die Augen, in die zentral gelegenen Pupillen. Das bedeutet aber nichts anderes, als dass das Kind jetzt im sinnlich-gegenständlichen Bereich die Stelle gefunden hat, wo sich im Irdischen das Seelisch-Geistige unmittelbar zeigt. Keiner, der das beobachtet, kann sich dem Glücksgefühl entziehen, das in diesem Sich-gegenseitig-Finden von Seele zu Seele durch den Blick zum Ausdruck kommt. Es spielt sich ein Vorgang ab, den man übersetzen kann in die Worte: Du bist da – ich bin da – wir sind da. Eine wesentliche Grundbedingung menschlicher Existenz verankert sich: das Suchen und Wahrnehmen des anderen Menschen. Im Wahrnehmen der Mutter und des Vaters entzündete sich das Lächeln. Ihr Blick wird fortan immer wieder aufgesucht. Das Kind ist auch in späteren Jahren nicht zufrieden, wenn es nicht wenigstens einmal am Tag den verstehenden, liebevollen Blick der Mutter oder des Vaters auf sich ruhen gefühlt hat. Es kann sich auch in der Schule nicht weiter entfalten, wenn es keinen Lehrer findet, der es mit echtem Interesse anschaut.

Gleichzeitig mit dieser zwischenmenschlichen Erfahrung beginnt das Kind nun auch, anderem seine Aufmerksamkeit zu schenken. Da wandert »etwas Helles« vorüber, wenn man auf dem Arm am Fenster vorbeigetragen wird. Bald danach tritt in Rückenlage plötzlich »ein Bewegliches« ins Blickfeld, das schlagartig verschwindet, wenn man sich freut, und wiederkehrt, wenn man ruhig bleibt. Und auf einmal kommt »ein zweites Bewegliches« hinzu, und vielleicht kommt in der Bewegung der beiden jetzt eine Tastwahrnehmung zustande, indem die eine Hand die andere berührt. Nun tasten sich die eigenen Hände untereinander und geraten ins unwillkürliche Spiel, das in seiner täglichen Wiederkehr durch das Beschauen Ordnung erhält und die Selbstwahrnehmung verstärkt. Im Tasten um den Mund beim Trinken und im Erleben der liebevollen Hände und Arme der Eltern wird das Selbsterleben am Anderen geweckt. Der Blick hat ebenfalls einen deutlich tastenden Charakter. Zunehmend ordnet er die Eindrücke und das Bewegungsspiel der Hände. Und hier wird schon wichtig, was das Kind alles zu sehen bekommt.

Es ist nicht gleichgültig, ob die Inhalte der Wahrnehmungen übereinstimmen oder nicht: So hat ein Plüschmondgesicht nichts mit einem Glockenspiel zu tun und das Material einer Plastik-Rassel nichts mit den Geräuschen darin und den Bildern darauf. Dagegen bleibt ein Holzstäbchen dasselbe, wenn es auch einmal klingt. Das Kind nimmt in dieser Hinsicht Wahrheit und Unwahrheit hin und freut sich daran. Was der Erwachsene nicht unterscheiden konnte, wird es später auch nur schwer erkennen können. Zweifel am Realitätscharakter des sinnlich Gegebenen wird so veranlagt. Sinneseindrücke werden zu unwesentlichen oder täuschenden Bildern herabgewürdigt. Gerade weil die Eindrücke in diesem Alter noch tief ins Unbewusste sinken, sollte man auf diese Zusammenhänge größten Wert legen (vgl. auch S. 303 ff.).

Etwa mit fünf Monaten unterscheidet das Kind dann deutlich bekannte von unbekannten Gesichtern. Von nun an bekommen Brillen und Haartrachten und die daraus sprechenden Stimmen Verbindlichkeit. An dem vertrauten Gesicht kann sich das Kind schon sehr früh finden, an dem eines Unbekannten nicht. Es beginnt zu fremdeln. Der Fremde jedoch kann gerade an dieser Scheu des Kindes Wesentliches beobachten: Die Abwehr des Säuglings in Form von Missmut, Hinwendung zur Mutter oder spontanem Geschrei ist abhängig vom Abstand zum Fremden und zur Mutter. Ein Kind toleriert vielleicht den Fremden in einem Meter Entfernung gerade noch, wenn es bei der Mutter auf dem Arm sitzt, aber nicht mehr bei achtzig Zentimetern Abstand. Ist die Entfernung des Kindes zur Mutter jedoch größer, z.B. auf der Wickelkommode, so wächst der Raum, in dem das Kind den Fremden nicht mehr ertragen will. Setzt sich der Unbekannte hin oder lässt die Mutter das Kind sich aufsetzen, so verkleinert sich der Abstand wieder. Lenkt der Fremde das Kind ab und beginnt zu spielen, so wird der Abstand noch kleiner, weil durch Tätigkeit Vertrauen entsteht.

Sagt die Mutter jedoch z.B. ab dem zweiten Lebensjahr: »Du brauchst keine Angst vor dem Mann zu haben« – so versteht das Kind vielleicht inhaltlich die Worte, wird jedoch aufmerksam, dass dieser da doch ein Fremder ist, und zieht sich zurück. Manchmal gelingt es auch, den »Fremdel-Raum« kurz zu durchbrechen, indem man das Kind einfach auf den Arm nimmt, d.h. ihm das Zurückschlüpfen in den bergenden »Tastraum« der ersten Lebensmonate gewährt (Regression).

Für unsere Betrachtung ist wichtig, dass der Sehraum des Kindes eine ganz lebendige Struktur hat, die sich je nach Sympathie oder Antipathie des Kindes dehnen oder einengen kann und ganz entscheidend von der führenden Kraft der Mutter abhängt. Hinzu kommt, dass seine Grenzen sich mit der Wachheit des Kindes dehnen und mit Müdigkeit einengen können. Sie weiten sich auch bei isolierten und kräftigen Farbeindrücken oder anderen Sinnesreizen; so erkennt das Kind seinen Vater, wenn dieser allein zur Tür hereinkommt, in einer Menschengruppe jedoch erst, wenn er auf das Kind zukommt. Man sieht daran auch, dass Aufmerksamkeit und Interesse nicht durch eine Vielfalt an Eindrücken geschult werden, sondern durch das Wahrnehmen einzelner überschaubarer Vorgänge.

Zum Abschluss sei noch eine Erfahrung geschildert, die an jedem Kind zu einem bestimmten Zeitpunkt gemacht werden kann. Wir haben bisher das Augenmerk auf den suchenden und findenden Blick des Kindes gerichtet. Es kommt aber auch der Zeitpunkt, an dem es den Blick bewusst abwendet. Den Übergang hierzu kennzeichnet die Freude am Versteckspiel, wobei das kleine Kind wirklich meint, der andere sei weg, wenn die Augen geschlossen oder verdeckt werden. Oder aber, wenn ihm vor Freude, Mutter oder Vater zu sehen, die Seele förmlich überläuft und es den Blick nicht halten kann. Eines Tages aber ist es so weit, dass das Kind seinen Blick aus Scham abwendet. Das Auftauchen eines Erwachsenen kann zur Mahnung werden, dass etwas getan wurde, was vielleicht nicht in Ordnung war. Der abgewandte Blick wird so zum Ausdruck des Schämens, des Gefühls, sich ausgeschlossen zu haben. Und dieses Gefühl ist eine Kraft, die behutsamer Pflege bedarf. Ist es doch das Ich selbst, das sich der Folgen seines Tuns schämt und diesen Fehler gern wieder gutmachen würde. Auch im späteren Leben ist Schamröte immer das Zeichen dafür, dass das Ich sich vor dem Blick des anderen verbergen möchte und in seinem So-Sein jetzt nicht gesehen werden will.[68] Jeder, der mit Kindern zu tun hatte, weiß, wie viel man da als Erwachsener falsch machen kann: statt eines ernsten, aber liebevollen Blickes und Wortes entweder dem Kind alles Schwere und Verbindliche abnehmen wollen bis in Extremfällen zur Schamlosigkeit oder in der anderen Richtung ihm dogmatisch-richterliche Moralvorstellungen entgegenzustellen.

Der hier skizzierte »Seh-Raum« und der »Fremdel-Raum« sind Teilaspekte des kindlichen »Seelenraums«. In diesem erlebt es sich schon bewusst. Er ist in »Ausdehnung« und »Zusammenziehung« deshalb auch von der jeweiligen Gemütsverfassung und Aufmerksamkeit des Kindes abhängig.

Bewegungsentwicklung und Gehenlernen

Bereits im Mutterleib hat sich das Kind unablässig bewegt. Schon die Befruchtung war ein Geschehen gewesen, bei dem ein sich langsam bewegendes Ei von der blitzschnellen Samenzelle getroffen wurde und mit ihr in eins verschmolz. Und dann folgte ein Strömen, Drehen, Ein- und Ausstülpen, ein Sich-Gliedern und Sich-Verbinden, ein Differenzieren, ein Aufeinanderzu- und Auseinanderwachsen oder sogar Wiederauflösen zugunsten neuer Strukturen der Organe. Vor der Geburt spricht man daher von *Wachstums- und Bildebewegungen* des Organismus. Nach der Geburt setzt sich dies zunächst fort. Das Kind wächst ja weiter. Das äußere Bewegungsspiel löst sich jedoch von Woche zu Woche mehr von den angeborenen, durch die Organe allein bestimmten Bewegungsformen ab (s. Abb. 29–54, S. 424 ff.).

Bei einer ärztlichen Untersuchung lassen sich unter anderem folgende *Haltungen und reflexartige Bewegungen* beobachten: Zunächst hält das Neugeborene, wenn es in Ruhe auf der Seite liegt, alle Gelenke in leichter lockerer Beugung (Abb. 29). Das ganze Kind sieht noch ein wenig zusammengerollt aus. Arme und Beine sind angewinkelt, die Hände locker geschlossen. Berührt man seine Wangen mit dem Finger, so dreht sich das Köpfchen nach dem Reiz und versucht an ihm zu saugen. Dreht man in Rückenlage den Kopf des Kindes nach einer Seite, so kann es den gleichseitigen Arm auf der Unterlage seitwärts strecken, den gegenseitigen Arm in Kopfhöhe anwinkeln, aber nicht von der Unterlage abheben. Lässt man das Kind in Bauchlage auf der Hand schweben, so hängt der Kopf oft noch unterhalb der waagerechten Rückenlinie. Dreht man es in der Luft in Seitenlage, so beugt sich das obere Bein stärker als das untere. Lässt man die Fußsohlen eine Unterlage oder eine Wand berühren, so streckt es den weiter vorn liegenden Fuß von sich weg und beugt den hinteren, sodass nach Wiederholung auf der anderen Seite der Eindruck eines Schreitens entsteht.

Legt man das Kind auf den Bauch, so befreit es seine Nase durch Anheben und Seitwärtsdrehen des Kopfes (Abb. 30). Lässt man in Rückenlage den Kopf ein wenig nach hinten fallen, so fahren die Arme auseinander und ruckartig wieder leicht grabschend zusammen. Schlägt man auf die Unterlage in Nähe des Kopfes, so fahren die Arme nach außen auf die Unterlage. Hebt man das Kind an, so gehen im Halbdunkel die Augen auf. Legt man seine Finger in die Hand des Kindes, so schließt sich die Faust darum und kann nicht loslassen. Lässt man das Kind im Warmen nackt auf einer Unterlage liegen, so macht es abwechselnde Strampelbewegungen und ausfahrende Bewegungen, die zunächst keine sinnvolle Zuordnung gestatten. Schaut man genauer hin, so erscheinen im Bewegungsspiel Rudimente des Vierfüßlerganges.

Erst etwa mit zweieinhalb Monaten beginnen die meisten dieser angeborenen Reflexe zugunsten von *Willkürbewegungen* zu verschwinden. Das Kind fängt jetzt von sich aus an, die Faust zu schließen, zu saugen, den Kopf zu heben (Abb. 31), es hört auf, automatisch zu schreiten, es strampelt weiterhin abwechselnd, die ausfahrenden Bewegungen verschwinden jedoch. Der Verlust der angeborenen Leistungen bedeutet einen wesentlichen Schritt, was im Vergleich der *Entwicklung von Mensch und Tier* deutlich wird: Das Tier hat die Möglichkeit, aus dem Schreitreflex heraus bald nach der Geburt das Laufen zu lernen. Ein Füllen kann bereits zwei Stunden nach der Geburt mit der Herde mithalten. Der Mensch ist als Säugling noch im Aufbau seines Gehirnes und übrigen Leibes tätig und unterzieht sich einem mühevollen Aufrichte- und Lauflernvorgang, der ihn ein Jahr lang voll in Anspruch nimmt. Allerdings steht er dann schließlich auch »auf eigenen Füßen« und lenkt seine Schritte dahin, wohin er will. Er muss nicht blind seinen organgebundenen Neigungen, d.h. seiner Triebnatur folgen.

Vergleicht man die Entwicklung der Tiere untereinander, so tritt ein Gesetz deutlich zutage: Je schneller sich ein Tier entwickelt, umso organgebundener und weniger »gelernt« sind alle seine Fähigkeiten. Je langsamer dies geschieht, umso mehr können die Tiere in ihrer Entwicklungs- und Prägezeit die Spielbreite ihrer Möglichkeiten durch Lernprozesse noch erweitern.

Da wir alles erst lernen müssen, was uns »zum Menschen macht«, erstreckt sich menschliche Freiheit auch auf all diese Eigenschaften. Unser persönlicher »Spielraum« an Möglichkeiten erweitert sich mit jeder neuen Fähigkeit. Deswegen reift in einzigartiger Zurückhaltung gegenüber den Tieren der Mensch körperlich über sechzehn bis zwanzig Jahre hin. Auf diese Weise werden lebenslanges Lernen und Entwicklung zur Freiheit möglich. Von daher ist auch verständlich, dass ein zu langes Verweilen der angeborenen Reflexmuster eine Entwicklungsstörung kennzeichnet und der Arzt aufgerufen ist, diese so früh wie möglich zu erkennen.

Mit drei Monaten kann das Kind bereits den Kopf halten, es hat die *»Kopfkontrolle«*. Es kann in Bauchlage seinen Kopf und die Schultern etwas von der Unterlage hochstützen. Von Monat zu Monat kommt das Kind mit dem Kopf höher von der Unterlage weg und benutzt nacheinander Unterarme und die geschlossenen Hände zum Abstützen (Abb. 34–36). Schließlich öffnet es im sechsten Monat auch die Fäuste und stützt mit gestreckten Armen Kopf und Oberkörper hoch. So »steht« es als »Kopffüßler« auf den Händen. Einen Nachklang dieser Stützfunktion der Arme kann auch der Erwachsene noch an sich bemerken, wenn er sich im dunklen Raum oder beim Blinde-Kuh-Spiel mit vorgestreckten Händen tastend bewegt.

Auf dem Rücken liegend lernen vom dritten Monat an die Hände vorne im Blickfeld das *Greifen* (Abb. 32). Dabei wird alles Bewegliche zum Mund geführt und geprüft. Während das Greifen langsam ausreift vom einfachen Faustschluss über den Pinzettengriff zum gerundeten Greifen mit dem gegenüberstehenden Daumen, erobert sich das Kind den vor ihm liegenden Raum.

An den Abwehrbewegungen kann man sehen, wie weit es schon von seinem Leib Besitz ergriffen hat. Während ein drei Monate altes Kind seinen Kopf nicht mehr gern anfassen lässt, reagiert ein halbjähriges mit Wegschieben, wenn man an seinen Brustkorb fasst. Ganz ähnlich dringt auch die Aufrichtetendenz vom Kopf abwärts durch den Körper (Abb. 35 und 36). Man hat diesen Vorgang deutlich vor sich, wenn man sieht, wie eine Mutter ihr Kind trägt: Beim Neugeborenen stützt sie den Kopf, beim drei Monate alten Säugling die Schultergegend. Das Halbjährige trägt sie so, dass die zweite Hand nur noch die Mitte des Rückens umfasst, mit acht Monaten braucht sie nur noch Becken und Beine zu stützen und mit elf bis dreizehn Monaten trägt sie das Kind einarmig in sitzender Haltung und hat den anderen Arm frei, etwas anderes zu tun. Etwa mit zehn Monaten lernen die Kinder kerzengerade auf der Unterlage zu sitzen (Abb. 40). Nun sind sie »sitzreif« geworden. Vorher saßen sie noch nach vorn gebeugt und hatten den Kopf über der Mitte des Stützdreieckes aus Füßen und Becken.

Die anfänglich überwiegende *Beugehaltung* des Säuglings ist im Alter von fünf bis sechs Monaten einer zunehmenden Freude am Sich-Strecken gewichen. Das Kind liegt jetzt gern auf dem Rücken, Arme und Beine werden gestreckt, beim Strampeln schlagen beide Beine gleichzeitig auf die Unterlage. Auch der Kopf folgt beim Hochziehen streng der Symmetrie-Ebene. Diese jetzt auftretende *Strecktendenz* ermöglicht das Sich-Öffnen zur Umwelt und darf nicht mit dem Sich-Aufrichten verwechselt werden. Die Aufrichtekraft ist, wie bereits geschildert, zu diesem Zeitpunkt von oben erst bis in Hände, Rückenmitte und Beckennähe eingedrungen. Das Strecken dagegen durchdringt den ganzen Körper. Man kann es daran erkennen, dass die Kinder die Beine auch gegen eine Decke strecken und außer Hopsimpulsen noch keine Stehbereitschaft zeigen.

Weder das sich beugende Abschließen noch das Strecken und Öffnen trägt die Impulse für freie menschliche Fortbewegung in sich. Diese verdankt das Kind einer dritten Bewegungsgestalt, die vom dritten Monat an erkennbar wird und sich der von oben her einziehenden Aufrichtekraft verbindet. Es ist dies die *Drehbewegung im Rumpfbereich,* die ein Sich-wenden-Können einleitet.

Die Hände sind im *Sitzen* mit zehn Monaten ganz frei geworden zum Spielen (Abb. 40). Das überwiegende Greifen wechselt jetzt auch mit bewusstem Loslassen und später dem Wegwerfen ab. Nur die Füße sind noch nicht »Eigentum« und dürfen ohne weiteres angefasst werden. Über das Knien auf einem Bein folgt bald das Hochziehen an Gitterstäben oder Möbeln zum angelehnten Stand (Abb. 44). Jammervoll erscheinen die wenigen Wochen, in denen das Hochziehen zum *Stand* gelingt, nicht aber das Wiederhinsetzen.

In diesem Alter hat sich eine erste, noch unvollkommene Fortbewegungsart entwickelt: das *Rollen, Robben, Schieben* in Bauchlage oder im Sitzen oder das *Krabbeln* (Abb. 41 und 43). Welche Formen das Kind zunächst wählt, hängt von der ersten erfolgreichen Fortbewegung ab, die dann erst einmal beibehalten wird. Sie wird auch von der Bodenbeschaffenheit mitbestimmt. In diesen individuellen Prozess des Laufenlernens schieben sich künstliche Fortbewegungshilfen wie »Gehfrei«, Wippen und Ähnliches störend herein. Wir empfehlen ihren Gebrauch nicht, weil dem Kind dadurch ein Bewegungsspielraum erschlossen wird, den es sich nicht selbst errungen hat und der seine Eigenaktivität beeinträchtigt.

Es gibt Kinder, die das Krabbeln erst nach dem Laufen lernen, andere, die nicht robben, und dann wieder solche, die mit zehn Monaten so laufen wie ein anderes erst mit eineinhalb Jahren. Dabei taucht oft die Frage auf, was denn »besser« sei. Dies wollen und können wir nicht allgemein beantworten, weil wir Menschen uns gerade dadurch vom Tier unterscheiden, dass wir eine persönliche Entwicklung durchmachen, die in leiblicher und seelisch-geistiger Hinsicht immer pendelt zwischen einem Zufrüh und Zuspät. Das Richtige zum rechten Zeitpunkt zu tun ist höchste Lebenskunst, und jeder Mensch bewegt sich bewusst oder unbewusst auf dieses Ziel zu. Frühreife ist oft mit einem Mangel an innerer Freiheit verbunden. Der Mensch ist stärker durch die bei ihm veranlagten Begabungen geprägt und lebt diese unter Umständen aus, ohne sich viel Neues dazuzuerwerben. Spätentwickler haben ihre Fähigkeiten in Geduld und mühevoller Arbeit errungen, können aber freier damit umgehen. Sie zeigen oft mehr Verständnis für Probleme anderer. Die Spielbreite für das Laufenlernen von zehn bis achtzehn Monaten ist jedenfalls »normal«.

Nach dem Laufenlernen gilt es noch eine Reihe anderer Aufgaben zu bewältigen, so das Treppensteigen, Hüpfen, Springen und vieles mehr (Abb. 45–53). Auch der Gang selbst macht noch viele Veränderungen durch, bis aus dem breitbeinig-patschigen Gang des Kleinkindes der schmalspurig federnd abrollende des Neunjährigen geworden ist. Alle diese Bewegungsformen werden ebenso wie der aufrechte Gang durch Nachahmung gelernt. Keine dieser Willkürbewegungen ist eine angeborene Fähigkeit. Daraus ergibt sich auch, wie man die Bewegungsentwicklung des Kindes fördern kann: durch ein gutes Vorbild. Ob wir uns hektisch bewegen oder träge, ob wir hart auftreten oder weich – all das wird vom Kind wahrgenommen, verarbeitet und nachgeahmt. Das Kind nimmt dabei auch die sich in den Bewegungen äußernde Seelenhaltung des Erwachsenen wahr und lernt, seine eigenen Seelenregungen ebenfalls im Bewegungsspiel zu äußern (s. S. 456).

Empfohlene Literatur

Largo, Remo H.: *Babyjahre*. München 2010.
Kipp, Friedrich A.: *Die Evolution des Menschen im Hinblick auf seine lange Jugendzeit*. Stuttgart ²1991.

Das Sprechenlernen

Schon Neugeborene lassen in ihren lautlichen Äußerungen und dem Geschrei Unterschiede erkennen, die auf die Art ihres Empfindens deuten: Hunger, Schmerz, Müdigkeit, Schwäche, Verlassenheit. Die ersten vom Kind spielerisch einsetzbaren Lautbildungen erscheinen wie zufällig mit etwa acht bis zehn Wochen, bald nach dem ersten bewussten Lächeln. Es sind dies feine Ausatmungstönchen, vermischt mit kehligen Gaumenspeichellauten. Das Kind bemerkt sie im eigenen Zuhören und strebt nach Wiederholung. Diese zarten Laute entstehen nur bei guter Stimmung, wie nach dem Füttern und Wickeln.[69] Die Mutter ist beseligt und versucht unwillkürlich, dieses »Gliiij« oder »Grriij« nachzumachen. Das wiederum bringt das Kind in lebhaftes Erstaunen, und es entsteht ein Zwiegespräch, das sich mit kleinen Variationen täglich wiederholt (Abb. 55 und 56). Im vierten Monat hört diese Art der Lautbildung auf. Oft entsteht nun eine Pause, in der das Kind nur zuhört.

Etwa mit einem halben Jahr werden andere Töne angeschlagen: Kräftige Stimmlaute »da – ba – la«, eher trompetend und mit Lippenlauten durchsetzt, das rhythmisch-symmetrische Strampeln des Kindes begleitend. Sie sind reine freudige Selbstdarstellung und führen von allein zu keiner Sprachentwicklung. Dazu ist nötig, dass in der Umgebung des Kindes gesprochen wird. Diesem Vorbild entnimmt das Kind dann im Laufe der nächsten Monate Lautbildungen und kommt so allmählich in das Sprechen hinein. Dabei zeigt sich, dass es von Anfang an »in ganzen Sätzen« spricht und Zusammenhänge meint, wenn es z.B. »Mama« artikuliert. Denn das heißt: »Mama, komm«, »Mama, wo bist du«, »Mama, ich will auf den Arm« und vieles mehr. »Auto« oder »Wauwau« sind ebenfalls ganze Satz- und Handlungszusammenhänge. Immer mehr Wörter werden ergriffen und enthalten noch unsichtbar vom Kind mitgemeinte Tätigkeiten und Eigenschaften. Diese treten nach und nach in Ein- bis Dreiwortsätzen auf: »Pott«, »Papa Auto«, »Suppe heiß«, »Mama Hause gehen«.

Hierzu ein Beispiel:

Ein Eineinhalbjähriges, das gern mit der Mutter einkaufen gegangen wäre, wurde belehrt: »Da kannst du nicht mit – in der Stadt ist es laut, da sind viele Menschen, viele Autos, es pufft, stinkt und knallt.« Die große Schwester soll solange auf das Geschwisterchen aufpassen. Am Abend berichtet sie der Mutter, dass die Kleine im Laufe des Nachmittags einige Male gesagt habe: »Mama Tadt puff, tink, nall.« Auch solche Wortbildungen wie »Lulom« aus Luftballon und »Lilo« aus Lieselotte zeigen, dass es immer Ganzheiten sind, die die Kinder nachahmend zum Ausdruck bringen.

Machen die Erwachsenen die Sprechversuche nach und beginnen sie mit den Kindern in »Babysprache« zu sprechen, so nehmen sie ihnen das Vorbild. Das Kind wird dadurch auf die Einzellautbildungen fixiert. Sprechen die Erwachsenen dagegen so in Gegenwart des Kindes, wie sie es auch sonst unter sich zu tun pflegen, so hat das Kind reiche Möglichkeit, sich in alle Nuancen der Muttersprache hineinzuhören.

Meist fällt das Sprechen des ersten Wortes in den Anfang des zweiten Lebensjahres. Auffällig ist dabei, dass die Kinder aus Lehrer- oder Akademikerfamilien oft relativ spät anfangen zu sprechen. Wahrscheinlich können sie sich zunächst nicht in den großen Wortschatz der Eltern hineinfinden. Nach einigen Monaten haben sie aber den Rückstand aufgeholt und behalten dann meist zeitlebens einen Vorsprung an Wortgewandtheit und Ausdrucksvermögen. Haben die Eltern einen geringen

Wortschatz, so kann das Kind zunächst nicht mehr Wörter lernen, als es das Vorbild hergibt. Diese Kinder fangen oft früher an zu sprechen, ihr Wortschatz bleibt vorerst begrenzt. Diesen Nachteil können sie erst im Schulalter durch entsprechende Anregungen ausgleichen. Schwer zu korrigieren ist es jedoch, wenn die Sprache der Erwachsenen in irgendeiner Form gekünstelt, überformt oder verfremdet ist und etwas Betuliches, Gehobenes, Forsches, Gewähltes oder sonst »Falsches« an sich hat. Die Empfindung, dass einem sprachlich etwas vorgemacht wird, was nicht durch die betreffende Persönlichkeit auch innerlich gelebt wird, gräbt sich in die Seele des Kindes ein und verdirbt den feinen Sinn für Wahres und Unwahres im Ausdruck.

So ist es auch mit Stimmungen und Gefühlen, die das Sprechen der Erwachsenen begleiten. Sie schwingen gleichsam in der Sprache mit und müssen vom Kind mit verarbeitet werden. Es erfasst die Gesinnung, mit der gesprochen wird, auch schon, bevor es den Inhalt einzelner Wörter versteht. Es erlebt Freude oder Ernst, Kälte, Schärfe oder Milde im Ausdruck unmittelbar und lebt nachahmend darin, auch wenn es nicht im Einzelnen versteht, worum es geht.

Das Sprechenlernen bedarf normalerweise keiner Übung. Auch das Korrigieren falsch ausgesprochener Wörter sollte vermieden werden. Sprache will immer etwas Unmittelbares ausdrücken. Unterbreche ich den Sprachfluss durch eine Korrektur, so zerstöre ich diese Unmittelbarkeit. Das Einzige, was Kinder aus solchem Verhalten lernen, ist, ihren Eltern später ebenfalls ins Wort zu fallen. Warum soll ein Kind nicht einige Jahre lang »Löbe« oder »Staugsauber«, »Pogramm« oder »kreblich« sagen? Dem Erwachsenen bleibt es unbenommen, selbst diese Wörter und Laute besonders schön auszusprechen, und er kann sicher sein, dass sein Kind mit vierzehn Jahren diese Fehler nicht mehr machen wird ...

Vorübergehend zeigt fast jedes Kind Ansätze zum Stottern, wenn sein Mitteilungsdrang größer wird als seine Ausdrucksmöglichkeit. Geduld und Nicht-Beachten helfen darüber hinweg. Liegen deutliche Sprachfehler vor wie Lispeln, Stammeln und Stottern, so ist es wichtig, dass bis zum fünften Lebensjahr nicht »trainiert« wird. Denn durch vorzeitiges Bewusstmachen des Sprechvorganges wird der Prozess der

Nachahmung gestört. Das beste Mittel in dieser Zeit, das in allen Fällen günstig wirkt, ist, in Gegenwart des Kindes gut artikuliert und vor allem langsam genug zu sprechen. Auch wecken Kinderlieder, lustige Verse und Reime und das Vorlesen oder besser Erzählen von Märchen die Freude am Sprachklang und an den eigenen Ausdrucksmöglichkeiten (Literaturempfehlung s. S. 381 f.). Von der Vorsorgeuntersuchung U9 mit fünf Jahren an sind die Kinder aber schon motiviert und machen bei einer guten Logopädin Fortschritte.

Hinzu kommt der weit verbreitete Irrtum, dass ein Sprachfehler nur durch Sprachübungen zu korrigieren wäre. Es ist evident, dass die Bewegungsentwicklung dem Sprechenlernen vorausgeht. Sprache kann als eine Art Metamorphose der Körperbewegungen aufgefasst werden. Der Kehlkopf führt im Kleinen die gleichen Bewegungen aus, die der Körper im Großen vollbringt. Deshalb wird man bei allen Sprachstörungen auch gröbere oder feinere Störungen in der Bewegungsentwicklung bemerken können. Gelingt es, an diesen zu arbeiten und Geschicklichkeiten nachzuholen durch bestimmte Spiele wie Ballwerfen, Stelzenlaufen, Balancieren, Perlenaufziehen und Ähnliches, so stellt man verblüfft fest, dass auch die Problemlaute plötzlich besser artikuliert werden können. Besonders günstig wirkt hier auch Kleinkinder-Eurythmie (s. S. 557 f.).

Mit einem sprachgestörten Kind wird also nur etwas intensiver das getan, was jedem Kind für seine Sprachentwicklung gut tut. Erst in der Zeit vor dem Schulalter sind die Kinder meist so weit, dass sie selbst an den bis dahin noch verbliebenen Sprachstörungen arbeiten wollen. Zu diesem Zeitpunkt können dann auch bestimmte Sprachübungen und motivierende Trainingsprogramme problemlos eingesetzt werden.

Zum Schluss noch ein Wort zur Mehrsprachigkeit. Diese ist heute für viele Kinder Alltag. Die Mutter ist Französin, der Vater Schweizer und die Familie lebt in Italien. Kinder, die so aufwachsen, lernen oft etwas später sprechen, vermischen zunächst die Wörter der Sprachen, lernen dann aber erstaunlich rasch, sich je nach Gegenüber richtig auszudrücken. Später werden sie um ihre souveränen Sprachkenntnisse beneidet, da ihnen auch das Neuhinzulernen anderer Sprachen in der Regel leichter fällt. Es hat dies aber auch Nachteile. Ein Beispiel: Eine deutsche Mutter, mit einem Argentinier verheiratet und in Argentinien lebend, war selbst konsequent zweisprachig aufgewachsen. Beim ersten Kind sagte sie: »Mein Kind soll *eine* Muttersprache haben, es soll in die Landessprache hineinwachsen und die andere erst dann hinzulernen, wenn es in dieser sicher ist. Mir hat das gefehlt, ich habe mich weder mit dem Deutschen noch mit dem Spanischen ganz identifiziert. Ich fühle mich in keiner der beiden Sprachen ganz zu Hause. Ich träume z.B. auf Spanisch, ich denke auf Deutsch und spreche, was der Situation angemessen ist.« Da sich das Denken am Sprechen entwickelt, empfehlen auch wir, das Kind zunächst (d.h. möglichst so lange, bis es zu sich »Ich« sagt) in *einer* Sprache leben zu lassen. Denn jeder Sprache wohnt durch Satzbau und Grammatik eine spezifische »Sprachlogik« inne, die auf das Denken und die damit verbundene innere Sicherheit Einfluss hat. Die Identifikation mit einem solchen logischen Gerüst erweist sich als eine Art »Stütze« beim Denkenlernen und trägt dadurch zur Persönlichkeitsstärkung bei.

In der Praxis ist das einsprachige Aufwachsen in einer solchen Lebenssituation gar nicht so leicht durchzuführen. Daher sei einiges zur Anregung genannt: Sind ältere Geschwister oder Freunde im Haus, die häufiger auch die andere Sprache sprechen, so achte man darauf, dass sie das kleine Geschwisterchen trotzdem immer in der Landessprache anreden. Dann wird das bloße Hören der anderen Sprache sich nicht allzu störend in diese Entwicklung einmischen. Entscheidend ist, dass möglichst alles, was dem Kind direkt gesagt wird, in der einen Sprache geschieht. Das Gleiche gilt, wenn zu Hause z.B. Deutsch gesprochen wird, auf der Straße oder mit Besuchern dagegen Spanisch. Denn glücklicherweise hat die Muttersprache für das Kind Verbindlichkeit und wird zum Vorbild genommen. Wäre jedoch die spanisch sprechende Haushaltshilfe die Hauptbezugsperson, so sollten Mutter und Vater ihr Kind in den Stunden des Zusammenseins ebenfalls in dieser Sprache anreden, selbst wenn einer von beiden diese nicht ganz sicher beherrscht.

Empfohlene Literatur

Arndt, Marga / Singer, Waltraud (Hrsg.): *Das ist der Daumen Knuddeldick ... Fingerspiele und Rätsel.* Ravensburg 2004.

Baur, Alfred / Schaller, Erwin: *Das Fingertheater.* Schaffhausen 1980.

Ellersiek, Wilma: *Die tanzende, spielende Hand. Rhythmisch-musikalische Hand- und Fingerspiele.* Stuttgart 2004.
Enzensberger, Hans Magnus: *Allerleirauh. Viele schöne Kinderreime.* Frankfurt a.M. 1974.
Fink, Dagmar (Hrsg.): *Das Häschen Schnuppernäschen und der böse Bock. Märchen und Gedichte.* Stuttgart ^{4}2003.
Garff, Marianne: *Es plaudert der Bach. Gedichte für Kinder.* Dornach ^{10}1996.
Lenz, Friedel: *Mahle, mahle Grützchen.* Freiburg ^{7}1992.
Pausenwang, Elfriede: *Die Unzertrennlichen. Neue Fingerspiele.* Band 1–3. München ^{14}1997.

Das Denkenlernen

Was ist Denken? Es ist die Fähigkeit, durch die wir Zusammenhang, Sinn und Ordnung in alles hereinbringen können, was wir erleben. Auch unser Unterscheiden zwischen »Sinnlichem« und »Nichtsinnlichem« oder »Übersinnlichem« beruht auf der Erfahrung, dass wir einerseits verstehen können, was wir sehen, und andererseits auch das, was wir »nicht sehen« – z.B. die Mathematik, die wir nur begrifflich fassen können. Unser Gedankenleben ist ein Beziehungsgefüge, mit dem wir alles erfassen können und durch das wir uns selbst eingegliedert fühlen in den Zusammenhang der Welt. Denn wenn wir Gedanken verwirklichen, so erleben wir uns als Mitgestalter der Lebensverhältnisse und ordnen unser Tun in einen größeren Zusammenhang ein. Wir fühlen etwas von der Weltgesetzlichkeit in uns und erfahren, wie wir uns immer freier und eigenständiger in dieser bewegen können. Im Folgenden seien charakteristische Stufen des Denkens so geschildert, wie sie der Erwachsene am Kind erleben kann.

Die »leibgebundene« Intelligenz

Lange bevor ein Kind »weiß«, dass es ein Klötzchen in der Hand hat, geht es mit ihm um. Die Fähigkeit, Sinnzusammenhänge herzustellen, ist noch kein abstrakt-gedanklicher Vorgang, sondern reine unmittelbare Sinneserfahrung. Das Kind betastet, beschaut, beschmeckt, belauscht das Klötzchen, macht seine Erfahrungen damit in Bezug auf Gewicht, Greifbarkeit, Fallneigung, Rollfähigkeit und Beständigkeit. Oft kann man beobachten, wie das Kind es auch absichtlich aus dem Blickfeld lässt und dann nicht müde wird, es immer wieder zu »finden«. In diesem Tun seiner Hände und Sinne erlebt es freudig die »Dauer«, die sogenannte Ding-Konstanz. Wenn wir uns als Erwachsene von diesem Klötzchen einen Begriff bilden wollen, so beschreiben wir es nach Lage, Form, Beständigkeit, Art, Verhältnis zur Umgebung, zu uns selbst usw. Wir fassen *gedanklich*, was das Kind *sinnlich* erlebt. Wir Erwachsene können Sinnliches und Begriffliches trennen und aufeinander beziehen. Für uns zerfällt die Welt in »Ich« und »Du«, »Mein« und »Dein« – Begriffe, die vom Kind noch nicht unterschieden werden können, da es sich immer in das Geschehen tätig einbezogen fühlt. Das Kind erlebt Sinnliches und Begriffliches noch ungetrennt. Hier liegt der Schlüssel zum Verständnis des kleinkindlichen Seelenlebens: Was wir als abstrakte Gedankentätigkeit getrennt von der Sinnestätigkeit handhaben können, ist beim Kind noch verbunden in ein und demselben Erlebnisvollzug. Daher sind auch Töne, Gerüche und Geschmackswahrnehmungen in der Kindheit so unvergleichlich viel intensiver und »wirklichkeitsgesättigter« als später. Wir spüren unseren Kindheitserinnerungen diesen besonderen Charakter noch an – sie sind von anderer Intensität als Erinnerungen späterer Zeit.

Auch das Besondere der kindlichen Nachahmungsfähigkeit wird für diese leibgerichtete Einheit von Sinneswahrnehmung und Denken verständlich. Der ganze Leib des Kindes passt sich jeder Feinheit des Wahrzunehmenden an und vollzieht das sinnlich Erlebte in intelligentester Weise mit und nach. Auch bleibt von diesem Vorgang eine Erinnerung zurück. Lange nachdem die Mutter z.B. die Rührbewegung im Kochtopf vollführt hat, kann das Kind sie immer noch spielerisch wiederholen. Eine Mutter berichtete uns, wie ihr fünfzehn Monate alter Sohn, im Laufstall sitzend, mit einem Mal sein Spiel unterbrach und die Hände faltete, so wie es jeden Abend beim Gebet mit den Eltern gemacht wurde. Er verblieb einige Augenblicke in dieser Haltung und wandte sein Interesse dann wieder einem Gegenstand zu.

So lässt sich die Nachahmungsfähigkeit als Ergebnis des Zusammenwirkens von drei Komponenten verstehen: Mit Hilfe der *Wahrnehmungen* wird ein Vorgang als solcher erfasst. Das darin noch mitlebende *Denken* – d.h. die Fähigkeit, Sinn und Zusammenhang der einzelnen Wahrnehmungen unmittelbar zu erfassen – befähigt den Leib, diesen Vorgang in intelligenter Weise so mitzuvollziehen, dass der Mitvollzug anschließend zum selbstständigen Nachvollzug werden kann. Das heißt, die neu gelernte Geschicklichkeit bleibt als *»körperliche Erinnerung«* bestehen. Die hohe Übereinstimmung des Nachgeahmten mit dem Vorbild ist der Universalität des Gedankens in ihnen zuzuschreiben. Unvollkommenheiten hängen allenfalls an Einseitigkeiten der Wahrnehmung und der Begrenzung durch das noch ungeübte körperliche Instrument. Im Zusammenhang mit der Nachahmung nur von »motorischer Intelligenz« zu sprechen ist irreführend. Es gibt nur *eine* Intelligenz, die als Weltgesetzlichkeit in allem ist. Diese wirkt jedoch im ersten Lebensjahr ausschließlich körperbezogen. Sie gestaltet durch den tätigen Mitvollzug des Kindes zugleich am Wachstum und Aufbau des Leibes und der Sinnesorgane mit.

Erster Schritt in der Denkentwicklung ist also das unmittelbare Wahrnehmen des Intelligenten, des »Sinnvollen« an den Gegenständen und Handlungen in der Umgebung. Es liegt Handlungs- und Tatsachenlogik vor, wenn wir einen Deckel auf den Topf tun oder die Türe öffnen, wenn jemand hinaus will, wenn wir die Dinge an den Ort legen, wo sie hingehören, das Fenster schließen, wenn es regnet, putzen, wenn es schmutzig ist usw. Da das Kind tätig wahrnimmt, fühlt es sich immer unmittelbar in das Geschehen einbezogen und noch nicht distanziert wie der sachlich urteilende Erwachsene. So kann es »spielend« im Tätigsein den Sinngehalt seiner Umgebung nachahmen.

In dem Maße, wie sich die Denktätigkeit aus dieser leibgerichteten Aktivität löst und »abstrakt« wird, d.h. seelisch-innerlich erlebbar, klingt dann auch die Fähigkeit zur Nachahmung ab. Bis dahin sind jedoch die größten intelligenten Leistungen vollbracht: das Erlernen des Gehens, Sprechens und Denkens. Man überlege sich nur einmal, was geschehen würde, wenn die Kinder bei der Geburt schon denken und allen geforderten Lern- und Anpassungsvorgängen gegenüber kritisch fragen könnten: Will ich das denn überhaupt lernen? Sie wären sicher nicht in der Lage, auf willkürliche Weise ihren Körper in so intuitiv intelligenter Weise den Vorgängen des Gehens und Sprechens anzupassen und sich diese Fähigkeiten »einzuverleiben«. Andererseits wird durch die Intensität, mit der Kinder Sinn und Unsinn der Handlungen, Gegenstände und Vorgänge wahrnehmen, auch das Ausmaß der Verantwortung deutlich, das den tätigen Erwachsenen für die frühe Intelligenzentwicklung der Kinder zukommt.

Einfluss der Sprache auf das Denken

Mit dem Beginn des Sprechenlernens erfolgt ein neuer Schritt in der Entwicklung des Denkens. Auch hier leben die Kinder zunächst noch im schöpferischen Nachvollzug und können den durch die Laute und Worte vermittelten Gedankeninhalt nicht direkt erfassen. Sprechen als tätiger Erlebnisvollzug und Bedenken als rein innerliche Aktivität lösen sich erst langsam voneinander los.

Hierzu ein Beispiel: Ein Kind sammelt Stöckchen auf dem nassen Parkweg. Plötzlich bleibt es stehen, weil sich da ein »Stöckchen« am Boden bewegt. Nachdenklich stellt es fest: »Das is kein Tock.« Das Bezeichnen und Unterscheiden geht von der Wahrnehmung, vom Leben selbst aus. Es ist jetzt aber schon möglich, im beginnenden rein seelisch-geistigen »Innenleben« nach dem Wort zu suchen. Dass das hier ein Regenwurm ist, wird vom Kind empfunden, obwohl es ihn noch nicht benennen kann. In dieser Phase der Gedankenentwicklung tritt zwischen das unmittelbare Sinnerleben in der Wahrnehmung während der ersten Zeit und das spätere rein gedankliche Verstehen das Benennen durch Wort und Satzbildungen. In dieser Zwischenphase beginnt die ganze Umgebung des Kindes plötzlich zu »sprechen«: Das Klötzchen rollt fort, der Stab klingt, die Türe quietscht und macht »wumm«, wenn der Wind plötzlich durch die Wohnung weht. Das Wasser gluckst im Abfluss und ist einfach weg. Alles scheint auf seine bestimmte Art zu leben und etwas zu sagen. Diese Art, »physiognomisch«, d.h. alles wie sprechend zu erleben, setzt sich auch noch in den nächsten Jahren fort in der spezifisch kindlichen Phantasietätigkeit: Die Schnürstiefel vom Großvater sehen aus wie der lange Mann aus der Nachbarschaft mit dem griesgrämigen Gesicht, und der Ofen im Dunkeln bewegt sich bedrohlich. Die Äpfel können freundlich lachen, Birnen manchmal sehr komisch dreinschauen. Das geschnittene Brot verwandelt sich in einen Igel oder in ein Haus. Der grüne, halb ovale Klotz im Spielzimmer ist einmal eine Kanne, dann ein Auto, dann wieder ein Kirchturm, in dem es »dong-dong« macht. Wird geflüstert, so ist alles noch geheimnisvoller. Da kann man noch genauer hören, was die Dinge einem mitteilen. Auch die Finger können sich unterhalten und sich Geschichten erzählen.

In dieser Zeit können Worte auch zaubern: Wenn die Kleinen nach dem Abendbrot am Tisch verharren und das Zubettgehen immer noch einmal um fünf Minuten hinauszögern möchten, so hilft oft ein geflüstertes »Komm, wir spielen Taxi«, und schon sitzt der eine auf der Schulter, und ab geht's um Tische und Stühle ins Bad. Und der Nächste kann es kaum erwarten, auch Taxi fahren zu dürfen. Zu dem unmittelbaren Sinnerfassen durch die Wahrnehmung tritt jetzt das Sinnerfassen durch Benennen und Ausdrücken hinzu und löst in zunehmendem Maß Ersteres ab. Damit hat sich der zweite Schritt in der Entwicklung des Denkens vollzogen.

Erstes Aufblitzen reiner Gedankentätigkeit

Im vorangehenden Abschnitt ist deutlich geworden, dass es sich bei den geschilderten Schritten in der Denkentwicklung nicht etwa um Phasen handelt, die getrennt voneinander anfangen und aufhören. Vielmehr handelt es sich um Akzente, die nacheinander auftreten und sich in den folgenden Jahren noch weiter fortsetzen. Nur kommt jeweils ein neues Element hinzu, wodurch das Vorangegangene nicht mehr ausschließlich und dadurch besonders stark wirkt.

Kennzeichnend für das erste Aufblitzen reiner – abstrakter – Gedankentätigkeit ist die Geburt der Erinnerungsfähigkeit. Im zweiten Lebensjahr empfindet sich das Kind noch als Teil seiner Umgebung. Es sagt von sich »Sophia« oder »Florian«, so, wie es von der Mutter genannt wird. Stößt es sich an einer Tischkante, so empfindet es den Schmerz dort, wo es sich gestoßen hat, und haut bisweilen sogar zurück. Trägt man das weinende Kind in ein Nebenzimmer, wo dieser Tisch aus dem Blickfeld verschwunden ist, versiegen die Tränen rasch. Lässt man es »den bösen Tisch« kurz darauf erneut sehen, so fängt das Kind oft spontan wieder zu weinen an. Die Erinnerung haftet noch an der sinnlichen Wahrnehmung der Gegenstände, da das Denken sich seiner selbst noch nicht bewusst ist und noch in jeder Sinneswahrnehmung, wie eingangs geschildert, konkret »mitlebt«. Man kann deswegen in diesem Alter noch von einem »Lokalgedächtnis« sprechen.

Mit dem Aufleuchten des Ich-Bewusstseins jedoch beginnt das Erinnerungsvermögen sich von der Sinneswahrnehmung zu lösen und etwas selbstständiges Innerseelisches zu werden. Dieser Moment wird von den Kindern vielfach in einem freudigen Schreck empfunden. Er tritt oft im Zusammenhang mit einer plötzlichen Verlassenheit, einer besonders eindrücklichen Sinneswahrnehmung oder aber im Zusammenhang mit einer Verneinung auf, durch die das Gefühl, sich von der Umwelt zu unterscheiden, verstärkt wird. So kommt der zweieinvierteljährige Christian in die Küche, wo die Mutter gerade beim Kochen ist. Er fasst den leeren Korb neben dem Herd mit beiden Händen und will ihn wegtragen. Die Mutter sagt: »Lass ihn stehen, der Vater braucht ihn gleich.« Christian setzt den Korb auf den Boden ab und erwidert, sich stramm aufrichtend: »Nein. Ich! – und Vater bringen!«

Dieses erste Ich-Erlebnis kennzeichnet auch den Augenblick, in welchem das Kind zu unterscheiden beginnt zwischen sich und der Umgebung. Jetzt beruhigt es sich nicht mehr mit dem Wahrnehmen und Benennen aller Dinge, sondern möchte in Ergänzung zu dem Gesehenen auch noch die im eigenen Inneren erzeugte Gedankentätigkeit hinzufügen. Das später auftretende leidenschaftliche »Warum?«-Fragen dieses Alters unterstützt diesen Vorgang. Das Kind möchte jetzt immer wieder in Wort und Gedanke wiederholen, was es äußerlich wahrgenommen hat.

In drei Schritten sehen wir, wie sich das Erleben von Sinnzusammenhängen verinnerlicht. Zuerst wird es im Handlungsvollzug erfasst und unwillkürlich nachgeahmt und dadurch »verstanden«. Dann wird der Sinn des benennenden und Zusammenhänge schaffenden Wortes erfasst. Zuletzt taucht die Fähigkeit direkter innerer Einsichtnahme auf: Man nennt sich nicht mehr so, wie die anderen einen nennen, sondern erfasst den Gedanken des eigenen Selbst unmittelbar. Dass dies die Folge eigener Gedankentätigkeit ist, geht aus der Tatsache hervor, dass die Erinnerung als rein gedankliches Innenerlebnis mit dem ersten »Ich«-Sagen beginnt.

Es ist auch interessant, dass die »Babysprache«, d.h. die Worthaufensätze des zweiten und dritten Lebensjahres, sich innerhalb weniger Wochen wandeln und mit dem Ich-Sagen zugleich auch die Grammatik als logisches Gerüst der Sprache umfassend und rasch gelernt wird. Von nun an wächst das Beziehungsgefüge der Gedanken von Jahr zu Jahr und macht mit dem Zahnwechsel (s. S. 397 f.) und der Pubertät noch weitere Metamorphosen durch, bis es schließlich das reife begriffliche Abstraktionsvermögen des Erwachsenen erreicht (s. S. 464 ff.).

Was so als Beziehungsgefüge der Gedanken sich immer weiter differenziert und ausbildet, verdankt der Mensch den für das körperliche Wachstum nicht mehr benötigten, von der Arbeit am Körper schrittweise befreiten Kräften seiner Lebensorganisation (Ätherleib). Diesen Zusammenhang aufgedeckt zu haben ist eines der für Pädagogik und Medizin folgenreichsten Forschungsergebnisse Steiners. In seinem gemeinsam mit der Ärztin Ita Wegman verfassten Buch *Grundlegendes für eine Erweiterung der Heilkunst* schreibt er: »Es ist von der allergrößten Bedeutung zu wissen, dass die gewöhnlichen Denkkräfte des Menschen die verfeinerten Gestaltungs- und Wachstumskräfte sind. Im Gestalten und Wachsen des menschlichen Organismus offenbart sich ein Geistiges. Denn dieses Geistige erscheint dann im Lebensverlaufe als die geistige Denkkraft.«[70] Der Mensch denkt mit den gleichen Kräften, mit denen er wächst und sich regeneriert. Auf diesen Tatbestand wird in diesem Buch wiederholt Bezug genommen, da er von weitreichender pädagogischer und medizinischer Bedeutung ist. Es wird dadurch auch verständlich, warum das Denken erst mit Abschluss des Wachstums voll verantwortlich gehandhabt werden kann und »mündig« wird. Auch erstaunt es nicht mehr, dass Menschen, die gelernt haben, gedanklich schöpferisch zu sein, bis ins hohe Alter an geistiger Regsamkeit zunehmen können, obwohl das Gehirn altert. Denn die aus dem alternden Organismus freiwerdenden Regenerationskräfte sind jetzt für die Denktätigkeit zugänglich (vgl. S. 362 und 465 f.). Auch der Todesaugenblick erscheint so in einem anderen Licht: als Moment strahlenden Erwachens im Gedankenlicht. Im Tod löst sich der bis zuletzt noch verbliebene Rest an Lebenstätigkeit als Gedankenkraft aus dem Leib heraus und stellt in einzigartiger Bilderfülle und Klarheit alle bewussten und »vergessenen« Erinnerungen vor den Betroffenen hin. Dieser »Lebensrückblick«, in Bildern ablaufend, wird auch von Menschen geschildert, die dem Tode schon einmal nahe waren und eine Lockerung ihrer Lebens- bzw. Gedankenorganisation (Ätherleib) erlebten (vgl. auch die entsprechenden Schilderungen bei Kübler-Ross, Hampe, Moody, Ritchie, Steiner; siehe Literaturverzeichnis, S. 724 ff.).

Je kleiner die Kinder sind, umso enger ist das Denken mit den Wachstumskräften des Leibes verbunden. Daher ist das kindliche Denkerlebnis auch noch nicht so abstrakt wie später. Es ist viel »lebendiger«, bildsamer und damit fantasiereicher als beim Erwachsenen. Es wird am besten gefördert durch Erzählen von Märchen. Trocken-abstrakte Sprach- und Denkspiele dagegen sind nicht passend. Hinzu kommt, dass in den Märchen – besonders in denen der Brüder Grimm – Entwicklungsverläufe geschildert werden, die den Idealen der Menschwerdung entsprechen und große Lebens- und Gedankenzusammenhänge umfassen. Immer wird im Kampf mit dem Bösen das Gute gefunden. Bildungs- und Umbildungsprozesse spielen sich ab. Auch sprechen die Märchenbilder für sich, bedürfen keiner »Erklärung« und arbeiten im Gemüt der Kinder weiter. Wer in seiner Kindheit viele Märchen hören konnte, dem wird es als Erwachsener leichter fallen, zu tragfähigen Wertvorstellungen zu kommen und die Idee der Ich-Entwicklung und Selbsterziehung zu erfassen. Er findet dann selbst den Weg des Königssohnes durch Abenteuer hindurch zur Hochzeit mit der Prinzessin als die Suche nach seinem höheren Wesen, mit dem sich zu vereinigen Ziel der inneren Entwicklung ist.

Warum Comics das Denkvermögen nicht fördern, sondern vielmehr korrumpieren, ist an anderer Stelle ausgeführt (vgl. S. 623).

Wer oft dieselben Märchen erzählt, weiß mit der Zeit ganz genau, welche Wahrheiten in ihnen verborgen sind. Manche Inhalte erscheinen nur so lange als »grausam«, wie die Bildnatur der hier zugrunde liegenden Gedanken nicht durchschaut wird. Kleine Kinder sind in dieser Hinsicht unbefangener und nehmen den »Kampf mit dem Drachen« einfach als Prüfung hin, die auf dem Weg zum Guten zu bestehen ist. Angst kann dabei nur dann entstehen, wenn die Märchen dramatisierend vorgetragen werden. Ruhig erzählt fühlt sich das Kind in den geschilderten Ereignissen seelisch »zu Hause«. Denn sie stellen *Realitäten des Seelenlebens* dar, in dem das Böse und dessen Überwindung einen wesentlichen Bereich ausmachen. Diesen zu verneinen oder zu überspielen ist der Entwicklung nicht dienlich, wohl aber jede Hilfe, diesen Bereich handhaben zu lernen und zu beherrschen. Aus diesem Grund können wir das Argument nicht gelten lassen, Märchen wegen der darin vorkommenden Grausamkeiten Kindern vorzuenthalten. Allerdings empfehlen wir nur solche Geschichten, in denen das Gute siegt. Den tragischen Ausgang einer Entwicklungskrise kann das Kind erst verstehen, wenn sein Seelenleben eine entsprechende Reife erlangt hat. Viele Andersen-Märchen sind daher für Kinder nicht geeignet.

Empfohlene Literatur

Hüther, Gerald: *Was wir sind und was wir sein könnten. Ein neurobiologischer Mutmacher.* Frankfurt a.M. 2011.

König, Karl: *Die ersten drei Jahre des Kindes.* Stuttgart [11]2003.

Kübler-Ross, Elisabeth: *Interviews mit Sterbenden.* München 2001.

Moody, Raymond A.: *Leben nach dem Tod. Die Erforschung einer unerklärten Erfahrung.* Reinbek [34]2002.

Piaget, Jean: *Das Erwachen der Intelligenz beim Kinde.* Stuttgart [5]2003.

Steiner, Rudolf: »Die Erziehung des Kindes vom Gesichtspunkte der Geisteswissenschaft«, in: *Lucifer – Gnosis* (GA 34). Dornach [2]1987.

Steiner, Rudolf: *Der Tod als Lebenswandlung* (GA 182). Dornach [4]1996.

Gehen-, Sprechen-, Denkenlernen – Entwicklungsschritte in der Kindheit und im Erwachsenenalter

Wer im Erwachsenenalter die Etappen der kindlichen Entwicklung durch Gehen-, Sprechen- und Denkenlernen hindurch verfolgt, der kann nachdenklich werden. Bild um Bild vollzieht sich vor seinen Augen menschliche Entwicklung. Was sieht er?

- Das Kind richtet sich auf, stellt sich auf seine eigenen Füße und beginnt nach und nach seine Schritte selbst zu lenken. Es lernt, sein Bewegungsspiel zu beherrschen und zum Ausdruck seines eigenen Willens zu machen.
- Das Kind beginnt zu sprechen. Es ist in dieser Zeit – bevor es zu sich »Ich« sagt und damit das selbstbewusste Denken beginnt – außerstande zu lügen. Sprechenlernen heißt, zunächst einmal ausschließlich die Wahrheit zu sagen.
- Das Kind fängt an, selbst zu denken. Es erlebt zunächst im Sprechen der Namen von Dingen und Menschen das Unterscheiden. Und es bemerkt zum ersten Mal im Ich-Sagen, dass es selbst eine Person ist. Die Freude darüber blitzt den Zweieinhalb- bis Vierjährigen nur so aus den Augen. Von diesem Zeitpunkt an zieht sich dann auch das Erinnerungsvermögen wie ein roter Faden durch die ganze folgende Biografie – das selbstständige gedankliche Innenleben hat begonnen.

Angesichts dieser Tatsachen können viele Fragen auftauchen: Was wird eigentlich im späteren Leben aus diesem Entwurf menschlicher Entwicklung? Wer sagt später noch so strahlend zu sich »Ich«? Wer weiß so sicher, wer er ist, wie das kleine Kind es zu wissen scheint? Sind wir nicht oft ganz erfüllt von dem, was wir gerade nicht als zu uns gehörig empfinden, womit wir uns nicht identifizieren können? Leben wir in unserem Bewusstsein tatsächlich ein selbstbewusstes inneres Leben? Spiegeln wir nicht viel öfter lediglich die äußeren Verhältnisse wider und sind froh, unser Leben einigermaßen zu bewältigen? Oder: Wo ist der Wahrheitssinn geblieben? Wie viel Verlogenheit versteckt sich hinter Phrasen, Höflichkeiten und Konventionen? Wer will beispielsweise wirklich wissen, wie es dem anderen geht, wenn er fragt: »Wie geht's?« Oder: Wer steht als Erwachsener auf eigenen Füßen? Wer fühlt sich nicht fremdbestimmt, uneins mit seinem Schicksal, oder hat den Eindruck, die eigenen Schritte nicht wirklich selber so lenken zu dürfen, wie er es möchte?

Im Johannes-Evangelium steht das Wort: »Ich bin der Weg und die Wahrheit und das Leben« (Johannes 14,6). Am kleinen Kind erleben wir die Realität dieses Wortes durch die Etappen seiner Entwicklung hindurch bis zum »Ich-bin«-Sagen.

In dem Moment, in dem allerdings das Ich-Bewusstsein aufleuchtet, beginnt sich die Krise anzubahnen, die dann im späteren Leben früher oder später als Existenzkrise auftritt: Ich kenne meinen Weg nicht, ich weiß nicht recht, was ich eigentlich will. Oder: Ich erlebe mich in einer sozialen Welt voller Unwahrheiten und Kompromisse. Oder: Ich weiß, was ich alles nicht bin, wer aber bin ich – wirklich?

Wer diese Existenzkrise durchlebt und siegreich daraus hervorgeht, blickt auf sie zurück als auf seine eigentliche Ich-Geburt. Das heißt, er bezeichnet sie als das, was man in der religiösen und esoterischen Literatur als »zweite Geburt« geschildert findet und was im Johannes-Evangelium in der nächtlichen Unterredung zwischen Christus und Nikodemus (Johannes 3,1–21) dargestellt wird. Dieser innere Sieg, diese zweite Geburt, ist dadurch gekennzeichnet, dass der bewusste Anschluss gefunden wird an das wahre Selbst, an das Göttliche in uns. Im Kindesalter wirkt diese göttliche Kraft unbewusst als Lebenstätigkeit und Wachstumskraft. Sie ermöglicht das Gehen-, Sprechen- und Denkenlernen. Hat man im späteren Leben in bewusstem Denken den Anschluss an diese Kräfte vollzogen, so hat man zugleich die entscheidenden Motive, d.h. das äußerliche und innerliche »Zu-sich«-Kommen, für die innere Entwicklung gefunden:

- Sein Schicksal als den eigenen Lebensweg zu bejahen und aus ihm zu lernen, was der Entwicklung dient.
- Nach Wahrheit im mitmenschlichen, sozialen Leben zu suchen und im Inneren keine Kompromisse zu machen. Dies ist umso wichtiger, als gerade das äußere Leben sehr oft von uns Anpassungsfähigkeit und Kompromissbereitschaft fordert.

- Für die eigene seelische und geistige Entwicklung zu sorgen und Verantwortung dafür zu übernehmen.

Steiner hat verschiedentlich in Vorträgen bemerkt: Auch der Weiseste kann vom Kinde lernen. Blickt man auf die kindliche Entwicklung, so kann man das bewahrheitet finden. Vollziehen sich doch höchste Ideale menschlicher Entwicklung gleichsam im Naturbild vor aller Augen. Was das Kind unbewusst körperlich tut und erlebt, es wird zur höchsten moralischen Kraft, wenn es der Erwachsene bewusst handhaben lernt.

Zur Frage nach der Spielgruppe

Für viele Mütter, die nur ein Kind haben, taucht die Frage auf, wie sie die Isolation überwinden können, in der sie stehen. Oft ist damit auch die andere Frage verbunden, wie sich ihr Kind wohl sozial eingliedern und behaupten lernen wird, wenn es in der Einzelsituation groß wird. Hier scheint die Spielgruppe für Säuglinge und Kleinkinder eine entscheidende Hilfe zu sein. Die Mütter haben dort Gelegenheit, sich über ihre Probleme zu unterhalten, sich bei deren Bewältigung gegenseitig zu helfen und sich auch zeitlich zu entlasten. Die Kinder finden Spielgenossen.

Wenn die Eltern sich bei diesen Treffen etwas Gemeinsames vornehmen wie Backen, Weben, Singen oder Musizieren, so entsteht darüber hinaus eine für die Kinder anregende, geschäftige Atmosphäre. Weniger anregend ist es für sie, wenn die Erwachsenen lediglich beaufsichtigend im Hintergrund sitzen und Kaffee trinken, stricken und sich unterhalten.

Die Ausbildung sozialer Fähigkeiten bedarf jedoch noch anderer Voraussetzungen, als sie durch die Spielgruppe gegeben sind. Um menschliche Beziehungen eingehen und pflegen zu lernen, brauchen die Kinder ein Vorbild, und das können ihnen Babys und Kleinkinder nicht geben. Beginnt doch die Fähigkeit, eine konstante Ich-Du-Beziehung aufzunehmen, erst etwa mit dem dritten Lebensjahr, wenn das

Kind zu sich »Ich« sagt. Vor diesem Zeitpunkt ist daher das Zusammenleben mit wenigen oder einer konstanten Bezugsperson in vertrautem täglichem Umgang die beste Förderung sozialer Verbindlichkeit. Auch eine feste Wohngemeinschaft kann in dieser Hinsicht mehr leisten als eine Spielgruppe.

Hinzu kommt jedoch das Problem, dass immer mehr Eltern oder Alleinerziehende sich ihren Kleinkindern gegenüber hilflos, ja fremd fühlen. Entsprechend wächst fast lawinenartig die Nachfrage nach einer pädagogischen Anleitung oder aber professionellen Betreuung der Kinder. Bedenkt man die rapide Abnahme der Kinderzahl, die Zunahme der alten Menschen und dann die Tatsache, dass immer mehr Kinder beziehungsarm aufwachsen, dann gibt dies Anlass zu großer Sorge bezüglich der Entwicklung sozialer Fähigkeiten. Um hier weiterzukommen, entstehen an manchen Orten aus der Waldorf-Kindergarten-Bewegung sogenannte Elternschulen, die den Eltern zusammen mit den Kindern Anregungen und Anleitungen geben, wie sie den Entwicklungsbedürfnissen ihrer Kinder gerecht werden können. Kinder brauchen eine Pädagogik, die – soweit es irgend möglich ist – Bedingungen schafft, wo liebevolles Interesse, anregende Tätigkeiten und konstante menschliche Beziehungen wirksam werden können.[71]

Kindergarten – Kindertagesstätte – frühe Förderung

Nach dem neuen Kindergartengesetz besteht für Kinder ab dem vollendeten zweiten Lebensjahr ein rechtlicher Anspruch auf einen Kindergartenplatz, auch wenn dies noch nicht in allen Bundesländern zu hundert Prozent umgesetzt werden kann. Eltern haben jedoch häufig den Wunsch, schon vorher einen Betreuungsplatz zu finden. Hierfür kommen Kindertagesstätten oder Krippen in Frage.[72] Obwohl die Fremdunterbringung von Kindern unter drei Jahren immer einen Kompromiss darstellt, ist sie aus beruflichen oder anderen Gründen oft unumgänglich. Bewährte Alternativen wären zwar die alternierende Berufsausübung seitens der Eltern oder der Zusammenschluss zweier Mütter zur Versorgung ihrer Kinder oder eine in die Wohnung kommende Frau, die für das Kind sorgt und gleichzeitig den Haushalt führt. Vielleicht auch eine Familie mit Kindern, die noch »Kapazitäten« frei hat, oder schließlich eine Tagesmutter, der das Kind gebracht wird. Nicht immer lassen sich jedoch solche Lösungen finden, und dann bildet die Kindertagesstätte oder die Kinderkrippe für die Kleinen die Vorstufe zur Kindergartenzeit. Bringen Kinder Schäden mit, weil sie keine zureichende Förderung ihrer Entwicklung erfahren haben, kann die Kindergartenzeit manches noch ausgleichen helfen. Auch ist sehr zu begrüßen, dass gegenwärtig an vielseitigen Konzepten zur Frühförderung in den ersten drei Lebensjahren gearbeitet wird[73] und auch reiche Angebote für die heilpädagogische Einzelförderung bestehen.

Wenn die Mutter ganztags zu Hause sein kann, lautet die Frage anders: *Wann* soll mein Kind in den Kindergarten, und *warum* soll es überhaupt dorthin? Die Antwort hierauf kann nur individuell gesucht werden. In einer günstigen Umgebung mit einem Elternteil zu Hause und anderen Kindern zum Spielen in der Nähe ist der Kindergartenbesuch ganz sicher nicht notwendig. Ob er dennoch zu empfehlen ist, hängt vom Tageslauf zu Hause ab, von den pädagogischen Möglichkeiten der Eltern, vom Konzept des in Frage kommenden Kindergartens und nicht zuletzt von der Persönlichkeit der Kindergärtnerin. Ein voll technisierter Haushalt spricht z.B. für den Kindergarten, wenn dort gebacken, gewaschen und gekocht wird. Medien oder skurrile Figuren oder intellektuelle Frühtrainingsprogramme im Kindergarten würden dagegen für den Verbleib zu Hause sprechen. Wir empfehlen den Kindergartenbesuch wiederum, wenn sich im Gespräch mit den Eltern herausstellt, dass der Tag zu Hause sehr unrhythmisch verläuft, oder aber, wenn eine gespannte Atmosphäre herrscht. Oft gelingt es in solchen Fällen dann auch, dass die Eltern im Gespräch mit der Kindergärtnerin Anregungen bekommen, in welcher Art sich vielleicht die häusliche Umgebung kindgerechter verändern lässt.

Liegt bei dem Kind eine Krankheit oder Behinderung vor oder ist es vielleicht noch nicht »trocken«, so sehen wir darin keinen Grund, es nicht in den Kindergarten zu schicken. Hier ist natürlich vorher ein ausführliches Gespräch mit der Kindergärtnerin und eventuell auch mit dem Kinderarzt nötig. Gerade in sozialer Hinsicht ist die Integration eines behinderten oder kranken Kindes in den Kindergarten außerordentlich wichtig – nicht nur für das betroffene Kind, sondern auch für die gesunden Kinder, die so lernen, aufeinander Rücksicht zu nehmen und miteinander umzugehen.

Wann ist mein Kind »kindergartenreif«?

- Reif für den Besuch des Kindergartens ist das Kind, wenn es selbstständige Gänge unternehmen kann, wenn es z.B. von sich aus schon einmal von zu Hause weggelaufen ist und wieder zurückgefunden hat oder wenn es von einem Spielkameraden aus allein nach Hause gehen möchte und nicht wartet, bis es abgeholt wird. Solange ein Kind noch stark am »Rockzipfel« hängt, ist dieser Zeitpunkt noch nicht gekommen. Allerdings muss sich in solchen Fällen die Mutter prüfen, ob sie nicht selbst durch ihr Verhalten verhindert, dass das Kind diese notwendige Selbstständigkeit erreicht.
- Ein weiteres Merkmal der Kindergartenreife ist gegeben, wenn Märchen und Geschichten von Anfang bis Ende angehört werden können. Darin zeigt sich, dass das Vorstellungsleben jetzt durch das Wort direkt lenkbar geworden ist und die Kinder infolgedessen auch innerhalb der Gruppe Aufforderungen nachkommen können.

Unserer Erfahrung nach sind diese beiden Zeichen der Kindergartenreife zumeist im Alter von dreieinhalb Jahren zu beobachten. Lassen sie sich mit vier Jahren noch nicht feststellen, so ist es sinnvoll, dies einmal mit dem Kinderarzt zu besprechen (zu den inhaltlichen Gestaltungsmöglichkeiten der Kindergartenzeit s. S. 454 ff.).

Ist mein Kind schulreif?

Auch wenn der Trend zur Früheinschulung geht, liegt das Einschulungsalter in den meisten Ländern noch zwischen fünf und sieben Jahren. Es gibt bestimmte Reifezeichen, die dafür sprechen, Kinder erst im siebten Jahr einzuschulen. Vorschulförderung arbeitet mit anderen Lerndispositionen und Intelligenzformen als die Schulförderung.

Der Gestaltwandel

Vom Kleinkind- bis zum Schulkindalter vollzieht sich ein eindrucksvoller Gestaltwandel. Das Verhältnis von Kopfgröße zu Rumpf- und Gliedmaßengröße ist beim Kleinkind deutlich zugunsten des Kopfes verschoben. Der ganze Habitus ist rundlich, die Gliedmaßen sind kurz, im zweiten Lebensjahr besteht sogar noch das physiologische O-Bein. Die Finger sind kurz und unter rundlichen Fettpölsterchen verborgen (sogenannte Patschhände). Der Rumpf besitzt noch keine Taille, der Rippenwinkel über dem Magen ist breit, und der Bauch wölbt sich nach vorn, als ob er im Rumpf noch nicht genügend Platz hätte. Ganz anders das Schulkind. Arme und Beine haben sich gestreckt, das Kind kann jetzt mit den Fingerspitzen seiner linken Hand das rechte Ohr berühren und umgekehrt. Zwischen Brustraum und Bauchraum zeichnet sich die Taille ab, der Rippenwinkel über dem Magen verläuft nun im spitzen Winkel, der Bauch ist eingezogen. Kopf, Rumpf und Gliedmaßen sind auf dem Wege zur Erwachsenenproportion, welche jedoch erst durch den nächsten großen Gestaltwandel während der Pubertätszeit erreicht wird.

Beginn des Zahnwechsels

Das Auftreten des ersten bleibenden Backenzahnes oder eines der Schneidezähne kündigt an, dass der Zahnschmelz dieser Zähne als härteste Substanz des Körpers fertig gebildet ist und die zahnschmelzbildende Tätigkeit des Organismus zu Ende geht. Dieser Tatbestand wird in der Pädagogik gegenwärtig wenig beachtet. In den Waldorfschulen wird ihm hingegen Bedeutung zugemessen. Warum? Wie schon erwähnt, wird von der anthroposophischen Geisteswissenschaft die Frage beantwortet, was mit den organbildenden Tätigkeiten geschieht, nachdem ein Organ bzw. eine Körpersubstanz fertig ausgebildet ist. Diese Kräfte werden danach zwar noch für die Regenerationstätigkeit und zur Organerhaltung benötigt, im Übrigen dienen sie aber der Bildung von Gedanken (vgl. S. 388). Für die zahnschmelzbildende Tätigkeit jedoch gilt etwas anderes. Da der Zahnschmelz keine Möglichkeit besitzt, sich nach einer Schädigung neu zu bilden – wie wir aus leidvollen Zahnarztbesuchen wissen –, geht diese Tätigkeit voll in die Denktätigkeit über; die aus der Schmelzkronenentwicklung frei werdenden Gestaltungskräfte stehen ganz und gar für die Denktätigkeit zur Verfügung. Da es sich hier um eine Gestaltungskraft handelt, die keine Regeneration mehr zu besorgen hat, kann sie vom Leiblichen losgelöst, d.h. leibfrei und abstrakt (= abgezogen) tätig sein. Es tritt für die Gedankenentwicklung erstmals die Möglichkeit der reinen Abstraktion auf. Damit ist jedoch der Grund gelegt für das Bilden von abstrakten Begriffen und klar umrissenen Vorstellungen, wie sie das Kind im Laufe seiner schulischen Entwicklung handhaben lernt. Erst jetzt funktioniert auch das abstrakte Gedächtnis, der sogenannte geistige »Biss«, zum präzisen Erfassen und Behalten einer Sache.

Wird die Abstraktionsfähigkeit früher trainiert und ihre natürliche Entwicklung nicht abgewartet, so wirkt dies beschleunigend auf die körperliche Reifung (Akzeleration) und schwächt die Vitalität des Kindes, werden doch Kräfte schon zum Denken abgezogen, die eigentlich noch der körperlichen Reifung dienen sollten. »Alles zu seiner Zeit« ist das Geheimnis gesunder Entwicklung.

Das Schulkind-Denken

Das kleine Kind besitzt zunächst ein Lokalgedächtnis (siehe S. 387ff.). Dann orientiert es sich an den Wiederholungen im sprachlichen und Gewohnheitsbereich, z.B. kann sich ein Vierjähriges an eine Geschichte – bisweilen wortgetreu – wieder erinnern, wenn es sie öfters erzählt bekam und man die ersten Worte sagt, sozusagen den »Start gibt«. Alles Weitere kann das Kind dann selbst »erinnern«, die Ganzheit ist ja unbewusst vorhanden. Zuletzt entwickelt sich die Form des Erinnerns, die das Kind befähigt, ohne Anregung von außen rein aus eigenem gedanklichem Entschluss das Gedächtnis zu betätigen. Das Kind ist jetzt in der Lage, unabhängig von bestimmten Anlässen von außen seine Erinnerungen willkürlich zu lenken. Es kann das auch auf gezielte Fragen hin. So kann es jetzt – ohne Starthilfe – eine Geschichte wiedergeben, die vor einiger Zeit im Kindergarten erzählt worden ist. Dies markiert die Gedanken- und Erinnerungsreife, die für den Schuleintritt erforderlich ist.

Charakteristischerweise tritt die *Nachahmungsfähigkeit* zu diesem Zeitpunkt zurück. Sie war vorher Ausdruck dafür, dass das Kind alles im Nachvollzug »begreifen« konnte. Das Ende dieser äußerst prägbaren und bildsamen Phase ist mit dem Abnehmen der Nachahmungsfähigkeit zum Zeitpunkt der Schulreife gekommen (vgl. S. 383 ff.). Von jetzt an muss durch bewusst geführte Lernvorgänge geschehen, was sich zuvor aufgrund der Nachahmung unbewusst vollzog.

Geschicklichkeit und sprachliche Ausdrucksfähigkeit

Ein schulreifes Kind ist in der Lage, Geschichten in ganzen Sätzen nachzuerzählen, sämtliche Laute zu beherrschen und zu singen. Es kann seine eigenen Erfahrungen beschreiben und differenziert zum Ausdruck bringen, was es sagen will.

Was die körperliche Geschicklichkeit betrifft, so kann es:

- einen Ball einhändig in die Luft werfen und beidhändig wieder auffangen,
- balancieren,
- Ein-Bein-Hüpfen nach rechts, links, vorwärts, rückwärts und seitwärts,
- auf Zehen gehen und stehen,
- mit den Fingern feinere Tätigkeiten ausführen (z.B. Strohsterne basteln, Fingerweben, Perlen auffädeln und Ähnliches),

- die wichtigsten Alltagstätigkeiten im Haushalt beherrschen wie Tischdecken, Abwaschen und Abtrocknen,
- sich selbstständig an- und ausziehen, kleinere Haken und Knöpfe schließen und öffnen sowie die Schuhe binden.

Soziale Schulreife

Die Entscheidung für oder gegen die Einschulung hängt nicht von Einzelfaktoren ab, sondern wird – unter Einbezug der Mitentscheidung des Kindes – in Form eines Gesamturteiles gefällt. Insbesondere jetzt, wo die Vorverlegung des Einschulungsalters propagiert wird, muss sorgfältig abgewogen werden, wo das Kind mehr altersgerechte Förderung erfährt: im Kindergarten, in einer kindgerechten Basalstufe oder einer vorverlegten ersten Klasse mit dem üblichen Lehrplan. Letztlich hängt alles davon ab, was mit dem Kind geschieht, und nicht, ob man die Institution Kindergarten oder Schule nennt. In Zweifelsfällen ist es gut, sich mit dem Arzt oder Schulpsychologen ein Bild vom körperlichen und seelischen Gesamtzustand des Kindes zu machen und gemeinsam zu entscheiden. Dabei sollte auch der soziale Gesichtspunkt berücksichtigt werden, dass ein Klassenältester oder -jüngster verschiedenen Erfahrungen ausgesetzt ist. So sollte auch eine Teilleistungsschwäche oder Behinderung nicht davon abhalten, das Kind möglichst gleichaltrig mit den anderen einzuschulen. Körperliche Geschicklichkeit und sprachliche Ausdrucksfähigkeit sind Grundlage für Erfolg und Freude beim Lernen in der Schule. Je mehr ein Kind aufgrund von Vorbild und Nachahmung aus der Vorschulzeit mitbringt, umso besser.

Auf keinen Fall empfehlen wir den Eltern, vor der Aufnahmesprechstunde in der Schule mit ihren Kindern zu trainieren. Das Ergebnis ist oft eine Blockade vor dem Lehrer oder Arzt, der die Schulreife feststellen möchte.

Ist ein Kind in der Lage, sich in eine Gemeinschaft zu integrieren, so hat es die soziale Schulreife erlangt. Hierzu gehört, dass es – mit Hilfe des Lehrers – seine eigenen Interessen mit denen der anderen in Einklang bringen lernt. Es muss Aufforderungen nachkommen und eigene Erfahrungen vorbringen können. Das heißt, dass der Wille des Kindes sich zunehmend durch das Wort des Erwachsenen leiten lässt. Meist tritt die soziale Schulreife später auf als die intellektuelle und wird erst im Laufe des zweiten Schuljahres erworben.

Empfohlene Literatur

Glöckler, Michaela (Hrsg.): *Gesundheit und Schule*. Dornach 1998.

Largo, Remo H.: *Kinderjahre. Die Individualität des Kindes als erzieherische Herausforderung*. München 2000.

Largo, Remo H. / Beglinger, Martin: *Schülerjahre. Wie Kinder besser lernen*. München 2010.

Köhler, Henning: *Von ängstlichen, traurigen und unruhigen Kindern. Grundlagen einer spirituellen Erziehungspraxis*. Stuttgart [6]2004.

»Familie werden« – Wie sind Kind, Mutter und Vater verbunden?

Die Wörter »Mutter«, »Vater«, »Kind« bezeichnen etwas anderes als z.B. Rainer, Tina und Florian. Sie deuten auf eine personenunabhängige Qualität, auf etwas Ideelles hin, das urbildlichen Charakter hat und sich auch in allen Religionen als Seinsprinzip findet. Dabei ist es interessant, dass die ideelle Bedeutung aus der natürlichen ablesbar ist. Zunächst ist es das Kind, das die Mutter zur Mutter macht und den Vater zum Vater – durch Zeugung, Empfängnis, Schwangerschaft und Geburt. Dabei erlebt die Frau das Mutterwerden in hohem Maße als körperlichen Vorgang, in dem das Kind von ihr Besitz ergreift und sich in ihr entwickelt. Der Mann hingegen, der den Prozess zwar physisch impulsiert hat und das Kind auch wünscht, erlebt das Vaterwerden überwiegend seelisch. Ihm kommt die wahrnehmende, Schwangerschaft und Geburt begleitende Rolle zu. Daraus ergibt sich sinnvollerweise, dass er helfend zur Verfügung stehen kann, nicht nur in den Wochen und Monaten nach der Entbindung, sondern auch darüber hinaus. Dies trifft beim Vater auf eine instinktive Neigung und er freut sich, für Schutz, Sicherheit und Bedürftigkeiten von Mutter und Kind etwas zu unternehmen. Er ist möglicherweise verletzt, wenn er an derlei Taten gehindert wird oder seine Bestrebungen nicht ernst genommen werden. Das spezifisch Väterliche liegt in der Fähigkeit, für Mutter und Kind äußerlich und innerlich da zu sein, sie wahrzunehmen und in seinem Bewusstsein zu tragen. Daraus entspringt das tiefe Zugehörigkeitsgefühl, in dem Mutter und Kind sich seelisch geborgen fühlen können.

In diesem durch das väterliche Interesse eröffneten Seelenraum können sich die spezifischen Fähigkeiten der Mutter leichter entfalten: Sie liegen in der Bereitschaft und Offenheit, mit Geduld und Freude die unendlich vielen immer wiederkehrenden Handlungen zu besorgen, die das Aufwachsen des Kindes in der ersten Zeit erfordert. Ein Glück für das Kind, wenn es in der engen Beziehung zu zwei grundverschiedenen, sich gegenseitig achtenden Menschen aufwächst, was ihm Vertrauen und Identitätserleben ermöglicht.

In Anerkennung der spezifischen Entwicklungsbedürfnisse des kleinen Kindes gibt es in Deutschland, abgesehen vom Mutterschaftsurlaub (sechs Wochen vor bis acht Wochen nach der Entbindung), einen Erziehungsurlaub für Mutter oder Vater bis zu einer Dauer von drei Jahren. In dieser Zeit besteht Kündigungsschutz aus Erziehungsgründen, und in den ersten beiden Jahren wird noch eine Ausgleichszahlung – je nach Familieneinkommen – gewährt.

»Muttersein«, d.h. für Kinder leiblich und seelisch rund um die Uhr da zu sein, ist im Grunde ein vollgültiger Beruf. Es wäre richtig, wenn er auch eine finanzielle Anerkennung aus öffentlichen Mitteln erfahren würde! Kinder danken es ihren Eltern mit Gesundheit und Lebensfreude, wenn sie – insbesondere in der Vorschulzeit – ein wirkliches Zuhause haben, einen Lebensraum, wo man sie wahrnimmt und Zeit für sie hat und die Mutter nicht etwas anderes arbeiten *muss,* um Geld zu verdienen.

Wir empfehlen, diesen Erziehungsurlaub im Interesse des Kindes wenn irgend möglich zu nehmen. *Was in den ersten drei Jahren beim Kind aufgebaut werden kann an Erleben von Geborgenheit, Vertrauen und konstanter Beziehung, ist durch nichts zu ersetzen.*

Auch dann, wenn die Eltern die Versorgung des Kindes untereinander aufteilen, bleibt doch eine idealistische Grundgeste dieser Dreiheit bestehen: im Mittelpunkt das Kind, das alles ganz selbstverständlich beansprucht und nimmt, und an seiner Seite die Eltern, die seine Entwicklung begleiten, sich über seine Fortschritte freuen und Liebe und Zutraulichkeit des Kindes dankbar erleben.

Wer als Kind die rückhaltlose liebevolle Bejahung seines Wesens – so wie es ist – erlebt hat und die Bemühung um das rein Menschliche, Wahre und Gute, schaut gerne auf seine Kindheit zurück, auch wenn materielle Armut und Not geherrscht haben. Jacques Lusseyran beschrieb in seiner Biografie die Liebe seiner Eltern zu ihm – dem erblindeten Kind – als die »magische Rüstung«, die, wenn sie einmal angelegt ist, Schutz verleiht für das ganze Leben.

Welche Konsequenzen können sich aus einer solchen Betrachtung für die Alltagsprobleme ergeben? Denn es ist kein Geheimnis, dass wir als Eltern nur selten diesem Ideal nahekommen. Von den Fragen, Problemen oder Situationshintergründen, die in eine Kindersprechstunde ragen, seien hier einige immer wiederkehrende genannt.

Zum Rollentausch

Wenn beide Eltern einverstanden sind, ist ein Rollentausch nicht problematisch. Der Vater kann die mütterlichen Funktionen in hohem Maß erlernen, ebenso wie die Frau im Berufsleben stehen kann. In Familien, in denen die Mutter die Verdienende ist, ist es schön zu sehen, wie beide Eltern versuchen, ihre naturgegebenen und neu erworbenen Fähigkeiten optimal aufeinander abzustimmen. Schwieriger ist es, wenn dieser Rollentausch durch die Kündigung der väterlichen Arbeitsstelle erzwungenermaßen entsteht. Hier bedarf es einer großen Anstrengung, um der Resignation zu entgehen, noch mehr, wenn auch die Mutter keine Arbeit findet. Wenn es dennoch gelingt, eine positive Lebenshaltung zu bewahren, die Kontakte zu befreundeten Familien erst recht zu pflegen und sich für andere nützlich zu machen, wirkt ein solcher Versuch umso stärker auch auf die Kinder vorbildhaft.

Allein erziehen

Die selbstbewusste alleinerziehende Mutter hat selten Probleme, die beim Kinderarzt landen. Sie vertritt Mutter und Vater in einer Person und schafft sich ein soziales Umfeld, in dem das Kind findet, was es braucht. Schwierig wird es, wenn die Mutter Erwartungen an das Kind hat, die dieses nicht erfüllen kann, oder Erziehungsprinzipien, die keinen Ausgleich durch den Partner finden. So ist es für das Kind vielfach am besten, wenn die getrennt lebenden Eltern doch freundschaftlichen

Kontakt pflegen oder aber andere feste Bindungen bestehen, die hier ausgleichend wirken können.

Ganz anders, aber am häufigsten vorkommend, ist die Situation, wenn Mutter und Kind oder Kinder vom Vater verlassen werden. Ganz sicher hat sie das nie gewollt, sondern sich gerade die Gemeinsamkeit in der Erziehung der Kinder gewünscht. Meist dauert es mindestens zwei Jahre, bis sich die äußeren Verhältnisse für Mutter und Kinder wieder geordnet haben und die innere Verletzung etwas verheilt ist. Oft ist dann aber auch zu beobachten, wie die Mutter selbstständiger und freier wird, was auch wieder positiv auf die Kinder zurückwirkt.

Wenn die Mutter arbeiten will

Ein Beispiel: Während einer Allgemeinuntersuchung eines knapp einjährigen Kindes fragt die Mutter mit einem Mal verzweifelt, was denn für das Kind in den ersten Lebensjahren wichtiger sei: die konstante Bezugsperson oder eine glückliche, zufriedene Mutter. Der Arzt versteht nicht gleich den Zusammenhang. Die Mutter erläutert: Sie habe ihr Studium abgebrochen, als das Kind unterwegs gewesen sei, und jetzt halte sie es einfach nicht mehr aus. Sie habe es eigentlich richtig machen und für das Kind ganz da sein wollen. Jetzt aber merke sie, dass sie auf dem Weg in die Depression sei. Sie sehe einfach nicht ein, warum für ihren Mann das Leben selbstverständlich weitergehe, auf sie aber, wenn sie etwas für ihre Ausbildung tun wolle, von Seiten ihrer Umgebung moralischer Druck ausgeübt werde mit dem Vorwurf, dass sie ja nur ihren Pflichten als Mutter ausweichen wolle.

Damit ist an eines jener vielen Mutterschicksale gerührt, die ganz individuell zu betrachten und zu bewältigen sind und die doch alle die gleichen Fragen aufwerfen: Wie wird man seiner Aufgabe als Mutter gerecht, auch wenn man selbst nicht in der Lage ist, die volle Verantwortung zu übernehmen? Die Tragik vieler junger Mütter liegt heute auch darin, dass sie zunächst gern ihre Aufgabe in Angriff nehmen, jedoch dann merken, dass sie der Enge und Beschränktheit des häuslichen Kreises nicht gewachsen sind. Meist ist der Vater dann beruflich stark eingespannt und Verwandte, die entlasten könnten, wohnen weit weg. Andererseits hängt es mit der Oberflächlichkeit des heutigen Erziehungs- und Bildungslebens zusammen, wenn das Schöne und Belebende einer inneren Vertiefung und das Pflegen kultureller Werte gar nicht bekannt sind oder gesucht werden. In Situationen, wo an Rollentausch nicht zu denken ist oder wo er nicht gewollt wird, ist daher nach Auswegen und Hilfen zu suchen, wie sie im Abschnitt über die Spielgruppe angedeutet sind (s. S. 393 f.).

In einer solchen Situation können aber auch ganz grundsätzliche Fragen bewusst werden: Warum bin ich eigentlich unzufrieden mit meiner Lebenslage? Liegt das vielleicht nur daran, dass ich mich nicht frei und mit eigenem Willen dazu entschließen konnte? Lässt sich das vielleicht nachholen? Es wäre für einen selbst, aber auch für die Kinder erlösend, wenn an die Stelle der Resignation aktive Auseinandersetzung treten würde. Eine Mutter empfand in einer solchen Situation, wie gut es war, dass sie die Familie öffnen konnte hin zur Nachbarschaft, zu Freunden und Großeltern oder anderen älteren Menschen, die großelterliche Funktionen übernehmen konnten – ohne Angst, dass diese Menschen dann auch die Unvollkommenheiten im eigenen Haushalt wahrnahmen. Ist so etwas gelungen, dann können auch alte Wünsche wieder aufgegriffen werden wie z.B. eine Fremdsprache zu erlernen oder Gitarre zu spielen, auch wenn es täglich nur eine Viertelstunde ist. Auch für die Kinder ist es ein großer Gewinn, die Mutter auf diese Weise einmal ganz mit einer Tätigkeit beschäftigt zu sehen, die mit ihnen nichts zu tun hat. Spätestens wenn alle Kinder in die Schule gehen, werden auch außerhäusliche Initiativen der Mutter breiteren Raum einnehmen. Schauen wir auf die bisher angesprochenen Probleme, so wird erkennbar, dass wichtigste Hilfsreserven im Freundeskreis und in der Verwandtschaft liegen, wenn es zu Schwierigkeiten kommt.

Adoptiv- und Pflegekinder

Zunächst einige Beispiele, beginnend mit dem Erfahrungsbericht einer Adoptivfamilie:

- »Wir sind eine normale, glückliche Familie. Unsere Tochter hat eine andere Hautfarbe als wir und wir durften ihre ersten drei Erdenmonate nur mit Gedanken und Wünschen über eine große Distanz hinweg begleiten. Aber seither steht sie im Mittelpunkt unserer Kleinstfamilie, d.h. sie fordert mit einem Lächeln Zuwendung und Fröhlichkeit, sobald sie die Augen aufschlägt. Sie hat die Sonne Afrikas in unser vorher ichbezogenes Leben gebracht und nimmt Liebe und Förderung dankbar auf. So entwickelt sie sich zu einem kräftigen, aufgeschlossenen und fröhlichen Mädchen. Mit Singen und Tanzen lassen sich alltägliche Traurigkeiten und Launen überwinden.

Der Vater stimmt seine Arbeitszeit so mit dem Familienrhythmus ab, dass fast immer Zeit zum Toben und Turnen bleibt. Meine Arbeit als Kinderärztin ruht überwiegend, dafür machen mich die täglichen Aufgaben der Mutter, Hausfrau und Gärtnerin zufrieden. Wenn ich hin und wieder beruflich arbeite, merke ich, wie viel besser ich die Sorgen der anderen Mütter und die Ängste der Kinder verstehen kann. Abends gönnen mein Mann und ich uns regelmäßig klärende Zweisamkeit und bearbeiten Sorgen und Probleme des Tages. Wir merken beide, wie sehr man sich als Eltern und Vorbild vor allem selber erziehen muss.

Diesem Familiengefühl gingen viele Ängste und Überlegungen voraus. Im Vorfeld hatten wir uns gegen eine Aufnahme von Pflegekindern entschieden, da wir uns den hohen pädagogischen Anforderungen gegenüber Kindern aus sozialen Krisensituationen nicht gewachsen fühlten und eine geringe Identifikation mit dem Kind befürchteten.

So entschieden wir uns für eine Auslandsadoption, der wir unvoreingenommener entgegensehen konnten. Dass das Schicksal ein Kind für uns bereithielt, glaubten wir fest; dass wir dafür um die halbe Welt fliegen mussten, schweißte uns nur enger zusammen. An die Tatsache, dass wir überall auffallen und häufig befragt werden, haben wir uns bereits gewöhnt. Wir hoffen für unsere Tochter, dass sie in Zukunft ihr

Schicksal akzeptieren wird, ihre Talente entfaltet und zu einem freien, liebenden Menschen heranwächst. In nächster Zeit wollen wir ein weiteres Kind aus Afrika adoptieren.«

- Ein Ehepaar mit zwei eigenen Kindern meldet sich beim Jugendamt, um ein drittes zu adoptieren, das – wie sie sagen – auch behindert sein darf. Sie erklären sich schon vor der Geburt eines solchen Kindes, dessen junge Mutter es nicht hätte versorgen können, zur Adoption bereit. Dieses Kind bedarf in den ersten zwei Lebensjahren mehrerer größerer Operationen, um überhaupt zu überleben. Die Adoptiveltern begleiten es mit Selbstverständlichkeit durch alle Krankenhausaufenthalte und sonstige Schwierigkeiten bis an die Grenze ihrer Kräfte. Dann entwickelt sich das Kind als fröhlicher, völlig integrierter Mensch in Familie und Schule, trotz seiner Behinderung.[74]
- Ein anderes Ehepaar entschließt sich, nachdem die eigenen Kinder älter geworden sind, Kinder aus Heimen und sozial schwierigen Situationen in Pflege zu nehmen, unter ihnen auch schwer körperlich behinderte und solche mit fortschreitenden Krankheiten. Unter ihren Händen tauen die Kinder gleichsam auf, werden fröhlich, entwickeln sich und sind geborgen auch dann, wenn die medizinischen Möglichkeiten nicht weiterhelfen können.
- Es gibt aber auch tragische Situationen: Der einzige Sohn wohlhabender Eltern stirbt bei einem Verkehrsunfall. Die Eltern haben die Möglichkeit, rasch einen gleichaltrigen Jungen aus einem Kinderheim zu adoptieren. Dieser neue Sohn kann jedoch die entstandene Lücke nicht ausfüllen. Die Beziehung entwickelt sich so schwierig, dass die Adoptiveltern ihn wieder abgeben müssen.

Auch wenn die Frage nach dem besonderen Schicksal dieser Kinder nicht direkt zu beantworten ist, ergibt doch die Beobachtung der Lebensverhältnisse Anhaltspunkte für mögliche Deutungen. Dabei ist es interessant zu sehen, dass die Bindungen innerhalb einer Familie mit Adoptivkindern in ähnlicher Weise grundverschieden sind, wie dies auch bei Familien mit eigenen Kindern zu beobachten ist: Es gibt die unkomplizierten Beziehungen, bei denen sich Eltern und Kinder ziemlich selbstverständlich zusammenfinden und das Verhältnis von Dankbarkeit und Liebe geprägt ist. Ebenso gibt es »das schwarze Schaf«, wenn ein Kind von Anfang an den Erwartungen der Eltern nicht entspricht, was so weit führen kann, dass es früh von zu Hause weggeht oder später sagt, es habe sich bei seinen Eltern immer wie ein Fremdling gefühlt. Auf diese Weise haben Schicksalsbelastungen aus einem früheren Erdenleben die Chance, durch Erziehung und Pflege ein gutes Stück verwandelt und ausgeglichen zu werden. Dabei gilt für Adoptiveltern sowie insbesondere für Pflegeeltern dieser Doppelaspekt des Schicksals: dass einerseits so tiefe Beziehungen wie die zwischen Adoptiv- oder Pflegeeltern und Kind ihre Veranlagung schon in komplizierten Schicksalen früherer Erdenleben haben oder aber jetzt der Ausgangspunkt sind für Schicksalskonstellationen, die in die Zukunft weisen und gleichsam ein Sich-Kennenlernen bedeuten für eine in einem späteren Leben zu erfüllende gemeinsame Aufgabe.

Adoptiveltern sollten sich regelmäßig Hilfe holen können, da aufgrund der Konstellation andere Anforderungen an sie gestellt werden.

Empfohlene Literatur

Dörfling, Sabina / Elsässer, Inge (Hrsg.): *Internationale Adoptionen. Beratung, Vermittlung, Begleitung.* Wittlaerer Reihe Bd. 4. Idstein [4]2000.

Juul, Jesper: *Aus Stiefeltern werden Bonuseltern.* München 2011.

Wiemann, Irmela: *Pflege- und Adoptivkinder. Familienbeispiele, Informationen, Konfliktlösungen.* Reinbek [6]2000.

Wie kommt es zum »harmonischen Familienleben«?

Grundlegende Elemente hierfür sind gegenseitige Anerkennung und Verständnis. In einer harmonischen Familiensituation lebt beides auch unausgesprochen. Wie ist es aber bei Unzufriedenheiten mit dem anderen? Hier fängt erst die reale Aufgabe an. Oft brauchen Ehepaare viele Jahre, bis sie merken: Jeder von uns kann nicht den Partner, sondern nur sich selbst erziehen. Für den Mann, wenn er der Verdienende ist, mag die Anerkennung zu Hause nicht so wichtig erscheinen, da er sie vielleicht in seinem Beruf bekommt. Für die Frau ist sie eine Lebensbedingung, solange sie fast ausnahmslos für die Familie lebt. Dies wird vom Ehemann oft nicht zureichend erkannt. Denn Anerkennen heißt *das Positive immer wieder bemerken* – auch wenn sich Schwächen oder Gewohnheit in den Vordergrund schieben. Erst dann kann die Wärme und Atmosphäre entstehen, die stärkend wirkt und auch zur Selbstkorrektur motivieren kann. Im Anerkennen lebt das »Sich-Kennen«, die Freude an der Beziehung, durch die erst wirkliche Harmonie entsteht.

Muttersein ist ein vollgültiger Beruf (Vatersein auch)

Ein erster Schritt zur allgemeinen Anerkennung des Mutterseins als vollgültiger Beruf wäre die praxisnahe Ausbildung aller Schülerinnen und Schüler im Umgang mit Säuglingen und Kleinkindern. Ein zweiter Schritt wäre die Einkommenssicherung jeder Mutter seitens der öffentlichen Hand während der ersten drei Lebensjahre ihrer Kinder, sodass diese nicht weggegeben werden müssen. Und in den Familien sollte es selbstverständlich sein, dass die Mutter Finanzminister ist. Schließlich müssen – wie in jedem Beruf – Arbeit und Freizeit auch für die Mutter abwechseln. Es gibt viele, die das gar nicht wollen, aber für die Entwicklung und Bewältigung der mütterlichen Arbeit ist es von unschätzbarem Wert, zwischendurch auch Besinnungspausen einlegen zu können, die sie frei und unabhängig von den Wünschen anderer gestalten kann. Das kann entweder so aussehen, dass die Mutter jeden Tag eine Stunde hat, in der sie sich einmal ganz zurückzieht und ihr Mann oder eine andere Person währenddessen für die Kinder und den Haushalt sorgt. Es kann aber auch sein, dass ein Abend in der Woche oder ein Nachmittag oder ein ganzes Wochenende pro Monat, ja dass ihr vierzehn Tage im Jahr gehören. Welche Lösung für die jeweilige Mutter die beste ist, hängt von ihrer Konstitution und ihren Interessen ab, aber natürlich auch von der beruflichen Situation des Ehepartners.

Wenn Kinder zeitweise weggegeben werden müssen

Für Säuglinge und Kleinkinder ist wichtig, dass sich in Abwesenheit der Mutter in aller Regel nicht gleichzeitig Wohnplatz und Hauptbezugsperson ändern. Hat man z.B. ein acht Monate altes Kind in Pflege genommen, weil die Mutter dringend Erholungsurlaub braucht, so merkt man deutlich, dass dieser Wechsel des Milieus und der Menschen vom Kind stark erlebt wird. Es dauert etwa eine Woche, bis der Säugling sich an die neue Mama und ihre Umgebung einigermaßen gewöhnt hat und mit sich und der Welt wieder so zufrieden ist wie zuvor. Kommt dann die eigene Mutter wieder, so wird sie vom Kind zunächst nicht gleich angenommen. Es dauert wiederum eine ganze Weile, bis es in die alten Verhältnisse zurückgefunden hat.

Da ein Säugling oder Krabbelkind noch kein abstraktes Erinnerungsvermögen besitzt, fehlt ihm auch das Wissen von der eigenen Identität. Dieses Bewusstsein erwacht erst mit dem Ich-Sagen und wird von da an zum roten Faden im Gedanken- und Erinnerungsleben. Vorher ist das Kind darauf angewiesen, im täglichen Begegnen und Wahrnehmen durch mindestens *einen* vertrauten Menschen und durch immer wieder die gleichen Gegenstände der häuslichen Umgebung eine Bewusstseinskontinuität zu erleben. Das eigene Selbst kann in diesem Alter nur an der Begegnung mit der Welt, d.h. durch die Sinneswahrnehmung erlebt werden. Je dauerhafter und stabiler diese Selbsterfahrung an der Umgebung ist, umso stärker entwickelt sich daran das Selbstgefühl. Unterbrechungen, Milieuwechsel und längere Krankenhausaufenthalte der Mutter können sich störend auf die Persönlichkeitsentwicklung auswirken mit Tendenz zu existenzieller Unsicherheit und mangelndem Selbst- und Weltvertrauen – wenn nicht eine beherzte Ersatzmutter einspringt, die das Kind solange in den Kreis ihrer eigenen aufnimmt. Dasselbe gilt bei eigener Krankheit des Kindes mit längeren Abwesenheiten von zu Hause, wenn nicht die Mutter oder ein nächster Angehöriger mit im Krankenhaus aufgenommen wird.

Die menschliche Beziehung

Ist der Mensch das Produkt aus Vererbung und Milieu, und prägt ihn das eine mehr als das andere? Diese Frage wird immer wieder neu gestellt und unter Laien ebenso engagiert besprochen wie unter Fachleuten. Genetik, Soziologie, Kinderpsychiatrie, Sozialpädiatrie und andere Wissensgebiete bringen durch weitere Forschungsergebnisse immer wieder neue Anregungen dazu. In jüngster Zeit wurde ein Buch aus dem Amerikanischen ins Deutsche übersetzt, das den bemerkenswerten Titel trägt: *Warum Geschwister so verschieden sind*. Der Verhaltensgenetiker Robert Plomin und die Entwicklungspsychologin Judy Dunn[75] fassen ihre Forschungen zu dieser Thematik dahingehend zusammen, dass sie sagen: Wenn Vererbung und Milieu die allein bestimmenden Faktoren wären, so müssten Geschwister einander viel ähnlicher sein. Sie fanden heraus, dass es noch etwas Drittes gibt, das die Entwicklung entscheidend beeinflusst: die persönliche Beziehung des Kindes zu den Menschen und Dingen seiner Umgebung. Denn durch dieses ganz Individuelle in jeder Beziehung wird entschieden, wie stark der Einfluss eines Ereignisses oder eines Menschen auf ein bestimmtes Kind ist. Schon zwei Kinder aus derselben Familie erleben Vater und Mutter sehr unterschiedlich, eventuell in solchem Maße, dass später eines z.B. die Mutter als überaus fürsorglich beschreibt und das andere sich als vernachlässigt und immer zurückgesetzt erlebt hat. Aus der Sicht der Mutter war die Behandlung jedoch gleich.

Im Kapitel über die Kinderkrankheiten (s. S. 149 ff.) haben wir darüber hinaus deutlich zu machen versucht, wie auch das Kind selbst an seinem Erbgut arbeitet, um sich den Leib »passender« zu machen. Vererbung und Milieu geraten unter Berücksichtigung dieses Gedankens in ein neues Licht: Sie werden zu Arbeitsfeldern des Kindes, derer es bedarf, um sich seinen Fähigkeiten gemäß zu verkörpern. So gesehen kann die selektive Verwirklichung bestimmter, im Erbgut veranlagter Merkmale auch nicht mehr nur als Ausdruck eines genetischen Zufalls gewertet werden. Dass das erste Kind in einer Familie Merkmalsträger in Bezug auf Locken wird, das zweite glatte Haare bekommt und beim dritten gar der schüttere Haarwuchs des Großvaters erscheint, wäre demnach nicht »Zufall«, sondern vom Kind vorgeburtlich »geplant«.

Ähnliches gilt für den Umgang mit den Milieufaktoren oder Umwelteinflüssen. Das eine Kind nimmt begierig alles auf, was seine schon früh in Erscheinung tretende Musikalität fördern kann. Ein anderes zeigt dagegen ein besonderes Interesse für alles Technische. Damit ist wieder an die Frage der Wiederverkörperung gerührt. Woher kommen denn die so außerordentlich verschiedenen »Startbedingungen« – die Fähigkeit, einmal zielstrebig und aktiv sich das Notwendige anzueignen und ein anderes Mal sich mehr passiv den Eindrücken hinzugeben und sich formen zu lassen? Wer mit dieser Frage Kinder im Laufe ihrer Entwicklung beobachtet, merkt nur zu deutlich, dass der Mensch seinen Lebensweg nicht als unbeschriebenes Blatt beginnt. Fähigkeiten und Schwächen, Zielsetzungen und Krankheitsdispositionen ragen als Ertrag aus früheren Erdenleben in dieses hinein.

Aus Vererbung und Milieu wird ergriffen, wozu eine Verwandtschaft besteht, anderes wird gleichsam »übersehen« oder muss umgearbeitet werden. Die Aufgabe von Erziehung und bewusster Milieugestaltung liegt nun darin, diesen Prozess des Ergreifens richtig zu lenken – vor einem Zuviel, Zuwenig, Zufrüh und Zuspät zu schützen. Andererseits hat Erziehung auch zu verhindern, dass sich nur entwickelt, wozu das Kind disponiert ist. Der Ertrag eines Erdenlebens liegt nicht nur im Ausleben bestimmter »mitgebrachter« Begabungen, sondern in einer Steigerung, Erweiterung und Weiterentwicklung der Persönlichkeit. Die unbegrenzte Möglichkeit zu lernen liegt genauso im Wesen des Menschen begründet wie das Risiko, stehenzubleiben. Die Eigenaktivität des Kindes bedarf der fördernden, helfenden Einflüsse aus dem sozialen Umfeld. Durch ungünstige Bedingungen können sein Wille gelähmt und sein Lebensziel gefährdet werden. Es mag bestürzen, wie groß die Möglichkeit ist, Entwicklung zu behindern und zu fördern – aber es ist so. Denn die Natur bildet den Menschen nicht »von selbst« fertig. Er ist auf die bewusste Hilfe der Erwachsenen angewiesen und lässt sich von ihnen weiterprägen. Diese Entwicklungsoffenheit und -störbarkeit hängt mit der geistigen Natur des Menschen zusammen, die ihn zu einem selbst entscheidenden freien Wesen macht. Freiheit ist ohne Labilität und Unsicherheit, ohne Wahl- und Irrtumsmöglichkeit nicht denkbar. Sie zu fördern und nicht zu missbrauchen ist die große Aufgabe der Erziehung und Selbsterziehung.

Wohnprojekte

In so mancher Großstadt übersteigt heute die Zahl alleinerziehender Mütter und Väter bereits die 50%-Grenze. Umso mehr ist es zu begrüßen, dass gegenwärtig – zum Teil mit öffentlicher Förderung – Wohnprojekte entstehen, die ihr Vorbild an der Großfamilie früherer Prägung nehmen. Allein in Hamburg sind vom Beginn der achtziger Jahre des vorigen Jahrhunderts bis 2001 über sechzig Wohngruppenprojekte entstanden. Hier schließen sich Menschen zusammen – oft wird auch gemeinsam gebaut –, die eines verbindet: Sie wollen eine sozial aufmerksame Nachbarschaft und mitmenschliche Verbindlichkeit mit Alleinsein und individueller Lebensgestaltung verbinden. Und so finden sich alleinstehende Frauen, junge Familien, Wohngemeinschaften, Behinderte, junge und alte Menschen zusammen, verwalten ihre Wohnhäuser selbst und sind auch bereit, Menschen in ihre Wohnprojekte zu integrieren, die sonst auf dem Wohnungsmarkt Schwierigkeiten haben würden, etwas zu bekommen. Wohnprojekte dieser Art bieten für die aufwachsenden Kinder ein reiches Feld sozialer Erfahrung und gewährleisten doch eine ungestörte Eltern-Kind-Beziehung, da jeder in dieser Wohngemeinschaft selbst das Maß an Gemeinsamkeit und Für-sich-Sein bestimmt.[76]

Empfohlene Literatur

Pflug, Christine (Hrsg.): *Allein oder gemeinsam. Lebensformen heute.* Stuttgart 1999.

Bildteil

Grundbedingungen einer gesunden Entwicklung

- Der Lebensanfang
- Zwei Handgriffe im Leben des Säuglings
- Transportmittel
- Schutz für das Köpfchen
- Sichere Spielräume
- Bewegungsentwicklung
- Bewegungsentwicklung am Ziel
- Sprachentwicklung
- Kindliches Spiel
- Nahrungsaufbau im ersten Lebensjahr

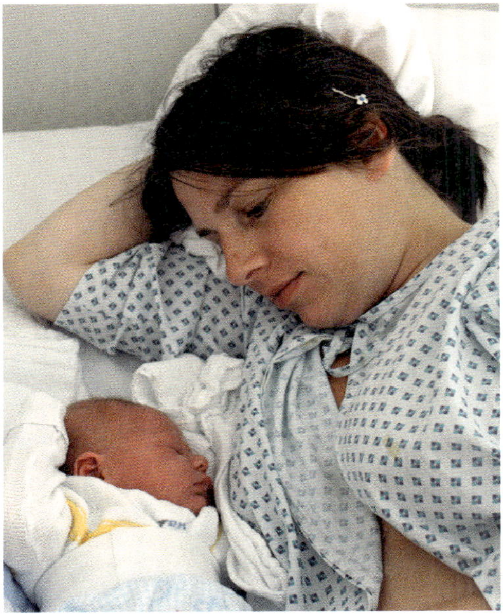

Abb. 18: Nach der Entbindung. Mutter und Kind bleiben zusammen – auch in der Klinik (s. auch S. 275).

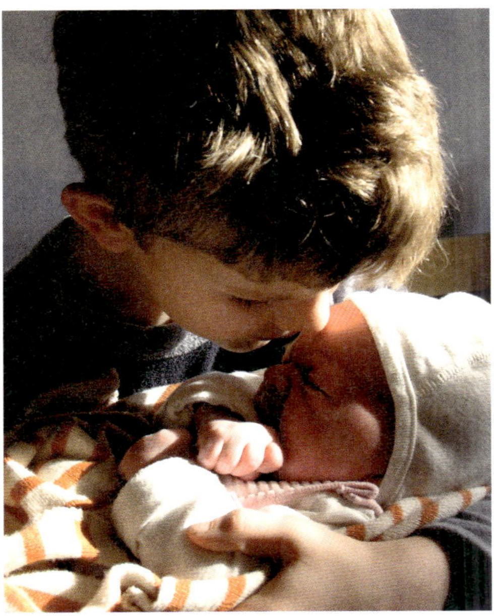

Abb. 19: Ein neues Familienmitglied wird begrüßt.

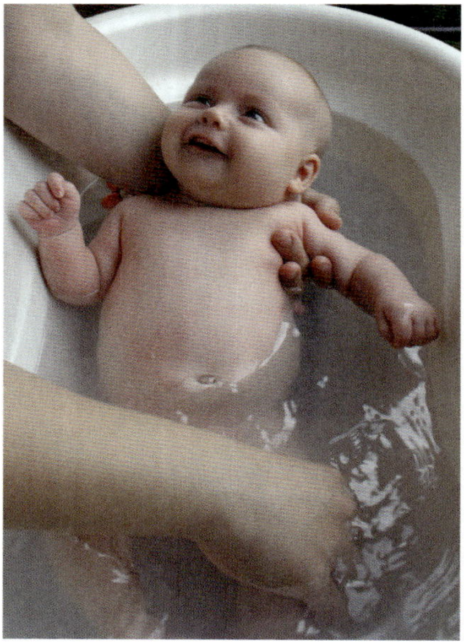

Baden

Abb. 20: Exakte Sicherung des Kopfes. Die Hand hält den linken Oberarm des Kindes (s. auch S. 292).

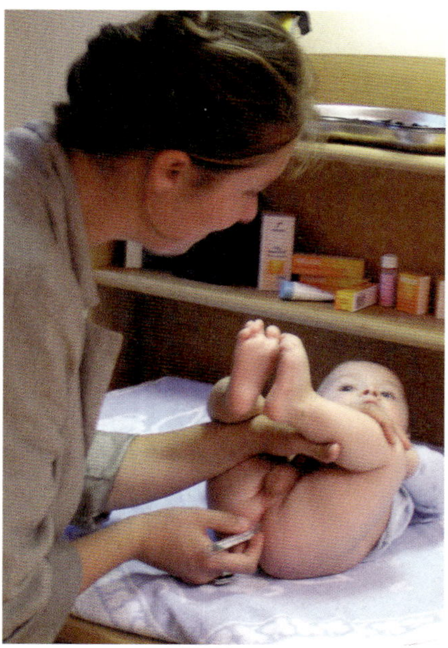

Temperaturmessen

Abb. 21: Temperaturmessen bei Fieberverdacht: Die messende Hand stützt die Mutter am Po des Kindes ab. Ihre andere Hand hindert die Oberschenkel am Strampeln (s. auch S. 70).

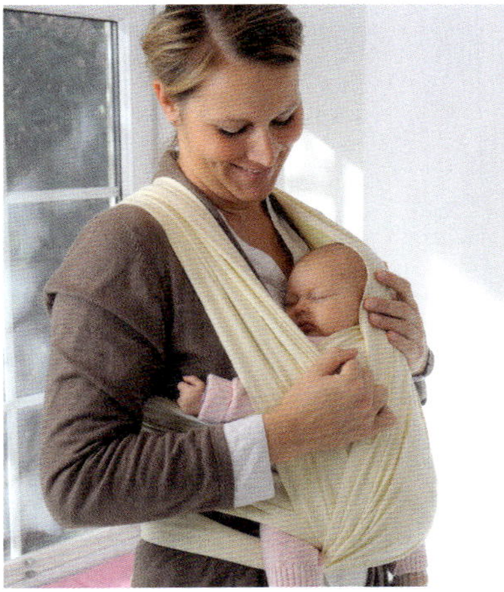

Abb. 22: Das Tragetuch bietet Transportmöglichkeiten etwa ab der siebten Woche in verschiedenen möglichen Tragetechniken (s. S. 295).

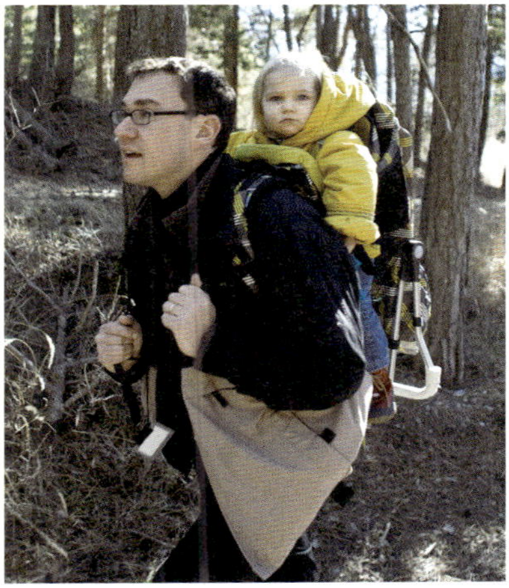

Abb. 23: Bequem für Urlaub und Alltag: die Rückentrage (s. S. 295).

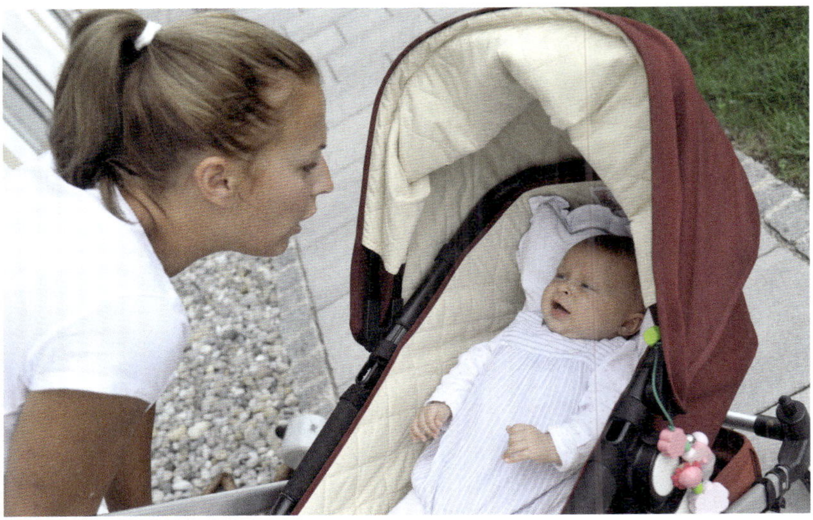

Abb. 24: Das Verdeck des Kinderwagens schützt vor Wind und zu starker Sonneneinstrahlung. Ein guter Kinderwagen besitzt eine gute Federung und ein möglichst hohes Fahrgestell (s. S. 295).

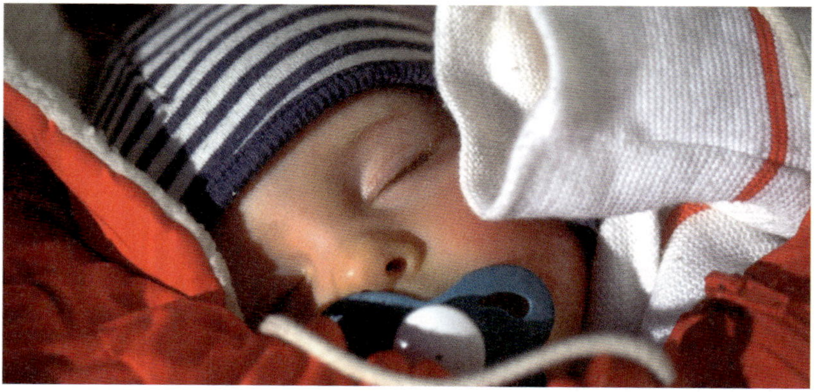

Abb. 25: Das Wollmützchen schützt vor zu starker Wärmeabgabe in den kalten Jahreszeiten und damit auch vor Erkältungs- und Mittelohrinfekten (s. S. 285).

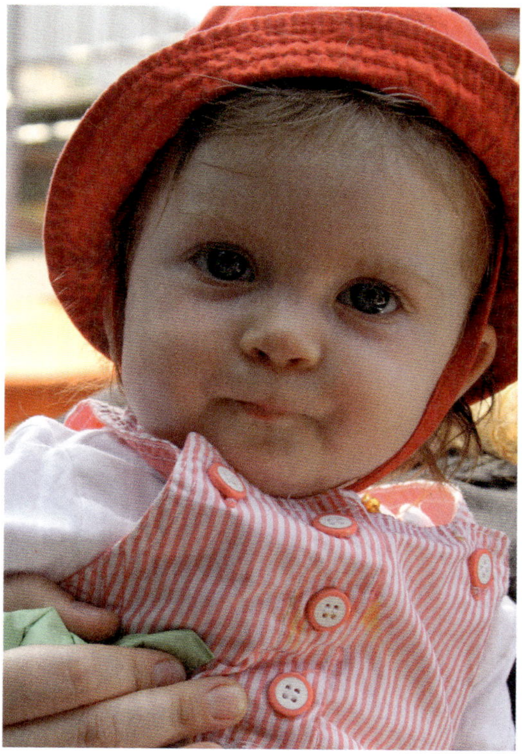

Abb. 26: Das Sonnenmützchen schützt vor Sonnenstich (s. S. 285).

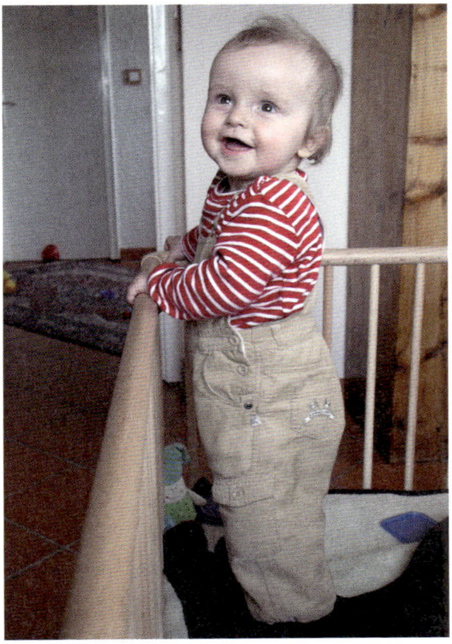

Abb. 27: Der Laufstall als Arbeits- und Beobachtungsplatz (s. S. 302 f.).

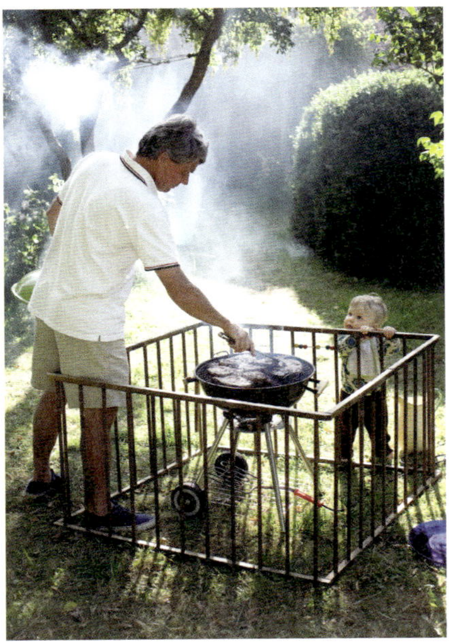

Abb. 28: Auch so kann ein Laufstall schützen.

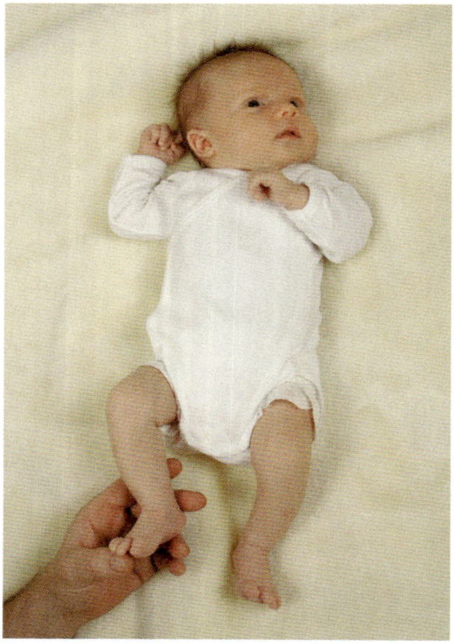

Abb. 29: Im Alter von sechs Wochen sind die Gliedmaßen noch locker gebeugt wie beim Neugeborenen (s. S. 372).

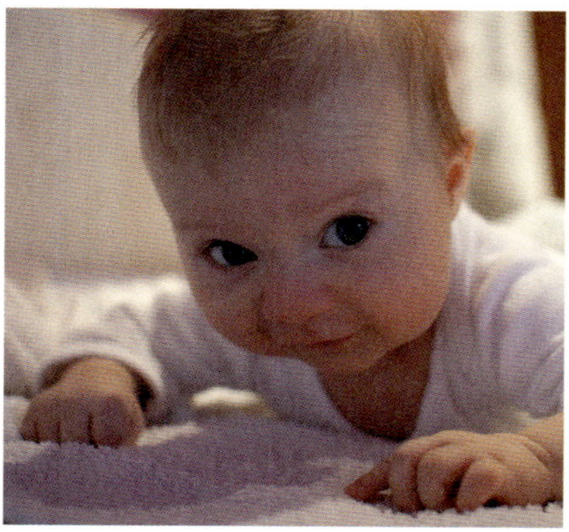

Abb. 30: Der Kopf will in Bauchlage von Anfang an nach oben (s. S. 286 und 372).

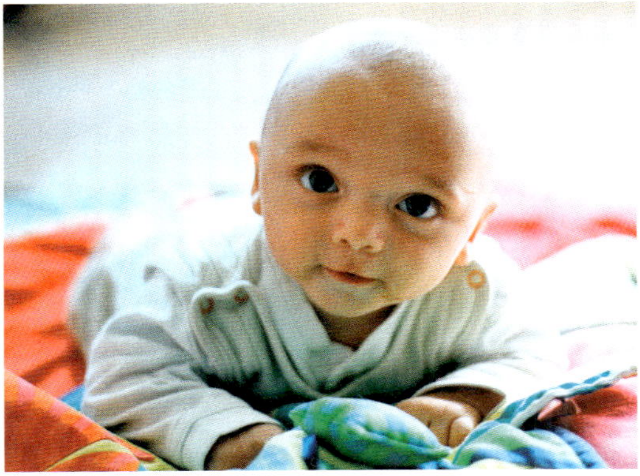

Abb. 31: Im Alter von acht Wochen ist beim Kopfheben die Stirn schon nicht mehr gerunzelt, die Ellenbogen sind noch fest an der Unterlage, die Hände oft geschlossen (s. S. 373).

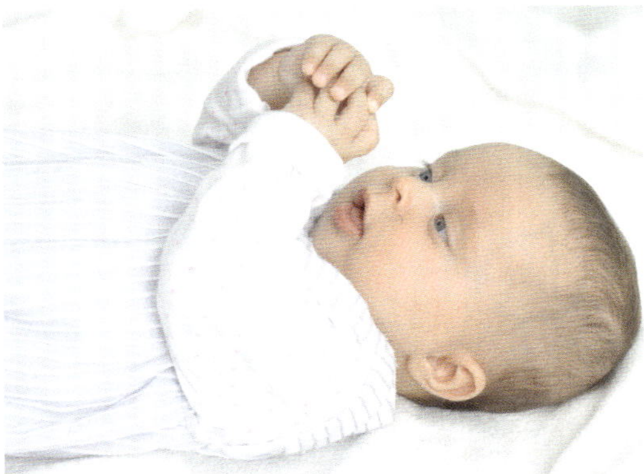

Abb. 32: Langsam finden sich die Hände: Beginn des »Begreifens« (s. S. 374).

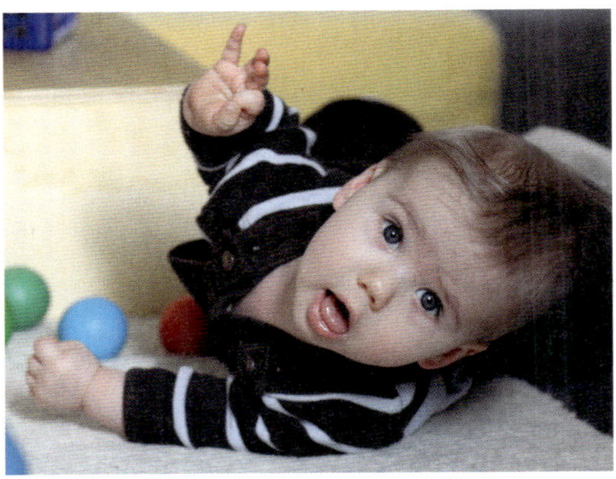

Abb. 33: Erste Drehversuche (vier bis sechs Monate).

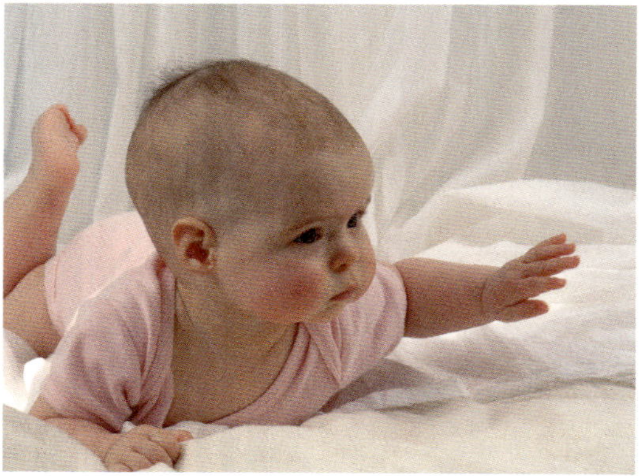

Abb. 34: Der Blick hat die Horizontale erreicht, ein Ellenbogen löst sich von der Unterlage (vier Monate; s. S. 374).

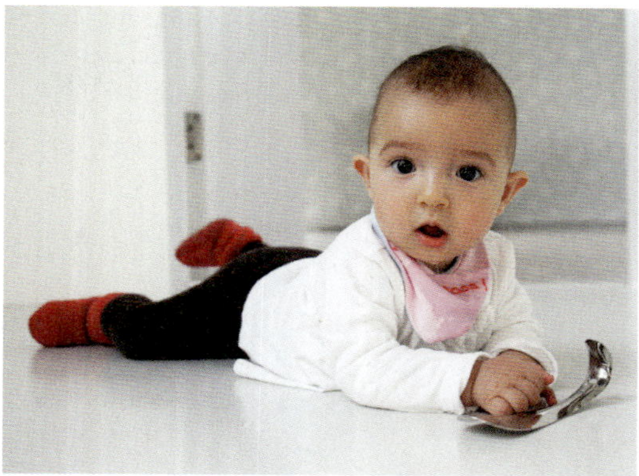

Abb. 35: »Ellenbogenstand«: Drehen und Robben werden angebahnt (etwa fünf Monate; s. S. 374).

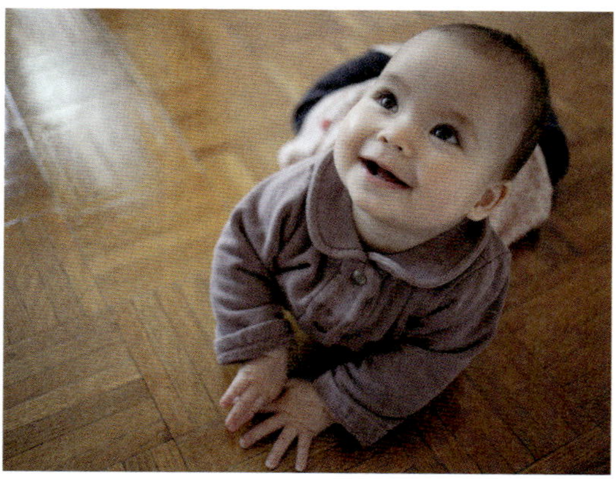

Abb. 36: Abstützen mit gestreckten Armen und offenen Händen (sechs Monate; s. S. 374).

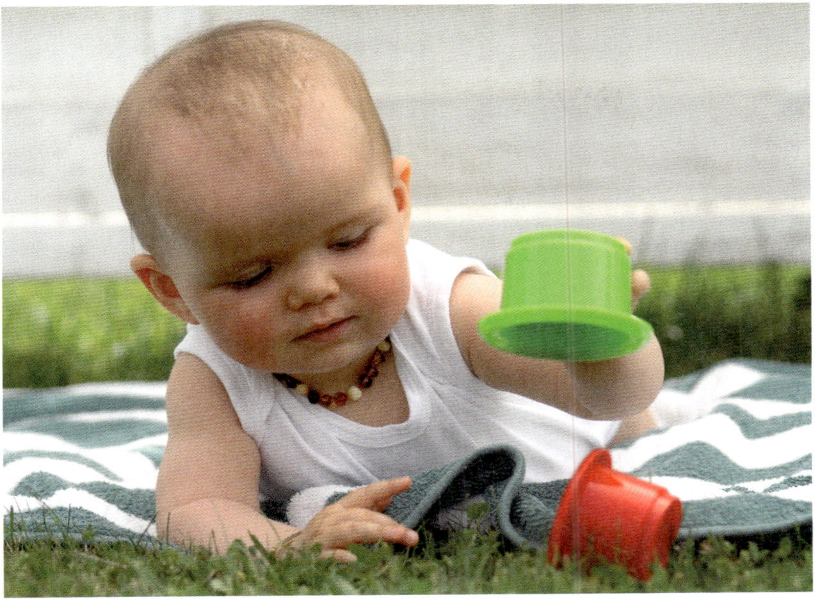

Abb. 37: Mit sechs bis sieben Monaten ist auch in Bauchlage eine Hand zum Greifen frei (s. auch S. 374).

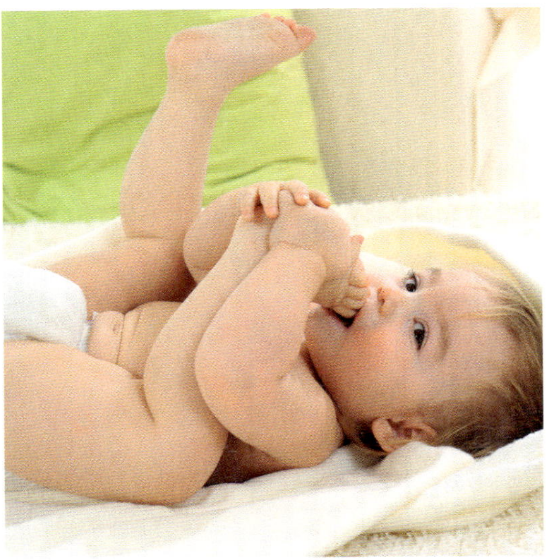

Abb. 38: Erkundung der Welt mit der Zunge – dank der Beweglichkeit ist das auch mit dem großen Zeh möglich.

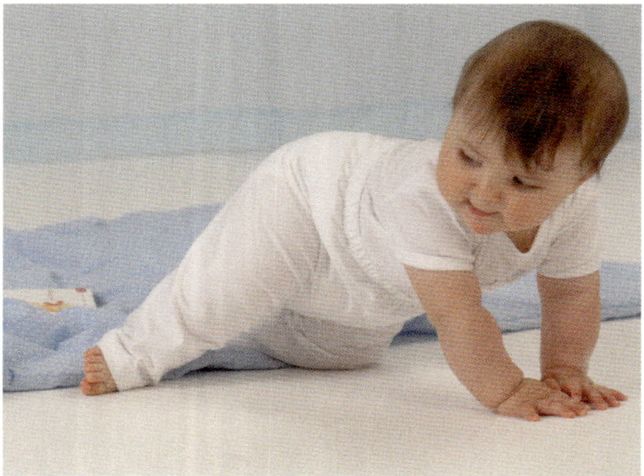

Abb. 39: Das Hinsetzen ist manchmal gar nicht so einfach – wie kommt man von allen vieren auf den Po?

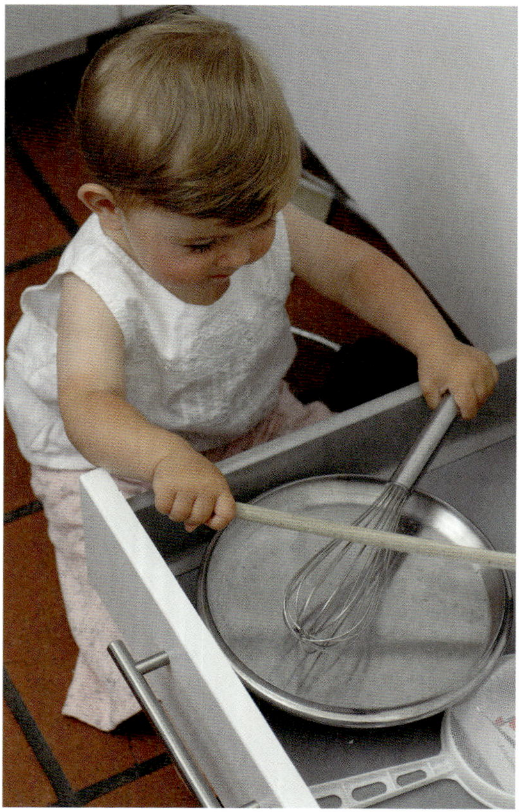

Abb. 40: Im Sitzen sind nun beide Hände frei zum Greifen und Spielen (etwa zehn Monate; s. S. 375 f.).

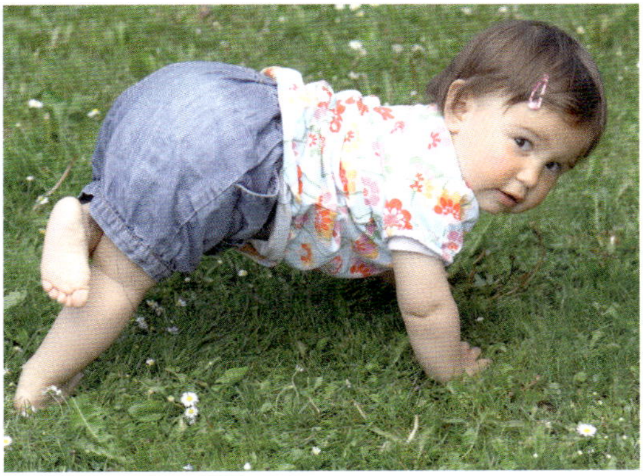

Abb. 41: Erfinderische Fortbewegung (s. S. 375).

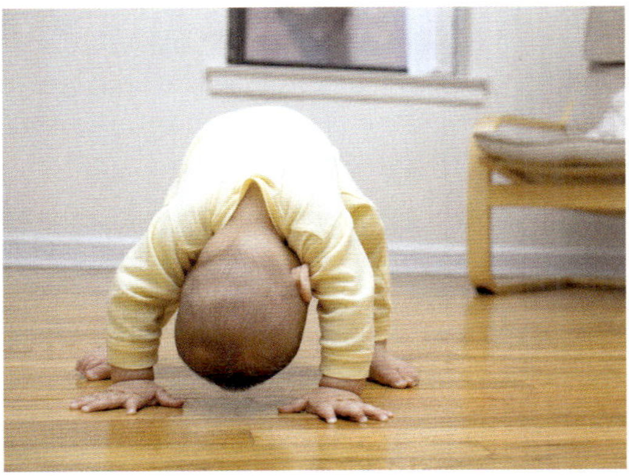

Abb. 42: Eine ganz neue Perspektive.

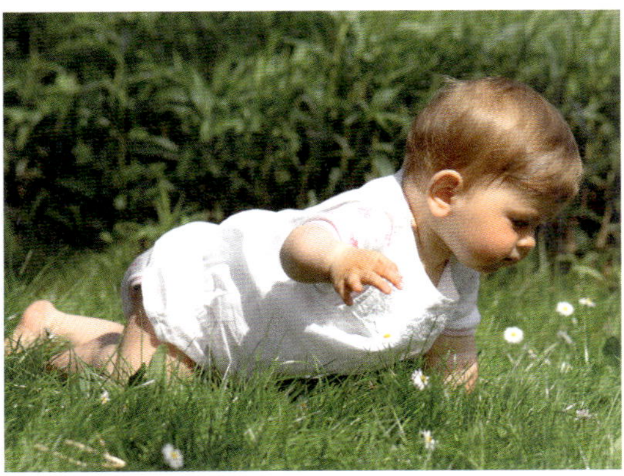

Abb. 43: Das Krabbelalter (um den zehnten, zwölften Monat; s. S. 375).

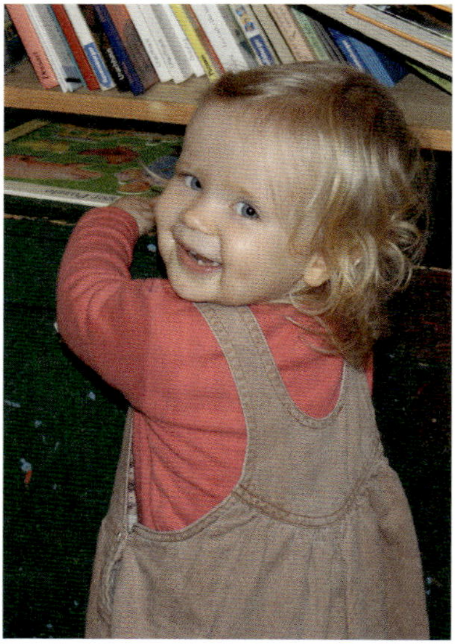

Abb. 44: Ein Jahr: Im gestützten Stehen ist zwar schon vieles möglich, aber eine Hand muss immer noch für sicheren Halt sorgen (s. auch S. 375).

rechte Seite oben:
Abb. 47 und 48: Nichts ist mehr sicher. Jetzt fängt die Kunst des Erziehens an: Das Interesse bestätigen, ein Unglück aber durch Ablenken und Sichern verhindern.

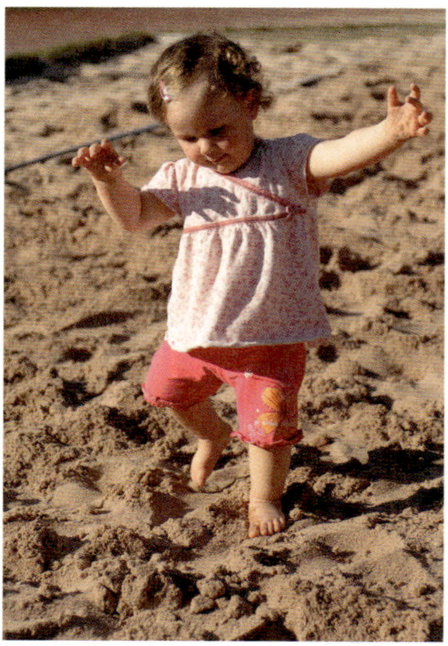

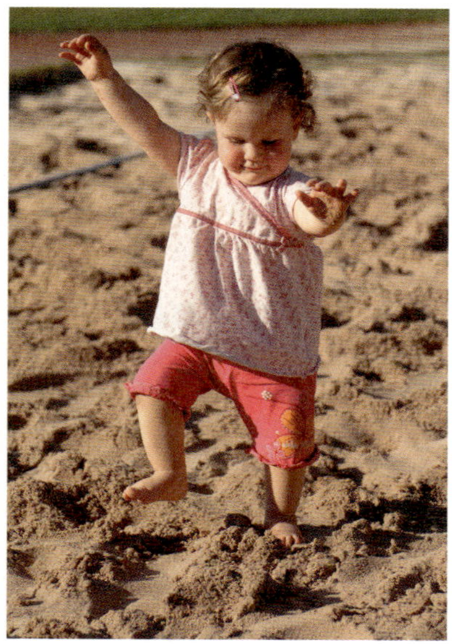

Abb. 45 und 46: Die ersten Schritte: ein Balanceakt – und sehr viel Freude (s. auch S. 376).

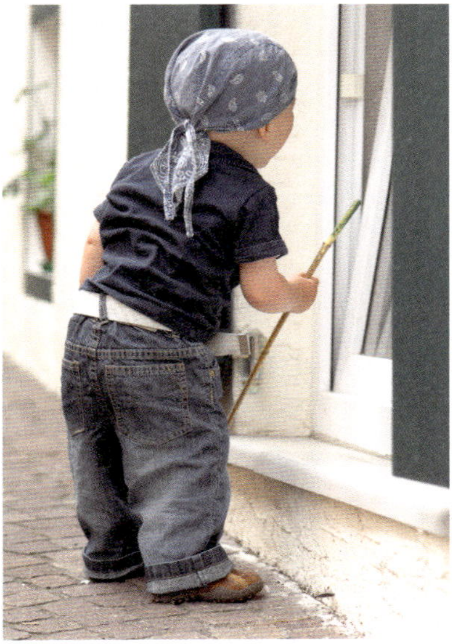
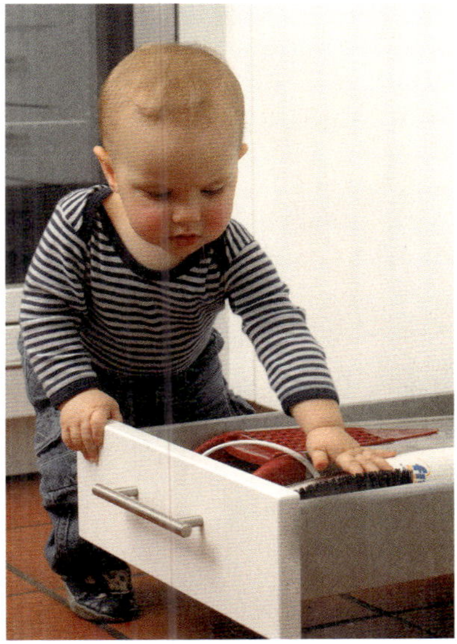
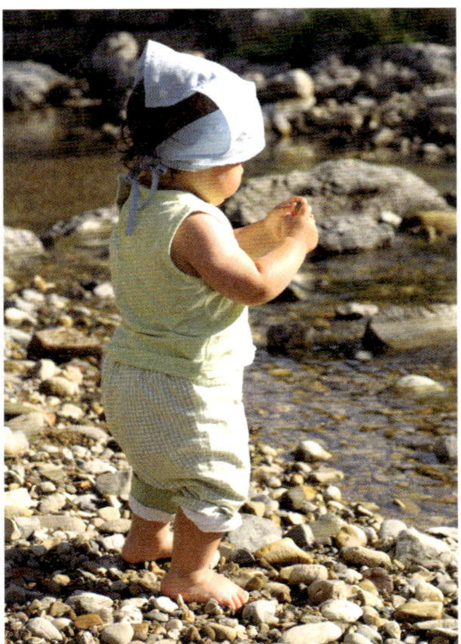
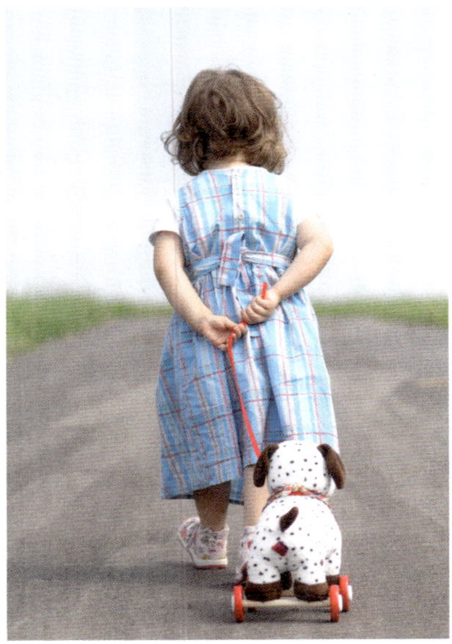

Abb. 49 und 50: Sicherheit und Freude am Stehen und Gehen (s. S. 376).

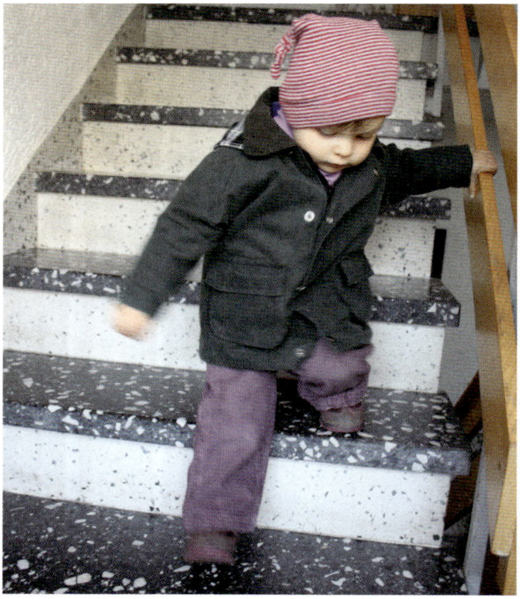

Abb. 51: Ein Schritt nach dem anderen (zwei Jahre; s. S. 376).

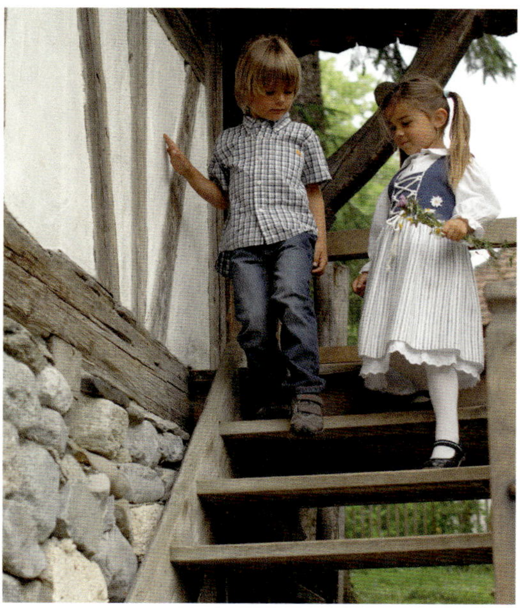

Abb. 52: Fließend treppab (vier Jahre; s. S. 376).

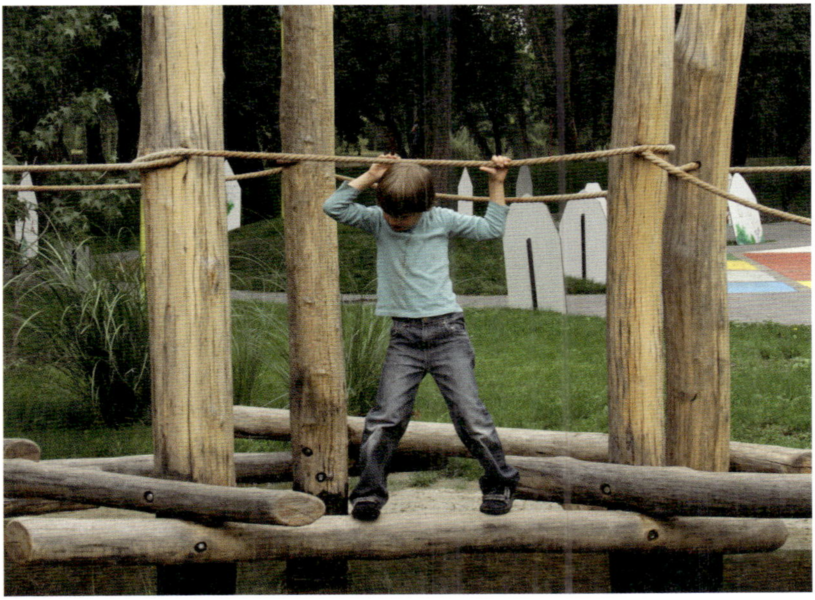

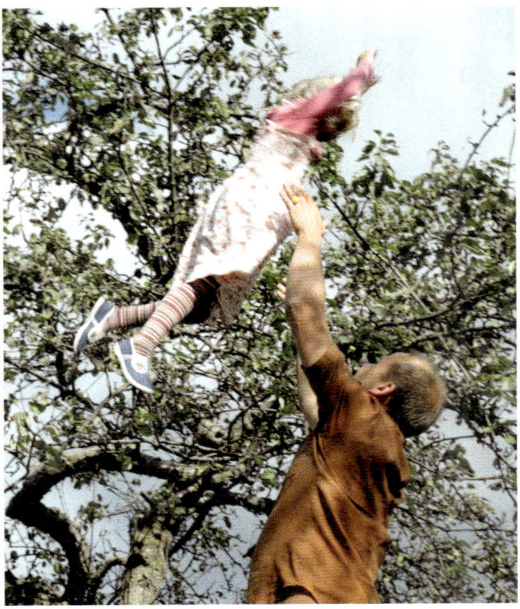

Abb. 53: Die zunehmende Beherrschung des Körpers eröffnet immer mehr »Spielräume« (s. S. 376).

Abb. 54: Mit Vertrauen wächst der Mut – auch zum Fliegen.

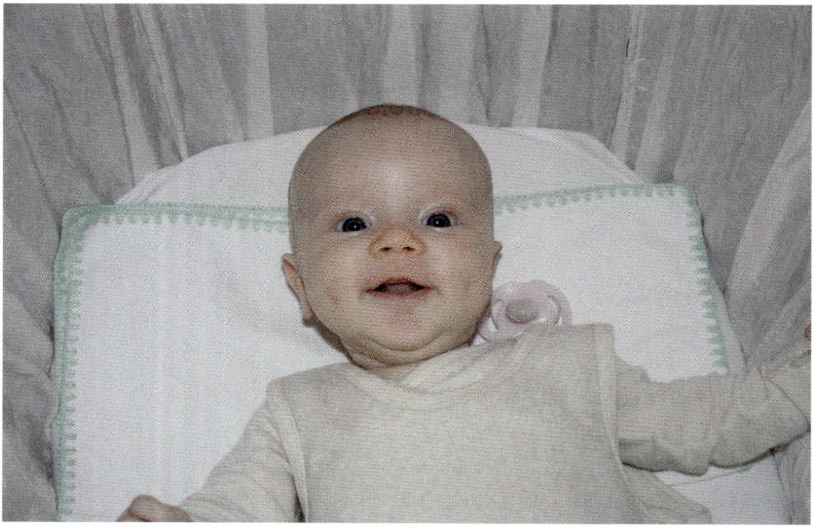

Abb. 55: Das erste Zwiegespräch im »riijj« und »griijj«-Lautieren, Sich-Hören, die Mutter Hören und wieder Lautieren – mit voller Aufmerksamkeit (s. S. 377).

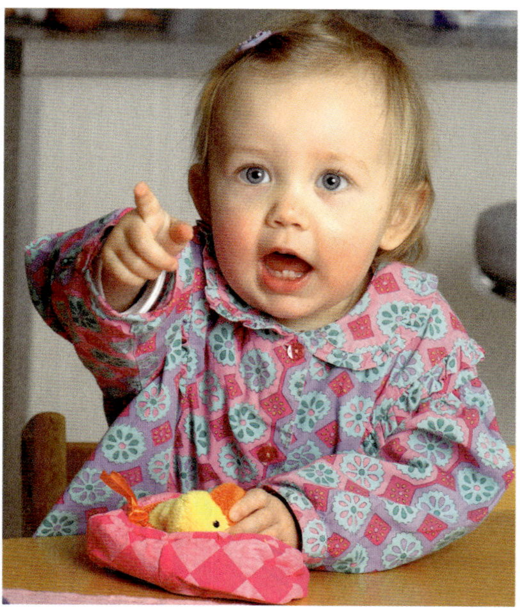

Abb. 56: Das Zeigen kommt vor dem Sprechen, beides ist spezifisch menschlich.

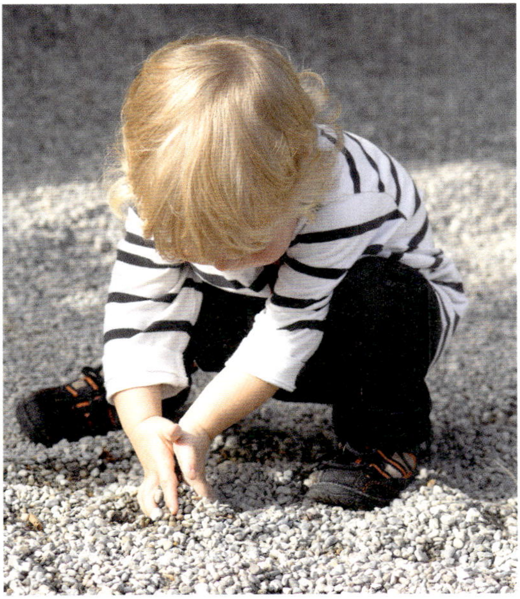

Abb. 57: Mit den einfachsten Dingen kann man oft am schönsten spielen.

Abb. 58: Die Welt der Großen als Vorbild für das Spiel.

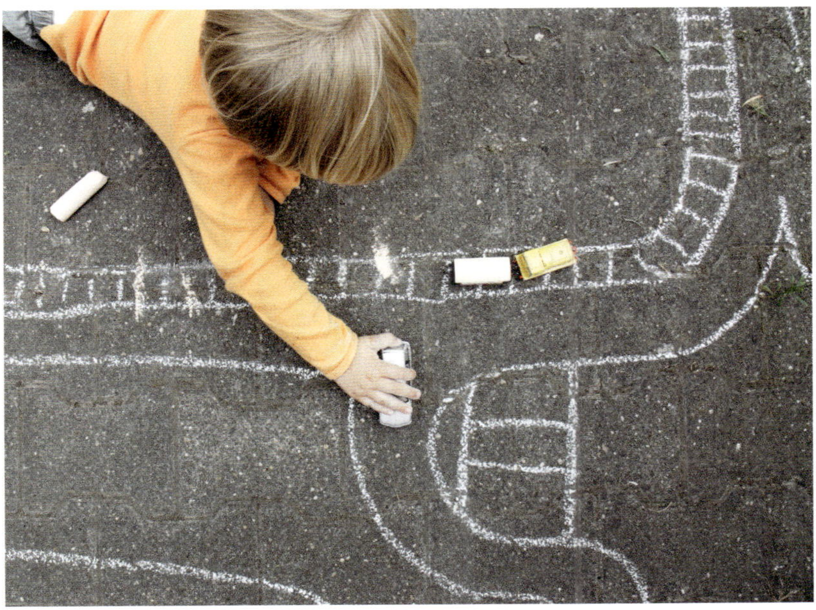

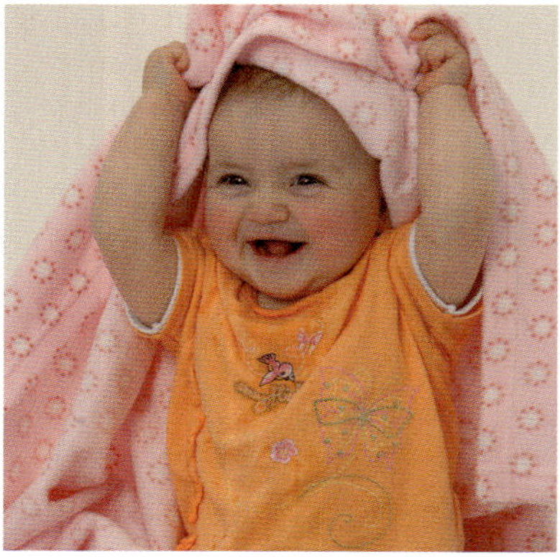

Abb. 59: Kuckuck!

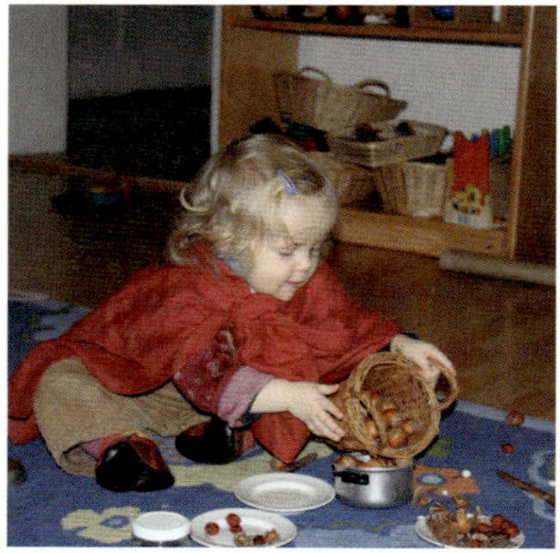

Abb. 60: Was gibt's denn heute zum Essen?

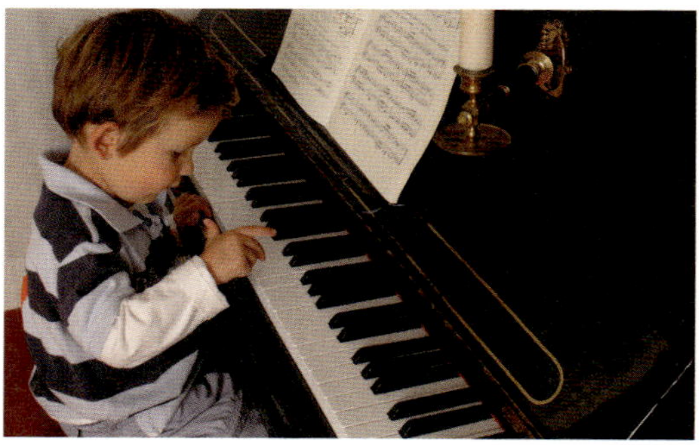

Abb. 61: Töne zum Klingen zu bringen macht nicht nur den Großen Spaß.

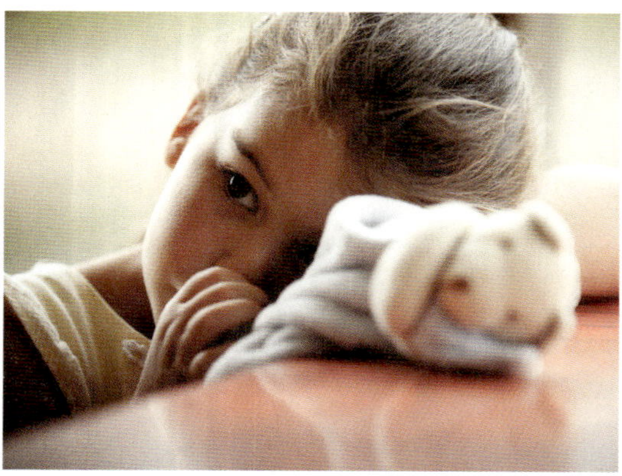

Abb. 62: Daumenlutschen als Möglichkeit, sich innerlich zurückzuziehen.

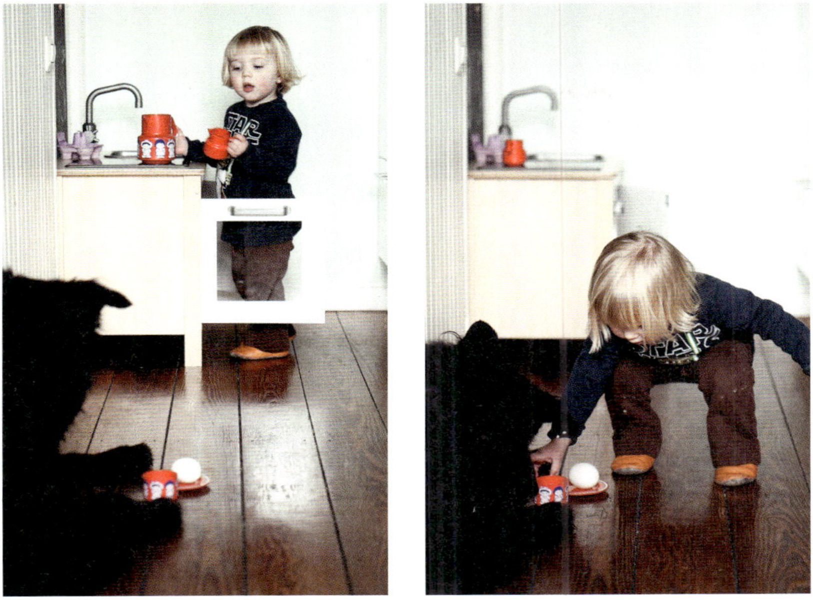

Abb. 63: Wenn sich sonst niemand um den Hund kümmert, mach ich das mal.

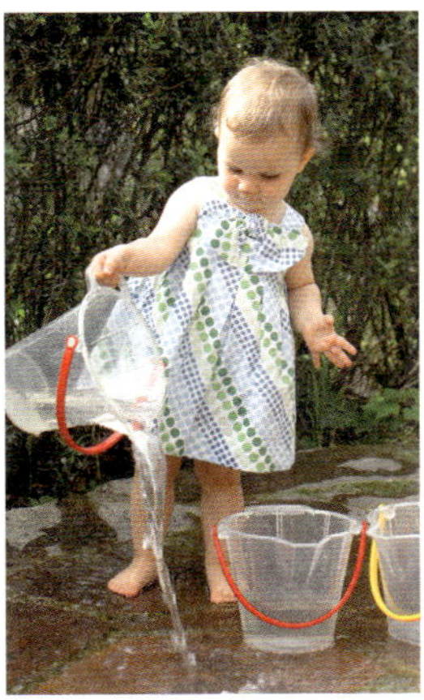

Abb. 64: Entdeckung des flüssigen Elements: Wasser als unendliches Spielzeug.

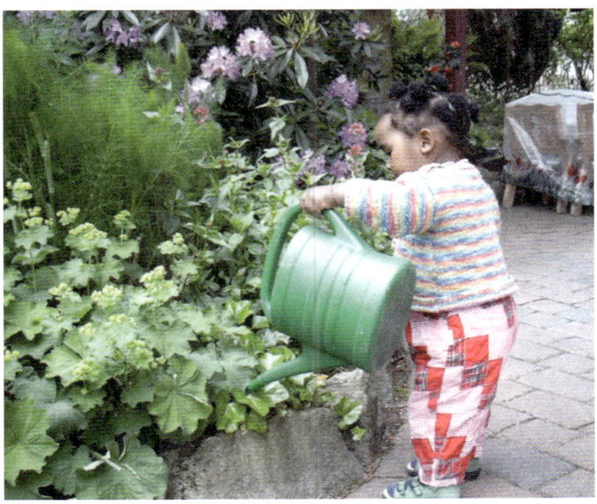

Abb. 65: So macht's die Mama.

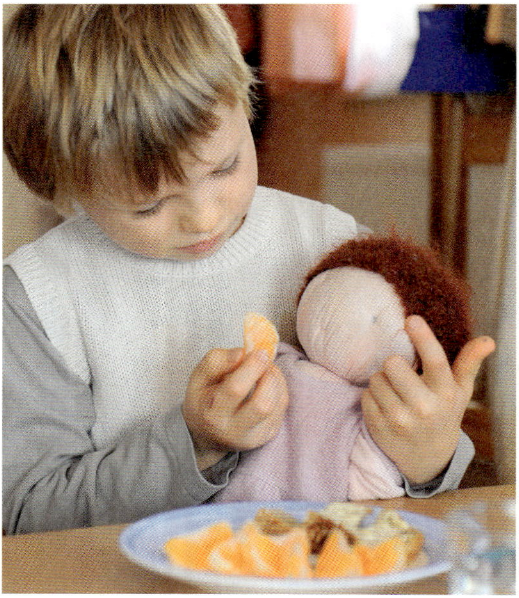

Abb. 66:
Spiel ist Ernst: Es wird »richtig« gegessen (s. auch S. 307).

Abb. 67 und 68:
Das Hoppe-Reiter-Spiel macht auch der Puppe Spaß.

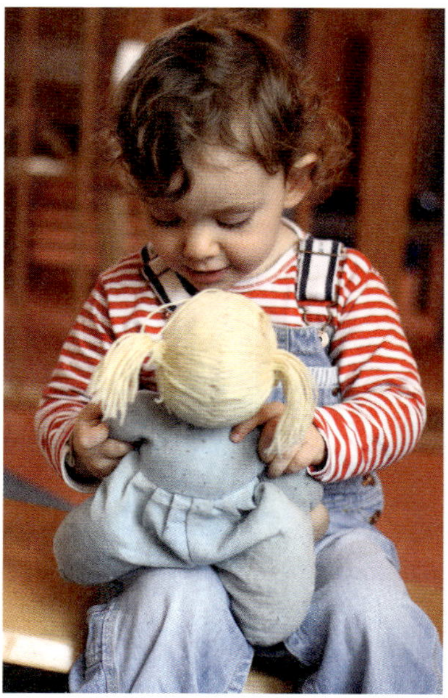

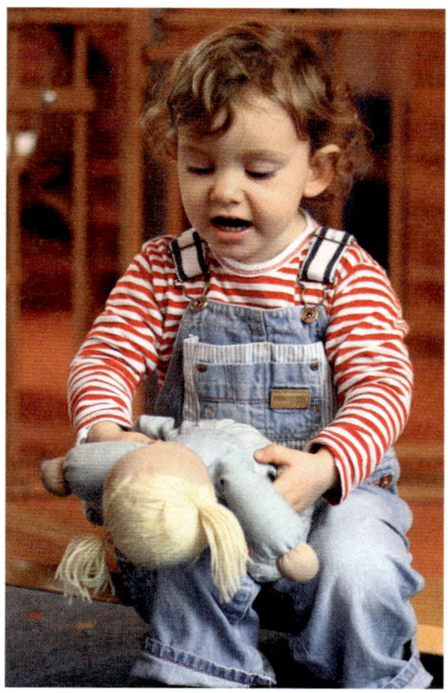

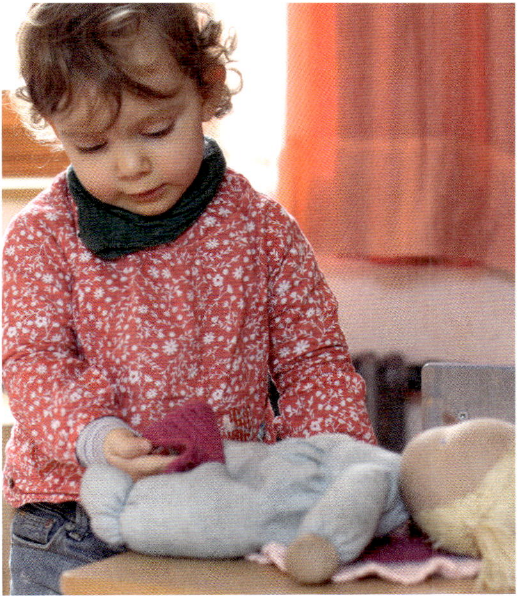

Abb. 69:
Das Wickeln und Anziehen der Puppe ist nicht immer »nötig«, aber es schult die Feinmotorik.

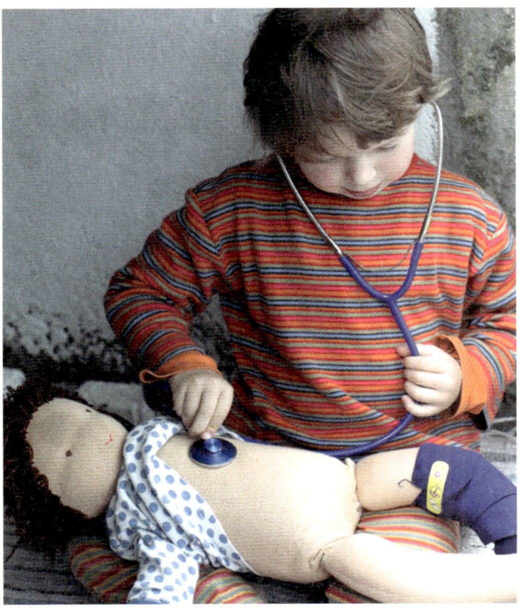

Abb. 70:
Hier wird beste medizinische Versorgung geleistet.

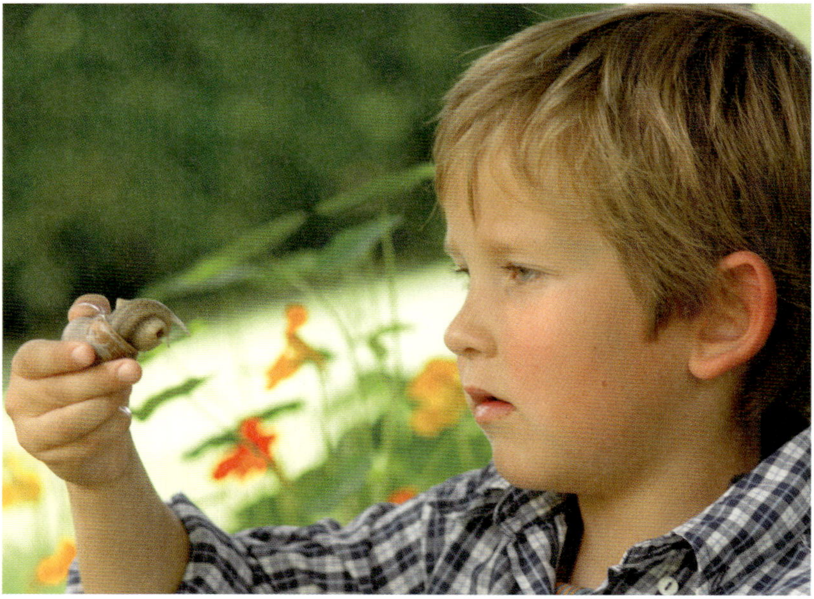

Abb. 71: In der Nähe wird das Kleine groß.

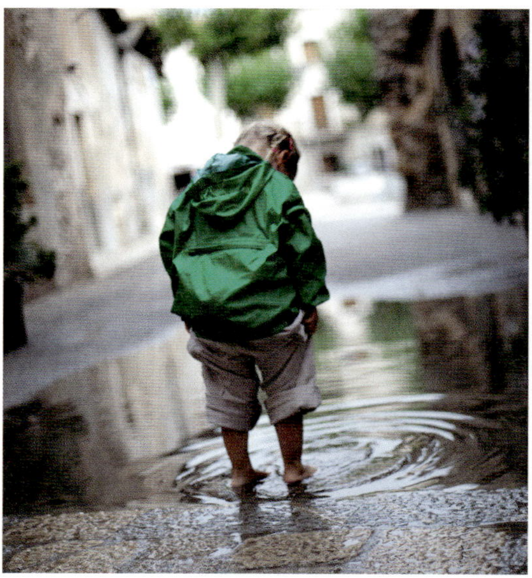

Abb. 72: Vielfältige Eindrücke für den Tastsinn: kalt, nass, rau, hart.

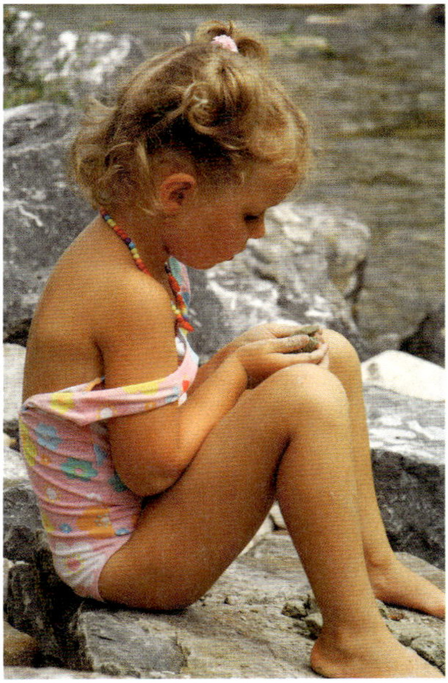

Abb. 73: Glitzert da was?

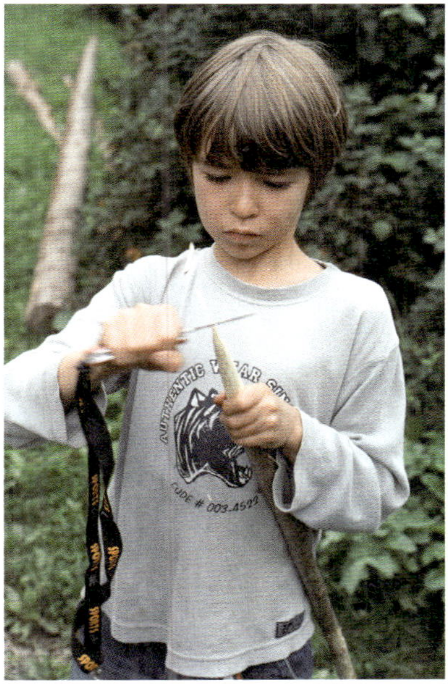

Abb. 74: Von sich weg schnitzen ist richtig.

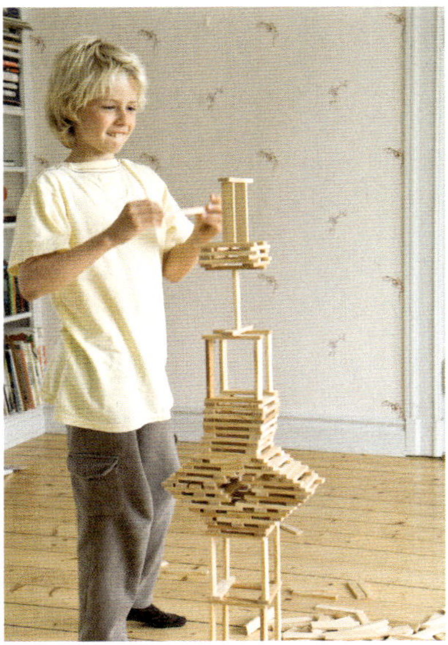

Abb. 75: Kunst und Bauen.

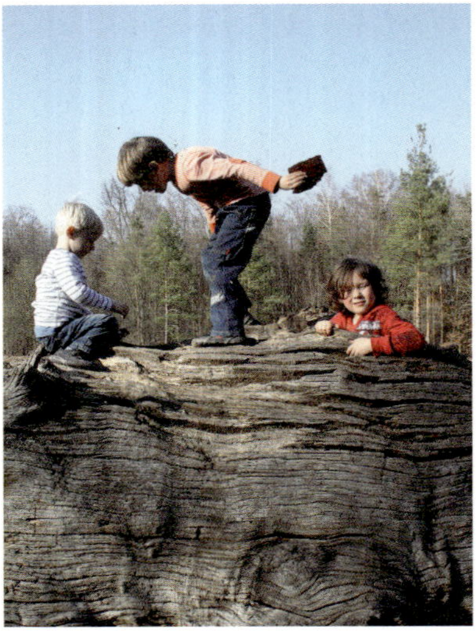

Abb. 76: Spielen in der Natur macht besonders großen Spaß.

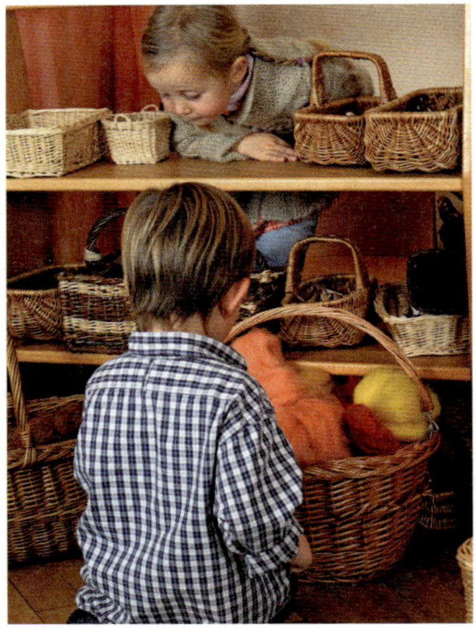

Abb. 77: Kaufladen mit erlesenem Angebot.

Abb. 78: Tiere beobachten, Furcht überwinden, Freunde gewinnen.

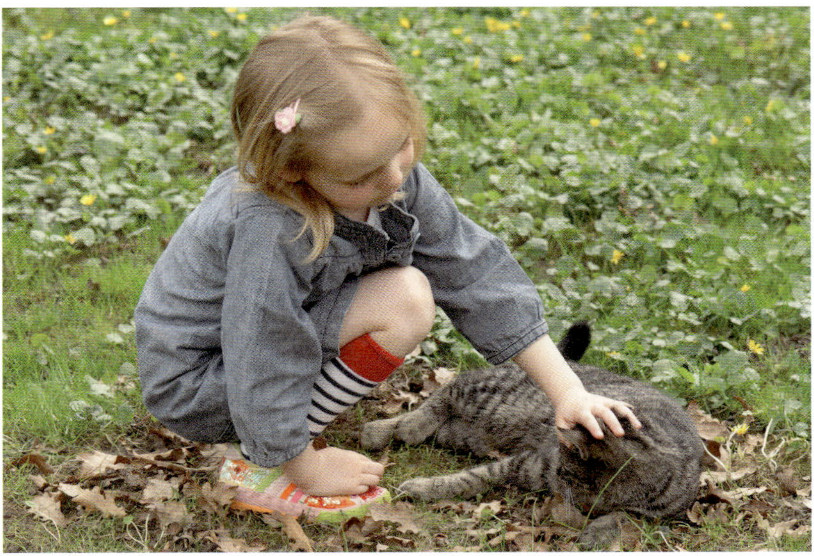

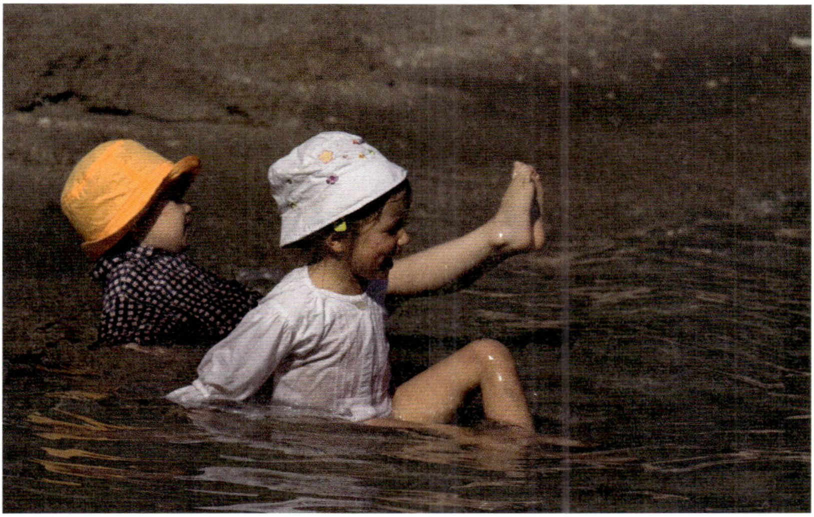

Abb. 79 und 80: Sommers wie winters am Wasser – Erleben der Jahreszeiten.

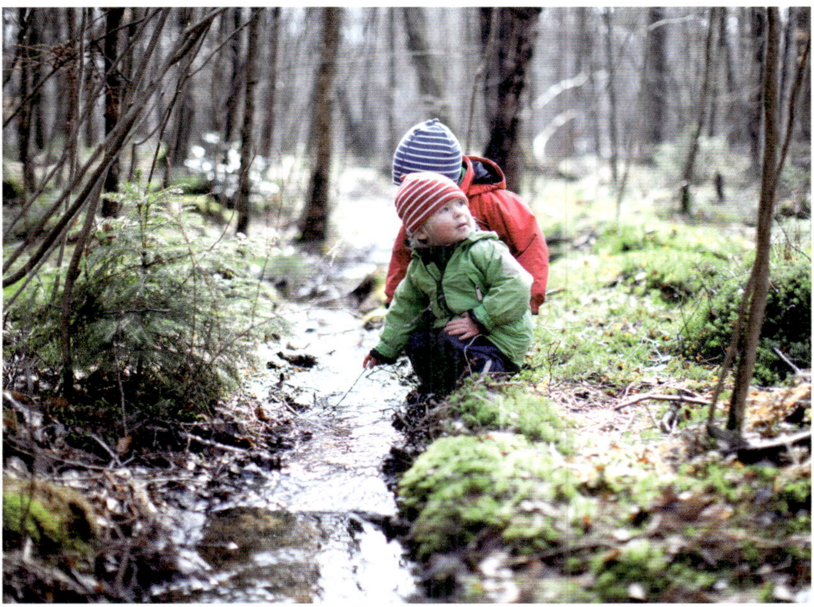

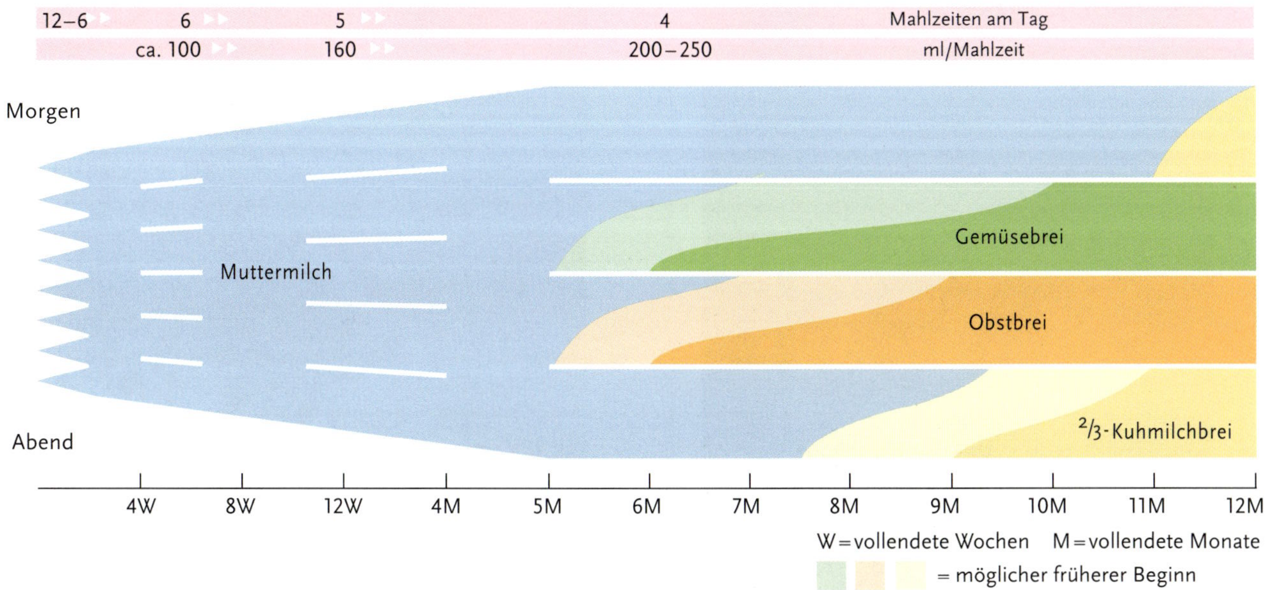

Tabelle 1: Beispiel eines voll gestillten Säuglings.

Von links nach rechts wird das Kind älter. Die Tageszeit ist von oben nach unten zu lesen, wobei die Nächte immer weniger dazugehören. Die liegenden Unterteilungen deuten auf die meistgebrauchte Anzahl der Mahlzeiten. Die Tagesmenge endet bei 800 bis maximal 1000 ml. Im Alter zwischen vier und neun Monaten werden allmählich mehr Obst- und Gemüsemahlzeiten, zwischen sechs und neun Monaten mit Getreidezusätzen, angeboten. Kuhmilchzubereitungen werden vom Zeitpunkt der nicht mehr ausreichenden Muttermilchmenge eingesetzt. Ab neun Monaten stillt sich das Kind meist selbst ab. Flaschenkost ist hier nicht nötig.

Nahrungsaufbau im ersten Lebensjahr

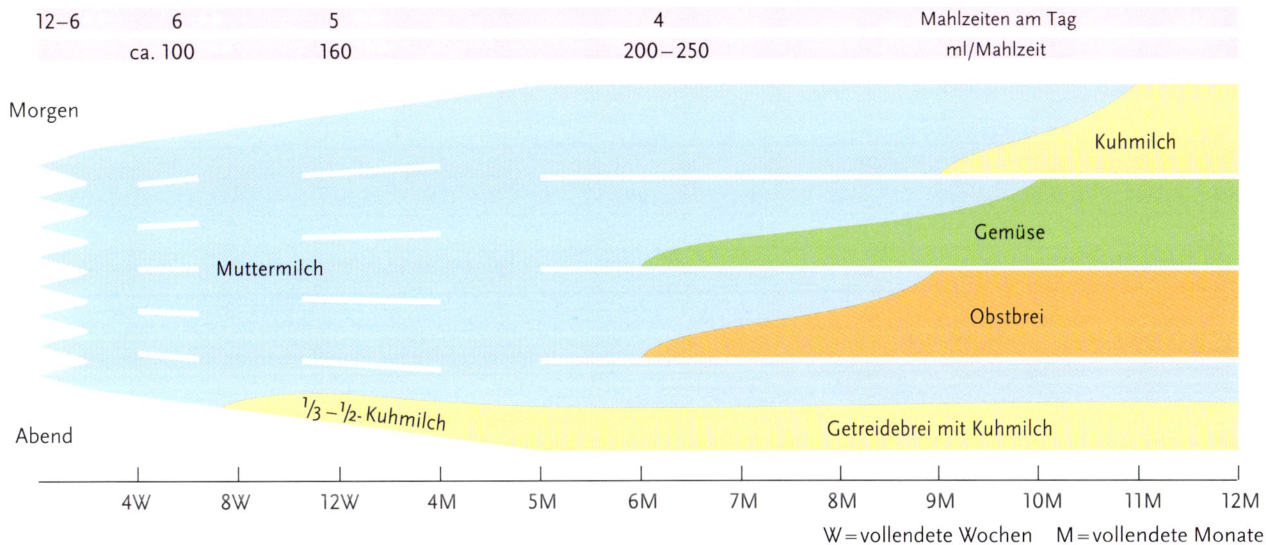

Tabelle 2: Bei unzureichendem Gedeihen trotz Stillberatung empfiehlt sich das Zufüttern von etwas Beikost aus verdünnter Kuhmilch, und zwar zunächst meist nur abends. Dadurch werden Stillmenge und Stillrhythmus am wenigsten gestört.

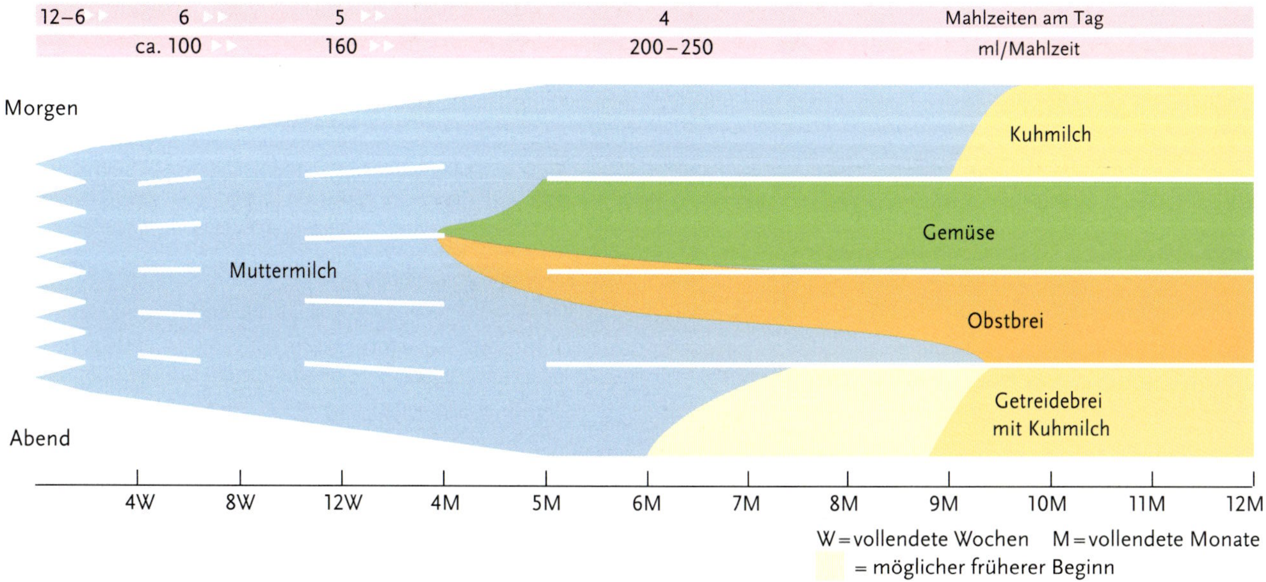

Tabelle 3: Dieses Beispiel zeigt die Ernährung eines Säuglings, dessen Mutter nach fünf Monaten wieder halbtags arbeiten geht. Mit vier Monaten bietet sie teelöffelweise steigernd Karottengemüse und abwechselnd Apfelkompott mit flaschenfähigem Reisbrei und etwas Öl an. So kann sie ab fünf Monaten die zweite Mahlzeit dem Partner oder der Tagesmutter überlassen. Ihre eigene Milch reicht in diesem Fall bei der dritten Mahlzeit nicht mehr aus, sodass sie dann den Obstbrei nachmittags einsetzt. Das Kind stillt sich in diesem Fall mit neun Monaten ziemlich rasch selbst ab, was aber nicht sein muss. Zwischen sechs und neun Monaten ist hier der Kalziumgehalt der Nahrung relativ knapp. Durch Einsatz von ca. 100 ml Naturjoghurt oder Kuhmilch im Obst- oder Gemüsebrei ab sechs Monaten wäre der Kalziumbedarf ausgeglichen.

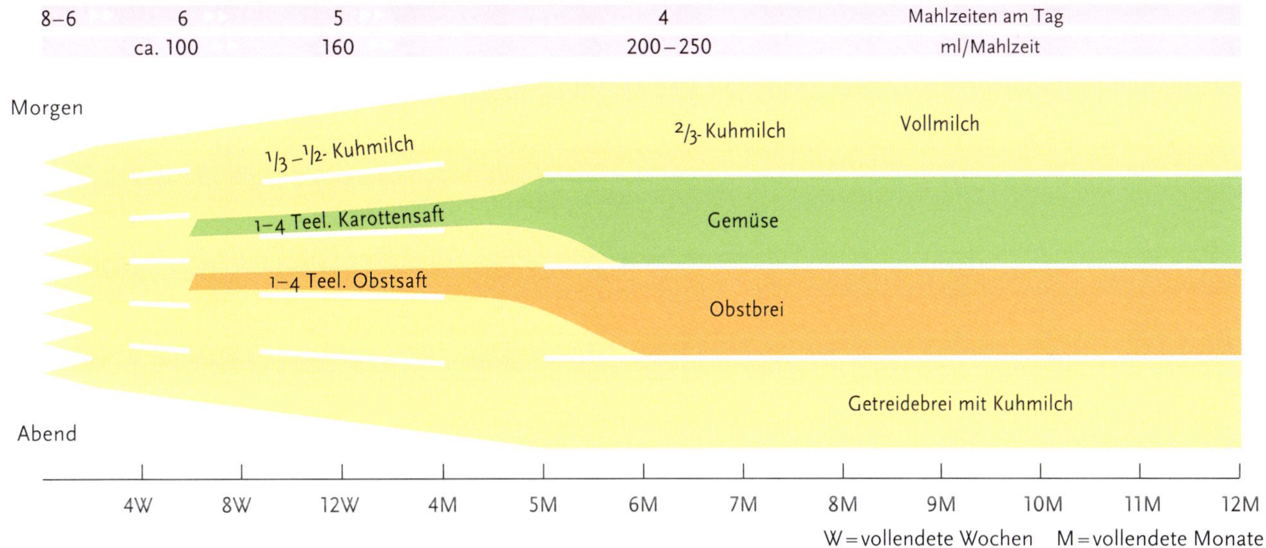

Tabelle 4: Ernährung eines nicht gestillten Kindes.
In den ersten ein bis zwei Wochen sollte statt einer Kuhmilchzubereitung Stutenvollmilch gegeben werden, eventuell mit 2 g Sonnenblumenöl auf 100 ml angereichert.
Das Schema baut auf den Rezepten dieses Buches auf und entspricht ungefähr der Zusammenstellung bei Verwendung kuhmilchhaltiger Pulvernahrung. Allerdings fehlt hier der Zusatz von Vitamin D; eine entsprechende ärztlich betreute Vorsorge ist notwendig. Bei hohem Allergierisiko sollte in den ersten vier Monaten HA-Nahrung verwendet werden.

Gesundheit durch Erziehung

Die Liebe herrscht nicht,
aber sie bildet, und das ist mehr.

Goethe, »Das Märchen«

Gesundheit durch Erziehung

Erziehung und körperliche Gesundheit

Bei allem, was wir vom Säuglingsalter an durch die gesamte Wachstumsperiode hindurch mit den Kindern und Jugendlichen vornehmen, gilt es zu fragen: Welchen Einfluss hat diese Tätigkeit auf die körperliche Entwicklung? Fördert sie Wachstum und Reifung der Vorgänge, die gerade in diesem Lebensalter an der Reihe sind, oder behindert sie diese? Nachfolgendes Schaubild zeigt die wichtigsten Reifephasen der Organsysteme: das Nervensystem und die Sinnesorgane, Kreislaufsystem und Atmung als rhythmische Funktionssysteme sowie das Stoffwechsel-Gliedmaßen-System einschließlich der Fortpflanzungsorgane. Nervensystem und Sinnesorgane brauchen die ersten acht bis zehn Lebensjahre, um ihre volle Funktionstüchtigkeit zu erreichen, auch wenn selbstverständlich im Bereich des zentralen Nervensystems zeitlebens noch eine gewisse Prägbarkeit (Plastizität) im Bereich der feineren Vernetzungsstrukturen erhalten bleibt. Es folgt dann in der nächsten Entwicklungsetappe bis zum 14., 16. Lebensjahr hin die Ausreifung der rhythmischen Funktionen, wohingegen die volle Funktionstüchtigkeit des Stoffwechsel- und Skelettsystems erst mit dem Ausgewachsensein um das 20., 22. Lebensjahr herum eintritt (siehe Grafik auf der nächsten Seite). Eine Erziehung, die die körperliche Entwicklung fördern will, muss daher fragen, auf welche Weise diese schrittweisen Reifungsprozesse des Körpers unterstützt werden können.

Wie einfach ist es, am Verhalten des Kindes im ersten Lebensjahr abzulesen, was dieses jetzt gerade für seine Entwicklung braucht: Wenn es uns anlächelt, wird uns warm ums Herz und wir lächeln spontan zurück. Unsere Freude wiederum verstärkt die seinige und bringt den kleinen Körper in strampelnde Erregung. Wenn es schreit, so macht es deutlich, dass es Sehnsucht nach Beziehung, nach Dialog, nach Nahrung oder Beschäftigung hat. Und es reagiert gestillt und befriedigt,

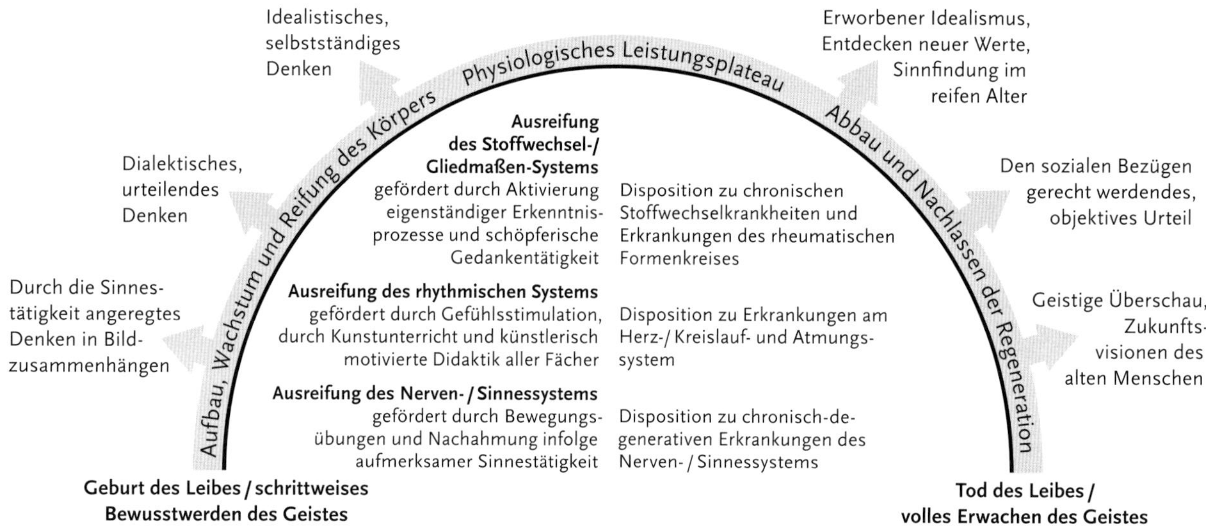

Aufbau- und Abbauvorgänge im menschlichen Organismus und die ihnen entsprechenden Reifungsschritte des Gedankenlebens.
Mit den Pfeilen ist das Freiwerden der für Wachstum, Entwicklung und Regeneration im Alter nicht mehr benötigten Lebenstätigkeit für das Denken gekennzeichnet. Im Sterben tritt der ätherische Organismus ganz als lebendiger Gedankenorganismus aus dem zerfallenden physischen Leib heraus.

sobald wir das Richtige getroffen haben. Später ist es dann schon nicht mehr so einfach. Interessiert greift das Kind nach allem, was es umgibt, und kann zunächst die Gefährlichkeit einer Kerzenflamme oder einer scharfen Messerschneide nicht erkennen. Auch wenn es fasziniert auf ein bunt flimmerndes Fernsehbild zukrabbelt, bedeutet es noch lange nicht, dass das Anschauen dieser hektisch über den Schirm sich bewegenden Farbmuster die jetzt für dieses Alter hilfreiche Anregung seiner Wahrnehmungsfunktionen darstellt.

Spätestens hier wird nur allzu deutlich, dass der Erwachsene die Verantwortung für die Milieu- und Umgebungsgestaltung des Kindes hat. Denn dessen Spontanverhalten zeigt: Ich bin offen für alles und bereit zum Kennenlernen und Mitmachen. Woran also kann sich der Erwachsene orientieren? Wie lernt er, das Hinderliche vom Förderlichen zu unterscheiden und einen Maßstab zu gewinnen, mit dessen Hilfe immer wieder neu beurteilt werden kann, was und wie viel jetzt für das Kind »dran« ist? Angesichts dieser Frage ist der Blick auf die Gesetze der körperlichen Entwicklung die wichtigste Orientierung.

Wir müssen zunächst fragen: Welche Tätigkeiten fördern Ausreifung und Vernetzung der zentralnervösen Strukturen im Gehirn mit den Sinnesorganen, den inneren Organen und dem gesamten Bewegungsapparat am besten? Die Antwort ist einfach: Eigenaktivität in möglichst sinnvoller, geschickter, koordinierter Form.

Die Erfahrung zeigt, dass z.B. bei einem hirngeschädigten Säugling eine wirksame Therapie darin besteht, in Form spezieller Gymnastik bis hin zur Säuglingsheileurythmie gesunde Bewegungsmuster zu üben. Die Anregung zu geschickten und angemessenen Tätigkeiten in der Grob- und Feinmotorik ist zugleich die beste Intelligenzförderung. Es ist dadurch aber auch ein *Grundgesetz körperlicher Reifung* angesprochen: *Jedes Organ entwickelt sich am besten durch ausgewogene Inanspruchnahme seiner Funktion.*

Um zu verdeutlichen, wie dies konkret aussehen kann, sei ein Blick in den Alltag eines Kindergartens geworfen, der auf der Grundlage der Waldorfpädagogik entwicklungsorientiert arbeitet (weiterführende Literatur s. S. 466).

Die Kindergartenzeit

Gesundheitsförderung im Kindergarten – wie sieht das konkret aus? Die Kinder treffen innerhalb der ersten Stunde nach Öffnung des Kindergartens ein. Ein Kleines wird von Hand zu Hand direkt übergeben, die Älteren laufen ihren Müttern bereits davon, einige kommen allein oder in kleinen Gruppen schon ganz selbstbewusst zur offenen Tür herein. Nachdem sie den Mantel ausgezogen haben und in die Hausschuhe geschlüpft sind, begrüßen sie ihre Kindergärtnerin, die sie meist bei einer bestimmten Arbeit antreffen. Während die Kleinsten sich gern in ihrer Nähe aufhalten – zuschauend oder mithelfend –, finden sich die Ältesten zielstrebig zum gemeinsamen Spiel zusammen. Da werden Tische und Ständer aufeinandergebaut, mit Tüchern verhängt und als Wohnung eingerichtet. Ein anderes Mal werden daraus Feuerwehr-, Müll- oder Notarztwagen, vielleicht auch ein Überseedampfer. Die Vier- bis Fünfjährigen holen sich gern Pferd und Kutsche oder bauen einen Zug, in dem sie Steine, Tannenzapfen und anderes transportieren. Gerne wickeln und füttern sie auch ihre Puppenkinder und tragen sie spazieren. Mit Tüchern und Schleiern verkleiden sie sich als Mutter, Krankenschwester oder Postbote. Es ist ein emsiges, vielseitiges Tun und Treiben in dieser ersten Zeit am Morgen. Die Kindergärtnerin ist dabei der ruhende Pol. Obwohl sie selbst etwas arbeitet, nimmt sie dennoch an allem Geschehen ringsum interessiert Anteil. Sie sorgt dafür, dass das Leben dieser »Großfamilie« geordnet und anregend verlaufen kann, ohne jedoch selbst einzugreifen. Vielmehr wählt sie aus der Vielzahl möglicher Alltagstätigkeiten diejenigen aus, die einfach und überschaubar sind und von den Kindern gerne nachgeahmt werden: waschen, Brot backen, Frühstück vorbereiten usw. Mitunter verlässt sie auch ihren Arbeitsplatz, um bei einer kleinen Gruppe den Puppengeburtstag mitzufeiern oder weil sie vielleicht eingeladen wird, eine Überfahrt auf dem Fährschiff mitzumachen, oder weil ein Kind ihren Zuspruch braucht.

Konfliktsituationen oder das Auftreten stereotyper Verhaltensweisen lassen sie aufmerksam werden und sich dem betreffenden Kind zuwenden. Nähert sich das Ende der Spielzeit, so fängt die Kindergärtnerin an, ihren eigenen Arbeitsbereich aufzuräumen. Das wird von einigen Kindern bemerkt, die daraufhin anfangen, ebenfalls aufzuräumen. Bis sich auch die Letzten in dieses muntere Treiben hineingefunden haben, können mitunter sieben bis zehn Minuten vergangen sein. Nachdem der Gruppenraum auch noch gefegt worden ist und die Kinder sich die Hände gewaschen haben, versammeln sie sich nun zum gemeinsamen rhythmischen Spiel: Verse in Verbindung mit Bewegungsspielen, Lieder und Singspiele. Inhaltlich orientiert sich das Geschehen meist am Jahreslauf und den jeweils typischen Tätigkeiten der Bauern oder an den zugehörigen Naturereignissen. Auch die Motive der christlichen Jahresfeste nehmen einen breiten Raum ein und können zu Höhepunkten im Kindergartenalltag werden. Da über längere Zeit täglich die gleichen Singspiele und Lieder wiederholt werden, erwerben sich die Kinder dabei wie von selbst einen reichen Vers- und Liederschatz. In einigen Kindergärten geht diesem rhythmischen Spiel ein sogenannter Morgenkreis voraus, in dem gemeinsam ein Spruch oder Gebet gesprochen und ein Morgenlied gesungen wird. Im Anschluss an diese gemeinsame Tätigkeit folgt das Frühstück. Es besteht aus Brot, Müsli oder anderen kleinen Gerichten; dazu Obst und Tee.

Nun folgt wieder eine Zeit, in der die Kinder aus eigener Initiative spielen und tätig sind. Meistens geschieht dies im Garten, im Sand oder – wenn möglich – im Park oder auf einem kleinen Spaziergang. Zum Abschluss des Vormittages versammeln sich die Kinder noch einmal in lockerer Runde, um ein Märchen zu hören. Die Kleinen lieben und brauchen es, nahe bei der Kindergärtnerin zu sitzen. Sie erzählt nicht dramatisch-emotional, sondern liebevoll und schlicht. Dadurch werden die oft dramatischen Szenen der Märchen als Bilder aufgenommen und nicht als bedrohliche oder faszinierende Handlungen.

Es ist zu spüren, wie sie jedes Wort und jeden Satz, den sie sagt, gern hat. Sie erlaubt sich keine Variationen beim Erzählen. Die Kinder würden es merken und korrigieren, da sie über längere Zeit hindurch jeden Tag dasselbe inzwischen vertraute Märchen hören. Meist werden die Märchen der Brüder Grimm gewählt. In Stil, Aufbau und Inhalt eignen sie sich ganz besonders gut dazu, Phantasie und Gefühl des kindlichen Seelenlebens anzuregen und zu bereichern (s. S. 389).

Der Tagesablauf gliedert sich in zwei größere Zeitspannen, in denen sich die Kinder ihrem Alter entsprechend betätigen können. Dabei werden die Anregungen in Form eines reichen Angebotes an Spielmaterial sowie durch das Vorbild der Erzieherin gegeben, die sich ähnlich wie die Mutter zu Hause im Wechsel mit allen möglichen nützlichen Haushaltstätigkeiten beschäftigt. Außer Frühstückmachen, Brotbacken, Wäschewaschen gehören dazu auch Stopfen, Bügeln, Spielzeugpflege oder künstlerische Tätigkeiten wie das Malen mit Wasserfarben und anderes. *Durch dieses breite Angebot wird erreicht, dass jedes Kind »zu seiner Zeit« und »auf seine Weise« für sein Nachahmungsbedürfnis das findet, was seiner Entwicklung gerade gemäß ist.* Es bleibt also dem Kind überlassen, was, wie und ob es etwas nachahmen will. Zwei kürzere Zeiten sind dann dem gemeinsamen Tun gewidmet (rhythmisches Spiel und Frühstück sowie das Märchenerzählen). Der Wechsel zwischen dem Freispiel und dem gemeinsamen Tun ist wie ein großes zweimaliges Ein- und Ausatmen.

Ein solcher Tagesablauf im Kindergarten erfordert eine gute Zusammenarbeit mit den Eltern. Zum Beispiel gibt es immer wieder Vorbehalte den Märchen gegenüber. Diese werden als grausam oder »moralin« empfunden. Daher ist es gut, wenn sich die Eltern von den Erziehern im Rahmen eines Elternabends in diese Märchenwelt einführen lassen und auch die notwendige ruhig-epische Erzählweise, in liebevoll warmem Ton gehalten, erleben. Die meisten Märchen – insbesondere der Brüder Grimm – bringen menschliche Schwächen und Stärken in differenzierten Bildern zum Ausdruck. Das Böse erscheint nur, um letztlich dem Guten zum Sieg zu verhelfen und dazu beizutragen, dass tieferliegende menschliche Eigenschaften zur Entwicklung kommen, z.B. Bescheidenheit, Freundlichkeit, Ausdauer, Ehrlichkeit, Tapferkeit und Treue.

Kinder, die viel Zeit vor dem Fernseher verbringen und wenig Gelegenheit zu schöpferischer Eigentätigkeit haben, fallen im Kindergarten oft schon im Freispiel dadurch auf, dass sie nicht richtig mitmachen können und lieber zuschauen oder – je nach Temperament – Chaos anrichten. Es fällt ihnen schwer, sich in den Gruppenprozess zu integrieren. Oft dauert es ein halbes Jahr, bis diese Kinder sich die notwendigen sozialen Fähigkeiten erworben haben. Wer sein Kind einige Zeit einer solchen Kindergartenpraxis anvertraut, bemerkt, wie es gekräftigt nach Hause kommt. Auch bringt es manche Anregungen mit, die im Familienalltag Änderungen hervorrufen. So verlangen z.B. einige Kinder zu Hause, dass jetzt vor dem Essen ebenfalls gebetet wird. Andere möchten mit den Geschwistern oder Eltern auch zu Hause das Singspiel machen oder das Lieblingsmärchen hören.

Diese Kindergartenpädagogik ist an den Lebensbedürfnissen des Vorschulkindes abgelesen: Morgens möchte sich das Kind zunächst seine Umwelt erobern. Dabei steigen in ihm die Ereignisse des letzten Tages oder auch der letzten Woche wieder auf, und es freut sich, diese im Spiel noch einmal nachvollziehen und dadurch vertiefen zu können. *Ein Kind dieses Alters begnügt sich nie mit einer einmaligen Handlung oder Erfahrung. Es will diese gerne wiederholen, sich mit ihr verbinden*. Dadurch wird auf selbstverständliche Weise sein Willensvermögen, d.h. Geschicklichkeit und Handlungsfähigkeit, gestärkt. Diese Willenserziehung ist es auch, auf die der ganze Tageslauf im Kindergarten hinorientiert ist. Der Wille aber bedarf zu seiner Stärkung der Wiederholung – so wie ein Muskel nur durch Training kräftiger wird. Je mehr eine Erzieherin mit ihrer Arbeit identifiziert ist, umso anregender ist ihr Vorbild für die Nachahmungs- und Handlungsbereitschaft. Ihr Anliegen ist, den Ablauf des Tages so zu gestalten, dass die Kinder dazu kommen, alle ihre Sinne und Aktivitätsmöglichkeiten gebrauchen zu lernen.

Entscheidend ist dabei jedoch, dass alles in einer Atmosphäre freudiger Geschäftigkeit geschieht; dass die Kinder *in freier Weise* ihren Spielraum ergreifen und das ordnende Element durch die Erzieherin nie lähmend oder eine Tätigkeit gewaltsam abbrechend zur Geltung gebracht wird. Ist ein Kind gerade mit Feuereifer in ein Spiel versunken und soll jetzt gefrühstückt werden, dann muss es der Erzieherin gelingen, das Kind den Übergang aus seiner »Arbeit« zum gemeinsamen Essen finden zu lassen. Das ist ein besonders heikler Punkt. Wer kennt nicht das »Maulen« und Jammern, wenn ein Kind vom Spiel weggeholt wird, weil man »Wichtigeres« oder Notwendiges mit ihm vorhat. Der Erzieherin kommt hier zu Hilfe, dass sie bereits mit der entstandenen Gewohnheit in der Gruppe rechnen kann: Für einige reicht schon das beginnende Aufräumen oder Klappern mit den Tassen als Signal, dass jetzt das Frühstück fällig wird. Zu Hause ist das ungleich schwerer, weil die Notwendigkeiten immer wieder andere sind und so individueller durchgesetzt werden müssen. Umso wichtiger sind die vorbereitenden Signale einige Minuten vor Abschluss des Spiels wie z.B.: »Du hast ja eine schöne Burg gebaut! Sitzen die da drinnen schon beim Essen? Bei uns gibt es jetzt auch gleich was, ich ruf dich ganz bald.«

Ohne Einsicht in solche Gesetze kindlichen Tätigseins kann viel geschadet werden. Erlebt sich doch das Kind am meisten als »es selbst«, wenn es ganz von sich aus tätig sein darf. Das spätere Freiheitsbewusstsein und Freiheitserleben haben hier, im freien Spiel und Sich-bewegen-Dürfen, ihren Ursprung. Erlebt das Kind oft Eingriffe von außen in »seinen Spielraum« und dass seine Tätigkeiten jäh abgebrochen werden oder wird es durch Korrekturen und Zurechtweisungen abgelehnt, so wirkt sich das störend auf die Willensentfaltung aus. Die damit einhergehende körperliche Reifung leidet ebenfalls. Beim fröhlichen Tätigsein vollziehen sich die physiologischen Prozesse in gesunder Weise, wohingegen sie beim frustrierten Kind geradezu ins »Stocken« geraten. Diese Tatsache kann gar nicht ernst genug genommen werden. Lebt doch der Mensch ein Leben lang mit den Körperfunktionen und Organen, wie sie sich – angeregt durch die tätige Inanspruchnahme – ausgestaltet haben.

Je kleiner die Kinder sind und je unreifer der Organismus und insbesondere das Nervensystem, umso störanfälliger ist deren Entwicklung. *Die tiefgreifendsten Förderungen oder Schädigungen erfolgen daher auch in den ersten drei Lebensjahren.*[77] Aus diesem Grund raten wir, Kinder – wenn irgend möglich – erst nach Ablauf des dritten Lebensjahres aus dem Haus zu geben. Andererseits gibt es viele berufliche Zwänge und ebenso viele private und öffentliche Initiativen, die den Kleinsten tagsüber eine Umgebung mit altersgerechten Anregungen bieten wollen. Zu wünschen ist dabei, dass nicht nur das Kind eine altersgerechte Förderung seiner Sinne und menschliche Verbindlichkeiten findet, sondern dass auch die Mutter und gegebenenfalls der Vater sich so einbezogen fühlen, dass sie dem Kind eine zentrale Stütze bleiben oder werden können. Gibt es doch viele Eltern, die sich selbst nicht auf eine harmonische oder förderliche eigene Kindheit abstützen können und erst jetzt die Möglichkeit haben zu erfahren, was Kind-Sein eigentlich ist.

Auch die Waldorfpädagogik hat sich in den letzten zwei Jahrzehnten den Erziehungsfragen für die ersten Lebensjahre verstärkt zugewandt.[78]

Bei der Fülle von Spielzeugangeboten für die Vorschulzeit empfehlen wir, stets die Frage zu stellen: Fördert es die Eigenaktivität? Das zu sehr Vorgefertigte und mechanisch Perfekte prägt sich dem ungeschützten nachahmungsbereiten Organismus ein und legt Phantasie und schöpferische Eigentätigkeit lahm. Wenn ein fünfjähriges Kind die genormten Lego-Teilchen ineinanderdrückt und keine Möglichkeit hat, aus dem vorgelegten Schema auszubrechen, wird seiner Phantasie ein entscheidender Spielraum genommen. Die Lego-Steine ermöglichen Konstruktionen, die den Gleichgewichtssinn nicht fördern. Wo Bauklotzbauten aus statischen Gründen längst eingestürzt wären und dem Kind gezeigt hätten, dass es mit dem Material und dessen Gewicht noch nicht richtig umgegangen ist, halten die Lego-Steine aufgrund der Druckhaftung noch fest.

Bei den heute angebotenen Computerspielen, ferngesteuerten Autos und Eisenbahnen kann man erkennen, dass das Kind im Umgang mit ihnen nur fasziniert beobachten, kombinieren und bedienen lernt. Dies sind jedoch Funktionen, die erst in einem späteren Lebensalter entwicklungsfördernd wirken. In der Prägephase des Körpers, für die »selber tätig zu sein« das A und O darstellt, sind sie nicht förderlich, sondern deaktivieren altersgerechte Entwicklungsimpulse.

Zusammenfassung

Die wesentlichsten Fördermaßnahmen im Vorschulalter:

- Anregung von Initiative durch das Vorbild.
- Angebot von Spielmaterial, das die Eigenaktivität fördert: einfache Gegenstände und Materialien, die der Phantasie breiten Raum lassen und zu immer neuen Gestaltungsmöglichkeiten anregen.
- Aktivierung und Pflege der Sinne (vgl. S. 309 ff.).
- Veranlagen guter Gewohnheiten durch regelmäßiges Tun, durch Einrichtung kleiner Rituale am Morgen, beim Essen, am Abend vor dem Schlafengehen.

- Rhythmische Gestaltung des Tages-, Wochen-, Monats- und Jahreslaufes (vgl. S. 225ff.).
- Regelmäßige Zeiten ungeteilter Aufmerksamkeit für das Kind: z.B. beim Aufstehen und Zubettgehen und dann hin und wieder während des Tages.
- Überwiegend »nonverbaler« Erziehungsstil, d.h. die Handlung, das Vorbild sagen mehr aus für das Nachahmungsbedürfnis des Kindes als viele Worte.
- Möglichkeiten, der Natur zu begegnen.
- Vermeiden von Multimedia-Angeboten und technischem Spielzeug.
- Auch wenn der Tag sonst mit vielen Pflichten angespannt verläuft – das Kind im Bewusstsein haben, es »in Gedanken tragen, mitnehmen«. Dies ist besonders für den Elternteil wichtig, der wenig zu Hause ist. Solche inneren Bedingungen helfen, dass auch der äußere Kontakt beim Wiedersehen schnell wieder da ist.
- Gründe für Freude und Dankbarkeit aufsuchen – nichts lieben Kinder mehr als eine fröhliche und dankbare Stimmung.

Das Schulalter bis zur Pubertät

Bis zum 16. Lebensjahr reifen insbesondere Atmung und Herz-Kreislauf-Tätigkeit zur vollen Erwachsenenkapazität heran (vgl. S. 453). Auch hier stellt sich die Frage, welche Tätigkeiten, welche Lernvorgänge Aufbau und Funktion dieser rhythmischen Organe unterstützen. Zwar ist sinnvolle körperliche Betätigung hier sicher auch gefragt. Ein Spezifikum ist sie jedoch nicht. *Alles, was das Gefühlsleben betrifft, wirkt unmittelbar und sehr spezifisch, indem es Rhythmus und Qualität von Atmung und Herzschlag modifiziert.* Erleichterung, Freude, gespannte Erwartung wirken anregend, lassen das Herz klopfen, die Atmung geht leicht und eher schnell. Hingegen wirken verlangsamend bis hin zum »Stocken« der Atmung oder des Herzschlages Langeweile, Lustlosigkeit, Trostlosigkeit, Schreck, Depression. Angst und Unruhe wirken unregelmäßig beschleunigend auf Herzschlag und Atmung und untergraben die harmonische Koppelung des Frequenzverhältnisses von Atmung und Herzschlag.

In diesem Alter wird zunehmend nur noch das getan, wozu man Lust hat, wofür man gefühlsmäßig motiviert ist. Das Lernen hängt jetzt davon ab, ob und wie das Kind emotional – gefühlsmäßig – angesprochen wird.

Insbesondere »langweilige Dinge« wie Aufräumen oder Tischabräumen werden – wenn hier nicht gute Gewohnheiten veranlagt wurden – nur noch ausgeführt, wenn man dem Erwachsenen damit eine Freude machen möchte. Auch wird alles im Umkreis danach beurteilt, ob es einem gefällt oder nicht, nach Sympathie und Antipathie – nach Gefühlen. Diese altersentsprechende Begabung und Neigung, alles gefühlsmäßig – ästhetisch, nach persönlichem Geschmack – zu beurteilen, gilt es nun pädagogisch so zu nutzen wie im vorigen Entwicklungsabschnitt die spontane Bewegungsbegabung und Nachahmungsbereitschaft. Es geschieht dies insbesondere durch künstlerische Betätigung: Bewegung, Musik, Sprache, Gesang, Malen, Modellieren und Werken. Hier kann sich das Gefühlsleben im Spannungsfeld von schön / hässlich, gelungen / nicht gelungen ausleben. Wenn diese künstlerischen Anregungen fehlen, wird dagegen das Urteil nach Sympathie und Antipathie auf intellektueller Ebene und nur im Beurteilen von Aussehen und Handeln anderer Menschen geübt, was zu unangenehmen Anspruchshaltungen und der Neigung zum Nörgeln und Kritisieren führt.

Die stimulierende Wirkung von Kunst auf das Gefühlsleben erfolgt auf zweierlei Weise: durch das Erleben und Wahrnehmen von Kunst und eigenes künstlerisches Tätigsein. Wird mit voller Aufmerksamkeit und Konzentration an einem Musikstück geübt oder entsteht in der eigenen Auseinandersetzung mit der Farbe ein Bild, so kommen diese beiden Tätigkeiten in harmonische Wechselwirkung und steigern sich gegenseitig.

Ein Blick in den Alltag des Unterstufenunterrichtes an einer Waldorfschule möge sowohl das Gesagte verdeutlichen als auch dazu anregen, diese entwicklungsfördernden Erziehungsprinzipien auch zu Hause oder im Rahmen des Unterrichts anderer Schultypen anzuwenden.

Ein Beispiel aus dem Rechenunterricht der dritten Klasse: Es werden die Primzahlen behandelt. Der Lehrer könnte nun zu den Schülern sagen: »Eine Primzahl ist eine Zahl, die nur durch 1 und durch sich selbst teilbar ist.« Da ist die Sache begrifflich gefasst. Er kann aber auch sagen: »Primzahlen sind einsam. Sie sind die Bettler unter den Zahlen. Es sind die Ärmsten der Armen. Sie haben niemanden auf der Welt als nur sich selbst allein. Deshalb können sie sich auch nur durch sich selbst teilen, weil sie mit keiner anderen Zahl befreundet sind und ihr etwas mitteilen können.« Primzahlen sind »Bettlerzahlen«. Das Beispiel zeigt, dass sich das Prinzip des künstlerisch gehandhabten Unterrichts auch auf die natur- und geisteswissenschaftlichen Fächer anwenden lässt und nicht nur auf den Kunstunterricht.

Der Satz »Man sieht nur mit dem Herzen gut« hat für dieses Lebensalter richtunggebende Bedeutung. Das bedingt aber zugleich, dass der Lehrer seinen Unterricht nicht nur an den üblichen Schulbüchern orientiert. Er muss eigene Fragen mit einbringen, Aktuelles aufgreifen und Erlebnisbezüge zu den Schülern herstellen, die real vor ihm sitzen und Jahr für Jahr wieder anders sind. Auch muss er sich selbst für seinen Unterrichtsgegenstand immer wieder neu begeistern können. Ein so arbeitender Lehrer wird mit Selbstverständlichkeit von den Schülern angenommen. Er wird für sie zur »geliebten Autorität«. Dadurch gewinnt das sich entwickelnde und in Sympathie und Antipathie hin- und herschwankende Gefühlsleben einen festen Bezugspunkt. Wenn die Kinder wenigstens zu einer Lehrerpersönlichkeit mit solch liebegetragenem Vertrauen aufblicken können, festigt sich in ihrem Erleben auch ein gesundes Selbstgefühl.[79]

Wenn die Beziehungen im familiären oder schulischen Bereich Defizite aufweisen, wirkt sich dies in erster Linie auf das Gefühlsleben aus und mit ihm auch auf das in Bildung begriffene Selbstwertgefühl. Dieses braucht zu seiner Stabilisierung das Erlebnis persönlicher Anerkennung in einer stabilen, vertrauensvollen Beziehung.

Vor solchem Hintergrund gesehen gibt es für diesen Entwicklungszeitraum nichts Problematischeres als einen intellektuell fordernden, emotional langweiligen Unterricht. Dadurch wird quasi Beziehungslosigkeit geprobt! Der Verstand bekommt zwar ungefähr mit, worum es geht, das Herz aber bleibt unbeteiligt. Eine Spaltung im Seelenleben wird veranlagt: Gefühl und Gedanke gehen getrennte Wege. Eine persönliche Beziehung zum Lerngegenstand und zum Lehrer kann nicht entstehen.

Ein besonders sensibler Punkt in der Schulkind-Entwicklung liegt im zehnten Lebensjahr. Rudolf Steiner nannte diesen Zeitpunkt den »Rubikon der kindlichen Entwicklung«. So wie Caesar den Rubikon überschritt und die Rückkehr unmöglich machte, so lassen die Kinder zwischen dem neunten und zehnten Geburtstag zu einem oft von den Eltern genau bemerkten Zeitpunkt ihre Kindheit unwiederbringlich hinter sich. Wer die Gelegenheit hat, in einer dritten oder vierten Schulklasse zu hospitieren, kann den Schülern die damit eintretende Veränderung direkt ansehen. Das zunächst noch unbekümmerte und heiter um sich blickende Kind wirkt mit einem Mal ernster, in sich gekehrter, den Lehrer wie leise prüfend. Es empfindet erstmals mit ganzer Vehemenz, dass es gar nicht so selbstverständlich in die Welt eingebettet ist und zu Vater und Mutter gehört, wie es das bisher erlebt hat. Es ist, als würde es jetzt erstmals die Einsamkeit des eigenen Schicksals ahnen, das man nur selbst erfüllen kann. Manche Kinder fragen in diesem Alter auch nach ihrer Herkunft. Dabei geht es ihnen nicht um »Aufklärung«, sondern vielmehr um die genauen Umstände der Geburt. Sie möchten herausfinden, ob sie vielleicht in Wirklichkeit von anderen Eltern abstammen und wenn ja, wer diese sind und was z.B. zur Adoption oder einem »neuen Elternteil« führte. Im Hintergrund dieser Suche lebt jedoch die Frage nach der eigenen Identität, die von keiner Mutter und keinem Vater abstammt – in der man ganz »allein« ist. Zu dem Gedanken des eigenen Selbst, der mit dem »Ich«-Sagen im dritten Lebensjahr aufgetaucht ist, tritt jetzt das gefühlsmäßige Erleben dieses eigenen Selbst. Dieses wird in seiner evidenten Andersartigkeit gegenüber Vater und Mutter erlebt, wodurch oft auch ein starkes Einsamkeitsgefühl entsteht. Schüler prüfen jetzt viel genauer, von wem sie sich »etwas sagen lassen« und wer wirklich vertrauenswürdig ist. Ungerechtigkeiten werden stärker erlebt als vorher und auch nicht mehr so leicht vergeben und verziehen wie früher. Damit erwacht auch das Gewissen als innere Instanz zur Beurteilung von Gut und Böse, Schön und Hässlich.

Zusammenfassung der wichtigsten Fördermaßnahmen

- Gesprächskultur – das Kind auch teilnehmen lassen an interessanten Gesprächen Erwachsener.

- Mit inneren Fragen leben:
  - Wann war unser letztes Gespräch?
  - Wann hatte ich Zeit, Interesse?
  - Habe ich das Anerkennenswerte bemerkt – lobe ich genug oder bringe ich eher zum Ausdruck, was mich stört?
  - Wie gehe ich mit Fehlern und Fehlverhalten um? Wie helfe ich meinem Kind, gerne aus Fehlern zu lernen und diese nicht (nur) schlimm zu finden?
- Beziehungspflege, künstlerische Gestaltung des Unterrichts.
- Klare Führung in Grundsatzfragen im Tagesablauf unter Einbeziehung der Wünsche der Kinder.
- Künstlerische Betätigung, insbesondere Erlernen von Musikinstrumenten.
- Medienkonsum in Absprache und so wenig wie möglich. Gemeinsame Verarbeitung des Erlebten im Gespräch.

Die Schulzeit nach der Pubertät

Wer einmal einen Jugendlichen beobachtet hat, dem »ein Licht aufgegangen ist«, der sich selbst etwas klar machen konnte, der wirklich etwas verstanden hat, sieht, wie dies unmittelbar und im wahrsten Sinne des Wortes »aufrichtend« auf ihn wirkt. Wer Gelegenheit hat, in einer Oberstufenklasse zu hospitieren, kann dies täglich erleben. Wenn gute Fragen gestellt werden, sitzen die Schüler, die sich am Unterrichtsgespräch beteiligen, in aufrechter Position oder zumindest in angeregt angespannter Körperhaltung – auch wenn sie sich zurücklehnen oder den Kopf in die Hand stützen. Wohingegen diejenigen, die nicht »einsteigen«, eher schlaff sind und alle viere von sich strecken oder den Kopf auf der Bank oder auf dem Arm gelagert haben.

Gedankliche Arbeit führt keinesfalls nur zu einer Betätigung des Nervensystems, sondern bringt das gesamte Stoffwechsel- und Gliedmaßensystem von innen her in begleitende Anspannung und Regsamkeit. Es ist leicht an Gang und Bewegungsspiel junger Leute abzulesen, ob sie beschwingt durch gute Ideen sind oder nichts haben, was sie derzeit innerlich »erhebt« und aufrichtet. So wie sich Drogenabhängige schon von weitem am Gang erkennen lassen, so fallen auch idealistisch gestimmte und motivierte Jugendliche nicht nur Gleichaltrigen auf. Man sieht es an der Bewegung, am Blick, an der ganzen Körperhaltung, ob sie bereits im Laufe von Kindheit und Jugend ein interessevolles und einsatzbereites Verhältnis zur Welt entwickeln konnten, das sie Probleme anpacken lässt.

Körperhaltung und Lebenshaltung entsprechen einander. *Letztlich richten wir uns innerlich auf* und nicht nur aufgrund unserer muskulären Kompetenz. Und nicht jeder, der stehen kann, steht wirklich – d.h. auch geistig – auf eigenen Füßen.

Interessante Fragestellungen und ein dialogischer Unterricht fördern das wissenschaftliche Vermögen, regen zum Experimentieren an und verhelfen zu der notwendigen Eigenständigkeit. Jetzt treten gute Ideen immer mehr an die Stelle von Vorbild und Autorität. Wichtig wird der Erwachsene, der einen versteht und einem zum Verständnis verhilft. Der Jugendliche ist auch fähig, von Menschen zu lernen, die ihm unsympathisch sind. Jetzt wird es ein Anliegen, das Persönliche vom Sachlichen zu trennen. Auch widersetzt er sich jetzt bewusst vielem, was ihm vorher vertraut war, und sucht seinen eigenen Weg.

Das eigenständige Denken, das sich in diesem Lebensabschnitt entwickelt, hilft dem Heranwachsenden, sich von unliebsamen Ereignissen zu distanzieren. Er muss diese nicht mehr so ungeschützt miterleben, geschweige denn nachahmen wie früher. Dafür kann er jetzt stundenlang debattieren, philosophieren und sich während eines langweiligen Unterrichts seine eigenen, ihn interessierenden und beglückenden Gedanken machen. Viele gute Einfälle, Gedichte und Zeichnungen sind gerade während solcher Stunden entstanden! Das ist etwas ganz anderes als das lustlose Herumschmieren und Kritzeln auf Bänken in früheren Jahren.

Das Ziel einer Erziehung, welche die in diesem Alter anstehenden Entwicklungsschritte fördert, wurde einmal von dem Pädagogen Michael Bauer so formuliert: »Der Erzieher kann nur wachrufen, ermuntern, zur Antwort auffordern; er kann da nichts erzeugen noch erzwingen. Viele erzieherische Maßnahmen haben nur den Wert, dass sie Hindernisse beseitigen und den Weg erhellen. Hätte der Erzieher nur darin Erfolg, dürfte er nicht zufrieden sein. Er darf es erst, wenn im

Innern des Zöglings gleichsam ein zweiter Erzieher entstanden ist, der den ersten Erzieher überflüssig macht.«[80]

Zusammenfassung förderlicher Aspekte

- Fragekultur entwickeln.
- Freund und Begleiter sein.
- Wachsendes Freiheitsbewusstsein und Selbstständigkeit respektieren, eigene Erwartungen zurückstellen.
- »Familienrat« halten. Verabredungen gemeinsam treffen, deren Erfolg / Misserfolg analysieren und das weitere Vorgehen beraten.
- Sich über das »ganz andere« freuen lernen.
- Vertrauen riskieren und signalisieren: Ich stehe zu dir und bin gespannt, was dein Leben bringen wird.

Weiterführende Literatur

Arbeitsmaterial aus den Waldorfkindergärten. S. Literaturverz. S. 713 f.

Carlgren, Frans: *Erziehung zur Freiheit. Die Pädagogik Rudolf Steiners.* Stuttgart [9]2005.

DuBois, Reinmar: *Jugendkrisen.* München 2000.

Glöckler, Michaela: *Gesundheit und Schule. Schulärztliche Tätigkeit an Waldorfschulen und Rudolf-Steiner-Schulen.* Dornach 1998.

Glöckler, Michaela: *Macht in der zwischenmenschlichen Beziehung. Grundlagen einer Erziehung zur Konfliktbewältigung.* Stuttgart [3]2001.

Glöckler, Michaela: *Die Würde des kleinen Kindes. Pflege und Erziehung in den ersten drei Lebensjahren.* Persephone Kongressband 2, Dornach o.J.

Juul, Jesper: *Pubertät. Wenn Erziehen nicht mehr geht.* München 2010.

Kiel-Hinrichsen, Monika / Hinrichsen, Helmut: *Pubertäts-Sprechstunde.* Stuttgart 2010.

Koepke, Hermann: *Das neunte Lebensjahr.* Dornach [9]2002.

Kügelgen, Helmut von (Hrsg.): *Plan und Praxis des Waldorfkindergartens.* Stuttgart [11]1991.

Schad, Wolfgang: *Erziehung ist Kunst.* Stuttgart [31]1994.

Steiner, Rudolf: *Die gesunde Entwickelung des Menschenwesens. Eine Einführung in die anthroposophische Pädagogik und Didaktik* (GA 303). Dornach [4]1987.

Erziehung als Präventivmedizin

Lebensvorgänge und Denktätigkeit

Im ersten und zweiten Teil dieses Buches wurde verschiedentlich auf die geisteswissenschaftliche Entdeckung Steiners hingewiesen, dass die geheimnisvolle Tätigkeit, die wir »Denken« nennen, derselben Quelle entstammt wie die Lebensvorgänge und damit auch die Regenerations- und Heilungsvorgänge des Organismus (vgl. S. 388).

Die typischen Entwicklungsschritte, die das menschliche Denken im Laufe von Kindheit und Jugend bis zur Mündigkeit durchmacht, stimmen mit den Reifungsschritten der Wachstums- und Entwicklungsvorgänge des Körpers überein. Nach und nach treten in der Entwicklung des Denkens Fähigkeiten auf, die den ausgewachsenen Körperorganen entstammten, Wachstumstätigkeit hat sich in Denktätigkeit gewandelt. So wie das unmittelbar an die Sinneseindrücke angeschlossene Gedanken- und Phantasieleben der Kinder mit den Reifungsschritten insbesondere des Nervensystems und der Sinnesorgane korreliert, so steht das sich daran anschließende urteilende Denken in unmittelbarem Zusammenhang mit der Ausreifung der rhythmischen Körperfunktionen. Was ist denn Urteilen anderes als ein rhythmisches Abwägen und Bewegen von Gedanken und Fragestellungen? Und schließlich tritt die Selbstständigkeit im Denken und Urteilen sowie das schöpferische Denken in den Jahren zutage, in denen auch Stoffwechsel- und Skelett-System ihre Endausreifung erfahren.

Im letzten Lebensdrittel aber, wenn die Regenerationsfähigkeit des Organismus nachlässt und Prozessen der Involution Platz macht, treten beim gesund alternden Menschen neue geistige Entwicklungsmöglichkeiten auf: Indem die Leistungsfähigkeit des Stoffwechsel- und Gliedmaßen-Systems nachlässt, können die dadurch »eingesparten« Regenerationskräfte als neue schöpferische Gedankenmöglichkeiten in Erscheinung treten. Entsprechendes gilt für die Regenerationskräfte, die aus den alternden Organsystemen der rhythmischen Funktionsordnung und des Nerven-Sinnes-Systems frei werden. So entwickelt sich das, was wir Altersweisheit nennen, als neuer Idealismus, als reifes Urteilsvermögen und als reges, bilderreiches Innenleben.

Eine solche Betrachtung des Zusammenhangs körperlicher und geistiger Entwicklungs- und Wachstumsvorgänge führt zu einer neuen Auffassung von Erziehung als Gesundheitsvorsorge, als Präventivmedizin. Denn je mehr Kinder und Jugendliche Anregungen erhalten, die ein gesundes Wachstum der Organsysteme unterstützen, umso wirksamer wird vorzeitigen Verschleiß- und vermeidbaren Krankheitszuständen vorgebeugt. Einem solchen Ziel sind alle pädagogischen Hinweise in diesem Buch gewidmet.

Wenn von der physiologischen Anregung der Organfunktionen durch altersgerechte Erziehung die Rede ist, liegt auch die Frage nahe, was geschieht, wenn diese versäumt wird. Wenn Nerven-Sinnes-System, rhythmisches System und Stoffwechsel-Gliedmaßen-System unphysiologisch beansprucht werden, müsste dies dann nicht zu Krankheitsdispositionen in der zweiten Lebenshälfte führen? Diese These erfährt dadurch eine Unterstützung, dass sich in der Behandlung der drei genannten Formen chronischer Erkrankungen im Alter (vgl. Grafik S. 452) Therapieformen bewähren, die einen direkten Bezug zu den in der entsprechenden Aufbauzeit des Organismus empfohlenen pädagogischen Ratschlägen haben. So hat sich beispielsweise in der Behandlung rheumatischer Erkrankungen und klimakterischer Beschwerden sehr bewährt, in Form einer Biografieberatung oder Psychotherapie Fragen zu bearbeiten wie: Was ist der Sinn meines Lebens? Welche Ideale habe ich noch oder kann ich mir mit ganz neuen Möglichkeiten aufgrund meiner jetzigen Erfahrungen wieder erringen? Auf die Prognose gerade dieser genannten Stoffwechselerkrankungen und Erkrankungen des Bewegungsapparates wirkt es sich besonders günstig aus, die Wende zum Älterwerden bewusst zu vollziehen und sich gerade für diesen letzten Lebensabschnitt neue Fragen zu stellen und eine neue Lebensmotivation zu erarbeiten. Wer in diesem Alter wieder eigenständig fragen lernt, dem geht es entschieden besser als demjenigen, der nur auf die medikamentöse Therapie vertraut und ansonsten alles beim

Alten lässt. Was also in der Jugend hilft, diese Organfunktionen aufzubauen und besser »zu ergreifen«, hilft im Alter, sie zu regenerieren und zu erhalten.

Entsprechend gilt dies auch für die Begleitbehandlung der Funktionsstörungen im Bereich des rhythmischen Systems. Gerade bei Herzrhythmusstörungen oder einem Infarkt geht die Lebensberatung in erster Linie dahin, auf Ruhepunkte im Laufe des Tages zu achten und entspannen zu lernen. Der Umgang mit dem Gefühlsleben wird neu zur Aufgabe. Hierbei bewährt sich ganz besonders der Einsatz künstlerischer Therapien (Malen, Musik, Sprachgestaltung, Eurythmie). Dabei werden bestimmte Übungen wie hilfreiche Begleiter für das weitere Leben beibehalten und oft bis zum Lebensende treu durchgeführt, weil ihre wohltätige Wirkung auf die Funktionen des rhythmischen Systems und des damit verbundenen Gefühlslebens erfahren wird. Die Fähigkeiten, sich zu entspannen und flexibler zu verhalten, erfahren Unterstützung.

Für den dritten Formenkreis chronischer Alterserkrankungen ist wiederum – entsprechend der Vorschulzeit – das Aufschauen zu den großen Vorbildern hilfreich. Diese heißen natürlich jetzt nicht mehr Mutter und Vater, an denen man sich orientiert, sondern es sind die großen Wahrheiten der Religion und Kunst, der Märchen und Mythen, die großen Wahrbilder der Schöpfung und Menschheitsentwicklung. Werden sie jetzt entdeckt oder wieder neu ins Bewusstsein gerufen, so können sie das seelisch-geistige Leben des alten Menschen so anregen und auch beruhigen und konsolidieren, dass der Betreffende mit den nachlassenden geistigen Möglichkeiten länger in selbstbewusster Weise arbeiten und leben kann, als dies ohne solche Verrichtungen und Übungen möglich wäre.

Die Zusammenhänge zwischen Erziehungseinflüssen und der gesundheitlichen Verfassung im späteren Leben gehen aber noch weiter. Was ist die Folge, wenn ein Kind mit einem jähzornigen Elternteil oder Lehrer aufwächst und immer wieder jäh erstarrt bei einem Wutausbruch? Der kindliche Kreislauf zentralisiert und es wird blass. Was bedeutet es aber, wenn solche Gefäßverkrampfungen infolge Kreislaufzentralisierung immer wieder auftreten und viel zu wenig ausgeglichen werden durch die entsprechenden Gegenerfahrungen wie liebevoll angenommen zu sein, ausatmen zu können, Fehler machen zu dürfen, geholfen zu bekommen? Es bleibt eine feine Disposition zurück zu arterieller Minderdurchblutung bei einem so »einseitig erzogenen« Kreislaufsystem. Und so kann man oft erleben, wie seelisch Funktionelles bei den Erwachsenen sich bei den Kindern in körperlich Funktionelles umsetzt und Probleme, die die Erwachsenen im Seelischen haben, bei Kindern als körperliche Krankheitsdispositionen wieder erscheinen. So ist es auch recht häufig, dass Kinder, die stottern, einen Elternteil haben, der die Tendenz zum Stottern hat, indem er beispielsweise zu schnell und etwas atemlos spricht, doch selbst kein eigentliches Stottern entwickelt hat. Damit wird aber auch deutlich, wie Krankheitsfragen mit Schicksalsfragen und Entwicklungsfragen zusammenhängen und dass die Fähigkeit zur Selbsterziehung Grundlage für jedes gesundheitsfördernde Erziehungsverhalten ist. Für eine solche Einsicht Verständnis zu wecken und die Motivation zur Selbstentwicklung zu stärken – dafür sind diese Ausführungen gedacht. Selbst wenn manches aus der Luft gegriffen erscheinen mag, ist es doch anregend, über solche möglichen Zusammenhänge nachzudenken und – im Zweifelsfall – das erzieherische Verhalten daran auszurichten. Steiner hat darüber hinaus in seinen Vorträgen zur Pädagogik eine Vielzahl möglicher Zusammenhänge aufgezeigt, die Erziehungsformen und gesundheitliche Disposition im späteren Leben miteinander in Beziehung setzen. Einige Beispiele mögen dies verdeutlichen:[81]

Erziehungseinflüsse	**Auswirkungen im späteren Leben**
– Erfahrungen der Freude, der Zuwendung, des Glücks und der Liebe	– Physischer Leib bleibt länger plastisch-beweglich, leichtes In-Beziehung-Kommen mit Menschen und der Umwelt
– Staunen und bewundern	– Die Welt lieben
– Das Leben schön finden, aus Liebe zur Autorität etwas annehmen können	– Lebensgrundzufriedenheit, am Leben etwas haben können

– Erziehung zu Weltinteresse	– Immer stärker werdendes Interesse für Menschen
– Vom Leben lernen	– Innerer Halt im Leben
– Ungestörtes Nachahmungsverhalten	– Freier, offener Wechselverkehr mit der Umwelt, offener Charakter
– Selbstständige Wahrheitssuche	– Mut und Initiative
– Aufnehmen religiöser Bilder, religiöser Stimmung	– Neigung zu religiöser Toleranz und menschenfreundlichem Verhalten
– Beten lernen in der Kindheit	– Segnen können im Alter
– Die Art und Weise, wie man spielen lernt	– Art und Weise, wie man sich zum Leben stellt und mit ihm und seinen Verhältnissen umgeht
– Kennen- und Liebenlernen der Pflanzenwelt	– Neigung zu lebendigen, beweglichen Begriffen
– Kennen- und Liebenlernen der Tierwelt	– Kräftigung des Willens
– Von den Rätseln der Welt angezogen sein, vieles als Frage hegen	– Gesundes Verhältnis zum Machtproblem und zur Erotik
– Materialistische Erziehung	– Nachlassen des Interesses an der Welt
– Aufnehmen mathematischer Gesetzmäßigkeiten ohne Gemütsbeteiligung	– Disposition zum Materialismus
– Erziehung zu einer kritisch-skeptischen Lebenseinstellung (fehlender Idealismus)	– Disposition zu seelischer Zermürbtheit
– Abstrakter Grammatikunterricht	– Disposition zu funktionellen Magen-/Darmerkrankungen

– Fehlen einer tragenden Beziehung (Fehlen einer geliebten Autorität)	– Disposition, im Leben einen »Knick« zu bekommen, nicht die Kraft zu finden, sich selbst zu helfen
– Intellektuelle Überforderung und Gedächtnisüberlastung in den ersten Schuljahren	– Neigung zu Sklerose und vorzeitiger Abbau im Bereich des Nervensystems
– Zu frühes Kritisieren- und Urteilenlernen	– Neigung zu lieblosem, hartem Urteil
– Unkünstlerischer, einseitig intellektueller Unterricht	– Disposition zu Rhythmusstörungen, insbesondere zu verstärkter Einatmung hin; verschobener Atemrhythmus mit entsprechender Disposition zu Engegefühlen und asthmatischen Beschwerden
– Oberflächliches, »rasch verstandenes« Wissen	– Neigung zu frühem seelischem Altern, da man nichts Tiefergehendes mehr zu verarbeiten hat

Kind und Technik

Technik und die Multimedia-Kultur begeistern und beschäftigen die Erwachsenen und dementsprechend auch die Kinder. Ein entwicklungsfreundlicher Umgang mit dieser elektronischen Welt gelingt,

... wenn die Bedeutung der Technik für die Entwicklung des Menschen gesehen wird.

Beginnend mit der industriellen Revolution in England in der Mitte des 18. Jahrhunderts kam die Umstellung von der Handarbeit auf die maschinelle Produktion. Grundlage hierfür war die Entwicklung der Dampfmaschine, gefolgt von Generationen von Verbrennungsmotoren.

Mit der großtechnischen Nutzung der Elektrizität und der Elektrifizierung der Haushalte kam zu den kleiner und handlicher werdenden Maschinen noch die Fülle der Messinstrumente hinzu. Es ist kaum vorstellbar, in welch kurzem Zeitraum sich die Nutzung der Elektrizität global ausgebreitet hat, wenn man bedenkt, dass die Glühbirne, durch Heinrich Goebel 1854 erfunden und von Thomas Edison weiter optimiert, erst 1879 zum wirtschaftlichen Erfolg geführt wurde. Die Erfindung des Kinematografen (Filmaufnahmeapparat) sowie des Kohlekörnermikrofons fällt in denselben Zeitraum. Nach dem Zweiten Weltkrieg setzte dann die dritte große technische Revolution ein. Maschinen wurden entwickelt, die Intelligenzarbeit übernehmen können: die Informations- und Computersysteme. Damit sind menschlicher Wille und Arbeitskraft auf körperlicher, seelischer und geistiger Ebene entlastet bzw. auf dem Weg in die Arbeitslosigkeit. Und so hat diese dreifache technische Revolution große Schübe von Massenarbeitslosigkeit mit sich gebracht. Dadurch sind aber auch – neben Armut – geradezu epidemische Erscheinungen von Sinnlosigkeitserleben, Resignation und Depression aufgetreten. Millionen von Menschen erleben sich nicht mehr als sinnvoll tätig in das gesellschaftliche Leben integriert.

Das Problem, das mit der technischen Entwicklung entstanden ist, ist die Konfrontation mit der Zweck- und Sinnbestimmung des eigenen Wollens, des Umgangs mit den eigenen Fähigkeiten. Denn Arbeit bedeutet immer auch Entwicklung von Fähigkeiten und ein damit verbundenes Sinnerlebnis. Daraus ergibt sich für den Umgang mit Technik in der Erziehung eine *goldene Regel: Erst so weit wie möglich die Arbeit selber machen und erleben, bevor sie an die Maschine abgegeben wird.* So wie auch im Laufe der Geschichte die Übernahme menschlicher Arbeit durch Maschinen erst sukzessive erfolgt ist, so ist es auch für die Entwicklung der Kinder und Jugendlichen notwendig, dass sie die verschiedenen Bereiche menschlicher Arbeit und Befähigung selbst kennen und entwickeln lernen, ehe sie sich dies alles durch die entsprechenden Maschinen abnehmen lassen. Es lähmt das schöpferische Vermögen, wenn man von den Maschinen alles und von sich selbst nicht viel zu erwarten hat. Auch erzieht es zu Anspruchshaltung und Undankbarkeit, wenn man selbst keinen Maßstab gewonnen hat für dasjenige, was einem durch die maschinellen Leistungen an eigener Arbeit erspart wird.

... wenn Sie Ihrem Kind die Möglichkeit geben, im Laufe seiner Entwicklung die technisch-kulturelle Revolution nachzuerleben.

Leben Sie ihm vor, dass es nicht selbstverständlich ist, dass jederzeit warmes Wasser aus der Leitung kommt und Licht sowie Energie in beliebiger Menge per Knopfdruck verfügbar sind. Ermöglichen Sie Urlaubserfahrungen auf einem abgelegenen Bauernhof oder beim Camping bzw. Urlaub in zivilisationsferner Umgebung, wo die Wäsche noch von Hand gewaschen werden muss, Wasser über dem Feuer oder mit Hilfe eines Gaskochers erwärmt wird, sodass man den Segen technischer Errungenschaften wirklich schätzen lernt.

Gönnen Sie Ihrem Kind, so viel wie möglich erst selbst zu tun, bevor die Arbeit von entsprechenden Apparaten übernommen wird.

Ermöglichen Sie Ihrem Kind, singen zu lernen, zu malen, zu gestalten, zu tanzen und Theater zu spielen, bevor die ganze Welt der Bilder, Farben und Töne durch die optischen und akustischen Medien das Kind mit Eindrücken überschüttet und sein eigenes schöpferisches Vermögen lahmzulegen droht.

Beraten Sie sich mit den Lehrern, dass der Rechencomputer in der Schule erst dann eingeführt wird, wenn die Fähigkeiten im Bereich der Grundrechenarten und insbesondere des Kopfrechnens bis zu einem gewissen Grad entwickelt sind.

Warum sollte der Computer benützt werden und zum ständigen Begleiter der Schüler geworden sein, bevor man die Arbeiten kennen und schätzen gelernt hat, die er übernimmt, und bevor man weiß, wie er überhaupt funktioniert?

Leben Sie einen Umgang mit Energie und Technik vor, die dem Kind erlebbar macht, dass die Ressourcen nicht unbegrenzt sind und der Einsatz technischer Möglichkeiten nur da geschehen sollte, wo er tatsächlich gebraucht wird und sinnvoll ist.

... wenn Natur, Mensch und soziales Umfeld nicht mit Maschinen verwechselt werden.

Zur Technik gehören Perfektion und Optimierung. Defekte werden repariert, unbrauchbar gewordene oder alte Modelle verschrottet. Wird das so an der Technik geschulte Verhalten auf Mensch und Natur übertragen, treten Probleme auf. Diese werden noch dadurch verschärft, dass Kinder und Erwachsene sich im Umgang mit »ihrem Computer« oder »ihrem MP3-Player« über viele Stunden des Tages sehr persönlich beschäftigen. Was Menschen in der Begegnung miteinander oft vermissen – volle Aufmerksamkeit, Interesse für die Reaktionen, Fragen, Nöte und Sorgen des anderen –, wird mit einer bestürzenden Selbstverständlichkeit den Computern zugewendet. Je mehr seelischer Umgang dieser Art mit den Maschinen gepflegt wird, die so reagieren, wie man es erwartet, oder die, nachdem man einige Korrekturen vorgenommen hat, den Erwartungen entsprechen, desto stärker wird dadurch ein Verhalten eingeübt, welches anderen Menschen gegenüber und insbesondere der Natur gegenüber versagt. Denn diese reagieren nicht im vorgelegten Schema, sondern aus ihren eigenen Lebens- und Entwicklungsbedingungen heraus.

> Menschliches Zusammenleben erfordert die Fähigkeit, auch Fehler und Fehlverhalten anzunehmen, selbst wenn diese nicht »rasch behebbar« sind, sondern man mit ihnen erst einmal leben lernen muss. Offen zu sein für Lernprozesse, für Neues, Unerwartetes – das ist es, worauf es ankommt. Das seelisch so enge Zusammenleben mit den Möglichkeiten der Technik fördert unbewusst ein distanziertes Verhalten zur Umwelt, sodass es nicht verwunderlich ist, wenn es im Umgang mit anderen Menschen und auf der sogenannten Beziehungsebene immer weniger »klappt« bzw. »funktioniert«.

Clifford Stoll – Astronom und Spezialist für Datenschutz und Computersicherheit – hat in seinen Büchern *Kuckucksei*, *Die Wüste Internet* und *LogOut. Warum Computer nichts im Klassenzimmer zu suchen haben* sein Doppelbekenntnis abgelegt: *für* einen sachgemäßen Umgang mit dem

PC im Jugend- und Erwachsenenalter und *gegen* einen Gebrauch in Kindergarten und Unterstufe der Schule und zu Hause. Denn in dieser Zeit kommt dem Aufbau und der Pflege menschlicher Beziehungen höchste Priorität zu. Zu Hause spielen Ruhe und Frieden, Nachdenklichkeit und Wärme eine Rolle – Qualitäten also, die einem nicht primär einfallen, wenn man an Home-Computer denkt.

Weiterführende Literatur

Stoll, Clifford: *LogOut. Warum Computer nichts im Klassenzimmer zu suchen haben und andere High-Tech-Ketzereien*. Frankfurt a.M. 2002.

Stoll, Clifford: *Die Wüste Internet. Geisterfahrten auf der Datenautobahn*. Frankfurt a.M. 2002.

Stoll, Clifford: *Kuckucksei. Die Jagd auf die deutschen Hacker, die das Pentagon knackten*. Frankfurt a.M. [2]2007.

Wie lernt man »Erziehen«?

Wir beginnen mit drei unterschiedlichen Szenen aus dem Erfahrungsbereich der kinderärztlichen Sprechstunde, die verschiedene erzieherische Grundhaltungen zeigen. Dabei steht hier »Mutter« für den jeweiligen Erziehungsverantwortlichen:

- »Setz dich da schön hin und sei ruhig!« Mutter und Arzt wollen ins Gespräch kommen. Der vier Jahre alte Sprössling beginnt, sich im Zimmer herumzutummeln, am Instrumententisch zu spielen und das Telefon zu benutzen. Dabei reagiert die Mutter so, als hätte sie einen Stab mit Fangnetz in der Hand, manchmal schon, bevor das Kind sich überhaupt rührt: »Bleib da – Lass die Finger weg – Das gehört dem Herrn Doktor – Lässt du wohl die Lampe in Ruhe? – Muss ich dich auf den Schoß nehmen?! – Willst du einen Klaps haben?!«
- Ein anderes Kind beginnt während des Gespräches seine Mutter in alle möglichen Fragen zu verwickeln. Es interessiert sich für ein Wandbild, das Michael im Kampf mit dem Drachen zeigt. Es spielt sich folgender Dialog ab:

Kind: »Mama, wer ist das auf dem Bild?«
Mutter: »Ein Mann, der tötet ein Tier.«
Kind: »Warum kommt da Feuer raus?«
Mutter: »Weißt du, das soll ein Drache sein.«
Kind: »Mama, warum hat der so was um den Kopf?«
Mutter: »Weißt du, der Maler wollte den Leuten zeigen, dass das ein lieber Mann ist, deshalb hat er ihm die gelbe Scheibe um den Kopf gemalt.«
Pause.
Mutter: »Und, Herr Doktor, dann kann sie abends einfach nicht im Bett bleiben.«
Kind: »Mama, hat der Mann Flügel? Das ist doch kein Vooogel!«
Mutter: »Das soll ein Engel sein.«

Kind: »Mama, es gibt doch keinen Teufel, oder?«
Mutter: »Nein, das weißt du doch. Lässt du mich jetzt mal mit dem Doktor reden?«
Kind: »Mama, ich will trinken.«
Es bekommt die Flasche.
Mutter: »Und sie will nichts zu Mittag essen. Ich zwinge sie auch nicht.«
Kind: »Aber Mama, Pommes, hast du gesagt, esse ich immer gern. Mama, ich will einen Keks.«
Es bekommt die ganze Keksschachtel.
Mutter: »Aber das gibt es nur einmal in der Woche. Und sonst rührt sie nichts an.«
Arzt: »Aber irgendetwas muss sie doch essen. Was magst du denn?«
Kind: »Marmelade.«
Mutter: »Ja, da kann sie ein halbes Glas nur so auslöffeln.«
Arzt: »Und Sie lassen das so einfach zu?«
Mutter: »Ja, darf man ihr das wehren? Ich dachte, die Kinder wüssten, was sie brauchen.«

- Das dritte Kind spielt zunächst für sich. Nach einiger Zeit beginnt es, das Zimmer ein wenig zu erkunden, um dann leise drängend die Mutter etwas zu fragen. Anschließend spielt es wieder ruhig weiter. Das Gespräch mit dem Arzt wird dadurch nicht merklich gestört.

Was sagen die Beispiele über Wahrnehmen und Gestalten des »Seelenraums« der Beziehung?

Im ersten Beispiel tritt uns eine erzieherische Haltung entgegen, die meint, das Gute durch Ermahnungen und Zurechtweisungen erzielen zu können. Im zweiten Beispiel dagegen stellt sich der Erzieher willen- und entscheidungslos dem Kind zur Verfügung. Im ersten Fall kann der kindliche Wille nicht gedeihen, weil er keine eigenen Erfahrungen machen darf. Im zweiten Fall kann er es nicht, weil der »Erzieherwille« nicht als notwendiger Widerstand in Erscheinung tritt.

Es stehen sich zwei entgegengesetzte Haltungen gegenüber: das Autorität beanspruchende Prinzip – meist unwillkürlich von den Eltern aus der eigenen Kindheit übernommen – und die antiautoritäre Tendenz, das »laisser faire«. Beide Male erhält der »Seelenraum« um Mutter und Kind eine ganz bestimmte Struktur. Im ersten Beispiel hängt die Mutter gleichsam an dem Kind und stülpt ihm ihre Mahnungen über in dem Moment, in dem es eine Eigenregung zeigen möchte. Im extremen Fall kann die erste Situation so hart werden, dass dem Kind nur noch die Flucht in ängstliche Anpassung oder aggressive Provokationen bleibt. Im zweiten Beispiel fließt die Mutter gleichsam seelisch aus in Richtung Kind, wobei dieses vergeblich nach einem Widerstand sucht. Als letzte Konsequenz solch grenzenloser Weichheit entstehen beim Kind Unruhe, Unsicherheit, Orientierungslosigkeit, Quengelei, Störlust – die Suche nach einem Vorbild.

Nun zur dritten Situation: Dieses Kind lässt sich zunächst da nieder, wo es sich am meisten angezogen fühlt. Nach einiger Zeit spürt es, dass die Erwachsenen mit ihrer Konzentration ganz woanders sind. Deshalb kommt es zur Mutter und versucht durch eine Frage festzustellen, ob es auch noch »mit dazugehört«. Die Mutter geht darauf ein oder nimmt es – wortlos – kurz in den Arm, bis Gelegenheit ist, ihm die Antwort zuzuflüstern. Daraufhin ist das Kind »gesättigt« und spielt wieder eine Zeit lang alleine. Je nach Müdigkeit schaltet es sich in kürzeren oder längeren Abständen wieder ein, nach einiger Zeit auch probeweise beim Arzt, und versichert sich so der Tatsache, dass es in den zwischen Arzt und Mutter entstandenen Seelenraum mit hereingehört. Hier atmet etwas zwischen dem Kind und den Erwachsenen. Worte wie »du sollst nicht, bitte lass mich, du darfst nicht« sind nicht nötig. Auch keine langen Erklärungen, weil das Kind Vertrauen hat. Offenbar gilt hier das Wort der Mutter. Sie hat ihr Kind auch nicht in besonderer Weise auf den Arztbesuch »vorbereitet«.

Die drei Beispiele haben natürlich eine Vorgeschichte. Wie sind die Kinder in den ersten Lebensjahren erzogen worden? Die letztgenannte Mutter hatte ein Gespür für die seelischen Bedürfnisse des Kindes im zweiten und dritten Lebensjahr. Sie war offen, ging auf das Kind ein und bot Widerstand, wenn es nötig war. Bei den vielen kleinen Prüfungen im zweiten Lebensjahr verzettelte sie sich nicht bei der Arbeit durch ständiges Mahnen, Verbieten und Nachlaufen. Sie gab dem Kind einen interessanten Gegenstand in die Hand und stellte es in den Laufstall.

Sie hatte auch ein Gefühl für Hunger und Müdigkeit des Kindes, für Zuwendung und Eigentätigkeit. Wenn etwas verboten werden musste, sagte sie es wahrscheinlich nur ein- oder zweimal. Hatte es das Kind dann immer noch nicht »verstanden«, so fühlte es sich sanft an einen anderen Platz versetzt, von dem aus es die Mutter genauso gut sehen konnte, die geliebte Steckdose aber nicht mehr zu erreichen war. Ihre Handlungen waren geprägt von »Tatsachenlogik« und Entscheidungsfreude. Die gesprochenen Worte waren dazu nur die Begleitung. Das Kind ist in einer Atmosphäre aufgewachsen, in der es sich als zugehörigen Teil empfinden konnte und in der Worte und Handlungen zusammenstimmten. In den Seelenraum der Mutter war der des Kindes immer eingeschlossen. Mit zunehmender Selbstständigkeit konnte es sich seinen eigenen Raum gestalten, noch mehr oder weniger von dem der Mutter überlagert. Musste die Mutter Widerstand bieten, so geschah es nicht aus der Emotion, sondern aus der Überschau der Verhältnisse. Das Kind erlebte dies als etwas Geheimnisvolles, Wertvolles, was zum Erwachsenen gehört. Einmal von der Mutter ganz aufgenommen zu sein, wenn es Schutz und Nähe suchte, sie dann aber auch wieder im Nein-Sagen sich gegenübergestellt zu finden – dieser Wechsel zwischen Hingabe und verstärkter Selbstempfindung legte den Grund für ein gesundes Selbstbewusstsein. Auch wurde das Kind nie vor Entscheidungen gestellt, die die Mutter weit besser überschauen und fällen konnte.

Wir dürfen annehmen, dass auch diese Mutter sich oft Gedanken gemacht hat, ob sie jeweils »richtig« entschieden hat. Dem Kind teilte sich jedoch diese Unsicherheit nicht mit. Wenn sie handelte, tat sie es jeweils so sicher und gut, wie sie es eben in diesem Moment konnte.

Was kann eine Mutter tun, wenn sie merkt, dass sie die Fähigkeiten der zuletzt genannten Mutter noch nicht besitzt? Dass sie manches »falsch« gemacht hat? Wenn sie nicht weiß, was sie in einer bestimmten Situation sagen oder tun soll und Angst hat, das Kind könnte missraten? Hier hilft es, sich zunächst an bewährte Hinweise zu halten:

- *Gesprochene Worte und getane Handlungen gelten.* Darin sind auch die anderen Familienmitglieder mit eingeschlossen. Wird also etwas verboten, so ist es tatsächlich verboten und kann nicht durch Quengelei und Aufbegehren außer Kraft gesetzt werden.

- *Wenn Provokationen und Quengeleien auftreten,* dem Kind den Zuschauer wegnehmen, d.h. sich nicht emotional verausgaben, sondern ablenken oder etwas anderes tun, bis das »Theater« vorbei ist.
- *Die eigene Arbeit ernst nehmen:* sich das Sinnvolle – auch an scheinbar unbedeutenden Tätigkeiten – klarmachen und sich nicht durch alles Mögliche ablenken lassen. Wo immer möglich das Kind mitgehen und mitmachen lassen, ohne es »pädagogisch« einzuengen. Die eigene Initiative nicht auf das Kind ausrichten, sondern das Kind teilhaben lassen an dem, was einem wesentlich ist und Freude macht.
- *Abendliche Rückschau auf die Tagesereignisse:* Wie war das Kind heute? Was hat es erlebt? Entsprach das Erzieherverhalten seinem augenblicklichen Stadium? Wo steht das Kind in seiner Entwicklung? Was hat es hinter sich, was steht ihm bevor? Was erwartet es von mir? Wo habe ich mich geirrt?

Hat man die Möglichkeit, mit dem Partner diese Hinweise und pädagogischen Haltungen zu besprechen, so kann man auch verabreden, sich hin und wieder abends gegenseitig aufmerksam zu machen, wenn Worte und Handlungen nicht miteinander übereingestimmt haben. Oder wenn eine Drohung vielleicht ausgesprochen war, anschließend aber nicht wahrgemacht wurde. Herrscht in Erziehungsvorstellungen Einigkeit, so ist das für das Kind ein Glück. Es gibt kaum etwas, das den Erziehungsprozess mehr stört, als wenn Kind und Erziehungsfragen zum Streitobjekt werden.

Sind diese und die noch folgenden Vorschläge zum erzieherischen Umgang nicht erfolgreich oder nicht umsetzbar und hat man das Gefühl, mit seinen Maßnahmen »quer zu liegen«, so gibt es kompetente pädagogische Beratung und Hilfe bei der Erziehungsberatungsstelle.

Beispiele aus dem Erziehungsalltag einer größeren Familie:

- Das »Zanken«

Normalerweise erziehen sich Kinder in einer größeren Familie am besten gegenseitig – ohne dass der Erwachsene eingreift. Daher weiß eine erfahrene Mutter, dass sie weniger nach ihren Kindern schauen muss, wenn sie kleine Zänkereien hört, als wenn es mäuschenstill wird. Manchmal kann sie dann gerade noch eine Überschwemmung oder ähnliches Unheil verhüten. Wenn aber im Kinderzimmer ein Sturm ausgebrochen ist mit umfallenden Stühlen und lautem Geschrei, dann geht die Mutter ebenfalls hin. Die Kinder können in diesem Moment nicht anders ausdrücken, was sie sagen wollen: Komm, hilf uns, wir finden allein die Lösung nicht! Jetzt steht die Mutter ruhig in der Tür, schaut sich die Bescherung an und überlegt: Sind die Kinder vom langen Spielen müde? Passen sie bei diesem Spiel vielleicht nicht zusammen? Wem kann man jetzt was zumuten?

Ein Kind stürzt weinend auf sie zu. Das andere sagt schnell: »Ich hab sie nicht gehauen.« Die Älteste ruft wütend: »Ich darf nicht einmal bestimmen, was es zu essen geben soll, wenn doch meine Puppe Geburtstag hat. Und jetzt will die Anja einfach nicht zur Einladung kommen!« Zornig weinend will sie weglaufen.

Schimpfen würde in dieser Situation nicht helfen – die Kinder schämen sich auch so. Auch keine Fragen zum Konflikt – das Geschrei würde nur noch lauter. Beruhigend wirkt jedoch die Frage: »Wie alt ist denn deine Puppe geworden? Drei Jahre? Dann kann es doch schon mehrere Gänge zum Essen geben! Was wolltest du denn kochen ...?« Das Spiel bekommt so wieder eine neue Richtung, und die Kinder lernen, wie man auch die Wünsche der anderen berücksichtigen kann. »Ihr zwei helft mir jetzt beim Abendbrotmachen, die anderen räumen das Zimmer wieder so auf, dass wir nachher eine schöne Geschichte vorlesen können – und passt auf, dass die Puppen solange noch ruhig spielen, damit sie nicht zu müde zum Zuhören sind.« Hier werden die Kampfhähne getrennt, das Spiel beendet, Aufgaben verteilt und der Blick auf das gerichtet, was folgen wird.

Wenn abends noch eines der Kinder schmollt, hilft die Frage: »Seid ihr euch wieder gut?« Wenn das offensichtlich nicht der Fall ist, reichen meist ein paar geflüsterte Worte – für alle anderen unhörbar: »Du, in den Schlaf nehmen wir den Ärger nicht mit. Darf ich der Anja sagen, dass du sie ganz da drinnen schon wieder lieb hast?« Und wenn sie es noch nicht sagen kann, so hat es die Mutter doch gehört und flüstert es Anja ins Ohr.

■ Neid

Die zehnjährige Sarah hat sich zum Nachtisch wieder einmal mit Geschick den größten Apfel von der Schale genommen. Der dreizehnjährige Thomas sieht es missbilligend, sagt aber nichts. Die zwölfjährige Kathrin bemerkt jedoch in anklagendem Ton: »Immer nimmt sie sich den größten weg, und ihr erlaubt das einfach, das finde ich so ungerecht!« Der Vater fragt: »Wer soll ihn denn dann haben?« Schweigen. Kathrin: »Du zum Beispiel oder ... die Mama, oder immer abwechselnd.« Vater: »Die kleineren Äpfel schmecken manchmal besser. Aber eines muss ich sagen: Gestern hat Sarah ohne zu maulen den Riesenmittagsabwasch ganz alleine gemacht – gönnst du ihr den großen Apfel heute mal?«

Mit dieser Episode ist das vielschichtige Problem von Eifersucht und Neid nur von einer Seite her angedeutet. Gerade unter Menschen, die sich eigentlich lieb haben, kann es mit besonderer Heftigkeit auftreten.

Hier hilft es, sich klarzumachen, dass alles, was man neidet, etwas ist, wovon man meint, dass man selbst oder ein anderer es mehr verdient hätte. Man gönnt es dem Betreffenden also nicht. Das gesteht man sich natürlich nicht gern ein, weshalb stattdessen im Bewusstsein eine moralisch klingende Rechtfertigung auftaucht, z.B. in Form des Gerechtigkeitsgedankens. Es wird also nicht von Neiden oder Gönnen gesprochen, sondern davon, dass etwas ungerecht oder gerecht sei. In dieser Maskierung verstecken sich Neid und Missgunst in einer scheinbar berechtigten Kritik.[82] Wer diesen Zusammenhang jedoch durchschaut, wird so manchen Streit und manches abfällige Kritisieren vermeiden oder neutralisieren können.

Die Kinder erleben dabei, dass es im Leben keine allgemein gültigen Moralprinzipien gibt, sondern vielmehr individuelle Situationen, in denen jedes Mal wieder neu nach dem richtigen Verhalten gesucht werden muss. In unserer kleinen Szene am Tisch könnte das auch so aussehen: Das Kind darf an den folgenden Tagen den schönsten Apfel aussuchen und ihn dann jeweils dem geben, der ihn seiner Meinung nach an diesem Tag haben soll. Oder es darf eine Zeit lang selbst den Nachtisch austeilen. Kränkend wirkt jedoch, wenn es sich nur moralisch verurteilt sieht und nicht empfinden darf, dass die Freude am schönen, großen Apfel auch durchaus berechtigt ist. Bloßstellungen ohne Möglichkeit einer tätigen

Korrektur wirken auf die Dauer verunsichernd und haben eine Schwächung des Selbstbewusstseins zur Folge und der Freude an sich selbst. Wird jedoch ein solches Ereignis zum Anlass genommen, eine neue Aufmerksamkeit oder sonstige Fähigkeit zu wecken, so wirkt dies stärkend.

■ »Ordnung« halten

Eine Mutter geht unter, wenn sie diejenige ist, die von morgens bis abends die im Familienalltag anfallende Unordnung stets wieder in Ordnung verwandeln will. Hier gibt es nur eins: von Anfang an gemeinsam aufräumen und die Kinder am eigenen Vorbild erleben lassen, *wie schön es ist, wenn alles wieder an seinen Platz darf und »wieder nach Hause kommt«*. Wird dann früh die Gelegenheit zum Mitmachen geboten und schrittweise die Verantwortung für dieses und jenes übertragen, dann sind die Kinder auch stolz darauf, jetzt selbst das Notwendige zu tun – insbesondere, wenn es auch immer und immer wieder von den Erwachsenen bemerkt und anerkannt wird –, auch wenn nicht immer alles so perfekt ist, wie es sein könnte.

Dabei können ein paar kleine Regeln helfen, diesen Prozess der Übernahme von Verantwortung zu unterstützen:

- Essen gibt es, wenn der Schulranzen neben dem Schreibtisch und nicht in einer Ecke in Türnähe auf dem Boden liegt ...
- ... wenn die Jacke in der Garderobe aufgehängt ist.
- ... wenn die Hände gewaschen sind.
- Die Kinder dürfen im Wochen- oder Monatsrhythmus selber bestimmen, wer welches kleine Amt im Haushalt übernimmt.
- Mutter und Vater vergessen nicht, dass Aufräumen gleichzusetzen ist mit Selbsterziehungsarbeit, die am besten durch Anerkennung und liebevolles Beobachten belohnt wird.
- Nicht zu oft fragen: »Hast du schon ...«, »Du wolltest doch noch ...« und vor allem zum richtigen Zeitpunkt fragen, sodass diese Fragen nicht als »Strafe« erscheinen, wenn das Kind sich ohnehin gerade danebenbenommen hat, sondern dann, wenn es in guter Stimmung ist.
- Von Zeit zu Zeit die betreffende Arbeit auch ganz bewusst wieder einmal selber tun, wenn dadurch eine Kumulation von Erinnern,

Ermahnen, Zurechtweisen usw. verhindert werden kann – oder einfach nur zur Überraschung, aus Freude.

- Im Schulalter kann auch das gemeinsame Aufräumen nach dem Abendbrot eine gute Gewohnheit werden, wobei jeder noch rasch tut, was eben noch zu tun ist.
- Und vor allem: Nicht meinen, dieses Problem könnte »gelöst« werden. Mit dem Grad von »Ordnung« zufrieden zu sein, den man jeweils erreichen kann, ist entscheidend. Soll doch die Ordnung dem Leben dienen und nicht das Leben der Ordnung!

Motivation und Willenserziehung

Wie kann das Kind Willensstärke, Mut und Identitätserleben entwickeln? Was können Erwachsene dazu beitragen, dass es den Herausforderungen seines ganz eigenen Lebens gewachsen ist? – Geht doch beim Menschen nichts »von selbst«! Alles muss gelernt oder weiterentwickelt werden. Selbst so »natürliche« Dinge wie Essen, Schlafen und Wachen und der Umgang mit der Sexualität. Die genetische Ausstattung, das »Instinktprogramm«, sie bedürfen der Ergänzung durch Lernprozesse und liebevolles »Dabeisein«, wenn das Kind immer wieder neu erlebt, wie viel es noch »nicht kann« und was es alles noch zu lernen gibt und was manchmal auch so mühsam und frustrierend erscheint (vgl. S. 452 ff.). Die Motivation ist dabei Gefühlssache, das Üben, das Können sind Willenssache.

Menschen entwickeln und benehmen sich also aufgrund ihrer Veranlagung nicht »automatisch« intelligent und menschenwürdig. Willensbildung und -entwicklung brauchen vielmehr die Herausforderung von außen, den Widerstand, das Erleben an der Grenze – um daran die eigenen Kräfte zu erproben und neue Fähigkeiten zu erwerben. Dabei gibt es drei goldene Regeln:

1. »Bewusste Wiederholung stärkt den Willen.«

So knapp hat Steiner in seinen pädagogischen Vorträgen die Grundmaxime jeder Willenserziehung geschildert. Gerade das, was dem Intellekt so schnell langweilig wird: die Wiederholung –, ist für den Willen die Grundlage seiner Stabilität. Der gute Pianist weiß, wie schon das Unterlassen von bestimmten Fingerübungen an ein, zwei oder drei Tagen sein Spielvermögen insgesamt beeinträchtigt. Wohingegen jede Wiederholung Verstärkung bedeutet. Bei der Willenserziehung kommt es gerade nicht auf das Einmalige an, sondern auf die Treue zu den vielen kleinen Schritten, an deren Ende dann die gewünschte Fähigkeit steht. So hat es auch keinen Sinn, einmal sein Augenmerk auf die Willenserziehung zu lenken und dann die vielen guten Regeln, die man eingeführt hat, bald wieder schleifen zu lassen. Da gilt: Weniger ist mehr. Lieber wenige Dinge konsequent durch Jahre hindurch üben, als längere Zeit das Leben so vor sich hingehen zu lassen und dann plötzlich innerhalb weniger Wochen zu versuchen, alles Mögliche umzukrempeln. Wie oft schwächen wir den Willen, wenn wir eigene Entschlüsse nicht verwirklichen oder Fremdbestimmungen nicht annehmen können. Wer dies öfters erlebt hat, beginnt an sich zu zweifeln und traut sich später bestimmte Dinge gar nicht mehr zu.

2. »Ich kann, was ich will.«

Gut überlegen, was man lernen möchte, beobachten, was das Kind zu tun versucht – und das dann so lange üben bzw. das Kind geduldig darin unterstützen, bis das Ziel erreicht ist. Das Gefühl: »Ich habe Kraft, ich gebe nicht auf« ist wichtig für jede Form der Willensschulung.

3. »Jede Entscheidung ist besser als keine.«

Entscheidungen zu treffen ist für viele Menschen schwierig. Kinder brauchen aber auch hier ein nachahmenswertes Vorbild. Da hilft nur, sich klarzumachen, dass im Zweifelsfall jede Entscheidung besser ist als keine. Das heißt, man probiert eine mögliche Lösung des Problems aus und sieht dann, ob man richtig entschieden hat oder wie man diese Entscheidung zur richtigen machen kann. Und wenn es wirklich falsch war, hat man daraus gelernt und es entsteht erneut Handlungsbedarf. Fehler einzusehen und aus ihnen zu lernen ist ebenso nachahmenswert wie jeder Akt der Entscheidung. Für Kinder ist es eine Wohltat, entscheidungsfreudige und selbstbewusste Erwachsene zu erleben und nicht selbst Entscheidungen treffen zu müssen, deren Tragweite sie weder überschauen noch in ihren Konsequenzen tragen können.

Zur Entscheidung eines erwachsenen, mündigen Menschen gehört:

1. das Wissen, worum es geht (Kompetenz),
2. das Abwägen des Für und Wider,
3. die Bereitschaft, die Konsequenzen zu tragen (Verantwortung).

Vor Kindern kann das nur gelebt und von ihnen erlebt werden. Keinesfalls ist es vor der Pubertät zu diskutieren oder gar zu fordern.

Die Etappen der Willensentwicklung

Ein Blick auf die Stadien der kindlichen Entwicklung zeigt, dass hier im Kleinen verläuft, was sich in der Menschheitsentwicklung im Großen abgespielt hat. Im Altertum empfand sich der Großteil der Menschen noch als von äußeren Autoritäten gelenkt. Erst mit dem Auftreten des Christentums erfolgt bewusstseinsgeschichtlich der Übergang vom »Du sollst« zum »Ich will« in Erfüllung des »einzigen Gebotes« (Joh. 13,34). Besonders anschaulich wird dieser Übergang im Gleichnis von der Ehebrecherin (Joh. 8,1–11). Von Männern vor Gericht gezerrt, wird die Ehebrecherin Jesus vorgestellt mit der Frage, ob sie für ihr Vergehen im Sinne des Moses gesteinigt werden soll oder nicht. Jesus fordert die Ankläger auf, dem äußeren Gesetz nur zu folgen, wenn das eigene Innere damit übereinstimmt: »Wer unter euch ohne Sünde ist, der werfe den ersten Stein auf sie.« Darauf ziehen sich die Umstehenden einer nach dem anderen betroffen zurück. Als Jesus mit der Frau allein ist, entlässt er sie freundlich mit einer Aufforderung für ihre persönliche Willenserziehung.

In der *Vorschulzeit* lässt sich der Wille des Kindes durch Vorbild und Nachahmung von außen anregen und weitgehend leiten. In der *Schulzeit* sind bereits in hohem Maß Sympathie oder Antipathie dem Erwachsenen gegenüber entscheidend dafür, ob das Kind tut, was es lernen oder machen soll, oder nicht. Durch Liebe – oder Angst – lässt sich das Kind am leichtesten zu Handlungen bewegen. Gefühle, nicht mehr nur Vorbilder sind es, die jetzt zu den entscheidenden Motivationen werden. Erst im *Jugendalter* sind die Heranwachsenden so weit unabhängig von ihrer Umgebung, dass sie fähig sind, sich selbst durch *eigene Einsicht* leiten zu lassen, d.h. selbst zu bestimmen und zu begründen, was sie tun und lassen möchten. Solange Kinder in ihrem Handlungsvermögen noch abhängig sind vom Vorbild und von Lust und Unlust, sind sie noch nicht mündig, d.h. nicht »willensreif«.

Fühlen und Denken müssen erst eine bestimmte Reife erlangt haben, um den eigenen Willen motivieren und lenken zu können. Damit ist dem Erzieher die Richtung gewiesen: sich »auf Zeit« als eine Art Stellvertreter der Persönlichkeit des Kindes zu fühlen. Das Verlangen absoluten Gehorsams oder Drohungen sind genauso unangebracht wie die Haltung, sich vom Kind tyrannisieren zu lassen und ihm den eigenen Willen unterzuordnen. Willenserziehung sieht also in den einzelnen Epochen der Kindheit verschieden aus – je nach dem Reifegrad der kindlichen Persönlichkeit. Dabei sind die Liebe zum Erwachsenen und dessen Wirkung als Vorbild die entscheidenden Schlüssel des Kindes im Antrieb zum Handeln. Auf dieser Grundlage wächst bei ihm die Liebe zum eigenen Tun, nicht aber durch Beurteilungen wie Lob oder Tadel.

Konzentration – Ruhe – Aggression – Freude

Konzentration

Haben Kinder Gelegenheit, konzentriert arbeitende Erwachsene zu erleben oder mit ihnen etwas zu beobachten, so ist ein solches Vorbild zugleich der beste Wegweiser für die Entwicklung des eigenen Konzentrationsvermögens.

Für die Schulung von Konzentration und Aufmerksamkeit sind wichtig:

1. Interesse für den Gegenstand,
2. Wärme der aufmerksamen Beobachtung,
3. innere Ruhe beim Anschauen.

Beispielsweise ist es sinnvoll, an Weihnachten Geschenke so auszupacken und anzuschauen, dass dies nicht nur ein oberflächliches Registrieren, sondern ein wirkliches »Annehmen« ist. So hat es sich auch bewährt, wenn Kinder viel geschenkt bekommen, sie nicht alles auf einmal auspacken zu lassen, sondern nur so viel, wie »verdaut« und angenommen werden kann. Das Übrige kann auf den Abend oder sogar auf die folgenden Tage verschoben werden.

Ruhe und Besonnenheit

Wer Menschen beobachtet, die sich für körperliche oder künstlerisch-geistige Leistungen vorbereiten, sieht, wie sie sich »zusammennehmen«, konzentrieren und ganz ruhig werden. Je größer die Sammlung und Ruhe vor dem Beginn, umso größer die Chance, wirklich die ganze Kraft und alle Geschicklichkeit in die zu vollbringende Leistung hineinzustecken. Wohltätig ist es für ein Kind, mit Menschen zusammenzukommen, die in bestimmten Momenten Ruhe ausstrahlen können oder auch einmal still und konzentriert dasitzen, etwas lesen, beobachten. Manchmal kann dieser Eindruck für ein Kind so stark sein, dass es gar nicht wagt, den Erwachsenen anzusprechen, sondern sich dann im Umkreis zu schaffen macht in der Hoffnung, dass man es bemerkt. Wer ständig von einem zum anderen hetzt, nichts in Ruhe fertig macht, kann für Konzentration und Ruhe kein Vorbild sein. Wie jedoch wird das erreicht? Dadurch, dass wir lernen, uns für das, was wir tun, wirklich zu entscheiden. Nur so kann die nötige Identifizierung mit der Handlung stattfinden und die Geistesgegenwart, von der Ruhe und Besonnenheit ausgehen.

Aggressive Handlungen

Kinder im Vorschul- und ersten Schulalter begegnen sich aufgrund ihres altersentsprechenden Bewegungs- und Tätigkeitsdranges oft auch körperlich, indem sie einander drängeln, schubsen, kneifen, Spielsachen wegnehmen oder Ähnliches. Was wir das sogenannte Aggressionspotenzial oder auch die Angriffsbereitschaft nennen, ist Ausdruck – wenn auch noch nicht bewusst und sozial verträglich gehandhabt – des Willensvermögens des Kindes. Willens- und Aggressionspotenzial sind identisch. So ist es wichtig, unruhigen, zur Aggressivität neigenden Kindern zu helfen, ihr Aktivitätspotenzial geführt und integriert zu benutzen. Oft bedarf es richtiggehender Überlegungen oder auch der Zusammenarbeit mehrerer Elternhäuser, um hier Abhilfe zu schaffen und den Kindern genügend Gelegenheit für körperliche Tätigkeit in Haus, Garten oder in handwerklichen Bereichen zu geben. Dabei sei eines nicht vergessen: das ganz normale Gehen. Wie vielen Kindern konnte schon dadurch für ihr Willensvermögen und ihre Konzentrationsfähigkeit geholfen werden, dass man sie täglich einen etwa halbstündigen Schulweg machen ließ. Sie sehen auf diesem Weg immer die gleichen Dinge und lernen so, einen bestimmten Weg in wechselnden Jahreszeiten neu zu erleben. Teils dieselben, teils immer wieder andere Menschen treffend, erfolgt auf diese Weise eine tägliche Willensübung – eine Übung in Wiederholung, im Sehen des Gleichen, immer wieder auf andere Art, und zugleich ist es eine körperliche Betätigung, die zu den gesündesten gehört, die es gibt. Im Zeitalter, in dem die Kinder mit dem Auto oder öffentlichen Verkehrsmitteln in die Schule gefahren werden, ist das regelmäßige Gehen für viele eine Seltenheit geworden, sehr zum Nachteil für die körperliche Stabilität und Willenserziehung, aber auch für die damit stets verbundene Aktivierung des Immunsystems.

Ein zweites wichtiges Element zur Erziehung insbesondere aggressiver Kinder ist der Aufbau einer Sprech- und Erzählkultur in der Familie. Am besten beginnt man, indem man etwas vorliest und anschließend darüber spricht. Dann kann man darauf achten, dass es immer wieder Gelegenheiten gibt, die das Entstehen von Gesprächen fördern können: beim Autofahren, beim Essen, in der Küche, beim Fernsehen, im Treppenhaus, am Bach … Fragen sind die besten Auslöser für ein Gespräch oder die Idee: Das könnte ihn / sie interessieren. Sich verbal auseinander setzen, sich streiten und wieder vertragen – das sind die besten Mittel, um angestaute Aggressionen abzubauen (vgl. S. 614 f.).

Freude

Freude am Tun, Liebe zur Handlung ist die schönste Motivation, die eine Arbeit oder Lernprozesse begleiten kann. Da »identifiziert« man sich völlig mit dem, was man tut.

Belohnung und Strafe hingegen konditionieren den Willen. Wer sucht nicht gern die Bedingungen wieder auf, unter denen er etwas Angenehmes erlebt oder bekommen hat? Weniger selbstverständlich ist der Gedanke, dass dieser Erziehungsstil die Abhängigkeit von der Beurteilung, dem Lob oder dem Tadel seitens der Umgebung fördert. Eine Erziehung zur Freiheit geht anders vor. Da ist es entscheidend, das Handlungsleben der Kinder daraufhin anzuschauen und zu begleiten, zu prüfen, ob genügend Anlass gegeben ist, dass möglichst jede noch so kleine Handlung aus innerem Antrieb, d.h. aus einem Sinnbezug heraus vorgenommen wird, den das Kind in sich selbst erlebt: als Nachahmungsfreude, als etwas, das gebraucht wird, oder aus seiner Phantasie.

Freiwillig kann eine Handlung nur sein, wenn sie gerne und voll identifiziert geschieht. Die sogenannte Willensfreiheit kann sich nur entwickeln, wenn Kinder lernen, das, was sie tun, aus sich heraus und damit gerne zu tun.

Das Spannungsfeld von Strafe und Belohnung

Trifft der Wille des Kindes auf eine von den Eltern gezogene Grenze, bäumt er sich auf und erlebt sich schmerzhaft in Opposition. Schauen wir jedoch dem kindlichen Tätigkeitsdrang zu oder erlauben etwas, was sonst verboten ist, so kann er sich frei entfalten, und die Kinder sind zufrieden, da sie »ihren Willen« bekommen haben. Nachgeben und Widerstand bieten, versprechen, bitten, ablenken und drohen – wie vieles spielt sich im Spannungsfeld dieser Extreme ab!

Wie lernt man als Erzieher, sich in diesem Spannungsfeld zum Wohl des Kindes zu bewegen?

Einige Fragen und Beispiele mögen es verdeutlichen:
- »Mein Kind hat mich bestohlen.« (4 Jahre alt)
- »Er ist so aggressiv, dass mir schon ein paarmal die Hand ausgerutscht ist. Wird er dadurch seelischen Schaden leiden?« (2 ½ Jahre)
- Ein Fünfjähriger sagt genauso sicher wie sein älterer Bruder: »Ich war's nicht!« In diesem Fall weiß die Mutter genau, dass er lügt. Was tun?
- »Ich finde, man soll Kinder täglich loben oder belohnen – das stärkt ihr Selbstwertgefühl.«
- Ohne jede Rücksicht stellt der Vierzehnjährige seine Stereoanlage auf volle Lautstärke.

- »Warum hilft sie mir nicht ein bisschen im Haushalt – alles lässt sie herumliegen, was habe ich nur falsch gemacht?« (13 Jahre)
- »Er ist so faul und lustlos geworden. Was soll ich nur mit ihm anfangen?« (15 Jahre)
- Ein anderes Kind hat im Zorn eine Fensterscheibe durchgetreten. (8 Jahre)
- Ein knapp Dreijähriger untersucht trotz Verbot eine besonders schöne Blumenvase, und jetzt liegt sie in Scherben.
- Schon zweimal ist laut zum Essen gerufen worden. Ein Kind fehlt am Esstisch.
- »Bei uns gibt es oft Streit um den Nachtisch, dabei bekommen doch alle genug davon!«

Solche und ähnliche Aussagen werden in der Sprechstunde vorgebracht mit der Frage: »Wie handeln wir situationsgerecht und dem Lebensalter der Kinder gemäß?«

Überall im Leben – ob unter Kindern oder Erwachsenen – stoßen unterschiedliche Intentionen aufeinander. Wer hat wem etwas zu sagen? Wer muss sich nach wem richten? Wer hat »die Macht«? Es ist eine der sensibelsten Fragen des modernen Lebens überhaupt, da im Zeitalter der Gleichberechtigung und Mitbestimmung immer mehr Bewusstsein entsteht für das Freiheitsbedürfnis und die Selbstbestimmung jedes Einzelnen.[83] Und dennoch: Das Leben ist voll von Grenzerfahrungen, Aufgaben, Notwendigkeiten. Wie schafft man es, den Willen des Kindes nicht durch vordergründiges Loben oder Tadeln zu konditionieren, sondern dessen eigenen Antrieb zu unterstützen? Selbst gerne zu arbeiten, das Kind teilnehmen lassen an der eigenen Freude und Dankbarkeit: Das ist Liebe zur Handlung und das Kind übernimmt sie in der Liebe zum Erwachsenen.

Empfohlene Literatur

Juul, Jesper: *Nein aus Liebe. Klare Eltern – starke Kinder.* München 2008. Siehe auch: www.familylab.de.

Beispiele zum Strafen im Vorschulalter

Wenn Mamas Lieblingsvase durch Unachtsamkeit kaputtgegangen ist, lernt der Dreijährige am besten zu erleben, »was er getan hat«, wenn er sieht und nachahmend mitempfindet, wie sie jetzt traurig ist und schweigend die Scherben zusammensucht und das Ganze in Ordnung bringt. In diesem Alter muss sich die Mutter aber auch sagen, dass Verbote wie: »Das darfst du nicht anfassen, das könnte kaputtgehen« nicht altersgerecht sind. So kostbare Vasen sollten nicht in Reichweite des Kindes stehen. Denn was die Mutter schätzt und gerne anfasst, möchte das Kind auch gerne »haben«. Ist es jedoch nicht erreichbar, so wählt es in seiner Phantasie einen Ersatz und spielt dann mit ihm, als wäre es die kostbare Vase.

Im Vorschulalter ist *nonverbale Erziehung* angesagt. Es wirkt das am besten, was *getan* wird. Die Vase so hinstellen, dass nichts passieren kann, bedeutet: Das darfst du nicht anfassen. Tatsachenlogik – nicht erklärte Logik – überzeugt am besten. Je eindeutiger und sicherer der Erwachsene handelt (und nicht redet, begründet, erklärt und sich endlos wiederholt), umso weniger wird ein Kind dieses Alters selbst argumentieren und provozieren. Es lernt am Erleben der sachbezogenen und sinnvollen Handlungen selbst geschickt und sachdienlich tätig zu sein. Auch der Vierjährige, der Geld aus der Schublade nimmt, tut es meist, weil er die Mutter so oft dabei beobachtet hat. Es handelt sich hier also um Nachahmung und nicht etwa um Stehlen. Ähnliches gilt für das »Stehlen« von Spielsachen. Das Kind hat in diesem Alter noch nicht gelernt, dass die Welt ihm nicht ganz gehört. Es bedarf noch der regulierenden Anwesenheit des Erwachsenen, der hilft, die Spielsachen der Freunde am Ort zu belassen, wenn es nach Hause geht.

Wie begegnet man aber der Situation, wenn Kinder beim Essen herumschmieren und lachend über Tisch und Stühle klettern, obwohl die Mutter sie »zur Ordnung« ruft? Auch hier liegt das Problem bereits in der Tatsache, dass das Wort der Mutter nicht mehr gilt. Wahrscheinlich ist es zu oft vorgekommen, dass die Eltern bei anderen Unarten am Ende doch immer – lachend oder erlahmend – nachgegeben haben und mit ihren Ermahnungen erfolglos blieben. Vielleicht liegt es auch daran, dass einer der Partner dem anderen öfters zugerufen hat: »Ach, lass ihn doch machen.« Solcher Situationen können die Eltern nur Herr werden, wenn sie sich über ein gemeinsames Vorgehen einigen oder fachkundigen Rat einholen.

Und wenn ein Fünfjähriger lügt? Er weiß doch genau, dass er es war (s. die Beispiele S. 493 f.). Hier wird der Erwachsene zunächst seine Betroffenheit zum Ausdruck bringen. Er wird sich aber auch klarmachen, dass das Kind es *eigentlich nicht gewesen sein will.* Und diese Einsicht will das Kind auch am Erwachsenen, an der Art, wie er reagiert, erleben. Es braucht den klaren vertrauenden Blick *und* das Durchschauen der Lüge für seine weitere Entwicklung.

Eltern, denen die Hand häufiger ausrutscht, werden sich sagen: Wenn ich mich gehen lasse, tue ich eigentlich dasselbe wie mein tobendes und provozierendes Kind.

Man wird sich energisch vornehmen, dem Kind ruhig und bestimmt die nötigen Grenzen aufzuzeigen, es aber nicht schutzlos den eigenen Emotionen und Affekten auszusetzen, die immer nachteilig auf die Entwicklung des Kindes wirken. Jeder Schreck setzt sich bis in die vegetativen Funktionen seiner Organe hinein fort (vgl. S. 281 ff.). Außerdem hat das Kind etwas erlebt, das ganz und gar nicht vorbildlich ist, in keinem Verhältnis steht zu den Tatsachen, um die es ging. Bei nächster Gelegenheit wird es die Eltern nachahmen und selber zu schlagen anfangen. Das Unrecht, das ihm widerfahren ist, wird es »weitergeben«. Später, als Erwachsener, kann es sich unter Umständen fragen, warum bei ihm die Hand so locker sitzt.

Im Schulalter

Hier kann man das Kind schon selbst mit überlegen lassen, auf welche Weise ein angerichteter Schaden wieder gutgemacht werden kann. »Ins Gewissen zu reden« ist dabei nur sinnvoll, wenn das Innenerleben des Kindes so weit entwickelt ist, dass es seine persönliche Gewissensstimme empfindet. Das ist selten vor dem zehnten Lebensjahr der Fall (vgl. S. 463 ff.). Außerdem bildet sich das Gewissen gerade durch die Art und Weise, wie Lebenserfahrungen in Glück und Pech, Schaden und Nutzen verarbeitet werden. Nicht »Moralpredigten« sind es, die das Gewissen wecken, sondern die Begegnung mit der Wirklichkeit, mit Tatsachen.

Im Fall der von einem Achtjährigen eingetretenen Scheibe (s. die Beispiele S. 493 f.) setzt man zunächst gemeinsam ein Stück Pappe oder einen Vorhang ein, wodurch das Fenster zwar provisorisch verschlossen, der Schaden aber immer noch sichtbar ist. Es wird erlebt, dass man nicht mehr hindurchschauen kann. Auch hier wird sich die Mutter überlegen, was die Voraussetzungen waren, unter denen das Unglück geschah, und prüfen, was sie hätte anders machen können. Dann wird die neue Scheibe möglichst im Beisein des Kindes eingesetzt. Es kann auf diese Weise erleben, wie viel Aufwand und Arbeit eine solche Angelegenheit mit sich bringt.

Ein weiteres Beispiel: Das Mittagessen ist angekündigt und es fehlt ein Kind beim Essen. Erhitzt vom schnellen Laufen kommt es mit einer Viertelstunde Verspätung an und berichtet atemlos, dass es unbedingt das Völkerballspiel noch habe zu Ende spielen wollen. Das ist eine andere Situation, als wenn sich die Kinder bereits daran gewöhnt haben, dass die Mutter häufig zum Essen ruft und dann doch jeder kommt, wann er Lust hat, da ihre Worte offenbar bei den Kindern kein Gewicht haben. Im erstgenannten Fall hat das Kind durch die Art seiner Erzählung zum Ausdruck gebracht, dass es deutlich weiß, dass es eigentlich pünktlich zum Essen hätte zu Hause sein müssen. Ist jedoch durch häufige Inkonsequenz der Erwachsenen das Thema schon »ausgeleiert«, so ist es nötig, gemeinsam einen neuen Anfang mit klaren Regeln zur Bildung neuer Gewohnheiten zu machen – einschließlich der dann eintretenden Konsequenzen. Im Schulalter machen die Kinder selbst gerne Vorschläge, was zum Ausgleich für das Zu-spät-Kommen getan werden muss.

Im Jugendalter

Jetzt wird die »Strafe« oder der »gerechte Ausgleich« zu etwas, das die Jugendlichen sich selbst auferlegen sollten.

Hierbei kommt den Erwachsenen zunehmend eine beratende und helfende Funktion zu. Es geht jetzt darum, sich seine Lern- und Arbeitsziele selbst zu setzen und aus Fehlern und Fehlverhalten entsprechende

Konsequenzen zu ziehen. Stellt der Vierzehnjährige seine Stereoanlage auf volle Lautstärke, so ist dies Provokation – oder aber Gedankenlosigkeit. Denn er weiß, dass Zimmerlautstärke verabredet wurde. Jetzt gilt es, freundlich-sachlich darauf aufmerksam zu machen, dass es zu laut ist. Ist er uneinsichtig und provoziert weiter, so wird angekündigt, dass hierüber nochmals gesprochen werden muss, und man lässt es im Augenblick auf sich beruhen. Wichtig ist, dass er, wenn das Problem im »Familienrat« dann zur Sprache kommt, die Möglichkeit hat, selber an der neuen Regelung mitzuarbeiten. Ist die Situation insgesamt schon sehr verfahren, sodass kaum mehr etwas richtig vereinbart und eingehalten werden kann, gelingt die Bearbeitung der Problematik nur mit Hilfe eines neutralen Dritten bzw. eines Familientherapeuten.

Die Dreizehnjährige, die zu Hause alles herumliegen lässt, darf dies in ihrem eigenen Zimmer tun, nicht jedoch in der Wohnung. Auch hier ist es nötig, klare Absprachen zu treffen, die von Zeit zu Zeit kontrolliert, aufgefrischt oder optimiert werden. »Strafe« ist in diesem Alter die persönliche Einsicht und Korrektur des eigenen Verhaltens, »Belohnung« hingegen Freude und Dankbarkeit der Umgebung, dass »es klappt«. Gerade Jugendliche brauchen Lob und Anerkennung für sogenannte Selbstverständlichkeiten – auch wenn es nur ein Lächeln ist oder ein kleines Zeichen, dass man ihr Bemühen wahrgenommen hat.

Sind Gewalttätigkeiten vorgekommen, so überlegt man gemeinsam, welche Freude oder Hilfe dem Geschädigten zukommen soll. Wurde etwas gestohlen oder beschädigt, sind der Rückgabemodus und die Wiedergutmachung gefragt. Immer aber sind solche Vorkommnisse auch Signale, dass der Jugendliche das Gespräch, den engeren Kontakt vermisst oder Enttäuschungen mit sich herumträgt, die er nicht verarbeiten kann. Dann empfiehlt es sich, jemanden zu suchen, der mit ihm sprechen kann. Eltern sind in solchen Situationen oft nicht mehr die »Richtigen«.

Beispiele zum »Belohnen«

- »Wenn wir auf dem Gipfel angekommen sind, gibt es einen Saft!« Hier wirkt bei der Wanderung eine Vorstellung beschwingend auf die ermüdeten Glieder der Familie. Diese Art von Belohnung hat auch tatsächlich etwas mit der vorangegangenen Anstrengung zu tun und entspricht nicht zuletzt auch der Freude, ein Ziel erreicht zu haben.

- »Wenn du schnell ins Bett gehst, gibt's noch eine Geschichte.« Auch das ist stimmig, weil es sonst zu spät ist zum Vorlesen.
- »Wenn du mir noch das Brot besorgst, darfst du dir auch ein Eis kaufen.« Hier besteht kein Zusammenhang zwischen der Tat und der Belohnung.

Schon etwas anders ist es, wenn sich die Situation folgendermaßen darstellt: »Hol mir bitte noch das Brot vom Bäcker.« Marion fällt es sichtlich schwer, sich von ihren Puppen zu trennen. Als sie wiederkommt, erlebt sie die Freude der Mutter über eine geleistete Hilfe. Vielleicht findet sie am nächsten Tag ein neues rotes Schleifchen im Haar ihrer Puppe.

- Wie steht es mit dem Loben? Durch Bestätigung und Lob fühlt sich das Kind in seiner Persönlichkeit bzw. Identität gestärkt. Im Erleben der Freude darüber, dass etwas gelungen ist, erfährt es etwas über die Wirkung seiner Handlung. Betontes und übertriebenes Loben ruft beim Kind dagegen unbewusst ein leises Erstaunen darüber hervor, dass es sich so lobenswert verhalten hat. Es hätte also auch anders handeln können, als es selbstverständlich getan hat. Dem Kind wird seine Tat als etwas Besonderes gegenübergestellt, während es selbst ganz damit verbunden war. Das bewirkt eine Distanzierung, die im Vorschulalter besonders ungünstig ist.
- Wenn Kinder einen dringenden Wunsch haben, sollte dieser immer ernst genommen werden. Das kann einmal so aussehen, dass der Gegenstand rasch benötigt – z.B. ein Scharnier für eine Tür an der Bude – und deshalb bald gekauft wird. Ein anderes Mal wird man auf den Geburtstag verweisen oder auf Weihnachten, weil »wir es da vielleicht schaffen können«. Oder man wird eine Metamorphose des Wunsches anstreben. So können aus einer heiß ersehnten Pistole ein neuer Ball oder eine Zielscheibe mit Wurfpfeilen werden. Es liegt jedoch nicht im Wesen eines bestimmten Wunsches, dass seine Erfüllung zur »Belohnung« oder seine Nichterfüllung zur »Strafe« gemacht wird.
- Ist »Geldverdienen« eine angemessene Belohnung? Wird Geschirrspülen, Aufräumen, Einkaufen und Ähnliches mit Geld honoriert, so

erziehen wir die Kinder – so unpopulär das klingt – zu einer sozialen Fehlhaltung, nämlich zu der Ansicht, dass man nicht primär deshalb arbeitet, um den anderen zu helfen und ihnen eine Freude zu machen, sondern um des eigenen materiellen Vorteils willen. Meist erfüllen sich die Kinder dann von »ihrem Geld« Wünsche, von denen sie annehmen müssen, dass diese von den Eltern nicht ernst genommen oder nicht erfüllt würden. Die Folge davon ist, dass ein Kind unbewusst von der Gesinnung durchdrungen wird, dass jeder letztlich doch sich selbst der Nächste ist, wenn es um die Erfüllung persönlicher Anliegen geht, und dass von den anderen diesbezüglich nicht viel zu erwarten ist. Erfährt das Kind jedoch, dass seine eigenen Bedürfnisse und Wünsche von den Eltern wahrgenommen werden und die eigene Arbeit den anderen nützlich ist, wird der Grund gelegt zu einer neuen Sozialauffassung: Wir helfen uns gegenseitig durch unsere Arbeit. Die anderen interessieren sich für unsere Lebensbedürfnisse. Unsere heute noch ganz auf das Ausleben des Egoismus gegründete Lebenseinstellung könnte sich auf diesem Wege langsam wandeln.

Etwas anderes ist es natürlich, wenn z.B. auf eine größere Anschaffung hin »gespart« werden muss. Hier das Kind mit einzubeziehen und ein Bewusstsein dafür zu wecken, dass Geld »verdient« werden muss, um etwas kaufen zu können, ist etwa vom zehnten/elften Lebensjahr an durchaus eine wichtige Überlegung und Erfahrung. Ab diesem Zeitpunkt kann dann auch »Geldverdienen« mit einer Arbeit verbunden werden, die das Kind vorher gerne bzw. den anderen zuliebe – ohne an Geld zu denken – getan hat. Dass Arbeit freiwillig getan und dennoch bezahlt werden kann, ist ein wichtiges Paradox, das sich bewusstzumachen lohnt.

Unsachgemäßes Belohnen führt zu einer selbstbezogenen Lebenseinstellung. Man tut die Dinge nicht mehr um ihrer selbst willen, sondern in erster Linie, weil man Anerkennung, Ehre oder finanziellen Gewinn davon hat.

Unsachgemäße Bestrafung führt zu der Einstellung, dass Fehlverhalten und Fehlermachen als solche schlecht bzw. »böse« sind – dass man normalerweise »lieb zu sein hat« und keine Fehler macht. Aus Erfahrung zu lernen, an Fehlern und Unvollkommenheiten zu arbeiten, ja Fehler machen zu *dürfen* wird nicht als spezifisch menschlich erlebt. Man ist bestrebt, einen Schein von Unfehlbarkeit und moralischer Vollkommenheit um sich herum aufzubauen, der zur Fassade werden muss, da Lernen und Menschwerden ohne Fehler, Versagen, Irrtümer nicht möglich ist.

Über Willenserziehung nachzudenken und ihre Belange gleichrangig mit der Intelligenzförderung zu berücksichtigen ist heute mehr denn je Aufgabe von Elternhaus und Schule.

Empfohlene Literatur

Glöckler, Michaela: *Macht in der zwischenmenschlichen Beziehung. Grundlagen einer Erziehung zur Konfliktbewältigung.* Stuttgart [4]2010.

Schlafstörungen und andere Sorgen

Schlafprobleme

Durchschlafstörungen

Beispiele

- Ein Säugling von neun Monaten wacht nachts zwischen 23 und 1 Uhr regelmäßig auf und jammert unglücklich. Durch nichts ist er in seinem Bettchen zu beruhigen. Ganz gegen die Prinzipien der Eltern wird er schließlich ins Bett der Mutter genommen, wo er ruhig weiterschläft. Eines Tages fällt den Eltern zufällig auf, dass das Bettchen an der Außenwand des Hauses steht und sich zwischen dem Köpfchen des Kindes und der Wand nur die Gitterstäbe des Bettes befinden. Schon in der ersten Nacht, in der ein Schleier über Kopf und Bettchen gehängt wird, schläft das Kind ruhig durch. Ursache des Aufwachens war die an der Außenwand herabsinkende kühle Luft gewesen, die am Köpfchen entlanggestrichen war.
- Ein Säugling von mehreren Monaten wird jede Nacht Punkt 23.12 Uhr unruhig und schläft nach etwa dreißig Sekunden wieder fest und tief. Es dauerte einige Zeit, bis die Eltern das Geräusch des hoch oben am Himmel ganz leise brummenden Linienflugzeuges als Ursache erkannten.
- Ein Kleinkind schläft immer bei geschlossener Tür. Die Eltern sind tief befriedigt über diese pädagogische Leistung. Eines Tages erschallt jedoch ein dumpfer Ton im Schornstein, verursacht durch einen heftigen Windstoß. Es klingt ähnlich wie das Nebelhorn eines Ozeanriesen, und das Kind wacht davon auf, schreit herzzerreißend und will von da an nicht mehr im Dunkeln und schon gar nicht bei geschlossener Türe schlafen.
- Ein Säugling schreit im Zimmer der Eltern jede Nacht und ist auch im Bett der Mutter noch so unruhig, dass keiner schlafen kann. Es werden stundenlange Riten vollzogen mit Trinken, Singen, Spielen usw. Der Erfolg ist stets nur von kurzer Dauer, dann geht das Theater wieder

von vorne los. Schließlich wird der Säugling in höchster Not wieder ins Zimmer des älteren Brüderchens geschoben. Denn um dessen Schlaf zu schonen, hatten die Eltern den Säugling vorsorglich in ihr eigenes Zimmer genommen, da der Ältere nach dem Aufwachen immer zu den Eltern herübergelaufen war. Merkwürdigerweise war von dieser Nacht an Ruhe im Haus. Beide Kinder schliefen tief, und keines wachte mehr auf.

- Man kann zuweilen erleben, dass Säuglinge und Kleinkinder die Augen öffnen, wenn Vater oder Mutter auf Zehenspitzen noch einmal leise ins Zimmer kommen. Dieselben Kinder können tief und selig weiterschlafen, wenn neben ihnen ein Geschwisterkind lauthals schreit. Von dem Säugling, der im Schlaf die Mundwinkel zu einem kurzen Lächeln verzieht, haben wir schon berichtet (S. 368). Man kann auch erleben, wie ein schreiendes Kleinkind sich einfach dadurch beruhigt, dass man ihm innerlich Raum gibt und nicht ängstlich ist, ebenso wie sich die Unruhe steigern kann, wenn man selbst von Rastlosigkeit und sich im Kreise drehenden Gedanken gefangen ist.

Mögliche Ursachen

Die Beispiele zeigen die Vielfalt kindlicher Schlafstörungen und machen auch deutlich, wie verschieden die Ursachen sein können. Wir möchten daher eine Reihe von Gesichtspunkten anführen, die die Mutter im konkreten Einzelfall auf Zutreffendes oder Nichtzutreffendes überprüfen kann:

Wie ist das Allgemeinbefinden des Kindes am Tag und in der Nacht? War das Kind draußen an der frischen Luft, hatte es genug Bewegung? Bestehen Blähungen, Verstopfung, Schwitzen, Frieren, Neid, Eifersucht, Missmut oder Ähnliches?

Wie ist das Befinden der Mutter? Bestehen Übermüdung, Unzufriedenheit, mangelnde Anerkennung durch andere, Berufstätigkeit, Freudlosigkeit, allgemeine Überforderung, Probleme mit den Schwiegereltern, mit Hausgenossen, Nachbarn oder aber Zukunftssorgen oder Angstzustände?

Wie ist die Umgebung des Kindes: das Bett, die Geräusche, die Wohnung, Radio und Fernsehen, das Spielzeug? (Vgl. die entsprechenden Kapitel.)

Lag vorübergehend ein konkretes Bedürfnis vor (z.B. während einer Krankheit in das Bett der Mutter zu dürfen), und ist jetzt eine tyrannische Gewohnheit daraus geworden?

Zur Erläuterung der genannten Gesichtspunkte seien noch einige Beispiele angeführt:

Möglicherweise bestand die Abendmahlzeit aus blähenden, zellulosehaltigen Nahrungsmitteln. Oder das Kind hatte in warmer Jahreszeit noch ein Wollhäubchen auf dem Kopf. Oder das jüngere Geschwisterchen lernt gerade laufen (ein typischer Moment, in dem Eifersuchtsgefühle auftreten können). Auch ständiges Ermahnen und Verbieten tagsüber kann zu nächtlicher Unruhe führen. Das kommt z.B. in Wohnungen vor, in denen kein Geschrei ertönen darf, weil sonst die Kündigung droht.

Sind die Eltern im Durchdenken dieser verschiedenen Gesichtspunkte dahintergekommen, woran es liegen könnte, dass ihr Kind nicht durchschläft, so ist die nächste Frage:

Was ist zu tun?

Hierzu einige Empfehlungen:

- Die für Eltern meist unerwartete, aber wichtigste Regel bei allen andauernden Schlafstörungen ist: *Der Schlaf der Mutter ist heilig.* Sie selbst und gegebenenfalls der Vater müssen Sorge tragen, dass sie ausgeschlafen ist. Sonst kann sie nicht die sechzehn bis achtzehn Stunden täglicher Arbeit immer wieder mit Geduld und Interesse durchstehen. Um das Kind braucht man sich dabei am wenigsten zu sorgen. Es kann das Schlafdefizit im Allgemeinen leicht wieder ausgleichen.
- Die Mutter sollte so wenig wie möglich nachts aufstehen müssen. Sie kann vielleicht das Bett des Kindes neben das eigene stellen und so bei nächtlicher Unruhe die Hand zum Kind hinüberreichen. Die meisten Kinder haben dann schon »genug Mama« und schlafen wieder ein. Wenn neben dem eigenen Bett nicht genügend Platz für das Kinderbett ist und man das Schlafzimmermobiliar nicht umstellen kann, nimmt man eine gute Matratze mit ins Kinderzimmer und richtet sich dort häuslich ein. Unpraktisch ist dabei ein offenes Kinderbett, aus dem die Kleinen leicht heraus können, wodurch Tyrannei leichter möglich ist.

Die ins Bett gereichte Hand ist bis zu einem Alter von etwa zwölf Monaten eine gute Lösung. Dann wirkt besser folgendes Verhalten: Das Kind sieht im schummerigen Licht der Straßen- oder Flurbeleuchtung die Mutter im Bett liegen wie einen Stein, äußerlich total ruhig und entspannt und so gut es geht auch innerlich. Sie hat nur einmal gesagt: »Schlaf schön, Mama schläft auch«, und dann hat sie nicht mehr geantwortet. Das Kind nimmt nach fünf Minuten seinen Daumen, legt sich wieder hin und schläft ein. Da es ein nachahmendes Wesen ist, bleibt ihm gar nichts anderes übrig. Anders, wenn die Mutter bei jedem Mucks aus den Federn schnellt und zum Kind geht. Diese Wahrnehmung lässt das Kind wie einen Bolzen im Bett stehen und alle gewohnten Ansprüche stellen.

- Ins eigene Bett sollte man das Kind nur als letzten Ausweg nehmen, vorausgesetzt, dass man selbst dabei schlafen kann. Diese Ausnahme ist auch im Krankheitsfall sinnvoll, wenn dadurch keine Überwärmung auftritt. Die Ausquartierung des anderen Elternteiles ist meist sinnvoll.
- Wichtig ist bei jeder Maßnahme, dass sie nur von einem Elternteil durchgeführt wird. Die Unruhe steigert sich im Quadrat, wenn zwei Erwachsene im Schlaf gestört sind und ihre Vorstellungen, was jetzt zu tun sei, sich noch zusätzlich aneinander reiben.
- Etwa mit achtzehn Monaten – zu Beginn der Sprachentwicklung – lernen die Kinder intuitiv, den Sinn der elterlichen Maßnahmen zu erfassen und die Bedeutung einer Grenzziehung rasch zu erkennen. Vorher ist ihnen das nicht möglich. Hierzu sei ein Beispiel angeführt: Ein Kind hatte mit eineinviertel Jahren eine schlimme Krankheit und seither die Gewohnheit, jede Nacht die Mutter mit Geschrei ein- bis zweimal zu sich zu rufen. Aus einem ursprünglichen Bedürfnis wie Durst bei Fieber oder krankheitsbedingtem Missbefinden wurde eine Gewohnheit: Aufwachen und Schreien. Hierbei ist wichtig zu wissen, dass Kinder nachts ruhig einmal ganz oder fast aufwachen können – das ist normal und hat mit Schlafstörungen nichts zu tun. Einige nehmen den Daumen und schlafen weiter, andere drehen sich nur um, die dritten singen sich in den Schlaf, und nur das vierte hat die Gewohnheit, die Mutter sehen zu müssen zum Hochnehmen, Flaschereichen, Küsschengeben, Liedchensingen und zu anderen Spielchen ... Wenn sich das aber über

drei bis fünf Monate jede Nacht wiederholt, ist die Mutter mit ihrer Kraft am Ende. Sie kann keine Nacht mehr durchschlafen und geht schließlich zum Arzt; der sagt ihr Folgendes: Sie kann dem Kind dadurch entgegenkommen, dass sie die Tür öffnet, etwas Licht anlässt oder gestattet, dass das Kind abends im Bett der Mutter einschlafen darf oder dass sie neben dem Kind auf einer Matratze schläft bzw. das Kind auf einer Matratze neben dem mütterlichen Bett schläft. Stört das Kind darüber hinaus jedoch den Schlaf der Mutter, kommt die einmalige liebevolle und bedeutsame Warnung: »Schlaf schön, Mama will auch schlafen.« Und danach: »Mama muss dich sonst hinüberstellen« oder entsprechend dem erfolgten Entgegenkommen: »Mama muss sonst die Tür zumachen.«

Selbst wenn das Kind die Worte ihrem Inhalt nach nicht versteht, empfindet es doch unmittelbar die Gesinnung, die dahinter steht. Deswegen ist es so entscheidend, dass die Mutter auch unerbittlich meint, was sie jetzt sagt. Gelingt dies auf Anhieb, so haben Mutter und Kind Glück. Gelingt dies nicht, so muss das ohrenbetäubende Geschrei über das hinausgeschobene Bett in Kauf genommen und ausgehalten werden. Aus der täglichen Erfahrung wissen wir, dass für viele Mütter hier eine Art Weltanschauung zusammenbricht. Will man doch für das Kind immer nur das Schönste, Liebste und Beste. Die Realität zeigt aber, dass diese Kinder immer unglücklicher, unleidlicher und unzufriedener werden, weil sie nirgends einem Halt und Willen begegnen. Ändert die Mutter nun ihre Einstellung und bringt Handlungsvernunft in die Mutter-Kind-Beziehung herein, so wird das Bedürfnis des Kindes nach einer klaren Grenze befriedigt. Ohne vorübergehende heilsame Krise ist das meist unmöglich. Da der Erfolg jedoch bald am Kind ablesbar wird, lohnt es sich, sie durchzustehen.

- Wichtigste Regel für die Durchführung der genannten Maßnahmen ist: durch Taten zu sprechen, nicht zu bitten, zu erklären oder zu drohen. Oft ist jedoch den betroffenen Erwachsenen ein solches Vorgehen so fremd, dass sie ohne ein Gespräch mit dem Kinderarzt den Sinn dieser Maßnahme und ihre Wichtigkeit nicht einsehen. Ein solches Gespräch ist auch dann nötig, wenn die Partner sich nicht einig sind oder einer von beiden sagt: »Das halte ich nicht durch.« Hier lautet der Rat:

»Derjenige mit den schwächeren Nerven muss vierzehn Tage Urlaub nehmen und wegfahren«, während das Schlafen gelernt wird. Selbstverständlich ist das geschilderte Vorgehen nicht angezeigt bei jüngeren Kindern als hier genannt.

Nehmen wir an, das Bettchen steht inzwischen in der Küche, weil sonst andere zu sehr gestört werden. Da geht das Drama folgendermaßen weiter: Die Mutter hört das Gebrüll. Fünf Minuten muss sie es aushalten, höchstens zehn Minuten darf sie es aushalten. Nach dieser peinvollen Wartezeit ist das eine Kind schon ruhig, ein anderes brüllt noch. In jedem Fall öffnet man jetzt langsam und sicher die Tür und fragt freundlich: »Ist es jetzt gut? Dann komm«, und stellt die alten Verhältnisse wieder her. Wenn das Kind aber jetzt wieder weiterbrüllt, so sagt man: »Wenn du aufgehört hast, komme ich wieder« und schließt die Tür. Nach weiteren fünf Minuten Gebrüll wiederholt man dasselbe. Diese Versöhnungsbereitschaft ist wichtig. War man bisher immer inkonsequent, indem man etwas anderes tat als das, was man sagte, so dauert das Leiden länger. Nach zwei Wiederholungen hat jedoch das eineinhalbjährige Kind meist verstanden, dass es so nicht mehr weiterkommt. Manchmal muss man sich aber noch neben das Bett stellen und das Geschrei ein wenig ertragen. Wichtig ist, dass die Reaktion des Erwachsenen jetzt ruhig und bedacht und ganz anders ist als sonst. Es folgt kein »beruhigender« Redeschwall, kein verzweifeltes »Ach, Kind«, kein Auf-den-Arm-Nehmen, kein Küsschen – vielleicht ein paar ruhig gesummte Töne, vielleicht ein leise gesprochener Liedertext. Nützt dies alles in fünf Minuten nichts, dann muss man wieder hinaus, und das Ganze geht noch einmal von vorn los. Die Atmosphäre kribbelt vor Intensität, weil man den Punkt erreichen will, an dem das erlösende »Jetzt ist es gut« gesprochen werden kann.

Die ganze Stimmung ist zwar von Anfang an durch Versöhnungsbereitschaft getragen, an keiner Stelle aber lässt man ab von der Grenze, die aus sachlichen und vernünftigen Gründen jetzt gezogen werden muss. In der nächsten Nacht genügt schon ein freundlicher Zuruf, dann herrscht meist Ruhe. Allerdings sollte man sicher sein, dass das Kind nicht gerade zum Zeitpunkt dieser Gewohnheitsänderung einen Infekt ausbrütet und deshalb schreit. Es hat auch keinen Sinn, die Tür zu schließen, wenn das Kind sie alleine aufmachen kann. Man muss mit Bedacht zuschließen oder einen Besenstiel für die Türklinke bereithalten.

- Die Unsitte, nachts zu trinken zu geben, erschwert die Situation. Da hilft es, die gewohnte Flasche Tee einfach hinzustellen, sie dem Kind aber nicht mehr zu geben. Oft verschläft es dann das Trinken, wenn der »Sklave« die Flasche nicht mehr reicht. Man kann auch den Zuckergehalt – sofern sich diese Gewohnheit eingeschlichen hat – langsam auf null Prozent senken, es hat denselben Erfolg. Oder man erklärt eines Tages freudig: »Und ab heute brauchst du auch nachts deine Flasche nicht mehr und hast stattdessen dieses Zwerglein, das dir dann eine Geschichte erzählt, wenn du aufwachst«, oder so ähnlich. Es gibt gestrickte Gnome und Zwerge aus Wolle. Sie sind besonders geeignete Schlafgenossen in diesem Alter; sie können auch bei Krankheiten trösten und bisweilen sogar zum Ersatz für die bisher notwendige Nähe der Mutter werden.[84]

Einschlafstörungen und das beliebte »Theater machen«

Viele Einschlafstörungen sind so zu bewerten wie die nächtliche Tyrannei. Das heißt, die Kinder haben die abendliche Gewohnheit, »Theater zu machen«. Die Behandlung ist dieselbe: Durch eine neue Art abendlicher Zuwendung wird eine Basis dafür geschaffen, dass eine wohltuende Grenze gezogen werden kann.

Beispiele

- Ein blaues Tuch wird an der Wand oder über das Bett gespannt mit ein paar Goldsternen als »Sternenhimmel«.
- Ein neuer Schlafgeselle erscheint – vielleicht in Form des schon vorgestellten Zwergleins –, der Gute Nacht wünscht.
- Bei Kerzenschein wird ein Lied gesungen oder ein Stück auf der Kinderharfe oder Kantele gespielt oder auf der Flöte geblasen.
- Wird das Genannte schon allabendlich gemacht, so müssen diese Gewohnheiten vielleicht verlassen und es muss etwas Schönes, ganz Neues angefangen werden, das Freude bereitet und sogar etwas Zeit

kosten darf. Auch eine kleine Geschichte gemeinsam mit den Eltern auf dem Sofa – wobei das Kind schon den etwas Größeren spielen darf – ist immer ein sehr willkommenes Geschehen. Dann aber entschieden ins Bett!

- Wenn das Kind zum ersten Mal aufsteht und wieder herauskommt, legt man es ruhig wieder ins Bett und kündigt an, die Tür zu schließen. Beim zweiten Mal wird die Türe dann ebenso ruhig tatsächlich geschlossen. Kinder, die das Licht selber anmachen, hindert man durch das Abschalten der Sicherung daran. Der Rollladen sollte allerdings etwas Licht von draußen ins Zimmer lassen. Das Fünf-Minuten-Warten wird ebenso durchgeführt wie bei den Durchschlafstörungen. Die Tür geht endgültig erst dann wieder auf, wenn das Kind im Bett bleibt.
- Kinder sind klug: Am zweiten Abend akzeptieren sie die neue Grenze. Diese Maßnahmen misslingen eigentlich nur dann – und das ist für die Kinder eine tiefe Enttäuschung –, wenn die Eltern die Konsequenz nicht ziehen können, weil sie nicht den Mut dazu haben.
- Eine andere Form der chronischen Einschlafstörungen ist nervös bedingt. Die Kinder haben sich in die Vorstellung verrannt, nicht einschlafen zu können. Verschiedene Ursachen spielen eine Rolle: Übermüdung, heißes Wetter, Aufregungen, Mutters Weggehen, Ferienbeginn. Helfen kann hier ein Lied oder etwas von Mutters Sachen, z.B. ihre gestrickte Wolljacke oder die Wolldecke vom Bett der Eltern. Liebevolles nochmaliges Zudecken und Haarestreicheln: Das Kind spürt Geborgenheit. Zuweilen ist es sogar das Beste, es noch einmal ein bisschen ins Wohnzimmer kommen zu lassen. Es darf z.B. allein noch ein Bilderbuch anschauen. Man sagt ihm vielleicht: »Wenn du müde bist, gehst du einfach ins Bett.« Unterhalten darf man sich natürlich nicht mit ihm, man ist sichtlich anderen Dingen zugewandt. Die Langeweile und der Stolz, selbst zu wissen, wann man müde ist, treiben das Kind dann meist bald ins Bett.

Was tun bei Schlafstörungen im Schulalter?

Vor dem Schlafen achtet man auf warme Füße (Wärmflasche, warme Socken, Fußbad) oder macht sogar ein warmes Bad mit beruhigenden

Ölen wie z.B. Lavendelbademilch. Manchmal fehlt vor lauter Hausaufgaben ausreichende Bewegung, sodass ein kleiner Gang um den Häuserblock an der frischen Luft gut tut.

Vielleicht muss auch das Abendbrot Speisen enthalten, die das Einschlafen nicht erschweren: leicht verdauliche Kohlenhydrate – nicht zu fett, aber auch nicht zu viel Rohkost oder grobes Getreide. Gut ist auch ein warmer Milchbrei aus gequollenem Grieß oder Hirse. Ein warmer Tee mit Honig oder eine Honigmilch kann ebenfalls helfen. Die Geschichte, das Märchen wird abends wieder vorgelesen und nicht nur selber gelesen. Man nimmt sich noch einige Minuten bewusst Zeit am Bett des Kindes und bespricht die Ereignisse des Tages, bei ängstlichen Kindern auch die bevorstehenden Dinge des folgenden Tages, damit sie überschaubarer werden. Das ist auch dann wichtig, wenn die Eltern selbst Sorgen haben, die das Kind mitbekommt, aber nicht recht versteht. Ein kurzes klärendes Wort hilft ebenso wie der Trost: Wir werden das schon schaffen.

Nächtliche Angstzustände

Nächtliches Aufschreien kann unterschiedliche Gründe haben. Beim sechs bis achtzehn Monate alten Kind denkt man als Arzt zuerst an andere Ursachen als beim Dreijährigen. Für die Eltern gilt deshalb beim erstmaligen Auftreten dieses Symptoms: nachschauen, ob das Kind dabei ganz wach ist oder im Traum schreit. Im letzteren Fall streichelt man es oder weckt es vorsichtig auf. Dann prüft man, ob es Schmerzen (praller Bauch), Fieber oder Luftnot durch die Nase hat. Schließlich fragt man sich, ob am Tag ein Schreckerlebnis vorgefallen oder einem eine besondere Schreckhaftigkeit am Kind aufgefallen ist. Aus der eigenen Beurteilung der festgestellten Symptome ergibt sich, ob man den Arzt aufsuchen muss (s. unter den entsprechenden Kapiteln im ersten Teil des Buches). Treten Unruhe, Angst und Schreien nachts öfter auf, so spricht man von »Pavor nocturnus«, d.h. nächtlicher Angst. Die Kinder schreien im Schlaf auf oder wälzen sich stöhnend im Bett und können nicht sofort aufwachen, aber auch nicht ruhig weiterschlafen. Auch hier fahndet man nach besonderen Tagesereignissen, fragt sich, ob blähende

Speisen gegessen wurden oder ob sich vielleicht die Unruhe in einem Vier-Wochen-Rhythmus äußert, der dann auf einen Zusammenhang mit den Mondphasen deutet. Meistens lässt sich hier mit Medikamenten anthroposophischer oder homöopathischer Herkunft gut Abhilfe schaffen.

Nachtwandeln (Somnambulismus)

Dieses häufig vollmondabhängige Geschehen spielt sich im Schlaf ab und kann bekanntlich gefährlich werden, wenn der Nachtwandler dabei aufwacht. Auch dieses Symptom verliert sich oft von selbst oder spricht gut auf Medikamente der genannten Therapierichtungen an. Auf Psychopharmaka kann hier wie auch bei den nächtlichen Angstzuständen verzichtet werden.

»Mein Kind isst nichts«

Einige Szenen aus der Kindersprechstunde:

- Ein munter blickender Dreijähriger wird hereingeführt. Die Mutter sagt: »Er isst absolut nichts.« – »Ja, was isst er denn?« Mutter: »Nichts! Er rührt nichts an, was ich ihm anbiete. Nur Milch könnte er den ganzen Tag trinken und Joghurt essen!« Die nähere Befragung bringt an den Tag, dass der Kleine außer der Milch noch ein paar Süßigkeiten nebenher verzehrt. Trotzdem hat die Mutter Recht: Er isst nichts von dem, was sie zubereitet hat.
Lösung des Problems: Milchprodukte werden länger als eine Woche ganz weggelassen, dann pro Tag höchstens zwei Becher Milch oder Joghurt gereicht, aber keine Schleckereien zwischen den Mahlzeiten und keine süßen Getränke. Das weckt den Appetit auf anderes.
- Eine andere Mutter berichtet von ihrem Jungen dasselbe, nur trinkt er keine Milch. Das genauere Befragen ergibt, dass er doch etwas Quark, Ei oder Fleisch zu sich nimmt, außerdem Eis, Limonade oder Apfelsaft

in regelmäßigen Abständen. Bei Tisch rührt er dann nur wenig von der Hauptmahlzeit an.
Lösung des Problems: Zwischen den Mahlzeiten werden keine Naschereien mehr erlaubt und es wird nur bei Tisch gegessen. Dabei ist es wichtig, dem Essverhalten des Kindes keine Beachtung zu schenken und sich möglichst angeregt bei gutem Appetit zu unterhalten. Der Saft wird nach und nach durch größere Anteile ungesüßten kalten Tees ersetzt.

- Jetzt ein zartes Mädchen mit feinen Gesichtszügen und schmalen Händen. Hier erkundigt sich der Arzt noch nach einigen anderen Dingen wie dem Geburtsgewicht und dem Habitus der Eltern im selben Alter. Das Kind isst von allem nur ein Häppchen, und die gute Kalbsknochenbrühe der Oma lehnt es ganz ab.

Lösung des Problems: Hier sollte ein Land- oder Gebirgsaufenthalt möglichst mit anderen Kindern angestrebt werden. Entscheidend ist, dass die Mutter dann loslassen kann und dem Kind selbst überlässt, wie viel es essen will. Niemand sollte dabei irgendeine Erwartung hegen. Dann kommt der Appetit durch frische Luft und Nachahmung. Dem Kind wird keinerlei besondere Aufmerksamkeit geschenkt. Später zu Hause wird es zwar wieder nicht viel mehr essen als vordem, aber die Atmosphäre wird entspannter sein.

- Nun kommt eine Mutter mit einem etwas steif wirkenden, missmutig dreinschauenden Jungen. Er will vieles nicht so, wie sie es von ihm erwartet. Und natürlich isst er auch nicht.

Hierbei wird die *Lösung* wahrscheinlich erst im Laufe einiger Gespräche mit der Mutter unter vier Augen zu finden sein. Geht es doch um die Einsicht, dass die Kinder nicht dazu da sind, Lieblingsvorstellungen der Eltern zu verwirklichen, sondern am besten gedeihen, wenn sie sich an dem Verhalten der Eltern selbst orientieren dürfen und nicht unablässigen Fragen, Ermahnungen, Erklärungen und Bitten ausgesetzt sind.

- Ein anderes Kind mag absolut nichts – außer rotem Traubensaft und einer ganz bestimmten Art von Keksen. *Dies ist nicht heilbar,* solange die Mutter sich nicht in Ruhe mit an den Tisch setzen kann und selber gern isst, was sie gekocht hat. Sie muss einen anderen Weg finden, auf ihre schlanke Linie zu achten. Manche dieser Probleme sind dadurch verständlich, dass die Mütter überlastet sind, die Kinder sie voll beanspruchen und ihre Arbeit meist nicht anerkannt wird. Den Kopf da freizuhalten, mit Liebe das Essen zu kochen, Schleckereien zwischendurch zu unterbinden, dennoch möglichst allen Ansprüchen gerecht zu werden und immer bei guter Laune bleiben – das ist leichter gesagt als getan.

Zum Trost noch ein Blick in das Paradies, von dem auch Kinderärzte träumen: Die durstig nach Hause kommenden Kinder nehmen ein Glas vom bereitstehenden ungesüßten Tee, bis das Essen fertig ist. Die auf dem Schulweg geschenkten Bonbons und ausgetauschten Süßigkeiten werden in einer hübschen Büchse gesammelt. Wenn sie voll ist, wird sie gegen einen Lederball oder etwas ähnlich Nützliches eingetauscht. Zu Hause läuft natürlich kein Radio, wenn sie kommen, damit die Ruhe gegeben ist, sich gegenseitig zu begrüßen und das Neueste zu erzählen. Dadurch kann die Mutter die Stimmung, in der die Kinder gerade sind, besser wahrnehmen. Vor der gemeinsam begonnenen Mahlzeit wird ein Tischgebet gesprochen oder ein Lied gesungen, anschließend gibt man sich im Kreis die Hände und wünscht einen guten Appetit oder eine gesegnete Mahlzeit. Jetzt erst geht es los. Man freut sich aufs Essen, fragt die anderen etwas, neckt sich gegenseitig. Vom Essen selbst wird kaum gesprochen. Jeder isst, so viel er mag, in der Regel von allem etwas. Darüber hinaus darf jedes Kind (und jeder Erwachsene) *eine* Speise nennen, die es nie essen muss. Was sonst noch schwer fällt, wird klein zerdrückt und unter das andere gemischt. Oder es gilt die von allen akzeptierte Regel: Drei Löffel werden von allem gegessen, was auf den Tisch kommt. Das Gespräch ist meist so interessant, dass man gern sitzen bleibt, bis alle aufgegessen haben. Dann gibt man sich vielleicht noch einmal die Hände und sagt das schwedische »Tack för maten« – »Dank für das Essen«.

Bettnässen

Tritt noch nach dem vierten Lebensjahr Bettnässen auf, ist eine ärztliche Untersuchung und Beratung nötig. Es können konstitutionelle, organische und psychische Ursachen vorliegen. Wir besprechen an dieser Stelle Maßnahmen, die hilfreich sind, nachdem eine organische Ursache ausgeschlossen worden ist. In diesen Fällen ist das Bettnässen ein Symptom, das den Eltern sagt: »Ich will noch einmal klein und behütet sein und gewickelt werden.«

Zunächst sucht man nach auslösenden Schocks, Eifersuchtskonstellationen, Krankheitsfolgen und Ähnlichem. Sind diese Fragen abgeklärt, lohnt sich zunächst meist der Versuch, dem Kind in seinem Bedürfnis nach mehr Schutz und Geborgenheit entgegenzukommen. Es darf vorübergehend tatsächlich noch einmal »klein« und »behütet« sein. Dabei werden Gewohnheiten aus der früheren Kindheit bewusst wieder aufgegriffen.

Währenddessen versucht man, den Tagesablauf konsequenter und regelmäßiger zu gestalten und das betreffende Kind mehr als sonst im Bewusstsein zu haben. Das auslösende Problem als solches wird im Vorschulalter noch nicht direkt angesprochen. Der Erwachsene bemüht sich jedoch gleichzeitig um eine Lösung des Konfliktes.

Wenn ein jüngeres Geschwisterkind geboren ist oder gerade laufen gelernt hat und dies Anlass für geringere Beachtung wurde, nimmt man das ältere Kind einmal besonders fest in die Arme und lässt es so ganz dicht an der Freude über dieses Ereignis teilnehmen. Auch zeigt man ihm, dass die Eltern stolz darauf sind, dass es schon so groß ist. Dem älteren Kind wird jetzt also nicht etwa auch ein Fläschchen gegeben, sondern es bekommt einen neuen Becher oder ein neues Essbesteck geschenkt – vielleicht sogar ohne Kommentar. Ist es gewöhnt, kleine Geschichten zu hören, so können auch Erzählungen erfunden werden, die gleichnishaft für das Bettnässen sind, z.B. von dem Gewittersturzbach oder der Quelle oder der Flut, die von Menschenhand unter Mithilfe eines kleinen Kindes gebändigt werden müssen. Es kann auch die Schilderung vom Abflussbrett eines Forellenteiches sein, das von einem alten Mann regelmäßig gewartet wird, bis ihm eines Tages ein kleiner Junge dabei hilft oder ihm die Arbeit abnimmt, und so weiter.

Verurteilung und Ablehnung des Einnässens verstärkt das Bedürfnis des Kindes nach mehr Zuwendung. Das hat eine Verschlechterung der Symptomatik zur Folge, ebenso wenn Schläge und kalte Abwaschungen zur Abschreckung angewendet werden. Hat man sich jedoch durch Entgegenkommen und Bejahung der Problematik den Zugang zum Kind verschafft, so kann das Symptom im wahrsten Sinne des Wortes »weggepflegt« werden. Hierzu seien einige Beispiele gegeben. Wenn das Kind regelmäßig nachts um 22.30 und morgens um 6 Uhr einnässt, so wird der »letzte Bach« vor dem Zubettgehen abends durch eigene Anwesenheit »gepflegt«. Man lässt ihn »schön« und »groß« sein. Nachher achtet man etwa ein bis zwei Stunden nach dem Einschlafen auf Unruhe, und wenn man das Gefühl hat, dass die Blase des Kindes voll sein könnte, so trägt man es auf die Toilette und lässt es im Sitzen seinen Bach machen. Ein leiser wohlwollender Zuspruch gehört dazu. Genauso verfährt man morgens um 6 Uhr, wenn dies den Schlaf nicht sonderlich beeinträchtigt. Das Kind wird dann leise geweckt, damit es zur Toilette gebracht werden kann – man muss also vor ihm aufwachen. Dadurch hat man einen Teil der »Verantwortung« wieder auf sich genommen und muss später dann abspüren, wann dieser Teil an das Kind zurückgegeben werden kann.

Nicht geeignet für diese Methode sind Kinder, die auch nachts zwischendurch einnässen oder sich beim Aufweckversuch wehren und schreien. Auch bei Kindern, die ganz tief weiterschlafen und vom Wasserlassen gar nichts merken, ist die Wirkung zweifelhaft. Dabei ist individuell zu entscheiden, ob nachts erst einmal wieder gewickelt werden muss oder ob die Gummiunterlage reicht.

Eine konsequente Führung des Tageslaufes wirkt sich auf die Konstitution des Kindes wohltätig und stärkend aus. Zunächst erfolgt eine Regulierung der Ess- und Trinkgewohnheiten. Wer nicht bereit ist, »von oben« einen Rhythmus einzuhalten, kann nicht verlangen, dass dieser sich »unten« einstellt. Eine Behandlung des Bettnässens von Dauer- oder »Freistil«-Trinkern ist sinnlos. Hier ist die erste Maßnahme zunächst einmal, nur noch zu den Mahlzeiten – also unter Mengenkontrolle – zu trinken.

Wichtig ist warme Kleidung in Form von schafwollenen Unter- bzw. Strumpfhosen. Sie sind je nach Jahreszeit dünner oder dicker und sollten möglichst hoch hinaufreichen. Werden die Füße einmal länger kalt und nass, so behandelt man sie mit einem heißen Fußbad und anschließenden Massageöleinreibungen. Günstig wirkt auch eine morgendliche kräftige Einreibung der Beine, z.B. mit Johanniskrautöl. Schließlich wird darauf geachtet, ob das Kind genügend nachahmenswerte Tätigkeiten zu sehen bekommt, die es zur Weiterentwicklung anregen. Das Gefühl des »Leerlaufes« fördert ein Zurückfallen in frühere Entwicklungsstadien.

Andere Auslöser wie Streitereien zu Hause, Berufstätigkeit beider Eltern, Ehescheidungskonflikte und anderes machen meist das Gespräch mit dem Psychologen oder Kinderarzt nötig.

Beim Tag- und Nacht-Einnässen sind, wenn organische Ursachen ausgeschlossen wurden, dieselben Maßnahmen zu ergreifen, nur dass man eben auch tagsüber einen »inneren Wecker« stellen muss. Das normale Trockenwerden wird nicht anders begleitet. Ohne darüber zu sprechen, führt man neue Gewohnheiten ein. Zu bestimmten Zeiten geht es eben auf die Toilette oder auf den Topf. Häufig verweigert das Kind in dieser Situation mit den Worten »Ich muss jetzt nicht« die Aktion. Es droht ein Autonomiekonflikt zwischen Mutter und Kind. Hier hilft einem Kind ab etwa fünf Jahren die Verabredung am Abend im Hinblick auf den nächsten Tag: »Wenn du willst, dass ich dir beim Trockenwerden helfe, dann erinnere ich dich morgen daran, wenn es Zeit ist. Dann geh bitte aufs Klo und probiere einfach, ob etwas kommt.« Auf keinen Fall sollte man sagen: »So, jetzt musst du wieder aufs Klo.«

Das »feuchte Höschen« im Gegensatz zum nassen ist auch abklärungsbedürftig. Oft ist es allerdings ein Zeichen dafür, dass man den Toilettengang zu lange hinausgezögert hat. In solchen Fällen wird der Gang zur Toilette in regelmäßigen Abständen und so oft wie möglich begleitet. Dabei achtet man darauf, dass das letzte Tröpfchen kommt. Allerdings darf diese Art der Zuwendung vom Kind nicht zu sehr genossen werden.

Sind die Kinder sieben bis acht Jahre alt, kann man schon anders vorgehen. Sie sind gemäß der Schulreife so weit, dass sie gern auf Vertrauen erweckende oder verehrte Erwachsene wie Lehrer, Paten, Ärzte usw. hören. Eine direkte Ermahnung würde sie allerdings noch überfordern. Bewährt hat sich hier eine kleine Geschichte, in der das Einnässen direkt erwähnt wird und die von der betreffenden Vertrauensperson zu erzählen ist. Sie lautet etwa so: »Jedes Kind hat nachts neben sich ein unsichtbares Zwerglein auf der Schulter (oder ein Vögelchen oder eine kleine Fee, je nachdem), das wacht, während du schläfst, und dir dann heimlich ins Ohr ruft: ›Wach auf, du willst doch aufs Klo gehen.‹ Aber du liegst da und hörst einfach nichts. Dabei will es dir so gerne helfen. Du musst wirklich einmal aufpassen, ob du es in der Nacht nicht doch vielleicht hören kannst. Dann wachst du auf und gehst leise aufs Klo. Du musst es dir nur abends ganz fest vornehmen vor dem Einschlafen. Die Mutter erinnert dich beim Gutenachtsagen daran.« Mutter oder Vater erhalten also von dem, der die Geschichte erzählt hat, den Auftrag, dem Kind abends noch geheimnisvoll ins Ohr zu flüstern: »Denk an das Zwerglein, dass du es auch hörst!« Es hat sich nicht bewährt, Mutter oder Vater diese Geschichte erzählen zu lassen.

Einer solchen Erzählung liegt die Wahrheit zugrunde, dass das Kind ja eigentlich nicht mehr einnässen will. Das Zwerglein, die Fee oder der Vogel werden zum Bild für die noch schwache Intention des Kindes, das Aufwachen zu bewirken. Wirkt dieses Bild auf das Bewusstsein des Kindes und wird es jeden Abend daran erinnert, so kann es diese noch zu schwache Intention stärken und tatsächlich das Aufwachen erleichtern.

Direktes Ermahnen oder der »Appell an das Gewissen« gehören erst in die Zeit nach dem zehnten Lebensjahr. Dann ist es günstiger, die Durchführung der Behandlung einem Dritten zu überlassen, am besten dem Arzt. Manchmal ist auch ein vorübergehender Milieuwechsel zu empfehlen, der das Kind zusätzlich noch auf sich selbst stellt und sein Selbstgefühl verstärkt. Je nach Reife und Konstitution des Kindes kann die Blase direkt durch Belastung trainiert werden. Gut ist es, wenn die Kinder ihren Ess- und Trinkplan jetzt selber aufstellen.

Die Methode der Klingelmatratze kann zwar Erfolg haben, meist aber nur in Verbindung mit dem aufwachenden Elternteil ...

Einkoten

Nicht das verschmierte Höschen bei verstopften oder unachtsamen Kindern, sondern das bewusste Absetzen des Stuhles in die Hose oder in eine Ecke der Wohnung ist mit Einkoten gemeint. Das oft verschmierte Höschen bedarf nur der humorvollen Achtsamkeit seitens der Eltern sowie des Zusammenstimmens von Tages- und Stuhlrhythmik. Dem echten Einkoten (Enkopresis) werden nur wenige Leser dieses Buches selbst begegnet sein. Vielleicht, dass einmal in der Folge turbulenter menschlicher Situationen das Kind sich da einen Ausweg suchte oder seine Eltern auf die Probe stellte oder Angst vor einer ungewohnten Toilette hatte. Diese Dinge sind leicht erklärbar und korrigierbar. Wenn sich aber das Symptom des Einkotens über Wochen und Monate hinzieht, ist das immer ein Zeichen der Resignation – des Kindes und auch seiner Eltern. Ohne fremde Hilfe ist hier in der Regel nichts zu machen. Wer solches im Umkreis der Familie miterlebt, kann versuchen, durch seine Beziehung zu den Eltern den Gang zur Erziehungsberatungsstelle, zum Kinderpsychiater oder Kinderarzt zu unterstützen.

Daumenlutschen, Schnuller

Zieht man einem zweijährigen lutschenden Kind den Daumen aus dem Mund, merkt man sofort, was los ist: Wie an einer unsichtbaren Feder hängend schnappt der Daumen zurück. Hält man ihn jedoch draußen fest, so wacht das Kind unliebsam aus seiner Träumerei auf. Es bemerkt jetzt erst den Störenfried und quittiert die unfreundliche Öffnung seines »Bei-sich-Seins« mit Unwillen! Hört es jedoch ein verlockendes Geräusch wie das Grießbreiauskratzen in der Küche oder das Richten des Sportwagens zum Spazierengehen, so kommt der Daumen schnell von selbst aus dem Mund. Der Dauergebrauch des Schnullers wird oft unbewusst in der Frühphase zur Gewohnheit gemacht, wenn man dem

Kind unreflektiert bei jedem Kummer oder Ärger den Schnuller in den offenen Schreimund schiebt. Dadurch entsteht eine Abhängigkeit des Wohlbefindens vom Schnuller.

Lutschen bedeutet sich von der Umwelt abzuschirmen, behaglich bei sich zu sein. Andauerndes Lutschen führt jedoch zur Deformierung des Kiefers. Aus diesem Grund werden anstelle des Daumens Schnuller mit besonderer Form empfohlen.

Wir raten hingegen vom Schnuller tagsüber ab, weil er die Kinder auch da zum Lutschen verleitet, wo sie es von sich aus nicht tun würden. Der um den Hals gehängte Schnuller wird als Beruhigungsmittel, Nahrungsvorbote oder zur Selbstbeschäftigung missbraucht. Demgegenüber hat der Daumen viele Vorteile: seine Oberfläche erneuert sich selbst, er ist weniger pilzanfällig als der Gummi und immer greifbar, wird jedoch nie im Mund behalten, wenn das Kind aktiv wird und spielen will. Wir sind der Ansicht, dass der Schnuller eine »Nachtangelegenheit« ist und ins Bett gehört.

Noch ein Wort zum *Lutschkiefer*: Er bildet sich glücklicherweise oft von selbst wieder zurück, wenn die bleibenden Zähne kommen und das Kind langsam zu lutschen aufhört. Kieferdeformierungen können jedenfalls nicht nur beim Gebrauch des Daumens oder anderer Finger auftreten. Wir haben sie auch bei der Schnullerverwendung gesehen.

Der eine oder andere Leser wird jetzt sicher fragen: Soll man demnach gar nichts gegen das Daumenlutschen unternehmen?

Beim Lutschen vor dem Einschlafen bejahen wir das. Im Übrigen gilt es, Geduld zu haben. Die Schnullerentwöhnung geht schnell – wenn der richtige Augenblick gekommen ist. Es gibt Kinder, die mit etwa fünf Jahren von einem Tag auf den anderen sagen: »Ich lutsche jetzt nimmer« und es auch durchhalten. Eine Mutter beobachtete sogar, wie im Schlaf das Ärmchen jetzt immer wieder wegzuckte. Wenn dagegen etwa vom dritten Jahr an eine Schrunde oder Wunde am Finger entstanden ist, kann ein Verband helfen, das Lutschen schon früher abzugewöhnen: Das »Wehweh« wird in Salbe und Mull gebettet, der Daumen und das Handgelenk verbunden und zuletzt verschwindet die ganze Hand noch in einem Taschentuchsäckchen. Jetzt schaut das Kind verwundert auf seine neue Gliedmaße, und die Eltern bestätigen durch ihre Freude, dass alles in bester Ordnung ist. Der Verband wird täglich gewechselt und erst nach einer Woche wieder weggelassen. Bis dahin hat sich das Kind das Lutschen meist schon abgewöhnt. Pflaster sind nicht erlaubt, da sie verschluckt werden können!

Das Lutschen ist ein Aufrechterhalten eines früheren Entwicklungszustandes, dem des Saugens an der Brust. Weder Verbote noch die Verherrlichung des Lutschens sind dem Symptom angemessen. Wer spürt, dass das Kind eine Verstärkung seiner Selbstwahrnehmung braucht, wird ihm dabei helfen, sei es durch liebevolles Streicheln über den Kopf beim Einschlafen oder durch Wecken seines tätigen Interesses an der Umgebung.

Nägelkauen und -knibbeln

Nägelkauen geschieht mit Hilfe der Zähne, das Fingerknibbeln hingegen mit den eigenen Fingern. Beide Aktivitäten haben mit Kalkmangel nichts zu tun. Sie gehören zu den vielen nervösen oder gewohnheitsmäßigen Bewegungen in Folge von seelischem Druck, Spannungszuständen, Verlegenheit, Langeweile oder Müdigkeit.

Kinder können sich das abgewöhnen, wenn sie es selbst wollen. Elterliche Ermahnungen bewirken meist das Gegenteil bzw. die Verschlimmerung der Symptome.

Was Eltern tun können, ist, zunächst einmal darauf zu achten, wie viel Forderndes, Spannungsgeladenes im eigenen Verhalten dem Kind gegenüber liegt oder ob ihm vielleicht zu wenig Anregungen für sinnvolle Tätigkeiten gegeben werden. Sehr interessant ist es für das Kind, wenn es eine schöne große Nagelfeile und ein feines Hautscherchen geschenkt bekommt und ihm gezeigt wird, wie man jeden Morgen seine Fingernägel mit der Nagelfeile peinlich genau von allen überstehenden »Häkchen«, Häutchen und Rauigkeiten befreit. Anschließend werden die Nägel dann gut eingefettet. Trockene, juckende Häutchen sind der häufigste Anlass dafür, den Nagel zur lindernden Befeuchtung in den

Mund zu nehmen. Fällt dieser Anreiz weg, verschwindet die Gewohnheit bald oder geht in bewusste Kontrolle über. Natürlich eignet sich diese Vorgehensweise nur für ältere Kinder.

Harmlose Zwänge

Fast jedes Kind läuft eine Zeit lang *nur* auf dem Bordstein, auf dem Steinpflaster *nur* in den Feldern oder auf den Linien, so wie es sich gerade die Regel gegeben hat. Wenn es sich aber nicht mehr bewegen kann, ohne bestimmte Regeln einzuhalten, und das Auslassen Angst erzeugt, spricht man von einem echten Zwang. Beobachtet man z.B. im Schulalter einen Händewaschzwang, einen Drehzwang um die eigene Achse oder einen Zählzwang, so ist ein Gang zum Kinderpsychiater oder Kinderarzt nötig. Alle Gewohnheiten und regelmäßigen Bewegungswiederholungen haben die Tendenz, zwanghaft zu werden. Dies tritt jedoch nur ein, wenn sich die Bewegung oder Handlung aus dem Sinnzusammenhang mit der Umwelt herauslöst und nur noch um ihrer selbst willen ausgeführt wird. Hier gilt es nach pädagogischen oder auch medikamentösen Wegen zu suchen, um das Ich des Kindes zu stärken. Dadurch fällt ihm dann auch die Kontrolle seiner Bewegungen wieder leichter.

Kissenklopfen und Schaukeln

Viele Kinder wiegen sich durch regelmäßige Bewegungen in den Schlaf. Dies kann sich auch beim Aufwachen in zwanghafter Weise wiederholen. In besonderem Maße kommt diese Symptomatik bei geistig behinderten, hirnorganisch kranken oder vernachlässigten Kindern vor. Sie verstärken dadurch ihre Selbstwahrnehmung, ähnlich wie beim Lutschen oder Onanieren. Allerdings ist die Selbstwahrnehmung beim Schaukeln noch betont durch den selbstgewählten Rhythmus, der Entspannung bewirkt und die Kinder in einen tranceähnlichen Zustand versetzen kann. In die Kindersprechstunde kommen wegen dieser Symptomatik jedoch meist Eltern, deren Kinder weder vernachlässigt noch geistig behindert sind. Zur Lösung der aus irgendeinem Grund aufgetretenen inneren Spannung trägt bei, vor dem Einschlafen etwas Ruhiges zu singen und den von Unruhe erfüllten Kopf besonders im Stirnbereich wiederholt und sanft zu streicheln. Dabei hat es keinen Sinn, mit einem baldigen Erfolg zu rechnen. Denn dass das Kind auf Spannungszustände so reagiert und nicht anders, ist immer auch konstitutionell mitbedingt. Manchmal erweist sich auch die Gabe eines geeigneten Konstitutionsmittels aus der homöopathischen oder anthroposophischen Therapierichtung über längere Zeit als hilfreich. Im Schulalter oder noch später verliert sich das Symptom in den meisten Fällen von selbst.

Kindliche Tics und Bewegungsunruhe

Unter einem Tic werden wiederholt einschießende unwillkürliche Bewegungsrudimente wie Blinzeln, Grimassieren, Räuspern, Kopfschütteln, Schulterhochheben u.a. verstanden. Die Betroffenen spüren dabei häufig etwas wie eine kurze Spannung vor der Entladung. Bei Konzentrationszunahme verliert sich die Spannung, bei Entspannung schießt sie dafür umso mehr wieder ein. Fühlt man sich beobachtet, so verstärkt sich die Störung ebenfalls. Gefördert wird sie durch Überbeanspruchung der Sinne und durch seelische Belastungen, die vom Kind oder seiner Umgebung nicht verarbeitet werden können. Unbeachtet verschwinden diese Tics oft von allein.

Seltener und nicht so leicht erkennbar findet man manchmal eine feine allgemeine Tic-artige Unruhe, die alle Bewegungen durchdringt und das Kind ungeschickt erscheinen lässt. Diese Kinder werden zu Hause oder in der Schule oft bloßgestellt wegen ihrer Ungeschicklichkeit, unschöneren Schrift oder Verhaltensstörungen.

Damit nicht zu verwechseln, aber diese Erscheinungen manchmal überlagernd sind unwillkürliche Bewegungselemente aufgrund von regelmäßigem audiovisuellem Medienkonsum. Das Grimassieren hat hier fratzenhaften Charakter, in den Bewegungen sind deutlicher bestimmte typische Abwehr- und Angriffshaltungen, die bekannten »Peng, Peng«-Gesten oder witzig erscheinende Schnalz- und Grunzlaute wahrzunehmen. Sie sind Teile von Erlebnisabläufen, die automatischen Charakter angenommen haben. – Die Phantasie dieser Kinder ist mit festen Bildern besetzt, die sich in Bewegung umsetzen. Dieses Verhalten wird allerdings von Eltern meist nicht als Störung erkannt. Ohne ihre Mithilfe ist jedoch gegen den diagnostizierbaren Fernseh-, Comic- oder Horrorkonsum nichts zu machen.

Ohne einen erfahrenen Arzt lassen sich diese Bewegungsstörungen untereinander und vom hyperkinetischen Syndrom (s. S. 535 ff.) oft nicht abgrenzen. Tatsächlich bestehen fließende Übergänge (insbesondere auch bei Kindern, die schon in den ersten Lebensjahren ferngesehen haben; vgl. auch S. 611 ff.). Hier findet man Kinder, die ohne vorherige Regung blitzartig und absichtlich empfindliche Gegenstände mit grober Kraft zerbrechen. Sie können neue Gegenstände nur auf ihre primitivsten Eigenschaften prüfen, d.h. auf Härte, Zerbrechlichkeit, Eignung als Wurfgeschoss oder Hammer. Die Dinge »sprechen« hier nicht mehr zum Kind. Es kann sich mit Hilfe seiner Sinne und Bewegungen nicht sachgemäß zu ihnen in Beziehung setzen. Das kann so weit gehen, dass diese Kinder gewissermaßen an einem vorbeileben und kein Kontakt oder nur eine ganz oberflächliche Beziehung möglich ist. Dabei kann durchaus der Eindruck einer Konversation entstehen, weil unter Umständen etliche Fragen vom Kind gestellt werden. Für die Antwort ist es aber schon nicht mehr offen. Man hat den Eindruck, dass man dem Ich als dem Bewusstseinsmittelpunkt des Kindes nicht begegnet. Ärztlicherseits spricht man hier von autistischen Zügen, ohne dass dabei ein Autismus im psychiatrischen Sinne vorliegt. Häufig finden sich bei diesen Kindern auch Sprachentwicklungsstörungen.

Hat sich ein Arzt aufgrund des Gespräches, seiner Beobachtungen und weiterer Untersuchungen ein Bild von den Faktoren gemacht, die bei dem einzelnen Kind die Unruhe bestimmen, so kann eine Therapie erarbeitet werden. Unabhängig von der mehr neurologischen, d.h. organisch-körperlichen, oder der mehr seelischen Natur der Störung sind in allen genannten Fällen die folgenden pädagogischen Maßnahmen sinnvoll:

- Ein geordneter Tageslauf mit Wechsel von Bewegungsanregungen und vermehrt beschaulicher Tätigkeit. Regelmäßige Schlafens-, Wach- und Essenszeiten. Innerlichkeit, Konzentration und Aufmerksamkeit können entstehen, wenn sich der Bewegungsdrang nach außen geordnet ausleben darf in Bewegungsspielen mit rhythmischen Klopf-, Stampf- und Singeinlagen. Sinnvoll sind Eurythmie und Heileurythmie, insbesondere bei den Tics. Hilfreich erweist sich auch nach dem Toben und Spielen das Erzählen von Geschichten mit klaren, in der Phantasie noch nicht fixierten Bildern. So kommen in das unruhige Innenleben formende Elemente herein, die beruhigend wirken.
- Ständiges Beachten, Ansprechen und Ermahnen verstärkt die Unruhe. Hilfreich ist, sich zu fragen, warum das Kind gerade so sein muss und nicht anders sein kann. Dann können aus eigener ruhiger Überschau Lösungen gefunden werden.
- Ausschluss aller Medien – Radio, Kassetten, Märchen-CDs, Fernsehen, Videospiele, PC – und Bildhefte. Stattdessen täglich gestaltetes Spielen, z.B. im Kindergarten konstruktives, begleitetes Freispiel, Schatten-, Kasperle- oder Marionettentheater (s. Literaturempfehlung). Bei solchen Spielen dürfen besetzte Bildvorstellungen langsam ins Unbewusste absinken zugunsten solcher Bilder, die die eigene Phantasie anregen und keinen Zwang ausüben.

Empfohlene Literatur

Kischnik, Rudolf / Haren, Wil van: *Dreh dich nicht um ... 300 Kreis- und Bewegungsspiele für Kinder und Jugendliche.* Stuttgart 2008.

Werkbücher für Kinder, Eltern und Erzieher; s. Literaturverzeichnis, S. 715 f.

Onanieren

Onanieren im Kindesalter ist ein Symptom und stellt für sich genommen keine Störung oder »Perversität« dar.

Manchmal ist abheilendes Wundsein der auslösende Faktor im Säuglingsalter, zuweilen tritt es auch als »Entdeckung« auf und schwindet nach einiger Zeit wieder. Das Kind wird auf die Seite gelegt und ihm ein geliebter Gegenstand in die Hand gegeben.

Manchmal bemerkt man beim älteren Säugling oder Kleinkind beim Einschlafen ein rhythmisches Reiben oder Schaukeln im Becken- und Oberschenkelbereich mit oder ohne Kissen oder Puppe zwischen den Beinen. Die Kinder wirken wie weggetreten oder sind schon im Halbschlaf, zuletzt manchmal in Schweiß gebadet. Bevor man unbedacht sorgenvoll versucht gegenzusteuern, ist es besser, sich einmal mit dem Kinderarzt zu unterhalten. Im Zweifelsfall muss auch ein sexueller Missbrauch ausgeschlossen werden. Auf jeden Fall achtet man tags darauf, dass das Kind im spontanen Spiel körperlich ermüdet, dass man es öfters auf den Arm nimmt und vielleicht beim Spazierengehen zeitweise auf den Schultern trägt. Tritt das Onanieren beim älteren Kind gewohnheitsmäßig und exzessiv auf, sollte ähnlich wie beim Schaukeln und anhaltenden Daumenlutschen auf auslösende oder verstärkende Umgebungseinflüsse geachtet werden: z.B. Ablehnung, fehlende Freundschaften, Langeweile, zu strenge oder beengende Erziehungselemente oder seelischer Druck. Ziel ist die Wiederherstellung des seelischen Gleichgewichtes. Das Wecken von Interesse lenkt die Aufmerksamkeit vom eigenen Körper ab. Bewährt haben sich auch körperliche Anstrengungen durch Spiel und Wandern, das Vermeiden intellektueller Überforderung und das abendliche Vorlesen, welches das Kind an den Rand des Schlafes bringt.

Frechheit

Diese Zeilen möchten den kleinen und größeren Frechdächsen helfen, Verständnis bei den Menschen ihrer Umgebung zu finden. Frechheit hat nichts mit Aggressivität zu tun. Wenn Kinder beginnen, sich etwas einfallen zu lassen – beispielsweise beim Nachbarn das Gartentörchen auszuhängen und einige hundert Meter weiter abzusetzen; oder aber die Klingeln fremder Leute auszuprobieren und aus sicherer Entfernung zuzuschauen, welches Gesicht die jetzt machen; oder einmal in die Zuckerdose Salz zu füllen und umgekehrt; oder gar sich deftige Aprilscherze zu überlegen –, so ist dies ein Zeichen von Intelligenz und Handlungsbereitschaft, also Beweis für eine gewisse Ich-Stärke. Es ist Ausdruck der Vorstufe einer Fähigkeit, die später im Erwachsenenalter hoch gepriesen wird: des Humors. Selbstverständlich sind die hier gemeinten Frechheiten nicht zu verwechseln mit sadistischen, zerstörerischen, bösartig erscheinenden Handlungen, die immer Ausdruck desolater Erziehungssituationen sind.

Glücklich ist das Kind, das in seiner Umgebung Erwachsene findet, die selbst einmal ihren Schabernack getrieben haben, innerhalb vertretbarer Grenzen mitgehen können und dem Kind vermitteln, sich nicht dauerhaft auf Kosten anderer zu amüsieren. Sie begegnen einer Spitzbübigkeit mit Verständnis, das spürbar bleibt, auch wenn sie bei echten Grenzüberschreitungen eingreifen müssen. Streiche sind Ausdruck dafür, dass beim Kind Überschusskräfte vorliegen, dass Intelligenz am Werk ist und Aktivitätsbedürfnisse da sind, die noch keinen sinnvollen Gegenstand zur Betätigung gefunden haben. Im späteren Leben werden daraus Einsatzbereitschaft, Umsicht und hilfreiches Verständnis für die großen und kleinen, komischen oder ernsten Versagenszustände des Alltags.

Fettsucht (Adipositas)

Beim Kinderarzt taucht das Dicksein als Problem hauptsächlich in zwei Varianten auf, die beispielhaft so aussehen können:

- Das etwa zweijährige Kind mit dem Gewicht eines Vier- bis Fünfjährigen isst gerne und gut, trinkt viel und besitzt mindestens einen Elternteil mit der gleichen Konstitution. In diesem Fall hat meist nur der Kinderarzt ein Problem, weil seine Vorstellungen von äußerer Beweglichkeit und unbeschwertem Atmen sowie seine Sorge um Herz, Kreislauf und ein beschwerdefreies späteres Leben nicht gefragt sind. Wird das Kind aber wegen dieser Fettsucht vorgestellt, hängt es an den Eltern, ob sie sich selbst konsequent einer Abmagerungskur unterziehen wollen, und das ist leider nur selten der Fall.
- Ein für sein Alter großes und sehr korpulentes Schulkind im Alter von etwa zehn bis dreizehn Jahren – in der Mehrzahl sind es Jungen – wird vorgestellt, weil es in der Klasse gehänselt wird. Die Teilnahme am Sport ist nur noch teilweise möglich, auf Bewegung wird auch kein großer Wert gelegt, es bestehen deutliche Rückzugstendenzen, bei Jungen meist an den Computer. Häufig ist man dann erstaunt über die Fixigkeit oder auch innere Gespanntheit, mit der diese Kinder einem antworten.

Zuerst wird oft die Frage gestellt, ob etwas mit den Drüsen oder Hormonen nicht in Ordnung sei. Ärztlicherseits kann diese Sorge meist – schon an der leichten Übergröße erkennbar – als unbegründet aufgelöst werden. Vielfach sind diese Kinder seelisch empfindsam und leicht verletzlich. Sorgfältig muss deshalb nach Problemen und Konflikten zu Hause oder in der Schule gesucht werden. Oft ist dann eine kinderpsychiatrische Behandlung angezeigt.

Alles hängt davon ab, ob in den einfachen Fällen der selbstständige Wille des Kindes aktiviert werden kann.

Mit dem Jugendlichen kann der Arzt oder eine Vertrauensperson außer den Eltern einen Vertrag abschließen, in dem ein bis drei Ziele vereinbart werden: Erstens wird beschlossen, ein Lieblingsgetränk oder -nahrungsmittel wegzulassen (eines, das häufig genommen wird, viele

Kalorien hat und bei dem es leider besonders schwer fällt, darauf zu verzichten) wie Milch, Cola, Limo, Saft, Schokolade, Nudeln, Kartoffeln. Damit wird die Gewohnheitsänderung zur Willensanstrengung, die sich auf einen Punkt konzentrieren darf.

Zweitens wird eine Bewegungsart ausgesucht, die unabhängig von der Schule ausgeübt wird (Fahrradfahren, Inlineskates, Rudern u.v.m.). Schwimmen ist weniger geeignet, da es den Appetit sehr fördert. Wenn keine Einigung zu erzielen ist, können auch andere nicht-sportliche Initiativen angeregt werden. So können sich Mädchen selbst ein Sommerkleid nähen oder ein Junge fängt z.B. an, Posaune zu spielen. Über das Essen wird möglichst nicht mehr gesprochen.

Die Bothmergymnastik ist zwar noch wenig bekannt, aber zur Entwicklung eines guten Körpergefühls ausgezeichnet geeignet. Sie entstand in der Gründungszeit der Waldorfschule und wurde – unter therapeutischen Gesichtspunkten – z.B. für unruhige Kinder und Jugendliche mit Essstörungen weiterentwickelt.[85] Theaterspiel und Sprachgestaltung stärken die seelische Konstitution und das Selbstbewusstsein. Auch ein Hinführen zu sozialem Verhalten außerhalb von Familie und Schule, z.B. gegenüber hilfsbedürftigen Kindern oder älteren Menschen, fördert die Anerkennung auf neuen Gebieten.

Drittens wird ein (realistisches) Gewichtsziel von 1 bis 2 kg Abnahme in zwei Wochen vereinbart und dann jeweils neu festgelegt.

Bei genügend eigener Motivation kann es auch sinnvoll sein, sich einem örtlichen Adipositasprogramm für Kinder und Jugendliche anzuschließen (z.B. bei größeren Kliniken oder örtlichen Krankenkassen), weil man dann gemeinsam das gleiche Ziel hat und sich beim gemeinsamen Sport nicht zu genieren braucht.

Magersucht (Anorexia nervosa)

Bei der Magersucht handelt es sich um eine seelisch bedingte Essstörung mit verzerrt-fixierten Vorstellungen über Nahrungsaufnahme,

Angst vor Gewichtszunahme und fehlender Krankheitseinsicht. Die Körperwahrnehmung ist gestört. Diese Krankheit tritt nur in der heutigen industrialisierten Welt auf, betrifft ganz überwiegend Mädchen und junge Frauen, selten, aber zunehmend, auch Jungen. Begleitend zur extremen Abmagerung bleibt die Regelblutung aus, und meist liegt auch eine Obstipation vor. Es überrascht die Neigung zu körperlicher Hochleistung und schulischem Ehrgeiz, oft ein Drang zum Füttern anderer und zur Kochkunst. Die Patientinnen wirken zwanghaft. Ihre Gedanken kreisen unausweichlich um Essen und Kalorien, Gewicht und Figur – oft jedoch auch um Reinheit und Unreinheit bis hin zu Schuld- und Versündigungsvorstellungen. Dabei bilden sich Strategien aus, die zu körperlichem Abbau und zur Störung der Entwicklung führen, bis hin zur gelegentlich lebensbedrohlichen Abmagerung.

Diese Krankheit gibt trotz vieler psychologischer und sozialer Deutungsversuche immer wieder neue Rätsel auf. Sie wirkt wie ein tief verankerter Trieb, die Weiterentwicklung zur verantwortlichen Persönlichkeit abzubrechen.

Therapeutisch liegt die Aufgabe vor, die Lebensgrundlagen des physischen Leibes wieder aufzubauen. Es werden neben Sondenernährung und Infusionsbehandlungen – wenn nötig – sowie anthroposophischen und naturheilkundlichen Medikamenten äußere Anwendungen in Form von Wickeln und Einreibungen durchgeführt, die Lebens-, Tast- und Wärmesinn anregen und kräftigen. Hinzu kommt bald auch eine künstlerische Therapie in Form von Malen, Heileurythmie oder Musiktherapie, später Sprachgestaltung und Bothmergymnastik. Der Reifung der Persönlichkeit und Öffnung für die soziale Umgebung dienen psychotherapeutische Einzel- und Familiengespräche. In den letzten Jahren wurde in der Filderklinik bei Stuttgart für die beiden großen Essstörungen Anorexia und Bulimia nervosa ein erfolgreiches Therapiekonzept entwickelt, durch das 80 % Heilungen und Besserungen erzielt werden konnten (Auskunft: Dr. med. Karl-Heinz Ruckgaber, Kinder- und Jugendpsychiatrie, Filderklinik, D-70794 Filderstadt, e-mail: ruckgaber@filderklinik.de). Ebenso hat sich ein systemischer Therapieansatz insbesondere im ersten Halbjahr des Auftretens der Erkrankung sehr bewährt (vgl. die Literatur von Weber / Stierlin, S. 531).

Empfohlene Literatur

Bissegger, Monica u.a.: *Die Behandlung von Magersucht. Ein integrativer Therapieansatz.* Stuttgart 1998. (Dieser Behandlungsansatz wurde in der psychosomatischen Abteilung der Filderklinik bei Stuttgart entwickelt.)

Bockemühl, Johannes: *Anorexie und Bulimie. Krankhafte Störungen der Essgewohnheiten.* Verein für Anthroposophisches Heilwesen (»gesundheit aktiv«), Bad Liebenzell 2000.

Weber, Gunthard / Stierlin, Helm: *In Liebe entzweit. Ein systemischer Ansatz zum Verständnis und zur Behandlung der Magersuchtsfamilie.* Heidelberg [2]2003.

Angst

Fast jeder staunt über Kleinkinder, die völlig unbesorgt eine Leiter hinaufklettern oder an einer Kante stehen ohne jede Angst. Das kann sich schlagartig ändern, wenn sie z.B. von einem schrecklichen Traum oder einem lauten Krach aufwachen, ihnen womöglich wiederholt ein Schmerz zugefügt wird oder sie einer Misshandlung zusehen müssen, oft jedoch auch, wenn sie verlassen wurden oder sich verlassen fühlen. Es gibt Kinder und auch Erwachsene, die solche Erlebnisse zum Anlass nehmen, um daran stark zu werden. Bei anderen zieht die Angst sichtbar ein und begleitet sie von da an als Frage und Aufgabe.

Menschen, die konstitutionell mehr zum Nachdenken, Vorplanen, Erklären und zur inneren Distanz zu den Dingen neigen, sind in der Regel ängstlicher als die »Ausprobierer«, die mit Herz, Sinn und Hand zugreifen.

Natürlich wirken wir als Erwachsene auf die Kinder so, wie wir sind, und nicht, wie wir gerne wären. Hierzu ein Beispiel aus der Sprechstunde. Vorsorgliche Bemerkungen wie: »Du brauchst keine Angst vor dem Doktor zu haben« wecken mehr Ängste, als sie beruhigen, da die Mutter Angst hat, das Kind könnte vor dem Arzt Angst haben. Der Arzt hingegen hat keine Chance, sich mit dem Kind zu verbünden und unmittelbar mit den Hantierungen auch die nötigen beruhigenden Erklärungen des Verlaufs einer Untersuchung zu geben. Am schwersten haben es in solchen Situationen Heimkinder. Die meisten von ihnen geraten in eine existenzielle Panik bei Blutabnahmen oder besonderen Untersuchungen. Dies zeigt die Verletzung der Entwicklung ihres natürlichen Selbstbewusstseins durch den Mangel an menschlicher Zuwendung, den sie in den ersten Lebensjahren erfahren haben.

Die Behandlung von Ängsten ist eine der großen Aufgaben der Psychiatrie, Psychotherapie, ja der gesamten Medizin, aber auch der Seelsorge. Sie alle wirken durch das Gespräch, das Verstehen und die Zeit, manchmal auch durch Medikamente. Hier können nur einige typische Beispiele für den Umgang mit Angst gegeben werden:

- Bei Angst vor Gewitter: Das Kind auf den Arm nehmen, den Blitzen zuschauen, den Donner kommentieren, je nach Lautstärke. Wenn das Kind ruhiger wird, die Blitze mit »Schau, wie hell« und später »Schau, wie schön« kommentieren, in dem Maße, wie man das selbst erleben kann. Jenseits von neun Jahren verstehen Kinder schon den Satz: »Der Blitz, den ich höre, hat nicht bei mir eingeschlagen.« Das Beruhigende daran ist weniger die Logik als die Tatsache, dass jemand das Wahrgenommene sachlich kommentiert.
- Angst vor dem Blutabnehmen: Die beste Vorbereitung ist, wenn die Mutter sagt oder zu erkennen gibt: »Ich halte dich und der Doktor sagt uns, was er macht.« Damit hat sie die Führung im Raum an den Arzt abgegeben, das Kind fühlt sich körperlich geborgen und kann sich auf den »Handlungsbevollmächtigten« einlassen.
- Die vorgestellte Angst: Vorstellungen vom »schwarzen Mann« oder vom »dunklen Keller« sind meist durch dumme Reden oder aufgeschnappte Äußerungen anderer entstanden. Natürlich gilt das auch für Ausdrücke wie »wasserscheu« oder »schwindelig« oder »ängstlich«. In nachdenklichen Kinderköpfen wuchern solche Gedanken wie die Pilze, schwinden aber auch mit großem Stolz, wenn in Abwesenheit der so redenden Personen ein unbefangener Vertrauter das Kind in dunkle Räume, ins Wasser und an Abgründe führt.

Allgemein gilt: Angst zuzulassen und zu akzeptieren ist der erste Schritt zu ihrer Überwindung. Körperliche Nähe und Zeit und ein kurzes sachgemäßes Wort helfen, nicht aber lange Reden. Es ist die Aufgabe des Erwachsenen, angesichts der Angst des Kindes die eigene Ruhe und Überschau zu verstärken und Verständnis zu zeigen, anstatt sorgenvoll-ängstlich zu werden, weil dass Kind Angst hat. Oft hilft es auch, das Interesse von den angstbesetzten Vorstellungen abzuwenden und auf das konkret Wahrnehmbare und Verstehbare hinzulenken. Lassen Sie das Kind wenn irgend möglich Menschen kennen lernen, die keine Angst haben oder mit ihrer Angst umgehen können.

Angst hat im körperlichen und seelischen Erleben auch eine wichtige Schutzfunktion und sollte daher als »normal« und zum Leben gehörig betrachtet werden. Sie weckt auf, macht sensibel und verstärkt die Selbstwahrnehmung. An ihrer Überwindung zu arbeiten und sie in gesunden Grenzen zu halten ist – je nach Persönlichkeitsveranlagung – »kein Problem« oder lebenslange Aufgabe. Der Leib ist verletzlich und immer wieder Gefährdungen von außen oder innen ausgesetzt. Nur das Ewige im Menschen, seine geistige Natur, sein Wesen, ist unzerstörbar – unvergänglich. Je mehr dies bewusst erfasst werden kann, umso leichter kann der Körper- und Seelenangst gegengesteuert werden.

Empfohlene Literatur

Glöckler, Michaela: *Vom Umgang mit der Angst. Eine biografisch-menschenkundliche Studie.* Stuttgart [2]1993.

Schulprobleme

Lernschwierigkeiten und Schulprobleme belasten Kinder, Eltern und Lehrer. Daher führen die individuellen und sozialen Probleme oft auch zum Kinderpsychiater oder zum Psychologen. Wie lassen sich Kinder verstehen, die aufgrund ihrer körperlichen und seelischen Verfassung besondere Schwierigkeiten haben? Wie kann man ihnen helfen? Einige häufige Probleme sowie grundsätzliche therapeutische Möglichkeiten seien hier angesprochen.

Konstitutionelle Bewegungsunruhe (hyperkinetisches Syndrom), Aktivitäts- und Aufmerksamkeitsstörung (ADS = Attention Deficit Syndrome; POS)[86]

Jeder kennt Kinder, die unruhig und getrieben wirken, unvermittelt impulsiv handeln, oft schwer anzusprechen sind und schon auf kleine oder vermeintliche Störungen aggressiv reagieren. Sie haben es schwer, ihre Vorstellungen aneinanderzureihen. Ihre überschießenden Sympathie- und Antipathiekundgebungen stoßen immer wieder auf Unverständnis – ebenso wie ihre oft destruktiven Handlungsweisen. Die betroffenen Kinder haben bei aller Vielfalt ihrer Symptome eines gemeinsam: Es fehlt ihnen die Fähigkeit der Aufmerksamkeitslenkung und der Impulskontrolle. Daher auch der Name »Aktivitäts- und Aufmerksamkeitsstörung«.

Dabei sind es prächtige Kinder! Körperlich oft gut gebaut, kräftig, wenig ermüdbar, stets unternehmungslustig, wenden sie sich mit großem Interesse und kaum irritierbarer Aktivitätsbereitschaft allem zu, was in ihrem Umkreis vor sich geht. Was sie jedoch nicht können, ist, ihr Interesse und ihre Aktivitätsbereitschaft so zu strukturieren, dass sie damit zu sinnvollen Leistungen und anerkannten Handlungsweisen kommen können. Und eben dieses gilt es zu lernen.

Früher wurden diese Kinder als »Zappelphilipp« bezeichnet und oft als unartig ausgegrenzt. Heute herrscht Einigkeit darüber, dass es sich um eine konstitutionelle Störung handelt, für die man weder Kinder noch Eltern moralisch verantwortlich machen kann. Vielmehr geht es nur um eines: die besondere Situation zu verstehen und zu helfen.

Die konstitutionelle Bewegungsunruhe kommt familiär gehäuft vor. Dabei äußert sie sich bei Jungen überwiegend in Form von überschießender körperlicher Aktivitätsbereitschaft, wohingegen sie sich bei Mädchen mehr innerlich als Gedankenchaos und seelische Unruhezustände bemerkbar macht. Letzeres wird nicht selten zunächst in der Schule als »Minderbegabung« gedeutet.

Manchmal wird die Bewegungsunruhe noch kompliziert durch andere Störungen wie Tics (s. S. 523 f.) und Teilleistungsstörungen, z.B. Legasthenie, isolierte Rechenschwächen, Schwierigkeiten, gezielt zuzuhören, wenn mehrere sprechen, oder überhaupt Gehörtes zu verstehen. So ist zunächst eine gründliche Untersuchung und Diagnosestellung erforderlich, wie sie vom Kinderpsychiater oder Kinderarzt vorgenommen wird.

Blickt man vom Gesichtspunkt der anthroposophischen Menschenkunde auf diesen Symptomkomplex, so fällt auf, dass es hier um die Herrschaft des Ich über sein Seelenleben geht: Aufmerksamkeit und Konzentration, Gefühlsbalance und Handlungsbereitschaft sind zu wenig kontrolliert.

Zur *Therapie* sind deshalb folgende Fragen zu beantworten:

- Wer hat oder erwirbt sich die Fähigkeit und Kraft, das Kind zu verstehen, sich einzufühlen und für es einzustehen?
- Wie können symptomverstärkende Faktoren im Alltagsleben reduziert und wo möglich abgestellt werden?
- Findet sich eine erfahrene Therapeutin bzw. ein Therapeut im heilpädagogischen Arbeitsbereich, der auf die Individualität des Kindes eingehen kann und Lehrern und Eltern Hilfestellungen gibt? Es hängt alles davon ab, dass die Hilfe zur Selbsthilfe möglichst früh ansetzt und gelingt.

■ Greift man zur inzwischen weltweit praktizierten Therapie mit Psychostimulantien wie z.B. Ritalin, Medikinet oder Concerta? Diese Medikamente bewirken in geringer Dosierung bei den meisten hyperaktiven Kindern eine Beruhigung und steigern ihre Aufmerksamkeit für einige Stunden. Diese Wirkung ist die der Amphetamingruppe (leistungssteigernde »Wachmacher«, die auch als Appetitzügler bekannt sind) und – in schwächerer Form – des Bohnenkaffees. Berichte begeisterter Kinder, Eltern und Lehrer liegen vor, da sich unter der Einnahme die schulische und häusliche Situation vieler Kinder schlagartig verbessert hat.

In Deutschland wie in vielen anderen Ländern wird eine ständige Zunahme des Gebrauchs verzeichnet. Dies kann deutlich machen, dass die heutigen Lebensformen augenscheinlich diese Veranlagung fördern.

Wir empfehlen, dieses Krankheitsbild in dreifacher Hinsicht ursächlich zu behandeln:

1. Reduzierung und – wo immer möglich – Ausschaltung von symptomverstärkenden Umwelteinflüssen.
2. Die frühe gezielte heilpädagogische Förderung als individuelle Schulung des Kindes zur Stärkung des Ich in seiner Kontrollfunktion ist sehr Erfolg versprechend.
3. Medikamentöse Behandlung mit anthroposophischen oder homöopathischen Konstitutionsmitteln. Wenn unumgänglich – zur Krisenintervention – vorübergehende Behandlung mit einer der oben genannten Substanzen, von erfahrener Seite ausgewählt, dosiert und nach einer gewissen Zeit wieder abgesetzt.

Im Folgenden werden Hilfs- und Fördermöglichkeiten genannt, die je nach Einzelfall, Möglichkeit und Notwendigkeit zur Anwendung gebracht werden können.

■ *Begleitendes Gespräch* zwischen allen an der Erziehung und Behandlung des Kindes beteiligten Personen, d.h. Eltern, Erzieher, Lehrer, Arzt, Therapeut einschließlich anderer relevanter Bezugspersonen. In dem Gespräch trägt jeder sein Bild von diesem Kind und dessen Begabungen und Möglichkeiten vor. Das Bild wird dann abgerundet durch eine möglichst exakte Charakteristik der Lernbehinderungen und Schwierigkeiten, aber auch der Fähigkeiten und Stärken. Dann werden Teilziele und ein Fernziel der Behandlung ins Auge gefasst. Nach den Möglichkeiten der Teilnehmer werden auch die Aufgaben verteilt, eventuell noch Helfer hinzugezogen und regelmäßige Gesprächswiederholungen verabredet. Entscheidend ist, dass mit dem Kind ganz konkrete Absprachen getroffen werden, wie diese oder jene besondere Schwierigkeit zu meistern ist, indem man mit ihm gemeinsam eine Strategie überlegt, die auch Spaß macht und zu Erfolgserlebnissen führt. Denn nichts geht bei diesen Kindern ohne gute Motivation.[87]

- *Rhythmus im Tageslauf:* Die Kinder brauchen von außen gute Zeitstrukturen für jeden Tag der Woche. Die Erwachsenen müssen wissen, was täglich, was periodisch geschieht, wer wann zuständig ist. Wie werden die ersten Minuten nach dem Aufwachen und die letzten vor dem Einschlafen gestaltet?

  Insbesondere der Moment des Gute-Nacht-Sagens sollte zu einem Höhepunkt des Tages werden. Das Kind hört eine kurze Geschichte, ein Lied wird gesungen, ein paar rückblickende Worte zum Tag werden ausgetauscht – was ist gewesen, was wird morgen sein? –, am besten ruhig betrachtend und in einer Stimmung, die den Tag gut sein lässt. Zum Abschluss ein Lied, ein schöner Spruch oder ein Gebet. So kann das Kind sowohl die Tageserlebnisse als auch die genossene Nahrung besser »verdauen«. Die Begrüßung am nächsten Morgen wird dann auch eher mit der nötigen Leichtigkeit und humorvollen Wärme gelingen, die Sicherheit ausstrahlt, dass man den Aufbruch zur Schule schaffen wird ...

- *Visuelles Training:* Da die Kinder oft Probleme haben, aus dem gesprochenen Wort verbindliche Vorstellungen zu bilden, ist für sie ein ausgehängter schriftlicher Tages- und Wochenplan hilfreich, weil ihnen die Ereignisse über das Sehen besser zugänglich werden.
- *Ausreichend körperliche Betätigung:* Unruhige Kinder brauchen einen Schulweg! Wenn sie zwanzig bis dreißig Minuten stramm gelaufen sind, haben sie in der Schule erst einmal das Bedürfnis zu sitzen ... Auch die Nachmittage zu Hause müssen genügend Gelegenheit bieten für körperliche Tätigkeit: Wenn dies zu Hause nicht möglich ist, dann beim Nachbarn oder auf einem in der Nähe gelegenen Bauernhof. Gartenarbeit, Holzsägen, Helfen mit dem Bollerwagen, Einkaufen, Hand-

werkliches und Basteln oder aber organisierte Halbtageswanderungen, als Elterninitiative seitens der Schule oder privat zu Hause.

- *Striktes Medienverbot:* Fernsehen, Video, PC, Walkman, CDs sollten aus dem häuslichen Umkreis insbesondere dieser Kinder verschwinden. Der frühe und häufige Konsum verursacht schon bei konstitutionell gesunden Kindern deutliche Schäden, die sich als Störungen der Aufmerksamkeit, des Zuhörenkönnens, des innerlichen Auffassens und Herstellens von Zusammenhängen bemerkbar machen. Daher trägt der Gebrauch der Medien bei von motorischer Unruhe betroffenen Kindern deutlich zur Symptomverstärkung und damit zur Verschlechterung der Gesamtsituation bei. Wenn dann vom elften, zwölften Lebensjahr an hin und wieder gemeinsam Sendungen oder Filme ausgesucht werden, sollten die Sendungen auch gemeinsam gesehen und anschließend im Gespräch verarbeitet werden.
- *Gestaltung der Wohnung:* Empfohlen wird, alles wegzuräumen, was man nicht unbedingt braucht. Gut ist, als Geschirr schwere Keramikbecher und Krüge zu benutzen, die nicht so leicht umfallen können. Anstatt Kerzen in Leuchtern (die umfallen und ausgepustet werden können) lieber Laternen mit Teelichtern verwenden. Ein Hocker unter dem Tisch hilft, dass die Füße fest auf etwas stehen können. Kleine Zimmer mit schließbaren Türen sind besser als große offene Koch-Wohn-Spielbereiche. Beim Helfen in Werkstatt und Küche kann das Kind auf einem Hocker stehen, damit es mehr Bewusstsein für seinen Standort bekommt.
- *Ernährung:* Phosphate, Geschmacksverstärker, Glutamat, Farbstoffe und Konservierungsmittel werden in Verbindung mit einer Reihe möglicher Nahrungsmittel-Allergien als Symptomverstärker angeschuldigt. Wir raten zu keiner speziellen phosphatreduzierten Diät – nicht zuletzt, weil gerade so lebenswichtige Nahrungsmittel wie Milch und Nüsse Phosphat enthalten –, empfehlen jedoch eine gesunde Ernährung auf Getreidebasis (einschließlich Dinkel, Hirse, Buchweizen, Quinoa) mit ausreichend Salat und Obst. Vegetarische Kost bzw. sparsamer Fleischkonsum sollte bevorzugt werden. Hat man den Verdacht auf symptomverstärkende Nahrungsmittel, bespricht man sich erst mit einem erfahrenen Kinderpsychiater oder -arzt, bevor aufwändige Auslassversuche

oder obskure Tests durchgeführt werden. Auch Süßigkeiten in Maßen, in Form von Rosinen und anderen Trockenfrüchten, sind erlaubt. Ferner sind guter Honig, etwas Vollrohrzucker oder sogar weißer Zucker meist möglich, wenn sie nur zum leichten Süßen von Joghurt und anderem benutzt werden.

Nicht zu empfehlen sind jedoch die gekauften vorgesüßten Produkte, da sie sämtlich übersüßt sind, ferner erfahrungsgemäß Kakao und kakaohaltige Süßigkeiten. Sollte das Kind einmal nach einer selbst gemachten Süßspeise besonders unruhig geworden sein, so ist es besser zu sagen: »Das probieren wir übermorgen noch einmal aus«, als diesen Versuch gleich abzubrechen. Dann hat das Kind Gelegenheit zu zeigen, ob es gegen seine Unruhe angehen kann. Andererseits sollten Belastungsversuche nicht vor der Schule gemacht werden, weil das dem Kind Enttäuschungen bereitet. Ein erfahrener Kinderpsychiater hat den Schulkindern morgens eine Tasse Kaffee empfohlen. Auch diese hatte – ähnlich wie die medikamentöse Therapie mit Ritalin – eine beruhigende Wirkung und außerdem den psychologischen Effekt, dass sich die Kinder von den Eltern anerkannt und verstanden fühlten.

Zusammengefasst: Zu empfehlen ist eine vertretbare vielseitige, möglichst naturbelassene Kost einschließlich Getränken in regelmäßigen Abständen über den Tag verteilt.

- *Sinnespflege:* Damit sind die zwölf Sinnesfunktionen gemeint, wie sie in diesem Buch beschrieben werden (s. S. 309 ff.). Besonders in Betracht kommen die körperbezogenen Sinne wie Tast-, Gleichgewichts-, Eigenbewegungs- und Lebenssinn, Letzterer besonders unter dem Gesichtspunkt des Rhythmus für die Einschlaf- und Aufwachsituation und dem der Ernährung. Alle im Weiteren besprochenen Therapien und pädagogischen Maßnahmen schließen diese Sinnespflege umfassend mit ein.
- *Je nach Art des Kindergartens* können für die Eltern erhebliche Entlastungen erzielt werden. Je größer die Gruppe und je kleiner der Personalschlüssel, umso eher können jedoch Schwierigkeiten auftreten, die zu ersten Ausgrenzungen führen. Für die weitere Entwicklung dieser Kinder kann es von großem Wert sein, wenn das oben genannte begleitende Gespräch schon in dieser Zeit stattfindet und entsprechende

Konsequenzen gezogen werden. Bei zusätzlichen Auffälligkeiten ist eventuell ein integrativer Kindergartenplatz sinnvoll.[88]

- *In der Schule* treten die Probleme oft erst klar hervor. Kleinklassen oder die Bildung von Kleingruppen in größeren Klassen können eine große Hilfe sein. Man muss den Lehrern zugute halten, dass ein bis zwei hyperkinetische Kinder in einer Großklasse einen geordneten Unterricht sprengen können. Das konstruktive Gespräch zwischen Angehörigen und Lehrern sollte möglichst vor dem Auftreten der Probleme stattfinden. In jedem Fall ist es zur Vertrauensbildung wichtig und hilft dem Kind, so bald wie möglich »seinen Platz« in der Klasse und im Bewusstsein des Lehrers auf konstruktive Weise zu finden. Analog der Erfahrung, dass ein unruhiges Kind auf einem Pferderücken ruhig und aufmerksam wird, weil es unbewusst balancieren muss, kann z.B. das unkonventionelle Angebot eines großen Gymnastikballes oder eines Barhockers als »Sitzplatz« in der Klasse hilfreich sein. Wenn der Lehrer oder das Kind selbst merkt, dass es unruhig wird, darf es eine Zeit lang darauf sitzen und von dort aus zuhören. Geschickt eingefädelt erhält die Klasse so das Signal, dass eine solche Unruhe bei diesem Kind ein »Naturereignis« ist, an dem man sich nicht weiter aufhält. Das Kind hingegen fasst Vertrauen, dass der Lehrer ihm helfen will. Diese und auch andere Hilfestellungen können aber nur gedeihen, wenn ein guter Kontakt zwischen allen gebildet wurde. Auf die Wichtigkeit des Schulweges wurde schon hingewiesen.

Besondere Therapieformen und Maßnahmen

- *Sensorische Integrationstherapie und / oder Krankengymnastik* ist immer dann angezeigt, wenn Wahrnehmungs- und Handlungsseite des Kindes nicht sinnvoll zusammenstimmen.
- *Ergotherapie* (Beschäftigungs- und Arbeitstherapie) fängt im eigenen Zimmer mit Mutter oder Vater beim Malen, Kneten, Flechten an, kann sich fortsetzen im einfachsten Fingerweben oder Arbeiten mit stumpfer Stopfnadel. Wo eine Werkstatt ist, möchte man hämmern, mit Keilen Hölzer spalten und vor allem sägen lernen (mit väterlicher Führung der Säge). Sind solche Förderungen zu Hause nicht möglich, können sie als Ergotherapie von außerhalb in Anspruch genommen werden.

- *Heilpädagogische und Verhaltenstherapie.* Zu den Therapieformen, die auch nur ein- bis zweimal wöchentlich stattfinden können, zählen die Behandlungen bei niedergelassenen Heilpädagogen oder verhaltenstherapeutisch orientierten Psychologen. Sie zählen in erfahrener Hand und bei langfristiger Durchführung zu den erfolgreichen Therapien.
- *Elterntraining* wird mancherorts angeboten. Hier geht es darum, den Eltern erzieherische Hilfen aus Elementen der Verhaltenstherapie und Motivationsforschung zu vermitteln. Sie lernen dabei, typische Alltagsprobleme selbstständig zu reflektieren und das Kind mit seinen Besonderheiten besser zu verstehen.
- *Singen und Musiktherapie.* Beim Singen wird die Fähigkeit kultiviert, die Gefühlswelt bewusst handhaben zu lernen. In der Musiktherapie nach Nordoff / Robbins wird versucht, die momentanen Regungen eines Kindes in Musik auszudrücken und ihm so halb bewusst zu vermitteln, dass es verstanden und begleitet wird. Dadurch können z.B. die Aufmerksamkeit angeregt und häusliche Probleme gemildert werden.[89]
- *Erzählen und Sprachpflege.* Dem Alter und Fassungsvermögen des Kindes angepasst kann eine tägliche Erzähl-»Stunde« segensvoll wirken. Meist wird man vorlesen mit natürlicher, nicht dramatisierender, sondern teilnahmsvoll-ruhiger Stimme (s. S. 390).
- *Rhythmische Massage* nach Ita Wegman verhilft dem Kind zu einer besseren Selbstwahrnehmung. Es fühlt sich in seinem Körper wohler und lernt ihn besser zu durchdringen.
- *Bothmergymnastik.* Diese Gymnastikform ist zwar noch wenig bekannt, aber zur Entwicklung eines gesunden Körpergefühles ausgezeichnet geeignet. Sie wurde in der Gründungszeit der Waldorfpädagogik entwickelt und unter therapeutischen Gesichtspunkten unter anderem für unruhige Kinder (und Jugendliche mit Essstörungen) angewandt.[85]
- *Heileurythmie* wird auf S. 557 f. beschrieben. Sie vermag, angepasst an die kindlichen Erlebnisweisen, körperliche und seelische Bewegung in der dort beschriebenen Weise koordiniert einzuüben und das Kind in seiner Selbstfindung zu unterstützen.
- *Einreibungen, Wickel und Bäder.* Äußere Anwendungen können dem Kind in verschiedenster Weise helfen bei sekundär aufgetretenen Be-

findlichkeitsstörungen oder als zusätzliche anregende oder beruhigende Maßnahmen.

Verordnet werden sie in der Regel von damit erfahrenen Ärzten oder Therapeuten.

Empfohlene Literatur

Hallowell, Edward M. / Ratey, John: *Zwanghaft zerstreut oder Die Unfähigkeit, aufmerksam zu sein.* Reinbek 1999.

Neuhaus, Cordula: *Hyperaktive Jugendliche und ihre Probleme. Erwachsen werden mit ADS. Was Eltern tun können.* Stuttgart [2]2001.

Manfred Döpfner u.a.: *Wackelpeter und Trotzkopf. Hilfen bei hyperkinetischem und oppositionellem Verhalten.* Weinheim/Basel [2]2000.

Hüther, Gerald / Bonney, Helmut: *Neues vom Zappelphilipp. ADS / ADHS verstehen, vorbeugen, behandeln.* Düsseldorf/Zürich 2002.

Bockemühl, Johannes: *Das unruhige Kind.* Bad Liebenzell-Unterlengenhardt (Gesundheit aktiv, Heft 143).

Soldner, Georg / Stellmann, H. Michael: *Individuelle Pädiatrie.* Stuttgart 2007.

Zum Umgang mit der Linkshändigkeit

In den vergangenen Jahrzehnten ist man üblicherweise dazu übergegangen, Linkshänder in der Schule von Anfang an links schreiben zu lassen. Die Gründe liegen nahe: Warum sollte man dem Kind nicht »freie Hand« lassen? Auch hat sich eine breite Front von Befürwortern des Linksschreibens gebildet aufgrund der langjährigen Forschungs- und Beratungstätigkeit von Barbara Sattler (vgl. www.linkshaender-beratung.de). In manchen Schulen jedoch – insbesondere Waldorfschulen – wird dennoch weiterhin die Gelegenheit geboten, Linkshändern das Schreibenlernen mit der rechten Hand zu ermöglichen. Die Gründe dafür liegen zum einen darin, den Betroffenen einen zusätzlichen Freiheitsgrad zu verschaffen, indem sie dadurch mit der rechten Hand geschickter werden und zudem »so wie die anderen« schreiben können. Zum anderen beruhen sie auf langjähriger schulärztlicher Erfahrung mit ausgesprochen positiven Resultaten für die Persönlichkeitsentwicklung und einem durch Forschungen Steiners angeregten vertieften Studium der Linkshändigkeit.

Das früher im staatlichen Schulsystem streng geforderte Schreibenlernen mit der rechten Hand auch für Linkshänder war für viele Kinder ausgesprochen traumatisch. Erleben zu müssen, wie man mit einer Hand schreiben soll, die viel ungeschickter ist als diejenige, mit der man bis jetzt gemalt, gegessen, gebastelt und vielleicht auch schon vor Beginn der Schule geschrieben hat, das war ein rechtes Elend. Die Folge davon waren Schulunlust, Nervosität, Unruhe, Versagensängste bis hin zu Ideenflucht und Stottern sowie legasthenische Symptome, rasche Ermüdbarkeit und generelle Anzeigen seelischer Labilität. Diese Tatbestände sind heute auch großenteils als Phänomene neurophysiologischer Überlastung des gesamten Gehirns belegt. Warum also diesem – doch eigentlich wissenschaftlich abgehakten – Thema ein eigenes Kapitel widmen? Noch dazu, wo inzwischen auch in Waldorfkreisen das Schreibenlernen mit der rechten Hand bei Linkshändern manchmal recht engagiert in Frage gestellt wird.[90]

Wir haben auch daraufhin nochmals unsere Gesichtspunkte und die ihnen zugrunde liegenden Forschungsergebnisse aus Natur- und Geisteswissenschaft überprüft und auch die von Barbara Sattler ins Feld geführten Gegenargumente für unsere Empfehlungen erneut angeschaut. Wir sehen jedoch keinen stichhaltigen Grund dafür gegeben, von dem hier in der *Kindersprechstunde* vorgeschlagenen Weg Abstand zu nehmen. Die im folgenden dargelegten Gesichtspunkte mögen dies verdeutlichen.

Schreibenlernen und das Sprachzentrum

Bekanntlich kreuzen sich die Nervenbahnen vom Körper kommend etwa in der Höhe des Eintritts in den Schädel (sogenannte Pyramidenbahnkreuzung). Deshalb muss bei einer Hirnverletzung der einen Seite eine Lähmung oder eine Empfindungsstörung auf der anderen

Körperseite auftreten. Neue Untersuchungsverfahren konnten jedoch unbestritten zeigen, dass die beiden Hirnhälften zudem *unterschiedliche* Funktionen repräsentieren. So steht die linke Hirnhemisphäre mehr dem logisch abstrakten, analysierenden Denken, die rechte hingegen mehr dem bildbezogenen ganzheitlichen Denken zur Verfügung. So bildet sich auch für die primär analytisch veranlagte Fähigkeit des Sprechens im Laufe der Kleinkindzeit das sogenannte Sprachzentrum meist in der linken Hemisphäre aus. Was lange nur vermutet, inzwischen aber durch Untersuchungsergebnisse übereinstimmend bestätigt wurde, ist die Tatsache, dass sich die Bildung dieses Sprachzentrums *mehrheitlich auch beim Linkshänder auf der linken Hirnseite vollzieht.* Nur etwa 12 bis 15% der Linkshänder haben dieses Sprachzentrum ausschließlich in der rechten Hemisphäre. Bei etwa 50% der Linkshänder befindet es sich in der linken Gehirnhälfte, bei den übrigen zirka 35% ist die Sprachrepräsentation rechts und links lokalisiert. Darüber hinaus weiß man heute, dass lebenslang beim Erlernen neuer Sprachen weitere Sprachzentren entstehen können, was deutlich macht, dass der Spracherwerb eine äußerst komplexe und entwicklungsfähige Repräsentanz im Gehirn hat.

Aus den Ergebnissen physiologischer und psychologischer Untersuchungen sowie aus Statistiken an Hirnoperierten lässt sich erkennen, dass Repräsentationen und Kompetenzen im Gehirn in den ersten Lebensjahren weitgehend beidseitig veranlagt werden. Dann aber erfolgen zunehmend einseitige und regionale Prägungen und Festlegungen bestimmter »Zentren«. Für das Schreiben gilt nun, dass sich die Repräsentation des Schreibvorgangs im Gehirn erst mit dem Vorgang des Schreibenlernens ausbildet und auch nicht zur Prägung eines »Schreibzentrums« führt. Vielmehr sind verschiedene Regionen beider Hirnhemisphären beim Schreibenlernen aktiv. Insofern gibt es von neurophysiologischer Seite keinen Einwand dagegen, dass linkshändig veranlagte Kinder nicht den Versuch machen sollten – wenn sie wollen – das Schreiben mit der rechten Hand zu erlernen. Im Gegenteil: Der analytische, in der Zeit verlaufende Prozess des Schreibenlernens stimuliert die linke Hirnhemisphäre physiologisch, da diese insgesamt – im Gegensatz zur rechten – für analytische Funktionen vorgeprägt ist. Zudem fördert es die Zusammenarbeit, d.h. die Vernetzung beider Hemisphären, da Worte und Sätze Ganzheiten sind, zu deren komplexem Erfassen wiederum die rechte, mehr raum- und bildorientierte Hälfte vorgeprägt bzw. veranlagt ist. Auch handelt es sich ja *nur um das Schreibenlernen* mit der rechten Hand. Alle anderen Spontanbewegungen bleiben links – d.h. das Kind hat in allem Übrigen »freie Hand«.

Beachten der Qualitäten von Rechts und Links

Dass Rechts und Links nicht einfach austauschbar sind, sondern jeweils eigene Qualitäten besitzen, war schon in alten Kulturen bekannt. Delaware-Indianer bevorzugten bei bestimmten Verrichtungen die linke Hand, z.B. wenn sie den ovalen Pfad, auf dem die Tänzer die beiden Feuer umkreisen, mit Truthahnschwingen fegten, »denn die Linke ist heilig, die Rechte unheilig.«[91]

Lao-Tse sagte: »Ist der Weise daheim, schätzt er die Linke, braucht er die Waffen, schätzt er die Rechte. Waffen sind Unglückswerkzeuge, nicht des Weisen Werkzeuge ... Erfreuliche Handlungen bevorzugen die Linke, schmerzliche Handlungen bevorzugen die Rechte.«

Im alten China wurde die linke Schulter für eine fröhliche Zeremonie entblößt, die rechte in Erwartung einer Strafe. Beim Grüßen verbargen die Knaben die rechte Hand unter der linken, die Mädchen die linke Hand unter der rechten. Im Sudan erfolgt die Differenzierung nach Rechts und Links im Sinne von Männlich / Weiblich. Tätigkeiten, die als weiblich angesehen wurden, nahm man mit der linken Hand vor, als männlich angesehene Aktivitäten jedoch mit der rechten. Geschenke wurden beidhändig gekreuzt überreicht.

Schaut man daraufhin einmal an, welche Organe des Menschen mit ihren spezifischen Funktionen rechts und links im Körper ihre typische Lage haben, so zeigen auch sie deutliche Qualitätsunterschiede an. Die mehr rechtsbetont liegenden Organe Lunge (sie hat rechts drei Lappen, links nur zwei) und Leber stellen die für den Organismus notwendigen Außenbeziehungen her, die Lunge für die Luft, die Leber für das nährstoffreiche Blut aus dem Darm, in das die Nahrungsmittel – von außen kommend – aufgenommen werden. Die links liegenden Organe Herz und Milz dienen hingegen primär der Innenwelt, der Versorgung von Kreislauf und Immunsystem. So gesehen entspricht es den Gegebenheiten unseres Organismus mehr, wenn eine so stark dem äußeren Verkehr dienende und im späteren Leben mehr automatisch ablaufende Tätigkeit wie die des Schreibens mit der rechten Hand geschieht. Entsprechend sinnvoll ist es daher auch, dass das Fingerspiel beim Geige- und Cellospielen mit der *linken* Hand geschieht. Diese Tätigkeit ist mehr dem Hören und Verinnerlichen zugeneigt, geht mehr »zu Herzen« und entspricht den Qualitäten der linken Körperhälfte. Außerdem haben die neurophysiologischen Forschungen der letzten Jahre das deterministische Konzept des geprägten Gehirns zum Wanken gebracht zugunsten der Auffassung von der umfassenden Neuroplastizität des Gehirns, die in der Kindheit zwar am ausgeprägtesten ist, jedoch lebenslang vorhanden bleibt (vgl. die Veröffentlichungen von Gerald Hüther und Manfred Spitzer, S. 552). So hat es uns auch nie erstaunt, dass ein Sechzehnjähriger, der nach einem Unfall seinen rechten Arm verlor, bereits wenige Monate später alle erforderlichen Tätigkeiten – einschließlich Schreiben – dem linken Arm und dessen neuronaler Repräsentanz im Gehirn zumutete, ohne dass dabei hinderliche psychomotorische Symptome aufgetreten wären. Seine Motivation konnte potenziellen vorübergehenden Störungen vorbeugen.

Regelmäßiges Üben stärkt den Willen

Jede bewusst vorgenommene Wiederholung einer Handlung, und sei sie noch so klein, stärkt den Willen. So ist das Schreiben für jedes Kind zugleich ein Willenstraining. Verstärkt gilt dies jedoch für das linkshändige Kind, das zudem noch den Verzicht auf den Spontangebrauch der rechten Hand leisten muss. Umso größer ist dann aber auch der Erfolg – nicht nur für das Schreibenlernen, sondern für die Willenserziehung allgemein. Um dem Kind das Üben zu erleichtern, ist es hilfreich, die Formen der Buchstaben aus einem Bild zu entwickeln, dann mit Hand und Arm zunächst auf Packpapier zu gestalten, dann erst an der Tafel und schließlich groß auf einer ganzen Heftseite, sodass der ganze Körper des Kindes noch an Bewegung und Form beteiligt ist. Wird das Kind dann auch beim immer kleiner werdenden Schreiben mit Verständnis, Liebe und Humor begleitet, so macht das Üben trotz aller Mühe Freude. Die durch einen solchen Übvorgang erfolgte Willensstärkung führt dann oft auch zur Besserung anderer Symptome wie Ungeschicklichkeit, Unaufmerksamkeit, mangelnde Selbstkontrolle und geringes Selbstvertrauen. Von »Umschulung« kann also in keinem Fall gesprochen werden, wohl aber von Willenserziehung und Kompetenzentwicklung der rechten Hand.

Der Schicksalsaspekt

Ein Linkshänder bringt andere Aufgaben und Qualitäten mit ins Leben als ein Rechtshänder. Steiner hat darauf aufmerksam gemacht, dass sich Linkshändigkeit als Folgezustand eines früheren Erdenlebens ergeben kann, in dem der betreffende Mensch sich körperlich und seelisch stark verausgabt hat. Das kann im nächsten Erdenleben dazu führen, dass die rechte Körperseite weniger kräftig ausgebildet ist als die linke. Unter diesem Gesichtspunkt erscheint dann die Dominanz der linksseitigen Qualitäten als Möglichkeit, im jetzigen Erdenleben mehr Innerlichkeit, Sensibilität und Bewusstheit auszubilden. Der Erziehung käme so gesehen die Aufgabe zu, die veranlagte Entwicklungsmöglichkeit zu unterstützen und dafür zu sorgen, dass die Veranlagungen der rechten Seite eine zusätzliche Stärkung erfahren. Hinzu kommt, dass es für die linke Seite besser ist, wenn sie fähigkeitsorientiert und nicht zusätzlich belastet eingesetzt wird, d.h. den Qualitäten der linken Seite entsprechend *nicht zum Schreiben*, wofür das Qualitäts- und Fähigkeitsprofil der rechten Seite des Körpers veranlagt ist: nämlich zum lebensnahen, umweltbezogenen Zupacken und weniger zum sensiblen Begleiten dessen, was geschieht. Da die Waldorfpädagogik die geisteswissenschaftlichen Forschungsergebnisse Steiners berücksichtigt, ist es verständlich, warum den Eltern angeboten wird, ihrem Kind den Schreibversuch mit der rechten Hand zu ermöglichen. Alle anderen Handfertigkeiten jedoch wie Malen, Nähen, Schneiden dürfen selbstverständlich mit der linken Hand erfolgen, wenn das Kind es will. Dazu gibt es spezielle Scheren und Brotmesser für Linkshänder. Denn diese Tätigkeiten verlaufen zeitlebens bewusstseinsnäher und werden später nicht so unbewusst-automatisch gehandhabt wie das Schreiben.

Es geht also in keinem Fall darum, eine Umstellung von links auf rechts anzuraten. Folglich wird auch keine Dominanzänderung provoziert. Es wird nur das Schreibenlernen mit der rechten Hand empfohlen, wo dies als sinnvoll erlebt und von den Beteiligten gewollt wird. Dies erscheint aufgrund der heutigen Erkenntnisse der Dominanz- und Hirnforschung sowohl naturwissenschaftlich begründet als auch durch unsere eigenen guten pädagogischen Erfahrungen belegt.

Empfehlung zur individuellen Entscheidung

Wir empfehlen – ohne vorgefasste Meinung für oder gegen das Schreibenlernen mit der rechten Hand – für jedes Kind »seine« individuelle Lösung zu suchen. Dazu einige Beispiele:

- In einer Klasse wurden von der Lehrerin fünf Linkshänder festgestellt. Vom Schularzt wurden sie einzeln untersucht, und es wurde mit den Eltern beschlossen, probeweise das Schreiben mit der rechten Hand zu üben. Interessant war, dass darunter ein Junge war, der nach Gebrauch, Geschicklichkeit und Kraft ein eindeutiger Rechtshänder war. Ausgerechnet er blieb konstant bei der linken Hand für das Schreiben und wollte den Versuch des Rechtsschreibens nicht fortsetzen. Man hatte ihm schon im Kindergartenalter – der Phase der Beidhändigkeit – zu verstehen gegeben, wie gut für ihn das Halten des Mal- und Schreibstiftes in der linken Hand sei, da die Eltern überzeugt waren, er sei Linkshänder, und ihm unbedingt »freie Hand« lassen wollten. Bei den anderen gab es keine Probleme, rechts schreiben zu lernen, auch später nicht, und sie waren zufrieden mit ihrer Situation.
- Bei der Einschulungsuntersuchung eines linkshändigen Erstklässlers sagt die Mutter, dass sie Wert darauf lege, dass ihr Kind in der Schule mit der linken Hand schreiben dürfe. Sie selbst sei auch Linkshänderin, und man habe sie seinerzeit zum Schreiben mit der rechten Hand gezwungen, was für sie zeitlebens traumatisch geblieben wäre. Der Vater – wie sich im Laufe des Gespräches herausstellt, ebenfalls ein Linkshänder – sagt auf Befragen, dass für ihn das Schreibenlernen mit der rechten Hand kein Problem gewesen sei und er eigentlich durchaus dafür wäre, dass sein Sohn auch rechts schreiben lernt. Er wolle aber diese Sache nicht zum Streitfall werden lassen und habe sich daher der

Meinung seiner Frau angeschlossen. Die Lehrerin fragt nun die Eltern, ob sie das Kind unter vier Augen fragen dürfe, wie es in der Schule schreiben lernen möchte. Die Eltern blicken sich an und zeigen sich einverstanden. Daraufhin fragt die Lehrerin den Kleinen unter vier Augen: »Möchtest du so schreiben lernen wie die Mama oder so wie der Papa?« Daraufhin der Kleine prompt: »Wie der Papa ...« Und es gelang – auch zur vollen Zufriedenheit der Mutter, die jetzt erlebte, dass das Schreibenlernen eines Linkshänders mit der rechten Hand auch ganz anders erfolgen kann, als sie es damals in ihrer eigenen Schulzeit erlebt hatte.

Wird das Schreibenlernen mit der rechten Hand als ein spannender Versuch angesehen und dem Arbeitsrhythmus des Kindes angepasst, so kann dies, wie schon angedeutet, auch andere Probleme des Kindes »mitglätten«. Natürlich wird verabredet, wie lange der Versuch dauern soll und wann und wie man sich zwischenzeitlich über den Verlauf verständigt. Selbstverständlich wird dabei nur das Schreiben und – im Falle der Waldorfschule – auch das Formenzeichnen rechts geübt. In allen anderen Tätigkeiten, z.B. beim Malen, Handwerken, Schneiden, Essen, Ballwerfen etc., hat das Kind »freie Hand«.

Praktische Hilfen

Die folgenden Gesichtspunkte können helfen, den Vorgang des Schreibenlernens mit der rechten Hand für Linkshänder zu erleichtern:

- Einigkeit von Eltern und Lehrern ist Voraussetzung für den Erfolg. Nur so erlebt das Kind die gleichbleibende unterstützende und motivierende Haltung der Erwachsenen bei seinen Bemühungen.
- Ist der Lehrer praktizierender Linksschreiber, so schreibt auch er in den ersten Schuljahren, wenn die Nachahmung der Kinder noch stark ist, in Gegenwart der Kinder mit der rechten Hand an die Tafel, um durch sein Vorbild zu helfen. Dies hat nie zu Problemen geführt, da bei guter Motivation die »Erwachsenen«-Plastizität des Nervensystems das ohne weiteres gestattet.
- Genügend Zeit lassen! Das wird besonders an staatlichen Schulen nur nach individueller Rücksprache mit dem Lehrer möglich sein. In den Waldorfschulen sollte es kein Problem sein, da Schreiben und Lesen ohnehin viel langsamer eingeführt werden. In der Regel wird

man nach etwa drei bis fünf Monaten des Übens entscheiden, ob der Schreibversuch rechts erfolgreich war und die rechte Hand endgültig »die Schreibhand« wird.

- Ist der Entschluss zwischen Eltern und Lehrer gereift, den Rechtsschreibeversuch eines linkshändigen Kindes als »gescheitert« zu beenden, so sollten beide voll dahinterstehen und dem Kind jede Möglichkeit bieten, das Schreiben mit der linken Hand möglichst entspannt nach den hierfür erarbeiteten Erfahrungen zu lernen (s. Literatur).
- Achten Sie auf Verhaltensänderungen und prüfen Sie sorgfältig, ob diese mit dem Schreibenlernen zu tun haben oder mit Beziehungsstörungen wie z.B. Angst vor Nachbarskindern, Freundschaftsverlust oder Eheprobleme der Eltern, die ebenfalls für die eingangs genannten Störungen verantwortlich sein können.
- Für alle Kinder sind während der Zeit des Schreibenlernens Formenzeichnen und Eurythmie eine wertvolle Unterstützung. Bei besonderer Ungeschicklichkeit können noch Geschicklichkeits- und Aufmerksamkeitsübungen hinzugenommen werden, die bei Beidhändern und Linkshändern die Konzentration auf die rechte Seite fördern, z.B. wenn sie mit dem Blick einen lustigen Gegenstand verfolgen, der den rechten Arm »hinunterkrabbelt«.
- Versprechen Sie keine Belohnungen materieller Art. Die wirkliche Belohnung besteht in der Freude der Erwachsenen an den kleinen Fortschritten und dem Stolz des Kindes, wenn es merkt, dass es vorwärtskommt. Werden materielle Belohnungen versprochen, gewöhnt sich das Kind daran, nicht aus Freude am Tun, aus Liebe zur Sache zu arbeiten, sondern in Abhängigkeit von der Belohnung. Man kann jedoch dem Kind ein schönes Steinchen oder eine Muschel schenken, die es während des Schreibens in der linken Hand festhalten kann, um nicht aus Versehen den Stift von rechts nach links wandern zu lassen. Hierzu ein Beispiel: Ein linksdominanter Erstklässler war zunächst gar nicht erbaut davon, dass er rechts schreiben sollte. Eltern und Lehrer berieten noch einmal darüber und entschlossen sich, doch gemeinsam zu ihrer Vereinbarung zu stehen. Der Junge bekam vom Lehrer einen schönen Stein zum Festhalten für die linke Hand. Nach einer Woche erhielt der erstaunte Lehrer den Stein mit den Worten zurück: »Ich denke jetzt

selbst daran, du kannst den Stein wiederhaben.« Die Sicherheit der Erwachsenen hatte sich auf seine eigene Motivation positiv ausgewirkt.

- Wer sich im späteren Lebensalter noch dazu entschließt, das Schreiben mit der rechten Hand zu lernen, unternimmt dies am besten in den Sommerferien. Wenn ältere Schüler dies wollen, so raten wir ihnen, sich ein schönes Heft bzw. Buch mit leeren Seiten zu kaufen und jeden Tag etwas mehr hineinzuschreiben an Tagebuchaufzeichnungen, Dichtungen und sonstigen Texten, die ihnen gefallen. Probleme sind nicht zu erwarten. Motivation und schon entwickelte Selbstwahrnehmung verhindern das.

Empfohlene Literatur

Bishop, Dorothy V.M.: *Handedness and Developmental Disorder.* London 1990.

Glöckler, Michaela (Hrsg.): *Das Schulkind. Gemeinsame Aufgaben von Arzt und Lehrer. Konstitutionsfragen, Unterrichtschwierigkeiten, therapeutische Lehrplanprinzipien.* Dornach [3]1998.

Glöckler, Michaela: *Gesundheit und Schule. Schulärztliche Tätigkeit an Waldorfschulen und Rudolf-Steiner-Schulen.* Dornach 1998.

Hüther, Gerald / Bonney, Helmut: *Neues vom Zappelphilipp. ADS / ADHS verstehen, vorbeugen, behandeln.* Düsseldorf 2002.

Popper, Karl R. / Eccles, John C.: *Das Ich und sein Gehirn.* München [6]1996.

Spitzer, Manfred: *Vorsicht Bildschirm! Elektronische Medien, Gehirnentwicklung, Gesundheit und Gesellschaft.* Stuttgart 2005.

Zum Problem der Lese- und Rechtschreibschwäche (LRS oder Legasthenie)

Unter einer Schreib- und Leseschwäche wird heute die isolierte Lernstörung dieser Fähigkeiten verstanden bei sonst normal intelligenten Kindern. Etwa 3 bis 8 % der Kinder sind davon betroffen. Eltern und Lehrer sind aufgerufen, sich nach wirksamer Hilfe umzusehen, da sonst für die Kinder ein unzumutbarer Leidensweg beginnt.

Die Buchstabenschrift zu lernen fordert vom Kind die Fähigkeit und Bereitschaft, aus den Worten, die es als Ganzheit kennt, einzelne Laute herauszulesen, d.h. das Wort zu zerstückeln. Statt dem Sinn der Worte zu lauschen soll jetzt nur noch einem Teil des Wortklangs die Aufmerksamkeit zugewendet werden. Gleichzeitig wird eine zweite Abstraktion verlangt: das bildlose Zeichen mit dem Laut selbst zu identifizieren. Man mache sich einmal klar, was es für Kinder bedeutet, die bisher ein Bilderbuch mühelos auf dem Kopf »lesen« konnten, wenn sie jetzt mit folgenden nichts-»sagenden« und qualitativ ganz gleichen Zeichen konfrontiert werden:

d b
q p

Diese abstrakten Zeichen aus Geraden und Bögen bekommen ihren Sinn nur durch eine ganz bestimmte Lage zu einem selbst. Nicht einmal aussprechen kann man sie, ohne dass ihnen noch ein Vokal angehängt wird. Aus solchen ungenauen Dingen nun wieder Worte entstehen zu lassen ist zunächst eine »undurchschaubare Kunst«. Warum schreibt man das Wort »echt« nicht mit ä, warum hört man »legn« und schreibt »legen«? Wenn ich »g« alleine ausspreche, wird ja auch kein »e« dahinter geschrieben.

Aus diesen Andeutungen mag hervorgehen, wodurch etliche der Unsicherheiten und Störungen auftreten. Kinder, die ein Zeichen noch als Bild sehen, werden Schwierigkeiten bekommen, ebenso Kinder, die die Aussagen des Lehrers zu wörtlich nehmen. Vollends verwirrt sind sie, wenn ihnen gesagt wird: »Schreibe es so, wie du es hörst oder sprichst«, und sie das dann glauben. Deutlich wird schon hier, dass ein zeitlich weit gespannter Rahmen für das Schreiben- und Lesenlernen kindgemäß ist. Aber auch der Wunsch taucht auf, dass der Lehrer doch möglichst ein Schriftgelehrter in dem Sinne sein möge, dass er die Fallstricke für Legastheniker kennt und das Schreiben in sicheren Etappen aufbaut, die ja durch die Lautanalyse erforscht sind.

Erstaunlich ist, wie manche Kinder Schreiben und Lesen wie von selbst lernen und die Ausnahmen der Rechtschreibregeln mühelos verarbeiten.

Sie machen den Eindruck, als ob sie das Schreiben nur wieder erinnern müssten. Bei anderen dagegen bricht eine Welt zusammen, weil sie bisher keine oder nur gering erscheinende Orientierungsschwierigkeiten hatten und überall mitmachen konnten, während ihnen jetzt plötzlich etwas abverlangt wird, das für sie undurchschaubar bleibt. Einige Zeit schreiben sie dann noch nach Gesetzen, die Kenner der Legasthenie als Versuche besonders guten Zuhörens identifizieren können. Später treten immer stärkere Deformierungen der schriftlichen Wortgestalt auf, woran die zunehmende Resignation des Kindes erkannt wird. Oft stellen sich zu diesem Zeitpunkt vegetative Symptome ein wie Blässe, Krankheitsanfälligkeit, Müdigkeit, Schlappheit, Schlafstörungen, Bauchweh, Einnässen, Aggressionen. Es finden sich auch schwere organische Krankheiten in der Liste derjeniger, die als unerkannte Legastheniker in ärztliche Behandlung kommen. Gerade bei diesen Kindern mit organischen Symptomen wird leicht übersehen, dass eine Rechtschreibschwäche ursächlich zugrunde liegen oder verschlechternd eine Rolle spielen kann. Aber auch die vegetativen und seelischen Symptome zeigen deutlich an, dass der Zustand jetzt Krankheitswert hat.

Wichtig ist, dass man beim Auftreten solcher Symptome auch an eine Schreib- und Leseschwäche denkt und entsprechende Tests durchführt. Dabei genügt es natürlich nicht, sich nur auf die Verwechslungen von d und b oder p und q zu stützen. Schwieriger ist es, die anderen inzwischen eingetretenen Leistungsmängel hinsichtlich ihres Ursprungs zu bewerten. Hier ist eine eingehende Diagnostik und anschließende individuelle Förderung notwendig. Die Schreibfehler des Kindes müssen genau analysiert werden, aber auch seine allgemeine Orientierungsfähigkeit, die Körperbeherrschung, Gestaltwahrnehmung sowie Sprachaufnahme- und Sprechfähigkeit. Danach wird die Therapie jeweils individuell geplant. Sobald sich das Kind durch die Therapie auf gutem Wege erlebt und erste Fortschritte sichtbar werden, wächst sein Vertrauen, und die vegetativen Symptome verschwinden bald. Für den Erfolg des Schreib- und Leseunterrichtes müssen längere Zeiträume vorgesehen werden, bei früher Erkennung und ganzheitlicher Betreuung ein bis zwei Jahre, sonst meist länger. Für schwere Fälle ist die Kontaktaufnahme mit einem Institut für Legastheniker-Therapie zu empfehlen. Zusätzlich sind eine sensomotorische Integrationstherapie und/oder Heileurythmie hilfreich, um die Voraussetzungen für eine erfolgreiche Behandlung zu verbessern. Immer ist jedoch eine enge Zusammenarbeit zwischen dem Therapeuten, den Lehrern und Eltern notwendig.

Vorbeugend wirksam ist, was wir im Kapitel »Kindliche Entwicklung und soziales Umfeld« (S. 367ff.) sowie in dem Kapitel über »Gesundheit durch Erziehung« (S. 451ff.) für die Vorschulzeit ausgeführt haben – insbesondere auf dem Gebiet der Sinnespflege, der Bewegungs- und Sprachförderung. Kleinkinder, die ungeschickt wirken, verschlafen sind oder sprachlich nicht den Entwicklungsstand ihrer Altersstufe erreichen, können bezüglich ihrer Sinnestätigkeiten und der Gedächtnisbildung gefördert werden. Die Gestaltung des Tages- und Jahreslaufes wie z.B. in einem Waldorfkindergarten kann dafür als Vorbild gelten. Durch solche Anregungen wird die notwendige Metamorphose der Wachstumskräfte in Gedankenkräfte unterstützt (s. S. 388ff.), die für alles denkerische Tun Voraussetzung ist und bei der Legasthenie unregelmäßig verläuft.

In den ersten Schuljahren sind für Kinder mit Orientierungsstörungen in Raum, Zeit und Bewusstsein Maßnahmen zu empfehlen, die vom Lehrer oder Therapeuten im Schulzusammenhang ausgeführt werden können:

- Wahrnehmungsübungen: Es werden geformte Gegenstände gemeinsam angeschaut und beschrieben. Auch Bilder, Pflanzen oder Steine eignen sich für diese Übung.
- Man lässt das Kind in bestimmten Formen und deren Spiegelbildern auf dem Fußboden laufen.
- Zeichnen der Formen mit dem Fuß (Stift zwischen die Zehen nehmen und auf hellem Einwickelpapier schreiben – am besten mit Wachsmalstiften oder sogenannten Dickys).
- Beschreiben der Formen mit der Hand in der Luft bei geschlossenen Augen.
- Zeichnen der Formen aus dem Gedächtnis aufs Papier am nächsten Tag, nachdem der ganze Vorgang real und in der Erinnerung mit dem Kind wiederholt wurde.
- Heileurythmische Behandlung

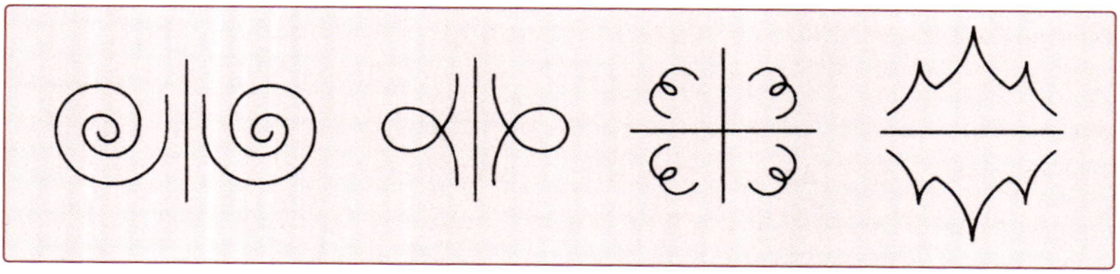

Beispiele für Symmetrie-Übungen zum Laufen oder Zeichnen. Vgl. auch Kranich, E.-M. / Jünemann, M.: *Formenzeichnen*. Stuttgart [2]1992.

- Buchstabenlernen: Bild erfassen, Zeichnen mit Hand und Arm in der Luft, Laufen der Form auf dem Boden, Zeichnen mit dem Fuß, dann groß auf Einwickelpapier, Tafel / Heft – erst groß, dann klein
- Aufbauende Übungen im Schreiben von Gehörtem, beginnend mit einfachsten Silben. Spielerisches, aber systematisches Übergehen zu mehrsilbigen, lautgetreuen Wörtern und erst später zu Wörtern, die nur durch die Beachtung von Regeln richtig geschrieben werden können.
- Später kurze regelmäßige Diktate mit lautgetreuen Wörtern, die möglichst wenige Misserfolgserlebnisse erzeugen.

Im Umgang mit lese- und rechtschreibschwachen Kindern sollte freudiger Optimismus verbreitet werden. Denn oft werden die vorhandenen Probleme dadurch noch vertieft, dass die Kinder unter ihren Versagenszuständen leiden und nicht genügend moralische Unterstützung erfahren bzw. resignierende Erwachsene erleben.
Entsprechend gibt es Techniken für die Rechenschwäche.[92]

Empfohlene Literatur

Defersdorf, Roswitha: *Ach, so geht das! Wie Eltern Lernstörungen begegnen können*. Freiburg 2000.

Firnhaber, Mechthild: *Legasthenie und andere Wahrnehmungsstörungen. Wie Eltern und Lehrer helfen können*. Frankfurt a.M. 1996.

Jantzen, Cornelia: *Rätsel Legasthenie. Begabung oder Handicap? Denkanstöße für ein neues Verständnis*. Stuttgart [2]2004.

Zur Wirkensweise der Heileurythmie

In der von Rudolf Steiner in den Jahren 1911 bis 1924 begründeten und weiterentwickelten Bewegungskunst Eurythmie werden die Laut- und Tonelemente von Sprache und Musik in spezifischen Bewegungsformen sichtbar gemacht.

Grundlage dafür ist ein genaues Erfassen der einzelnen Sprach-, Laut- und Tonqualitäten. Die Vokale und Konsonanten werden ebenso wie die Töne und Tonintervalle von der Prim bis zur Oktave in ihrem Zusammenhang mit der menschlichen Gestalt studiert. Denn die Bewegungen, die den Lauten und Tönen entsprechen, sind die gleichen, die auch als Wachstumsgesten während der Embryonalentwicklung zu beobachten sind: Aussprossen und Einstülpen, Erweitern und Konzentrieren, Umschließen und Abstoßen, Berühren und Durchformen, in der Proportionenbildung sowie in den Strömungsformen der Blut- und Gewebeflüssigkeit.

Mit den sich daran orientierenden Grundgesten der Eurythmie ist der Reichtum aller Bewegungstendenzen des menschlichen Organismus erschlossen, aber auch derjenige in der belebten und unbelebten Natur. Denn wir finden diese Gesten in den verschiedenen Wuchsformen der Pflanzen und Tiere und im Bewegungsspiel an Grenzflächen zwischen den Medien des Festen, Flüssigen und Gasförmigen wieder. Aus diesem Grunde kann man die Eurythmie eine »sichtbare Ursprache« nennen, in der Natur und Mensch ihre Botschaften »körpersprachlich« durch Gesten ausgestalten. Dadurch ist Eurythmie auch eine Schulungsmöglichkeit, um sich in das Werden der sichtbaren Natur einzuleben, in der jede Form als zur Ruhe gekommene Bewegung aufgefasst werden kann.

In der *Kunsteurythmie* werden Gedichte, Erzählungen und dramatische Werke sowie ein- und mehrstimmige Musikstücke bis hin zu ganzen Orchesterwerken einstudiert und auf der Bühne in Einzeldarstellungen und im Ensemble aufgeführt.

In der *pädagogischen Eurythmie* lernt der Schüler vom Kindergartenalter an bis zum zwölften Schuljahr sich zunächst geschickt im Raum zu orientieren und zu bewegen. Im Einüben künstlerischer Werke lernt er dann seine Bewegungen so zu gestalten, dass er seelische Erlebnisse in vielfältigster Weise ausdrücken kann. Außerdem erfährt er beim gemeinsamen Tun mit den anderen, dass eine große künstlerische Darstellung nur gelingt, wenn er seinen Beitrag selbstlos dem Ganzen einfügen kann. Dadurch werden in hohem Maße auch soziale Fähigkeiten gefördert.

In der *Heileurythmie* werden bestimmte Laut- und Toneurythmie-Übungen so erarbeitet, dass sie durch wiederholtes Ausführen die Aufbautätigkeiten des Körpers anregen und krankmachenden Veränderungen entgegenwirken. Geschwindigkeit und Intensität der einzelnen Übungen werden so gewählt, dass sie die zu schwachen oder überschießenden Bilde-Impulse des Organismus entsprechend fördern oder zügeln. Ebenso können harmonisierende, anregende, konzentrationsfördernde oder beruhigende Übungen gemacht werden. Bei Teilleistungsstörungen sind jeweils bestimmte Geschicklichkeits-, Raumorientierungs- und Symmetrie-Übungen hilfreich. Auch Bewegungsstörungen, Taubheit und Blindheit können durch Heileurythmie mitbehandelt werden, indem das Kind seinen Körper seelisch besser zu durchdringen lernt. Die Verordnung erfolgt durch den Arzt in Zusammenarbeit mit dem Lehrer und dem Heileurythmisten.

Empfohlene Literatur

Bardt, Sylvia: *Eurythmie als menschenbildende Kraft. Erfahrungen aus der pädagogischen Praxis.* Stuttgart 1998.

Pals, Lea van der: *Was ist Eurythmie?* Dornach [5]1994.

Veit, Wolfgang: *Eurythmie. Else Klink, ihr Wirken in einer neuen Bühnenkunst.* Stuttgart 1985.

Von Laue, Hans Broder und Elke E.: *Zur Physiologie der Heileurythmie,* Persephone Bd 17, 2007.

Erkennen und Pflegen des kindlichen Temperamentes

Die vier Temperamente

Es mag verwundern, in einer sich an der modernen Medizin und Pädagogik orientierenden *Kindersprechstunde* auf ein Kapitel zu stoßen, das von den sogenannten vier Temperamenten handelt. Es ist das Verdienst Rudolf Steiners, die durch Hippokrates aus der antiken Medizin überlieferte Lehre von den Temperamenten in die Pädagogik eingeführt zu haben.[93] Sie verhilft zu einem vertieften Verstehen des Leib-Seele-Zusammenhangs.

Die kindliche Konstitution und mit ihr die Temperamentseigenschaften sind noch in hohem Maße wandelbar. So können hier gerade mit pädagogischen Mitteln therapeutische, d.h. harmonisierende Wirkungen erzielt werden. Dabei wird nicht angestrebt, »sich das Temperament abzugewöhnen«, sondern vielmehr es so gut wie möglich handhaben zu lernen. Wie verschieden Temperamente unsere Reaktionen und unser Verhalten prägen, zeigt in humorvoller Weise folgendes Gedicht:

> *Die vier Temperamente und der Stein im Weg*
> Leicht springt über den Stein der Sanguiniker keck und mit Anmut,
> Stolpert er trotzdem darob, macht er sich wenig daraus.
> Grimmig stößt ihn beiseit' des Cholerikers kräftiger Fußtritt,
> Und sein funkelndes Aug' freut sich des guten Erfolgs.
> Kommt das Phlegma daher, so hemmt es gemäßigt die Schritte:
> »Gehst du mir nicht aus dem Weg, gehe ich eben herum.«
> Aber grübelnd vor ihm bleibt der Melancholiker stehen,
> Unzufried'nen Gesichts über sein ewiges Pech.
>
> Heinrich Peitmann

Temperament und Konstitution

Im menschlichen Organismus wirken die Aggregatzustände des Festen, Flüssigen und Luftförmigen mit dem Wärmezustand (Wärmeregulation) zusammen (vgl. S. 177). Aristoteles nannte den Gesetzeszusammenhang der Wärme (heute Thermodynamik genannt) das vierte »Element«. Es versteht sich von selbst, dass man in der Antike nicht an Elemente im heute üblichen Sinn dachte, sondern an die Gesetzmäßigkeiten der Aggregatzustände (einschließlich der Wärme oder des Feuers). Die Art des Zusammenwirkens dieser »vier Elemente« hat auch einen bedeutenden Einfluss auf das seelische Erleben. Dieses ist eher schwerblütig und traurig gestimmt, wenn konstitutionell die Eigentümlichkeiten des festen Aggregatzustandes überwiegen. Umgekehrt ist es zu Heiterkeit und Frohsinn veranlagt, wenn die luftförmige Funktionsordnung vorherrscht. Wenn die Eigenheit des flüssigen Elementes hervortritt, erleben wir uns eher ruhig und ausgeglichen. Beim Überwiegen der Wärmeeigenschaften jedoch sind wir am liebsten initiativ und tätig.

Es ist Steiners Verdienst, ausgehend von diesen vier Elementen als Gesetzeszusammenhänge der Erscheinungsformen der Materie (fester, flüssiger, gasförmiger und Wärmezustand) die Begrifflichkeit der sogenannten Wesensglieder in die Betrachtung des Leib-Seele-Zusammenhangs eingeführt zu haben. Dadurch hat er die Brücke geschlagen zwischen der alten griechischen »Elementen- und Säftelehre« der hippokratischen Medizin und der modernen natur- und geisteswissenschaftlich orientierten Medizin und Pädagogik:

Temperament	Element / Aggregatzustand	Wesensglied
cholerisch	Wärme	Ich-Organisation
sanguinisch	Luft	Seelenorganismus (Astralleib)
phlegmatisch	Wasser	Lebensorganismus (Ätherleib)
melancholisch	feste Erde	physischer Leib

Das cholerische Temperament

Entsprechend der im Organismus dominierenden Wärmegesetzlichkeit oder Ich-Organisation wirkt der Choleriker leicht gestaut und stets ein wenig »wie unter Druck« stehend. Historischer Prototyp dieses Temperamentes ist Napoleon: eine gedrungene Gestalt mit imposantem Kopf, kurzem Nacken und im Verhältnis zu dem langen Rumpf relativ kurzen Gliedmaßen. Der Gang des Cholerikers ist resolut und dynamisch, meist tritt er kräftig mit der Ferse auf. Initiative, idealistischer Einsatz und Durchhaltevermögen sind ihm eigen, ebenso Wahrheitsliebe, Begeisterungsfähigkeit, Pünktlichkeit – aber auch leichte Erregbarkeit, wenn etwas nicht so läuft, wie es geplant war. Selbstverständlich können sich all diese Eigenschaften ins Negative verkehren, wenn sich der betreffende Mensch nicht für ein idealistisches, sondern für ein eigennütziges Ziel einsetzt. Dann treten leicht rücksichtsloses Verhalten, Sturheit, Geltungsbedürfnis und Machtbesessenheit in den Vordergrund. Es ist verständlich, dass derart zielbewusste Menschen im beruflichen Leben häufig in führenden Positionen anzutreffen sind.

Cholerische Kinder sind recht anstrengend. Sie fallen durch Zornanfälle oder dramatische emotionelle Ausbrüche auf, können toben, um sich schlagen und bisweilen tatsächlich versuchen, »mit dem Kopf durch die Wand« zu gehen. Sie können sich aber auch vorbildlich für besondere Aufgaben, für andere Kinder oder für die Wiedergutmachung von Fehlern einsetzen. In der Schule sind sie stets anregend. Meist stellen sie die »Zugpferde« beim Unterrichtsgespräch dar, kommen ungern zu spät, freuen sich, wenn sie vom Lehrer »drangenommen« werden und der Klasse etwas zeigen dürfen. Allerdings sind sie auch anspruchsvoll und lassen sich keinesfalls alles bieten oder sagen.

Das sanguinische Temperament

Der Sanguiniker fühlt sich erst richtig wohl, wenn er einen Umkreis hat, mit dem er kommunizieren kann. Er interessiert sich für nahezu alles und ist offen, Neues zu erfahren. Sein Urteil ist selten prinzipiell; auch trägt er normalerweise nichts nach und ist außerordentlich kontaktfreudig. Sanguinische Kinder erkennt man daran, dass sie ständig in Bewegung sind und sich leicht verausgaben. Das führt dazu, dass sie nachts oft mehr Schlaf brauchen und auch mittags bis ins Schulalter hinein einer Pause bedürfen.

In der Schule erfreut sich der Sanguiniker oft allgemeiner Beliebtheit, weil ihm leicht etwas Lustiges einfällt. Auch im Erwachsenenalter schätzt man das Anregende seiner Unterhaltung und freut sich, dass er einen gleich beim Namen kennt. Zur Gefahr wird dieses Temperament dann, wenn das Fröhliche ins Unverbindliche abgleitet und der oberflächliche »Hans Dampf in allen Gassen« in den Vordergrund rückt.

Konstitutionell ist der Sanguiniker meist von schlankem Wuchs, leichtem, feingliedrigem Knochenbau, er neigt zu lockigem, kräftigem Haarwuchs, beweglicher Mimik und Gestik. Sein Gang ist eher hüpfend und zehenbetont. Der Volksmund nennt ihn »Luftikus«.

Das phlegmatische Temperament

Wer überwiegend die Seeleneigenschaften des Phlegmatikers besitzt, hat die Fähigkeit, in schwierigen Situationen die Ruhe zu bewahren und da ausgleichend zu wirken, wo z.B. der Choleriker längst die Tür hinter sich zugeknallt hätte. Ohne die Geduld dieser Menschen, ihre Treue, Ausgeglichenheit und Gewohnheitsliebe sowie ihre Genauigkeit in der Ausführung von Arbeiten könnte eine Gemeinschaft von Menschen nicht existieren. Unter den Phlegmatikern finden sich ideale Mütter und Lehrer: Sie sind der ruhende Pol im System, im Wesen nicht aggressiv, stets um Ausgleich bemüht und außerordentlich verlässlich.

Im Kindesalter erkennt man den Phlegmatiker zuweilen an den staunenden Augen, mit denen er in die Welt blickt. Mitten im Trubel kann er stillvergnügt dasitzen, besonders dann, wenn er etwas zum Essen entdeckt hat und es nun genüsslich verzehrt. Er lässt sich nicht aus der Reserve locken, schon gar nicht durch einen Kommandoton, mit dem man ihn endlich einmal auf Trab bringen will. Angesichts solcher Zumutungen wird er erst recht gemütlich. Er kann seinen Lehrer leicht zur Verzweiflung bringen, wenn er z.B. seinen Füllhalter erst dann aufschraubt, wenn die anderen schon fünf Sätze geschrieben haben. Es liegt auf der Hand, dass dieses Temperament zur Gefahr wird, wenn Ruhe in Langweiligkeit, Gewohnheitsliebe in Pedanterie ausartet.

Konstitutionell ist der Phlegmatiker von harmonischen Proportionen, solange die Sympathie für gutes Essen ihn nicht pummelig werden lässt. Sein Gang ist gemächlich mit solider Sohlenabrollung. Seine negativen Eigenheiten werden in der Umgangssprache gern als »zähflüssig«, »lahm« oder »tranig« bezeichnet.

Das melancholische Temperament

Bereits im Kindesalter fallen die ausdrucksvollen Augen in dem oft schmalen Gesicht des Melancholikers auf. Erlebnisse und Begegnungen wirken lange bei ihm nach, und er kann noch am Abend über etwas weinen, das ihm am Vormittag begegnet ist. Als Kind und Jugendlicher fühlt er sich oft unverstanden und unerkannt. Er selbst nimmt lebhaften Anteil an allem tragischen Geschehen und leidet besonders in einer Umgebung, die von Oberflächlichkeit und Unverbindlichkeit geprägt ist. Im Erwachsenenalter treten Tiefsinn, Ernsthaftigkeit und die Fähigkeit mitzuleiden positiv hervor. Zur Gefahr wird die Melancholie dann, wenn Selbstbezug, Selbstbespiegelung und nörgelnde Kritiksucht sich und anderen gegenüber in den Vordergrund treten oder wenn der Gerechtigkeitssinn in neidisches Vergleichen abgleitet.

Konstitutionell finden wir beim Melancholiker meist einen schlanken, hohen Wuchs, oft verbunden mit einer leichten allgemeinen Bindegewebsschwäche, die den Eindruck des Sich-hängen-Lassens oder einer »schlechten Haltung« unterstützt. Der Kopf ist oft besonders schön geformt mit tiefliegenden Augen. Der Gang kann fest und gemessen, aber auch schwerfällig sein.

Schon aus dieser knappen Charakteristik der Temperamente wird deutlich, dass es von der Persönlichkeit, der Ich-Aktivität des einzelnen Menschen abhängt, ob ihm das Temperament zur besonderen Begabung oder zur Gefahr wird. Daher muss das Ziel der pädagogischen Behandlung die Stärkung eben dieser Ich-Funktion sein. Das wird erreicht, indem man dem Kind Gelegenheit bietet, den Umgang mit seinem Temperament zu üben und es beherrschen zu lernen. Mit der »Harmonisierung« eines einseitigen Temperamentes ist nicht »Nivellierung« gemeint, sondern die Fähigkeit, damit umzugehen, d.h. die damit verbundene Einseitigkeit in die Gesamtpersönlichkeit zu integrieren.

Zur pädagogischen Behandlung

Die Erfahrung zeigt, dass es nichts nützt, einen Phlegmatiker anzutreiben oder einem Choleriker zu sagen, er solle nicht so wild sein. Ebenso wenig wird es gelingen, einen Sanguiniker durch Ermahnungen zur Aufmerksamkeit zu bringen oder einen Melancholiker mit Späßen aufzuheitern. Vielmehr wird eher das Gegenteil des Gewünschten eintreten: Bei solchem Ansporn wird der Phlegmatiker in noch tiefere Ruhe versinken, der Choleriker wird durch die Zurechtweisung erst recht ärgerlich werden, der Melancholiker sich weiter verschließen und der Sanguiniker nach wenigen Minuten wieder genauso unruhig sein wie zuvor. Im Umgang mit dem kindlichen Temperament gilt vielmehr das »Simileprinzip«, dass Gleiches nur durch Gleiches geheilt werden kann. Das heißt für die Schulpraxis z.B., dass die Kinder nebeneinander gesetzt werden, die dasselbe einseitig hervorstechende Temperament besitzen. Da attackieren sich die Choleriker nun gegenseitig, sie können ihre Kräfte aneinander messen und erhalten dadurch Gelegenheit, ihr eigenes Temperament am Gegenüber wahrzunehmen und so langsam, aber sicher aneinander abzuschleifen. Sie erleben unbewusst die Einseitigkeit ihres eigenen Wesens in der Auseinandersetzung mit dem anderen. Etwas Ähnliches geschieht mit den Phlegmatikern. Sitzen sie nebeneinander, so öden sie sich bald gegenseitig an und werden durch das damit verbundene Unbehagen schließlich wacher und aktiver. Das hat zur Folge, dass sie anfangen, sich gegenseitig anzuregen oder mehr nach den anderen Kindern zu schauen. Die Melancholiker freuen sich, einen Nebensitzer zu haben, von dem sie sich verstanden fühlen. Dadurch werden sie im Innern friedvoller und nach außen hin entsprechend aufgeschlossener. Sie sind besonders darauf angewiesen, einen Freund oder eine Freundin zu finden, denen sie ihr Inneres anvertrauen können und die sie verstehen.

Die Sanguiniker jedoch fangen bald an, sich gegenseitig auf die Nerven zu gehen. Das damit verbundene Missbehagen aneinander bringt sie etwas mehr zu sich und macht sie dadurch konzentrierter.

Gelingt es dem Lehrer außerdem noch, seinen Unterricht entsprechend den Temperamentsbesonderheiten der Schüler zu gestalten, so werden diese gepflegt. Rudolf Steiner hat in der Lehrerausbildung großen Wert darauf gelegt, dass sich der Pädagoge durch Selbsterziehung die Handhabung aller vier Temperamente aneignet. Denn um mit einem Choleriker zurechtzukommen, muss er selbst in der Lage sein, kräftig in Erscheinung zu treten – ebenso wie er fähig sein muss, sich im nächsten Augenblick auf den Lebensrhythmus und das Lebensgefühl eines Phlegmatikers einzustellen. Er sollte in der Lage sein, jedes Kind da abzuholen, wo es steht.

- Die Entwicklung des *Cholerikers* wird unterstützt, wenn ihm von Taten großer Menschen so erzählt wird, dass er Achtung vor ihren Leistungen gewinnt und sie schätzen lernt. Ebenso sinnvoll ist es, ihm schwierige Aufgaben anzuvertrauen, die seine Kräfte voll in Anspruch nehmen. Auch ist es hilfreich, gerade ihn ein Solo-Instrument lernen zu lassen, denn dadurch wird seine Tendenz zu Ehrgeiz und Geltungsbedürfnis so eingesetzt, dass etwas Schönes für andere Menschen dabei herauskommt. Das Grundprinzip der Förderung ist deutlich: positives Ergreifen der vorhandenen Möglichkeiten, keine Unterdrückung und Dämpfung der überschießenden Kräfte! Ließe man sie brachliegen, so würden sie die Kinder zu »Dummheiten« verleiten.
- Gelingt es dem Erzieher, den Freund oder Kameraden eines *Phlegmatikers* für ein bestimmtes Vorhaben zu gewinnen, dann wird dieser aus Liebe zu seinem Freund eher in Bewegung geraten, als wenn man ihn direkt anspricht. Das Klavier ist für ihn ein ideales Instrument: Die Töne sind bereits potenziell vorhanden und müssen nur noch angeschlagen werden. Außerdem kommt man damit seinem Bedürfnis nach Harmonie und Ganzheit durch Tonfülle und Zusammenklang entgegen. Gelingt es, ihn dann noch davon zu überzeugen, dass er kräftig genug ist, ohne Zwischenmahlzeiten auszukommen, so ist viel gewonnen!

- Der Flüchtigkeit des *Sanguinikers* kann man durch Vorwürfe, Drohungen und Schimpfen nicht beikommen. Vieles gelingt jedoch, wenn er aus Liebe zu einem Erwachsenen bei einer Sache bleibt. So braucht gerade er besonders viel persönliche Zuwendung, Verständnis und Interesse für seine Schwierigkeiten, die ihm ja meist aus seiner Flüchtigkeit erwachsen. Kann er z.B. im Schulorchester ein Blasinstrument spielen, so kommt man seinen Fähigkeiten entgegen. Da er Freude an verschiedenen Aktivitäten hat und leicht Übersicht gewinnt, kann man ihm gut verschiedene Tätigkeiten zumuten. Bei der Ernährung ist zu beachten, dass er nicht zu viele Süßigkeiten bekommt. Dadurch würde er noch unruhiger werden.
- Dem *Melancholiker* tut es gut, wenn man ihm Schicksale anderer Menschen so erzählt, dass er tiefen inneren Anteil daran nehmen kann und erlebt, wie schwer es auch andere Menschen im Leben haben. Für ihn sind diejenigen ideale Erzieher, die selbst viel im Leben durchgemacht haben. Seiner von Einsamkeit geprägten Seelenstimmung tut es wohl, wenn er singen darf – am besten solistisch. Da kann er seine Gefühle nach außen wenden und sich seelisch weiten. Auch das Erlernen eines Streichinstrumentes ist für ihn förderlich. Im Gegensatz zum Sanguiniker sollte bei ihm das Süße in der Nahrung durchaus regelmäßig vorkommen. Seine stets etwas »säuerliche« oder »bittere« Grundstimmung dem Leben gegenüber erfährt so einen gewissen Ausgleich. Zu viele schwer verdauliche Nahrungsmittel würden ihn hingegen besonders belasten.

Selbstschulung des Erwachsenen

Wird die Temperamentsbehandlung auf Elternabenden besprochen, so wird oft gefragt, ob man denn als Erwachsener auch noch an seinem Temperament arbeiten könne. Diese Frage ist eindeutig mit Ja zu beantworten – auch wenn eine konstitutionelle Veränderung nicht mehr in dem Maß erzielt werden kann wie bei dem noch nicht ausgewachsenen Kind. Ein Choleriker kann, wenn er nach einem Wutausbruch um Verzeihung bittet, sagen: »Du weißt doch, dass ich es nicht so meine, wie es herauskommt. Ich hatte mich einfach nicht mehr in der Hand.« Ein Phlegmatiker kann selbstbewusst bemerken: »Nun mach mal schön langsam – bei mir geht das eben nicht so schnell.« Beide Beispiele zeigen, wie das Ich sich seiner einseitigen Wesensäußerung bewusst geworden ist und nun daran zu arbeiten beginnt. Ziel der Selbsterziehung ist auch hier, mit den Temperamentseigenschaften so umgehen zu lernen, dass sie im positiven Sinne wirksam werden und als *integraler* Bestandteil der Persönlichkeit in Erscheinung treten.

Empfohlene Literatur

Heydebrand, Caroline v.: *Vom Seelenwesen des Kindes*. Stuttgart [12]1997.

Kniebe, Georg: *Die vier Elemente – Moderne Erfahrungen mit einer alten Wirklichkeit*. Stuttgart 1993.

Lipps, Peter: *Temperamente und Pädagogik. Eine Darstellung für den Unterricht an der Waldorfschule*. Stuttgart 1998.

Steiner, Rudolf: *Das Geheimnis der menschlichen Temperamente*. Basel [9]1996.

Warum brauchen Kinder eine religiöse Erziehung?

Das kleine Kind *ist* religiös

Kinder bringen ein bedingungsloses Vertrauen mit auf die Welt, das an Intensität nur mit tiefster religiöser Hingabe zu vergleichen ist. Es kann sich dies z.B. schon bei der Allgemeinuntersuchung eines drei Monate alten Säuglings zeigen. Das Kind liegt ausgepackt auf dem Wickeltisch, die Mutter steht daneben und wartet darauf, dass der Arzt nun der Reihe nach prüft, ob »alles in Ordnung ist«. Er möchte gerade beginnen, als er bemerkt, wie ihn das Kind mit seinen wohlausgeschlafenen Augen ansieht. Er fühlt, wie ihm dieser Blick in sein Innerstes geht – wohin schaut das Kind? Wem will es begegnen?[94] Wie kommt es, dass es so lange, so unverwandt, so offen einem fremden Erwachsenen in die Augen schauen kann?

Wo begegnet uns im späteren Leben ein solcher Blick? Es geschieht in Momenten, in denen wir uns einem anderen Menschen gegenüber ganz öffnen. Der Säugling dagegen ist jedem Menschen gegenüber so aufgeschlossen. Was zuerst im Blick erscheint, wird dann in den folgenden Lebensjahren auch im übrigen Verhalten sichtbar: ein unbefangenes Zugehen auf die Welt, ein hingebungsvolles Aufnehmen und Nachahmen alles dessen, was im Umkreis geschieht. Daraus spricht ein tief berührendes »Urvertrauen« und die grenzenlose Erwartung, dass der Erwachsene, die Umwelt alles bereit haben, was man gerade braucht.

Wir alle haben in unserer frühen Kindheit eine solche Zeit uneingeschränkter Hingabe erlebt, ein solches Urvertrauen gehabt. Im späteren Leben taucht ein derartiges Verhältnis zur Welt erst wieder als die errungene Charaktereigenschaft auf, sich ganz mit einer Sache verbinden zu können, sich an eine Aufgabe »hinzugeben«, oder als bewusste religiöse Hinwendung zu Gott und den Engelwelten. Kommt man mit Eltern darüber ins Gespräch, dass die kleinen Kinder sich so verhalten, als sei die Welt durch und durch gut, vertrauenswürdig und nachahmenswert und eigentlich »göttlich«, so wird oft eingewendet: »Muss man aber nicht dem Kind möglichst bald klarmachen, dass das nicht stimmt? Dass die Welt nicht heil ist, dass man sich schützen, auseinander setzen und wehren muss?« Die Frage beantwortet sich von selbst, wenn man den Blick auf die erwartungsfrohen Kinderaugen richtet. Sie sind selbst die Antwort: Das »Augenöffnen« für Not und Unheil der Welt kann erst dann sinnvoll sein, wenn das Kind auch die Möglichkeiten für die Bewältigung dieser Probleme entwickelt hat. Ein verfrühtes »Augenöffnen« führt zu Unsicherheit und Schwachheit, zu später nur schwer überwindbaren Zweifeln am Sinn der eigenen Existenz. Ja, es kann nachhaltig traumatisieren. Vielmehr gilt es zu fragen: Was können wir tun, damit dieses Urvertrauen in die Welt nicht enttäuscht wird? Dass das Kind spürt, dass in seinem Umkreis Erwachsene sind, die sich darum bemühen, dass die Welt – auch – »gut« ist? Was können wir tun, damit es so weit gestärkt wird im Lauf seiner Entwicklung, dass es mit dem Unguten im Leben konstruktiv umgehen lernen kann?

In der frühen Kindheit gibt es die »Mutter« und den »Vater«, die »wie im Paradies« alles für einen tun, für alles sorgen, was man braucht, die einen einfach lieben, weil man »da ist«. Dadurch kann sich Existenzvertrauen bilden. Je mehr Eindrücke wir dem Kind vermitteln, die dieses Existenz- bzw. Urvertrauen nicht enttäuschen, desto mehr kann sich diese Erfahrung festigen und so später zum Ideal werden.

Angesichts einer solchen Betrachtung wird häufig eingewendet, dass das Vorgebrachte zwar einleuchtend klingt, dass es jedoch in der gegenwärtigen Zeit schwer ist, Existenzvertrauen zu entwickeln. Gewalt und Aggression, soziale Unsicherheit, Terror- und Kriegsgefahren, Umweltzerstörung, radioaktive Verseuchung weiter Erdgebiete und persönliche Misserfolge stehen als existenzielle Bedrohung da. Genauso unbezweifelbar wie diese Gefährdungen ist aber auch die Erfahrung, dass mit jedem Kinderblick etwas in unser Leben hereinschaut, das noch von anderen Lebensrealitäten kündet und an die Frage rührt, woher wir geistig stammen und was das Ziel menschlicher Entwicklung ist.

Religiosität so gesehen ist etwas, das *wir* als Erwachsene von den kleinen Kindern *lernen* können. Erlebnisse im Umgang mit ihnen rühren an eine religiöse Gestimmtheit, die allgemein menschlich ist.

Warum ist aber der bewusste Zugang zu dieser Welt so schwer zu erlangen – selbst heute, wo sich die Sehnsucht der Menschen nach realer Verbindung mit der geistigen Welt wieder viel deutlicher artikuliert und Religionsgemeinschaften sowie esoterische Arbeitsrichtungen wieder verstärkten Zustrom finden?

Wie kann der Erwachsene wieder zu einem Verstehen und Erleben der geistigen Welt kommen?

Das unmittelbare Verstehen und Für-wahr-halten-Können religiöser Überlieferungen hört in dem Maße auf, als das kritische, auf die sinnlichen Gegebenheiten gerichtete Gedankenleben vorzuherrschen beginnt. Viele Menschen hören zu dem Zeitpunkt auf zu beten, wenn sie nicht mehr wissen, an wen sich dieses Gebet eigentlich richtet, d.h. in dem Augenblick, in dem sie selbstständig zu denken anfangen und nicht mehr einfach hinnehmen möchten, was Autoritäten sagen. Auch stellt es für viele Menschen keine Lösung mehr dar, Glaube und Liebe vom denkenden Erkennen getrennt zu halten. Da ist es hilfreich, einmal über das Denken selbst nachzudenken und sich der eigenen Geisteskraft bewusst zu werden (vgl. S. 382 ff.).

Durch das Denken können alle Gesetzmäßigkeiten gefunden werden, nach denen sich die natürliche Welt gestaltet und verhält. Dass wir so »nach«-denken können, setzt eine bereits gewordene Welt, d.h. eine Schöpfung voraus. Diese »nachgedachten« Gedanken führen so zur Erkenntnis der Naturgesetze, zugleich aber auch zu der Frage nach dem, der das von uns Nachgedachte schöpferisch vorgedacht hat. Denn wir erleben deutlich, wie schattenhaft sich unsere Reflexionen neben den in der Naturschöpfung *unmittelbar wirksamen Gedanken* ausnehmen. Verglichen damit sehen wir sogleich, dass beim Menschen Denken und Realisieren einer Handlung auseinanderfallen. In der Natur wirken Gedanken als Gesetzmäßigkeiten unmittelbar anschaulich – »real«. Dem Auseinanderfallen jedoch von »nur« Denken und dann erst Realisieren –

oder etwas tun, dessen Sinn oder Unsinn uns erst später klar wird – wie es für uns Menschen typisch ist, verdanken wir die Möglichkeit freier Entscheidung im Denken und Handeln, die Möglichkeit von Sinngebung und Bewertung. Denken und Wollen können in der menschlichen Natur getrennt gehandhabt werden und sind nicht wie überall sonst direkt aneinander gebunden bzw. »eins«.

Dass viele Gedanken sich auf Realitäten in der Natur draußen beziehen in Form von Naturgesetzen, ist uns selbstverständlich. Dass aber auch alle anderen Gedanken bis hin zu unseren Idealen sich ebenfalls auf »etwas« beziehen, bedenken wir weniger. Jeder Gedanke bezieht sich auf »etwas«, das geistig, seelisch oder sinnlich in der Welt vorhanden ist. Das Denken ist ein lebendiges Netz von Beziehungen. Es entstammt – wie ausgeführt – unserem Lebensorganismus, von dem es sich schrittweise infolge der körperlichen Wachstums- und Reifungsprozesse emanzipiert (s. S. 388 und 452). Wenn wir etwas denken, berühren wir geistig dasjenige, worauf sich der Gedanke bezieht, d.h. wovon er ausgeht bzw. »wozu er gehört«. Hinzu kommt, dass durch Gedanken und sich daran knüpfende Gefühle ein Wesen oder Ding für mich persönlich so sehr Bedeutung bekommen kann, dass es »in mir lebt« und ich »in ihm«.

Wenn Paulus sagt: »Nicht ich, sondern der Christus in mir« (Gal. 2,20), so deutet er auf diese Tatsache hin. Jesus sagt von sich selber: »Wo zwei in meinem Namen zusammen sind, da bin ich mitten unter ihnen« (Matth. 18,20). Und: »Ich und der Vater sind eins« (Joh. 10,30); »Ich tue den Willen dessen, der mich gesandt hat« (Joh. 6,38). Das zeigt, dass sich in der geistigen Welt die Dinge und Wesen nicht so voneinander trennen lassen, wie das in der sinnlichen Welt der Fall ist: Wo die Objekte einander ausschließen, neben, unter oder übereinander liegen. Aus dem täglichen Leben kennen wir auch gut, wie es ist, wenn wir einen Menschen lieben und diese Verbundenheit als innere lichtvolle Wärme erleben, die Kraft gibt und gegenseitige Bereicherung gewährt.

Rudolf Steiner hatte die Fähigkeit, die geistige Natur des Denkens wieder zu entdecken und es durch meditatives Üben weiterzubilden zum Wahrnehmungsorgan für die übersinnliche Welt.[95] Durch seine ausführlichen Schilderungen der Evolution von Erde und Mensch[96] und des Lebens zwischen Tod und neuer Geburt im Zusammenhang mit den Wesen der höheren Hierarchien und Gott kann sich heute jeder denkend in die geistige Welt einleben und dadurch jedes religiöse Bekenntnis tiefer verstehen und erleben lernen.

Wer sich durch sein Denken mit der übersinnlichen Welt verbindet, entwickelt damit auch eine religiöse Lebenshaltung. Er lernt neu Vertrauen und Dankbarkeit gegenüber der eigenen Existenz zu haben und seine Entwicklung im Einklang mit den Gesetzen dieser Welt in die Hand zu nehmen. Er erlebt, dass sein eigenes Wesen – das er denken kann – genauso ewig und unzerstörbar ist, wie die Gedanken selbst es sind.

Religiöse Erziehung in der Praxis

Da das Kind sich der Sinneswelt gegenüber so offen und »religiös« verhält und zu einem rein innerlichen religiösen Suchen noch nicht in der Lage ist, müssen ihm die Realitäten der übersinnlichen Welt in sinnlicher Form erlebbar gemacht werden. Genau das geschieht bei religiösen Festen, Ritualen und Bräuchen. Deshalb spielen die Jahresfeste das tägliche Beten und auch das »Abendritual« vor dem Einschlafen eine wichtige Rolle.

Die Jahresfeste

Anders als bei Geburtstagen und Familienfesten wird bei den Jahresfesten etwas gefeiert, das vielen Menschen gemeinsam ist, etwas, das über das Persönliche hinausweist.

Im Advent und an *Weihnachten* wird die Erwartung und Befähigung gefeiert, dass das Göttliche in jedem Menschen zur Entwicklung gebracht werden kann. Das Kind, das Werdende steht im Mittelpunkt. Wie gestalten wir dies mit den Kindern so, dass sie in sinnlich erlebbarer Form dieses Erwartungs- und Freudeelement erfahren? An *Ostern* feiern wir die Möglichkeit der Verwandlung, den biografischen Weg, der durch viele »Stirb- und Werde«-Momente führt. *Pfingsten* ist das Fest brüderlicher Verbundenheit aller Menschen über die Erde hin, *Johanni* das Fest der Reinigung und Gewissensprüfung, der »Sinnesänderung«. Da das *Michael-Fest* noch weniger bekannt ist – und meist nur das Erntedankfest im Herbst gefeiert wird –, möchten wir es als Beispiel einer möglichen Festgestaltung mit Kindern ausführlicher schildern. Weitere Anregungen zur Gestaltung aller Jahresfeste finden sich in den Literaturhinweisen auf S. 580.

Das Michaels-Fest findet am 29. September, dem Michaelstag, statt. Der Blick auf die Natur zeigt Herbstbeginn. Die Blätter färben sich bunt und beginnen zu fallen. In den Blattachseln kann man jedoch bereits die Knospen entdecken für die Blätterfülle des nächsten Jahres.

In der Apokalypse des Johannes wird vom Kampf Michaels mit dem Drachen berichtet (Offb. 12,7), ein Motiv, das in vielen Sagen und Legenden eine Rolle spielt und die Auseinandersetzung mit dem Bösen in der Welt schildert. Wie kann nun der für diesen Kampf mit dem Bösen so nötige innere Mut für die Kinder erlebbar gemacht werden? Und wie kann man ihnen das Hoffnungsvolle, das sich in dem im herbstlichen Blätterfall verborgenen Knospen anzeigt, anschaulich vermitteln?

Wir schildern eine von vielen Möglichkeiten: Am 29. September wird zu einem »Mutprobenfest« im Garten eingeladen. Kinder verschiedenen Alters kommen mit den sie begleitenden Erwachsenen oder Jugendlichen dort zusammen und finden Geräte aufgestellt, an denen sie ihren Mut selbst unter Beweis stellen können: eine hohe Leiter, eine Wippe, einen Sack oder Trog, in den blind zu greifen ist und dessen Inhalt dann erraten werden muss; Schnittlauch, Muscheln, Schlamm und ähnliche Dinge befinden sich darin. Für die Größeren bedeuten diese Proben schon eine deutliche Überwindung, bei den Kleinen, die gerne nachahmen, bleibt es eher eine Mutprobe für die Mütter. – Ein einfaches Puppenspiel, in dem die Sankt-Georgs- oder Michaels-Legende aufgeführt wird, und das Singen von Herbst- und Sankt-Michaels-Liedern tragen zur Festlichkeit der Stimmung bei. Es gehört zu diesem Fest, dass jedes Jahr andere Mutproben gestellt werden. Die älteren Kinder sehen sich schon vor schwierigen Aufgaben: Ein Baum muss erstiegen werden, eine unwegbare Waldwanderung hinter einem verborgenen Waldhornbläser her wird unternommen. Dabei haben die Kinder vielleicht im Wald einen versteckt liegenden Koffer zu suchen, in dem sich Verkleidungen für einen Sankt Michael und einen Drachen befinden. So kostümiert kommen sie dann nach Hause zurück und können den Kleineren ein improvisiertes Michaels-Spiel zum Inhalt des gesungenen Liedes vorführen.

Das Beispiel zeigt, worauf es ankommt: Die Inhalte der religiösen Offenbarung werden in Bildform so gestaltet, dass die Kinder Erlebnisse und Tätigkeiten damit verbinden können.

Kinder aus Familien, die die Jahresfeste entsprechend pflegen, erscheinen später kräftiger und harmonischer entwickelt und stellen sich vertrauensvoller in die Welt als Kinder aus einem Umkreis, in dem nur konventionell ohne innere Überzeugung oder gar nicht gefeiert wurde.

Entscheidend für das Feiern ist jedoch, dass die Erwachsenen nicht nur einfach für die Kinder etwas »veranstalten«, sondern dass sie sich selbst innerlich um das Motiv des Festes bemühen. Geschieht dies auch nur in Ansätzen, so ist dem äußeren Rahmen die tragende Stimmung schon gegeben, ohne die kein wirkliches Fest stattfinden kann. Wichtig ist dann, dass dieser äußere Rahmen in Form von bestimmten Liedern, Evangelieninhalten und Festesgewohnheiten in jedem Jahr derselbe ist. Kinder lieben und brauchen solche wiederkehrenden Bräuche für die Pflege ihres Gedächtnisvermögens und ihres Willens (vgl. S. 487 ff.).

Das Abendgebet

Gebete markieren immer Einschnitte im Gang des Tages, herausgehobene Momente oder die Schwelle zwischen Schlafen und Wachen. Hier kann durch ein Lied und insbesondere durch ein Gebet eine Stimmung der Andacht erzeugt werden, die die Seele des Kindes zur Ruhe kommen lässt und für einige Augenblicke aus dem Alltagsleben heraushebt. Kinder lieben solche Momente, auch wenn sie den Wortinhalt der Gebete noch nicht verstehen. Hierfür seien zwei Beispiele genannt von Jungen, mit denen die Eltern jeweils am Abend folgendes Gebet sprachen:

Vom Kopf bis zum Fuß
Bin ich Gottes Bild
Vom Herzen bis in die Hände
Fühl ich Gottes Hauch
Sprech ich mit dem Mund
Folg ich Gottes Willen
Wenn ich Gott erblick
Überall, in Mutter, Vater,
In allen lieben Menschen
In Tier und Blume
In Baum und Stein,
gibt Furcht mir nichts
Nur Liebe zu allem
Was um mich ist.

Rudolf Steiner[97]

Bei dem zweieinhalbjährigen Jakob, der gerade »ich« zu sagen gelernt hatte, wuchs die Begeisterung beim Mit- und Nachsprechen dieses Gebetes zusehends von Zeile zu Zeile. Ab dem Moment, in welchem Vater und Mutter angesprochen werden, sagte er nach jedem Wort »ich auch« und war erst zufrieden, als die Eltern am Ende des Gebetes noch einmal bestätigten: »Ja, und in Jakob auch.«

Der zweijährige Gunther liebte es auch sehr, die Zeilen nachzusprechen, die die Eltern langsam vorsagten. Nur die Zeile mit der Furcht ließ er immer aus. Dafür wiederholte er die vorangehenden Zeilen, wo von Pflanzen und Tieren die Rede war, gleich zweimal: »Tier und Bume, Tier und Bume, Baum und Teine, Baum und Teine …« Am Ende war er so beglückt, dass er regelmäßig im Bett aufsprang und sich mit den Worten »Schön ist das!« freudig in die Kissen warf.

Das heißt aber nicht, dass man erst mit den Kindern beten kann, wenn sie zu sprechen beginnen. In dem auf S. 580 genannten Büchlein »Gebete für Mütter und Kinder« sind auch für die allererste Lebenszeit Worte enthalten, die der Erwachsene bereits schon für das Neugeborene sprechen kann.

Der Schutzengel

Zu wissen, dass jeder Mensch von seinem Schutzengel begleitet und insbesondere jedes Kind von ihm behütet wird, kann in vielen Lebenslagen eine Hilfe sein.[98] Oft wird eingewendet, dass ja doch ständig Unfälle und Grausamkeiten geschehen – warum schützt denn da der Engel nicht? Hier kann nur entgegnet werden, dass täglich ungezählte Wunder geschehen, durch die Unfälle und Grausamkeiten von den Menschen ferngehalten werden. Der Schutzengel lässt nur die Ereignisse an den Menschen herankommen, an denen dieser zu lernen und zu wachsen in der Lage ist und die in der Weisheit seiner Schicksalsführung begründet liegen. Vor allem anderen kann er uns unausgesetzt behüten. Dies immer klarer empfinden zu lernen, kann zu tiefem Schicksalsvertrauen führen und zu einer dankbaren Grundstimmung dem Leben und der eigenen Entwicklung gegenüber. Der Dichter Christian Morgenstern hat dieses Erlebnis so gefasst:[99]

> Du Weisheit meines höhern Ich,
> die über mir den Fittich spreitet
> und mich vom Anfang her geleitet,
> wie es am besten war für mich, –
>
> wenn Unmut oft mich anfocht: nun –
> es war der Unmut eines Knaben!
> Des Mannes reife Blicke haben
> die Kraft, voll Dank auf Dir zu ruhn.

Vom Umgang mit dem Tod

Ein echtes Fragen nach den vergänglichen und unvergänglichen Aspekten der eigenen Existenz und damit ein Mitempfinden dessen, was Tod bedeutet, beginnt erst in der Vorpubertät mit dem neunten bzw. zehnten Lebensjahr, oft auch erst später.

Es sei an folgendem Beispiel verdeutlicht. In einer Familie mit fünf Geschwistern ist die Großmutter gestorben. Ernst berichtet der Vater von den letzten Ereignissen im Krankenhaus. Alle hören gespannt zu. Die unterschiedliche Teilnahme der Kinder lässt deutlich erkennen, welchen Reifegrad das seelische Leben schon erreicht hat. Während das Vierjährige bald darauf wieder im Sandkasten sitzt und selbstvergessen spielt, hat die Neunjährige wach alles beobachtet und deutlich gemerkt, dass sie nicht in derselben Weise traurig sein kann wie die Großen. Sie versteht zwar tief im Innern, dass die Großmutter nun nicht mehr wiederkommt und gestorben ist, kann aber diesem Erleben noch wenig seelischen Ausdruck verleihen. Ganz anders die Zwölfjährige! Sie erinnert sich im Zuge der Erzählungen auch an ihre letzte Begegnung, die sie mit der Großmutter hatte. Es war während einer Krankheit gewesen, als diese ihr den Rücken mit Kölnisch Wasser abgerieben hatte. Nun, als sie daran denkt, kommen ihr die Tränen in die Augen. Die Großmutter würde nie wiederkommen, um ihr bei einer Krankheit Gesellschaft zu leisten. Wohin war die Großmutter gegangen? Das Unerbittliche und doch auch Erhabene des Todes wird zum tagelang noch nachklingenden seelischen Erlebnis. Sie empfindet dieser übermächtigen Realität gegenüber Bangigkeit und Zuversicht zugleich.

Kinder sind Realisten. Sie nehmen die Welt und auch das Ereignis des Todes zunächst so, wie sie sind. Es liegt am Verhalten der Erwachsenen und ihren Gefühlsäußerungen, ob die Begegnung mit dem Tod etwas Negatives, Dramatisches oder Belastendes an sich hat oder nicht. Wenn der Todestag eines geliebten Menschen z.B. als »Himmelsgeburtstag« gefeiert wird, lernen sie etwas Wesentliches. Sie erleben, dass das Wesen eines Menschen eine sichtbare und eine unsichtbare Daseinsform hat. Sie lernen, dass man an Verstorbene denken, deren Ziele und Eigenschaften erinnern, ja sich an ihnen auch weiterhin freuen kann. Sie erfahren im regelmäßigen Feiern solcher Himmelsgeburtstage, dass die geistige Welt mit all ihren Wesen in die sichtbare hineinragt.

In einer Familie mit sechs Kindern war ein Kind früh verstorben. Sein Himmelsgeburtstag war immer ein besonderes Fest, an dem die ganze Familie etwas besonders Schönes unternahm. Auch der Gang zum Grab hatte nichts Bedrückendes an sich. Man pflegte es, sagte ein

Gebet und sang ein Lied. Beim Essen wurden dann Geschichten aus seiner kurzen Lebenszeit erzählt, und es war nicht erschreckend, dass die Mutter manchmal zu Tränen gerührt war. Kann das Ereignis des Todes als etwas zum Leben Dazugehöriges, Feierlich-Ernstes und doch auch Heiter-Zuversichtliches erlebt werden, so kommt dadurch ein weiteres Element echter Frömmigkeit in den Alltag herein, das zur religiösen Erziehung Wesentliches beiträgt.

Welche Hilfen gibt es aber nun, wenn ein Kind nicht nur den Tod in seiner Umgebung erlebt, sondern durch eine schwere Krankheit oder einen Unfall mit dem eigenen Tod konfrontiert wird? Die Reaktionen des Kindes sind je nach Lebensalter sehr verschieden. Im Kapitel über die chronischen Erkrankungen (s. S. 196 ff.) wurden schon einige Beispiele genannt. Je nüchterner und sachlicher der Erwachsene dem Kind angesichts der Realität des Todes begegnen kann, umso besser ist dies für die Betroffenen. Die Kinder spüren ja doch die Sorge, den Schmerz und die Angst der Erwachsenen und erleben bedrückt, dass man ihnen etwas Wesentliches vorenthält. Es ist befreiend, wenn Kinder mit den Erwachsenen offen über ihre Gedanken und Gefühle angesichts des bevorstehenden Todes sprechen können und zugleich auch Wünsche an das Leben äußern dürfen. Christoph Tautz und Manfred Grüttgen haben in dem Buch *Die Gegenwart eures Todes könnte die Zukunft des Lebens retten. Eltern berichten über die Krebserkrankung ihrer Kinder* (s. unten) ergreifende Darstellungen von krebskranken Kindern gesammelt, die vielen Eltern eine Hilfe sein können. Ebenso empfehlenswert ist das Buch von Arie Boogert *Beim Sterben von Kindern*, das wesentliche Texte und Mitteilungen der Anthroposophie über das Sterben und das Begleiten von Kindern in Todesnähe enthält.

Rudolf Steiner hat einmal auf die Frage, welchen Sinn der Tod im Kindesalter haben könne, geantwortet, dass Kinder durch ihr Sterben Frömmigkeit in die Familie bringen. Das ist – unabhängig von den Hintergründen eines solchen Schicksals – eine immer wieder zu beobachtende Erfahrung: Das sterbende Kind lässt Eltern und Geschwister zurück, die durch dieses Ereignis ganz neu wachgerüttelt werden für die Frage nach dem Sinn des Lebens, nach der ewigen Existenz des Menschen und nach der Bedeutung des Todes für das Leben.

Empfohlene Literatur

Barz, Brigitte: *Feiern der Jahresfeste mit Kindern. Für Eltern dargestellt.* Stuttgart [7]2004.

Boogert, Arie: *Beim Sterben von Kindern. Erfahrungen, Gedanken und Texte zum Rätsel des frühen Todes.* Stuttgart [3]1998.

Glöckler, Michaela / Heine, Rolf: *Ethik des Sterbens – Würde des Lebens,* Persephone, Dornach [2]2006.

Glöckler, Michaela / Heine, Rolf: *Handeln im Umkreis des Todes,* Persephone, Dornach [2]2003.

Glöckler, Michaela: *Die Heilkraft der Religion. Erziehungsfragen, spirituelle Gemeinschaftsbildung, Kultus.* Stuttgart 1997.

Glöckler, Michaela: *Elternsprechstunde. Erziehung aus Verantwortung* (Kapitel »Engel«). Stuttgart [7]2006.

Jacobi, Mona: *Ein Zeichen nur in dieser Nacht und Stille. Sternengedichte.* Stuttgart 2008.

Johanson, Irene: *Geschichten zu den Jahresfesten. Für Kinder erzählt.* Stuttgart [4]1995.

Schilling, Karin von: *Der Tod meines Kindes. Leben lernen mit dem Schicksal.* Stuttgart [2]1992.

Schroeder, Hans-Werner: *Mensch und Engel. Die Wirklichkeit der Hierarchien.* Stuttgart [6]2002.

Steiner, Rudolf: *Gebete für Mütter und Kinder.* Dornach [7]1994.

Tautz, Christoph / Grüttgen, Manfred (Hrsg.): *»Die Gegenwart eures Todes könnte die Zukunft des Lebens retten.« Eltern berichten über die Krebserkrankung ihrer Kinder.* Stuttgart 1990.

Aufklärung

Aufklärung im engeren Sinne bezieht sich auf den Umgang mit der Geschlechtlichkeit. Aufklärung im weiteren Sinne umfasst jedoch alle Bereiche gesellschaftlichen Lebens und hat stets das Ziel, die Heranwachsenden auf das Leben in der »großen Welt« vorzubereiten, sodass sie keine unangemessenen Risiken eingehen. Neben der Aufklärung für den »Alltag« beinhaltet sie auch Themen wie Gewalt, Prostitution, sexueller Missbrauch, Drogen, Kriminalität und Sekten. Hinzu kommen die Schreckensmeldungen aus Zeitungen und Illustrierten, einprägsame Bilder von Hunger und Not, über die Kinder und Jugendliche Aufklärung verlangen. Sie verstehen nicht, wie so etwas geschehen kann. Warum greifen der Staat, die Kirche, all die vielen vernünftigen Menschen nicht ein? Wie können sie angesichts dieser Zustände einfach ihrer Arbeit nachgehen und so tun, als ob nichts wäre? Auch die immer weiter auseinanderklaffende Schere von Reich und Arm – wie kann man damit zurechtkommen?

Das, was letztlich aufklärend wirkt, ist die Art, wie der Erwachsene selbst mit den geschilderten problematischen Sachverhalten zurechtkommt, *wie* er darüber spricht, dem Kind oder Jugendlichen deutlich macht, dass man mit diesen Dingen umgehen lernen muss, dass es Perspektiven gibt, wie dies verarbeitet werden kann, und auch, *wie man selber dazu steht* und lernt, seinen eigenen Beitrag für eine positive Veränderung der Zustände zu leisten. – Dadurch sieht der Jugendliche klarer. Gerade heute, wo sich immer mehr Kinder und Jugendliche über alles und jedes weitgehend selbst aufklären aufgrund vorhandener Sachbücher, einschlägiger Darstellungen in Illustrierten, umfangreicher Angebote in Internet, Fernsehen, Videos und nicht zuletzt auch durch Gespräche untereinander, wächst die Frage, ja oft auch die große innere Not, wie man mit dem Gehörten und Gelesenen zurechtzukommen kann. Welche Maßstäbe für die Beurteilung gibt es hier? Wie reagieren Erwachsene, von denen man etwas hält, darauf? Wie gehen sie mit diesen Fragen um? Oft sprechen Kinder und Jugendliche diese Themen von sich aus nicht an. Zum einen fehlt häufig noch das sprachliche Ausdrucksvermögen, zum anderen vermeiden sie es auch, problematische Themen anzuschneiden, wenn diese bei den Erwachsenen tabu sind. Im Familienalltag oder im Ablauf des Unterrichts in der Schule ist selten wirklich Raum, dass Lebensfragen dieser Art mit der gebotenen Gründlichkeit und Sorgfalt besprochen werden können. Zur Aufklärung gehört eben nicht nur ein bestimmtes Wissen, sondern vor allem die persönliche Verarbeitung dieses Wissens. So können gerade diese Themenkreise viel dazu beitragen, ein ehrliches und wirklich partnerschaftlich-persönliches Gesprächsklima zwischen Kindern und Erwachsenen zu schaffen. Sind doch alle sogenannten Aufklärungsfragen von der Art, dass auch Erwachsene davon betroffen sind und nicht sagen können, sie hätten die Frage oder das Problem bereits gelöst. Es sind tiefgreifende Lebensfragen, die mit den Höhepunkten der menschlichen Existenz ebenso zusammenhängen wie mit ihren Tiefpunkten und Schattenseiten. Es ist der Bereich, wo das Gute, das Menschliche in Erscheinung tritt oder auch misslingen kann und wo unter Umständen etwas unternommen werden muss, um Schaden vorzubeugen. So begrüßenswert es ist, dass es immer weniger Tabus in der Gesellschaft gibt und auch die problematischen Seiten des Lebens offen angesprochen werden, so birgt dies doch auch die Gefahr, dass insbesondere Kinder und Jugendliche dieser Informationsflut – noch – nicht gewachsen sind. Sie werden mit Dingen konfrontiert, die ihre Lebenszuversicht untergraben und dazu beitragen können, den Sinn des Lebens in Frage zu stellen und Freude und Hoffnung zu verlieren. Daher ist die Frage nach dem »richtigen Zeitpunkt« für das aufklärende Gespräch so entscheidend wie die verstehende zuversichtliche Haltung der Erwachsenen.

Freiheit und Verantwortung

Liest man z.B. das Gesetz zum Schutz der Jugend in der Öffentlichkeit,[100] so ist man angenehm berührt davon, wie weitgehend hier der Gesetzgeber versucht hat, Rahmenbedingungen zu schaffen, die ein möglichst ungefährdetes Aufwachsen garantieren sollen. Der Blick in die Lebenswirklichkeit und die tatsächliche Handhabung dieses und anderer Jugendschutzgesetze zeigen jedoch, wie schwer es ist, diese Bestimmungen tatsächlich durchzuführen, und dass es nicht zuletzt die häuslichen Bedingungen selbst sind – die Freiheit der Privatsphäre –, mit deren Hilfe diese Rahmenschutzbedingungen unterlaufen werden, wenn der Staat hier nicht – so wie seit 2008 in der Schweiz – zusätzliche Kontrollen und Verfügungen vorsieht.

Allzumeist ist es jedoch leider nicht zu vermeiden, dass Kinder und Jugendliche Konfrontationen mit Gewalt, Alkohol, Drogen und Sex in einem Alter erleiden, in dem dies noch nicht konstruktiv verarbeitet werden kann. Hinzu kommt dann noch der immer vorhandene »Reiz des Verbotenen«, weswegen es hin und wieder sinnvoll sein kann, gemeinsam mit dem Jugendlichen auch einmal etwas »Verbotenes« anzuschauen oder durchzusprechen, damit diesem die Faszination genommen ist und es nicht zur Abstumpfung menschlicher Regungen, sondern zur Schärfung des Verantwortungsgefühls kommen kann.

Damit sind die beiden wichtigsten Stichworte gefallen, die für den Umgang mit dem sogenannten Gefährlichen und Verbotenen richtungsweisend sind: Freiheit und Verantwortung. Goethe hat diesen beiden Begriffen sein Drama *Faust* gewidmet. Im ersten Teil des *Faust* dominiert das Freiheitsbewusstsein: Faust hat alles studiert – bis hin zur Theologie und Medizin. All diese Studien konnten ihm jedoch nicht die Frage beantworten, wer er wirklich selber ist und was Sinn und Wahrheit des Lebens sind. Mitten in dieser Krise der Selbsterkenntnis wird ihm deutlich, dass er zu den tieferen Wahrheiten des Lebens und seiner eigenen Entwicklung nur kommen kann, wenn er bereit ist, das Böse als Bestandteil seiner Entwicklung und Existenz zu akzeptieren. Dichterisch wird dies so dargestellt, dass er sich mit seinem eigenen Blut bewusst dem Teufel verschreibt. Künstlerisch wird so zum Ausdruck gebracht, dass Faust erlebt, wie seiner eigenen Existenz diese Möglichkeit zum Bösen ebenso innewohnt wie die zum Guten.

Dass Entwicklung zu Freiheit, persönlicher Verantwortung und Gewissensfähigkeit die Möglichkeit von Irrtum und Schuld mit einschließt, ist zentraler Bestandteil der großen Identitätskrise, die mit der Pubertät beginnt und dem Erwachsenwerden – d.h. Verantwortungsfähig-Sein – endet.

Sexualität als Gestaltungselement in der menschlichen Beziehung

Es mag zunächst verwundern, warum in früheren Jahrhunderten und alten Kulturen gerade der Bereich der geschlechtlichen Liebe Heiligung und Behütung durch religiöse Sitten und Gewohnheiten erfahren hat. Wer jedoch heute erlebt, wie schwer ein menschenwürdiger Umgang mit der Sexualität zu erreichen ist, den wundert es nicht, warum strenge Sittenregeln und Ehevorschriften gesellschaftlich vorgegeben waren, um mit diesem Bereich menschlicher Beziehungsgestaltung möglichst sozialverträglich umgehen zu lernen. Da in früheren Jahrhunderten auch das Bewusstsein des Einzelmenschen von sich selbst als einer Individualität gegenüber der Zugehörigkeit zu einem bestimmten Familien-, Stammes- oder Volkszusammenhang zurücktrat, wurden solche Reglementierungen des geschlechtlichen Lebens als Teil der ohnehin geltenden Sozialordnung in der Großfamilie angenommen. Es wurde nicht als Eingriff in die persönliche Freiheit empfunden, wie dies später der Fall war und heute der Fall ist.

Der religiöse oder persönlich motivierte Verzicht auf Polygamie (Vielehe) und deren Rechtsgrundlage trug dazu bei, die Sexualität immer weniger gattungshaft auszuleben, sondern sie in der Individualisierung und Hinwendung zu *einem* Mann bzw. *einer* Frau zu etwas sehr Persönlich-Menschlichem zu machen. Daher gilt heute auch, dass das, was zwei Menschen miteinander verbindet über soziale, rassische und ideologische Schranken hinweg, von eben diesen beiden verantwortet werden muss. Es entzieht sich Beurteilungskriterien von außen, auch dann, wenn es gegen – noch – geltende allgemeine Normen und ethische Wertsetzungen zu verstoßen scheint.

Eine Folge dieser – gegenwärtigen – Individualisierung und Enttabuisierung ist, dass die Sexualität nicht nur sehr verschieden gelebt wird, sondern auch durch die Art der Integration in menschliche Beziehungen zu einem hilfreichen oder destruktiven Faktor werden kann.

Menschliche Beziehungen haben Dauer. Selbst wenn wir sie abbrechen, wissen wir doch ganz genau, dass damit nicht das Ende dieser Beziehung gekommen ist. Auch abgebrochene Beziehungen gehen mit uns weiter. Das Bild des Menschen, mit dem wir einmal verbunden waren, lässt sich zwar verdrängen, aber nicht auslöschen. Was wir mit ihm erlebt haben, gehört zu uns und wird bleiben. Dies zu wissen, ist sehr weitreichend. Es kann daran auch deutlich werden, dass die Beziehung immer das Umfassendere ist: Die Sexualität kann zwar eingebettet sein in eine menschliche Beziehung, doch ist die menschliche Beziehung nicht von ihr abhängig. Es gibt auch nichts, was man in eine Ehe oder Partnerschaft nicht einschließen könnte – so wie es auch sicherlich nichts gibt, was man nicht zum Anlass nehmen kann, sich wieder zu trennen. Letztlich entscheidet über die Fruchtbarkeit und die Dauer einer menschlichen Beziehung, wie groß das gegenseitige Interesse füreinander wirklich ist. Daher sind die Beziehungen am beglückendsten, die alles mit einschließen können, was dem Partner begegnet, ihn trifft und womit er sich auseinandersetzt. Wachsen Kinder in einem solchen »einschließenden«, von liebevollem Interesse für den anderen und das Umfeld geprägten Beziehungsnetz auf, sind die besten Voraussetzungen dafür gegeben, auch den menschenwürdigen Umgang mit der Sexualität zu lernen. Der anthroposophische Gynokologe Bart Maris und der engagierte Waldorfpädagoge Michael Zech haben kürzlich ein sehr lesenswertes Buch zum Thema Sexualkunde in der Waldorfpädagogik herausgegeben, in dem diese komplexe Thematik anschaulich aufgearbeitet wurde.

Körperliche und geistige Produktivität

Wir gebrauchen dieselben Worte, wenn wir Vorgänge bei der körperlichen Vereinigung der Geschlechter und Zustände geistiger Produktivität beschreiben wollen. Wir sprechen von geistiger Anregung, Stimulierung, Befruchtung, gehen mit einem bestimmten Gedanken oder einer Idee »schwanger«, wollen sie ausreifen lassen und nicht über »ungelegte Eier« reden. Diese Tatsache hängt mit dem Faktum zusammen, auf das wir in diesem Buch schon an verschiedenen Stellen eingegangen sind: mit der Entsprechung zwischen der Lebenstätigkeit des Organismus und der Gedankentätigkeit, von Steiner das Gesetz der Metamorphose der Wachstums- und Regenerationskräfte in Gedankenkräfte genannt (vgl. S. 388 f.).

Dieser Zusammenhang kann mit Bezug auf die Unterschiede von Mann und Frau in körperlicher und geistiger Hinsicht weiter vertieft werden: Was Mann und Frau in körperlicher Hinsicht unterscheidet, sind die primären und sekundären Geschlechtsorgane bzw. -merkmale. Es ist interessant zu wissen, dass während der Embryonalentwicklung ein männlicher und ein weiblicher Fötus in den ersten sieben Wochen völlig gleich aussehen. Beide haben noch eine zwittrige, d.h. eine die männlichen *und* weiblichen Merkmale umfassende Anlage der Geschlechtsorgane. Erst von der siebten Woche an bildet sich das genetisch nicht determinierte Geschlecht zurück und es erfolgt auch sichtbar die Geschlechtsdifferenzierung in eine männliche oder weibliche Anlage der Fortpflanzungsorgane. Es ist dies der gleiche Zeitpunkt, zu dem auch die Großhirnbläschen aussprossen als Grundlage der späteren Denktätigkeit.

Damit ist deutlich, dass potenziell sowohl der Mann als auch die Frau von den veranlagten Wachstumskräften her die Möglichkeit der Zweigeschlechtlichkeit besitzen. Daher kann ja auch zeitlebens bei Mann und Frau durch entsprechende Hormongaben die körperliche Ausbildung der sekundären Geschlechtsmerkmale des jeweils anderen Geschlechts stimuliert werden. Eine Frau, die z.B. aus therapeutischen Gründen Testosteron einnimmt, kann den Stimmbruch erleiden, den männlichen Behaarungstyp sowie die Wachstumszunahme im Bereich der Muskulatur auf Kosten des typisch weiblichen Fettansatzes entwickeln. Entsprechend kann auch der Mann infolge der Einnahme von Östrogen femininisieren.

All das bedeutet, dass die ätherischen Bildekräfte bei Mann und Frau für jeweils beide Geschlechter vorhanden sind. Aufgrund der chromosomalen Determinierung bildet sich dann nur eines körperlich aus. Die ätherischen Kräfte des jeweils anderen Geschlechtes bleiben physisch sozusagen »arbeitslos« und können dadurch von Geburt an der Bewusstseinsausbildung und der beginnenden Denkentwicklung dienen. Was also bei der männlichen Fortpflanzungstätigkeit das sprühende, nach außen gerichtete, mit Bezug auf Intensität, Häufigkeit und Menge stark variable Geschehen der Samenbildung und deren Ejakulation ist, steht als ätherische Funktionsdynamik des Denkens der Frau zur Verfügung: Ihr Gedankenleben verläuft in der Regel sprühender, unsteter als das des Mannes, hingegen oft überraschend, anregend und stimulierend. Die Freude an der Abwechslung, die Offenheit gegenüber Neuem, die Bereitschaft, sich auf Unvorhergesehenes einzulassen oder aber etwas gründlich Besprochenes am nächsten Tag doch noch einmal zu hinterfragen und wieder in anderem Licht zu sehen, ist für sie typisch. Für das Denken des Mannes hingegen ist charakteristisch, dass es der Dynamik der weiblichen Fortpflanzungsorgane und ihrer Funktionalität entspricht: So wie hier mit schöner Regelmäßigkeit, vom Organismus selbst gesteuert, Monat für Monat eine Eizelle heranreift und demgemäß auch die Schleimhaut der Gebärmutter auf die mögliche Einnistung vorbereitet wird, so vollzieht sich der Grundgestus männlichen Denkens: Kontinuität, Ruhe, eine gewisse Abgeschlossenheit und Zuverlässigkeit sind charakteristisch. Das Denken des Mannes ist dazu veranlagt, mit einer gewissen Systematik und Gediegenheit sowie einer relativen Unabhängigkeit von äußeren Einflüssen – und daher auch abstrakter – abzulaufen. So ist es auch typisch, dass die großen philosophischen Werke der Weltliteratur fast ausnahmslos von Männern geschrieben sind. Es liegt ihnen, »Gedanken zur Reife zu bringen« und zu ganzen Gebäuden bzw. organismushaften Zusammenhängen auszugestalten. Allerdings ist damit auch ein stärkeres Abgeschlossensein des männlichen Seelenlebens von der Umgebung verbunden. Leiblich und seelisch stehen sich die Geschlechter also polar gegenüber und können sich dadurch auf vielfache Weise anregen und ergänzen.

In geistiger Hinsicht sind Mann und Frau übergeschlechtlich vollmenschlich. Das Ich, als geistiger Wesenskern des Menschen, lebt in seiner körperlich-männlichen und seelisch-weiblichen Konstitution oder aber in der körperlich-weiblichen und seelisch-männlichen. Je freier es mit diesen Gegebenheiten umgehen lernt, umso mehr erhält sein Tun den Charakter des Persönlichen und zugleich Allgemein-Menschlichen. Insbesondere nach den Wechseljahren, sowohl bei Frauen wie bei Männern, kann das typisch Weibliche oder Männliche leichter in den Hintergrund treten zugunsten des allgemein Menschlichen.

Im Gespräch mit Kindern und Jugendlichen

Blick in eine große Familie

Die Geschwister sind fünf, acht, zehn und elf Jahre alt, als das Jüngste erwartet wird. Viele Gespräche drehen sich um das »neue Kind«. Ob es ein Brüderchen oder ein Schwesterchen wird, welchen Namen es haben wird, wann man zum ersten Mal mit ihm spazieren fahren darf und vieles mehr. Alle Geschwister wissen, dass das erwartete Kind im Leib der Mutter gut »eingepackt« und geschützt heranwächst und erst geboren wird, wenn es ganz »fertig« ist. Dennoch sind die Fragen höchst unterschiedlich, die die einzelnen Geschwister an diesen Vorgang knüpfen. Und hier liegt bereits ein erstes wichtiges Moment für die Praxis der Aufklärungsgespräche: Man antwortet nur auf die Fragen, die wirklich vom Kind gestellt werden und die es interessieren. Denn was ungefragt erklärt wird, erweist sich meist als seelischer Ballast und stört Gedanken und Empfindungen, die für das Kind mit der Frage nach seiner Herkunft verbunden sind.

In unserem Fall will die Älteste ganz genau wissen, auf welche Weise denn das Kind aus dem Leib der Mutter herauskommen kann, wenn es

»fertig« ist und auch, wieso es denn so plötzlich anfangen konnte dort zu wachsen. Das Jüngste interessiert sich dagegen ausschließlich dafür, wie es im Himmel aussieht und was die Seele so lange macht, bis der Körper fertig ist, in dem sie leben will. Organische Einzelheiten sind nicht gefragt.

Die vielfältig vorhandenen »Aufklärungsbücher« für Kleinkinder gehen völlig an dem Seelenleben dieser Kinder vorbei, indem die »technischen Vorgänge« in Comic-Art dargestellt werden. Für dieses Alter ist z.B. das schöne Buch *Die Erdenreise des kleinen Engels*[101] zu empfehlen.

Das Achtjährige hat schon einen anderen Zugang und ist fasziniert von dem Gedanken, dass es auch Zwillinge sein könnten. Ansonsten fragt es nichts Besonderes. Die Mutter hört jedoch, wie beim Puppenspiel zusammen mit dem jüngsten Geschwisterchen vieles aus den Gesprächen wieder auftaucht. Da wird fast täglich geheiratet oder ein Kind zur Welt gebracht. Natürlich sind es oft Zwillinge ...

Doktorspiele im Kindergartenalter

Ein Fünfjähriger hat entdeckt, dass es Aufsehen erregt, wenn er anderen Kindern seinen Penis zeigt. Oder: Eine entsetzte Mutter berichtet: »Stellen Sie sich vor, als ich neulich in das Zimmer meines Jungen hereinkam, da hatte er sich auf seine Spielkameradin von nebenan gelegt und mir stolz verkündet: Wir spielen gerade Mann und Frau im Bett.« Meist handelt es sich bei diesen Spielen um Vier- bis Achtjährige, also um Kinder, die sich im Nachahmungsalter befinden. Wenn Berichte dieser Art auftauchen, so fragen wir die Eltern zuerst nach möglichen Vorbildern für dieses Verhalten in Video, Fernsehen oder täglicher Umgebung. Meist zeigt sich dann, dass die Kinder weder sexuell frühreif noch »verdorben« sind, sondern dass sie schlicht und einfach aufnehmen, spielen und nachahmen, was sie in ihrer Umgebung wahrnehmen. Deswegen ist der wichtigste Bestandteil der sogenannten Sexualerziehung das Vorbild der Erwachsenen – d.h. die Art und Weise, wie sie selbst über die entsprechenden Themen reden und sich in ihren Beziehungen verhalten.

Sind nun Dinge wie die oben erwähnten vorgekommen, so gilt oft, dass sie umso häufiger reproduziert werden, je mehr Beachtung die

Erwachsenen ihnen schenken; genießen es doch die Kinder sehr, wenn sie Aufmerksamkeit und Interesse der Erwachsenen erregen. Erreichen sie dieses Ziel nicht durch positive Verhaltensweisen oder einfach durch ihr So-Sein, so suchen sie sich durch diese und andere Provokationen deren Beachtung zu erzwingen.

Beginnende Pubertät

Spätestens mit neun bis zehn Jahren sind heute fast alle Kinder auf der Straße oder sonstwo »aufgeklärt« worden, wenn dies nicht vorher von den Eltern in entsprechender Weise eingeleitet wurde. Wichtig ist jedoch, dass die Mädchen von der Mutter oder einer Vertrauensperson alles »praktisch Wissenswerte« erfahren haben, wenn sie mit durchschnittlich 11,5 Jahren ihre erste Menstruation bekommen, und dass sie sich auf dieses Ereignis, eine Frau zu werden, auch etwas freuen. Entsprechendes gilt für Vater und Sohn.

Mit Beginn der Pubertät wachsen die Anforderungen an die Jugendlichen, da die körperliche Entwicklung stetig früher eintritt. So lag das mittlere Alter der ersten Menstruation 1860 noch bei 16,5 Jahren, 1920 bei 14,5 Jahren, jetzt zwischen 12 und 13 Jahren. Auch das Alter beim ersten Geschlechtsverkehr rückt deutlich vor. 50% der fünfzehnjährigen Mädchen haben das schon hinter sich. Da die Zahl der Schwangerschaftsabbrüche bei Mädchen unter achtzehn in den Jahren 1996 bis 2002 um 75% zugenommen hat (bei einem generellen Rückgang der Abtreibungen!), sehr viele junge Mädchen schon die Pille nehmen und die sogenannte »Pille danach« rezeptfrei in der Apotheke erhältlich ist, ist es mehr denn je notwendig geworden, schon deutlich früher die Themen Sexualität, Verhütung und Lebenskunde sowohl zu Hause als auch in der Schule aufzugreifen. Wenn die körperliche Reifung und die Auseinandersetzung mit dem anderen Geschlecht und dem eigenen erwachenden Gefühls- und Triebleben schon so früh ihren Lauf nehmen, die seelische Reifung jedoch noch nicht so weit ist, brauchen die Jugendlichen besondere Aufmerksamkeit und Begleitung sowie Gelegenheiten zu Gespräch und Austausch.

Weitere Fragen

Wird der Gebrauch der Pille und anderer Empfängnisverhütungsmethoden besprochen, so ist es wichtig, dass der Jugendliche spürt, dass ihm die damit verbundenen Fragen nach den Ebenen menschlicher Beziehung und der Verantwortung für den anderen niemand abnehmen kann: Will er z.B., dass die fünfzehnjährige Freundin ihren Körper hormonell manipuliert, oder möchte er sie so lieben, dass es nicht nötig ist? Auch ist es sinnvoll, auf das Leben eines Kindes vor der Geburt sowie die Abtreibungsfrage einzugehen. Nicht selten sind die Eltern mit dieser Aufgabe überfordert, haben keine Zeit, finden – vielleicht aufgrund der eigenen Geschichte – nicht die richtige Sprache oder sind alleinerziehend und können deshalb nur ungenügend auf den Jugendlichen des anderen Geschlechts eingehen. So ist es wünschenswert, wenn auch in der Schule über Themen wie Pubertät, Sexualität, Triebhaftigkeit und Liebe, Verantwortung und Partnerschaft, Verhütung und sexuell übertragbare Erkrankungen, Homosexualität, Missbrauch, Pornografie, aber auch Abtreibung und Retortenbefruchtung etc. gesprochen wird, auf eine Art, die über das »Technische« hinausgeht und erweiterte Gesichtspunkte und Erlebnisse der seelischen und geistigen Dimensionen hinzufügt. Sexualkunde sollte nie isoliert dastehen, sondern in Lebenshaltungs- und Entwicklungsfragen integriert werden. Die bloße »Aufklärung von der Straße« muss vervollständigt und gegebenenfalls korrigiert werden. Jugendliche sind sehr offen und dankbar, wenn solche Gesprächs- und Unterrichtsstunden auf altersgerechte Weise in den verschiedenen Klassen angeboten werden.

Zudem ist immer wieder zu erleben, dass Kinder und Jugendliche sich auf biologischer Ebene längst aufgeklärt haben und über idealistische, oft sehr zarte Liebeserfahrungen verfügen, die sie in krassem Widerspruch erleben zu dem, was oft in Illustrierten zu lesen ist. Umso mehr sind sie dann beruhigt, wenn der Erwachsene ganz ehrlich Stellung bezieht.

Bei vielen Jugendlichen taucht angesichts der widersprüchlichen Ansichten über Sexualität die geheime Frage auf, ob sie denn wirklich »normal« seien. Insbesondere dann, wenn unter den befreundeten Altersgenossen feste Partnerschaften und intime Beziehungen bestehen. Sie wollen wissen, ob es »unnormal« ist, wenn sie in ihrem Alter noch nicht das Bedürfnis nach der geschlechtlichen Vereinigung haben, sondern die Liebe mehr seelisch-erotisch oder geistig-idealisiert erleben. Sicherlich wird in Zeitschriften wie »Bravo« vermittelt, dass es »normal« ist, wenn junge Jugendliche miteinander schlafen, sie sollten nur gut verhüten. Wir haben in Einzelgesprächen mit vierzehn- bis achtzehnjährigen Jugendlichen wiederholt erlebt, dass diese tief befriedigt waren, ebenfalls für ganz »normal« angesehen zu werden, auch wenn sie noch keinen Geschlechtsverkehr hatten.

Gibt es die kindliche Sexualität?

Hierüber gehen die Ansichten auseinander. Unsere Erfahrung ist, dass hier die Nachahmung eine große Rolle spielt. Rein biologisch setzt die Reifung der Keimdrüsen im neunten bzw. zehnten Lebensjahr ein und mit ihr die sexuelle Erlebniswelt und Entwicklung. Davor lebt das Kind weniger körperbezogen und mehr umweltoffen. Es will als »ganzes Kind« geliebt sein und nicht sexuell stimuliert werden. Wird dies jedoch durch Aufmerksamkeit und Vorbild seitens des Erwachsenen oder älterer Kinder provoziert, so löst es sich auch wieder, wenn dem daraus entspringenden Verhalten keine sonderliche Aufmerksamkeit geschenkt wird und man den Kontakt mit entsprechenden Spielkameraden reduziert oder besser begleitet. Anders ist es, wenn das Kind alleingelassen ist, sich langweilt oder Angst hat. Das Bedürfnis nach verstärkter Selbstwahrnehmung wird dann zwar in der Regel durch Daumenlutschen (s. S. 519 ff.) oder Essen befriedigt. Es kann jedoch auch Anlass zu exzessivem Onanieren werden (s. S. 526). Auch kann dann eher eine Gefährdung entstehen, sexuell missbraucht zu werden (s.S. 594).

Zur Homosexualität

Wer Homosexualität als etwas Abwegiges, Perverses, Krankhaftes oder Unnormales betrachtet, kann sicher sein, dass er hier einem menschenverachtenden Vorurteil aufsitzt, für dessen Stimmigkeit es keine Belege gibt. Weder lässt es sich statistisch belegen, dass unter heterosexuellen Menschen weniger sexuelle Ausbeutung, weniger Kriminalität, weniger Perversionen im Umgang der Geschlechter miteinander und weniger krankhafte Neigungen vorkommen als bei homosexuellen Männern und Frauen. Noch findet diese negative Beurteilung Bestätigung durch die tägliche Lebenserfahrung, die bis hin zur Begegnung mit so begnadeten Künstlern wie dem Schauspieler und Regisseur Gustav Gründgens, dem Dichter Oscar Wilde oder dem Komponisten Peter Tschaikowski und anderen bedeutenden Gestalten des Kultur- und Geisteslebens reichen kann.

Es entspricht den Gegebenheiten der Natur, dass der männliche und weibliche Organismus sich beim Geschlechtsakt komplementär ergänzen und dass die gleichgeschlechtliche Liebe, so gesehen, unvollständig ist. Geht man jedoch davon aus, dass sexuelle Betätigung beim Menschen nicht ausschließlich der Zeugung dient, so ist sie außerhalb dieses Bereichs als liebevolle Hinwendung zum Partner durchaus vergleichbar. Bei den meisten Tieren ist die sexuelle Betätigung an von der Natur vorgegebene Brunftzeiten gebunden, beim Menschen jedoch unabhängig von den empfänglichen Tagen der Frau. Körperliche Zärtlichkeit und Liebe sind daher jederzeit möglich und – in unterschiedlicher Intensität und Ausprägung – tragende Elemente menschlicher Beziehungsgestaltung. Was dabei jedoch körperlich, seelisch und geistig erlebt wird, ist individuell und entzieht sich einer »Normierung«.

In der Schule können Lehrer durch kleine Bemerkungen bei den zwei, drei davon betroffenen Schülerinnen oder Schülern in ihrer Klasse ein Gefühl des Angenommenseins und Verstandenwerdens erzeugen. Es ist befreiend, wenn beispielsweise bei der Schilderung einer historischen Persönlichkeit nicht verschwiegen wird, dass diese homosexuell war. Die Art, wie darauf – wenn auch nur kurz – eingegangen wird, kann bei den homophil empfindenden Schülern für ihr weiteres Leben einen entscheidenden positiven Akzent setzen. Fühlen sie sich doch durch eine solche Bemerkung in ihrem »Anderssein« angenommen. Auch für die nicht selbst betroffenen Schüler ist es sinnvoll, das Thema Homosexualität zu besprechen, einerseits um den diskriminierenden Gebrauch von Schimpfwörtern einzudämmen, andererseits um Verständnis für anders fühlende Menschen zu entwickeln.

Sexueller Missbrauch[102]

Kinder brauchen Nähe und auch Zärtlichkeit. In ihnen lebt ein Urvertrauen in die Welt. Dieses Vertrauen wird im Laufe der Zeit durch verschiedene Anlässe bestätigt und gestärkt, aber auch angegriffen und verletzt. So entwickeln sich Lebenserfahrung und Urteilssinn.

Von Eltern und Erziehern wird erwartet, das Kind seine Erfahrungen machen zu lassen und es keinen unnötigen Gefahren auszusetzen. Dafür braucht es Zuversicht und Vertrauen in die Entwicklung des Kindes, wenn auch kein blindes. Neben Nähe und Zärtlichkeit brauchen Kinder schützende Eltern mit einem klaren und geistesgegenwärtigen Urteilssinn für das Kind und seine Umwelt.

Eine der Gefahren, der viele Kinder ausgesetzt sind, ist der sexuelle Missbrauch. Eindeutige Zahlen gibt es nicht, da die meisten Fälle gar nicht ans Licht kommen. Warum gibt es so viele Menschen, die nie oder erst nach vielleicht dreißig Jahren über ihre Missbrauchserfahrungen sprechen? Warum wird so selten Strafanzeige erstattet und so selten ein Hafturteil ausgesprochen? Es gibt so viele Antworten. Opfer fühlen sich oft schuldig, weil sie meinen oder ihnen eingeredet wurde, selber Anlass gegeben zu haben. Vielen Kindern wird nicht geglaubt, weil die »heile Welt der Familie« nicht in Verruf kommen darf. Andere Kinder haben Angst, ihr »Geheimnis« zu verraten und ihr Versprechen, niemandem etwas zu erzählen, zu brechen. Oft werden die Aussagen der Kinder verharmlost und die Eltern wissen nicht, was sie tun sollen ...

Vielleicht will auch eigentlich niemand hören, wozu Menschen in der Lage sein können.

Verführung und Missbrauch Minderjähriger ist prozentual die Domäne heterosexueller Männer und Frauen und kein Spezifikum für die homosexuellen Lebensformen. Hier ist es besonders wichtig, sachliche Aufklärung vorzunehmen.

Aufgrund von größeren Studien ist davon auszugehen, dass ungefähr jedes vierte Mädchen und jeder achte Junge missbraucht wird!

Missbrauch ist ein breites Feld; es ist nicht auf Vergewaltigung zu beschränken, sondern umfasst jegliche Art der Grenzüberschreitung, in der ein Erwachsener (oder auch in ca. 30% Jugendliche!!) einem Kind körperlich zu nahe kommt. Liebevolle Zuwendung und zärtliche Berührung tun jedem Kind und jedem Menschen gut, das brauchen wir. Aber manche Zuwendungen und Berührungen sind eben *anders,* sie sind nicht für den anderen gemeint, sie sind für das Kind verwirrend, eventuell auch verletzend oder seltsam oder beängstigend und *tun eben nicht gut.* Sie sind nur für den Täter selber gedacht, sie sind rücksichtslos. Es können Handlungen oder Berührungen sein oder Aufforderungen, den Erwachsenen zu berühren, es können auch »nur« Blicke auf den nackten Körper sein, es können Verabredungen zur Geheimhaltung mit entsprechenden Drohungen sein, es kann das gemeinsame Anschauen von Pornofilmen sein, es kann orale, vaginale, anale oder manuelle Befriedigung sein und vieles mehr.

Die Täter sind nur sehr selten wildfremde Menschen, die impulsiv handelnd ein Mädchen mitnehmen und vergewaltigen. In der allergrößten Mehrzahl sind es Männer, die ganz überlegt und überhaupt nicht impulsiv ihre Absichten sorgfältig vorbereiten, sich viel Zeit nehmen, um sich dem Kind zu nähern, und immer weitere kleine Grenzüberschreitungen vornehmen. Missbrauchsverhältnisse können über Jahre bestehen, immer unter strengster Geheimhaltung. Es sind nur selten spontane »Ausrutscher«, sondern meistens geplante Absichten. Es kann sich dabei z.B. um Männer aus dem Familien- oder Bekanntenkreis handeln, die das Vertrauen der Eltern genießen. Meistens haben die Täter nicht nur ein Opfer, sondern mehrere gleichzeitig oder nacheinander. Sie sind meist nicht als Sexualstraftäter erkennbar, die mit ihrem ungebändigten Triebleben nicht umgehen können. Auf den ersten Blick erscheinen sie eher freundlich, gebildet, gepflegt, beruflich erfolgreich und sozial umgänglich. Dahinter verbirgt sich jedoch oft eine tragische Entwicklung z.B. mit einer gestörten oder fehlenden Vaterbeziehung, einer emotionalen Vernachlässigung, eigenen Missbrauchserfahrungen, einer gestörten Reifung, wenig Selbstwertgefühl, Beziehungsunfähigkeit und vielem anderen mehr.

Wie können Eltern auf einen eventuellen Missbrauch aufmerksam werden? Woran ist er zu erkennen, gibt es Hinweise oder Beweise? Wenn ein Kind über Missbrauch berichtet, ist das fast immer glaubwürdig. Kinder erfinden solche Dinge nicht und müssen sehr ernst genommen werden. Das Problem ist, dass sie nur selten darüber reden.

Erhöhte Aufmerksamkeit ist geboten, wenn auffällt, dass das Verhalten des Kindes sich unerklärlich verändert, wenn es verschlossen oder gerade distanzlos wird oder unruhig und bedrückt, wenn es nicht mehr so von seinen Erlebnissen erzählt, wenn es schlecht schläft oder plötzlich Angst im Dunkeln hat. Die Eltern können das Gefühl bekommen, dass irgendetwas mit dem Kind nicht stimmt, dass sie es so gar nicht kennen (vgl. die Liste der möglichen Symptome auf der folgenden Seite). Natürlich können diese Stimmungs- und Verhaltensänderungen auch viele andere Ursachen haben, zumindest aber sollten sie Anlass sein, vorsichtig das Gespräch zu suchen. Andererseits ist es für das Kind sehr belastend, wenn die Eltern ständig Angst vor Missbrauchssituationen haben. Auch wenn darüber nicht direkt gesprochen wird – die Kinder spüren die Ängste ihrer Eltern, was sie dann auch verunsichert. Stärkend wirkt eine zuversichtliche Begleitung des Kindes und ein sehendes (im Gegensatz zum blinden) Vertrauen in die Welt.

Wenn das Kind von sich aus mal etwas andeutet, geschieht dies meistens verdeckt oder verschlüsselt. Nicht selten wird die Botschaft nicht verstanden und so beantwortet, dass dann weitere Hilferufe vorläufig ausbleiben. Wenn ein Mädchen auf die Bemerkung, nicht mehr zu Opa zu wollen, die Antwort bekommt, dass Opa doch so nett ist und sich freut, wenn er von ihr besucht wird, dann kann sie das sogar so verstehen, dass die Eltern wissen, was da abläuft, und dass sie damit einverstanden sind. Es gilt dann, in Ruhe nachzufragen und zu versuchen zu klären, inwieweit solche Äußerungen auf Grenzüberschreitungen zurückzuführen sind, die das Kind erlebt hat, oder ob sie ganz andere Ursachen haben.

Oft wird dann etwas von einem Geheimnis erzählt, das nicht verraten werden darf. Geheimnisse sind schön, wenn es um etwas geht, worauf man sich freuen kann, wie z.B. ein Geburtstagsgeschenk. Aber wenn Geheimnisse mit einer Strafe oder Drohung oder mit Angst in Zusammenhang stehen, sollte dem Kind erklärt werden, dass solche Geheimnisse nicht gelten und dass es gerade dann wichtig ist, davon zu erzählen.

Mögliche Symptome bei betroffenen Kindern

Körperliche Symptome

Verletzungen (selten) im Genitalbereich, Bisswunden bzw. Blutergüsse an der Brust, am Unterleib, am Gesäß oder im Bereich der Oberschenkel. Wiederholte Entzündungen an den Geschlechtsorganen, Blutflecken in der Unterwäsche.

Mögliche Verhaltensauffälligkeiten

Spielen sexueller Verhaltensweisen und Benützen entsprechender Ausdrücke, weibliche Posen zeigen oder masturbieren, sexuelle Handgriffe gegenüber Kindern oder Erwachsenen ausüben, übertriebenes Schämen, sich nicht ausziehen lassen wollen. Bei Säuglingen und Kleinkindern außergewöhnliche Schwierigkeiten beim Windelnwechseln und später autoaggressives Verhalten wie Haareausreißen, Nägelkauen, Schnippeln, Selbstmordversuche, Suchtverhalten, Malen und Zeichnen entsprechender Kinderbilder zu Hause und im Kindergarten, direkte sprachliche Äußerungen, die je nach dem erworbenen Vokabular des Kindes teilweise recht eindeutig sind, teilweise aber auch bildhaft oder von der Situation her geprägt. So sollte der Erwachsene immer hellhörig sein, wenn Kinder erwähnen, dass sie nachts von einem dunklen Geist merkwürdig angefasst worden seien oder ein Lehrer sich komisch benommen habe, bzw. wenn das Kind plötzlich sagt, es möchte da oder dort, zu diesem oder jenem Menschen nicht mehr hin.

Psychosomatische Symptome
Neigung zu Kopfschmerz, Appetitlosigkeit, Erbrechen, Schlaflosigkeit, Einnässen, Einkoten, nächtliche Angst- und Erstickungsanfälle, Asthma, Sprach- und Sehstörungen sowie Konzentrationsstörungen.

Seelische Symptome
Minderwertigkeitsgefühle, starke Selbstzweifel, allgemeine Angstzustände, Kontakt- und Beziehungsschwierigkeiten, Neigung, sich zurückzuziehen, oder aber zu distanzlosem Verhalten und ungeniertem Zugehen auch auf Fremde, Scham- und Schuldgefühle, Leistungsabfall oder extreme Leistungsmotivation, Hilflosigkeit oder extremes Machtstreben, Auftreten psychischer Krankheiten, Depressionen, Phobien.

Wenn der Verdacht gegeben ist
Die Liste dieser Symptome macht deutlich, dass es sich hier bis auf wenige Ausnahmen um unspezifische Anzeichen handelt, die auch bei anderen Konflikten, denen ein Kind ausgesetzt sein kann (wie z.B. der Ehescheidungskonflikt, der Tod eines nahen Freundes, das Erleben einer extremen Grausamkeit oder eines anderen Traumas), zu beobachten sind. Aus diesem Grund raten wir dringend dazu, nicht selbst den Versuch zu machen, mit dem betroffenen Kind über den eventuellen Missbrauch zu sprechen, sondern sich, bevor irgendetwas unternommen wird, über mögliche Vorgehensweisen und erste Schritte von Fachleuten beraten zu lassen. Familienberatungsstellen, Sozial- und Gesundheitsämter sowie erfahrene Kinder- und Jugendpsychiater können und sollten erste Anlaufstelle bei einem gegebenen Verdacht sein. Denn es muss unter allen Umständen verhindert werden, dass durch Verdächtigung und unprofessionelle Aufklärungsversuche dem betroffenen Kind noch zusätzliches Leid beschert wird.

Wenn professionelle Hilfe in Anspruch genommen wird, zeigt man damit dem Kind, dass es ernst genommen wird (so kann zumindest ein kleines Stückchen Vertrauen in die Welt der Erwachsenen gerettet werden), und es kann Schlimmeres vermieden werden.

Die Folgen eines sexuellen Missbrauchs sind vielfältig und sehr von den individuellen Umständen abhängig. Sehr oft führt er zu ausgeprägten Minderwertigkeitsgefühlen, Beziehungsproblemen, gestörter sexueller Entwicklung sowie einem gestörten Verhältnis zu den eigenen Gefühlen, sozialer Einsamkeit, zu Selbstmord(versuchen), Suchtverhalten, Depressionen etc. (s. oben). Anders gesagt zieht der Missbrauch eine Störung in der Entwicklung nach sich, wobei das Ich des Kindes keine gesunde Beziehung zu seinem Körper und seiner Seele aufbauen kann. Natürlich sind diese Probleme nicht immer auf sexuellen Missbrauch zurückzuführen, sie können vielerlei Ursachen haben. Eine frühzeitige Therapie mit Traumabehandlung kann das Ausmaß der späteren Folgen verringern.

Zur Vorbeugung

Ist durch die Erziehung eine Vorbeugung möglich, in dem Sinne, dass die Kinder sich besser abgrenzen und gegebenenfalls lernen sich zu wehren und somit nicht zum Opfer werden?

Wie oft kommt es vor, dass »süße, nette Kinder« auf der Straße, beim Einkaufen oder im Bus von Fremden am Kopf gestreichelt werden? Dies kann eine völlig harmlose Intention haben, gibt dem Kind aber den Eindruck, jeder darf mich berühren und meine Eltern finden das in Ordnung. Oder wenn zu Hause die Oma oder ein Onkel zu Besuch kommt und das liebe Kind begeistert umarmt und drei Küsschen gibt – was passiert, wenn das Kind das nicht möchte und sich dagegen wehrt? Dann wird es nicht selten von den Eltern oder dem betreffenden Besuch gemahnt, es gehöre sich nicht, sich zu wehren, wenn liebe verwandte Erwachsene es umarmen und küssen wollen. So kann dem Kind leider beigebracht werden, dass es zu körperlicher Nähe oder Berührung, die es als unangenehm empfindet, nicht Nein sagen darf.

Jedes Kind braucht Nähe, Geborgenheit und Schutz. In dieser Geborgenheit kann es wachsen und seine Persönlichkeit zur Reifung bringen. Erst in der späteren Jugend oder im Erwachsenenalter lernt es, aufgrund von Erfahrungen, Wahrnehmungen und Beurteilungen zu unterscheiden, worauf bzw. auf wen er sich einlassen will und wovon bzw. von wem er sich abgrenzen möchte.

Der Säugling vertraut sich seiner Umgebung vorbehaltlos an. Sein unbefangenes Vertrauen und seine Hingabe an die Umgebung sind die

Voraussetzung für eine gesunde erste Lebensphase. Die überwiegende Geste des kleinen und jüngeren Kindes ist noch die Weltoffenheit, aber die meisten kennen auch schon die Angst, die Wut und das Neinsagen. Damit grenzt sich das Kind von der Welt ab und erlebt auf kindlicher Stufe eine Trennung zwischen Welt und Selbst. Noch später entwickelt sich das kritische Hinterfragen, und zwar erst dann, wenn das Kind auch gedanklich diese Trennung erlebt und erfahren hat, dass die Welt nicht nur gut ist. In Abhängigkeit von der Lebenserfahrung kann daraus argwöhnische Skepsis, Ablehnung und Ausgrenzung werden. Um dies zu verhindern, ist es ein Ziel der Erziehung, den heranwachsenden Menschen die Erfahrung machen zu lassen, dass er in seinen eigenen Handlungen wiederum Gutes in die Welt hineintragen kann und dass er durch eine gute Beurteilung der Situation lernen muss zu wissen, was er von der Welt in sich aufnimmt, wen er an sich heranlässt und vor allem wann er sich abgrenzt oder sich wehrt.

Hier liegt die nicht einfache Suche nach dem Mittelweg, um einerseits zu verhindern, dass die Kinder zu ängstlich und argwöhnisch ihrer Umwelt gegenüber werden oder andererseits sich zu weltoffen, gutgläubig und blauäugig auf Situationen und Menschen einlassen, die dieses Vertrauen missbrauchen könnten.

Auch ein kleines Kind kann lernen, über seine Gefühle zu reden, wenn es merkt, dass die Eltern das auch tun, und wenn Zeit und Raum dafür da sind. Ebenso ist es wichtig, dass Jungen und Mädchen ihren Körper und insbesondere ihre Geschlechtsorgane benennen lernen.

Natürlich kann ein fünfjähriges Kind noch nicht beurteilen, was jemand im Sinn hat, wenn er sich dem Kind mit eigennützigen Absichten nähert. Aber es kann wohl schon gelernt haben, dass die Menschen, die es gut mit ihm meinen, Respekt vor seiner seelischen und körperlichen Integrität haben, vor seinen Grenzen und seinen Empfindungen. Eine Erziehung, in der ein bestimmtes von außen vorgegebenes Benehmen erzwungen wird, hinterlässt andere Spuren als eine solche, in der man versucht, sich von der Frage führen zu lassen: »Wer ist dieser Mensch und was will er in diesem Leben?«

Es gibt Kinder, die schon früh über einen eigenen Willen und eine klare Sprache verfügen und schon deutlich merken lassen, was ihnen passt und was nicht. Diese Kinder sind auf den ersten Blick oft »anstrengender« in der Erziehung als diejenigen, die brav und »gut erzogen« das tun, was die Erwachsenen verlangen. Dafür sind die ersteren selbstständiger und können so auch leichter »Nein« sagen und sich abgrenzen.

Missbrauch als gesellschaftliches Phänomen und die Frage nach einer primären Prävention

Nichts, was der Mensch handhabt, ist vor Missbrauch geschützt. Das wurde in keinem Jahrhundert so deutlich und öffentlich diskutiert wie im zwanzigsten.

Daher gibt es auch kaum einen Kulturbereich, in dem nicht Fragen der Heilung, der Sozial- und Friedensarbeit thematisiert werden. An zentraler Stelle steht dabei auch die menschliche Sexualität, die auf der einen Seite mit Wohlbefinden und Liebe assoziiert wird und auf der anderen Seite mit Machtinstinkten, Ichsucht und Zerstörungsdrang.

Alle Missbrauchsfragen stehen in einem direkten Zusammenhang mit der Willens- und Freiheitsfrage. Daher kommt einer konstruktiven Willenserziehung eine so hohe Bedeutung zu (vgl. das Kapitel »Motivation und Willenserziehung«, S. 487 ff.).

Empfohlene Internetseiten

www.praevention.org (eine ausführliche, sorgfältig zusammengestellte und sehr übersichtliche Seite mit vielen Hinweisen und Hintergrundinformationen)

www.zartbitter.de (Kontakt- und Informationsstelle gegen sexuellen Missbrauch an Mädchen und Jungen)

Empfohlene Literatur

Aeppli, Willi: *Sinnesorganismus, Sinnesverlust, Sinnespflege. Die Sinneslehre Rudolf Steiners in ihrer Bedeutung für die Erziehung.* Stuttgart [5]1996.

Bass, Ellen / Davis, Laura: *Trotz allem. Wege zur Selbstheilung für sexuell missbrauchte Frauen.* Berlin [11]2001.

Drewes, Detlef: »Strategien der Täter und sexuelle Gewalt gegen Kinder«, in: *Kinder- und Jugendarzt.* 31. Jg. 2000, Nr. 5.

Enders, Ursula (Hrsg.): *Zart war ich, bitter war's. Handbuch gegen sexuellen Missbrauch.* Köln ²2003.

Glöckler, Michaela: *Elternfragen heute. Erziehung aus Verantwortung.* Stuttgart ²1995.

Glöckler, Michaela: *Die männliche und weibliche Konstitution. Medizinisch-menschenkundliche Aspekte zur Ehe.* Stuttgart ²1989.

König, Karl: *Sinnesentwicklung und Leiberfahrung. Heilpädagogische Gesichtspunkte zur Sinneslehre Rudolf Steiners.* Stuttgart ⁴1995.

Maris, Bartholomeus: *Sexualität, Verhütung, Familienplanung. Methoden, Entscheidungshilfen, Vor- und Nachteile.* Stuttgart 1999.

Maris, Bartholomeus / Zech, Michael: *Sexualkunde in der Waldorfpädagogik,* Stuttgart 2006

Meijs, Jeanne: *Liebe und Sexualität im Kindes- und Jugendalter. Das große Aufklärungsbuch.* Stuttgart 2008.

Schad, Wolfgang: »Die Scham als Entwicklungsraum des Menschen«, in: ders.: *Erziehung ist Kunst. Pädagogik aus Anthroposophie.* Stuttgart ³1994.

Sucht verstehen – Drogen meiden

Warum der Griff nach der Droge?

Warum greifen Erwachsene, Jugendliche und zunehmend auch Kinder zur Droge? Wie kommt es, dass Stoffe eingenommen werden, von denen man sicher weiß, dass sie den Körper schädigen und das Leben verkürzen?

Bei Kindern und Jugendlichen sind es meist Neugierde oder soziale Gründe, die dazu führen. Man möchte nicht durch das Ablehnen der Droge seinen Freund verlieren oder aus der Gruppe ausgeschlossen werden. Oft sind es aber auch schon klar umschriebene persönliche Motive, wie wir sie auch in der Erwachsenenwelt jeden Alters finden:

- *Flucht* aus einer unbehaglich gewordenen Welt, aus einem von Streit und Missverstehen geprägten häuslichen Milieu, vor Sorgen und Problemen in der Schule oder am Arbeitsplatz;
- *Angst* zu versagen – in einer Beziehung, im Beruf, in der Schule;
- *Sehnsucht* nach Wärme, Licht, Freude, Harmonie, nach Nähe und Geborgenheit in einer Gemeinschaft, in der man endlich findet, was einem in Kindheit und Jugend versagt wurde; aber auch die Sehnsucht nach spiritueller Erfahrung;
- *Neugier* auf das Besondere, Gefährliche, Abenteuerliche – der Wunsch, vom Leben »echt etwas zu haben«.

All diese Sehnsüchte, Hoffnungen, Wünsche – sie sind so verständlich wie das Menschenleben selbst. Ja man kann sagen, wer ohne sie leben wollte, lebt im Grunde nicht. Die Frage ist nur, ob es gelingt, durch Erziehung und Entwicklung der eigenen seelischen und geistigen Fähigkeiten die Möglichkeit zu veranlagen, diese Sehnsüchte und Wünsche durch innere Arbeit und eigene Aktivität zu befriedigen und nicht durch passiven Konsum und das Sich-Stimulieren mit Substanzen.

Unser Anliegen ist es, deutlich zu machen, *wie verständlich, ja wie selbstverständlich* das Drogenproblem zu unserer heutigen Lebenswelt gehört, da Emanzipation und Isolierung den Einzelnen schon vom Kindesalter an mit sich selbst und seiner Einsamkeit konfrontieren. Es ist dies schlichtweg nicht auszuhalten, wenn nicht eine Strategie zur Überwindung der quälenden Begleiterscheinungen gefunden wird. Daher stellt das Drogenproblem *die Herausforderung* dar für die Erziehung im 21. Jahrhundert. Es gilt die Erlebnisse zu verstehen, die durch die verschiedenen Drogen vermittelt werden, und dann zu fragen, wie ebendiese Erlebnisse und Erfahrungen auf gesunden Erziehungs- und Entwicklungswegen erreicht werden können.

Daher seien zunächst die wichtigsten Erlebnisse und Erfahrungen zusammengestellt, die durch die verschiedenen Drogen ausgelöst werden.

Alkohol

Erhoffte Erlebnisqualität und Fähigkeit: Gemeinschaftsgefühl, locker miteinander sprechen können, die Alltagssorgen hinter sich lassen, einmal so richtig fröhlich sein und abtauchen, Trost in der Einsamkeit.
Einige Folgeschäden: Hirnschäden, Lebererkrankungen, Nierenschäden, Muskelzittern, erhöhter Blutdruck, Schlafstörungen, Schwitzen, Nervenlähmungen, Bauchspeicheldrüsenerkrankungen, Alkohol-Embryopathie bzw. Schädigung des Kindes im Mutterleib.

Nikotin

Erhoffte Erlebnisqualität und Fähigkeit: Konzentrationsvermögen, Beruhigung, Abstand bekommen, noch einmal neu an eine Sache herangehen, eine kurze wirkliche Pause machen und ganz zu sich kommen, nicht aus Nervosität etwas essen oder trinken und damit unnötige Kalorien aufnehmen, gemütliches Zusammensitzen und interessante Gespräche führen, das Schlafbedürfnis herabsetzen, länger wach bleiben können.
Einige gesundheitliche Folgeschäden: Herzbeschwerden, Kopfschmerzen, Erkrankungen der Atmungsorgane, erhöhtes Krebsrisiko, Mangeldurchblutung der Gliedmaßen, Minderung der Spermafruchtbarkeit, Zunahme embryonaler Missbildungen.

Opium und sein wichtigster Bestandteil Morphium sowie Heroin und andere Opiate

Erhoffte Erlebnisqualität und Fähigkeit: tiefe Ruhe, trotz Schmerzen und Sorgen entspannt und warm schlafen können, sich außerkörperlich erleben, als gedankenleicht dahinschwebendes Wesen, das eins werden kann mit Licht und Farbe und Wesen im Umkreis. Sehnsucht nach ewiger Ruhe und Schlaf, Dunkelheit, Erlöschen des Bewusstseins. »Im Paradies sein«, sich wie nach dem Tod in einer geistigen Welt erleben, euphorische Freude und Seligkeit, den »Flash« erleben, der einen blitzartig aus der Enge des Lebens, des Alltags entführt.
Einige gesundheitliche Folgeschäden: Schwächung des Verdauungssystems, Hemmung der Sexualfunktionen, Muskelkrämpfe, blasse Haut, Abmagerung, Steif- und Ungelenkwerden der Gelenke und Gliedmaßen, letztendlich Ruinierung aller Körperfunktionen und Kräfteverfall, Hepatitis-Infektion.

Cannabis und seine Verarbeitungsprodukte Marihuana und Haschisch (aus der weiblichen Hanf-Pflanze)

Erhoffte Erlebnisqualität und Fähigkeit: Relativierung der Realität, über den Zwängen des Alltags stehen mit seinen Gewohnheiten, Verpflichtungen, Terminen, Stress und Ärger, sich »high« erleben, am »Lachkick« erfreuen, »gut drauf sein«. Gedanken, Gefühle und Sinneswahrnehmungen sowie Raum und Zeit neu und anders als im Alltagsleben erfahren. Viele Eindrücke erscheinen elementarer, aus ihren gewohnten Zusammenhängen herausgenommen, in neuer Perspektive oder auch vereinzelt oder bizarr vergrößert. Sich bewusst im Traumzustand zwischen Wachen und Schlafen erleben.
Einige Folgeschäden: Fahruntüchtigkeit, verminderte Konzentration und Lernfähigkeit, geringere Anzahl von Samenzellen im Sperma, Unregelmäßigkeiten im weiblichen Zyklus, Entwicklungsstörungen bei Ungeborenen, Schwächung des Immunsystems, Antriebsarmut.

LSD / Mutterkorn-Alkaloide

Erhoffte Erlebnisqualität und Fähigkeit: außerkörperliche Erfahrungen, farbige Visionen und Halluzinationen, Licht und Wärme erleben, Pano-

rama-Erleben der eigenen Biografie, Auftauchen längst vergangener Erfahrungen und Erinnerungen, ganz bei sich und doch aus sich heraus in einer anderen Welt sein.
Einige gesundheitliche Folgeschäden: vorübergehende psychotische Zustände, Wahnideen, Nieren- und Leberschäden, Unberechenbarkeit der Sinneseindrücke, Flashbacks.[103]

Kokain und Amphetamine
Erhoffte Erlebnisqualität und Fähigkeit: sich stark und fähig und vor allem außergewöhnlich klar denkend und intelligent erleben, Sehnsucht nach geistiger Anstrengung und Aufregung, nach dem ganz Besonderen des eigenen Auftrags, grandioses Selbstwertgefühl und Überheblichkeit gegenüber allen anderen, orgiastisches Glückseligkeitsgefühl, körperlich unbegrenzt leistungsfähig sein, normale Grenzen des Müdigkeitserlebens überspielen können, wach und stark sein.
Einige gesundheitliche Folgeschäden: Reizbarkeit, Ruhelosigkeit, Gehetztheit, Kopfschmerzen, Herzrasen, Angst, Schlaflosigkeit, Bauchkrämpfe, Schwindelgefühle.

Ecstasy (XTC) und Designer-Drogen (Kombinationen von Amphetaminen, Ephedrinen, Koffein auf Grundlage des Öls der Muskatnuss (Safrol-Öl))
Erhoffte Erlebnisqualität und Fähigkeit: Änderung im Gefühlsleben, sich öffnen können, Gefühle zeigen können, Verminderung der Angst, verstärkte Gesprächs- und Beziehungsbereitschaft. Intuitiv erleben, wie es dem anderen geht, Hemmungen abbauen in jeder Beziehung. Sich total »outen« – dem anderen die Gefühle zeigen, so wie sie sind – ganz hemmungslos und direkt.
Einige gesundheitliche Folgeschäden: Desorientiertheit, Halluzinationen, Angstgefühle, Depressionen, Ausgepumptsein, Schlaflosigkeit, Herzklopfen.

Für alle Drogen gilt als gemeinsamer gesundheitlicher Folgeschaden: vorzeitiges Altern, Störungen der Ich-Funktion und Selbstkontrolle auf körperlicher, seelischer und geistiger Ebene.

Vorbeugung und Therapie

An Stelle des Ich heißt das sehr lesenswerte Buch des holländischen Drogentherapeuten und Psychologen Ron Dunselman, in dem er in differenzierter Weise die körperlichen, seelischen und geistigen Wirkungen der Drogen beschreibt. Es ist wirklich so – wie auch aus obiger tabellarischer Übersicht hervorgeht –, dass die jeweilige Droge an Stelle des Ich tritt, indem sie eigene Aktivität ersetzt und bestimmte Erlebnisse und Erfahrungen vermittelt, ohne dass man die dafür nötige Entwicklungsarbeit selbst hätte leisten müssen. Auch die Psychotherapie kämpft mit diesem Problem. Wie viel leichter ist es doch, ein Schlafmittel oder eine Beruhigungspille zu nehmen, als beispielsweise beten zu lernen oder einen meditativen Weg zu beschreiten, durch den man selber die innere Ruhe finden lernt. Oder aber durch Meditation dahin zu gelangen, dass einem die Natur wieder geistdurchdrungen erscheint, das eigene Gedanken- und Gefühlsleben farbiger und realer wird. Wie viel leichter ist es, Tabletten zu schlucken, die einen abschirmen oder euphorisieren, anstatt notwendige Übungen zur Selbsterziehung und inneren Stabilisierung vorzunehmen, um die Lebensumstände besser auszuhalten! Andererseits ist es auch immer wieder erstaunlich zu sehen, welches Ausmaß an Leid manche Menschen zu tragen bereit sind und woran sie innerlich arbeiten und wie rasch unter Umständen ein anderer – weil es ihm unerträglich wird – nach der Droge greift.

Wenn nun im Folgenden einige Gesichtspunkte zur Vorbeugung und zur Therapie genannt werden sollen, so geschieht dies in dem Bewusstsein, dass all dies nur Sinn hat, wenn zu dem Betroffenen ein echter tragfähiger menschlicher Kontakt aufgebaut werden kann. Kann doch der Mensch allen Versuchungen widerstehen, wenn er es sich selbst oder einem anderen Menschen zuliebe tut, wenn er vom Ich aus die Herrschaft in seinem Denken, Fühlen und Wollen anstrebt. Dabei sind sicher diejenigen die begabtesten Helfer und Therapeuten, die aus ihrem eigenen Leben Situationen kennen, in denen sie nahe daran waren, nach der Droge zu greifen, oder sie auch vorübergehend genommen haben, um dann wieder davon loszukommen aufgrund der

Erfahrung, dass dies kein weiterführender Weg ist. Drogenkonsum und -abhängigkeit sind – wenn nicht wirksam eingegriffen wird – der Weg in Krankheit und zunehmende Ausschaltung der Eigenaktivität und damit des Ich. Die Anzeichen dafür sind Antriebs- und Willensschwäche, Aushöhlung des Gefühlslebens, die Untergrabung einer geordneten Gedankentätigkeit.

Da Orientierungslosigkeit, Zweifel, Hassgefühle gegenüber der Ungerechtigkeit und Schlechtigkeit der Welt sowie existenzielle Angst und Sorgen weltweit zunehmen und auch vor Jugendlichen und Kindern nicht Halt machen, ist es verständlich, dass etwa jeder Dritte bis Fünfte weltweit Alkohol konsumiert und jeder Zehnte bis Fünfzehnte gefährdet ist, unter entsprechendem innerem oder äußerem Druck auch nach anderen Drogen zu greifen. Ebenso ist es verständlich, dass immer mehr Stimmen nach der Legalisierung der Drogen rufen und den Umgang damit in die Verantwortung des Einzelnen legen wollen. Denn wie will man wirksam verbieten, was immer mehr Menschen als normal ansehen, weil sie es »brauchen«? In einer Zeit, in der die gesellschaftlichen Kräfte und auch die religiösen Traditionen nicht mehr als tragfähig empfunden werden und neue innere Tragekräfte und persönliche Stabilität noch nicht zureichend entwickelt sind, muss es zu solchen krisenhaften Erscheinungen kommen, wie wir sie gegenwärtig erleben. Doch anstatt hier aufzugeben und das Kranke für gesund zu erklären, möchten wir zu der Motivation beitragen, *alles* nur irgend Mögliche dafür einzusetzen, dass an die Stelle der Droge das aktive Menschen-Ich treten kann, das sich und seiner Mitwelt auf dem Entwicklungsweg weiterhilft.

Alkohol- und drogenabhängige Kinder und Jugendliche sind oft empfindsamer als andere. Sie sind den Härten des alltäglichen Lebens nicht genügend gewachsen. Sie weichen Problemen entweder aus oder versuchen sie gewaltsam zu lösen – es fällt ihnen schwer, sich Tag für Tag mit ihnen auseinanderzusetzen, bis sie wirklich verarbeitet sind.

Demgemäß ist die Therapie nur mit großer individueller Anstrengung der Betroffenen und einer stützenden Umgebung Erfolg versprechend. Wir können hier nur die wichtigsten Elemente einer Suchtprophylaxe in der Erziehung anführen.

Prophylaxe durch Erziehung

- Stillen in der Säuglingszeit statt Flaschenernährung.
- Echtes Interesse für die Entwicklungsschritte des Kindes (s. S. 451 ff.).
- Sinnespflege (s. S. 309 ff.).
- Pflege guter Gewohnheiten im Tagesablauf bis hin zu regelmäßigen Mahlzeiten.
- Vermeiden von Zwischenmahlzeiten in Form von Süßigkeiten (vgl. das Kapitel über die Ernährung, S. 321 ff.).
- Grenzen setzen, einen Mittelweg zwischen Strenge und Nachgiebigkeit finden, sodass das Kind sich sicher fühlen kann (vgl. das Kapitel »Strafe und Belohnung« S. 493 ff.).
- Stärkung der Phantasie durch Märchenerzählen und Vorlesen inhaltsreicher Geschichten, Sagen und Lebensberichte.
- Schutz vor passivem Konsum von vorgefertigten Bildern (vgl. das Kapitel »Multimedia und die Kinder«, S. 611 ff.).
- spirituelle Erziehung, undogmatisches Religionsverständnis.

Empfohlene Literatur

Dunselman, Ron: *An Stelle des Ich. Rauschdrogen und ihre Wirkung.* Stuttgart 2004.

Vogt, Felicitas: *Drogensucht – Weckruf unserer Zeit.* Merkblatt des Vereins für anthroposophisches Heilwesen (»Gesundheit aktiv«), Bad Liebenzell 1998.

Vogt, Felicitas: *Sucht hat viele Gesichter. Warum der Griff nach Drogen? Verstehen, vorbeugen, behandeln.* Stuttgart 2000.

Multimedia und die Kinder

Fernsehen, DVDs, Blu-ray-Discs, CD-Spieler, E-Books, daneben Mobiltelefon und SMS sowie der Computer mit E-Mails, dem Internet, Blogs, Facebook u.a. sind Bestandteile des Alltagslebens geworden. Neben dem Aufsuchen von Informationen und Anregungen zur Weiterbildung stehen besonders auch Vergnügen und Ablenkung in Hülle und Fülle bereit. Dabei hat die Medienpädagogik zur Folge, dass viele Kinder den Erwachsenen im Umgang mit den Medien überlegen sind. Wir verstehen inhaltlich oft weniger, wenn unsere Kinder von ihren »Computer-, Video-, Cyberspace-Welten« erzählen. So wird die »zeitlich« bedingte Sprachlosigkeit heute durch die medienbedingte verstärkt. Dieses »zwischenmenschliche Vakuum« bleibt oft lange Zeit unerkannt. Dramatische Ereignisse wie der Amoklauf des Schülers von Erfurt lassen uns dann erschreckt aufwachen und fragen: In welcher Welt leben mittlerweile viele unserer Kinder?

Heute ist es notwendig, dass wir Erwachsenen unsere eigene Medienkompetenz ausbilden und die Kinder für einen selbstständigen Umgang mit den Medien vorbereiten. Interessanterweise haben aktuelle Untersuchungen gezeigt, dass die Selbstständigkeit, die für einen späteren sinnvollen Umgang mit den Medien notwendig ist, am besten im freien Kinderspiel ohne moderne Medien erlangt wird. Die amerikanische Raumfahrtindustrie hat mit großer Betroffenheit und sogar Entsetzen festgestellt, dass sich immer weniger Fachleute mit Eigeninitiative, Fantasiekräften und der Fähigkeit zum selbstständigen Denken und Handeln unter ihren Bewerbern finden. Besonders die Kinder, die bereits seit der frühen Kindheit ihre freie Zeit mit Fernsehen, Video und Computerspielen verbracht haben, zeigen später in den entsprechenden Berufen einen Mangel an Kreativität und Motivation. Im Gegensatz zu der häufig zu hörenden Forderung, bereits in den Kindergärten Computer aufzustellen, plädieren daher prominente – auch amerikanische – Wissenschaftler und Ärzte dafür, dass Kinder wieder mehr Möglichkeiten zum freien Spiel ohne Einbezug der Medien bekommen sollen. Denn beim freien Spiel wird der Körper voll eingesetzt und die Geschicklichkeit gefördert. Die Phantasiekräfte können sich in Übereinstimmung mit der körperlichen Entwicklung ausbilden.[104]

Es ist eine schwierige und doch dankbare Aufgabe zu sagen:

Lasst eure Kinder so weit wie irgend möglich medienfrei ihre Kindheit erleben! Lasst sie Natur und Menschenleben in der Umgebung und auf Reisen so wahrnehmen, wie sie wirklich sind, damit eine echte Beziehung aufgebaut werden kann, die dann ein Leben lang trägt. Unterhaltet euch mit euren Kindern, spielt mit ihnen, lasst nicht zu, dass Maschinen die liebsten Freunde und Begleiter eurer Kinder werden!

Warum ist Fernsehen »nichts für Kinder«?

Warum schädigt gerade das Medium Fernsehen die Entwicklung des Nervensystems und der Sinnesorgane so nachhaltig?

Unphysiologischer Sehvorgang und Desintegration der Sinnestätigkeiten

Beim Fernsehen sind die Augen starr auf den Bildschirm gerichtet, während das Bild sich dort bewegt. Das Kind sitzt in der typischen muskelstarren faszinierten Haltung vor dem Bildschirm, auf dem eine Flut von visuellen Sinneseindrücken vorüberhuscht. Die reglose Haltung der Augenmuskeln überträgt sich auf die gesamte Körpermuskulatur. Der Sehvorgang verläuft dabei abnorm, da sich beim normalen Sehen die Augenmuskeln äußerst differenziert bewegen und den Gegenstand der Betrachtung »abwandern«. Außerdem stimmt keine Farbe, keine Proportion mit der Wirklichkeit überein, Räumliches wird auf die Fläche projiziert. Nur zwei Sinne können miteinander kommunizieren: Auge und Ohr, während die anderen Sinne kaum stimuliert werden und die Desintegration ihrer Funktionen dadurch gefördert wird. Bildlich ausgedrückt könnte man sagen: Nicht nur die Augenpartie, sondern der gesamte Körper wird wie in einen »Gips« gelegt. Diese Tatsache macht man sich in den Augenkliniken therapeutisch zunutze, indem man Patienten nach Augenoperationen mehrere Stunden Fernsehen verordnet, weil dies die einzige Möglichkeit ist, die Muskeln der Augen wirklich ganz in Ruhe zu halten. Die Ruhigstellung der Muskulatur ist eine wichtige Unterstützung für die Heilung eines operierten Muskels. Was aber, wenn weltweit unzählige Kinder täglich zwischen dem dritten und zwölften Lebensjahr vier bis sechs Stunden fernsehen? Bei durchschnittlich acht Stunden Schlaf und der Zeit, die für die Mahlzeiten und für die Schule notwendig ist, hat ein zwölfjähriges Kind pro Tag etwa sechs Stunden Zeit für freies Spiel, Eigenaktivität und körperliche Bewegung. Hier finden die wichtigsten entwicklungsfördernden Vorgänge statt (vgl. S. 451). Geht man von der eher niedrig angesetzten Zahl von durchschnittlich zwei Stunden Fernsehen pro Tag aus, so könnte man dies auch so betrachten, dass ein zwölfjähriges Kind in seinem bisherigen Leben nicht nur fast ein ganzes Jahr seiner Entwicklungszeit verloren hat, sondern zudem noch inaktiv und zentral-nervös fehlstimuliert wurde.

Auf passive Rezeption hin stimulierte zentralnervöse Verarbeitung

Die Verarbeitung der Bildschirmeindrücke im Gehirn geschieht nicht in der Weise, wie dies beim *normalen, aktiven Sehvorgang* der Fall ist, bei dem die Augen ständig beobachtend in Bewegung sind und die feinsten Farbabstufungen und die wirklichen Gegenstände mit allen Sinnen wahrnehmen. Auch übersteigt der Informationsfluss, der vom Bildschirm geliefert wird, bei weitem die Möglichkeit des Kindes, das Angebotene aufzunehmen und selbstständig zu verarbeiten. Es nimmt einmal dieses, einmal jenes auf und kann oft für sich den Zusammenhang zwischen den wahrgenommenen Bildern und den aufgefassten Sätzen nicht herstellen. Das Gehirn wird angeregt zu bruchstückhaften und assoziativen Gedankenabläufen, was sich bis auf die noch im Werden begriffenen feinen Nervenverbindungen des Gehirns auswirken muss. Hinzu kommt die negative Auswirkung auf die regenerative und Lernprozesse verankernde und konsolidierende Nerventätigkeit während des Schlafs. Da Fernsehen und Computerspiele die Schlafarchitektur, d.h. die Abfolge und Qualität der Schlafphasen nachweislich stören, sind Regenerations- und Lerndefizite die Folge.[105] (s. Literaturhinweis S.621)

Förderung aggressiv-unruhigen Verhaltens

Nach dem Fernsehkonsum kommt es häufig zu einer ebenso unnatürlichen Bewegungsunruhe, wie es während des Zuschauens zu einer unnatürlichen Bewegungsruhe gekommen war. Es hängt nicht in erster Linie mit dem Inhalt der gesehenen Sendung zusammen (ob sie grausam, blödsinnig oder sinnvoll war), sondern mit dieser Art erzwungener Bewegungsruhe vor dem Bildschirm, dass die Kinder eine Zeit lang nach dem Fernsehkonsum eher lustlos-unruhig sind, nichts Rechtes mit sich anzufangen wissen und zur Aggressivität neigen.

Weitere Symptome und Erfahrungen in der Kindersprechstunde

- Regelmäßig fernsehende Kinder fallen gegenüber anderen in der Sprechstunde dadurch auf, dass sie
  - anderen Menschen mit wenig Distanz und Achtung entgegentreten,
  - es schwer haben, einen persönlichen Kontakt zu knüpfen,
  - gerne grimassieren und einem kaum in die Augen sehen,
  - oft oberflächlich oder stereotyp antworten und ihr Interesse an den Gegenständen nicht sehr tief geht,
  - weniger lesen und lieber auf Bilddarstellungen ausweichen, meist auf Comics und Non-Books,
  - das Gelesene und Gesehene kaum aktiv verarbeiten,
  - konzentrationsschwächer sind.
- Die Neigung zur Alkohol-, Medikamenten- und Drogenabhängigkeit wird gefördert, da die Kinder sich daran gewöhnen, Anregungen für Seele und Geist ohne eigene Anstrengung zu gewinnen; sozusagen auf Knopfdruck.
- Die Willensentwicklung wird zentral gestört, weil die Kinder reglos

vor dem Bildschirm sitzen und sich nicht wie sonst aktiv und nachahmend betätigen können.
- Die Sprachentwicklung bleibt erwiesenermaßen deutlich zurück.[106]

Oft wird eingewendet:
- Es gibt doch Kindersendungen, die alle Kameraden sehen. Da kann ich doch mein Kind nicht ausschließen!
- Ich kann da nichts machen – Fernsehen gehört heutzutage in den Alltag einer normalen Familie. Auch brauche ich die Fernsehstunden meiner Kinder, um einmal ungestört meine eigenen Angelegenheiten zu erledigen.
- Wieso gibt es denn dann Schulfernsehen, Kinder-PCs und Kinderprogramme – wenn es wirklich so schädlich ist?
- Es ist doch besser, zu Hause fernzusehen als beim Nachbarn ...
- Die Kinder wollen doch mitreden können ... etc.

Wir können hier nur entgegnen: Schaut man für Kinder empfohlene TV-Sendungen an, so bestehen sie meistens aus phantastischen, wirklichkeitsfremden Darstellungen, deren Bilder sich karikaturhaft-distanzierend in die Seele des Kindes eingraben.

Dieser Aufbau einer wirklichkeitsfremden Illusionswelt sollte so weit wie möglich eingeschränkt und durch selbst erzeugte Phantasiebilder ersetzt werden, wie sie beim Erzählen und Vorlesen von Geschichten und Märchen entstehen.

Kindheit ist ein uneingeschränkter Wachstumsmarkt, der von der Konsumgüterindustrie durch perfekt lancierte Werbefeldzüge erschlossen wird. In den USA werden schon ab dem Babyalter Computerprogramme angeboten. Daher kommt es mehr denn je darauf an, dass der Erwachsene sein Konsumverhalten und das seiner Kinder reflektiert und seine eigene Entscheidungskompetenz aufbaut. Ihre Kinder werden es Ihnen jedenfalls später danken, dass sie zur Eigenaktivität und einem gesunden Selbstbewusstsein erzogen wurden. Und: dass ihr Seelenraum nicht besetzt ist von all den Karikaturen und Pseudoerfahrungen der virtuellen Welt.

Fernsehfrei erzogene Kinder sind beliebte Spielkameraden

Was fördert die Entwicklung zur Selbstständigkeit mehr: sich nicht zu unterscheiden von den anderen, ganz »in« zu sein, oder aber Mut zu entwickeln und zu sagen: »Wir sehen zu Hause nicht fern, wir spielen lieber.« Fernseh-, DVD- und PC-frei erzogene Kinder sind beliebte Spielkameraden und werden gerne eingeladen, weil die eigenen Kinder dann nicht so viel fernsehen.

- Vielleicht freut sich der Nachbar sogar, wenn seine Kinder zu Ihnen zum Spielen eingeladen werden, und geht auf die Bitte, auch umgekehrt die Kinder bei sich nicht fernsehen zu lassen, ein.
- Was versäumen die Kinder, wenn sie Natur und Mensch und das soziale Leben nicht als Karikatur und aus Trickfilmen kennen, dafür aber aus eigenem Erleben oder Erzählungen, zu denen sie sich ihre eigenen Bilder und Gedanken machen durften? Spiel, körperliche Bewegung und als Ausgleich ein Märchen erzählt zu bekommen, das erweckt im Kind Fähigkeiten, die für das ganze Leben von bleibendem Wert sind.
- Und: Wer finanziert und fördert die Unterhaltungsindustrie – auf Kosten Ihrer Kinder?

Wie sag ich's meinem Kind?

Wenn der Fernseher aus der Wohnung verschwunden ist oder noch nicht angeschafft wurde, muss von Zeit zu Zeit Überzeugungsarbeit bei den Kindern geleistet werden. Hier ein Beispiel, bei dem das Vorbildliche nicht die Art der Argumentation, sondern die eindeutige und entschiedene Haltung der Mutter ist:

Anna: »Warum haben wir keinen Fernsehapparat?«

Mutter: »Weil wir gar keine Zeit zum Gucken haben.«

Anna: »Aber ich hätte doch Zeit. Die Kinder in der Schule und auf der Straße dürfen doch auch!«

Mutter: »Ich möchte aber nicht, dass du jetzt auch schon damit anfängst.«

Anna: »Warum denn nicht?«

Mutter: »Weil diese Fernsehsachen die Fantasie kaputtmachen und für

Kinder genauso schädlich sind wie Zigaretten und Alkohol. Das bekommen auch nur die Großen, denen es nicht mehr so viel ausmacht.«
Anna: »Aber warum erlauben es dann die anderen Leute ihren Kindern?«
Mutter: »Weil sie das nicht so genau wissen. Es gibt aber heute schon immer mehr Eltern, die es so machen wie wir – zum Glück bist du nicht die Einzige in deiner Klasse.«

Je sicherer sich die Eltern ihrer Sache sind, umso eher nehmen ihnen die Kinder das ab. Glauben Mutter oder Vater jedoch, dass den Kindern etwas entgeht, wenn sie »nicht mitreden können«, dann entstehen endlose Diskussionen und nicht zuletzt auch unnötige Kompromisse.

Ideal ist es, wenn das Fernsehen als Medium erst eine Rolle spielt, wenn die Willens- und Gefühlsentwicklung zum Abschluss gekommen ist, also ab dem dreizehnten bis fünfzehnten Lebensjahr. Bis zu dem »Rubikon« des zehnten Lebensjahres sollte es jedoch auf alle Fälle tabu sein (vgl. hierzu S. 463). Dazwischen liegt ein Ermessensspielraum, der den individuellen Gegebenheiten entsprechend gestaltet werden kann.

Medienpädagogik

Wie lernen Kinder, mit dem Fernsehen – als Prototyp optisch-akustischer Medien – umzugehen? Wenn Eltern anfangen, ihre Kinder fernsehen zu lassen, so ist das Allerwichtigste, dass sie zunächst selbst mitschauen. Nur so ist gewährleistet, dass bewusst an- und abgeschaltet wird. Auch dass die Sendungen gemeinsam ausgesucht werden und verabredet wird, wie lange, was und warum gesehen wird, ist entscheidend, um den selbstständigen Umgang zu lernen. Das Gesehene kann dann im Gespräch verarbeitet und so wenigstens im Nachhinein das passiv Aufgenommene noch einmal aktiviert werden. Später sollten Eltern zumindest noch wissen – und sich erzählen lassen –, was ihre Kinder sehen. Denn auch jetzt ist öfters noch Verarbeitungshilfe sinnvoll und/oder nötig.

Nach der Pubertät sieht es dann schon anders aus. Haben die Jugendlichen bis dahin genügend andere Anregungen bekommen, so wird das Fernsehen keine sonderliche Faszination auf sie ausüben und sie werden eher fernsehmündige Menschen werden.

Die Erwachsenen sollten die von ihnen benützten Medien in einem Zimmer aufstellen, das für die Kinder nicht ohne weiteres zugänglich ist. Kinder akzeptieren es, dass es Dinge gibt, die eben nur »für Erwachsene« sind.

Viele Stellungnahmen von pädagogischer und medizinischer Seite gehen davon aus, dass man die bestehenden Verhältnisse als Gegebenheiten in etwa anerkennen müsse, dass man sie lediglich in ihren Extremen zu korrigieren habe und weiterem Anwachsen Einhalt gebieten müsse. Diese Einstellung nützt keinem Kind. Sie führt nur zur Verschleierung des Problems, und es bleibt bei den Gewohnheiten mit allen ihren Folgen.

Wir möchten in diesem Zusammenhang auch daran erinnern, dass in den letzten dreißig Jahren die bedeutenden Initiativen zur Behebung von Missständen von Laien getragen wurden und nur aufgrund ihres energischen Einsatzes Erfolg hatten: z.B. die Stillbewegung und die Umweltschutzbewegung. So wird auch die Schattenseite der Multimedia-Kultur nur mit Hilfe derjeniger bewältigt werden können, die sich durch eigene Einsicht zu Konsequenzen entschließen.

Hilfe aus Amerika

Es ist zu hoffen, dass die Bücher, Vorträge und Workshops des amerikanischen Computerspezialisten und Internet-Vaters *Clifford Stoll* vielleicht den Beginn einer derartigen Volksbewegung für einen menschenwürdigen Umgang mit der Multimedia-Kultur markieren. Einige seiner aufrüttelnden Aussagen möchten wir hier wörtlich wiedergeben:[107]

»Der Computer verändert das Umfeld des Klassenzimmers. Man kann leicht voraussehen, dass die Kinder ihre Computer lieben und es sich im Kindergarten immer mehr wie in einer Spielhölle anhört und es auch so aussieht. Die Maschinen rücken in den Mittelpunkt des Interesses und verdrängen Knetmasse, Kreide – und Lehrer. (...)

Irgendwann nimmt man an, der Computer sei ›gut‹, weil er interaktiv ist und keine Werbeblöcke hat, dagegen ist Fernsehen ›schlecht‹, weil es passiv ist und viel Werbung zeigt. Im Großen und Ganzen sind auch Videos ›gut‹, weil sie keine Werbung enthalten. Ich meine, dass das für ein Kind keinen entscheidenden Unterschied macht. Alle drei Medien haben den großen bunten Bildschirm, alle drei zeigen die Lieblingshelden in temporeichen Clips und sorgen für viele Stunden geistiger Aufregung bei geringster Muskelanstrengung.

Nehmen wir an, wir wollten Wahrnehmungsstörungen fördern. Ich kann mir keinen besseren Weg vorstellen, als Jugendlichen schnelle Videoclips vorzusetzen oder Computerspiele mit Autorennen, mit Kämpfen zwischen Raumschiffen, Schießereien und viel Explosionslärm, grelle Farben und unzusammenhängende Informationen aus verschiedenen Quellen, postmoderne Medien mit Hyperlinks statt einfach erzählter Geschichten. Oder man regt sie an, Turtle-Graphics-Programme zu schreiben, statt richtige Schildkröten anzufassen. Kurz: Man sperre sie in ein elektronisches Klassenzimmer!

Es sei unbestritten, dass Multimedia-Systeme optisch anregende Bilder liefern. Fast jede Software für Kinder trägt den Stempel ›aufregend‹. Aber der Mangel an Aufregung ist kein Grundproblem von Kindern; eher sind sie mit Fernsehen, Video und Nintendo zu vielen bewegten Bildern ausgesetzt. Zeigen Sie mir ein Computerprogramm, das zum ruhigen Nachdenken anregt! (...)

Es gibt auch viele Computerprogramme mit Inhalten, die auf überzeugende Weise pädagogisch aufgemacht sind und auf billige Gags verzichten. Die machtvolle Parole des Mediums heißt aber trotz allem: Wir bringen den Kindern bei, die Welt mit dem Computer zu erforschen – und nicht mit Händen und Füßen oder mit der Vorstellungskraft. (...)

Ich kann mir kaum einen weniger geeigneten Platz für Computer vorstellen als Kindergärten und Vorschulen. Was ein Dreijähriger am meisten braucht, ist Liebe, persönliche Zuwendung und vor allem Fürsorge. Vier- und Fünfjährige müssen ihre sozialen Fähigkeiten entwickeln: Wie kann man miteinander auskommen? Wir sollten mit realen Gegenständen spielen, nicht mit virtuellen Bildern. (...)

Für Rechner und Computer sind alle Fehler trivial: Wenn ein Schüler eine falsche Antwort bekommt, wird er den Fehler typischerweise mit ›Oh, da habe ich wohl die falsche Taste gedrückt‹ abtun, statt zu versuchen herauszubekommen, ob er einen falschen Weg eingeschlagen hat, um die Aufgabe zu lösen. Wenn ein Schüler einen Fehler macht, wird ein guter Mathematiklehrer von ihm alle Aufzeichnungen sehen wollen, um nachvollziehen zu können, ob er die Aufgabe nicht verstanden oder nur falsch gerechnet hat. Der Lehrer wird eine gute Note geben, wenn der Lösungsweg richtig und nur ein Rechenfehler unterlaufen war. Er wird also den Weg zur Lösung bewerten und nicht das Ergebnis. Wenn man aber einen Taschenrechner benützt, gibt es keine Spur des Rechenablaufes und keine Auskunft darüber, welcher Fehler unterlaufen ist. Kein Lehrer kann dann weiterhelfen. (...)

Wie wirken sich Computer auf den mathematischen Unterricht aus? In den letzten 15 Jahren ist an den Universitätsseminaren die Zahl der Hilfskurse für Mathematik erstaunlich gewachsen. Die Anfänge der Algebra, früher Stoff für die Siebt- und Achtklässler, werden jetzt an der Universität unterrichtet. Zwei Drittel der Studienanfänger schreiben sich in Kurse ein, die eigentlich an die High School gehören. (...)

In den dreißiger Jahren dachte man, durch die Elektrifizierung auf dem Land könne man die Familienbetriebe in der Landwirtschaft erhalten. Nach drei Jahrzehnten intensiver Bemühungen waren alle Bauernhöfe an das Stromnetz angeschlossen. Und wo sind die Familienbetriebe geblieben? Es gibt sie nicht mehr!

In den fünfziger Jahren wurde das Fernsehen als ein Segen für die Bildung gepriesen. Es würde die besten Lehrer in die Klassenzimmer und selbst den ärmsten Familien ins Haus bringen. Das klappte ursprünglich auch, weil die Regierung viel Geld in Fernsehsender und Unterrichtsprogramme steckte. Aber wie sah der große Segen für die Bildung aus, den man vorausgesagt hatte?

In den frühen achtziger Jahren wurde auf geschickte Weise die Botschaft verkündet, dass Kommunikations-Satelliten durch die weltweite Verbreitung der Programme zu einer vereinten Welt führen würden – vielleicht einer unter MTV vereinten Welt. Natürlich nehmen wir andere Kulturen wahr: ganz ohne Anstrengung im Fernsehen oder mit einem flüchtigen Blick durch das Schlüsselloch des Internets. Das bringt Bilder ins Haus, trägt aber nicht dazu bei, etwas zu verstehen. Anstatt die Welt wirklich kleiner zu machen, rückt das oberflächliche elektronische Informationssystem fremde Kulturen nur in größere Ferne. (...)

Glaubwürdigkeit und die Fähigkeit, Vertrauen zu vermitteln, konnte man noch nie aus dem Internet beziehen, und auch in hundert Jahren wird man die Fähigkeit, mit Leuten umzugehen, nicht am Computer lernen können. Ganz im Gegenteil: Die Stunden, die man im Internet surft, sind Stunden, in denen unsere Fähigkeiten, mit anderen umzugehen, eher verkümmern. Wer eine Welt mit voneinander isolierten Menschen will und eine Gesellschaft, in der die Menschen nicht miteinander auskommen, für den ist es das Beste, die Kinder in den Cyberspace abzuschieben und ihnen zu sagen, sie sollen nur noch elektronisch miteinander Kontakt aufnehmen.«

Empfohlene Literatur

Buddemeier, Heinz: *Illusion und Manipulation. Die Wirkung von Film und Fernsehen auf Individuum und Gesellschaft*. Stuttgart ^{2}1996.

Buermann, Uwe: *Techno, Internet, Cyberspace. Jugend und Medien heute. Zum Verhältnis von Mensch und Maschine*. Stuttgart 1998.

Glogauer, Werner: *Die neuen Medien machen uns krank. Gesundheitliche Schäden durch die Mediennutzung bei Kindern, Jugendlichen und Erwachsenen*. Weinheim 1999.

Neider, Andreas: *Medienbalance*. Stuttgart 2008

Patzlaff, Rainer: *Medienmagie oder die Herrschaft über die Sinne*. Stuttgart ^{3}1999.

Patzlaff, Rainer: *Der gefrorene Blick. Physiologische Wirkungen des Fernsehens und die Entwicklung des Kindes*. Stuttgart ^{3}2004.

Postman, Neil: *Das Verschwinden der Kindheit*. Frankfurt a.M. ^{9}1996.

Rittelmeyer, Christian: *Kindheit in Bedrängnis*, Stuttgart 2007.

Spitzer, Manfred: *Vorsicht Bildschirm! Elektronische Medien, Gehirnentwicklung, Gesundheit und Gesellschaft*. Stuttgart ^{2}2006.

Stoll, Clifford: *LogOut. Warum Computer nichts im Klassenzimmer zu suchen haben und andere High-Tech-Ketzereien*. Frankfurt a.M. 2002.

Auch Computerspiele sind nicht harmlos

Sobald man einem am Computer spielenden Kind über die Schulter sieht, wird ersichtlich, dass die Vernachlässigung der körperlichen Entwicklung sich nicht wesentlich von der unterscheidet, die vor dem Fernseher stattfindet. Der Unterschied besteht darin, dass es nicht die Fernbedienung, sondern die Maus in der Hand hat. Mit kleinsten Bewegungen des Handgelenks und des Zeigefingers können virtuell sämtliche Körperbewegungen ausgeübt werden (Fußballspielen, Kämpfen, Springen, Ringen, usw.).

Wenn ein zehnjähriges Mädchen beim Computerspiel darauf kommt, einen Drachen in der Wüste zu kitzeln, so wird das von den Herstellern als »kreativer Einfall« gelobt. Inhalte der meisten Computerspiele sind: Fußball, Krieg, Science Fiction, Verbrecherjagd, Autofahren und Ähnliches. Gemeinsam ist ihnen, dass Menschen- und Weltbegegnung reduziert werden auf Aktion und Reaktion; dass Handlungen und auch die sogenannte Kreativität nur im vorgelegten Schema, in den vom Computer vorgegebenen Grenzen möglich sind. Welche positiven Lerneffekte treten dabei auf? Wachsamkeit und Reaktionsbereitschaft werden zweifellos gefördert, aber an welchen Inhalten? Ist es sinnvoll, dies z.B. an einem außerirdischen Angriff auf unseren Planeten zu üben oder daran, Verbrecher zur Strecke zu bringen? Das Kind oder der Jugendliche wird in eine illusionäre, verzerrte Welt eingespannt, die mit der tatsächlichen Umwelt nur wenig übereinstimmt. Überheblichkeit, Manipulierfreudigkeit, Zynismus und der Spaß am Sich-Lustigmachen werden provoziert. Es werden in einseitiger Weise intelligente Reaktionen mobil gemacht und dabei eng an die visuellen Erscheinungen gekoppelt. Die phantasievolle, schöpferische – da noch nicht gegenständlich fixierte oder bildlich festgelegte –, rein aus dem Inneren aufsteigende Intelligenz wird nicht gefördert, sondern unterdrückt. In einem Milieu von genüsslicher Distanz zum Objekt, einer spöttisch-gaghaften Szenerie oder einer solchen faszinierender Grausamkeiten oder spannungsgeladener Wettkämpfe kann sie sich nicht entfalten. Sie braucht Momente der Stille, des Zuhörens, des Bewegens von Eindrücken im Innern, um zu entstehen.

Comics und die Welt der Bilder

Comics prägen die Vorstellungswelt. Lässt man Kinder im Wartezimmer ein Bild malen, solange man sich mit der Mutter bespricht, so ist die Armut und Stereotypie dieser Produkte erschütternd. Umrandete Wolken, wohlbekannte Fratzen und Schemata tauchen auf ohne sonderliche Originalität. Diese Kinder können sich auch beim Märchenerzählen nicht mehr ihre eigenen Bilder machen, sondern es tauchen vorgefertigte Karikaturismen auf. Warum lassen sich Kinder von diesen Bilderfolgen so faszinieren, und zwar schon lange, bevor sie die dazugehörigen Blasen mit dem Schriftinhalt verstehen können? Weil ihr eigenes Denken noch nicht zum Bildlos-Abstrakten neigt, sondern ein durch die Bilder der Wahrnehmungswelt gesättigtes Bilder-Denken ist. So fühlen sie sich von allen Bildern angezogen und schauen auch in jedem Buch zuerst nach den Bildern. Und so, wie sie intensiv die Bilder der Umwelt in sich aufnehmen, so haben sie auch eine besondere Affinität zu diesen in bunten Farben und scharfen Umrissen sich anbietenden Gestaltungen. Diese lassen jedoch die Seele nicht frei wie die Sinneseindrücke sonst. Vielmehr fesseln sie das Vorstellungsvermögen in ihrer Abgeschlossenheit und Suggestivkraft.

Ein Erwachsener kann sich von Comics und Fernsehbildern mit Hilfe seines abstrakten Denkvermögens leichter distanzieren, sie eher von sich abschütteln – ein Kind kann das nicht.

Seine Phantasieentwicklung wird gelähmt und belastet, genauso wie seine Gemütsentwicklung. Hinzu kommt, dass oft ideelle Inhalte, die moralisch wertvoll sind, mit den Karikaturen verbunden werden. Dadurch werden auch Ideale und reine Begriffe an solche Bildvorstellungen fixiert.

Warum gehören Zeichentrickfilme und Comics zu den meistgesehenen und -gelesenen Erzeugnissen?

Fragt man Jugendliche, warum sie das gerne sehen, so sagen sie: »Dabei kann ich so schön entspannen«, oder: »Das ist so blöd, da kann man einmal richtig lachen«, oder: »Man weiß ja, dass es Spinnerei ist, und trotzdem ist es oft supercool« und Ähnliches. Der Grund für die Faszination liegt jedoch tiefer. Mehr oder weniger bewusst suchen die Designer – Künstler und Literaten unserer Zeit – nach Antworten auf grundlegende Entwicklungsfragen.

Schaut man auf Ablauf und Inhalt dieser Trickfilme und entsprechender Comic-Literatur, so fällt auf, dass drei Gebiete ganz im Vordergrund stehen:

- *Darstellung verborgener Wünsche, Phantasien und Ängste,* Sehnsucht nach Selbsterkenntnis: Grausamkeit, Zerstörungswut, Spottlust, Zynismus – die Helden, die sich gegenseitig jagen, übervorteilen, zerstören, überfallen oder sich lieben und helfen, sind zumeist tierähnliche Gestalten wie z.B. Alf oder Bully oder Maus und Elefant, Katze und Hund, Hunde und Hühner oder Ähnliches. Es ist, als komme hier die noch nicht vermenschlichte und ins Bewusstsein heraufgehobene Triebnatur des Menschen in einer Art karikierter Selbsterkenntnis zur Darstellung. Auch was man in der Psychologie das Doppelgängererlebnis nennt, wird hier wie instinktiv gesucht: die Begegnung mit dem niederen Selbst und die Suche nach Vorgehensweisen, sich damit bewusst auseinanderzusetzen.[108]
- *Eine nicht sinnliche Wirklichkeit wird ins Bild gebracht:* Weder Bewegungsabläufe noch Sprache, noch Farbe, noch Größenverhältnisse der Darstellungen entsprechen der Wirklichkeit, die sich den Sinnen darbietet – ganz abgesehen davon, dass die Helden meistens extraterrestrisch zu Hause sind und entweder von einem bekannten oder einem unbekannten Planeten auf die Erde versetzt werden. Als ob sich hier die unbewusste Sehnsucht der Menschheit nach einem Überschreiten der Schwelle zur geistigen Welt und einem Verlassen der Sinneswelt Bahn brechen würde und sich eine Karikatur ihrer selbst schaffen wollte, um wenigstens so die Menschen aufmerksam zu machen auf diese andere Dimension des Daseins.

Hilfen bei der Überforderung der Sinne

Genauso wichtig wie die Wahrnehmung selbst ist das Erfassen des Zusammenhangs, in dem sie steht und einen »Sinn« ergibt.

Beispiele

- Im Kinderwagen wird das Kleine oft mit Blick nach vorne in das bunte Treiben auf der Straße geschoben, Eindrücke über Eindrücke – ohne dass die Aufmerksamkeit irgendwo verweilen kann. Die Unaufmerksamkeit wird geradezu trainiert.
- Was geschieht, wenn ein Kind auf dem Spaziergang das Gesicht der Mutter sieht, weil es in einem entsprechend gebauten Kinderwagen sitzt? Ist das langweilig? Es kann in aller Ruhe die Feinheiten des mütterlichen Mienenspiels aufnehmen, ihr Lächeln, ihre Überlegungen, ihre Freude, wenn sie etwas Schönes sieht usw. Hier kann es den Zusammenhang der Wahrnehmungen herstellen, denn es handelt sich immer um ein und dieselbe Mutter, die gesehen wird und die die Kontinuität in den wechselnden Inhalten der Wahrnehmungen darstellt.
- Die Mutter lässt das Radio laufen oder legt für den sechs Monate alten Säugling eine CD auf (so empfohlen bereits seit 1988 in dem Buch »Babyschule« von Genevieve Painter). Kann das Kind zwischen der Musik und der wahrnehmbaren Wirklichkeit seiner Umgebung einen Zusammenhang herstellen?

Im ersten und dritten Beispiel fallen die Sinneseindrücke auseinander, weil das Kind sich nicht selbst bewegt und auch keinen eigenen Bezugspunkt für die Fülle der Einzelwahrnehmungen hat. Wenn die Eltern im Nachbarzimmer sowohl stimmlich als auch durch die von ihnen ausgeübte Tätigkeit zu hören sind, erlebt das Kind den Zusammenhang dessen, was durch Arbeit und seelische Regung geschieht. *Es kommt nicht auf die Menge der Sinneseindrücke an, sondern darauf, dass sie einen wahren Zusammenhang haben.* Das Kind kann seine Aufmerksamkeit leichter auf einen hervorgehobenen Gegenstand (bzw. eine Person) richten – z.B. auf den allein eintretenden Vater – als auf eine Fülle gleichzeitiger Eindrücke, noch dazu, wenn diese vor unruhigem Hintergrund wie z.B. dem Kaufhausmilieu erlebt werden. Dort verwischen sich die Eindrücke, und die einzelne Wahrnehmung wird unwichtig. Dadurch tritt eine Überforderung der Sinnestätigkeit ein, das Erleben ermüdet stark, und es entsteht eine abschirmende Grenze nach draußen: Das Kind nimmt sein Däumchen, oder aber es schläft ein. Das ist dann zwar ein Schutz, jedoch arbeitet das Kind im Schlaf unbewusst auf, was es im Wachzustand aufgenommen hat, und das war ein verschwommenes Erleben, wenn nicht Chaos.

Die auf diese Weise bewirkte Schulung zur Oberflächlichkeit und die Wertminderung der einzelnen Sinneseindrücke setzt sich in den Sprech- und Denkbereich hinein fort. Daher sei an dieser Stelle nochmals auf die Kapitel zur Förderung der gesamten Entwicklung hingewiesen (S. 281 ff., 297 ff., 367 ff., 451 ff. und 467 ff.).

Intellektuelles Frühtraining und Früheinschulung

In der Schweiz und in Deutschland sind in den letzten Jahren neue Konzepte entstanden, wie die Zeit in Kindergarten und Grundschule so genutzt werden kann, dass Kinder mehr und vor allem früher lernen. Daneben wächst ein Spielzeugmarkt für intelligenzfördernde Maßnahmen. Da man gewohnt ist, dem neuesten Stand der Wissenschaft zu glauben, werden solche Angebote oft kritiklos in das kindliche Leben eingeschleust. Schon mit der Fröbel'schen Spielmethode wollte man seinerzeit durch das spezifische Angebot an Spielmaterial im Kindergarten die Kreativität fördern. Fröbel stellte richtig fest, dass das Kind zunächst Ganzheiten versteht und von dort zur Erkenntnis des Einzelteiles fortschreitet. So gab er zuerst eine Kugel, dann einen Würfel und schließlich einen aus acht gleichen Teilwürfeln bestehenden Würfel. Damit ist die Richtung klar erkennbar: Das Kind soll zum logisch-mathematischen Denken erzogen werden. Dem Kind bleibt jedoch nur übrig, aus solchen Spielen herauszuholen, was der Erwachsene an Gedanken hineingelegt hat. Entsprechend ist es auch, wenn »Erkenntnisformen« (Zahlenreihen) oder »Schönheitsformen« (Sternmuster und Ordensmuster) oder »Lebensformen« (Möbel) zusammengelegt werden sollen. Es ist ersichtlich, wie hier aus einer abstrakten Vorstellung heraus das Beste gewollt wird. Nur: Kreativität ist niemals in Anbindung an ein vorgelegtes Schema zu erreichen!

So wie durch Sinnesreizüberflutung der wahrgenommenen Welt ihre Tiefe genommen und durch Comics und Fernsehbilder das Denken in illusionäre Bereiche geführt wird, so wird durch logisches Frühtraining die Welt der nur durch reine Gedankenarbeit zu erschließenden Begriffe in unsachgemäßer Weise an die Sinneswahrnehmung gebunden. Anstatt das schöpferische Ideenvermögen zu entdecken und zu entwickeln, lernt das Kind sich im vorgelegten Schema intelligent zu bewegen. Dasselbe gilt für »kindgerechte« Computerlernprogramme. Demgegenüber sehen wir die Förderung von Kreativität in allen altersgerechten Anregungen fürs »Selber-Denken« und »Selber-Tun« als die entscheidende Aufgabe an (vgl. S. 454: Kindergartenzeit).

Umweltgifte, Strahlenschutz, Elektrosmog

Zu den Schadstoffen

Unter der Überschrift »Das neue Gesicht der Kinderkrankheiten« schreiben Herbert Needleman und Philip Landrigan:[109] »Die Kinderheilkunde hat sich in der Praxis in den letzten zwanzig Jahren kontinuierlich verändert. Ihr Schwerpunkt liegt heute auf der sogenannten ›neuen Morbidität‹.

Damit ist gemeint, dass sich die Erkrankungen, unter denen Kinder am häufigsten leiden, von kurzen, einfachen Infektionen zu schwierigen, chronischen und die Lebensqualität beeinträchtigenden Krankheiten verschiedenster Ursache hin verschoben haben. (...) Einige dieser Krankheiten werden zumindest teilweise von Umweltfaktoren mit verursacht. Luftschadstoffe verschlimmern eindeutig Asthma und andere Atemwegserkrankungen, möglicherweise lösen sie sie auch aus. Metalle, Lösungsmittel, Pestizide und andere Nervengifte schädigen das zentrale Nervensystem; sie tragen so zu verschiedensten Lernschwächen, Konzentrations- und Verhaltensstörungen bei. (...) Die Furcht vor umweltbedingten Gesundheitsproblemen wächst, aber es gibt immer noch sehr viele Zweifel, ob diese Risiken wirklich existieren. Eltern, die etwas unternehmen, um ihre Kinder vor unnötigen Kontakten mit Pestiziden, Metallen, Asbest oder Strahlung zu bewahren, stoßen bei Behörden, Ärzten, manchmal auch bei anderen Eltern auf Unglauben oder sie werden belächelt.«

Knapper können das Problem Umweltgifte und die Aufgabe Umweltschutz nicht charakterisiert werden. Vor allem ist deutlich, dass die Umwelt jeden Einzelnen betrifft – ganz gleich, welche Hautfarbe oder soziale Stellung er hat, alle atmen die gleiche Luft, trinken das Wasser einer bestimmten Region, nehmen täglich mit der Nahrung Anteil an den Lebensbedingungen der Natur und deren Veränderungen durch Menschenhand.

Umso begrüßenswerter und begeisternder ist es, dass – nicht nur aufgrund individueller Initiativen von Laien und Fachleuten, sondern auch vermehrt seitens der öffentlichen Hand – weltumspannende Umweltschutzaktivitäten und Projekte gefördert und durchgeführt werden, um das Ausmaß der Schäden möglichst in »vertretbarem Rahmen« halten zu können. Wir Menschen sind nicht nur die Verursacher der Umweltschäden und die möglichen Umweltschützer, sondern auch diejenigen Lebewesen, die den Umweltschäden im Vergleich zu Pflanze und Tier am meisten entgegensetzen können. Das große Sterben, das in der Pflanzenwelt und bei den Tieren schon zum Verschwinden Tausender von Arten geführt hat, geschieht in einer Zeit, in der die Menschheit auf der Erde die bisher größte Bevölkerungsexplosion erlebt.

Auch wenn Krankheiten und Schädigungsmöglichkeiten beim Menschen zunehmen, ist es doch ebenso eine Tatsache, dass dem erstaunlich gute Überlebens- und Anpassungsmöglichkeiten gegenüberstehen. Darin liegt auch der Grund, dass die Umweltschäden für das Hier und Jetzt oft verharmlost werden. Im Einzelfall sind die Schädigungen sogar oft schwer nachzuweisen, da es sich um Langzeitwirkungen wechselnder Konzentrationen unterschiedlicher Stoffe – noch dazu in ihrem Zusammenwirken – handelt. Eines gilt jedoch immer: Die schädigenden Einflüsse werden umso besser verkraftet, je mehr Erziehung und elterliche Zuwendung das Kind stabilisieren und anregen. Eine das Immunsystem stärkende Erziehung, die die Eigenaktivität fördert, ist ein wirksamer Umweltschutz »von innen«. Und so gibt es neben der Aufgabe, alles zu tun, um mit den äußeren Umweltschäden fertig zu werden und die demokratischen Mittel der Bürger auch hierfür weitestgehend auszuschöpfen, immer auch noch die Möglichkeit, von der seelisch-geistigen Umwelt aus gesundend und ausgleichend zu wirken. Dies gilt auch für die oft verharmloste Tatsache des Elektrosmogs (s. S. 633) und der schwindenden Ozonschicht in der Erdatmosphäre. Hier ist noch viel Aufklärungsarbeit zu leisten.

Zur radioaktiven Umweltbelastung

Unter *künstlicher Radioaktivität* wird die Eigenschaft natürlicherweise nicht radioaktiver Stoffe verstanden, durch Beschuss mit energiereichen Strahlen (in der Regel Neutronen) in einen radioaktiven, unstabilen Zustand überzugehen. Geschieht dies, so können Stoffe, die auch sonst im Organismus eine Funktion haben, als radioaktiv gewordene Substanzen zusätzlich noch eine lebensfeindliche Wirkung entfalten. Die bekanntesten Beispiele sind das in der Schilddrüse gespeicherte radioaktive Jod oder Strontium 90, das in den Knochen eingelagert wird.

Durch die Atombombenversuche, die Hiroshima- und Nagasaki-Katastrophe und die sogenannte friedliche Nutzung der Kernenergie hat die radioaktive Kontaminierung (von lateinisch contaminatio = Befleckung) unseres Lebensraumes weiter zugenommen, obgleich gottlob die oberirdischen Atombombenversuche inzwischen eingestellt worden sind. Die Halbwertszeit der radioaktiven Stoffe reicht von 8 Tagen (Jod 131) über 33 Jahre (Cäsium 137) bis 24.390 Jahre (Plutonium 239). Gerade Letzteres gehört zu den allergiftigsten radioaktiven Zwischenprodukten, die es gibt. Als Aerosol aus der Luft aufgenommen, führt es schon in Mengen von 1/1000 g zu Lungenkrebs, wobei festzuhalten ist, dass das Plutonium erst im Zusammenhang mit den Kernspaltungsexperimenten entstanden und in der Natur vorher praktisch nicht vorgekommen ist.

Demgegenüber hat die geringe, aber kontinuierlich wirksame kosmische Höhenstrahlung die Lebewesen auf der Erde über große Zeiträume begleitet und ihr Werden – langsam – beeinflusst.

Wie viel Radioaktivität der Einzelne verträgt, ist unterschiedlich. Kinder sind jedoch wesentlich empfindlicher als Erwachsene. Hauptangriffsort ist die Zelle selbst, deren Stoffwechsel durch direkte Strahlungsschädigung des Erbguts beeinträchtigt wird bis zur krebsigen Entartung und Produktion neuer Stoffe. Eine für Mensch und Tier mit Sicherheit unwirksame Strahlendosis gibt es nach derzeitiger Erkenntnis nicht, denn es liegt im Wesen dieser Strahlung, dass sie die Materie instabil macht und die Lebenskräfte (Regenerationsfähigkeit, Aufbauvorgänge) der Organismen schwächt und bei längerer Einwirkung langfristig schädigt.

In diesem Zusammenhang ist es wichtig zu wissen, dass die Gewebe des Organismus mit intensiver Zellteilung besonders empfindlich sind, z.B. Darmschleimhaut, Knochenmark, Keimdrüsen, wogegen das Gehirn weitgehend unempfindlich ist. Das Kind und vor allem der Embryo als wachsende Organismen sind daher besonders gefährdet.

Möglichkeiten, den Schädigungen durch Radioaktivität entgegenzuwirken

Auch wenn derzeit – außer durch radikalen Kernenergie-Stopp – das Problem der radioaktiven Umweltbelastung nicht nachhaltig gelöst werden kann, ist es doch wichtig, auf Möglichkeiten zu schauen, den Schädigungen durch ionisierende Strahlen entgegenzuwirken. Wichtigste Hilfe ist dabei, ein Verständnis zu entwickeln für das Wesen der Regenerations- und Aufbauvorgänge im lebendigen Organismus. Wir haben dies an verschiedenen Stellen dieses Buches darzustellen versucht. Der Ätherleib als Träger der Denk- und Wachstumsvorgänge kann seiner Natur nach von zwei Seiten unterstützt und gestärkt werden: von seiner Naturseite (Regeneration und Wachstum) und von seiner »Kulturseite« her (Denktätigkeit).

Was über die Pflege des Rhythmus und der Gewohnheiten in der Kindheit dargestellt wurde, erweist sich hierbei als sehr wirksam; ebenso die Pflege der Sinneseindrücke, die gesunde Ernährung und religiöse Erziehung.

Besonders hervorgehoben sei jedoch die Eurythmie, weil sie wie keine andere Maßnahme den Ätherleib unmittelbar vom Ich aus aktiviert (vgl. S. 557 f.). Die Tatsache der Strahlung im Körper lässt sich hierdurch zwar nicht direkt beeinflussen, wohl aber indirekt, indem den Zerstörungsprozessen eine gestärkte Regenerationsfähigkeit des Organismus entgegengesetzt wird. Bis in die Lebensvorgänge einzelner Zellen hinein läuft im Organismus alles in Rhythmen ab (s.S. 223 ff.), und diese können durch die genannten Maßnahmen unterstützt und angeregt werden. Was die Ernährung betrifft, so kann – abgesehen von der Wahl möglichst gering strahlenbelasteter Nahrungsmittel – versucht werden, durch entsprechende Kombination der Nahrungsmittel unter dem Gesichtspunkt der allseitigen Anregung des Organismus diesen in seiner Lebenstätigkeit zu unterstützen (s. S. 345 ff.).

Die Auseinandersetzung mit den unsichtbaren Atomkräften macht es nötig, sich ebenso intensiv um eine Auseinandersetzung mit den unsichtbaren geistigen Kräften zu bemühen, zu denen auch die ätherischen Bildekräfte gehören. Entsprechendes gilt auch für die elektromagnetischen Strahlungen.

Empfohlene Literatur

Bockemühl, Jochen (Hrsg.): *Erscheinungsformen des Ätherischen. Wege zum Erfahren des Lebendigen in Natur und Mensch.* Stuttgart [2]1985.

Die Drei, Sonderheft zum Problem der Kernenergie und der radioaktiven Schädigung von Mensch und Umwelt. Stuttgart, Juli 1986 (immer noch sehr lesenswert, jedoch leider vergriffen)

Ärzte gegen den Atomkrieg: Auf deren Internetseite befinden sich sehr gute Reportagen über die gesundheitlichen Folgen der Katastrophen von Tschernobyl und Fukushima (www.ippnw.de).

Mobilfunk und Elektrosmog: ein wichtiges Thema!

Erst die Debatte um Gefährlichkeit / Harmlosigkeit von Mobilfunk mit seinen Basisstationen und Grenzwerten (SAR-Wert: spezifische Absorbtionsrate durch Zellen, Körpergewebe und Organstrukturen) hat die gesundheitliche Auswirkung von Elektrizität und Magnetismus zu einem vieldiskutierten Thema gemacht. Warum ist dies in jeder Hinsicht wesentlich? Weil die Einflüsse elektromagnetischer Schwingungen, Wellen oder Strahlung auf lebende Systeme, auf den menschlichen Organismus meist unbewusst verlaufen – sich der Sinnesbeobachtung entziehen – und dennoch tiefgreifend sind. Es ist dies auf die Eigenart des Lebens selbst zurückzuführen. Wir erleben die Lebensvorgänge weitgehend unbewusst. Allenfalls bemerken wir unseren Herzschlag bei körperlicher Anstrengung oder Aufregung oder aber die Atmung. Am ehesten sind es die das Leben tragenden und ordnenden rhythmischen Vorgänge, die wir bei gesundheitlicher Belastung bemerken. Und eben diese rhythmische Organisiertheit des Lebens wird durch die elektromagnetischen Wellen und insbesondere die niederfrequenten gepulsten Strahlungen beeinflusst. Wie kann das geschehen? Jede Zellaktivität erzeugt in kleinsten Mengen Elektrizität, elektrochemische Potenziale. Was diese körpereigene Elektrizität – die schwach- und niederfrequent ist – von der technisch erzeugten, sowohl hoch- wie niederfrequenten elektromagnetischen Strahlung unterscheidet, ist ihr rhythmischer Charakter. Leben ist aufgrund der es bestimmenden Rhythmen anpassungs- und entwicklungsfähig (s. S. 223 ff.). Eine Mobilfunkübertragung basiert hingegen auf einer technisch perfekt erzeugten Schwingung, die uniformen Takt erzeugt, d.h. die abgestrahlte Frequenz wiederholt sich exakt und nicht flexibel – wie die in sich differenzierten Rhythmen. So wie keine zwei Herzschläge oder Atemzüge sich ganz genau gleichen, so gilt das auch für die elektrochemischen Zellpotentiale und deren Integrale, die wir als Hirn- (EEG), Herz- (EKG) und Muskelstromkurven (EMG) kennen. Hingegen sind Sender und Empfänger bei technisch erzeugten Schwingungen genau auf die Frequenzen abgestimmt, die gesendet und empfangen werden. Sonst wäre die Kommunikation gestört bzw. unmöglich. Dabei werden folgende Schwingungen pro Sekunde unterschieden und benannt:

Elektromagnetische Wellen	Frequenz	Gerät
Langwellen (LW)	30 bis 300 Kilohertz (kHz)	Radio
Mittelwellen (MW)	300 bis 3000 kHz	Radio
Kurzwellen (KW)	3 bis 30 Megahertz (MHz)	Radio
Ultrakurzwellen (UKW)	30 bis 300 MHz	Radio und Fernsehen

Dezimeterwellen	0,3 bis 3 Gigahertz (GHz)	Fernsehen und Mobilfunk
Zentimeterwellen (SHF)	3 bis 30 GHz	Radar

UHF und SHF liegen im Mikrowellenbereich. Die Definition der Schwingungseinheit ist: 1 Hertz (Hz) = 1 Schwingung / Sek. – 1 Kilohertz (kHz) = 1000 Hertz – 1 Megahertz (MHz) = 1 Mio Schwingungen / Sek. – 1 Gigahertz (GHz) = 1000 Megahertz / Sek. – 1 Terahertz (THz) = 1000 Gigahertz / Sek.

Bei der hochfrequenten Strahlung werden thermische, d.h. Wärmewirkungen (Mikrowellen-Erhitzung) und nicht-thermische Wirkungen unterschieden. So wie bei der niederfrequenten Strahlung die Reiz- bzw. unterschwelligen Wirkungen differenziert werden.

Gefährlich für die Gesundheit wird, gemäß des Bundesamtes für Umwelt BAFU, diese Wärmewirkung, wenn sich die Gewebetemperatur um 1 bis 2 °C erhöht. Dadurch werden Wirkungen ausgelöst wie das Abnehmen der Gedächtnisleistung und die Beeinträchtigung verschiedener Körperfunktionen sowie der Fortpflanzungsfähigkeit.

Die gesundheitlichen Auswirkungen unterhalb der Wärmeschwelle sind schwieriger festzustellen. Sie reichen von Nervosität, Unruhe, allgemeiner Schwäche und Müdigkeit bis hin zu Gliederschmerzen und Schlafstörungen. Die Reizwirkungen erzeugen im menschlichen Organismus elektrische Ströme, welche bei Nervenzellen fehlerhafte Impulse auslösen und Muskeln zu ungewollter Kontraktion bringen können, was besonders für den Herzmuskel gefährlich werden kann.

Biologische Effekte der unterschwelligen Wirkungen wurden durch das Ecolog-Institut in Hannover festgestellt. Es warnte nach Beendigung einer Studie bereits im Mai 2000, dass Mobilfunkstrahlung Krebserkrankung fördern kann. Bestätigt wurde dies durch die internationale Agentur für Krebsforschung (IARK), die im Jahr 2001 die niederfrequenten Magnetfelder als mögliches Karzinogen für Menschen eingestuft hat.

Die neuesten Untersuchungen stimmen jedenfalls darin überein, dass sich bei einer über längere Zeit gemittelter Magnetfeldbelastung von 0,4 Mikrotesla möglicherweise ein doppelt so hohes Risiko für Leukämie bei Kindern einstellen kann. (BAFU, Bundesamt für Umwelt, Schweizerische Eidgenossenschaft, www.bafu.admin.)

Interessant ist nun, dass elektrosensible Menschen sowie eine Vielzahl von Studien (s. S. 640) aufzeigen, dass die beklagten gesundheitlichen Störungen genau die Funktionen und Funktionssysteme betreffen, durch die der Mensch sich an sein natürliches und soziales Umfeld anpasst:

Sinnestätigkeit und Denkvermögen

Die Beschwerden reichen von vorübergehenden Ohrgeräuschen und anhaltendem sogenannten Tinnitus über Aufmerksamkeitsstörungen, Konzentrationsschwäche, Gedächtnisprobleme, Müdigkeit bis hin zu Kopfschmerzen, Nervosität und Schlafproblemen. Auch wurde schon 1999 festgestellt, dass sich das EEG insgesamt unter dem Einfluss von Mobilfunkstrahlung verändert. Es wird vermutet, dass dadurch auch das interzelluläre Kommunikationssystem im Gehirn gestört wird. Insbesondere wurde in Schweden bereits 1999 entdeckt, dass durch Mobilfunkstrahlung die Durchlässigkeit der Blut-Hirn-Schranke erhöht wird, wodurch das Gehirn weniger Schutz genießt vor schädlichen Stoffwechselprodukten, Pharmaka, Giften, usw.[110] Auch werden durch Störungen der Blut-Hirn-Schranke Krankheiten gefördert wie Alzheimer und Parkinson.

Atmung

Das Blutbild aus dem Ohrläppchen zeigt bereits nach dreiminütiger Bestrahlung durch ein Handy eine geldrollenartige Verklebung der Blutkörperchen untereinander, was ihre Sauerstofftransportfähigkeit erheblich einschränkt und durch die Verklumpung auch die Gefahr von Thrombose und Infarkt erhöht.[111] Nach einiger Zeit bildet sich diese Anomalie wieder zurück.

Immunsystem

Krebserregende Wirkung durch Mobilfunkstrahlung ist im Tierversuch unbestritten, wird aufgrund der bisherigen Ergebnisse bei Kindern vermutet, etwas weniger häufig auch bei Erwachsenen. Auch gibt es eindrucksvolle Ergebnisse über den deutlichen Anstieg der Fehl- und Missgeburtenrate in einer Milchviehherde, die in unmittelbarer Nähe eines Sendeturms untergebracht war. Andere Phänomene waren, dass die Tiere abmagerten, sich an Zäunen und anderen Gegenständen ihre entzündeten Augen rieben, unter Orientierungslosigkeit, Hektik sowie unüblicher Apathie litten. Schon in einer Entfernung von 25 km verschwanden diese Symptome innerhalb weniger Tage.[112]

Bewegungsfähigkeit

Es wird über mangelnde Bewegungsfreude infolge Müdigkeit und gemindertem Vitalitätsgefühl geklagt.

Edwin Hübner schließt seine bei *gesundheit aktiv* erschienene, sehr instruktive Informationsbroschüre *Mobilfunk – die riskante Kommunikation* mit einer Szene aus einer Berufsschule ab, die diese auf ihrer Internetseite publiziert hatte und ein Gespräch zwischen ihrem Mathematiklehrer und einem Schüler zum Thema Handy wiedergibt:

Lehrer: »... und weil ich nicht den ganzen Tag über in diesen Strahlen stehen möchte, werden die Handys eben ausgeschaltet! Nach der Schulordnung sind sie ja sowieso verboten.«
Schüler: »Wieso? Was sollen denn die Strahlen schon machen?! Ich habe mein Handy immer bei mir, Tag und Nacht.«
Lehrer: »Nachts?! Wo hast du es da?«
Schüler: »Da liegt es auf meinem Nachttischchen.«
Lehrer: »Und du hast es immer eingeschaltet?«
Schüler: »Nein, jetzt schalte ich es nachts immer aus.«
Lehrer: »Warum denn?«
Schüler: »Weil ich da nicht so gut schlafen konnte ...«
Herzliches Gelächter beendete die Diskussion.

Warum werden nicht schon seit der weltweiten Einführung von Radio- und Fernsehkommunikation gesundheitliche Fragen diskutiert sondern erst seit dem flächendeckenden Gebrauch des Mobilfunks? Weil der Schritt von der analogen Nachrichtenübermittlung (Radio, Fernsehen) hin zur digitalen Übertragung, wie sie der Mobilfunk erforderlich macht, ein neues Prinzip elektromagnetischer Aktivität – das der niederfrequent gepulsten Strahlung – zur Anwendung und Wirksamkeit gebracht hat.

Mobilfunk und das Integrated Services Digital Network/ISDN sind auf ein digitales Übertragungsverfahren angewiesen, durch das der kontinuierliche Sprachfluss im Takt von 800/Sek. abgetastet und digital erfasst, d. h. in das binäre Zahlensystem umgewandelt wird. Der heute so dichte Mobilfunkverkehr macht es nötig, dass die zu übertragenden binären Signale so »in Datenpakete« zusammengefasst werden müssen, dass mehrere Teilnehmer gleichzeitig dieselbe Sendefrequenz nutzen können, ohne sich gegenseitig zu überlagern, wie es bei dem analogen Datenübermittlungsverfahren der Fall wäre. Das bedeutet, dass bei 8 Gesprächsteilnehmern jedes Handy 217 mal pro Sek. ein sehr kurzes Hochfrequenzsignal an die Basisstation sendet, wobei die Pause zwischen diesen Einzelsignalen (Pulsen) von den jeweils anderen Gesprächsteilnehmern zum Versand ihrer Signale genützt werden kann. Dadurch sendet während eines Telefonats jedes Handy eine mit 217 Hz niedrigfrequent gepulste Hochfrequenz aus. Die bisherigen Untersuchungsergebnisse legen nahe, dass es v. a. diese niederfrequente Pulsung der hochfrequenten elektromagnetischen Wellen ist, die sich besonders schädigend auf den Organismus auswirken, da dessen Lebensrhythmen ebenfalls niederfrequent sind und mit den gepulsten nicht rhythmischen sondern taktpräzisen Signalen interferieren.

Edwin Hübner formuliert diesen Sachverhalt einleuchtend: »Indem die festen Takte den niedrigfrequent gepulsten elektromagnetischen Wellen die rhythmischen Vorgänge des Körpers durchdringen, beeinflussen sie die Variabilität und Anpassungsfähigkeit des rhythmischen Systems, das zwischen Nerven-, Sinnes-, Stoffwechsel- und Gliedmaßen-System vermittelt. Der tote Takt prägt sich dem lebendigen Rhythmus auf und nimmt ihm seine Flexibilität. Ein Mensch aber, der im rhythmischen System beengt und in seiner Variabilität beeinflusst ist, zeigt auf Dauer die klassischen Zeichen der Leistungseinschränkung und der Starre und ist daher gesundheitlich gefährdet.« Wo jemand jedoch seine schwache Stelle hat und gesundheitlich dekompensiert, ist individuell verschieden, weswegen der naturwissenschaftliche Nachweis – ohne Zuhilfenahme solch ganzheitlicher Überlegungen – schwer zu führen ist. Daher kann sich die breite Front der Verharmloser des Problems immer wieder neu darauf berufen, dass die Forschungsergebnisse noch nicht eindeutig und hinreichend genug seien.

Was können wir tun?

»Elektrischer Strom ist aus unserem täglichen Leben nicht mehr wegzudenken. Durch die Nutzung von Elektrizität entstehen aber zwangsläufig künstliche elektrische und magnetische Felder, die nahezu allgegenwärtig sind. Solche Felder wirken einerseits von außen auf uns ein, wenn sie beispielsweise durch Hochspannungsleitungen, Oberleitungen von Bahnlinien oder durch Radio-, Fernseh- oder Mobilfunksender erzeugt werden. Andererseits produzieren wir sie in unserem Wohn- und Arbeitsumfeld selbst. Unnötige Belastungen entstehen dabei durch ungeeignet angeordnete Elektroinstallationen oder im Stand-by-Betrieb laufende Haushaltsgeräte, aber auch zum Beispiel durch einen scheinbar harmlosen Radiowecker oder ein schnurloses Telefon. Die auf uns einwirkende elektromagnetische Gesamtbelastung setzt sich also aus den von außen einwirkenden Feldern und den von uns selbst im Haushalt oder Büro verursachten Feldern zusammen. Interessant dabei ist jedoch die Tatsache, dass ›hausgemachte‹ Felder in den meisten Fällen größere Belastungen erzeugen als die Felder, welche außerhalb unseres Einflussbereichs liegen. Daher muss der Grundsatz bei den selbstverursachten Feldern lauten: Vermeiden, was vermeidbar ist.«[113]

Da es noch lange dauern wird, bis das Lebensfeindliche dieser unsichtbaren »Unternatur« allgemein anerkannt ist – selbst die radioaktive Umweltbelastung wird aufgrund massiver wirtschaftlicher und politischer Interessen immer noch verharmlost – möchten wir mit unseren Ratschlägen auf den »gesunden Menschenverstand« unserer Leser bauen. Jede Stunde, die ein Kind selbst kreativ sein darf und möglichst wenig belastet wird durch externe Einwirkung elektromagnetischer Schwingungen, ist ein Gewinn für seine körperliche und seelisch-geistige Entwicklung. Daher empfehlen wir:

- Steckdosen ausschaltbar installieren (ggf. die Sicherung während der Nacht abschalten)
- den Standbymodus von Geräten ausschalten
- Fernsehkonsum und andere drahtlose Kommunikation auf das wirklich Notwendige begrenzen und von Kindern unter 12 Jahren möglichst fernhalten
- Die Strahlung von Babyphones überprüfen, keine DECT-Geräte einsetzen
- Nicht mit dem Baby auf dem Arm oder in der Nähe schnurlos telefonieren
- die Festanschlüsse von Telefon und PC bevorzugen
- das Schlafzimmer von elektronischen Geräten freihalten
- nur ausgeschaltete Handys als Wecker benützen und mindestens auf einen Meter Abstand vom Kopf legen
- Kindern und Jugendlichen unter 16 Jahren das Handy nur für dringenden Bedarf oder Notfälle gestatten
- Darauf achten, dass auch im Kindergarten und in der Schule der Elektrosmog weitestgehend reduziert ist. Access-Points und WLAN-Einsatz vermeiden
- politisches Engagement[114]

Websites zur Elektrobiologie:[115] www.elektrobiologie.com
www.elektrosmog-messungen.ch
www.aaronia.de, www.wohnklima.ch

Empfohlene Literatur:

Hübner, Edwin: *Mobilfunk – die riskante Kommunikation.* Bad Liebenzell 2004

Grasberger, Thomas/Kotteder, Franz: *Mobilfunk – Ein Freilandversuch am Menschen.* München 2003

Neider, Andreas: *Die Medienbalance.* Stuttgart 2008

Neugeborene unter dem Einfluss von TV und Handy. Hrsg. Verein Spielraum-Lebensraum, Spitalstr. 33, CH-9472 Grabs

Rittelmeyer, Christian: *Kindheit in Bedrängnis.* Stuttgart 2007

Bildteil

Gesundheit durch Erziehung

- Sinneserfahrung und Sinnespflege
- Nachahmung, Spiel und Arbeit

Über die fünf bekannten Sinne (Auge, Ohr, Geschmack, Geruch, Tasten) hinaus gibt es noch den Wärme- (und Kälte-)sinn, den Gleichgewichtssinn, den Eigenbewegungssinn, den Lebenssinn für das Erleben von Behagen und Unbehagen, den Wortsinn, den Gedankensinn und den »Ich-Sinn«. Die vier letztgenannten sind noch weniger bekannt, können aber sehr gut an der kindlichen Sinnestätigkeit entdeckt werden. Kinder nehmen über das vegetative Nervensystem nicht nur ihr körperliches Wohl- oder Missbehagen wahr, sondern auch Harmonie oder Spannungszustände in ihrer Umgebung. Sie können unmittelbar Ganzheit und Sinn von Worten und Gedanken wahrnehmen sowie die Person, die »Ich-Beschaffenheit« des anderen. Alle diese Sinne brauchen Pflege – jeder für sich, aber auch das Zusammenwirken (sensomotorische Integration).

Abb. 81: Kreative Zweckentfremdung – die Gießkanne als Trompete (s. auch S. 307 ff.).

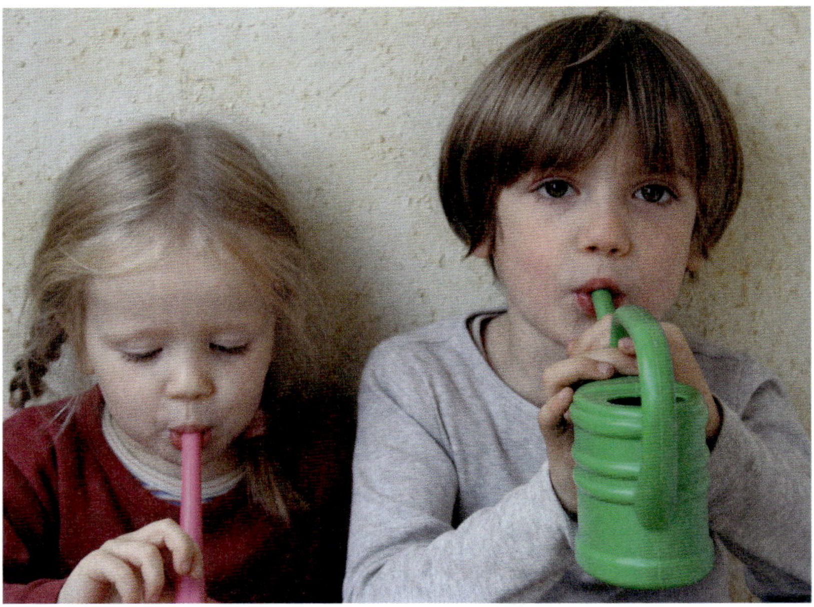

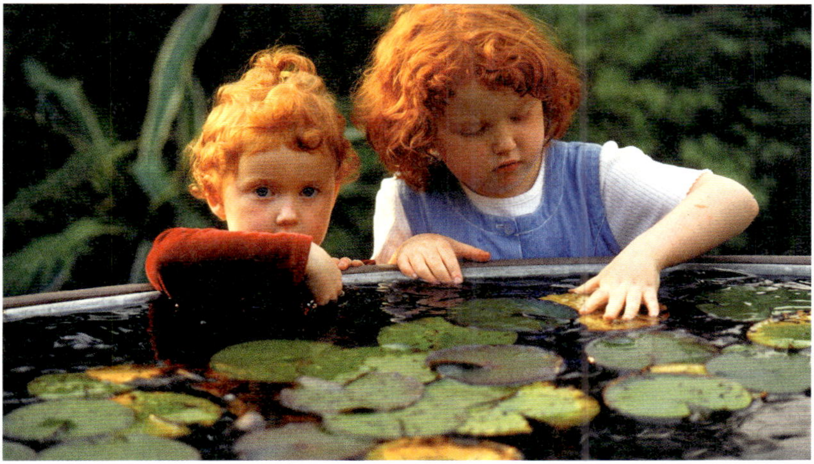

Abb. 82: Tasten im Flüssigen ist eine besondere Erfahrung: Vorsichtig und gut beobachtet wird sie wiederholt. Dabei erfolgt die Koordination von Sehen, Hören, Wärme-/ Kältesinn, Lebens- und Eigenbewegungssinn mit dem Tastsinn (s. S. 312).

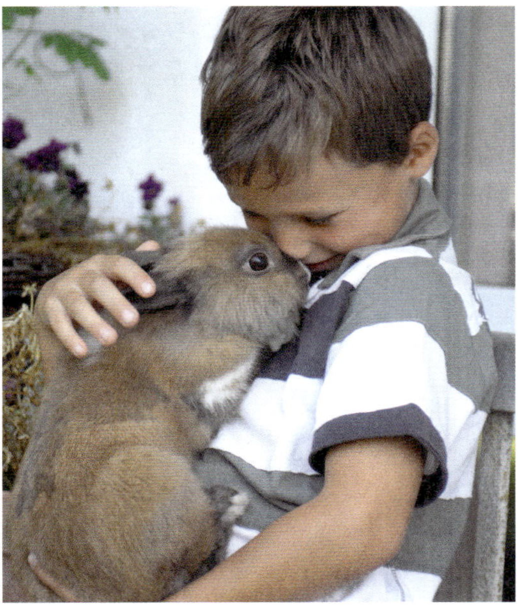

Abb. 83: Hier fühlt sich nicht nur das Kind wohl, sondern auch das Kaninchen. Harmonie und Behagen sind ganzheitliche Erfahrungen der Übereinstimmung mit sich und der Umgebung. Sie sind – immer wieder erlebt – eine wichtige Voraussetzung für das spätere Gefühl des »bei sich Seins« (s. S. 312 f.).

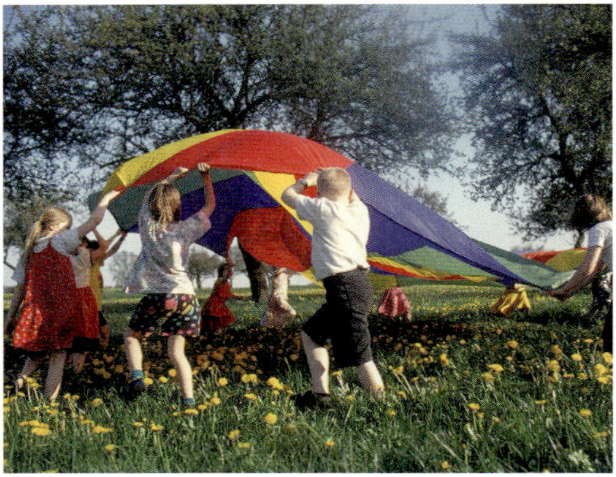

Abb. 84: Die eigene Bewegung im Raum wahrnehmen und in Koordination mit dem Gleichgewichtssinn üben macht Freude. Dabei erlebt das Kind in der »Bewegungsfreiheit« die entscheidende Vorstufe der Freiheitserfahrung überhaupt (s. S. 313).

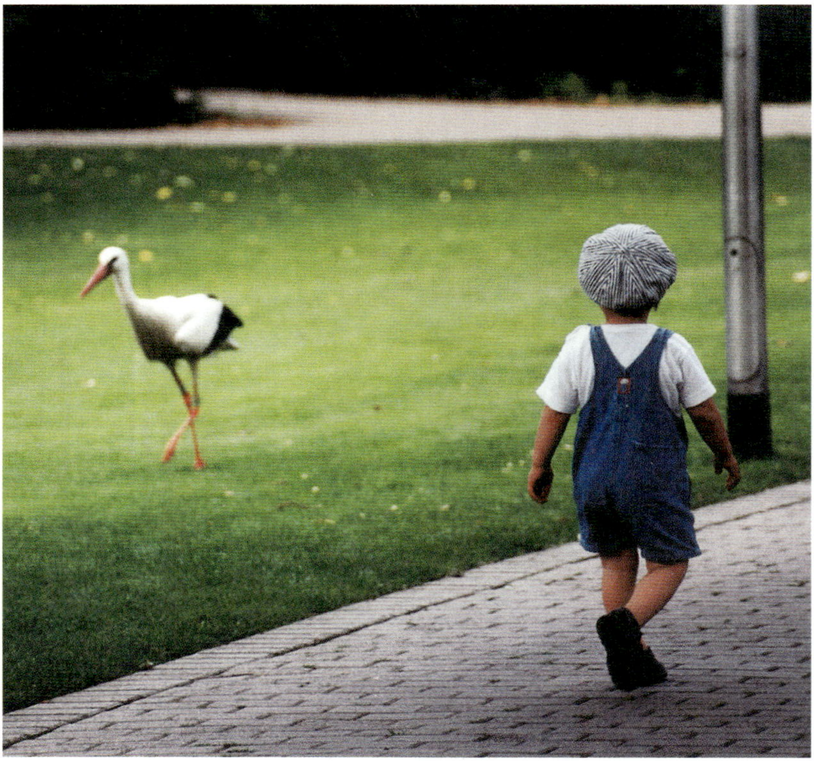

Abb. 85: Bewegungssinn – hier und dort (s. S. 313).

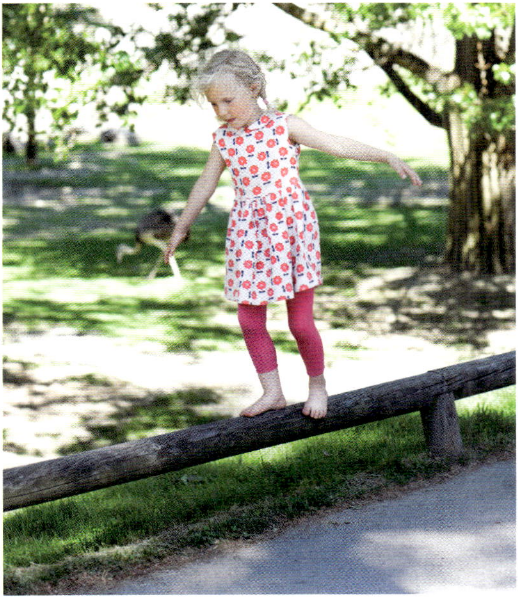

Abb. 86: Perfekte Balance (s. S. 314).

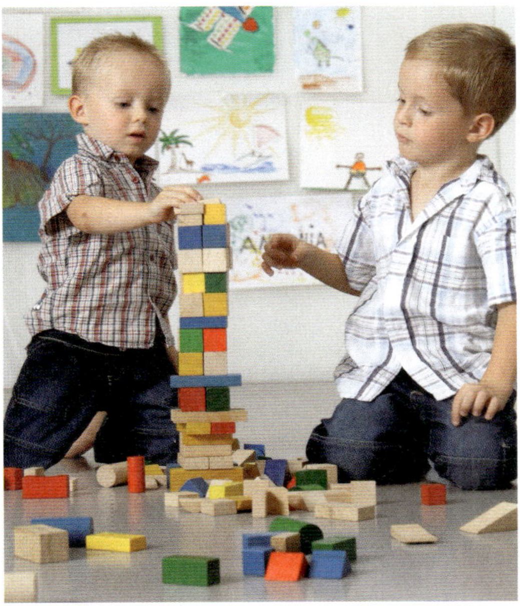

Abb. 87: Spielen bedeutet immer auch Sinnespflege. Dabei wird nicht nur gespielt, was das Kind in seiner Umgebung erlebt. Es zeigt vielmehr auch, was es selber am eigenen Körper schon erlebt: z.B. das Sich-Aufrichten und Gleichgewicht-halten-Können (s. S. 314).

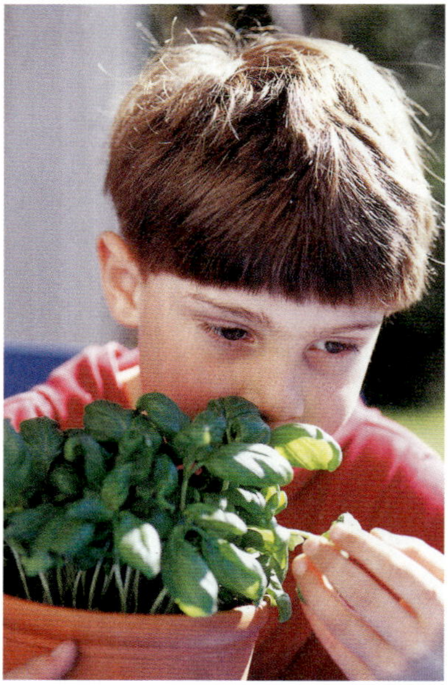

Abb. 88 und 89: Riechen ist mehr als nur die Duftwahrnehmung von Basilikum oder Blumen. Es vermittelt ein »Einswerden« von Objekt und Subjekt, ein reales, stoffliches »Ineinandersein«. »Sich nicht riechen« können ist Ausdruck tiefer Abneigung gegen jemanden. Ein differenziert ausgebildetes Riechvermögen unterstützt auch die soziale Toleranz (s. S. 314).

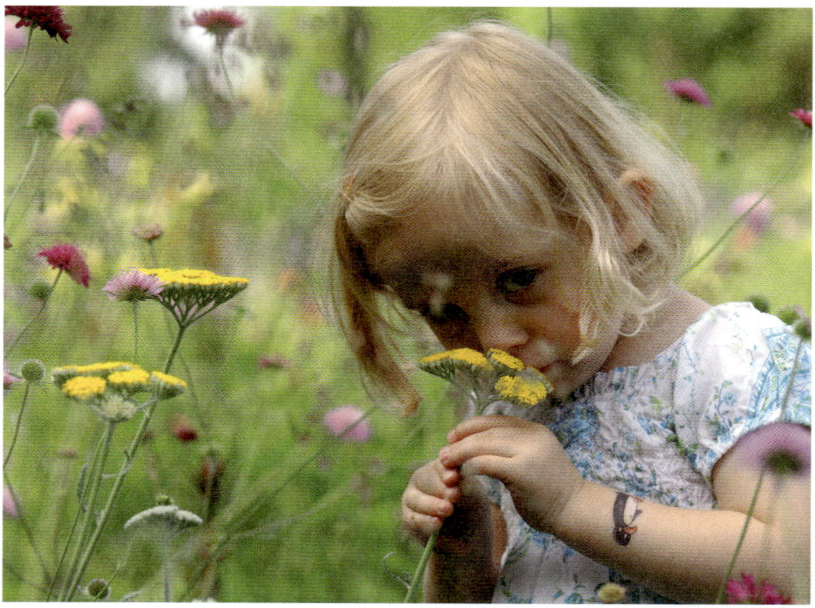

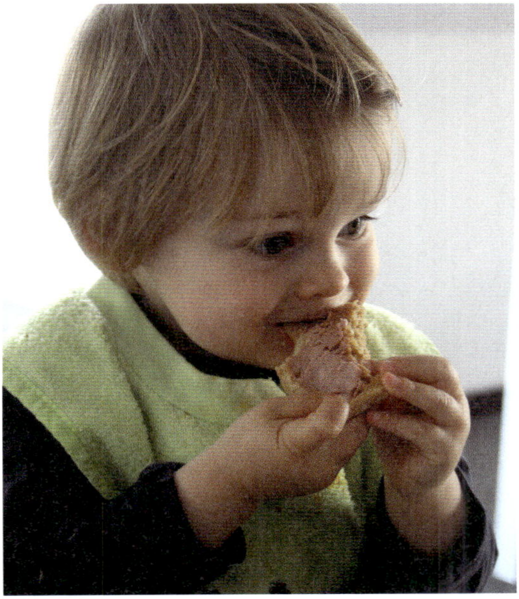

Abb. 90 und 91:
Wenn es schmeckt, ist vorerst die Welt in Ordnung (s. S. 315).

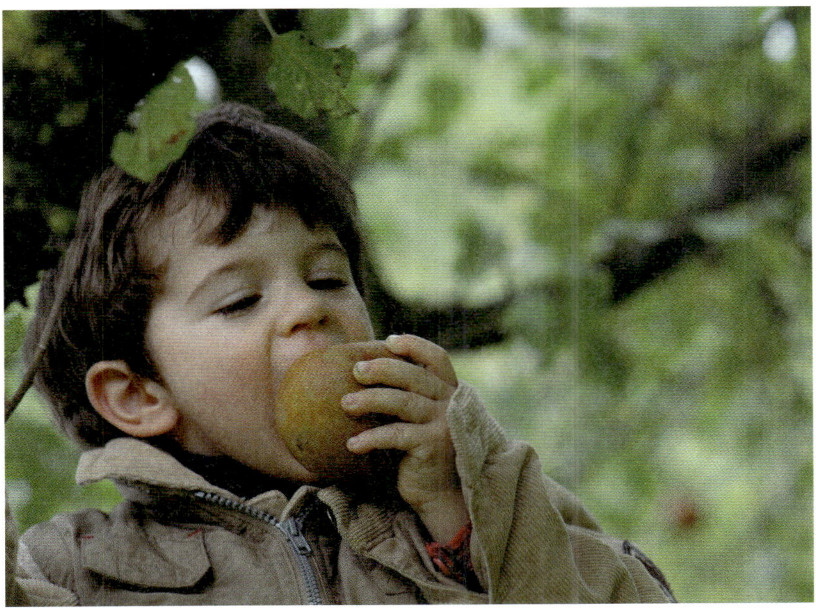

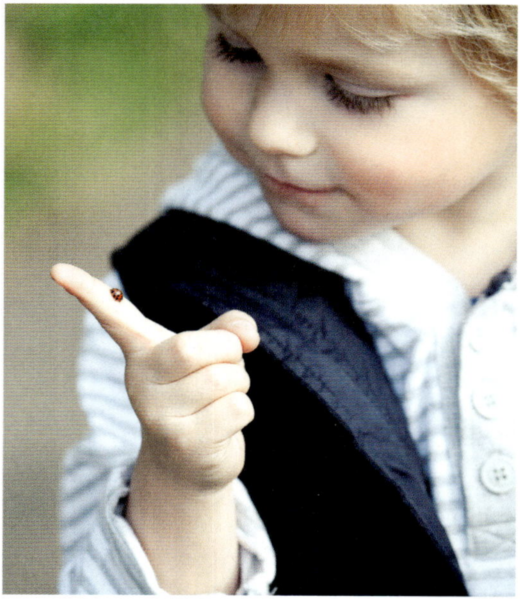

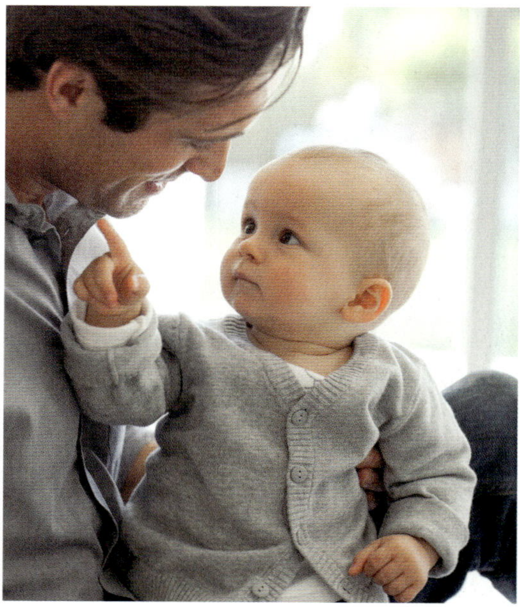

Abb. 92 und 93: Sehen verbindet die Licht- und Farbeindrücke der Umgebung. Farbwahrnehmung, Perspektive und Raumgefühl werden im Zusammenwirken mit Gleichgewichts-, Bewegungs- und Tastsinn erlebt (s. S. 315).

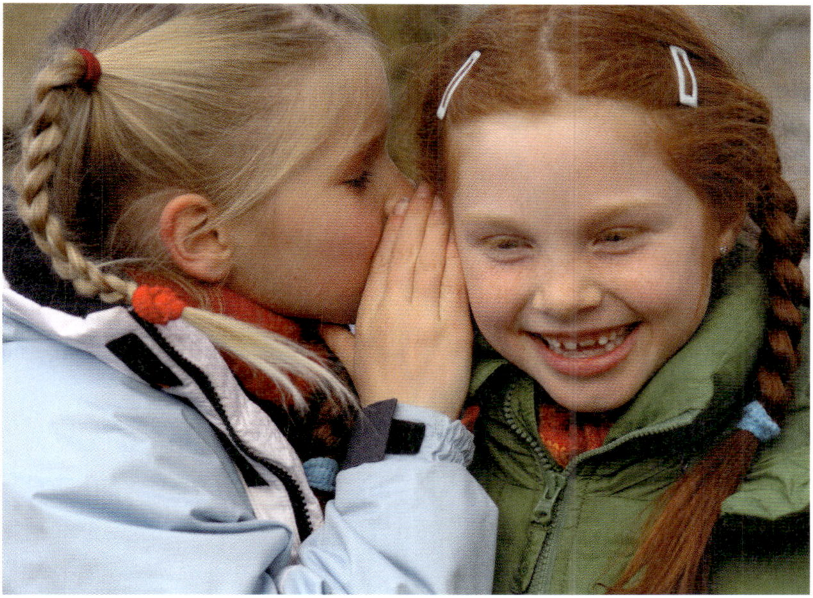

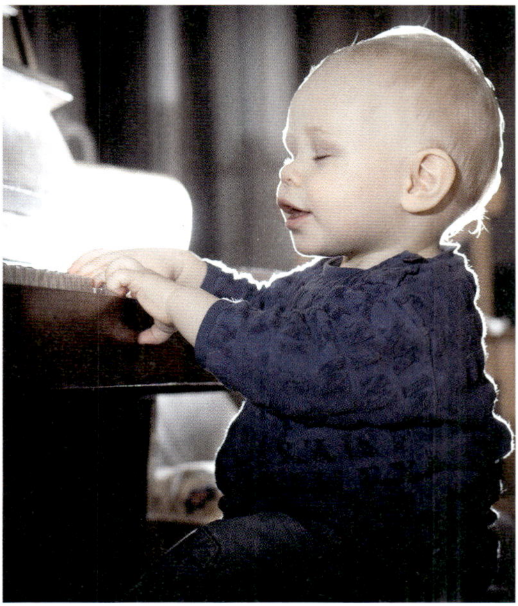

Abb. 94: Zum Hören braucht man innere Ruhe, sonst weiß man nicht, was man hört, oder hört nur, was man schon weiß oder hören will … (s. S. 316).

Abb. 95: Ganz vertieft in die Klangerlebnisse (s. S. 316).

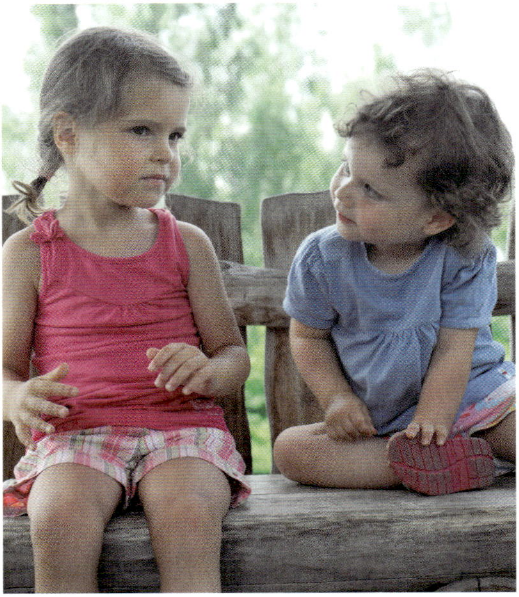

Abb. 96: Zum Wortsinn gehört auch die ganzheitliche Wahrnehmung der Mimik, der Geste – alles dessen, was »spricht«, wenn man es nur aufmerksam betrachtet und die Botschaft bemerkt (s. S. 317).

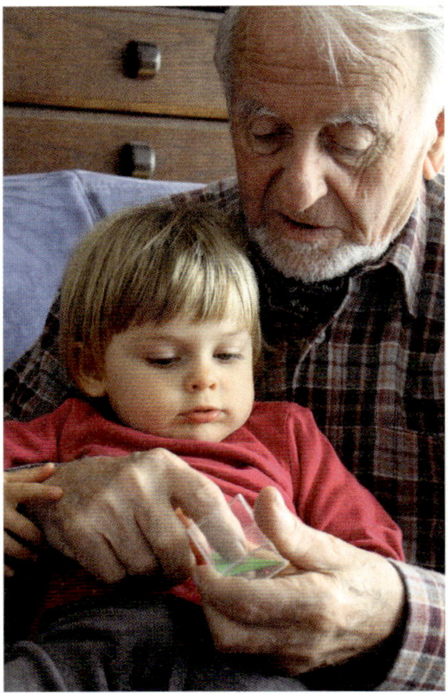

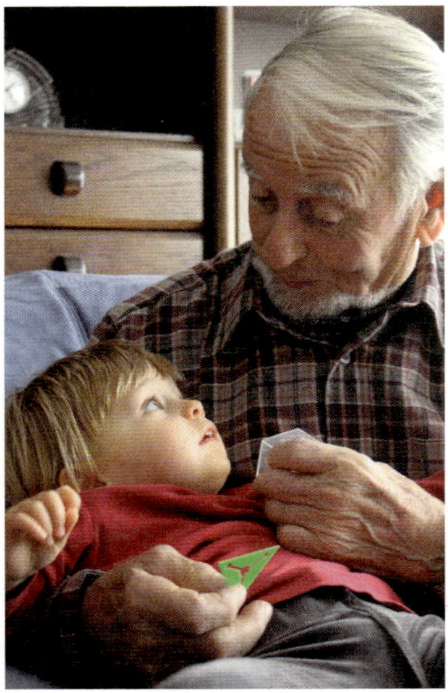

Abb. 97 und 98: Großvaters Wort gilt manchmal für ein Leben (s. auch S. 317).

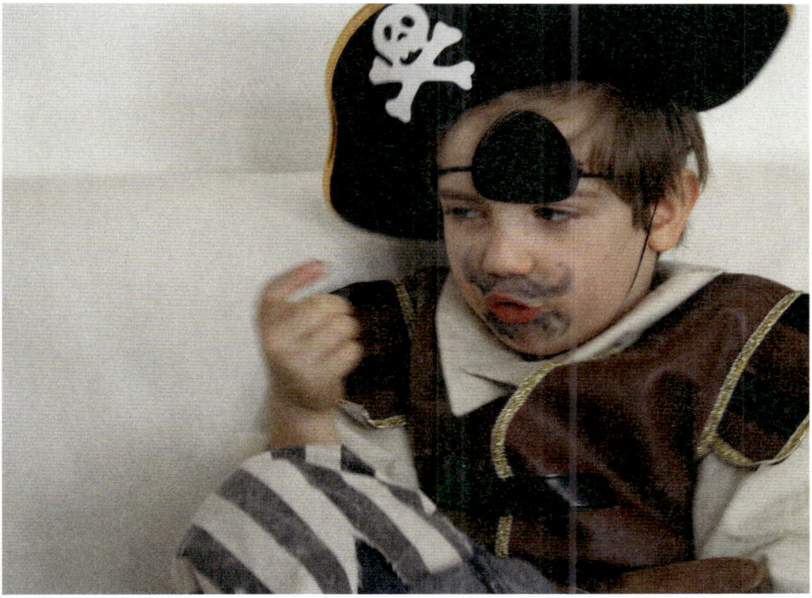

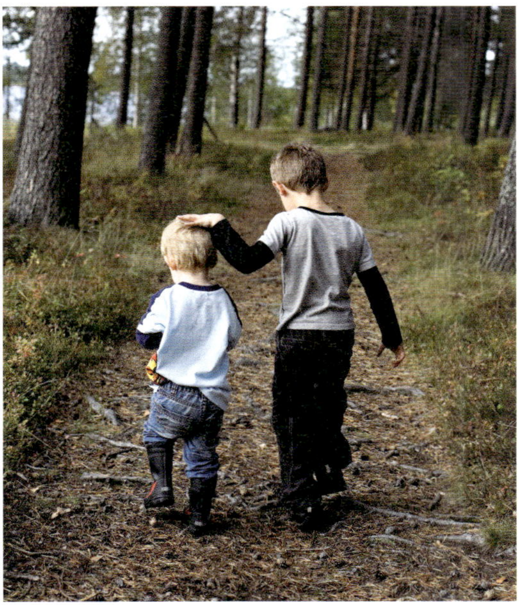

Abb. 99: Denkt der kleine Pirat vielleicht schon ans nächste Abenteuer? (S. S. 318.)

Abb. 100: Was wird hier gedacht? Die Kinder verstehen sich gut (s. S. 318).

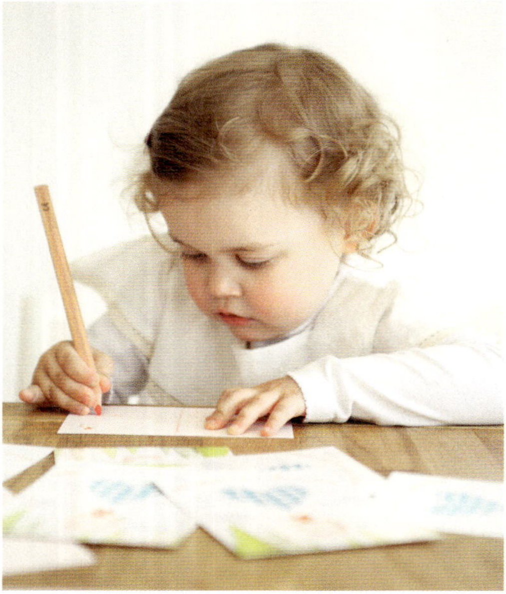

Abb. 101: Durch das Malen kann schon früh die Fingerfertigkeit geübt werden.

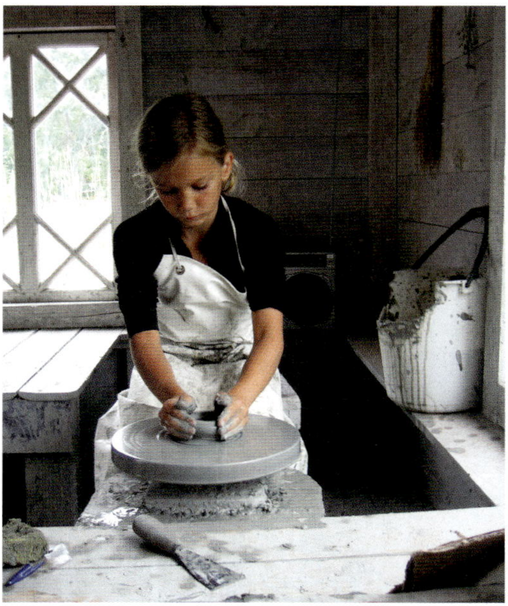

Abb. 102: Hier kommt es auf die feinste Bewegung der Finger an.

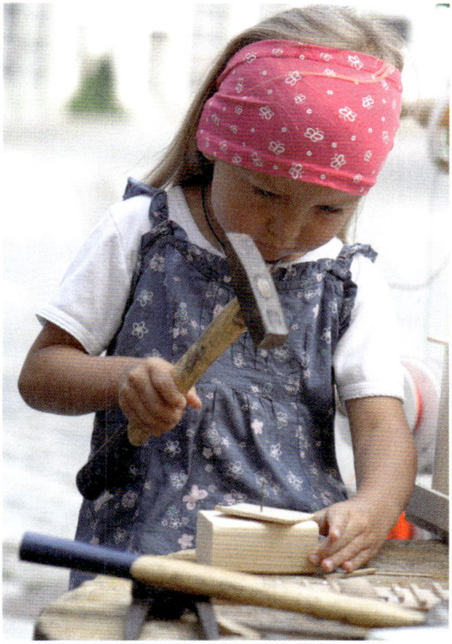

Abb. 103 und 104: Geschicklichkeit in der Feinmotorik fördert die Ausbildung des Frontalhirns und die damit verbundene Intelligenz.

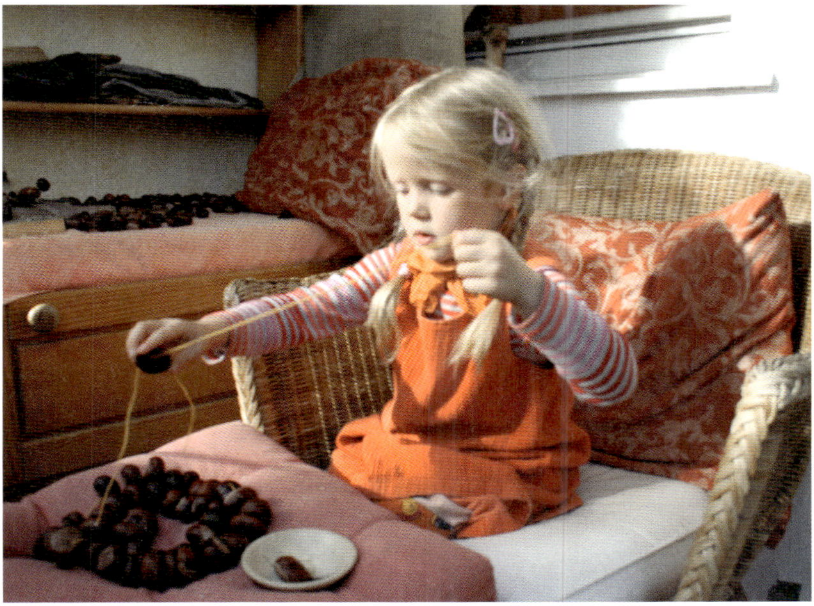

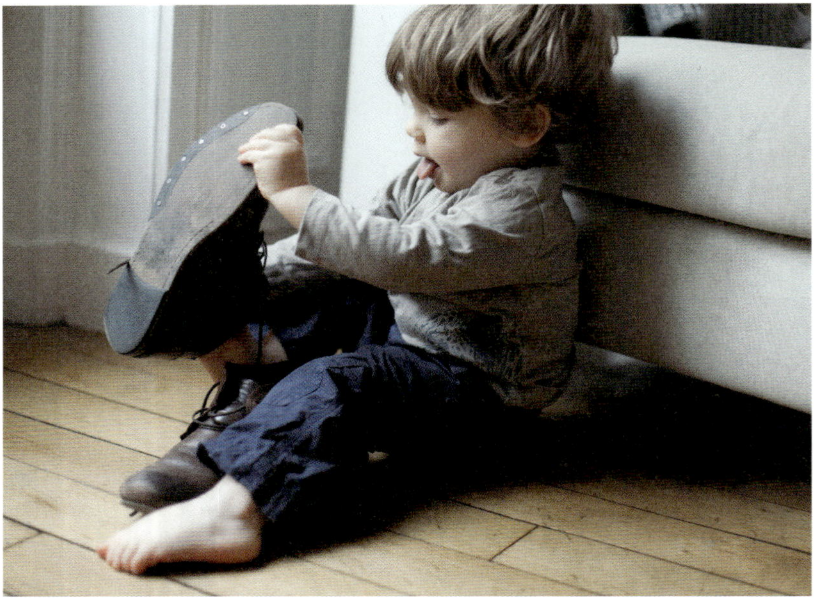

Abb. 105: In den »Fußstapfen« des Vaters.

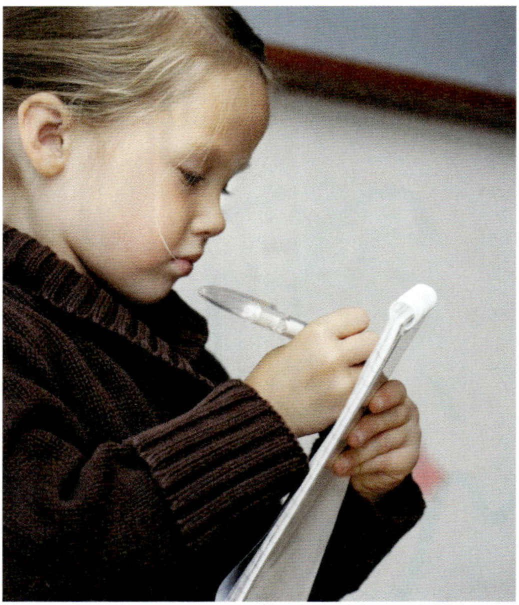

Abb. 106: Sich Notizen zu machen ist nie ein Fehler.

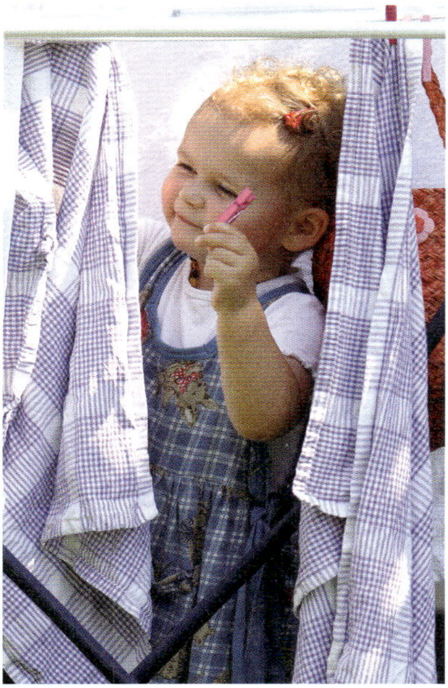

Abb. 107: Waschtag.

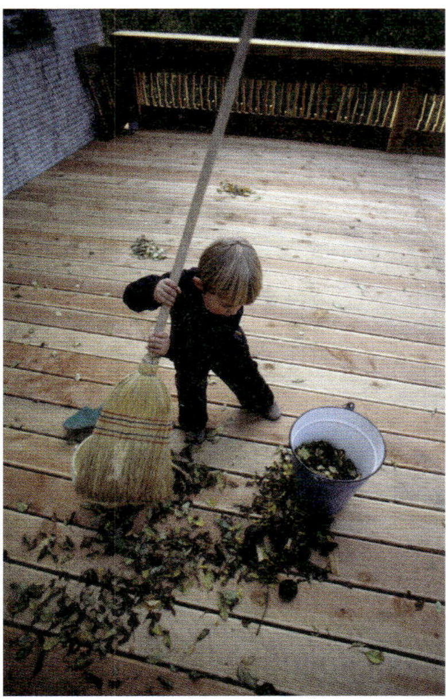

Abb. 108: Nicht jede Hilfe muss gleich Entlastung bringen.

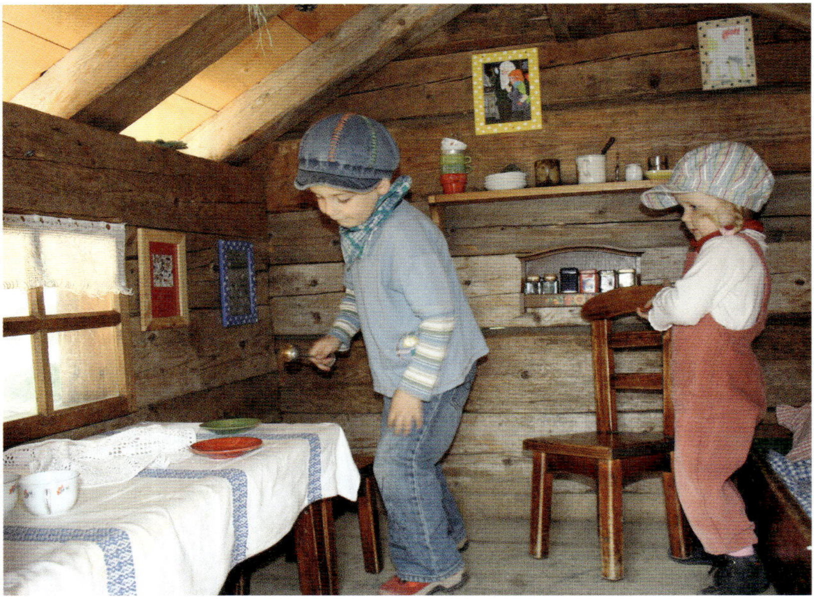

Abb. 109: Für wen wird wohl die Festtafel gedeckt?

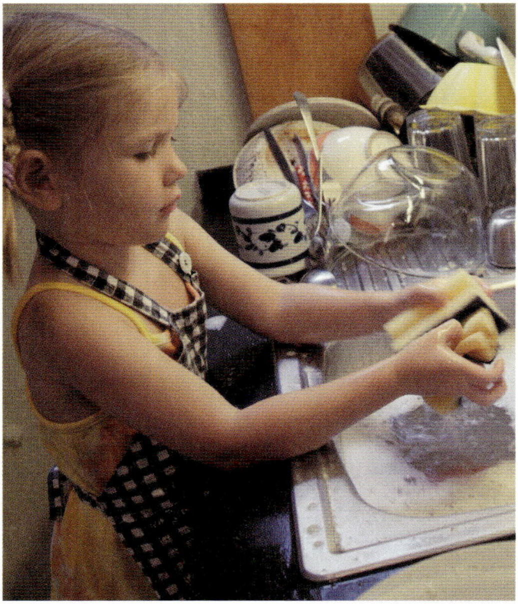

Abb. 110: Eines der schönsten Spiele ist Spülen.

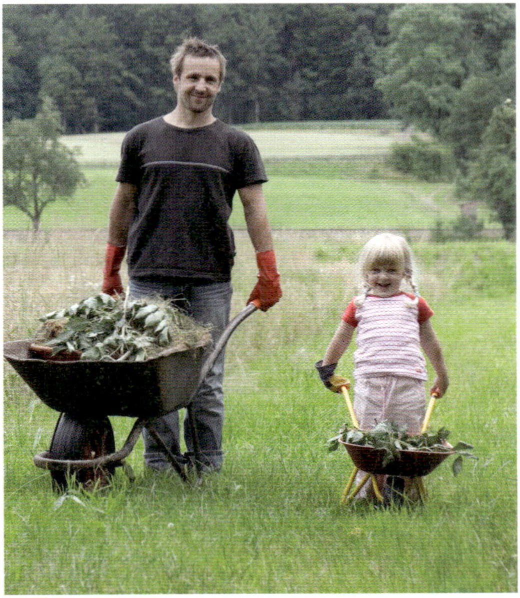

Abb. 111: Spielen, was die Großen tun, ist schön. Selber aber richtig mitarbeiten dürfen ist ein seltenes Glück. Wie gut, wenn der Papa Zeit hat, gemeinsam mit dem Kind »zu arbeiten«.

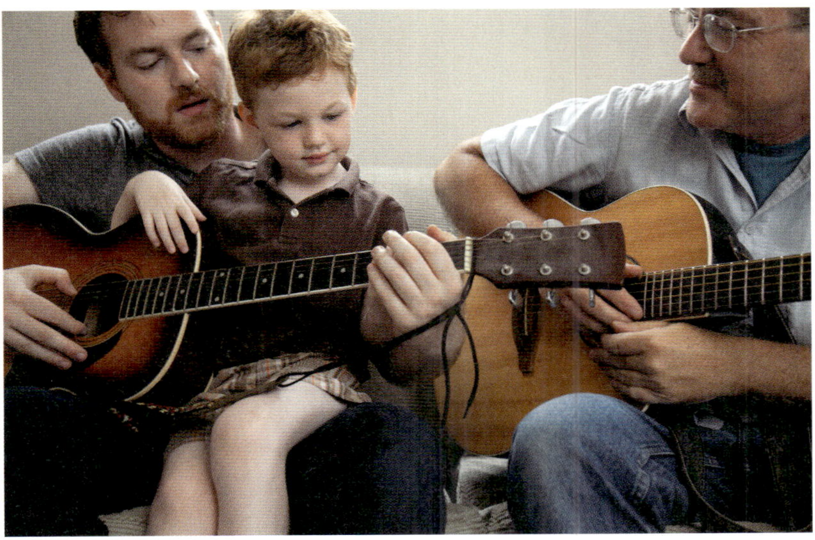

Abb. 112: Heiß begehrt: mal auf einer »richtigen« Gitarre spielen dürfen.

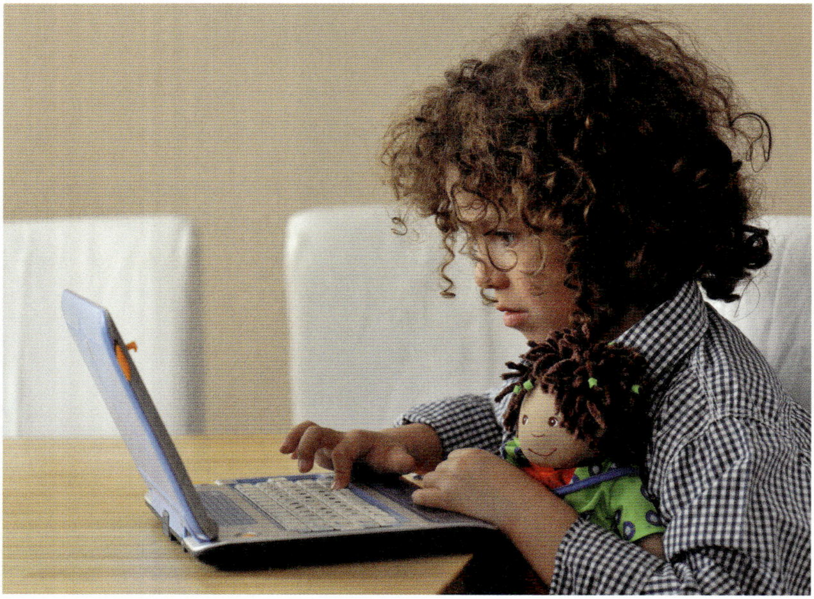

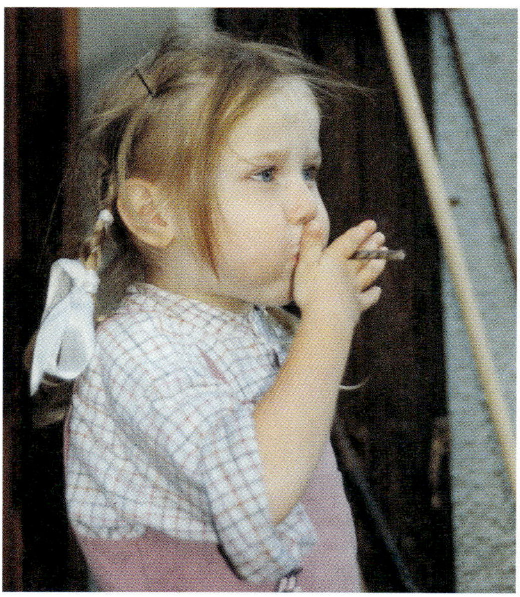

Abb. 113: Wofür sich die Großen interessieren, ist für die Kinder besonders reizvoll, auch wenn diese Tätigkeit nicht entwicklungsfördernd ist ...

Abb. 114: Auch hier »imponiert« wieder die Komplexität und »Ganzheitlichkeit« des sensomotorischen Prozesses, den wir Nachahmung nennen. Bis in die Kopf- und Körperhaltung hinein lebt das Kind in der totalen Wahrnehmung des Vorbildes und dessen selbstständigem Nachvollzug.

Anhang

Äußere Anwendungen in der häuslichen Krankenpflege

Von Petra Lange

Von Petra Lange erschien auch das ausführlichere und sehr zu empfehlende Taschenbuch: *Hausmittel für Kinder. Natürlich vorbeugen und heilen*, Reinbek 2012.
Sämtliche in diesem Abschnitt genannten Substanzen und Präparate sind in der anschließenden Liste mit ihren apothekenüblichen Namen aufgeführt.
Filmclips zu den wichtigsten Wickeltechniken und äußeren Anwendungen finden Sie unter **www.kindersprechstunde.com**.

Allgemeines

Jeder Wickel besteht aus mindestens zwei Tüchern, dem Innentuch aus Seide, Leinen oder Baumwolle und dem etwas größeren Außentuch, am besten aus Wolle (Bezugsquelle S. 692).

- Seidentücher: besonders gut geeignet sind Tücher aus Bourretteseide
- Leinen: z.B. Geschirrtuch
- Baumwolle: Mullwindeln, Moltontücher, Taschentücher
- Wolle: Schals aus weicher Schurwolle (z.B. selbst gestrickt aus Merinowolle, Rippenstrick 1 rechts / 1 links), Schurwoll-Webpelz, unversponnene, gekämmte Schafwolle

Bei wollempfindlichen Kindern kann man das Wolltuch oder eine Lage unversponnene Rohwolle in ein dünnes Baumwoll- oder Seidentuch einschlagen, damit nichts »kratzt«.

Wahl des Wickeltuchs

- *für feuchte Wickel und Kompressen:* doppelt gelegte Bourretteseidentücher oder Tücher aus Leinen, Molton, auch dicke Mullwindeln.
- *für Ölwickel und Salbentücher:* dünnere Tücher aus Bourretteseide, dünne Mullwindeln oder Taschentücher.
- *für Quarkwickel:* unbedingt erforderlich ist ein gut saugendes Zwischentuch (Molton oder in ein Baumwolltuch eingeschlagene unversponnene Rohwolle). Vorsicht: Quark verfilzt Wolltücher.

Die Wickeltücher werden möglichst faltenfrei angelegt und recht straff befestigt. Außentücher aus Webpelz oder einem gestrickten Schal sind besonders leicht zu handhaben. Das Kind kann sich dann bewegen, ohne dass der Wickel ins Rutschen gerät.

Kamillensäckchen auf das Ohr

- bei leichten Ohrenschmerzen
- zur Nachbehandlung von Mittelohrentzündungen

Eine Hand voll trockene Kamillenblüten wird in ein dünnes Tuch eingebunden. Dieses Säckchen wird kurz durchgeknetet, damit es weicher anliegt, und zwischen zwei Tellern erhitzt, die wie ein Deckel über einen Topf mit kochendem Wasser gelegt werden. So bleiben die ätherischen Öle am besten erhalten, und das Säckchen wird nicht nass. Das gut durchwärmte Säckchen wird auf das Ohr gelegt, mit einer Stilleinlage aus Wolle/Seide (ersatzweise unversponnene Rohwolle oder auch Watte) bedeckt und mit einem Wollschal oder einer Mütze sicher befestigt.
Dauer: mindestens 30 Minuten oder über Nacht. Zur Nachbehandlung bis zu 14 Tage lang über Nacht.

Kamillensäckchen duften angenehm und sind bei den Kindern sehr beliebt. Das Säckchen muss erneuert werden, wenn der Duft nachlässt (etwa nach 4 bis 5 Behandlungen).

Zwiebelsäckchen / Zwiebelwatte für das Ohr

- bei starken Ohrenschmerzen

Eine mittelgroße Zwiebel wird fein gehackt und in ein dünnes Tuch so eingebunden, dass eine fingerdicke Rolle entsteht. Das Säckchen sollte etwa körperwarm hinter und auf das Ohr gelegt, mit einer Stilleinlage aus Wolle/Seide (ersatzweise unversponnene Rohwolle oder auch Watte) bedeckt und mit einem Wollschal oder einer Mütze sicher befestigt werden.
Dauer: 30 Minuten.
Alternativ: Mit einer Knoblauchpresse aus einigen Zwiebelwürfeln 5 bis 10 Tropfen Saft auf einen kleinen Wattebausch träufeln, in der Hand anwärmen, vorsichtig vorne an den Gehörgang legen.
Dauer: mindestens 1 Stunde (kann auch über Nacht bleiben).

Sehr intensiv wirkt eine wiederholte Behandlung: 30 Minuten Zwiebelsäckchen oder 1 Stunde Zwiebelwatte, 1 bis 2 Stunden Pause, Wiederholung des Vorgangs bis zum Abend. Hautverträglichkeit beachten. Zwiebelsäckchen wirken zuverlässig schmerzlindernd und entzündungshemmend.

Tipp: Besonders geeignet ist ein Trikotschlauchverband (Stülpa oder Tg-Fingerverband), in den die Zwiebelstückchen eingefüllt werden. Auch bei unruhigen Kindern rieseln dann keine Zwiebelwürfel ins Bett.

Halswickel mit Eukalyptuspaste

- bei Lymphknotenentzündung

Eukalyptuspaste wird auf ein Bourretteseiden- oder Baumwolltuch gestrichen, das den Hals in seiner Länge gut bedeckt, aber etwas kürzer ist als der Halsumfang, so dass es beim Anlegen auf beiden Seiten zwei Finger breit vor der Wirbelsäule abschließt. Ein gleich großes Tuch wird darauf gelegt (1). Der Wickel wird von den Seiten aus zur Mitte hin aufgerollt (2 und 3) und ca. 15 Minuten zwischen zwei Tellern, wie S. 661 beschrieben, erhitzt.

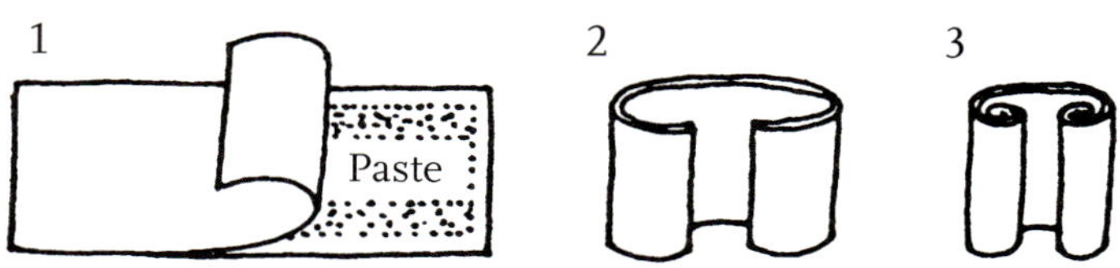

Die Temperatur des Wickels wird an der Innenseite des eigenen Unterarms überprüft. Danach tupft man mit dem noch zusammengerollten Wickeltuch einige Male an den Hals des Kindes und legt den Wickel dann vom Kehlkopf aus möglichst faltenfrei an. Ein darüber gelegtes Wolltuch hält den Wickel fest und verhindert ein schnelles Abkühlen.
Dauer: über Nacht.

Hinweis: Diese Wickelmethode weicht von der Herstellerempfehlung ab, hat sich aber bewährt.

Halswickel mit Salben

Archangelicasalbe
Zwiebelsalbe

- bei Lymphknotenentzündung und Lymphknotenschwellung

Die Salbe wird gut messerrückendick auf ein Bourretteseiden- oder Baumwolltuch aufgetragen, das so groß ist, dass es den Hals vollständig bedeckt, den Bereich um die Wirbelsäule aber ausspart. Dieses Salbentuch wird direkt auf die Haut aufgelegt und mit einem Wolltuch straff befestigt. Das Salbentuch kann mehrmals verwendet werden. Es wird täglich so viel Salbe nachgestrichen, dass eine fettig glänzende Oberfläche entsteht.
Dauer: Der Wickel mit Archangelikasalbe kann über den Tag oder die Nacht bleiben. Bei Hautreizung muss er früher abgenommen werden. Der Wickel mit Zwiebelsalbe bleibt über 1 bis 2 Stunden angelegt, wenn keine Hautreizung auftritt.

Halswickel mit Zitronensaft, kühl

- bei akuter eitriger Angina mit hohem Fieber

Eine halbe unbehandelte Zitrone, möglichst aus biologisch einwandfreiem Anbau, wird in einer kleinen Schüssel mit Wasser bedeckt, mehrfach eingeschnitten und mit dem Handballen kräftig ausgepresst. Bei Zitronen mit behandelter Schale verwendet man den mit Wasser verdünnten Saft.
Ein nicht zu dünnes Bourretteseiden- oder Baumwolltuch wird so gefaltet oder zugeschnitten, dass es den Hals vollständig bedeckt, den Bereich um die Wirbelsäule aber ausspart. Dieses Tuch wird von beiden Seiten her zur Mitte hin aufgerollt und in das Zitronenwasser getaucht. Das ausgewrungene Tuch wird vom Kehlkopf aus möglichst faltenfrei angelegt und mit einem Wollschal straff befestigt.
Dauer: 60 Minuten oder länger, je nach Hautverträglichkeit.

Halswickel mit Zitronensaft, heiß

- bei leichteren Halsentzündungen, auch für heisere Lehrer

Eine halbe unbehandelte Zitrone, möglichst aus biologisch einwandfreiem Anbau, wird in einer kleinen Schüssel mit sehr heißem Wasser bedeckt, mehrfach eingeschnitten und ausgepresst (mit einer Gabel festhalten, mit einem Becher ausdrücken). Bei Zitronen mit behandelter Schale verwendet man nur den mit heißem Wasser verdünnten Saft. Ein nicht zu dünnes Tuch wird so gefaltet oder zugeschnitten, dass es den Hals vollständig bedeckt, den Bereich um die Wirbelsäule aber ausspart.

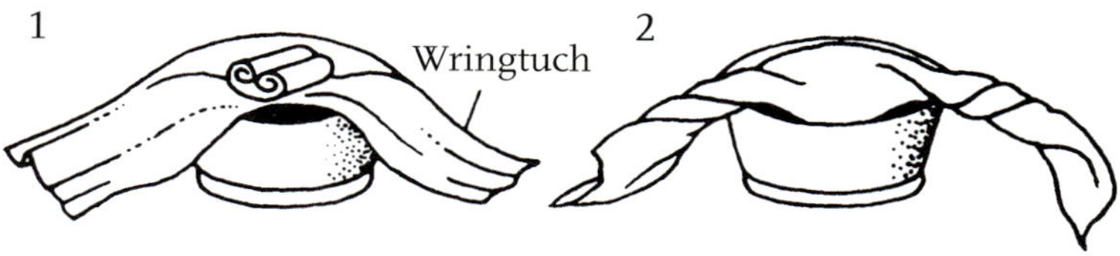

Dieses Tuch wird von beiden Seiten her zur Mitte hin aufgerollt, in ein größeres Wringtuch gelegt und so eingetaucht, dass die Zipfel trocken bleiben. Das Wringtuch wird an den Zipfeln angefasst, um den Wasserhahn gelegt und kräftig ausgewrungen. Je trockener es ist, desto verträglicher ist der heiße Wickel auf der Haut.
Das Wickeltuch wird aus dem Wringtuch genommen, vom Kehlkopf aus so heiß, wie es eben vertragen wird, möglichst faltenfrei angelegt und mit einem Wollschal straff befestigt.
Dauer: mindestens 5 bis 10 Minuten.

Halswickel mit Zitronenscheiben

- bei Mandelentzündung

Kräftiger wirksam, aber auch hautreizender als der Wickel mit Zitronensaft.
Eine unbehandelte Zitrone, möglichst aus biologisch einwandfreiem Anbau, wird in dünne Scheiben geschnitten, in ein nicht zu dickes Wickeltuch eingeschlagen und kräftig ausgedrückt.

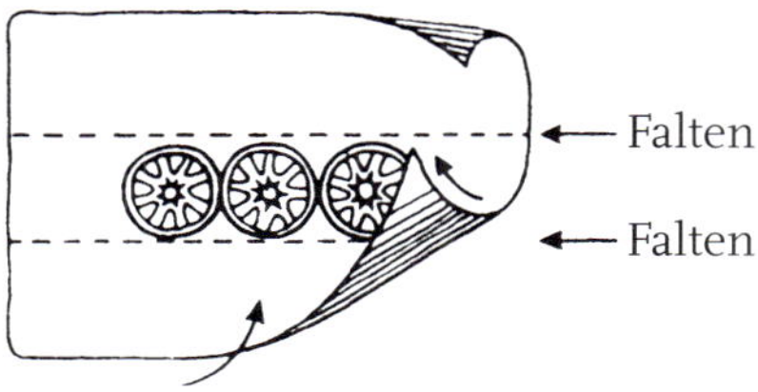

Der so vorbereitete Wickel wird angelegt und mit einem Wollschal straff befestigt. Auch bei diesem Wickel muss der Bereich der Wirbelsäule frei bleiben.
Dauer: 20 bis 60 Minuten, keinesfalls länger. Bei Juckreiz vorzeitig beenden.

Halswickel mit Magerquark

- bei Mandelentzündung (Angina tonsillaris)

Der Quark wird auf ein Bourretteseiden- oder ein dünnes Baumwolltuch aufgetragen, bei leicht frierenden Patienten eher dünn, sonst etwa fünf Millimeter dick. Das Tuch wird dann wie ein Päckchen so eingeschlagen, dass sich zwischen Quark und Haut nur eine Lage Stoff befindet.

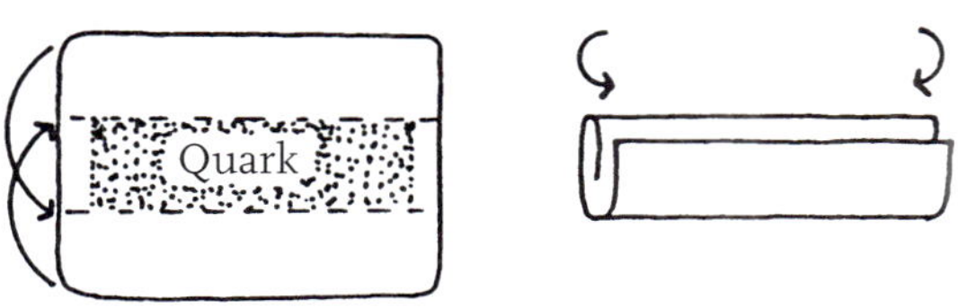

Die auf diese Weise vorbereitete Kompresse wird zwischen zwei Wärmflaschen (nicht zu heiß, sonst gerinnt der Quark!) erwärmt, bis die für die Haut bestimmte Seite handwarm geworden ist, und so an den Hals gelegt, dass der Bereich der Wirbelsäule ausgespart bleibt. Darüber wickelt man ein Baumwolltuch, in das eine Lage unversponnener Rohwolle eingeschlagen ist. Zum Schluss einen Wollschal.
Dieses mit Rohwolle gefüllte Baumwolltuch ist ein ideales Zwischentuch. Es wärmt gut, saugt überschüssige Feuchtigkeit auf und verhindert ein Verfilzen des Wollschals.
Dauer: Der Quarkwickel bleibt bis zum Eintrocknen der Quarkschicht liegen, bis zu 8 Stunden. Nur *Magerquark* trocknet ein! Nach der Anwendung den Hals eine Zeit lang bedeckt halten (Schal, Rollkragen).

Hinweis: Der Quarkwickel ist für Kuhmilchallergiker mit Ekzemneigung nicht geeignet.
Er ist sehr beliebt bei Kindern, die mit dickem Hals, scheußlichem Geschmack und hohem Fieber im Bett liegen.

Brustwickel mit Senfmehl

Nur nach ärztlicher Anweisung!

- bei spastischer Bronchitis, Asthma und Lungenentzündung mit Asthma-artiger Atmung

Die Vorbereitung geschieht im warmen Zimmer.
Wolltuch und Zwischentuch legt man so ins Bett, dass der Rücken des Kindes später darauf zu liegen kommt. In der kühlen Jahreszeit sorgen eine Wollmütze und ein Pullover aus Naturfaser dafür, dass auch Kopf und Schultern bei der Anwendung des Wickels warmgehalten werden, denn das Kind wird mit dem angelegten Wickel ans offene Fenster getragen, damit es bei der starken Atemanregung durch den Wickel auch frische Luft hat.
Das gemahlene Senfmehl wird in der Größe des zu behandelnden Bereichs messerrückendick in ein dünnes Tuch so eingeschlagen,

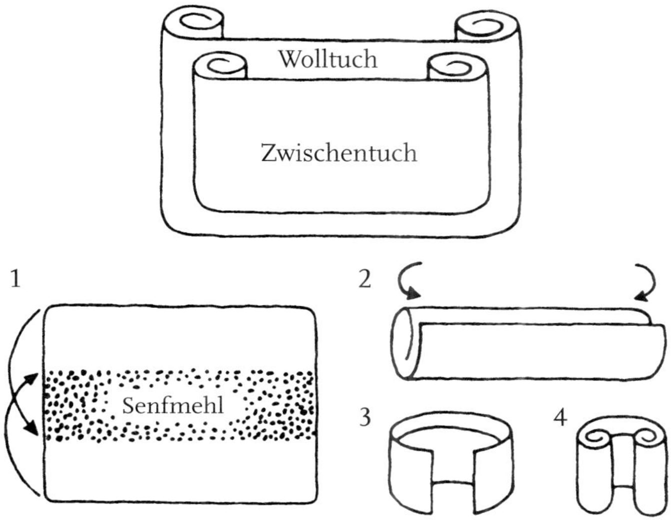

wie es sich aus der Zeichnung ergibt. Das Senfmehl darf aus dem Tuch nicht herausrieseln.
Senfmehl-Kompressen können entweder im Schulterblattbereich auf den Rücken aufgelegt werden oder auf die Brust. Die intensivste Wirkung erzielt ein rund um den Brustkorb angelegter Wickel.
Unmittelbar vor dem Anlegen wird das Senfmehltuch mit warmem Wasser (nicht über 38 °C) gründlich angefeuchtet. Dazu verwendet man eine Flasche mit Sprühkopf oder rollt es von beiden Seiten zur Mitte hin auf, taucht es in lauwarmes Wasser und drückt es mit flacher Hand vorsichtig aus (nicht wringen!). Brustwarzen und Achselhöhlen des Kindes werden mit Vaseline und Watte geschützt.
Senfmehl-Kompressen werden faltenfrei auf den zu behandelnden Bereich gelegt und mit einem rund um den Oberkörper reichenden Baumwolltuch straff befestigt. Den Abschluss bildet ein ebenfalls recht straff angelegtes Wolltuch. Beim Anlegen sitzt das Kind und das Wickeltuch wird von der Wirbelsäule her nach beiden Seiten faltenfrei über den Brustkorb nach vorne abgerollt. Dann wird das Kind nach hinten auf die vorbereiteten Tücher gelegt. Mit diesen wird der Wickel straff befestigt.

Über den Senfmehlwickel kommt der Pullover. Nach dem Anlegen des Wickels trägt man das warm angezogene oder in eine Decke gehüllte Kind ans offene Fenster ins Nebenzimmer.
Kleine Kinder schreien meist, was der Lunge in dieser Situation nur gut tut. Nach kurzer Zeit stellt sich ein brennend-warmes Gefühl am Brustkorb ein. Bis zur gewünschten Hautrötung dauert es im Allgemeinen etwa 4 Minuten. Zeigt sich nach dieser Zeit noch keine Rötung, verlängert man die Liegezeit des Wickels um jeweils 2 Minuten bis zu 8 Minuten und beendet dann die Behandlung.
Man entfernt den Wickel im warmen Bett, ölt den behandelten Bereich mit einem milden Pflanzenöl ein und achtet darauf, dass keine Senfmehlkrümel auf der Haut zurückbleiben.
Meist wird der Wickel einmal täglich in den Abendstunden angelegt, damit die Kinder ruhig einschlafen können. Neigt die Haut am nächsten Tag zu Pickeln oder ist sie noch gerötet, wird nach ärztlicher Rücksprache eventuell ein Brustwickel mit ätherischem Öl (S. 671) aufgelegt und die Senfmehlanwendung erst einen Tag später wiederholt.

Der Senfmehlwickel ist eine kräftig wirksame Maßnahme, die sorgfältig gehandhabt werden muss. *Keinesfalls Senföl verwenden!*
Blasenbildung kann bei überempfindlicher Haut oder zu langer Liegezeit des Wickels auftreten.
Wenn keine Hautrötung aufgetreten ist, sollte man überprüfen, ob das Senfmehl zu alt ist. Am stärksten wirkt unmittelbar vor der Anwendung gemahlener Senfsamen. Senfsamen ist ölhaltig und hitzeempfindlich. Nicht in der Getreidemühle mahlen! Überhitzen beim Mahlen in der elektrischen Kaffeemühle vermeiden. Gut geeignet ist eine Handkaffeemühle, die ausschließlich für Senfsamen verwendet wird.
Zu heißes Wasser beim Anfeuchten verhindert die Senfmehlwirkung.
Senfmehl ist nur einmal für einen Wickel zu verwenden.
Wenn man die gute Wirkung dieses Wickels einmal erlebt hat, macht man ihn gerne wieder und hilft dem Kind über die Minuten der brennenden Wärme hinweg.

Brustwickel mit Ingwer

- bei spastischer Bronchitis und festsitzendem Husten

2 Teelöffel frisch geriebene Ingwerwurzel oder fertiges Ingwermehl werden mit 4 Esslöffeln heißem Wasser, die man von ¼ l abnimmt, in einer kleinen Schüssel gründlich angerührt und zugedeckt 10 Minuten ziehen gelassen. Während dieser Zeit bereitet man die Wickeltücher vor: Ein brustbreites Bourretteseiden- oder Baumwolltuch, das den Brustkorb des Kindes ganz umhüllt, wird von beiden Seiten zur Mitte hin aufgerollt und zum besseren Auswringen in ein größeres Tuch gelegt. Anschließend wird das restliche heiße Wasser über das angerührte Ingwermehl gegossen, das Wringtuch eingetaucht und wie auf Seite 664 erklärt ausgewrungen. Ins Bett des Kindes legt man den umhüllenden Wollschal. Das Kind setzt sich jetzt so ins Bett, dass man das Wickeltuch von der Wirbelsäule her nach beiden Seiten über den Brustkorb faltenfrei ausrollen kann. Dazu wird das Wickeltuch aus dem Wringtuch genommen und gut warm, aber nicht heiß angelegt. Dann legt sich das Kind auf den Wollschal, mit dem man den Wickel straff befestigt.
Dauer: Bei der ersten Anwendung 5 Minuten. Bei guter Hautverträglichkeit steigert man die Wickelzeit um jeweils 3 Minuten bis zu maximal 20 Minuten.
Der behandelte Bereich wird im warmen Bett mit einem milden Pflanzenöl sanft eingerieben.

Die Ingwer-Wasser-Mischung ist nur einmal zu verwenden.

Brustkompresse mit Bienenwachs

- bei Erkältung, Husten, Bronchitis

Diese Kompresse ist wegen der einfachen Handhabung bei Eltern und Kindern gleichermaßen beliebt. Empfehlenswert ist die Verwendung fertiger Bienenwachskompressen (s. S. 692). Wenn man die Kompresse selbst herstellen möchte, verwendet man ausschließlich schadstoffarmes Bienenwachs.
Ein dünnes Bourretteseiden- oder Baumwolltuch von ca. 20 x 15 cm Größe wird zwei- bis dreimal in das im Wasserbad geschmolzene Wachs eingetaucht, dabei sollte jede Wachsschicht kurz antrocknen. Das so gefertigte Tuch kann in Butterbrotpapier eingeschlagen und dann aromadicht in einem Folienbeutel aufbewahrt werden.
Man legt die Kompresse auf eine in ein Tuch eingeschlagene Lage unversponnener Rohwolle oder das dem Bienenwachskompressen-Set beiliegende Seiden-Wolle-Säckchen und wärmt sie mit einem Föhn an, bis sie gut biegsam ist. Nicht zu heiß!
Nun legt man die Kompresse auf die Haut, bedeckt sie zur besseren Wärmespeicherung mit dem mit Rohwolle gefüllten Tuch oder Säckchen und befestigt alles mit einem Wollschal.
Dauer: 30 Minuten bis 2 Stunden, bis zu zweimal täglich, je nach Hautverträglichkeit.

Die Kompresse nach der Anwendung aromadicht aufbewahren. Sie kann so oft wieder verwendet werden, wie sie angenehm riecht und nicht bröckelt.

Brustwickel mit ätherischen Ölen

mit Lavendelöl 10%,
Eukalyptusöl 10% oder Latschenkiefernöl 10%

Bei empfindlicher Haut werden die Öle mit gleichen Teilen möglichst kalt gepressten Pflanzenöls verdünnt oder das Wickeltuch mit dem Pflanzenöl getränkt und mit wenigen Tropfen des 10%igen Öls beträufelt. So kann man sich an die verträgliche Konzentration »herantasten«.

- bei Bronchitis, spastischer Bronchitis, Pseudokrupp, Lungenentzündung, Keuchhusten

Ein brustbreites und ganz um den Brustkorb herumreichendes dünnes Bourretteseiden- oder Baumwolltuch wird auf ein Stück Alufolie gelegt und tropfenweise mit dem entsprechenden Öl getränkt. Es wird von beiden Seiten zur Mitte hin aufgerollt, in die Alufolie eingeschlagen und zwischen zwei Wärmflaschen erwärmt. Das Öltuch wird aus der Alufolie genommen und möglichst rasch vom Rücken aus um den Brustkorb gewickelt und mit einem Wollschal straff befestigt.
Die Verwendung von Alufolie geschieht bewusst, da ätherische Öle bei der Verwendung von Plastiktüten Stoffe aus diesen herauslösen können.
Dauer: tagsüber mindestens eine halbe Stunde, besser aber über Nacht.
Das ölgetränkte Tuch ist so lange wiederverwendbar, wie es gut duftet (14 Tage oder länger). Es wird nach jedem Gebrauch in die Alufolie gewickelt und kühl aufbewahrt. Vor jedem Anlegen wird es mit etwas neuem Öl aufgefrischt.

Brustwickel mit ätherischen Ölen, besonders der so angenehm duftende und beruhigende Lavendelölwickel, sind bei Eltern und Kindern gleichermaßen beliebt.
Hinweis: Diese Wickelmethode weicht von der Herstellerempfehlung ab, hat sich aber bewährt.

Brusteinreibung mit ätherischen Ölen

mit Lavendelöl 10%,
Eukalyptusöl 10% oder Latschenkiefernöl 10%

- als Alternative zum Brustwickel mit ätherischen Ölen

Eine Einreibung verlangt ruhige, konzentriert durchgeführte Bewegungen mit warmen (!) Händen und wenig (!) Öl.
Man reibt den gesamten Brustkorb mit dem entsprechenden Öl ein und umhüllt ihn mit einem Wolltuch.

Brusteinreibung mit Dampfkompresse

- bei Bronchitis, spastischer Bronchitis, Pseudokrupp, Lungenentzündung und Keuchhusten

Man reibt den Brustkorb mit 10%igem Lavendelöl ein und verstärkt die Wirkung mit einer Dampfkompresse. Dazu wird ein brustbreites Bourretteseiden- oder Baumwolltuch von beiden Seiten zur Mitte hin aufgerollt, in ein Wringtuch gelegt, mit heißem Wasser übergossen und ausgewrungen (s. S. 664). Die Kompresse wird aus dem Wringtuch genommen, auf den eingeriebenen Hautbereich gelegt und mit einem Wollschal eng umhüllt.
Dauer: Nach 30 Minuten lockert man den Wollschal etwas und zieht die Kompresse heraus. Der Wollschal bleibt während der Nachruhe (eine Stunde) oder über Nacht liegen.

Brustwickel mit Schachtelhalmtee

- bei Bronchitis mit starker Verschleimung, aber ohne hohes Fieber

Zur Herstellung des Tees wird eine Hand voll getrocknetes Schachtelhalmkraut mit ½ Liter kaltem Wasser übergossen, zum Sieden erhitzt und 10 Minuten lang gekocht. Dann lässt man den Tee zugedeckt 5 Minuten ziehen, in dieser Zeit werden die Wickeltücher vorbereitet.

Ergiebiger ist folgende Teezubereitung:
Eine Hand voll getrocknetes Schachtelhalmkraut wird mit ½ Liter Wasser 10 Stunden eingeweicht, dann 5 Minuten gekocht und weitere 5 Minuten zugedeckt ziehen gelassen.
Ein brustbreites Bourretteseiden- oder Baumwolltuch, das den Brustkorb des Kindes ganz umhüllt, wird von beiden Seiten zur Mitte hin aufgerollt und zum besseren Auswringen in ein größeres Tuch gelegt (s. S. 664). Der Tee wird durch ein Sieb darübergegossen. Das Kind setzt sich jetzt so, dass das kräftig ausgewrungene Wickeltuch vom Rücken her beiderseits bis zum Brustbein faltenfrei ausgerollt werden kann. Es legt sich dann auf den vorbereiteten Wollschal, dieser wird recht straff befestigt.
Dauer: Nach 30 Minuten wird der Wollschal etwas gelockert und das Wickeltuch rasch herausgezogen. Der Wollschal bleibt während der Nachruhe (eine Stunde oder über Nacht) liegen. Toleriert die Haut nach dem Wickel die Wolle nicht, legt man ihn über der Nachtwäsche wieder an. Diese Veränderung muss sehr rasch erfolgen, damit die Wärme nicht verloren geht.

Brustwickel mit Magerquark

- bei Lungenentzündung und Rippenfellentzündung, Bronchitis mit starker Verschleimung

Die Größe des Wickeltuches richtet sich danach, ob der Magerquark als Kompresse nur auf den Brustbereich oder als Wickel rundherum angelegt werden soll.
Verfahren wie auf Seite 665 f.
Für einen Rundumwickel legt man Wollschal, Zwischentuch und Quarktuch ins Bett, darauf legt sich das Kind mit dem Rücken. Dann wird der Wickel von beiden Seiten her zum Brustbein hin angelegt, mit dem Zwischentuch straff befestigt und mit dem Wollschal umhüllt.

Bauchkompressen

- bei Bauchschmerzen und Erbrechen (Blinddarmverdacht ausschließen!)
- bei Schlafstörungen

Bauchwickel bieten ein gutes Übungsfeld für die Wickeltherapie, besonders als Hilfe beim Einschlafen sind sie beliebt. An ihnen erlebt man die wohltuende Verbindung von menschlicher Zuwendung und therapeutischer Wirksamkeit.

Bauchkompresse mit Schafgarbe

Zur Herstellung des Tees wird eine Hand voll Schafgarbe mit ½ l Wasser überbrüht und gut 10 Minuten zugedeckt ziehen gelassen. Ein Tuch in der gewünschten Größe wird von beiden Seiten zur Mitte hin aufgerollt und zum leichteren Auswringen in ein größeres Tuch gelegt (s. S. 664). Der Tee wird durch ein Sieb darüber gegossen. Die kräftig ausgewrungene Kompresse wird aus dem Wringtuch genommen und so heiß wie möglich auf den Bauch gelegt. Ein rund um den Körper reichender, straff angelegter Wollschal dient der Befestigung. Dieser soll die Kompresse weit überragen, damit keine Kältezone entstehen kann.
Zwei nicht prall gefüllte Wärmflaschen werden seitlich am Bauch so angelegt, dass sich die Verschlüsse über der Bauchmitte treffen.
Dauer: 30 bis 60 Minuten, dann lockert man den Wollschal etwas und zieht die Kompresse heraus. Der Wollschal bleibt während der Nachruhe (eine Stunde) oder über Nacht liegen.

Andere Bauchkompressen

Diese werden wie die Kompresse mit Schafgarbe angelegt.

mit Kamillen- oder Melissentee
Eine Hand voll Tee auf ½ l Wasser.

mit Oxalis-Essenz
Ein Esslöffel Essenz auf ¼ l heißes Wasser.

mit Kümmel- oder Melissenöl 10 %
Anleitung für Öltücher siehe Seite 671.

mit Kupfersalbe 0,4 %
Die Kupfersalbe wird dünn und sehr glatt auf ein dünnes Bourretteseiden- oder Baumwolltuch aufgestrichen. Man streicht nicht ganz bis zum Rand. Das Salbentuch wird dann auf den zu behandelnden Bereich gelegt und mit einem ganz um den Körper reichenden Wollschal straff befestigt.
Dauer: Nach ärztlicher Verordnung; die Haut anschließend mit warmem Wasser reinigen und gut abtrocknen. Kupfersalbe hinterlässt wie alle Metallsalben schwer entfernbare Flecken.

Das Salbentuch kann mehrmals verwendet werden. Zwei- bis dreimal pro Woche wird etwas neue Salbe aufgetragen.

Bauchkompresse, trocken

Ein gut erwärmtes, trockenes Tuch wird auf den Bauch gelegt und mit einem Wolltuch straff befestigt.

Leberkompresse

mit Schafgarbe

Diese Kompresse wird wie beim Bauchwickel beschrieben vorbereitet. Aufgelegt wird sie auf den Hautbereich, der über der Leber liegt (vom Nabel aus auf die rechte Seite bis zum Rücken hin).

Nierenkompresse

mit Kupfersalbe

- bei Asthma auf ärztliche Verordnung

Wie bei der Bauchkompresse mit Kupfersalbe verfahren (s. S. 675). Auf ärztliche Verordnung wird diese Kompresse eventuell abwechselnd mit einem Argentumsalbentuch verwendet. Das Argentumsalbentuch wird wie das Kupfersalbentuch vorbereitet.

Blaseneinreibung mit Dampfkompresse

mit Eukalyptusöl 10 %

- als erste Maßnahme bei Harnwegsinfekten

Mit warmer (!) Hand und ruhigen Bewegungen reibt man wenig (!) 10%iges Eukalyptusöl im Bereich der Blase ein.
Ein handtellergroßes Bourretteseiden- oder Baumwolltuch wird von beiden Seiten zur Mitte hin aufgerollt, in ein Wringtuch gelegt, mit heißem Wasser übergossen und ausgewrungen (s. S. 664). Die Kompresse wird aus dem Wringtuch genommen, auf den eingeriebenen Hautbereich gelegt und mit einem Wolltuch oder etwas unversponnener Rohwolle bedeckt. Befestigt wird die Kompresse durch eine gut sitzende Unterhose.
Dauer: Nach 30 Minuten zieht man das Kompressentuch aus der Umhüllung heraus. Die Wolle bleibt während der Nachruhe (eine Stunde) liegen.
Man wiederholt die Anwendung mehrfach am ersten und zweiten Tag des Infektes. Dann behandelt man mit Eukalyptusöl-Kompressen weiter.

Blasenkompresse

mit Eukalyptusöl 10 %

- bei Harnwegsinfekten als Anschlussbehandlung nach der Blaseneinreibung mit Dampfkompresse

Ein handtellergroßes Bourretteseiden- oder Baumwolltuch wird mit dem Öl getränkt und erwärmt (s. S. 671).
Das Öltuch wird gut warm auf den Bereich der Blase aufgelegt und mit einem Wolltuch oder einer Lage unversponnener Rohwolle bedeckt. Darüber kommt eine gut sitzende Unterhose.
Dauer: einmal täglich für mehrere Stunden, bis zum Abheilen oder darüber hinaus. Aufbewahren wie auf S. 671.

Auf ärztliche Verordnung wird diese Kompresse abwechselnd mit einem Argentumsalbentuch verwendet (wie bei Kupfersalbe auf S. 675 verfahren).

Heiße Pulswickel mit Arnika-Essenz

- in der Zeit des Fieberanstiegs bei unruhigen Kindern, Übelkeit, Kopfschmerzen, bei Schüttelfrost

Man braucht für diese Behandlung vier Tücher, mit denen man die Pulsstellen an Hand- und Fußgelenken gut umwickeln kann (Bourretteseiden- oder Baumwolltücher). Diese Tücher werden einzeln von beiden Seiten zur Mitte hin aufgerollt und paarweise in ein Wringtuch gelegt (s. S. 664). Die beiden Wringtücher werden in einer Schüssel mit ca. ¼ l sehr heißem Wasser mit Zusatz von einem Esslöffel Arnika-Essenz übergossen und wie auf Seite 664 erläutert ausgewrungen.
Begonnen wird mit dem Wickeln beim Handpuls: Ein Innentuch wird aus dem Wringtuch herausgenommen, um die Pulsstelle gelegt und mit einem Wolltuch straff befestigt. Dann folgt das zweite Handgelenk. Nacheinander werden dann die Tücher aus dem zweiten Wringtuch um die Pulsstellen an den Fußgelenken gewickelt.

Die Wickel können alle 10 Minuten erneuert werden, nach dreimaligem Wechsel pausiert man eine Stunde. Ist der Fieberanstieg vorüber (erkennbar an den heiß gewordenen Gliedmaßen), werden die Tücher auf jeden Fall entfernt.

Wadenwickel

- Fiebersenkende Behandlung

Bei kalten Füßen und/oder kalten Beinen dürfen keine körperwarmen Wadenwickel gemacht werden, auch wenn hohes Fieber besteht!
Für die Vorbereitung legt man ein dickes Baumwolltuch (z.B. Badetuch) als Matratzenschutz ins Bett. In eine Schüssel gibt man zwei bis drei Liter Wasser, das um einige Grade kühler sein sollte als die gemessene Körpertemperatur.
Intensiver wirkt der Wickel mit Zitronenwasser. Dazu wird eine halbe unbehandelte Zitrone, möglichst aus biologisch einwandfreiem Anbau, in dem vorbereiteten Wasser mehrfach eingeschnitten und mit dem Handballen kräftig ausgepresst. Bei Zitronen mit behandelter Schale gibt man zwei Esslöffel ausgepressten Saft in das Wasser. Ersatzweise kann Obstessig verwendet werden.
Zwei Tücher, die vom Knöchel bis unter das Knie und etwa eineinhalbmal um das Bein herumreichen, werden aufgerollt und in das Wasser getaucht. Man drückt sie so kräftig aus, dass nichts mehr tropft, und legt sie an. Jedes Bein wird einzeln vom Knöchel bis zum Knie umwickelt und das Tuch mit einem großen Wollstrumpf, einem Wollschal oder einem dicken Baumwolltuch befestigt. Wasserundurchlässige Tücher oder Folien werden nicht verwendet!
Das Kind ist während der Behandlung zugedeckt, bei hohem Fieber nur mit einer leichten Decke oder einem Laken. Auch die gewickelten Beine gehören unter die Decke. Nach fünf bis zehn Minuten sind die Tücher durchwärmt und müssen erneuert werden. Nach dreimaligem Wechsel wird eine halbstündige Pause eingelegt. Werden die Füße während der Behandlung kalt, bricht man die Anwendung ab.

Körperwarme Wadenwickel sind eine zuverlässige fiebersenkende Behandlung. Für Eltern ist die Behandlung meist ein nächtliches Geschehen, deshalb hier noch einige Anregungen, die sich bewährt haben:
Legt man sich nicht nur zwei, sondern vier Tücher zurecht, so hat man beim Wechsel frische Tücher bereit. Man zieht das durchwärmte Tuch aus der Wickelpackung heraus, öffnet das Wolltuch und legt sofort ein frisches Tuch um das noch etwas feuchte Bein.
Leinentücher haben sich für die Wadenwickel besonders bewährt, sie sind nass etwas fester als trocken und rufen nicht das »Engegefühl« eintrocknender Baumwolltücher hervor.

Körperwarme Abwaschungen

Einen noch stärkeren Effekt erzielen körperwarme Abwaschungen, Anleitung s. S. 683, hier aber mit Zitronenwasser. Das Kind nicht abtrocknen, nur gut zudecken.

Oft genügt schon eine Abwaschung im Wadenbereich.

Bei hohem Fieber und kalten Gliedmaßen kann ein Einlauf als fiebersenkende Behandlung durchgeführt werden, s. S. 686 f.

Senfmehl-Fußbad

- Entzündungen im Nasen-, Nasennebenhöhlen- und Rachenbereich, »Polypen«, große Mandeln (Tonsillen), eventuell bei Migräne

Ein bis zwei Hände voll frisch gemahlenen Senfmehls werden in ein dünnes Tuch eingebunden und mit dem Knoten nach unten in einen Eimer gegeben, der mit Wasser (37–39 °C) gefüllt ist.
Dauer: bis zu 10 Minuten. Abkühlen des Bades durch ein über die Knie gebreitetes Badetuch vermeiden.
Das Bad darf nicht mit den Schleimhäuten in Berührung kommen.
Die Beine werden nach dem Bad abgespült.
Das Bad ruft eine starke Rötung der Haut hervor, die eventuell erst

nach mehreren Bädern auftritt. Es darf in der Regel nur ein Bad pro Tag zur Anwendung kommen.
Zum Abschluss der Behandlung werden die Beine mit einem milden Pflanzenöl eingerieben.

Senfmehl-Kompressen unter den Fußsohlen

Sie sind eine Alternative zum Senfmehl-Fußbad bei sehr unruhigen oder noch zu kleinen Kindern.

Für jede Kompresse werden ein bis zwei Esslöffel Senfmehl in ein Stofftaschentuch eingebunden, in lauwarmem Wasser gründlich angefeuchtet und dann ausgedrückt. Unter jede Fußsohle kommt ein Säckchen, es wird mit einem größeren Tuch oder einem Strumpf befestigt.
Dauer: individuell verschieden, 3 bis maximal 15 Minuten. Die Haut rötet sich. Anschließend werden die Füße mit einem guten pflanzlichen Öl eingerieben. Warme Wollsocken darüber intensivieren die Wirkung.

Kühle Kompressen

Für diese Kompressen wird ein Esslöffel Essenz mit neun Esslöffeln Wasser verdünnt. Ein dickeres Wickeltuch (doppelt gelegte Bourretteseide oder Molton) wird hineingetaucht. Das Tuch wird so ausgedrückt, dass nichts tropft, und auf den zu behandelnden Bereich glatt und faltenfrei aufgelegt. Befestigt wird die Kompresse mit einem Wollschal oder einem dicken Baumwolltuch. Mit einem Löffel oder Kännchen wird so oft etwas von der verdünnten Essenz in den Wickel hineingegossen, dass das Innentuch feucht bleibt.

mit Arnika-Essenz

- bei Prellungen, Zerrungen, Verstauchungen

Mindestens einmal täglich wechseln. Nicht anwenden bei Arnika-Allergie oder verletzter Haut.

mit Calendula-Essenz

- bei Schürfwunden, nässenden Wunden

Stündlich wechseln, frisch gebügelte Innentücher oder sterile Mullkompressen verwenden.
Nach einigen Stunden lässt man die Wunde an der Luft trocknen.

Tipp: Mit dieser Kompresse lassen sich verklebte Verbände schmerzfrei lösen.

mit Combudoron-Essenz

- bei Sonnenbrand, Insektenstichen, Verbrennungen nach der Erstbehandlung

Mindestens einmal täglich wechseln, frisch gebügelte Innentücher oder sterile Mullkompressen verwenden. Mit dieser Kompresse lassen sich verklebte Verbände schmerzfrei lösen.

Bei Arnika-Allergie vorsichtig anwenden.
Tipp: Gut geeignet für einen schmerzarmen Transport zum Arzt.

Kompresse mit Magerquark

- bei Milchstau
- bei Brustentzündung nur in Begleitung durch Arzt oder Hebamme
- bei Sonnenbrand, Prellungen, Zerrungen und Verstauchungen

Verfahren wird wie auf S. 665 f. Die Größe des Wickeltuches richtet sich nach der Größe des zu behandelnden Bereiches. Bei Sonnenbrand, Prellungen, Zerrungen und Verstauchungen wird das Quarktuch kühl aufgelegt, ansonsten wie auf Seite 665 f. beschrieben. Die Brustwarze bleibt beim Anlegen der Kompresse frei.
Bei Milchstau oder Brustentzündung sollte der Wickel etwa 20 Minuten vor dem nächsten Stillen abgenommen werden, der Milchfluss wird durch eine sanfte Öleinreibung der Brust angeregt, die Brust dadurch auch wieder erwärmt.

Achtung: Quarkkompressen sind für Kuhmilchallergiker mit Ekzemneigung nicht geeignet.

Warme Ölkompresse

mit Calendula-Öl 10 %

- bei Mumps

Verfahren wie bei den Brustwickeln mit ätherischen Ölen, S. 671. Das Tuch so warm, wie es vertragen wird, auf den geschwollenen Bereich auflegen und mit einem Kopftuch befestigen. Um den Hals legt man einen Wollschal.
Dauer: Mehrmals täglich jeweils 30 Minuten oder über Nacht. Aufbewahrung s. S. 671.

Tipp: Zusätzliche Wärme gibt eine Lage unversponnener Rohwolle über dem Wickeltuch.

Kompresse mit Schachtelhalmtee

- bei stark nässendem Ekzem

Eine Hand voll getrocknetes Schachtelhalmkraut wird mit 1 l kaltem Wasser übergossen, zum Sieden erhitzt und 10 Minuten lang gekocht. Zugedeckt 5 Minuten ziehen lassen, in dieser Zeit die Wickeltücher vorbereiten.
Ergiebiger ist folgende Teezubereitung: Eine Hand voll getrocknetes Schachtelhalmkraut wird mit 1 l Wasser 10 Stunden eingeweicht, dann 5 Minuten gekocht und weitere 5 Minuten zugedeckt ziehen gelassen.
Ein Bourretteseiden- oder Baumwolltuch in der Größe des zu behandelnden Bereiches wird in den gut körperwarmen Tee getaucht, ausgedrückt und glatt und faltenfrei angelegt. Um den unmittelbaren Hautkontakt mit Wolle zu vermeiden, wird die Kompresse mit einem größeren Baumwolltuch, in das eine Lage unversponnener Rohwolle eingeschlagen wurde, befestigt.

Dauer: mindestens 30 Minuten, bei längerem Liegenlassen muss das Innentuch eventuell nachgetränkt werden (vorsichtig mit einem Teelöffel etwas Tee in die Wickelpackung geben).

Abwaschungen

- als kräftigende Maßnahme für die körpereigene Abwehr, z.B. morgens mit Rosmarin-Bademilch oder -Bad-Konzentrat

Eine Abwaschung kann nur durchgeführt werden, wenn die Haut gut warm ist!

Die behandelten Körperteile werden sofort abgetrocknet und zugedeckt, Verdunstungskälte vermeiden!
Das Kind setzt sich auf und schlüpft aus dem Schlafanzug. Ins Bett wird ein großes Badetuch oder Bettlaken gelegt. Darauf legt sich das Kind, wird eingehüllt und zugedeckt. In einer Waschschüssel mischt man einen Teelöffel Badezusatz mit etwa zwei Litern kühlem Wasser. Die Temperatur soll so sein, dass das Kind sie gerade noch als angenehm empfindet, nicht zu kalt!
Mit einem kräftig ausgedrückten Waschhandschuh (nicht Waschlappen) wäscht man zunächst das Gesicht ab, es genügen einige Striche von der Stirn bis zum Hals. Dann mit wenigen Strichen vom Nacken aus den Rücken, sanft abtrocknen, hinlegen, zudecken.
Nacheinander wird zunächst der linke und dann der rechte Arm aufgedeckt und mit dem aufgefrischten Waschhandschuh zügig von den Fingerspitzen bis hinauf zur Schulter abgewaschen, sofort abgetrocknet und wieder zugedeckt. Den Brustkorb wäscht man mit wenigen Strichen vom Hals zu den Rippen hinunter.
Das sorgfältig bis zum Hals zugedeckte Kind streckt nun das linke Bein unter der Zudecke hervor, dieses wird mit zügigen Strichen von den Zehen aufwärts abgewaschen. Man beendet die Abwaschung mit dem rechten Bein.
Dauer: Die ganze Behandlung dauert nicht länger als fünf Minuten. Anschließend ruht sich das gut zugedeckte Kind eine halbe Stunde lang aus.

Schwitzpackung

- bei beginnender Erkältung

Eventuell vorausgehend ein kurzes warmes Bad mit ein paar Tropfen Zitrone.
Heißen Lindenblütentee trinken lassen. Eventuell Bademantel anziehen lassen. Im Bett bis über die Ohren sehr warm zudecken. Nach ½ bis 2 Stunden, wenn das Kind gut geschwitzt – und vielleicht geschlafen – hat, mit feuchtem, kühlem Waschlappen abwaschen und Nachtzeug wechseln.

Dampf-Inhalation

- bei Infekten der Atemwege
- bei Schnupfen mit Kamillentee (bei Kamillen-Allergie Inhalation nur mit Wasserdampf!)
- bei Husten mit Thymiantee

Keine ätherischen Öle verwenden!

Inhalationen haben eine gute schleimlösende und entzündungshemmende Wirkung. In einem Inhalierzelt kann man auch mit kleinen Kindern ohne Verbrühungsgefahr inhalieren.

Zwei Stühle werden auf einem Tisch so platziert, dass mit darübergelegten Tüchern ein Zelt (Höhle) entsteht. In die Mitte wird ein breiter, standsicherer Topf mit dem heißen Tee gestellt. Ein um die Seiten gelegtes Badetuch schützt vor Kontakt mit der heißen Topfwand. In diesem Zelt kann ein Erwachsener mit dem Kind zusammen, ein größeres Kind auch alleine bequem inhalieren.
Dauer: 5 bis 10 Minuten, bei älteren Kindern bis zu 15 Minuten. Anschließend eine Stunde im warmen Zimmer bleiben. Nach der Behandlung kann man das Gesicht mit Calendula- oder Mercurialissalbe eincremen.

Bäder mit Zusätzen

mit Schachtelhalm

- regt den Stoffwechsel der Haut an
- bei Nesselsucht
- bei Ekzemen, besonders auch juckenden, auch bei chronischen Formen (bei Neurodermitis)

50 g Schachtelhalmkraut mit 2–3 l kaltem Wasser übergießen.
10 Stunden ziehen lassen, danach zum Kochen bringen.
10 Minuten kochen, durch ein Sieb geben, dem Badewasser zusetzen. Badedauer: 5 bis 10 Minuten.
Badewassertemperatur: 35–36 °C.
Bei Nesselsucht ist ein kühles Nachduschen oft angenehm. Abwandlung, wenn so viel Zeit nicht zur Verfügung steht: 100 g Schachtelhalmkraut mit 2 l kaltem Wasser übergießen, zum Kochen bringen, 5 Minuten kochen lassen, 15 Minuten zugedeckt ziehen lassen, durch ein Sieb geben, dem Badewasser zusetzen.

Bäder mit Essenzen

Verwendet werden Essenzen der Firmen Wala und Weleda. Sie werden aus Frischpflanzen des biologisch-dynamisch geführten Heilpflanzenanbaus hergestellt.

Man setzt 1 Esslöffel Essenz dem Vollbad zu. Die Wassertemperatur liegt zwischen 35 und 37 °C. Dauer: 5 bis 10 Minuten.

Bäder mit Schachtelhalm-Essenz

- bei Ekzemen, auch bei juckenden Ekzemen
- bei schlecht heilenden Wunden
- regt die Ausscheidung über die Nieren an

Bäder mit Meersalz

- bei »Polypen« und erhöhter Neigung zu Erkältungskrankheiten; nicht bei Fieber

Meersalzbäder werden zwei- bis dreimal wöchentlich durchgeführt. Die Wassertemperatur beträgt dabei 35 °C, sie wird mit einem Thermometer überprüft! Nicht gleichzeitig Seife oder Shampoo verwenden! Anschließend nicht abduschen, nur kurz abtrocknen, besser in einen großen Bademantel hüllen und rasch ins Bett bringen. Unbedingt zur Behandlung dazu gehört eine ein- bis zweistündige Nachruhe!
Die verwendete Salzmenge richtet sich nach dem Alter des Kindes und wird im Laufe der Badekur gesteigert. Auch die Badedauer nimmt im Laufe der Behandlung zu.
Bei Kindern im Alter von drei bis zwölf Jahren beginnt man mit 3 kg Meersalz auf 200 l Badewasser (abgemessen z.B. mit einem 10-Liter-Eimer, nicht geschätzt). Die Badedauer der ersten vier Bäder beträgt 10 Minuten. Man steigert die Salzmenge beim 5. bis 8. Bad auf 4 kg für 200 l Badewasser und verlängert die Badedauer auf 15 Minuten. Vom 9. Bad an verwendet man 5 kg Meersalz für 200 l Badewasser, Badedauer nun 20 Minuten. Eine Badekur erstreckt sich über 14 Bäder.

Bei kleinen Kindern kann man versuchen, die Badekur in einer kleineren Badewanne durchzuführen, man braucht dann weniger Salz. Die Kinder müssen aber in dieser kleineren Wanne bequem liegen können, denn Meersalzbäder werden als Vollbad durchgeführt.

Einlauf

- bei hohem Fieber

Mit Hilfe eines Irrigators, der in einer Apotheke oder in einem Sanitätsgeschäft gekauft werden kann, werden per Schlauch 300–800 ml Wasser oder warmer Kamillentee in den Darm gespült.
Das Kind liegt auf dem Rücken oder auf der Seite. Benutzt man ein

festes Einsteckstück, so drückt man es 3–4 cm in den After wie ein Thermometer. Benutzt man ein so genanntes Darmrohr, d.h. einen vorne rund geschlossenen Schlauch mit seitlicher Öffnung, so kann man ihn etwa 10 cm in den After stecken. Man fordert das Kind dabei auf, etwas gegenzudrücken. Wenn der Schlauch innen auf Widerstand stößt, zieht man ihn etwas zurück und schiebt in etwas anderer Richtung neu, bis es geht. Nach Öffnen des Ventils lässt man die Flüssigkeit in ca. 3 Minuten einlaufen. Das Kind soll versuchen, den After geschlossen zu halten, auch wenn man den Schlauch zieht. Danach erst bei starkem Stuhldrang – etwa nach 3 bis 5 Minuten – auf das Töpfchen oder die Toilette setzen.

Eine Klistierspritze ist etwas leichter zu bedienen und deshalb üblich geworden. Sie leistet jedoch bei weitem nicht das, was man mit einem Irrigator erreicht.

»Overall« für Ekzemkinder

vgl. S. 123

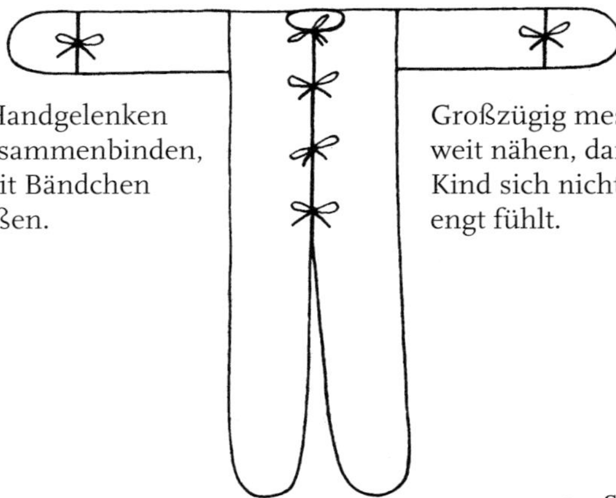

An den Handgelenken locker zusammenbinden, **hinten** mit Bändchen verschließen.

Großzügig messen und weit nähen, damit das Kind sich nicht eingeengt fühlt.

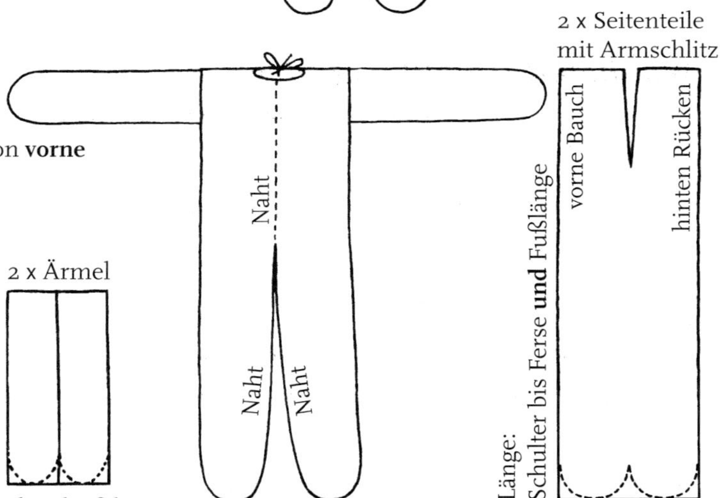

Rechtecke falten, zusammennähen.

Naht vorne am Bauch, am Rücken offen.

Strickanleitungen

(Bezugsquellen s. S. 691)

Windelhose

Material:	50 g naturbelassene Schafwolle (3-fädig)
Stricknadel:	Stärke 2 ½
Anschlag:	60 Maschen
Bündchen:	2 rechts, 2 links, 10 Reihen
Übrige Hose:	36 Reihen nur rechts gestrickt
	56 Reihen 1 rechts, 1 links
	36 Reihen nur rechts

Die einteilig gestrickte Hose seitlich zusammennähen vom Bündchen an bis zum Beginn der Reihen 1 rechts, 1 links.

Wollhemd / Wollpullunder

Material:	wie bei der Windelhose oder etwas dünner oder Seide
Nadelstärke:	2 – 2 ½
Anschlag:	je 50 Maschen für das Vorder- und für das Rückenteil
Bündchen:	2 rechts, 2 links, 10 Reihen
Hauptteil:	40 – 50 Reihen nur rechts
Brust und Schulteranteil:	20 – 25 Reihen 2 rechts, 2 links
Zusammennähen:	Seitlich mit Aussparung der Armlöcher und auf den Schultern mit Aussparung des Halsausschnittes.

Verwendung:

- direkt auf dem Leib zu tragen
- über dem Unterhemd zu tragen (bei sehr empfindlichen Kindern)
- über der Bluse als Pullunder, um den Rumpf gleichmäßig warm zu halten
- zum Befestigen und Warmhalten des Brust- oder Leibwickels während einer Krankheit
- unter oder über dem Nachthemd, um bei Losstrampeln oder Aufdecken einem Abkühlen vorzubeugen.

Käppchen

(stricken wie die Ferse einer Socke)

Material:	Wolle oder Seide, kein Mohair oder Angora (Fusseln dringen in Nase und Auge)
Nadelstärke:	2 – 2 ½
Anschlag:	75 Maschen; 10 Reihen 2 rechts, 2 links; ca. 25 Reihen glatt rechts; 26. Reihe Maschenzahl dritteln; Masche 50 und 51 zusammenstricken; Strickzeug wenden, zurückstricken bis Masche 25; Masche 25 und 26 zusammenstricken; dann Arbeit wieder wenden usw., bis die jeweils äußeren 25 Maschen verstrickt sind; dann abketten; Kordel drehen und durchziehen.

Woll- oder Seidenmützchen für das Neugeborene

Material:	wie beim Wollpullunder
Nadelstärke:	2
Strickart:	wie bei der Ferse einer Socke
Anschlag:	entsprechend der Größe des Kopfes

Erkältungswickel

Material:	naturbelassene Merinowolle (3-fädig)
Nadelstärke:	2–2 ½
Anschlag:	120 Maschen; 1 rechts, 1 links bis ca. 13 cm erreicht sind, die Arbeit teilen und am mittleren Rand in jeder zweiten Reihe 1 Masche abnehmen. Fortfahren, bis nur noch 6 Maschen auf der Nadel sind. Für die Träger diese Maschen weiterstricken bis zu einer Länge von ca. 70 cm. Die Gegenseite ebenso fertigstellen.

Hersteller und Bezugsquellen (Auswahl)

Naturfasern

Säuglings- und Kinderausstattung

Wollwäsche-Werkstatt Lehenhof
D-88693 Deggenhauser Tal 2, Tel. 07555/929895, www.lehenhof.de

Aßmus Naturtextilien
D-74379 Ingersheim, Forststraße 35, Tel. 07142/97460, Fax 07142/974622, www.assmus-shop.de

Hess natur baby
D-35504 Butzbach, Postfach, Tel. 0180/5356800, www.hess-natur.de

Maas Naturwaren GmbH
D-33278 Gütersloh, Postfach 5064, Tel. 01805/990500, Fax 05241/67072, www.maas-natur.de

Finkhof e.G.
D-88410 Bad Wurzach, St. Ulrichstraße 1, Tel. 07564/931718, www.finkhof.de

StillenHüllenPflegen
J. Heine, D-70794 Filderstadt, Haberschlaiheide 1/121, Tel. 0711/77036121, www.stillen-huellen-pflegen.de

Wollwerkstatt Brettachhöhe
D-74582 Gerabronn, Tel. 07952/6230

Frau Wolle
D-72172 Sulz-Mühlheim, Fischinger Straße 39, Tel. 07454/8512, www.frauwolle.de

Naturzwerg
D-28211 Bremen, Scharnhorststraße 161, Tel. 0421/239727, Fax. 0421/249449

Spezielles Material für äußere Anwendungen, »Wickelsets«

»Kickels«
Cordula Paar, D-50823 Köln, Vogelsangerstraße 47, Tel./Fax 0221/ 5106272

Wachswerk
Dirk-Hinrich Otto, D-45219 Essen-Kettwig, Schmachtenbergstraße 174, Tel./Fax 02054/124726/-7, www.wachswerk.de, info@wachswerk.de

Bahnhof-Apotheke
D-87435 Kempten im Allgäu, Bahnhofstraße 12, Tel./Fax 0831/ 5226611/-12, www.bahnhof-apotheke.de

Musikinstrumente

Leiern (diatonisch), Kantelen (pentatonisch)

Gärtner Atelier für Leierbau
D-78467 Konstanz, Fritz-Arnold-Str. 18, Tel. 07531/61785, Fax 07531/66187, www.leier.de, info@leier.de

Leiern (diatonisch oder pentatonisch), Flöten (dto.), Schlaginstrumente

Choroi Musikinstrumente e.V.
(mehrere Werkstätten) www.choroi.org

Spielzeug

Livipur Kinder Spiel Versand GmbH
D-61348 Bad Homburg, Hessenring 84, Tel. 06172/121412, Fax 06172/121467, www.livipur.de, info@livipur.de

Stuten- und Ziegenmilchhöfe

Kurgestüt Hoher Odenwald (Demeter)
D-69429 Waldbrunn-Mülben, Simmesstraße 17, Tel. 06274/242,
Fax 06274/6283, www.kurgestuet.de

Gestüt Sickinger Höhe
D-66506 Maßweiler, Hintereckstraße 11, Tel. 06334/5061,
Fax 06334/2106, www.stutenmilch-dr-guth.de

Gewichtstabelle

Ab 4. Lebenswoche	wöchentlich zwischen 150 und 250 g
Ab 4. Lebensmonat	wöchentlich zwischen 130 und 200 g
Ab 8. Lebensmonat	monatlich zwischen 250 und 400 g

Verdoppelung des Geburtsgewichtes meist im 5. Lebensmonat, Verdreifachung etwa mit 1 Jahr.

Orientierung in Länge und Gewicht

	Monatliche Zunahme in g etwa	Länge cm etwa	Gewicht kg etwa
Bei Geburt		50	3,4
Erste 4 Wochen	800		
Zweiter Monat	750		
5 Monate alt	600	64	7
9 Monate alt	400	70	9
1 Jahr alt	250	75	10

	Jährliche Zunahme in kg	Länge (cm) etwa	Gewicht (kg) etwa
2 Jahre alt	2	87	12
3 Jahre alt	2	95	14
4 Jahre alt	2	103	16
5 Jahre alt	2	108	18
6 Jahre alt	3,5	116	21,5
7 Jahre alt	2,5	123	24
8 Jahre alt	3	130	27
9 Jahre alt	2,5	134	29,5

Bis zur beginnenden Pubertät etwa gleich bleibende Zunahmen, dann individuelle Wachstumsschübe und Gewichtszunahmen.

Substanzen, Heilpflanzen, Pflegemittel und Arzneien, die im Buch genannt sind

Vorbemerkung

Diese Aufstellung ersetzt nicht ein Gespräch mit dem Hausarzt über den Bestand einer individuellen Hausapotheke. Wie schon im Vorwort erwähnt, sollen unsere therapeutischen Hinweise in keinem Fall einen notwendigen Arztbesuch verzögern.

Zur Benutzung der Liste

In der linken Spalte findet sich die apothekenübliche Bezeichnung und gegebenenfalls der Herstellername. Dass wir hauptsächlich Präparate der beiden großen anthroposophischen Arzneimittel-Firmen Weleda und Wala erwähnen, entspricht unserer Erfahrung und derjenigen vieler anthroposophischer Kinderärzte. Damit ist jedoch nicht gesagt, dass andere Naturheilmittelfirmen nicht ebenfalls hochwertige Arzneimittel herstellen.

Die Spalte rechts daneben enthält die deutschen Namen der Substanzen und gegebenenfalls die Zusammensetzung des Präparates. Die Angabe »in homöopathischer Zubereitung« heißt: Die Ausgangssubstanz oder die aus ihr hergestellte Urtinktur wurde mehrfach einem homöopathischen Potenzierungsprozess unterworfen, was physikalisch gesehen mehrfachen Verdünnungen entspricht – hier in der Regel 2- bis 20-mal hintereinander im Verhältnis 1:10 mit Wasser oder bei Verreibungen mit Milchzucker. Als giftig bekannte Substanzen sind in der vom Arzt gewählten Dosierung dann unbedenklich, können aber die erwünschte Wirkung im homöopathischen Sinne entfalten. Auf die Angabe der Potenzierungs-»höhe« haben wir verzichtet. Auf den Originalpackungen ist sie vermerkt. Hochpotenzen im homöopathischen Sinne sind nicht dabei. Der Zusatz comp. = compositum heißt: zusammengesetzt.

Hinweise auf eine Verdünnung in der Anwendung bei Säuglingen und Kindern beziehen sich auf den Alkoholgehalt des Präparates, der dadurch auf eine vertretbare Konzentration unter 1% herabgesetzt werden soll. (Mit so geringem Alkoholgehalt können diese Lösungen bald

Ausfällungen zeigen oder sich bakteriell zersetzen; deshalb ist eine Vorabverdünnung größerer Mengen nicht sinnvoll.)

Die Präparate der beiden Firmen Weleda und WALA sind, soweit es sich nicht um Pflegemittel handelt, ärztlich verordnungsfähig und apothekenpflichtig.

Ganz rechts sind die Seitenzahlen vermerkt, auf denen die Substanzen oder Präparate erwähnt werden.

Tees zum Trinken oder für Umschläge

Apothekenbezeichnung, Hersteller	Wirkbestandteile, ggf. Verdünnungshinweise	Seite
Equiseti herba	Ackerschachtelhalmkraut	87, 97, 99, 123, 141, 672, 682, 685
Millefolium herba	Schafgarbenkraut	41, 46, 167, 172, 674 f.
Matricariae flos	Kamillenblüten	41, 104, 109 f., 164, 167, 675, 684
Tiliae flos	Lindenblüten	684
Levistici radix	Liebstöckelwurzel	33
Quercus cortex	Eichenrinde	98, 130
Salviae folium	Salbeiblätter	98, 130
Veronicae (officinalis) herba	Ehrenpreiskraut	98
Melissa ex herba	Melisse	41, 104, 675
Foeniculum vulg.	Fenchel	41, 106 f., 109

Äußerliche Anwendungen für Kompressen, Wickel und Bäder

Equisetum arvense, äthanol. Decoct. 10 % * Weleda	Ackerschachtelhalmkraut	672
Equisetum-Essenz* WALA	Ackerschachtelhalmkraut	685
Rosmarin-Bademilch, Weleda	ätherisches Rosmarinöl	683
Rosmarin-Badkonzentrat, WALA	ätherisches Rosmarinöl	683
Calendula-Essenz,* Weleda	Ringelblumen (blühendes Kraut)	50, 681
Calendula-Essenz,* WALA	Ringelblumen (Blütenstände)	
Arnika-Essenz,* Weleda	Bergwohlverleih (ganze Pflanze)	50, 71, 677, 680
Arnika-Essenz,* WALA	Bergwohlverleih (Blütenstände) auch als Wundtuch	
Oxalis, Folium 20 %,* Weleda	Sauerklee-Blätter	46, 104, 675
Oxalis-Essenz,* WALA	Sauerklee-Pflanze	
Combudoron, Flüssigkeit, Weleda	Arnika (ganze Pflanze), kleine Brennnessel (Kraut)	61, 137, 681
Combudoron, Gelee, Weleda	dito	
Brandessenz,* WALA	Arnika-Blüten, Ringelblumen, kleine Brennnesseln (Kraut), Lebensbaum-Triebspitzen; spanische Fliege in homöopathischer Zubereitung	61, 681
Wund- und Brandgel, WALA	s. Brandessenz, dazu kolloidales Silber in homöopathischer Zubereitung	
Rhizoma Zingiberis, pulvis	»Ingwermehl« z.B. 200–400 g	95 f., 97, 669
Semen Sinapis (nigrae) pulvis gross.	»Senfmehl« z.B. 250–500 g (aus schwarzem Senf)	95 f., 97, 666 ff., 679 f.

* Tinktur zum äußerlichen Gebrauch

Puder, Salben, Öle, Insektenschutz, Zäpfchen

Apothekenbezeichnung, Hersteller	Wirkbestandteile, ggf. Verdünnungshinweise	Seite
Wecesin-Streupuder, Weleda	Arnika (ganze Pflanze), Calendula (Kraut), Sonnenhut = Echinacea (ganze Pflanze), Quarz, Antimonspiegel (= Stibium met. präp.)	62, 164
Archangelica äthanol. Decoctum 10 %, Salbe, Weleda	Erzengelwurz (Wurzel)	38, 167, 663
Mercurialis Heilsalbe, WALA	Bingelkraut und Ringelblume (Kraut), Küchenzwiebel	684
Eucalyptus comp., Paste, Weleda	Eukalyptusöl; Bienenauszug und Tollkirschenauszug	38, 327, 662
Argentum metallicum praeparatum 0,4 % Salbe, Weleda	Metallisches Silber als Spiegel	676 f.
Cuprum metallicum praep. 0,1 % oder 0,4 %, Salbe, Weleda	Metallisches Kupfer als Spiegel	97, 675 f.
Kupfersalbe, rot, WALA	rotes Kupferoxid	97, 676
Bismutum/Stibium, Salbe, Weleda	Wismut 0,2 % / Antimonspiegel 0,2 %	140
Cepa 10 %, Salbe, Weleda	Küchenzwiebel	663
Heilsalbe, Weleda	Ringelblume (Kraut), Bingelkraut (ganze Pflanze), Perubalsam, Lärchenharz, Antimonspiegel	134
Zedan, SH	Walnuss-, Sesam-, Avocado-Öl, Zedernholz-, Eucalyptus-, Citronelle-, Minze-Öl, Anis und Nelken	137

Nasenbalsam mild, WALA	Berberitze, Schlehe, Silicium, Perubalsam	83
Rp. Borretschöl 10,0 DAC-Basis-Creme ad 200,0	 Salbengrundlage	123
Equisetum arvense, Decoct. 10 % 100,0 DAC-Basis-Creme ad 200,0	 Schachtelhalm-Auskochung, Salbengrundlage	 123
Rp. Sulfur praep. 3,0 Kamillosan 10,0 Ol. Jecoris 30,0 Zink. oxyd. 30,0 Adip. lanae ad 100,0 (Gegen Soor im Windelbereich.)	Schwefel, Kamillenblütenauszug, Lebertran, Zinkoxid, Wollfett	129
Pasta zinci mollis (weiche Zinkpaste)		135
Rp. Azetylsalizylsäure 1,0 Vaselinum album 14,0	 Salbengrundlage	 135
Lavendelöl 10 %, z.B. WALA und Weleda		86, 97, 99 129, 671 f.
Calendulaöl 10 %, z.B. WALA und Weleda		129, 167, 682
Kamilleninfusöl 10 %		41
Massageöl Weleda	mit Arnika	130, 517
Melissenöl 10 %, 20,0 oder Kümmelöl 10 %, 20,0	*Für Baucheinreibungen, evt. 1 TL mit 2 TL Sonnenblumenöl verdünnen.*	41, 675
Eukalyptusöl 10 %, z.B. WALA	*bei empfindl. Haut verdünnen (s.o.)*	86, 671 f., 676 f.
Latschenkiefernöl 10 %	*für Brustwickel*	671 f.
Malvenöl		86
Sonnenblumenöl		129

Apothekenbezeichnung, Hersteller	Wirkbestandteile, ggf. Verdünnungshinweise	Seite
Fieber- und Zahnungszäpfchen, Weleda (für Säuglinge und Kleinkinder)	Kamillenwurzel, Tollkirschenpflanze, Schlafmohn, Silberspiegel, Sonnenhut (Echinacea)-Urtinkturen	
Aconitum/China comp. Zäpfchen für Kinder, WALA	in homöopath. Zubereitung: Eisenhutknolle, Zaunrübenwurzel, Wasserhanf, Chinarinde, Eukalyptusblätter	72
Viburcol, Zäpfchen, HEEL	in homöopath. Zubereitung: Kamille, Tollkirsche, Bittersüß, Breitwegerich, Küchenschelle, Calcium carbonicum, Hahnemanni	72

Anwendungen im Mund

Zum Pinseln, Tupfen oder Spülen bei Schleimhautentzündungen oder Soorbefall

Mundwasser, Weleda	Alkoholisch-wässrige Auszüge aus Ratanhia und Myrrhe; Mischung äther. Öle. In homöopath. Zubereitung: Flußspat, Argentum nitric., Rosskastanienrinde, Kieserit; *für Säuglinge und Kleinkinder 1 : 100 verdünnt anwenden.*	129, 165
Mundbalsam flüssig, WALA	in homöopath. Zubereitung: Grauspießglanz (= Antimonit), Quarz, Tollkirschenkraut, Argentum nitric., Sonnenhutpflanze, äther. Rosenöl	129, 165

Echinacea comp., Mundspray, WALA	Sonnenhutkraut, Ringelblume, Salbei, Silbernitrat, Organpräparate	37
Bolus Eucalypti comp., Pulver, Weleda	Honigbiene, Tollkirsche, Eukalyptus	37, 159

Anwendungen am Auge

Calendula D 4, Augentropfen, Weleda	Ringelblumenkraut in homöopath. Zubereitung	34 f.
Echinacea/Quarz comp., Einzeldosis- Augentropfen WALA	in homöopath. Zubereitung: Sonnenhutpflanze, met. Silber, Quarz, Tollkirsche (Kraut), ätherisches Rosenöl	35
Euphrasia-Einzeldosis-Augentropfen, WALA	Augentrostpflanze in homöopathischer Zubereitung	35
Gencydo 0,1%, Augentropfen, Weleda	Zitrone, Quitte	35, 88 f.
Mercurialis-Einzeldosis-Augentropfen, WALA	in homöopath. Zubereitung: Bingelkrautpflanze, ätherisches Rosenöl	34

Arzneien zum Einnehmen

Kephalodoron 5% Tabletten, Weleda	Eisen mit Schwefel als Sulfat verbunden, Quarz	29
Ferrum/Sulfur comp. Globuli, WALA	in homöopath. Zubereitung: Eisen, Quarz, Schwefel	29
Chamomilla Radix D6–D12, Weleda, WALA	Kamille, Wurzel	30
Levisticum Rh D 3; Dilution, Weleda	Liebstöckelwurzel Presssaft wässrig rhythmisiert	33

Apothekenbezeichnung, Hersteller	Wirkbestandteile, ggf. Verdünnungshinweise	Seite
Erysidoron I; alkoholische Tropfen, Weleda, rezeptpflichtig oder Apis/Belladonna Globuli, WALA	Bienenauszug und Tollkirschenauszug in homöopath. Verdünnung; *für Säuglinge und Kleinkinder ca. 1 : 50 verdünnt anwenden.*	33
Apis/Levisticum D 3/D 4 Globuli, WALA	Bienenauszug, Liebstöckelwurzel in homöopath. Zubereitung	33
Apis/Belladonna cum Mercurio, Globuli, WALA	in homöopath. Zubereitung: Bienenauszug, Tollkirschenfrucht, Quecksilber	37, 166
Zinnober comp., Pulvis, Weleda; rezeptpflichtig	in homöopath. Zubereitung: Bienengift, Tollkirschenpflanze, Zinnober	37, 161, 166
Allium/Cuprum sulfuricum comp.; alkoholische Lösung, Weleda	Knoblauch, Küchenzwiebel, Kupfersulfat in geringer homöopathischer Verdünnung; *für Kleinkinder und Kinder ca. 1 : 40 verdünnt anwenden.*	43
oder Aquilinum comp. Globuli, WALA		
Quarz 50 %, Pulver, Weleda		44
Geum urbanum D3, äthanol. Decoct. Geum urbanum Rh D3, Weleda	Nelkenwurz (Wurzelstock mit Wurzeln)	108
Veratrum e rad. D 6, Globuli, WALA	Weißer Germer, Wurzelstock mit Wurzeln	108
Birkenkohle comp., Kapseln, Weleda	Antimonit, Birkenkohle, Kamillenauszug (Wurzel)	108

Urtica comp. Globuli, WALA	in homöopath. Zubereitung: kleine Brennnessel, Austernschale, Zinn	141
Quarz D12, Trit., Weleda, WALA		141
Argentum metallicum praep. D 30, Tropfen, Weleda	metallisches Silber als Spiegel	161
Hepatodoron, Tabletten, Weleda	Erdbeerblätter, Weinblätter, trocken verarbeitet	172
Taraxacum Stanno cultum Rh D 3, Lösung, Weleda	Löwenzahn – mehrjährig mit Zinnlösung gegossen und kompostiert; Presssaft der blühenden Pflanze wässrig rhythmisiert.	172
Taraxacum e planta tota D 3, Globuli, WALA	Löwenzahn (ganze Pflanze)	172
Pulmonium-Hustensaft, WALA	Spitzwegerich, Fichte, Pestwurz	86
Lichenes comp., Sirup, Weleda	Isländisch Moos, Rentierflechte, Bartflechte, Honig, Anisöl	86
Hustenelixier, Weleda	Bittersüß, Anis, Thymian, Sonnentau, Brechwurzel, Küchenschelle u.a.	86

Vitamin-K1-Rezept (in Holland): 260

Fytomenadon	25 mg
Arachidis Oleum	99,97 g

S. 1 x tgl. 3 Tr. (≈ 25 µg)

Vitamin-K1-Rezept (in Deutschland): 261

Phytomenadion (Vit. K1)	3,13 mg
Oleum amygdalarum	ad 10,0 g

(2 Tropfen = 25 µg Phytomenadion)

(Zur Vorbeugung einer Vit. K-Mangelblutung bei gesunden voll gestillten Neugeborenen in Absprache mit dem Kinderarzt.)

Anwendung:
Ab dem ersten Lebenstag einmal tgl. 2 Tr. vor der Milchmahlzeit.

Hinweise:
Vitamin K1 ölige Tropfen lichtgeschützt im Kühlschrank bei +2 bis +6°C aufbewahren. Nach Anbruch der Lösung 12 Wochen haltbar. Danach verbleibende Restmenge verwerfen.

Apotheken können sich die Zubereitungsanweisung bestellen:
Gemeinschaftskrankenhaus, Apotheke, J. Rothermund
Gerhard-Kienle-Weg 4, 58313 Herdecke
Tel. 02330/62-3400, Fax 62-3991

Ampullen zur subkutanen Injektion

Gencydo 0,1% oder 1% Ampullen, Weleda	Zitrone (Presssaft), Quitte (wässriger Auszug)	88
Citrus e fruct./Cydonia e fruct. D 2/2 Ampullen WALA	Zitrone, Quitte	88

Alliance for Childhood und Allianz Eliant

Bündnisse für die Zukunft

Die Welt der Kinder und Erwachsenen hat sich grundlegend verändert. Der durch Computer vernetzte Lebensraum Erde wurde zur Alltagserfahrung. Pragmatisch-wirtschaftliches Denken erfasst bald alle Arbeitsbereiche, und Wörter wie Qualitätssicherung und Reorganisation tragen ebenso dazu bei wie die Erforschung der molekularen Strukturen des menschlichen Erbgutes und die vielen offenen ethischen Fragen.

So begeisternd der Aufbruch in neue Wissensbereiche und technische Machbarkeiten ist, so liegen doch die Möglichkeiten des Missbrauchs von Wissen und Machbarkeit ebenso brennend und offen zutage. Hier können auch Rechtsvorschriften nicht nachhaltig schützen – hier hilft nur die Stärkung der menschlichen Persönlichkeit und ihres Bewusstseins von Wert und Würde menschlicher Existenz und Entwicklung. Das Wort von Novalis: »Nach innen geht der geheimnisvolle Weg« gewinnt in dem Maß Aktualität, in dem grundlegende Sicherheiten des Lebens und tragende Werte im äußeren Leben schwinden.

Es gehört aber auch zu den Denk- und Empfindungsqualitäten unseres neuen Jahrhunderts, dass immer weniger Menschen die Tatsache hinnehmen können, dass trotz aller Versprechungen seitens Wissenschaft, Politik und Wirtschaft auch heute noch drei Viertel der Menschheit unterhalb des Existenzminimums leben müssen und das Recht der Kinder auf Schutz, Angenommensein, Nahrung, Kleidung und Schulbildung kaum irgendwo – wirklich – umsetzbar ist. So schließen sich immer wieder Menschen zu Initiativen zusammen – in den großen nichtstaatlichen Organisationen aber auch schulklassenweise –, die mitbauen wollen an einem weltweiten Netzwerk praktischer Hilfeleistung. Sie unterhalten Patenschaften in Indien, Afrika, Südamerika, dem Osten Europas und in Asien.

Aus diesem Erleben heraus hat sich im Februar 1999 in New York, London und Stuttgart die weltweit tätige *Alliance for Childhood* (Bündnis zum Schutz der Kindheit) begründet. Sie versteht sich als freier

Zusammenschluss von Menschen, Institutionen und Organisationen, die sich gemeinsam und verstärkt für den Schutz der Kindheit und das Recht auf Kindheit einsetzen wollen. Wer sich über diese Initiative und Möglichkeiten der Mitarbeit näher informieren möchte, wende sich in der Schweiz c/o Bettina Mehrtens, Grundstr. 12, 8134 Adliswil (www.allianceforchildhood.ch.vu; alliance.child@freesurf.ch), und in Deutschland an das Partner-Office Alliance for Childhood, c/o Internationale Vereinigung der Waldorfkindergärten e.V., Heubergstr. 18, 70188 Stuttgart (www.allianceforchildhood.de; inter.waldorf@t-online.de).[116]

In Nordamerika ist Joan Almon unermüdliche Koordinatorin (www.allianceforchildhood.net, info@allianceforchildhood.org); in Brasilien und Südamerika ist es die Begründerin der berühmten »Favela Monte Azul«, Ute Craemer (www.aliancapelainfancia.org.br, alianca@aliancapelainfancia.org.br).

Im Jahr 2006 hat sich in Europa die »Europäische Allianz von Initiativen angewandter Anthroposophie«/ELIANT begründet. Ihr Ziel ist, gemeinsam mit anderen ökologisch und sozial engagierten zivilgesellschaftlichen Organisationen gesetzliche Rahmenbedingungen zu schaffen, die es auch qualifizierten Minderheiten gestattet, Produkte verkehrs- und entwicklungsfähig zu halten, deren Lebensqualität und Vielseitigkeit überzeugen. Im Jahr 2010 wurde eine Unterschriftensammlung zur Stärkung dieser Allianz unter dem Namen »Aktion ELIANT« (www.eliant.eu) erfolgreich abgeschlossen mit weltweit gut über 1,1 Millionen Unterschriften.

Wer die Allianz unterstützt, hilft mit, dass z.B. die hochwertige Demeter-Säuglingsnahrung wieder für den Markt zugelassen wird und die EU-Vitaminverordnung dahingehend geändert werden kann www.eliant.eu).

Anmerkungen

1 Viren sind sehr kleine, nur im Elektronenmikroskop sichtbare Zellparasiten, die sich außerhalb einer lebenden Zelle nicht vermehren können.
2 Oelkers-Ax, Rike: »Kopfschmerzen im Kindes- und Jugendalter«, in: Reiner, Frank (Hrsg.): *Chronischer Schmerz bei Kindern und Jugendlichen*. München 2002, S. 45–54.
3 http://www.evidence.de, »Otitis media«.
4 http://www.patientenleitlinien.de (Stichwort »Mittelohrentzündung = Otitis media«).
5 Bakterien sind im Lichtmikroskop sichtbare »Kleinstlebewesen«, die auf organischem Nährboden gezüchtet werden können und im lebenden Organismus Eiterbildung anregen. Antibiotika wirken nur bei bakteriellen Entzündungen; Viren sprechen auf sie nicht an.
6 Aus nicht eindeutig erklärbaren Gründen schreien Säuglinge oft am späten Nachmittag bis in den Abend hinein, ohne dass sie Hunger haben oder müde sein können. Auch Schmerzäußerungen hören sich anders an. Allerdings können durch die beim Schreien in den Magen gedrückte Luft Bauchschmerzen entstehen. Das Tragen im Tragetuch ist das beste Beruhigungsmittel. – Eltern ohne Erfahrung sollten lernen, dass ein kleiner Säugling nicht zur Ruhe erzogen werden kann. Die meisten Hirnverletzungen dieses Alters stammen vom Schütteln des Kindes durch hilflos aufgebrachte Eltern.
7 Unter Smegma versteht man weiße, krümelige Beläge zwischen Vorhaut und Eichel aus abgestoßenen Epithelzellen.
8 Rösiger: »Frühzeitige Entfernung von Zecken«, in: *Der Kinderarzt* 1991; 22: 279, nach: Niemand: *Praktikum der Hundeklinik*. Berlin 1972, S. 236.
9 Dies geht auch aus den Empfehlungen der Amerikanischen Kinderärztegesellschaft *American Academy of Pediatrics* hervor:
- Weder vorübergehend noch dauerhaft ist eine antiepileptische Therapie bei einem oder mehreren Fieberkrämpfen angezeigt.
- Die möglichen Nebenwirkungen wirksamer Antiepileptika übersteigen den therapeutischen Nutzen. Die Entwicklung einer Epilepsie verhindern sie nicht.

- Fiebersenkende Medikamente verhindern keine Fieberkrämpfe.
  (Quelle: Püst, Burkhard: »Fieberkrämpfe – Update«, In: *Kinder- und Jugendarzt,* 34. Jg. 2003, Nr. 3.)

10 Vgl. hierzu die Arbeiten von Hensel, H.: »Die Funktion des Fiebers«, in: *Tempo Medical,* Nr. 5, März 1982; sowie Styrt, B./Sugarman, B.: »Antipyresis and fever«, in: *Archive Intern Med* 1990; 150:1589–97.

11 Witsenburg, B.C.: »Masernsterblichkeit und Therapie«, in: *Merkurstab* 3 (1992), S. 177–180.

12 Shann, F.: »Antipyretics in severe sepsis«, in: *The Lancet* 345 (1995), S. 338.

13 Krämer, U. et al. in: *The Lancet* 353 (1999), S. 450–454.

14 Literaturübersicht bei Lemann, D.: »Fieberkrankheiten und Tumorentstehung – ein altes Thema im Licht neuerer naturwissenschaftlicher Forschung«, in: *Merkurstab* 3 (1992), S. 193–199.

15 Albonico, H.: »Häufigkeit fieberhafter Infektionskrankheiten im Kindesalter in der Vorgeschichte von Karzinompatienten«, in: *Merkurstab* 6 (1996), S. 1–19.

16 Ader, Robert / Felten, David L. (Hrsg.): *Psychoneuroimmunology.* New York [2]1991; sowie Schulz, Karl H. / Kugler, Joachim / Schedlowski, Manfred: *Psychoneuroimmunologie. Ein interdisziplinäres Forschungsfeld.* Bern 1997.

17 Vgl. Heusser, Peter: »Das zentrale Dogma nach Watson und Crick und seine Widerlegung durch die moderne Genetik«, in: *Verhandlungen der Naturforschenden Gesellschaft Basel,* Band 99, 1989, S. 1–14; sowie Wirz, Johannes / Lammerts, Edith (Hrsg): *The Future of DNA.* Dordrecht NL 1997.

18 Vgl. auch Hensel, H.: »Die Funktion des Fiebers«, in: *Tempo Medical,* Nr. 5, März 1982.

19 Steiner, Rudolf: *Wahrspruchworte* (GA 40). Dornach [8]1998, S. 321.

20 Leider gibt es noch keinen Verband, der bundesweit über Adressen von Stuten- bzw. Ziegenmilchhöfen verfügen würde. Zwei Anschriften finden sich im Anhang auf S. 693. – Ansonsten ist es zu empfehlen, sich nach Haltung und Fütterung der Tiere zu erkundigen.

21 Beides z.B. von der Firma Rausch, Kreuzlingen, CH.

22 Eine Bezugsquelle ist der JAKO-O-Versand.

22a Siehe auch Alfven, T. u.a.: »Allergic diseases and atopic sensitization in children related to farming and anthroposophic lifestyle – the PARSIFAL study«. In: *Allergy,* Vol. 61, No. 4, April 2006, S. 414–421.

23 Vgl. Witzenburg, B.C.: »Masernsterblichkeit und Therapie«, in: *Beiträge zu einer Erweiterung der Heilkunst,* Jg. 28, Heft 3, Stuttgart 1975, S. 116.

24 Goebel, Wolfgang: *Schutzimpfungen selbst verantwortet. Grundlagen für eigene Entscheidungen*. Stuttgart [3]2006, S. 161.

25 Stuttgart 2001, Neuauflage 2002.

26 Steiner hat 1910 in einer Reihe von Vorträgen diese Zusammenhänge geschildert bis in einzelne Krankheitsveranlagungen und deren Auflösung oder Verschiebung. Die Mitschriften sind unter dem Titel *Die Offenbarungen des Karma* publiziert (GA 120, Dornach [8]1992).

27 Eine Untersuchung in Bayern ergab, dass innerhalb eines Zeitraums von elf Jahren die Abnahme der Masernenzephalitiden als Folge der Impfungen durch die Zunahme anderer Enzephalitiden weit mehr als ausgeglichen wurde, so dass die Gesamtzahl der gemeldeten Hirnentzündungen leider zugenommen hat. – Siehe Windorfer/Grüneweg im *Bundesgesetzblatt 3*, 1993, S. 87.

28 Siehe Steiner, Rudolf: *Die Philosophie der Freiheit* (GA 4). Dornach [16]1995.

29 Bauer, Dietrich / Hoffmeister, Max / Görg, Hartmut: *Gespräche mit Ungeborenen. Kinder kündigen sich an*. Stuttgart [6]2006.

30 Steiner, Rudolf: *Okkulte Untersuchungen über das Leben zwischen Tod und neuer Geburt* (GA 140), Vortrag vom 11. Oktober 1913. Dornach [4]1990.

31 Steiner, Rudolf: *Meditative Betrachtungen und Anleitungen zur Vertiefung der Heilkunst* (GA 316). Dornach 1987, S. 119.

32 Vgl. Jonas, Hans: *Der Gottesbegriff nach Auschwitz*. Frankfurt a.M. 1987.

33 Vgl. auch Glöckler, Michaela: *Begabung und Behinderung. Praktische Hinweise für Erziehungs- und Schicksalsfragen*. Stuttgart [3]2004.

34 Auskunft: Heileurythmie-Ausbildung, Heubergstraße 15, D-70188 Stuttgart.

35 Von Hygieia = griechische Göttin der Gesundheit.

36 Antonovsky, Aaron: *Salutogenese. Zur Entmystifizierung der Gesundheit*. Tübingen 1997; Bengel, Jürgen / Strittmatter, Regine / Willmann, Hildegard (Hrsg.): *Was erhält Menschen gesund? Antonovskys Modell der Salutogenese – Diskussionsstand und Stellenwert*. Aus der Reihe »Forschung und Praxis der Gesundheitsförderung«, Band 6. Bundeszentrale für gesundheitliche Aufklärung, Köln [7]2002 (kostenlos). (Lat. salus = gesund.)

37 Vgl. Glöckler, Michaela (Hrsg.): *Gesundheit und Schule. Schulärztliche Tätigkeit an Waldorfschulen und Rudolf-Steiner-Schulen*. Dornach 1998; sowie *Das Schulkind. Gemeinsame Aufgaben von Arzt und Lehrer*. Dornach [3]1998.

38 Von Alm, Johan S. und Swartz, Jackie: »Atopy in children of families with an anthroposophic lifestyle«, in: *The Lancet*, Mai 1999, 353, S. 1485–88.

39 Bengel, Jürgen / Strittmatter, Regine / Willmann, Hildegard (Hrsg.): *Was erhält Menschen gesund? Antonovskys Modell der Salutogenese – Diskussionsstand und Stellenwert.* Aus der Reihe »Forschung und Praxis der Gesundheitsförderung«, Band 6. Bundeszentrale für gesundheitliche Aufklärung, Köln 1998, Seite 35 ff.; Neuauflage ^{7}2002.

40 Opp, Günther (Hrsg.): *Was Kinder stärkt. Erziehung zwischen Risiko und Resilienz.* München 1999.

41 Steiner, Rudolf: *Wahrspruchworte* (GA 40). Dornach ^{8}1998.

42 Steiner, Rudolf: »Nervosität und Ichheit«, in: *Erfahrungen des Übersinnlichen. Die drei Wege der Seele zu Christus* (GA 143), Vortrag vom 11. Januar 1912. Dornach ^{4}1994; sowie ders.: *Die praktische Ausbildung des Denkens.* Drei Vorträge. Stuttgart ^{2}2000.

43 Vgl. auch die ausführliche Darstellung in: Glöckler, Michaela (Hrsg.): *Gesundheit und Schule. Schulärztliche Tätigkeit an Waldorfschulen und Rudolf-Steiner-Schulen.* Dornach ^{3}1998.

44 Unter Pentatonik versteht man fünfstufige Tonleitern ohne Halbtöne, z.B. die Reihe d-e-g-a-h. Die Melodien haben einen leichten, offenen Charakter und können auf jedem Ton enden. In der Waldorfschul- und Heilpädagogik sind vor allem Flöten und Leiern bzw. Kinderharfen in Gebrauch. Hersteller siehe S. 692.

45 Vgl. Endres, Klaus-Peter / Schad, Wolfgang: *Biologie des Mondes. Mondperiodik und Lebensrhythmen.* Stuttgart 1997; Amelung, Walther (Hrsg.): *Balneologie und medizinische Klimatologie.* Berlin 1986; Hildebrandt, Gunther / Moser, Maximilian / Lehofer, Michael: *Chronobiologie und Chronomedizin. Biologische Rhythmen und medizinische Konsequenzen.* Stuttgart 1998.

46 In diesem Zusammenhang sei auf den achtgliedrigen Pfad des Buddha hingewiesen, wie ihn Rudolf Steiner für die Gegenwart dargestellt hat. Er enthält für jeden Tag der Woche eine spezielle Übungsaufgabe: für den Samstag die besondere Pflege des Vorstellungslebens, den Sonntag die Arbeit am richtigen Urteil, den Montag die bewusste Pflege des Gesprächs und des Umgangs mit dem Wort, für den Dienstag die Aufmerksamkeit auf die Handlungsweisen (»die richtige Tat«), den Mittwoch das Finden des richtigen Standpunktes im Leben, den Donnerstag das richtige Einschätzen der eigenen Kraft- und Arbeitsmöglichkeiten und für den Freitag das Streben, möglichst viel vom Leben zu lernen. – Diese Übungen für die Tage der Woche sind abgedruckt in: *Seelenübungen – Band I* (GA 267). Dornach ^{2}2001; sowie in: *Anweisungen für eine esoterische Schulung.* Dornach 1999.

47 Vgl. hierzu Schad, Wolfgang: »Zur Hygiene des Unterrichts«, in: *Erziehung ist Kunst. Pädagogik aus Anthroposophie*. Stuttgart [3]1994. – Siehe auch S. 463 f..

48 Hartung, Kurt: »Studie zur Epidemiologie der Pertussis-Erkrankungen in der Bundesrepublik 1976–1980«, in: *Kinderarzt*, 13/12, 1982, S. 1847–1850; Christie, Celia u.a.: »The 1993 Epidemic of Pertussis in Cincinnati: Resurgence of Desease in a Highly Immunized Population of Children«, in: *New England Journal of Medicine* 331, 1994, S. 16–21.

49 Siehe Anm. 27 und Windorfer, A. / Kruse, M.: »Zentralnervöse Infektionen im Kindesalter«, in: *Sozialpädiatrie* 15, 1993, S. 690.

50 Hirte, Martin: *Impfen – Pro & Contra. Das Handbuch für die individuelle Impfentscheidung*. München 2011, S. 261.

51 Über mögliche Komplikationen und Todesfälle siehe Wolfgang Goebel, *Schutzimpfungen selbst verantwortet. Grundlagen für eigene Entscheidungen*. Stuttgart [3]2006.

52 Vgl. Gülzow: »Bewährter Schutz vor Karies«, in: *Zahnmedizin* 12/2001, S. 54.

53 Kleinkindnahrung wird häufig mit Mineralwässern zubereitet, die aber erst ab einem hohen Fluoridgehalt über 1,5 mg/l als fluoridhaltig deklariert werden müssen. Der nach der DGZMK empfohlene Mindestfluoridgehalt pro Liter Trinkwasser liegt aber schon bei 0,7 mg/l.

54 Siehe auch das Werk von zur Linden, Wilhelm: *Geburt und Kindheit. Pflege, Ernährung, Erziehung*. Frankfurt a.M. [14]1998.

55 Die Intensität der natürlichen Ultraviolettstrahlung nimmt mit der vierten Potenz der abnehmenden Wellenlänge zu; d.h. der blaue Himmel enthält viel mehr Rachitis-vorbeugende Strahlung als der horizontnahe gelbe Himmel. Wir halten außerdem die Polarisierung des Himmelslichtes für bedeutungsvoll. Sie gibt bekanntlich den Bienen die Raumorientierung, auch bei bedeckter Sonne, und kann vom Menschen mit etwas Aufmerksamkeit als sogenanntes Haidinger'sches Büschel ebenfalls wahrgenommen werden. Eine sonnenorientierte Struktur des ganzen Himmels hat sicher auf das Kind eine ganz andere Wirkung als eine nur blau leuchtende Fläche.

56 Im Gegensatz zur Geburtsgeschwulst, die nach ein bis zwei Tagen verschwindet, bildet sich der Bluterguss unter der Knochenhaut bei der Kopfgeschwulst, dem Kephalhämatom, erst nach einigen Wochen oder Monaten zurück.

57 Steiner, Rudolf: »Die Erziehung des Kindes vom Gesichtspunkte der Geisteswissenschaft«, in: *Lucifer – Gnosis* (GA 34). Dornach [2]1987. –Einzelausgabe Dornach 1992.

58 Ebd.
59 Stuttgart [4]1995.
60 Siehe Steiner, Rudolf: *Zur Sinneslehre.* 8 Vorträge, ausgewählt und herausgegeben von Christoph Lindenberg. Themen aus dem Gesamtwerk Bd. 3, Stuttgart [5]2004.
61 Buber, Martin: *Ich und Du.* Stuttgart 1995.
62 Lentze, Michael J. / Schaub, Jürgen / Schulte, Franz J. u.a. (Hrsg.): *Pädiatrie. Grundlagen und Praxis.* Berlin [2]2003.
63 Nähere Informationen im Ernährungsrundbrief Nr. 105/1998; Arbeitskreis für Ernährungsforschung e.V., Niddastr. 14, 61118 Bad Vilbel, Tel. 06101/521875, Fax 521886, www.ak-ernaehrung.de.
64 Siehe Anm. 20 und Bezugsquellen S. 693.
65 Der Verdacht, dass zwischen starkem Kartoffelgenuss in der Schwangerschaft (im Frühjahr bei Vergrünung) und dem Auftreten von Missbildungen an Hirn und Rücken ein Zusammenhang bestehe, fand tierexperimentelle Unterstützung. Siehe dazu Renwick, J.H. et al.: »Neural-Tube Defects Produced in Syrian Hamsters by Potatoe Glycalcaloids«, in: *Teratology,* 1984; 30, S. 371–81.
66 Grimm, Hans-Ulrich: *Die Suppe lügt. Die schöne neue Welt des Essens.* München 1999. Dieses Buch sollte man nur portionenweise und nicht während des Essens zu sich nehmen.
67 Zur BSE-Krise bzw. zum Rinderwahnsinn siehe die sehr informative Schrift: Nikolai Fuchs / Christian Hiss: *BSE. Hat der Wahn einen Sinn? Ideen für die Wende.* Heidelberg 2001.
68 Schad, Wolfgang: »Die Scham als Entwicklungsraum des Ich«, in: ders.: *Erziehung ist Kunst. Pädagogik aus Anthroposophie.* Stuttgart [3]1994.
69 Ruhrmann, G.: *Schritte in der kindlichen Sprachentwicklung.* Tübingen, Antrittsvorlesung am 25. Mai 1965.
70 Steiner, Rudolf / Wegman, Ita: *Grundlegendes für eine Erweiterung der Heilkunst nach geisteswissenschaftlichen Erkenntnissen* (GA 27). Dornach [7]1991.
71 Glöckler, Michaela (Hrsg.): *Die Würde des kleinen Kindes. Pflege und Erziehung in den ersten drei Lebensjahren.* Dornach o.J.
72 Ein Verzeichnis der waldorfpädagogisch geführten Kindertagesstätten findet sich in: Michael Wächter (Hrsg.): *Die Würde des kleinen Kindes. Pflege und Erziehung in den ersten drei Lebensjahren.* Stuttgart 2000. Internationale Vereinigung der Waldorfkindergärten e.V., Heubergstr. 18, D-70188 Stuttgart, Tel. 0711/925740, www.waldorfkindergarten.org.

73 Glöckler, Michaela (Hrsg.): *Die Würde des kleinen Kindes. Pflege und Erziehung in den ersten drei Lebensjahren.* Persephone Kongressband Nr. 2, Dornach o.J.

74 Bundesverband behinderter Pflegekinder e.V., Große Straße 100, 26871 Papenburg. Er vermittelt Informationsbroschüren und Listen von Kindern, die als Pflegekinder einen Platz suchen.

75 Dunn, Judy / Plomin, Robert: *Warum Geschwister so verschieden sind.* Stuttgart 1996.

76 Auskunftsstelle über Wohnprojekte und entsprechende Informationen: Wohnbund e.V., Kasseler Straße 1a, 60486 Frankfurt, Tel. 069/776025.

77 Vgl. König, Karl: *Die ersten drei Jahre des Kindes. Erwerb des aufrechten Ganges – Erlernen der Muttersprache – Erwachen des Denkens.* Stuttgart [11]2003.

78 Vgl. Heckmann, Helle: *Nokken, ein Garten für Kinder im Alter von ein bis sieben Jahren.* Studienheft der Internationalen Vereinigung der Waldorfkindergärten. S. auch Anm. 72.

79 Schad, Wolfgang: *Erziehung ist Kunst. Pädagogik aus Anthroposophie.* Stuttgart [3]1994; sowie Lindenberg, Christoph: *Waldorfschulen – Angstfrei lernen – selbstbewusst handeln.* Reinbek 1997.

80 Bauer, Michael: *Menschentum und Freiheit.* Stuttgart 1971.

81 Vgl. auch Glöckler, Michaela: *Begabung und Behinderung. Praktische Hinweise für Erziehungs- und Schicksalsfragen.* Stuttgart [3]2004. Eine vollständige Auflistung findet sich bei Rittersbacher, Karl: *Wirkungen der Schule im Lebenslauf. Ein Quellenbuch der Pädagogik Rudolf Steiners.* Basel 1975.

82 Vgl. hierzu auch Steiner, Rudolf: *Wege und Ziele des geistigen Menschen. Lebensfragen im Lichte der Geisteswissenschaft* (GA 125). Dornach [2]1992, Vortrag vom 26. November 1910.

83 Vgl. auch Glöckler, Michaela: *Macht in der zwischenmenschlichen Beziehung. Grundlagen einer Erziehung zur Konfliktbewältigung.* Stuttgart [3]2001.

84 Strickanleitung bei: Picht, Johanna-Veronika: *Zwerge. Wie man sie sieht, wie man sie macht, wie man mit ihnen umgeht.* Arbeitsmaterial aus den Waldorfkindergärten 9, Stuttgart [5]2003.

85 Internationaler Berufsverband für Bothmergymnastik e.V., Stephan Thilo, Hinterdorfstr. 31, 79367 Weisweil, e-mail: bothmer-gymnastik@gmx.de, Homepage: www.bothmer-gymnastik.com.

86 Aus Gründen der Abrechnung in der Schweiz noch POS = Psychoorganisches Syndrom genannt.

87 Vgl. dazu das sehr lesenswerte Buch von Hallowell, Edward M. / Ratey, John

J.: *Zwanghaft zerstreut oder Die Unfähigkeit, aufmerksam zu sein.* Reinbek 1999.

88 D.h. ein Platz in einem Kindergarten, in dem verhaltensauffällige Kinder oder solche mit Beeinträchtigungen aller Art zusammen mit »unauffälligen« Kindern betreut werden.

89 Auskunft: Institut für Musiktherapie, Universität Witten / Herdecke, Alfred Herrhausen Str. 50, Tel. 02302/926782.

90 Siehe den Artikel von Georg Boie: *Zur Umschulung des Schreibens bei Linkshändern,* in: *Erziehungskunst,* 70. Jg., Februar 2006, S. 138-145

91 Zitiert n. Ullmann, Johannes F.: *Psychologie der Lateralität.* Bern 1974, S. 511.

92 Schuberth, Ernst: »Rechenschwächen«, in: Glöckler, Michaela (Hrsg.): *Das Schulkind. Gemeinsame Aufgaben von Arzt und Lehrer. Konstitutionsfragen, Unterrichtschwierigkeiten, therapeutische Lehrplanprinzipien.* Dornach [3]1998.

93 Zum Thema Temperamente: Heydebrand, Caroline v.: *Vom Seelenwesen des Kindes.* Stuttgart [12]1997; Lipps, Peter: *Temperamente und Pädagogik. Eine Darstellung für den Unterricht an der Waldorfschule.* Stuttgart 1998; Sixel, Detlef: *Rudolf Steiner über die Temperamente.* Dornach 1990; Steiner, Rudolf: *Das Geheimnis der menschlichen Temperamente.* Basel [9]1996.

94 Man kann feststellen, dass die Kinder in solchen Augenblicken die Pupille des Betrachters fixieren, d.h. das »schwarze Loch«, wo es im Grunde gar nichts zu sehen gibt. Es ist dies jedoch die Stelle, wo der Mensch dem Ich des anderen am unmittelbarsten begegnen kann.

95 Vgl. hierzu Steiner, Rudolf: *Wie erlangt man Erkenntnisse der höheren Welten?* (GA 10). Dornach [24]1993.

96 Vgl. Steiner, Rudolf: *Die Geheimwissenschaft im Umriss* (GA 13). Kapitel: »Die Weltentwickelung und der Mensch«. Dornach [30]1989.

97 Steiner, Rudolf: *Wahrspruchworte* (GA 40). Dornach [8]1998, S. 319.

98 Schroeder, Hans-Werner: *Mensch und Engel. Die Wirklichkeit der Hierarchien.* Stuttgart [6]2002.

99 Morgenstern, Christian: »Wir fanden einen Pfad«, in: ders.: *Werke und Briefe, Band II: Lyrik 1906–1914.* Stuttgart 1992, S. 210.

100 Gesetz zum Schutze der Jugend in der Öffentlichkeit. Fassung vom 28.6.1990. BGBl I, S. 1221.

101 Herklotz, Hilda: *Die Erdenreise des kleinen Engels.* Stuttgart [11]1997.

102 Dieses Kapitel wurde von unseren frauen- und kinderärztlichen Kollegen Bartholomeus Maris und Nicola Fels gemäß deren Erfahrungen weitgehend umgearbeitet.

103 Unter »Flashback« versteht man einen »Echorausch« ohne Drogeneinnahme; er tritt Wochen bis Monate nach dem letzten Drogengebrauch auf.

104 »Systems Strategy needed to build next aero workforce«, in: *Aviation Week & Space Technology*. May 6, 2002.

105 »Die Hirnforschung hat nun zeigen können, dass im Schlaf nicht nur eine körperliche Regenerierung, sondern auch eine geistige Konsolidierung erfolgt: Beide Prozesse sind an eine gesunde Schlafarchitektur gebunden. Eine überraschende Erkenntnis dieser Forschungen besteht nämlich darin, dass sowohl im Tief- als auch im Traumschlaf in einem elementaren Sinn auch gelernt wird. Vor allem die Koordination am Tag aufgenommener, verschiedenartiger Informationen und ihre Verankerung in bestimmten Hirnregionen als Langzeitgedächtnis scheint im Schlaf geleistet zu werden. Der für das kurzzeitige Speichern wichtiger Tageserlebnisse zuständige Hippokampus kommuniziert in der Nacht mit dem für das Langzeitgedächtnis wichtigen Kortex, dem es die Tagesinhalte offenbar nochmals zur tiefergehenden Bearbeitung darbietet. In den Worten Manfred Spitzers: ›Der Hippokampus fungiert im Schlaf als Lehrmeister des Kortex.‹ Dabei kommt es zu einer Verfestigung und Ordnung von Gedächtnisinhalten. Diese Prozesse sind an eine Schlafhygiene substanziell gebunden. Die im Schlaf ablaufenden Hirnprozesse sind daher für das Lernen nicht minder wichtig als jene des Wachbewusstseins. Die Neigung mancher Menschen zum nächtlichen ›Weiterarbeiten‹ im Hinblick auf ein bestimmtes Lernthema wird deshalb auch von manchen Hirnforschern eher skeptisch gesehen, da mit solchen Arbeitsstrategien kein wirkliches langfristiges Einprägen der Informationen ermöglicht wird. Weitaus schlimmer, weil bildungsfeindlich, sind aber dauerhafte Störungen der Schlafarchitektur z.B. durch exzessives Fernsehen und Bildschirm-Spiele ...« (Rittelmeyer, Christian: *Kindheit in Bedrängnis*, Stuttgart 2007.)

106 Auszug aus der Resolution der Deutschen Vereinigung für die Rehabilitation Behinderter e.V. über die Besorgnis erregende Zunahme von Sprachentwicklungsstörungen bei Kindern vom 2.12.1994: »... Der interdisziplinär mit Experten der Medizin, Sonderpädagogik, Logopädie und Krankenkassenvertretern besetzte Arbeitsausschuss ›Hör-, Stimm- und Sprachschäden‹ der Deutschen Vereinigung für die Rehabilitation Behinderter (Leiter Prof. Dr. M. Heinemann, Mainz) macht für diese Zunahme nicht organische Ursachen, sondern in erster Linie eine unzureichende sprachliche Anregung bei verändertem Kommunikationsverhalten in der Familie

verantwortlich; z.B. mehrstündiges tägliches Fernsehen, das, neben einer Reizüberflutung, vor allem das natürliche kommunikative Umfeld verschlechtert, die Integration von Sinneswahrnehmungen (Sehen, Hören, Fühlen) erschwert und dadurch die gesamte sprachlich-geistig-seelische Entwicklung des Kindes beeinträchtigt.« Weitergehende Auskünfte über die Geschäftsstelle der Deutschen Vereinigung für die Rehabilitation Behinderter e.V., Friedrich-Ebert-Anlage 9, 69117 Heidelberg, Tel. 06221/25485, Fax 06221/166009, www.dvfr.de.

107 Stoll, Clifford: *LogOut. Warum Computer nichts im Klassenzimmer zu suchen haben und andere High-Tech-Ketzereien*. Frankfurt a.M. 2001, S. 81ff., 101ff., 108ff., 138ff.

108 Eine besonders berühmte Darstellung dieses Doppelgänger-Problems findet sich in dem Roman *Das Bildnis des Dorian Gray* von Oscar Wilde.

109 Needleman, Herbert L. / Landrigan Philip J.: *Umweltgifte. So schützen Sie Ihr Kind. Belastungen erkennen, verringern, vermeiden*. Stuttgart 1996.

110 Hübner, Edwin. *Mobilfunk – die riskante Kommunikation*. Bad Liebenzell, 2001. S: 10-11

111 ebd. S. 11

112 Praktischer Tierarzt 79; 5, 437 – 444, 1998

113 www.sgsw.ch: Broschüre der Fachstelle Umwelt und Energie der Stadt St. Gallen, 2005.

114 »Solange die Menschen bei der Mobilfunkfrage kein echtes Mitspracherecht haben, geht die Etablierung dieser Technologie mit einer massiven Entdemokratisierung einher. Auch die Kommunen als wesentlicher Teil des Staatsverbands haben bisher keine wirklichen Entscheidungsmöglichkeiten. Die Gemeinden sind oft heillos überfordert mit der Mobilfunkfrage, weil sie zu wenig Befugnisse haben, nicht genügend Informationen über die Technik und die Anlagen bekommen und oft noch nicht über das geschulte Personal verfügen, das sich der Thematik annehmen könnte. Viele Kommunen fühlen sich daher vom Bund und den Ländern im Stich gelassen. Man hat den Eindruck, der Staat habe sich bis hinunter zur kommunalen Ebene systematisch selbst eingeschränkt. Verwickelt in ökonomische Interessen, gibt er seinen Behörden und Bürgern keine Möglichkeit, in der Mobilfunkfrage mitzureden. Er gibt seine Entscheidungsfähigkeit in dieser Frage weitgehend an die Industrie ab. [...] Wo sonst für jeden Gartenzaun eine Verwaltungsvorschrift wirksam wird, belässt man es im Fall des Mobilfunks bei einer Selbstverpflichtung der Betreiber. Die wird

manchmal eingehalten oder – was häufiger geschieht – auch nicht. [...] Wir brauchen dringend eine Umkehr der Beweislast. Denn die entscheidende Frage ist: Wer muss hier eigentlich wem was beweisen? Soll weiterhin der Geschädigte dem Verursacher Rede und Antwort stehen müssen? Oder steht nicht eigentlich derjenige in der Pflicht, der eine solche Technologie einführt?«

115 Weitere Informationsmöglichkeiten im Internet: www.fgf.de – Dies ist die Adresse der »Forschungsgemeinschaft Funk e.V.«, die von den Mobilfunkbetreibern unterstützt wird. Hier findet man auch die Untersuchungen beschrieben, die zu dem Ergebnis kommen, dass Mobilfunk unschädlich ist. – http://www.buergerwelle.de: Dies ist die Internetadresse des Vereins »Bürgerwelle e. V. – Dachverband der Bürger und Initiativen zum Schutz vor Elektrosmog«. Hier findet man die Untersuchungen genannt, die zeigen, dass Mobilfunkstrahlung auf den Menschen einwirkt und ihm schaden kann.

116 Neue Partner zu diesem Bündnis sind jederzeit willkommen. Auskunft über Kontaktpersonen und Partner in aller Welt über: Internationale Vereinigung der Waldorfkindergärten e.V., Heubergstr. 18, 70188 Stuttgart, Tel. ++49-711-925740, Fax ++49-711-925747.

Literatur

Ader, Robert / Felten, David L. (Hrsg.): *Psychoneuroimmunology*. New York [2]1997.

Aeppli, Willi: *Sinnesorganismus, Sinnesverlust, Sinnespflege. Die Sinneslehre Rudolf Steiners in ihrer Bedeutung für die Erziehung*. Stuttgart [5]1996.

Alm, J.S., Swartz, J. u.a.: »Atopy in children of families with an anthroposophic lifestyle«, in: *The Lancet*, Mai 1999, 353:1485–88.

Altmann, Horst: *Giftpflanzen, Gifttiere. Merkmale, Giftwirkung, erste Hilfe, Therapie*. München [5]2004.

Altmeier, Marianne: *Der kunsttherapeutische Prozess. Das Krankheitstypische und die individuelle Intention des Patienten am Beispiel von Rheuma und AIDS*. Stuttgart 1995.

Amelung, Walther (Hrsg.): *Balneologie und medizinische Klimatologie*. Berlin 1986.

Anthroposophische Kunsttherapie. Wissenschaftliche Grundlagen – Arbeitsansätze – Therapeutische Möglichkeiten. Stuttgart [2]2003. Bd. I: Golombek, Evelyne: *Plastisch-Therapeutisches Gestalten*. Bd. II: Mees-Christeller, Eva u.a.: *Therapeutisches Zeichnen und Malen*. Bd. III: Felber, Rosemarie u.a.: *Musiktherapie und Gesangstherapie*. Bd. IV: Denjean-van Stryk, Barbara u.a.: *Therapeutische Sprachgestaltung*.

Appel, Jürgen: *Unkrautregulierung ohne Herbizide*. Darmstadt 1982.

Arbeitsmaterial aus den Waldorfkindergärten. Hrsg. von der Internationalen Vereinigung der Waldorfkindergärten. Verlag Freies Geistesleben, Stuttgart (Auswahl):

- *Spielzeug von Eltern selbst gemacht*. Von Freya Jaffke. [22]2011.
- *Getreidegerichte – einfach und schmackhaft. Anregungen und Rezepte*. Von Freya Jaffke. [10]1986.
- *Singspiele und Reigen für altersgemischte Gruppen*. Zusammengestellt von Suse König. [9]2012.
- *Kleine Märchen und Geschichten zum Erzählen und für Puppenspiele*. [12]2011.
- *Rhythmen und Reime*. [9]2007.
- *Puppenspiel. Anleitungen für die Einrichtung verschiedener Spielmöglichkeiten und die Herstellung einfacher Figuren*. Von Freya Jaffke. [3]1991.
- *Das kleine Kind und seine Bekleidung*. Von Juliane Endlich. 1995.

– *Handarbeit. Nähen, Sticken, Schneidern für Erwachsene und Kinder.* Von Freya Jaffke. 1996.
– *Hänschen Apfelkern. Kleine Märchen und Geschichten zum Erzählen und Spielen.* Gesammelt und bearbeitet von Bronja Zahlingen. [10]2010.
– *Zwerge. Wie man sie sieht, wie man sie macht, wie man mit ihnen umgeht.* Zusammengestellt von Johanna-Veronika Picht. [5]2003.
– *Tanzt und singt! Rhythmische Spiele im Jahreslauf.* Zusammengestellt von Freya Jaffke. [4]2003.
– *Das spielende Kind. Beobachtungen und Erfahrungen einer Kindergärtnerin.* Von Ingeborg Haller. [3]1991.
– *Spiel mit uns! Gesellige Spiele für Kinder von 3 bis 6 Jahren.* Von Freya Jaffke. [4]2007.
– *Spielen und arbeiten im Waldorfkindergarten.* Von Freya Jaffke. [3]2004.
– *Feste im Kindergarten und Elternhaus.* Von Freya Jaffke.
Teil 1: *Advent – Weihnachten – Drei Könige – Fasching.* [4]2007.
Teil 2: *Ostern – Pfingsten – Johanni – Michaeli – Laternenfest – Geburtstag.* [4]2011.
– *Wir gestalten mit Holz für Kinder.* Von Freya Jaffke. [3]2004.
– *Laternenzeit.* Von Michaela Kronshage. [3]2011.

Arndt, Marga / Singer, Waltraud (Hrsg.): *Das ist der Daumen Knuddeldick ... Fingerspiele und Rätsel.* Ravensburg [2]2007.

Ayres, Anna J.: *Bausteine der kindlichen Entwicklung.* Berlin [4]2002.

Bachmann / Ewerbeck u.a. (Hrsg.): *Pädiatrie in Praxis und Klinik.* Band III, Stuttgart [2]1990.

Bardt, Sylvia: *Eurythmie als menschenbildende Kraft. Erfahrungen aus der pädagogischen Praxis.* Stuttgart 1998.

Bartsch, Hans H. / Bengel, Jürgen (Hrsg.): *Salutogenese in der Onkologie. Tumortherapie und Rehabilitation.* Freiburg i.Br. / Basel 1997.

Barz, Brigitte: *Feiern der Jahresfeste mit Kindern. Für Eltern dargestellt.* Stuttgart [7]2004.

Bass, Ellen / Davis, Laura: *Trotz allem. Wege zur Selbstheilung für sexuell missbrauchte Frauen.* Berlin [12]2008.

Bauer, Michael: *Menschentum und Freiheit.* Stuttgart 1971.

Bauer, Dietrich / Hoffmeister, Max / Görg, Hartmut: *Gespräche mit Ungeborenen. Kinder kündigen sich an.* Stuttgart [6]2006.

Baur, Alfred / Schaller, Erwin: *Das Fingertheater.* Schaffhausen 1980.

Bavastro, Paolo (Hrsg.): *Individualität und Ethik.* Stuttgart 1997.

Benkert, Brigitte: *Einfach Stillen.* Ravensburg 2005.

Bingel, Adolf: »Wirkt das Diphtherieheilserum bei der menschlichen Diphtheriekrankheit spezifisch durch seinen Antitoxingehalt oder unspezifisch?« in: *DMW*, 28. Januar 1949.

Bishop, Dorothy V.M.: *Handedness and Developmental Disorders*. Oxford 1990.

Bissegger, Monika u.a.: *Die Behandlung von Magersucht. Ein integrativer Therapieansatz*. Stuttgart 1998.

Bock, Emil: *Wiederholte Erdenleben. Die Wiederverkörperungsidee in der deutschen Geistesgeschichte*. Stuttgart ^{7}1996.

Bockemühl, Jochen (Hrsg.): *Erscheinungsformen des Ätherischen. Wege zum Erfahren des Lebendigen in Natur und Mensch*. Stuttgart ^{2}1985.

Bockemühl, Johannes: *Anorexie und Bulimie. Krankhafte Störungen der Essgewohnheiten*. Verein für Anthroposophisches Heilwesen, Bad Liebenzell 2000.

– *Umwege ins Leben. Impulse für die Kinder- und Jugendpsychiatrie*. Stuttgart 2004.

– *Das unruhige Kind*. Hrsg. gesundheit aktiv, Heft 143. Bad Liebenzell-Unterlengenhardt 1994.

Bönsch, Manfred: *Die beste Schule für mein Kind. Was Eltern wissen sollten, wenn sie sich auf dem »Schulmarkt« umsehen*. Freiburg i.Br. 1994.

Boogert, Arie: *Beim Sterben von Kindern. Erfahrungen, Gedanken und Texte zum Rätsel des frühen Todes*. Stuttgart ^{2}1998.

Bräuner-Gülow, Gisela / Gülow, Helge: *Magersucht und Bewegungstherapie. Ein Dialog mit Betroffenen Jugendlichen. Darstellung aus 30 Jahren Heileurythmie an der Filderklinik*. Paderborn 2005.

Brand, Ingelid / Breitenbach, Erwin / Maisel, Vera: *Integrationsstörungen. Diagnose und Therapie im Erstunterricht*. Würzburg ^{6}1997.

Buber, Martin: *Ich und Du*. Stuttgart 1997.

Bub-Jachens, Christa Johanna: *Das Geheimnis der Zeit. Kosmische Rhythmen und ihre Bedeutung für die Gesundheit des Menschen*. Bonn 2002.

Buchheim, F.L. van u.a.: »Therapy of acute Otitis media: Myringotomy, Antibiotics or neither?«, in: *The Lancet*, 1981, S. 883.

Buddemeier, Heinz: *Illusion und Manipulation. Die Wirkung von Film und Fernsehen auf Individuum und Gesellschaft*. Stuttgart ^{2}1996.

Bühler, Walter: *Meditation als Heilkraft der Seele*. Merkblatt des Vereins für Anthroposophisches Heilwesen, Bad Liebenzell ^{7}1993.

Buermann, Uwe: *Techno, Internet, Cyberspace. Jugend und Medien heute. Zum Verhältnis von Mensch und Maschine*. Stuttgart 1998.

Carlgren, Frans: *Erziehung zur Freiheit. Die Pädagogik Rudolf Steiners*. Stuttgart ^{10}2009.

Christie, Celia u.a.: »The 1993 Epidemic of Pertussis in Cincinnati: Resurgence of Desease in a Highly immunized Population of Children«, in: *New England Journal of Medicine* 331, 1994, S. 16–21.

Covey, Stephen R.: *Die sieben Wege zur Effektivität. Ein Konzept zur Meisterung Ihres beruflichen und privaten Lebens*. München [2]2006.

Crone, E.N. / Reder, A.T.: »Severe tetanus in immunized patients with high anti-tetanus titer«, in: *Neurology*, 42, 1992, S. 761–764.

Daub, Eveline: *Vorzeitige Wehentätigkeit. Ihre Behandlung mit pflanzlichen Substanzen*. Stuttgart 1989.

Defersdorf, Roswitha: *Ach, so geht das! Wie Eltern Lernstörungen begegnen können*. Freiburg i.Br. [2]2006.

Denjean-van Stryk, Barbara: *Sprich, dass ich dich sehe. Die Sprache als Schulungsweg des Menschen in Kunst, Erziehung und Therapie*. Stuttgart [2]2010.

Devold, Simon Flenn: *Morten, 11 Jahre. Gespräche mit einem sterbenden Kind*. Stuttgart 2002.

Dhom, Christel: *Zauberhafte Märchenwolle. Anleitungen zum künstlerischen Gestalten von Mobiles und Spielfiguren*. Stuttgart [4]2005.

Die Drei. Sonderheft zum Problem der Kernenergie und der radioaktiven Schädigung von Mensch und Umwelt. Stuttgart, Juli 1986.

Dietz, Karl-Martin / Messmer, Barbara (Hrsg.): *Grenzen erweitern, Wirklichkeit entdecken. Perspektiven anthroposophischer Forschung*. Stuttgart 1998.

Dittmann, Sieghart: *Atypische Impfverläufe nach Schutzimpfungen. Auswertung der 1946–1976 in der DDR erfassten anormalen Reaktionen und Komplikationen* ... Leipzig 1981.

Döpfner, Manfred u.a.: *Wackelpeter und Trotzkopf. Hilfen bei hyperkinetischem und oppositionellem Verhalten*. Weinheim / Basel [4]2011.

Dörfling, Sabina / Elsäßer, Inge (Hrsg.): *Internationale Adoptionen. Beratung, Vermittlung, Begleitung*. Widlaerer Reihe Bd. 4. Idstein [4]2000.

Drewes, Detlef: »Strategien der Täter und sexuelle Gewalt gegen Kinder«, in: *Kinder- und Jugendarzt*, 31. Jg. 2000, Nr. 5.

DuBois, Reinmar: *Jugendkrisen. Erkennen, verstehen, helfen*. München 2000.

Dunn, Judy / Plomin, Robert: *Warum Geschwister so verschieden sind*. Stuttgart 2004.

Dunselmann, Ron: *An Stelle des Ich. Rauschdrogen und ihre Wirkung*. Stuttgart [2]2004.

Ellersiek, Wilma: *Die tanzende, spielende Hand. Rhythmisch-musikalische Hand- und Fingerspiele*. Stuttgart 2004.

Enders, Erich: *Chemie in der Kindernahrung? Gefahren, Klinik, Prävention*. Landsberg/Lech 1995.

Enders, Ursula (Hrsg.): *Zart war ich, bitter war's. Handbuch gegen sexuellen Missbrauch.* Köln [2]2003.

Endres, Klaus Peter / Schad, Wolfgang: *Biologie des Mondes. Mondperiodik und Lebensrhythmen.* Stuttgart 1997.

Enzensberger, Hans Magnus: *Allerleirauh. Viele schöne Kinderreime.* Frankfurt a.M. 2012.

Exportinteressen gegen Muttermilch. Dokumentation der Arbeitsgruppe Dritte Welt, Bern. Reinbek 1976.

Fels, Nicola / Knabe, Angelika / Maris, Bartholomeus: *Ins Leben begleiten. Schwangerschaft und erste Lebensjahre.* Stuttgart 2003.

Fink, Dagmar (Hrsg.): *Das Häschen Schnuppernäschen und der böse Bock. Märchen und Gedichte, neu erzählt und ausgewählt für Kinder von drei bis fünf Jahren.* Stuttgart [5]2007.

Firnhaber, Mechthild: *Legasthenie und andere Wahrnehmungsstörungen. Wie Eltern und Lehrer Risiken frühzeitig erkennen und helfen können.* Frankfurt [2]2005.

Freie Pädagogische Vereinigung, Bern: *Waldorfpädagogik in öffentlichen Schulen.* Freiburg i.Br. [5]1981.

Friese, K.H. u.a. in: *HNO* 44, 1996, S. 462.

Frymann, Viola: »Das osteopathische Erbe für Kinder«. In: *Die gesammelten Schriften von Viola Frymann.* Pähl 2007.

Garff, Marianne: *Es plaudert der Bach. Gedichte für Kinder.* Dornach [11]2002.

Glöckler, Michaela: *Begabung und Behinderung. Praktische Hinweise für Erziehungs- und Schicksalsfragen.* Stuttgart [3]2004.

– *Elternfragen heute. Erziehung aus Verantwortung.* Stuttgart [2]1995.

– *Elternsprechstunde. Erziehung aus Verantwortung.* Stuttgart [8]2008.

– »Fragen zur Organtransplantation«, in: *Medizin an der Schwelle. Erkenntnisringen, Liebe als Heilkraft, Schicksalsgestaltung.* Hrsg. von der Medizinischen Sektion am Goetheanum in Dornach / Michaela Glöckler, Dornach 1993.

– (Hrsg.): *Gesundheit und Schule. Schulärztliche Tätigkeit an Waldorfschulen und Rudolf-Steiner-Schulen.* Dornach 1998.

– *Die Heilkraft der Religion. Erziehungsfragen – spirituelle Gemeinschaftsbildung – Kultus.* Stuttgart 1997.

– *Kindsein heute. Schicksalslandschaft aktiv gestalten. Umgang mit Widerständen – ein salutogenetischer Ansatz.* Stuttgart 2003.

– *Leben nach dem Tod.* Gesundheitspflege initiativ, Band 16, Esslingen 1998.

– *Leben vor der Geburt.* Gesundheitspflege initiativ, Bd. 15, Esslingen 1998.

– *Macht in der zwischenmenschlichen Beziehung. Grundlagen einer Erziehung zur Konfliktbewältigung.* Stuttgart [4]2010.

– *Die männliche und weibliche Konstitution. Medizinisch-menschenkundliche Aspekte zur Ehe*. Stuttgart ²1989.
– (Hrsg.): *Das Schulkind. Gemeinsame Aufgaben von Arzt und Lehrer*. Dornach ³1998.
– *Vom Umgang mit der Angst. Eine biografisch-menschenkundliche Studie*. Stuttgart ²1993.
– *Wie Kinder lernen*. Hrsg. Gesundheit aktiv, Bad Liebenzell-Unterlengenhardt, Unterlagenbericht 2003.
– *Die Würde des kleinen Kindes. Pflege und Erziehung in den ersten drei Lebensjahren*. Persephone Kongressband 2, Dornach o.J.

Glöckler, Michaela / Denger, Johannes / Schmidt-Brabant, Manfred: *Sind wir überfordert? Schulungswege in Heilpädagogik und Sozialtherapie zwischen Selbstfindung und Dienst am anderen*. Dornach 1993.

Glöckler, Michaela / Heine, Rolf: *Ethik des Sterbens – Würde des Lebens*. Persephone, Dornach 2006.

Glöckler, Michaela / Heine, Rolf: *Handeln im Umkreis des Todes*. Persephone, Dornach 2003.

Glöckler, Michaela / Schily, Otto / Debus, Michael: *Lebensschutz und Gewissensentscheidung. Diskussion über den § 218*. Stuttgart 1992.

Glöckler, Michaela / Langhammer, Stefan / Wiechert, Christof: *Gesundheit durch Erziehung*. Persephone, Dornach 2006.

Glogauer, Werner: *Die neuen Medien machen uns krank. Gesundheitliche Schäden durch die Medien-Nutzung bei Kindern, Jugendlichen und Erwachsenen*. Weinheim 1999.

Goebel, Wolfgang: *Schutzimpfungen selbst verantwortet. Grundlagen für eigene Entscheidungen*. Stuttgart ⁴2009.

Grimm, Hans-Ulrich: *Die Suppe lügt. Die schöne neue Welt des Essens*. Stuttgart 2008.

Hallowell, Edward M. / Ratey, John J.: *Zwanghaft zerstreut oder Die Unfähigkeit, aufmerksam zu sein*. Reinbek ²2005.

Hampe, Johann Christoph: *Sterben ist doch ganz anders. Erfahrungen mit dem eigenen Tod*. Gütersloh ⁴1995.

Handbuch Infektionen bei Kindern und Jugendlichen. DGPI. Stuttgart ⁵2009.

Hartung, Kurt: »Studie zur Epidemiologie der Pertussis-Erkrankungen in der Bundesrepublik 1976–1980«, in: *Kinderarzt*, 13/12, 1982, S. 1847–9.

Hassauer, Werner: *Die Geburt der Individualität. Menschwerdung und moderne Geburtshilfe*. Stuttgart ³1995.

Heckmann, Helle: *Nokken, ein Garten für Kinder im Alter von ein bis sieben*

Jahren. Studienheft der Internationalen Vereinigung der Waldorfkindergärten, Heubergstr. 18, 70188 Stuttgart.

Heide, Paul von der: *Therapie mit seelisch-geistigen Mitteln. Psychosomatik, Psychotherapie, Kunsttherapie.* Dornach ³2002.

Hensel, H.: »Die Funktion des Fiebers«, in: *Tempo Medical,* Nr. 5, März 1982.

Heusser, Peter: »Das zentrale Dogma nach Watson und Crick und seine Widerlegung durch die moderne Genetik«, in: *Verhandlungen der Naturforschenden Gesellschaft Basel,* Bd. 99, 1989.

Heydebrand, Caroline von: *Vom Seelenwesen des Kindes.* Stuttgart ¹²1997.

Hildebrandt, Gunther / Moser, Maximilian / Lehofer, Michael: *Chronobiologie und Chronomedizin. Kurzgefasstes Lehr- und Arbeitsbuch.* Stuttgart 1998.

Hirte, Martin: *Impfen – Pro & Contra. Das Handbuch für die individuelle Impfentscheidung.* München 2011.

Hoffmeister, Max: *Die übersinnliche Vorbereitung der Inkarnation.* Basel ²1991.

Holtzapfel, Walter: *Seelenpflege-bedürftige Kinder.* Dornach, Band I ⁵1995, Band II ⁴2003.

Horny, Ilse: *Der Weg ist das Ziel. Lebensstufen im Geiste der Eurythmie und deren gestaltende Kraft bei den Hochfesten des Jahreskreises.* Basel 1993.

Hüther, Gerald: *Was wir sind und was wir sein könnten. Ein neurobiologischer Mutmacher.* Frankfurt a.M. 2011.

Hüther, Gerald / Bonney, Helmut: *Neues vom Zappelphilipp. ADS verstehen, vorbeugen und behandeln.* Weinheim 2012.

Husemann, Armin J.: *Der musikalische Bau des Menschen. Entwurf einer plastisch-musikalischen Menschenkunde.* Stuttgart ⁴2003.

Iyengar, G.V.: *Elemental Composition of Human and Animal Milk. A Review.* Uppsala 1979.

Jacobi, Mona: *Ein Zeichen nur in dieser Nacht und Stille.* Stuttgart 2008.

Jantzen, Cornelia: *Rätsel Legasthenie. Begabung oder Handicap? Denkanstöße für ein neues Verständnis.* Stuttgart ²2004.

Johanson, Irene: *Geschichten zu den Jahresfesten. Für Kinder erzählt.* Stuttgart ⁴1995.

Jonas, Hans: *Technik, Medizin und Ethik. Zur Praxis des Prinzips Verantwortung.* Frankfurt a.M. ⁵2000.

Jong, Vreni de / Schoorel, Edmond: *Kinderernährung – gesund und lecker. Sämtliche Grundlagen und 750 Rezepte für die Vollwertküche in der Familie.* Stuttgart 1993.

Julien, Robert M.: *Drogen und Psychopharmaka.* Heidelberg 1997.

Juul, Jesper: *Aus Stiefeltern werden Bonuseltern. Chancen und Herausforderungen für Patchwork-Familien.* München 2011.
– *Nein aus Liebe. Klare Eltern – starke Kinder.* München 2008.
– *Pubertät. Wenn Erziehen nicht mehr geht.* München 2010.
Keller, Liane: *Ammenmärchen europäischer Völker.* Stuttgart [2]2005.
Kiel-Hinrichsen, Monika / Hinrichsen, Helmut: *Pubertäts-Sprechstunde. Jugendliche verstehen – Praxiserprobte Hilfen – Pubertät als Chance.* Stuttgart 2010.
Kipp, Friedrich: *Die Evolution des Menschen im Hinblick auf seine lange Jugendzeit.* Stuttgart [2]1991.
Kischnik, Rudolf / Haren, Wil van: *Der Plumpsack geht rum. 300 Kreis- und Bewegungsspiele für Kinder und Jugendliche.* Stuttgart [4]2008.
Klink, Joanne: *Früher, als ich groß war. Reinkarnationserinnerungen von Kindern.* Grafing [7]2011.
Kniebe, Georg: *Die vier Elemente – Moderne Erfahrungen mit einer alten Wirklichkeit.* Stuttgart 1993.
Köhler, Henning: *Die stille Sehnsucht nach Heimkehr. Zum menschenkundlichen Verständnis der Pubertätsmagersucht.* Stuttgart [3]2008.
– *Von ängstlichen, traurigen und unruhigen Kindern. Grundlagen einer spirituellen Erziehungspraxis.* Stuttgart [6]2004.
König, Karl: *Sinnesentwicklung und Leiberfahrung. Heilpädagogische Gesichtspunkte zur Sinneslehre Rudolf Steiners.* Stuttgart [6]2010.
– *Die ersten drei Jahre des Kindes. Erwerb des aufrechten Ganges – Erlernen der Muttersprache – Erwachen des Denkens.* Stuttgart [12]2012.
König, Klaus: »Richtlinien zur Verwendung von Fluor-Präparaten«, in: *Der Freie Zahnarzt,* Frankfurt a.M. 1984, Heft 5.
Koepf, Herbert H.: *Was ist biologisch-dynamischer Landbau?* Dornach [4]1985.
– *Biologisch-dynamische Forschung. Methoden und Ergebnisse.* Stuttgart [2]2001.
Koepke, Hermann: *Das neunte Lebensjahr.* Dornach [9]2002.
Koob, Olaf: *Drogensprechstunde. Ein pädagogisch-therapeutischer Ratgeber.* Stuttgart [2]1992.
Korselt, Trude: *Matthias – unser mongoloides Kind.* Stuttgart 1987.
Koster, Margje (Hrsg.): *Warum ich. Aidskranke über sich selbst.* Stuttgart 1993.
Kranich, Ernst M. / Jünemann, Margrit u.a.: *Formenzeichnen. Die Entwicklung des Formensinns in der Erziehung.* Stuttgart [3]2000.
Kübler-Ross, Elisabeth: *Interviews mit Sterbenden.* München [2]2011.
Kügelgen, Helmut von (Hrsg.): *Plan und Praxis des Waldorfkindergartens. Beiträge zur Erziehung des Kindes im ersten Jahrsiebt.* Stuttgart [11]1991.

Kühne, Petra: *Säuglingsernährung.* Arbeitskreis für Ernährungsforschung, Bad Vilbel [10]2010.

La Leche League International: *Das Handbuch für die stillende Mutter.* Zürich [3]2001.

Lange, Petra: *Hausmittel für Kinder. Natürlich vorbeugen und heilen.* Reinbek 2012.

Largo, Remo H.: *Babyjahre. Die frühkindliche Entwicklung aus biologischer Sicht.* München 2010.

– *Kinderjahre. Die Individualität des Kindes als erzieherische Herausforderung.* München 2009.

Largo, Remo H. / Beglinger, Martin: *Schülerjahre. Wie Kinder besser lernen.* München 2010.

Laue, Hans Broder und Elke E. von: *Zur Physiologie der Heileurythmie.* Persephone Bd. 17, Dornach 2007.

Lautmann, Rüdiger (Hrsg.): *Homosexualität. Handbuch der Theorie- und Forschungsgeschichte.* Frankfurt a.M. 1993.

Leber, Stefan / Schad, Wolfgang / Suchantke, Andreas: *Die Geschlechtlichkeit des Menschen. Gesichtspunkte zu ihrer pädagogischen Behandlung.* Stuttgart [2]1989.

Leboyer, Frédérik: *Geburt ohne Gewalt.* München [10]2007.

Leeuwen, Christa van / Maris, Bartholomeus: *Schwangerschaftssprechstunde. Medizinische, seelische und geistige Aspekte von Schwangerschaft und Geburt.* Stuttgart 2002.

Lenz, Friedel: *Mahle, mahle Grützchen. Koseworte, Erzählchen und Fingerspiele für das Kleinkind.* Freiburg i.Br. 2000.

Linden, Wilhelm zur: *Geburt und Kindheit. Pflege, Ernährung, Erziehung.* Frankfurt a.M. [14]1998.

Lindenberg, Christoph: *Waldorfschulen – Angstfrei lernen, selbstbewusst handeln.* Reinbek [2]2000.

Lipps, Peter: *Temperamente und Pädagogik. Eine Darstellung für den Unterricht an der Waldorfschule.* Stuttgart 1998.

Lothrop, Hannah: *Das Stillbuch.* München [34]2011.

Lusseyran, Jacques: *Das wiedergefundene Licht. Die Lebensgeschichte eines Blinden im französischen Widerstand.* Stuttgart [11]1994.

Maris, Bartholomeus (Hrsg.): *Die Schöpfung verbessern? Möglichkeiten und Abgründe der Gentechnik.* Stuttgart 1997.

– *Sexualität, Verhütung, Familienplanung. Methoden, Entscheidungshilfen, Vor- und Nachteile.* Stuttgart 1999.

– *In Liebe empfangen und dennoch gegangen. Bewältigung und Sinnfindung bei Fehlgeburten.* Stuttgart 2007.

Maris, Bartholomeus / Zech, Michael: Sexualkunde in der Waldorfpädagogik, Stuttgart 2006

Meijs, Jeanne: *Liebe und Sexualität im Kindes- und Jugendalter. Das große Aufklärungsbuch*. Stuttgart 2008.

Miller, M.A. u.a.: »Safety and Immunogenicity of PRP-T combined with DPT …«, in: *Pediatrics*, Vol. 95, no. 4, April 1995.

Mitchell, Ingrid: *Stillen*. Reinbek 1993.

Mohr, Christian: *Neurodermitis-Kinder*. Reinbek 1996.

Moody, Raymond A.: *Leben nach dem Tod. Die Erforschung einer unerklärten Erfahrung*. Reinbek [34]2002.

Morgenstern, Christian: »Wir fanden einen Pfad«, in: ders., *Werke und Briefe, Band II: Lyrik 1906–1914*. Stuttgart 1992.

Needleman, Herbert L. / Landrigan, Philip J.: *Umweltgifte: So schützen Sie Ihr Kind*. Stuttgart 1996.

Neider, Andreas: *Medienbalance*. Stuttgart 2008.

Neuhaus, Cordula: *Das hyperaktive Kind und seine Probleme. Erwachsen werden mit ADS. Was Eltern tun können*. Stuttgart [3]2007.

Nickel, Gisela: *Wenn mein Kind allergisch ist. Symptome, Auslöser, Therapien*. Freiburg i.Br. 1996.

Opp, Günther / Fingerle, Michael / Freytag, Andreas: *Was Kinder stärkt. Erziehung zwischen Risiko und Resilienz*. München [2]2007.

Ott, Andreas: *Risiko plötzlicher Säuglingstod. Empfehlungen zur Vorbeugung*. Reinbek 1995.

Pals, Lea van der: *Was ist Eurythmie?* Dornach [5]1994.

Patzlaff, Rainer: *Der gefrorene Blick. Physiologische Wirkungen des Fernsehens und die Entwicklung des Kindes*. Stuttgart [5]2009.

– *Medienmagie oder die Herrschaft über die Sinne*. Stuttgart [3]1999.

Pausenwang, Elfriede: *Die Unzertrennlichen. Neue Fingerspiele*. Band 1–3. München [14]1997.

Pflug, Christine (Hrsg.): *Allein oder gemeinsam. Lebensformen heute*. Stuttgart 1999.

Piaget, Jean: *Das Erwachen der Intelligenz beim Kinde*. Stuttgart [5]2003.

Pikler, Emmi: *Friedliche Babys, zufriedene Mütter. Pädagogische Ratschläge einer Kinderärztin*. Freiburg i.Br. [3]2011.

– *Lasst mir Zeit. Die selbstständige Bewegungsentwicklung des Kindes bis zum freien Gehen*. München [4]2001.

– *Miteinander vertraut werden. Wie wir mit Babys und kleinen Kindern gut umgehen. Ein Ratgeber für junge Eltern*. Freiburg i.Br. [10]2010.

Pokorny, Ada: *Backen von Brot und Gebäck aus allen sieben Getreidearten mit dem Spezial-Backferment*. Arbeitskreis für Ernährungsforschung, Bad Vilbel [5]2003.
Popper, Karl R. / Eccles, John C.: *Das Ich und sein Gehirn*. München [7]2005.
Postman, Neil: *Das Verschwinden der Kindheit*. Frankfurt a.M. [10]2006.
Quast, Ute / Thilo, Waltraud / Fescharek, Reinhard: *Impfreaktionen. Bewertung und Differentialdiagnose*. Stuttgart [2]1997.
Rapp, Doris J.M.D.: *Is this your child's world? Is your child allergic to schools? How the school environment may be making your child: hyperactive, athmatic, disruptive? Prone the colds and learning disabilities and what you can do to help*. New York 1996.
Renwick, J.H. u.a.: »Neural-Tube Defects Produced in Syrian Hamsters by Potatoe Glycalcaloids«, in: *Teratology*, 30, 1984.
Renzenbrink, Udo: *Ernährung unserer Kinder. Gesundes Wachstum, Konzentration, soziales Verhalten, Willensbildung*. Stuttgart [10]2004.
Riewenherm, Sabine: *Die Wunschgeneration. Basiswissen zur Fortpflanzungsmedizin*. Berlin 2001.
Ritchie, George G.: *Mein Leben nach dem Sterben*. Stuttgart 1995.
Ritchie, George G. / Sherrill, Elizabeth: *Rückkehr von morgen*. Marburg [37]2007.
Rittelmeyer, Christian: *Kindheit in Bedrängnis*. Stuttgart 2007.
Rittersbacher, Karl: *Wirkungen der Schule im Lebenslauf. Ein Quellenbuch der Pädagogik Rudolf Steiners*. Basel 1975.
Schad, Wolfgang: *Erziehung ist Kunst. Pädagogik aus Anthroposophie*. Stuttgart [3]1994.
– »Die Scham als Entwicklungsraum des Menschen«, in: *Erziehung ist Kunst*. Siehe oben.
– »Zur Hygiene des Unterrichts«, in: *Erziehung ist Kunst*. Siehe oben.
Schilling, Karin von: *Der Tod meines Kindes. Leben lernen mit dem Schicksal*. Stuttgart [2]1992.
Schmidt, Kurt W.: *Therapieziel und Menschenbild. Zur ethischen Problematik therapeutischer Eingriffe und deren Zielsetzungen. Eine Auseinandersetzung aus evangelischer Sicht*. Münster 1996.
Schroeder, Hans-Werner: *Mensch und Engel. Die Wirklichkeit der Hierarchien*. Stuttgart [6]2002.
Schuberth, Ernst: »Rechenschwächen«, in: Glöckler, Michaela (Hrsg.): *Das Schulkind. Gemeinsame Aufgaben von Arzt und Lehrer*. Dornach [3]1998.
Schuh, Ursula: *Die Sinne trügen nicht. Goethes Kritik der Wahrnehmung als Antwort auf virtuelle Welten*. Stuttgart 2000.

Schultz, Joachim: *Rhythmen der Sterne.* Dornach [3]1985.

Schulz, Dieter: *Besondere Wege. Welche Bedeutung haben Kinder mit Behinderung für die Biografie ihrer Eltern?* Stuttgart 2012.

Schulz, Karl H. / Kugler, Joachim / Schedlowski, Manfred: *Psychoneuroimmunologie. Ein interdisziplinäres Forschungsfeld.* Bern 1997.

Selg, Peter: *Vom Logos menschlicher Physis. Die Entfaltung einer anthroposophischen Humanphysiologie im Werk Rudolf Steiners.* Bd. 1 und 2, Dornach [2]2006.

Shaheen, S.O. / Aaby, P. u.a.: »Measles and Atopy in Guinea-Bissau«, in: *The Lancet* 347, 1996, S. 1792–1796.

Sichtermann, Barbara: *Leben mit einem Neugeborenen. Ein Buch über das erste halbe Jahr.* Frankfurt a.M. [20]2004.

Siebert, Wolfgang u.a. (Hrsg.): *Stillen – einst und heute.* München 1997.

Sixel, Detlef: *Rudolf Steiner über die Temperamente.* Dornach 1990.

Soldner, Georg / Stellmann, Hermann M.: *Individuelle Pädiatrie.* Stuttgart [4]2011.

Spitzer, Manfred: *Vorsicht Bildschirm! Elektronische Medien, Gehirnentwicklung, Gesundheit und Gesellschaft.* Stuttgart [6]2009.

Steiner Rudolf (das Werk erscheint als Gesamtausgabe = GA im Rudolf Steiner Verlag, Dornach/Schweiz):

- *Allgemeine Menschenkunde als Grundlage der Pädagogik* (GA 293), [9]1992.
- *Anweisungen für eine esoterische Schulung.* Sonderausgabe [5]2010.
- *Die Erziehung des Kindes vom Gesichtspunkte der Geisteswissenschaft.* Einzelausgabe, Dornach [2]2003.
- *Gebete für Mütter und Kinder.* Mit einem Vortrag »Das Leben zwischen Geburt und dem Tode als Spiegelung des Lebens zwischen Tod und neuer Geburt«. Dornach [7]1994.
- *Das Geheimnis der menschlichen Temperamente.* Basel [10]2007.
- *Die Geheimwissenschaft im Umriss* (GA 13), [30]1989.
- »Geisteswissenschaft und soziale Frage«, in: *Lucifer-Gnosis* (GA 34), [2]1987. Einzelausgabe 1989.
- *Geistige Zusammenhänge in der Gestaltung des menschlichen Organismus* (GA 218), [5]2011.
- *Die gesunde Entwickelung des Menschenwesens. Eine Einführung in die anthroposophische Pädagogik und Didaktik* (GA 303), [4]1987.
- *Die Kernpunkte der Sozialen Frage in den Lebensnotwendigkeiten der Gegenwart und Zukunft* (GA 23), [6]1976.
- *Die menschliche Seele in ihrem Zusammenhang mit göttlich-geistigen Individualitäten. Die Verinnerlichung der Jahresfeste* (GA 224), [3]1992.

– »Nervosität und Ichheit«, in: *Erfahrungen des Übersinnlichen. Die drei Wege der Seele zu Christus* (GA 143), [4]1994. Einzelausgabe [3]2012.
– *Die Offenbarungen des Karma* (GA 120), [8]1992.
– *Okkulte Untersuchungen über das Leben zwischen Tod und neuer Geburt* (GA 140), [5]2003.
– *Die Philosophie der Freiheit* (GA 4), [16]1995.
– *Die praktische Ausbildung des Denkens.* Drei Vorträge. Stuttgart [3]2006.
– *Theosophie. Einführung in übersinnliche Welterkenntnis und Menschenbestimmung* (GA 9), [33]2003.
– *Der Tod als Lebenswandlung* (GA 182), [4]1996.
– *Wahrspruchworte* (GA 40), [9]2005.
– *Wege und Ziele des geistigen Menschen. Lebensfragen im Lichte der Geisteswissenschaft* (GA 125), [2]1992.
– *Wie erlangt man Erkenntnisse der höheren Welten?* (GA 10), [24]1993.
– *Zur Sinneslehre.* 8 Vorträge, ausgewählt und herausgegeben von Christoph Lindenberg. Themen aus dem Gesamtwerk Bd. 3, Stuttgart [5]2004.
Stellmann, Michael: *Kinderkrankheiten natürlich behandeln.* München [3]2009.
Stoll, Clifford: *Kuckucksei.* Frankfurt a.M. [2]2007.
– *LogOut. Warum Computer nichts im Klassenzimmer zu suchen haben und andere High-Tech-Ketzereien.* Frankfurt a.M. 2002.
– *Die Wüste Internet. Geisterfahrten auf der Datenautobahn.* Frankfurt a.M. 2012.
Straube, Martin: *AIDS-Sprechstunde. Ein medizinisch-therapeutischer Ratgeber.* Stuttgart 1996.
Strobel, Kornelia: *Frühgeborene brauchen Liebe. Was Eltern für ihr »Frühchen« tun können.* München [6]2006.
Szczepanski, Rüdiger / Schon, Marion / Lob-Corzilius, Thomas: *Neurodermitis: Das juckt uns nicht!* Stuttgart [3]2009.
Tautz, Christoph / Grüttgen, Manfred (Hrsg.): *»Die Gegenwart eures Todes könnte die Zukunft des Lebens retten.« Eltern berichten über die Krebskrankheit ihrer Kinder.* Stuttgart 1990.
Totzeck, Helga: *Wer ist dieser Mensch? Sozialarbeit mit Schwerstbehinderten.* Stuttgart 1993.
Treichler, Markus: *Mensch – Kunst – Therapie. Anthropologische, medizinische und therapeutische Grundlagen der Kunsttherapien.* Stuttgart 1996.
Ullmann, Johannes F.: *Psychologie der Lateralität.* Bern 1974.
Veit, Wolfgang: *Eurythmie. Else Klink – ihr Wirken in einer neuen Bühnenkunst.* Stuttgart 1985.

Vogel, Christina: *Es ist wunderbar, leben zu dürfen. Der Lebensweg einer AIDS-kranken Mutter.* Basel 1992.

Vogt, Felicitas: *Drogensucht – Weckruf unserer Zeit.* Merkblatt des Vereins für Anthroposophisches Heilwesen, Bad Liebenzell 1998.

– *Sucht hat viele Gesichter. Warum der Griff nach Drogen? Verstehen – vorbeugen – behandeln.* Stuttgart 2000.

Weber, Gunthard / Stierlin, Helm: *In Liebe entzweit. Ein systemischer Ansatz zum Verständnis und zur Behandlung der Magersuchtsfamilie.* Heidelberg [2]2003.

Wedde, Horst F. (Hrsg.): *Cyberspace – Virtual Reality. Fortschritt und Gefahr einer innovativen Technologie.* Stuttgart 1996.

Werkbücher für Kinder, Eltern und Erzieher. Verlag Freies Geistesleben, Stuttgart (Auswahl):

– *Wir spielen Schattentheater. Anregungen für eine einfache Bühne, kleine Szenen und drei Märchenspiele.* Von Erika Zimmermann. [6]2011.

– *Advent. Anregungen für die Vorweihnachtszeit.* Zusammengestellt von Freya Jaffke. [7]2007.

– *Bilderbücher mit beweglichen Figuren. Anregungen und Anleitungen zum Selbermachen.* Von Brunhild Müller. [5]1994.

– *Wir spielen Kasperletheater. Die Bedeutung des Kasperle-Spiels, die Herstellung von Puppen und Bühne und zehn kleine Szenen.* [6]2010.

– *Mit Kasperle durch das Jahr. Vier große Kasperle-Stücke.* Von A. Weissenberg-Seebohm. [4]2005.

– *Spielen mit Wasser und Luft.* Von Walter Kraul. [7]2006.

– *Spielen mit Feuer und Erde.* Von Walter Kraul. [5]2006.

– *Malen mit Wasserfarben.* Von Brunhild Müller. [5]2005.

– *Gestalten mit farbiger Wolle.* Von Dagmar Schmidt und Freya Jaffke. [7]2007.

Wiemann, Irmela: *Pflege- und Adoptivkinder. Familienbeispiele, Informationen, Konfliktlösungen.* Reinbek [7]2007.

Wiersbitzky, Siegfried / Bruns, Roswitha: *Atypische Impfverläufe und aktuelle Impffragen.* – Die pädiatrische Impfberatungsstelle. Mainz 1995.

Windorfer A. / Kruse, M.: »Zentralnervöse Infektionen im Kindesalter«, in: *Sozialpädiatrie,* 15, 1993.

Witzenburg, B.C.: »Masernsterblichkeit und Therapie«, in: *Beiträge zu einer Erweiterung der Heilkunst,* Jg. 28, Heft 3, S. 116, Stuttgart 1975.

Wolk-Gerche, Angelika: *Zwergenreiche. Vom Wesen der Zwerge und wie man sie gestaltet.* Stuttgart [2]2001.

Zur Linkshändigkeit. Schriftenreihe zur Heileurythmie-Ausbildung. Heft 5. Heileurythmie-Ausbildung, Heubergstraße 15, 70188 Stuttgart.

Register

F

G

H

I

J

K

L

N

T

U

V

Die Autoren

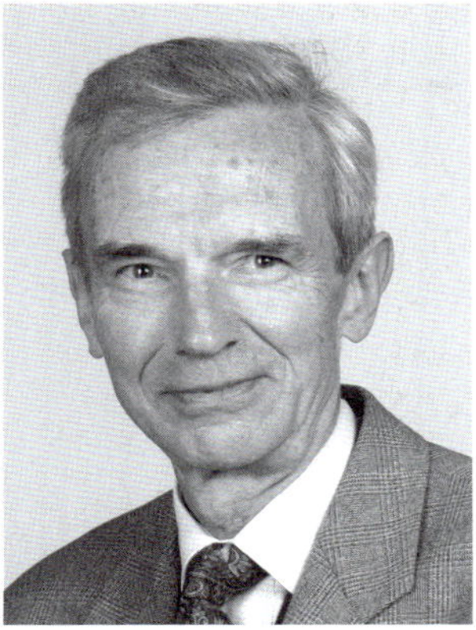

Dr. med. Wolfgang Goebel, geboren 1932 in Ludwigsburg. Als Kind einer Pfarrersfamilie der Christengemeinschaft in Stuttgart aufgewachsen. Besuch der während der Nazizeit verbotenen und nach dem Zweiten Weltkrieg wiedereröffneten Freien Waldorfschule bis zum Abitur. Anschließend Medizinstudium in Freiburg, Innsbruck und Marburg. Weiterbildung zum Kinderarzt an der Universitäts-Kinderklinik in Tübingen. Assistent an der Ita-Wegman-Klinik in Arlesheim/Schweiz. Mitvorbereitung des Gemeinschaftskrankenhauses in Herdecke und von der Eröffnung 1969 bis 1995 als einer der leitenden Kinderärzte dort tätig. Autor des Buches *Schutzimpfungen selbst verantwortet*, Stuttgart [4]2009.

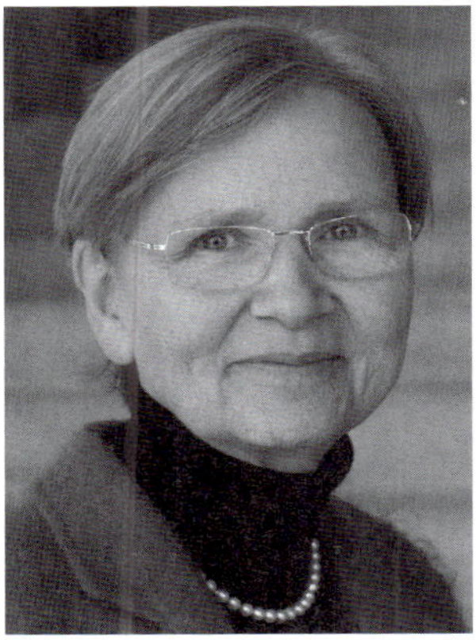

Dr. med. Michaela Glöckler, geboren 1946 in Stuttgart. Besuch der Freien Waldorfschule. Studium der Germanistik und Geschichte in Freiburg und Heidelberg. 1972 bis 1978 Studium der Medizin in Tübingen und Marburg. Weiterbildung zur Kinderärztin am Gemeinschaftskrankenhaus in Herdecke und an der Universitäts-Kinderklinik in Bochum. Bis 1988 Mitarbeit in der Kinderambulanz am Gemeinschaftskrankenhaus in Herdecke und schulärztliche Tätigkeit an der Rudolf-Steiner-Schule in Witten. Seit 1988 Leitung der Medizinischen Sektion am Goetheanum, Freie Hochschule für Geisteswissenschaft in Dornach/Schweiz. Zahlreiche Publikationen, Vortragstätigkeit im In- und Ausland.

Bildnachweis

Umschlagabbildungen, Abb. 22, 24, 25, 32, 34, 37, 38, 39, 40, 41, 43, 45, 46, 47, 48, 49, 50, 52, 56, 57, 59, 61, 64, 66, 71, 73, 77, 78, 82, 83, 84, 88, 89, 91, 94, 96, 103, 107, 113: Heidi Velten, Agentur Kunterbunt, Leukirch-Ausnang, www.kunterbunt.net

Abb. 1, 2, 3, 5: Eckard Jonalik, Berlin

Abb. 4, 21, 65, 85, 114: privat

Abb. 6, 11, 16, 17: aus: Helmut Moll: Pädiatrische Krankheitsbilder – Farbatlas. 2., überarbeitete und erweiterte Auflage 1983, Georg Thieme Verlag, Stuttgart

Abb. 7, 8: Privatbesitz Dr. Helmut Moll

Abb. 9 (Ulrich Niehoff), 14 (Phil Degginger): Alimdi, Deisenhofen, www.alimdi.net

Abb. 10, 12: your photo today, Taufkirchen, http://yourphototoday.wg.picturemaxx.com

Abb. 13 (Alicia Williams), 15 (Zeimusu): Wikipedia, www.wikipedia.de

Abb. 18 (Daniela Podeus), 23 (James Hardy), 28 (Elliot Elliot), 29 (Andrea Schoenrock), 35 (whatapicture), 36, 42 (Yo Oura), 54 (Normal), 58 (Frank Dan Hofacker), 62 (Adam Gault), 74 (Combifix), 75 (Jeppe Wikstrom), 80 (Paulina Westerlind), 86 (Ulf Huett Nilsson), 87 (Louis Held), 93 (Sam Edwards), 100 (Jennie Pettersson), 101 (Mölleken), 102 (Heinz Angermayr), 105 (Sandro Di Carlo Darsa), 106 (Berit Roald), 108 (Combifix), 110 (Martin Langer), 111 (Claudia Anys), 112 (Flynn Larsen): Plainpicture, Hamburg, www.plainpicture.com

Abb. 19 (Thorsten Trietsch), 31 (topfoto), 63 (Antje Egbert), 72 (Alexander Hauck), 92 (Johanna Wittig), 95 (Pip): Photocase, Berlin, www.photocase.de

Abb. 20, 26, 51, 90, 97, 98: Madeleine Titeux, Stuttgart

Abb. 27: Manfred Christ, Besigheim

Abb. 30 (Marco Balzani): Getty Images, München, www.gettyimages.de

Abb 33, 67, 68, 69, 70: Charlotte Fischer, Bexbach, www.lottefischer.de

Abb. 44, 53, 55, 60, 76, 79, 81, 99, 104, 109: Lou Bertalan, Stuttgart

Leider war es uns nicht möglich, alle Rechteinhaber ausfindig zu machen. Wir bitten diejenigen, die berechtigte Ansprüche haben, mit dem Verlag Kontakt aufzunehmen.